ATUALIDADES EM

NEFROLOGIA

— 14 —

ATUALIDADES EM NEFROLOGIA 14

Coordenadores
Jenner Cruz
Helga Maria Mazzarolo Cruz
Gianna Mastroianni Kirsztajn
Rodrigo Bueno de Oliveira
Rui Toledo Barros

Comissão Editorial
Lucila Maria Valente
Adolfo Henrique Rodrigues Simon
Jenner Cruz
Antonio Alberto Silva Lopes
Cyro Nogueira Fraga Moreira Filho
Juliana Busato Mansur
Mariana Manegusso Nogueira
Sarvier, 1ª edição, 2014

Projeto Gráfico/Capa
CLR Balieiro Editores Ltda.

Revisão
Maria Ofélia da Costa

Impressão/Acabamento
Gráfica Santuário Aparecida

sarvier

Sarvier Editora de Livros Médicos Ltda.
Rua dos Chanés 320 – Indianópolis
CEP 04087-031 Telefax (11) 5093-6966
E-mail: sarvier@sarvier.com.br
São Paulo – Brasil

Dados Internacionais de Catalogação na Publicação (CIP)
(Câmara Brasileira do Livro, SP, Brasil)

Atualidades em nefrologia 14 / coordenadores
Jenner Cruz... [et al.]. -- São Paulo : SARVIER,
2016.

Outros coordenadores: Helga Maria Mazzarolo
Cruz, Gianna Mastroianni Kirsztajn, Rodrigo
Bueno de Oliveira, Rui Toledo Barros.

Vários colaboradores.
Bibliografia.
ISBN 978-85-7378-254-7

1. Nefrologia 2. Rins – Doenças I. Cruz, Jenner.
II. Cruz, Helga Maria Mazzarolo. III. Kirsztajn,
Gianna Mastroianni. IV. Oliveira, Rodrigo Bueno
de. V. Barros, Rui de Toledo.

CDD-616.61
16-07012 NLM-WJ-300

Índices para catálogo sistemático:

1. Doenças renais : Medicina 616.61
2. Nefrologia : Medicina 616.61
3. Rins : Doenças : Medicina 616.61
4. Nefrologia : Medicina WJ-300

ATUALIDADES EM
NEFROLOGIA
— 14 —

Coordenadores

JENNER CRUZ
HELGA MARIA MAZZAROLO CRUZ
GIANNA MASTROIANNI KIRSZTAJN
RODRIGO BUENO DE OLIVEIRA
RUI TOLEDO BARROS

Comissão Editorial

Lucila Maria Valente
Adolfo Henrique Rodrigues Simon
Jenner Cruz
Antonio Alberto Silva Lopes
Cyro Nogueira Fraga Moreira Filho
Juliana Busato Mansur
Mariana Manegusso Nogueira

◆

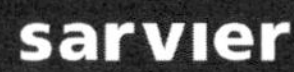

Sarvier Editora de Livros Médicos Ltda.
Rua dos Chanés 320 – Indianópolis
CEP 04087-031 Telefax (11) 5093-6966
E-mail: sarvier@sarvier.com.br
São Paulo – Brasil

COLABORADORES

◆

Adriana Amaral Pereira da Silva – Médica Especialista em Nefrologia pela Sociedade Brasileira de Nefrologia (SBN). Médica do Serviço de Nefrologia do Hospital do Servidor Público Municipal de São Paulo.

Alessandra Becker-Finco – Mestre em Microbiologia, Parasitologia e Patologia, área de concentração Patologia da Universidade Federal do Paraná (UFPR). Doutoranda do Programa de Pós-Graduação em Microbiologia, Parasitologia e Patologia, área de concentração Patologia, do Departamento de Patologia Básica da UFPR.

Alexandre dos Santos Souza – Especialista em Medicina Tropical. Médico Coordenador do Serviço de Controle de Infecção Hospitalar e Infectologia do Hospital Santa Júlia, Manaus, AM. Médico da Secretaria Municipal de Saúde de Manaus, AM – CCIH Maternidade Dr. Moura Tapajós.

Aluizio Barbosa Carvalho – Professor Afiliado da Disciplina de Nefrologia da Escola Paulista de Medicina/ Universidade Federal de São Paulo (EPM/UNIFESP). Coordenador do Setor de Distúrbio Mineral e Ósseo da Doença Renal Crônica (DMO-DRC) do Hospital do Rim/Fundação Oswaldo Ramos.

Ana Paula Brecheret – Mestre em Pediatria pela Universidade Federal de São Paulo/Escola Paulista de Medicina (UNIFESP/EPM). Médica Assistente do Setor de Nefrologia Pediátrica da UNIFESP/EPM.

Ana Paula Rosim Giraldes – Graduação em Medicina pela Faculdade de Medicina de Jundiaí (FMJ). Residência de Clínica Médica pela Faculdade de Medicina de Botucatu da Universidade do Estado de São Paulo (UNIFESP). Especialista em Clínica Médica pela Universidade Federal do Estado de São Paulo (UNIFESP). Residente de Nefrologia pela UNIFESP.

Andréa Emilia Marques Stinghen – Doutora em Ciências da Saúde, área de concentração Nefrologia, Pontifícia Universidade Católica (PUC-PR). Pós-Doutorado pela Universidade de Picardie Jules Verne, França. Professora Adjunta do Departamento de Patologia Básica da Universidade Federal do Paraná. Orientadora de Mestrado e Doutorado do Programa de Pós-Graduação em Microbiologia, Parasitologia e Patologia. Linha de Pesquisa Mecanismos Celulares e Moleculares da Toxicidade Urêmica da Universidade Federal do Paraná. Membro do *Brazilian Uremic Toxin Work Group* (BRUTOX).

André Barreto Pereira – Mestrado e Doutorado pela Faculdade de Medicina da Universidade Federal de Minas Gerais (UFMG), Belo Horizonte, MG. Pós-doc: *fellow from Alberta University* (CAN). Médico Nefrologista Coordenador do Serviço de Transplante Renal do Hospital Santa Júlia, Manaus, AM.

André de Barros Albuquerque Esteves – Médico Nefrologista pela Faculdade de Ciências Médicas da Universidade Estadual de Campinas (FMC/UNICAMP), Campinas, SP e Associação Médica Brasileira/Sociedade Brasileira de Nefrologia (AMB/SBN). Aluno de Mestrado do Programa de Pós-Graduação em Clínica Médica, Nefrologia Clínica e Molecular da UMC/UNICAMP.

Anna Rita Aguirre – Doutora em Nefrologia pela Faculdade de Medicina da Universidade de São Paulo (FMUSP). Médica do Serviço de Transplante Renal do Hospital das Clínicas da FMUSP.

Benedito Jorge Pereira – Doutor em Ciências pela Faculdade de Medicina da Universidade de São Paulo (PMUSP). Médico Assistente do Serviço de Hemodiálise do Hospital das Clínicas da FMUSP e do Hospital Antonio Cândido Camargo *Cancer Center* São Paulo, SP. Docente da Disciplina de Nefrologia da Universidade Nove de Julho, São Paulo, SP.

Carlos Alberto Balda – Professor Doutor da Disciplina de Nefrologia do Departamento de Medicina e Chefe do Setor de Interconsultas em Nefrologia da Universidade Federal de São Paulo (UNIFESP).

Carlos Tiago Martins Moura – Farmacêutico pela Universidade Federal do Ceará. Farmacêutico da Assistência Toxicológica do Hospital Instituto Dr. José Frota, Fortaleza, CE. Farmacêutico do Hospital Universitário Walter Cantídeo. Mestre e Doutorando em Ciências Farmacêuticas pela Universidade Federal do Ceará.

Cassiana Regina de Góes – Nutricionista da Equipe de Lesão Renal Aguda do Hospital das Clínicas da Faculdade de Medicina de Botucatu da Universidade do Estado de São Paulo (FMB/UNESP) e Vice-Coordenadora do mesmo Curso. Mestre em Fisiopatologia em Clínica Médica da FMB/UNESP.

Cassiano Augusto Braga Silva – Médico pela Universidade de Ribeirão Preto (UNAERP), residência em Nefrologia pelo Serviço de Nefrologia da UNAERP. Especialista em Nefrologia pela Sociedade Brasileira de Nefrologia (SBN). Médico Nefrologista, por concurso público, da cidade de Feira de Santana (BA). Preceptor da Residência Médica e do Estágio em Nefrologia da Clínica Senhor do Bonfim, BA, credenciados pelo MEC e SBN. Mestrado em Medicina pela Disciplina de Medicina e Saúde Humana, da Escola Bahiana de Medicina e Saúde.

Cínthia Montenegro Teixeira – Graduação pela Universidade Federal do Ceará (UFC), especialização em Clínica Médica no Hospital Universitário Walter Cantideo da UFC e em Nefrologia pela Escola Paulista de Medicina da Universidade Federal de São Paulo (UNIFESP/EPM). Nefrologista e Preceptora da Residência Médica em Nefrologia do Hospital do Rim da UNIFESP, em 2015.

Clarice Assis Sahade – Especialista em Nefrologia Pediátrica. Médica Nefrologista Pediátrica do Hospital Infantil Darcy Vargas.

Clàudia Maria Costa de Oliveira – Doutora em Ciências da Saúde pela Universidade Federal do Rio Grande do Norte (UFRN). Professora Associada da Disciplina de Nefrologia do Departamento de Medicina Clínica da Faculdade de Medicina da Uni-Christus, Fortaleza, CE. Supervisora do Programa de Residência Médica em Nefrologia do Hospital Universitário Walter Cantídeo da Universidade Federal do Ceará (UFC). Coordenadora do Mestrado Educação em Saúde da Uni-Christus.

Cristiane Bitencourt Dias – Médica Assistente Doutora da Disciplina de Nefrologia do Hospital das Clínicas da Faculdade de Medicina da Universidade de São Paulo (HC/FMUSP). Médica Preceptora do Serviço de Clínica Médica do Hospital do Servidor Público Estadual (HSPE). Professora do Curso de Medicina da UNICID (Universidade da Cidade de São Paulo).

Daniela Ponce – Livre-Docente em Nefrologia pela Faculdade de Medicina de Botucatu da Universidade do Estado de São Paulo (FMB/UNESP). Docente do Curso de Pós-Graduação em Fisiopatologia em Clínica Médica da FMB/UNESP e Vice-Coordenadora do mesmo Curso.

Daniella Bezerra Duarte – Mestre em Ciências Médicas pela Universidade Federal do Ceará (UFC). Professora Assistente da Disciplina de Nefrologia da Faculdade de Medicina da Universidade Federal de Alagoas (UFAL).

Dayana Bitencourt Dias – Nefrologista pela Faculdade de Medicina de Botucatu da Faculdade do Estado de São Paulo (FMB/UNESP) e Doutoranda em Fisiopatologia em Clínica Médica da FMB/UNESP.

Diogo Buarque Cordeiro Cabral – Mestrando em Nefrologia pela Universidade Federal de São Paulo (UNIFESP).

Edison Souza – Professor Adjunto de Nefrologia da Universidade do Estado do Rio de Janeiro (UERJ).

Elizabeth De Francesco Daher – Doutora em Nefrologia pela Universidade de São Paulo (USP). Professora Associada da Disciplina de Nefrologia do Departamento de Medicina Clínica da Faculdade de Medicina da Universidade Federal do Ceará (UFC). Chefe do Serviço de Nefrologia do Hospital Universitário Walter Cantídeo da UFC. Orientadora da Liga de Nefrologia da UFC. Professora de Pós-Graduação em Ciências Médicas da UFC. Bolsista de Produtividade em Pesquisa do CNPq, Nível 2.

Emília Maria Dantas Soeiro – Mestre em Medicina pela Faculdade de Medicina da Universidade de São Paulo (FMUSP). Professora de Nefrologia da Universidade Nove de Julho. Médica Nefrologista Pediatra do Hospital Infantil Darcy Vargas.

Erick Acerb Barbosa – Doutor em Nefrologia pela Faculdade de Medicina da Universidade de São Paulo (FMUSP). Médico do Hospital Vida em Maceió, AL.

Erika Bevilaqua Rangel – Mestre e Doutora em Nefrologia pela Escola Paulista de Medicina da Universidade Federal de São Paulo (UNIFESP/EPM). Médica do Setor de Transplante Rim-Pâncreas da UNIFESP/EPM. Pós-Doutorado pelo *Interdisciplinary Stem Cell Institute, University of Miami*. Médica Pesquisadora do Instituto Israelita de Ensino e Pesquisa Albert Einstein (IIEP), do Hospital Israelita Albert Einstein.

Erik Sementilli Cortina – Médico e Nefrologista formado pela Santa Casa de Santos. Especialista em Nefrologia pela Sociedade Brasileira de Nefrologia (SBN).

Euler Pace Lasmar – Professor Titular de Nefrologia da Faculdade de Ciências Médicas de Minas Gerais, Belo Horizonte, MG. Chefe dos Serviços de Nefrologia e Transplante Renal do Hospital Universitário Ciências Médicas e do Hospital Mater Dei, Belo Horizonte, MG. Membro da Academia Mineira de Medicina, Belo Horizonte.

Fernanda Magalhães Ferrão – Pós-Doutorado em Fisiologia da Universidade do Estado do Rio de Janeiro, Instituto de Biologia Roberto Alcântara Gomes, Laboratório de Pesquisas Clínicas e Experimentais em Biologia Vascular, Rio de Janeiro, RJ.

Fernando Antonio de Almeida – Graduação em Medicina, Residência Médica e Doutorado pela Escola Paulista de Medicina da Universidade Federal de São Paulo (EPM/UNIFESP). Pós-Doutorado pela *Cornell University Medical College*, New York. Professor Titular de Nefrologia da Faculdade de Ciências Médicas e da Saúde da Pontifícia Universidade Católica de São Paulo, Campus de Sorocaba, SP.

Flávia Vanessa Felix Leão – Mestre em Pediatria pela Escola Paulista de Medicina da Universidade Federal da São Paulo (EPM/UNIFESP). Médica Assistente do Serviço de Nefrologia Pediátrica da EPM/UNIFESP.

Francieli Cristina Delatim Vannini – Mestre e Doutora em Fisiopatologia em Clínica Médica. Pós-Doutorado em Fisiopatologia em Clínica Médica 9.

Francisco José Werneck de Carvalho – Professor do Curso de Medicina da Universidade Estácio de Sá, Rio de Janeiro, RJ. Médico do Serviço de Clínica Médica do Hospital Municipal da Piedade, Rio de Janeiro, RJ.

Geraldo Bezerra da Silva Junior – Médico, Especialista em Nefrologia pela Sociedade Brasileira de Nefrologia (SBN). Mestre e Doutor em Ciências Médicas pela Faculdade de Medicina da Universidade Federal do Ceará (UFC). Pós-Doutorado em Saúde Coletiva pela Universidade Federal da Bahia (UFBA). Professor Adjunto da Graduação em Medicina e do Programa de Pós-Graduação em Saúde Coletiva da Universidade de Fortaleza (UNIFOR). Coordenador do Programa de Pós-Graduação em Saúde Coletiva da UNIFOR.

Germana Alves de Brito – Mestrado em Fisiopatologia pela Universidade do Estado de São Paulo, UNESP, São Paulo, SP. Médica Assistente do Serviço de Nefrologia do Hospital Antonio Cândido Camargo Cancer Center, São Paulo, SP.

Gianna Mastroianni Kirsztajn – Nefrologista. Professora Adjunta Livre-Docente da Disciplina de Nefrologia do Departamento de Medicina da Universidade Federal de São Paulo (UNIFESP). Coordenadora do Setor de Glomerulopatias da UNIFESP.

Grace Tamara Moscoso-Solorzano – Professora e Pesquisadora da Faculdade de Medicina da *Universidad Especialidades Espiritu Santo*. Chefe da Área de Nefrologia e Transplante Renal do Hospital Dr. Abel Gilbert Pontón. Coordenadora de Pesquisa da Fundação Renal Iñigo Alvarez de Toledo Filial em Guayaquil, Equador. Pesquisadora Associada do Setor de Glomerulopatias da Universidade Federal da São Paulo (UNIFESP).

Greicy Mara Mengue Feniman De Stefano – Farmacêutica. Professora Doutora das Disciplinas de Farmacotécnica, Farmacognosia e Atenção Farmacêutica do Curso de Farmácia da Faculdade Sudoeste Paulista (FSP) e Pesquisadora Colaboradora da Faculdade de Medicina de Botucatu da Universidade do Estado de São Paulo (FMB/UNESP).

Gustavo Ferreira da Mata – Nefrologista. Mestrando da Pós-Graduação em Nefrologia da Universidade Federal de São Paulo (UNIFESP).

Helga Maria Mazzarolo Cruz – Livre-Docente de Clínica Médica pela Faculdade de Medicina da Universidade de São Paulo (FMUSP). Professora Associada da Disciplina de Nefrologia da FMUSP, Aposentada. Membro Emérito da Academia de Medicina de São Paulo.

Hélio Tedesco Silva Junior – Doutor em Nefrologia pela Universidade Federal de São Paulo (UNFESP). Médico Nefrologista e Coordenador do Setor de Pesquisa Clínica do Hospital do Rim/Fundação Oswaldo Ramos, São Paulo, SP.

Heloisa Reniers Vianna – Médica do Serviço de Nefrologia e Transplante Renal do Hospital Universitário Ciências Médicas e do Hospital Master Dei, Belo Horizonte, MG. Preceptora da Residência de Nefrologia do Hospital Universitário Ciências Médicas, Belo Horizonte, MG. Médica da Central Estadual de Captação de Órgãos e Tecidos, MG Transplantes, Belo Horizonte, MG. Mestre em Ciências da Saúde pela Faculdade de Medicina da Universidade Federal de Minas Gerais, UFMG.

Hugo Abensur – Professor Livre-Docente de Nefrologia da Faculdade de Medicina da Universidade de São Paulo. Coordenador do Programa de Diálise Peritoneal do Hospital das Clínicas da Faculdade de Medicina da Universidade de São Paulo. Médico do Corpo Clínico do Hospital Beneficência Portuguesa de São Paulo.

Ivan Carlos Ferreira Antonello – Médico Nefrologista do Hospital São Lucas da Pontifícia Universidade Católica do Rio Grande do Sul (PUCRS). Professor Titular do Departamento de Medicina Interna da Faculdade de Medicina da PUCRS. Mestre em Nefrologia pela Universidade Federal do Rio Grande do Sul. Doutor em Clínica Médica pela PUCRS.

Janaina Garcia Gonçalves – Médica Nefrologista. Mestre em Nefrologia pela Faculdade de Medicina da Universidade de São Paulo (FMUSP). Residência Médica em Clínica Médica e Nefrologia pela Universidade Federal de Campinas (UNICAMP).

Jarinne Camilo Landim Nasserala – Mestre em Ciências Médicas pela Universidade Federal do Ceará (UFC). Especialista em Nefrologia pela Universidade Federal do Ceará e pela Sociedade Brasileira de Nefrologia (SBN). Especialista em Clínica Médica pela Fundação Hospital Estadual do Acre. Doutoranda pela Faculdade de Medicina do ABC, São Paulo.

Jenner Cruz – Livre-Docente e Professor Titular de Nefrologia, Aposentado, do Curso de Medicina da Universidade de Mogi das Cruzes. Membro Emérito da Academia de Medicina de São Paulo. Médico Nefrologista da Casa do Renal Crônico do Instituto de Nefrologia de Mogi das Cruzes.

José Andrade Moura Neto – Médico. Nefrologista pela Universidade do Estado do Rio de Janeiro (UERJ). MBA em Saúde pela Fundação Getúlio Vargas do Rio de Janeiro (FGV/RJ).

José Miguel Viscarra Obregón – Professor Assistente das Disciplinas de Nefrologia e Bioética da Universidade Estadual de Maringá-PR (UEM). MBA em Gestão Empresarial pela Fundação Getúlio Vargas (FGV). Coordenador da Liga de Bioética pelo Centro Universitário São Camilo, SP.

Juliana Busato Mansur – Mestre em Nefrologia pela Universidade Federal da São Paulo (UNIFESP). Médica Nefrologista do Setor de Transplantes do Hospital do Rim/UNIFESP.

Juliana Gomes Ramalho de Oliveira – Enfermeira. Especialista em Nefrologia pela Universidade Estadual do Ceará (USC). Mestranda em Saúde Coletiva pela Universidade de Fortaleza (UNIFOR).

Kélcia Rosana da Silva Quadros – Médica Nefrologista pela Faculdade de Ciências Médicas da Universidade Estadual de Campinas (FCM/UNICAMP), Campinas, SP, Associação Médica Brasileira, Sociedade Brasileira de Nefrologia (AMB/SBN). Aluna de Mestrado do Programa de Pós-Graduação em Clínica Médica, Nefrologia Clínica e Molecular da FCM/UNICAMP.

Krissia Kamile Singer Wallbach – Médica Nefrologista pela Escola Paulista de Medicina/Universidade Federal de São Paulo (EPM/UNIFESP). Especialista em Clínica Médica pela Sociedade Brasileira de Clínica Médica (SBCM). Preceptora da Residência Médica em Nefrologia da EPM/UNIFESP.

Leonardo Horácio de Brito – Médico Nefrologista formado pela Faculdade de Medicina do ABC, SP.

Larissa Costa de Oliveira Santos – Graduanda da Faculdade de Medicina da Universidade Federal do Ceará (UFC). Membro da Liga de Transplantes da UFC.

Lilian Monteiro Pereira Palma – Doutora em Nefrologia pela Faculdade de Medicina da Universidade de São Paulo (FMUSP). Médica Assistente de Nefrologia Pediátrica da Universidade de Campinas (UNICAMP), Campinas, SP.

Lucienne da Silva Lara – Professora Adjunta em Farmacologia da Universidade Federal do Rio de Janeiro, Centro de Ciências da Saúde, Instituto de Ciências Biomédicas, Ilha do Fundão, Rio de Janeiro, RJ.

Lucila Maria Valente – Doutora em Nefrologia pela Universidade Federal de São Paulo (UNIFESP). Médica Nefrologista Coordenadora do Serviço e da Residência Médica em Nefrologia do Hospital das Clínicas da Universidade Federal de Pernambuco, Recife, PE.

Luis Cuadrado Martin – Professor Adjunto da Disciplina de Nefrologia do Departamento de Clínica Médica da Faculdade de Medicina de Botucatu da Universidade do Estado de São Paulo (FMB/UNESP).

Lygia Maria Soares Fernando Vieira – Professora Adjunta de Clínica Médica da Escola de Medicina e Cirurgia da Universidade Federal do Estado do Rio de Janeiro (UNI-RIO). Mestre em Nefrologia pela Universidade do Estado do Rio de Janeiro (UERJ).

Manuel Carlos Martins Castro – Doutor em Nefrologia pela Faculdade de Medicina da Universidade de São Paulo (FMUSP). Supervisor do Serviço de Nefrologia do Hospital das Clínicas da FMUSP. Coordenador da Área Médica do Instituto de Nefrologia de Taubaté e de São José dos Campos, SP.

Márcio Fabri dos Anjos – Professor de Doutorado do Centro Universitário São Camilo. Membro da Câmara Técnica do Conselho Regional de Medicina do Estado de São Paulo (CREMESP). Secretário da Sociedade Brasileira de Bioética.

Margareth Lage Leite de Fornasari – Nutricionista. Doutora em Ciências da Saúde pela Faculdade de Ciências Médicas da Santa Casa de São Paulo (FCMSCSP). Professora Responsável e Supervisora de Estágios do Curso de Nutrição da Universidade São Judas Tadeu (USJT). Pesquisadora da Clínica Nephron, SP.

Maria Cristina de Andrade – Professora Adjunta do Departamento de Pediatria e Médica Assistente Doutora do Setor de Nefrologia Pediátrica da Universidade Federal de São Paulo – Escola Paulista de Medicina (UNIFESP/EPM). Mestrado e Doutorado em Pediatria pela UNIFESP/EPM.

Maria Cristina Ribeiro de Castro – Doutora em Nefrologia pela Faculdade de Medicina da Universidade de São Paulo (FMUSP). Médica dos Serviços de Transplante Renal do Hospital das Clínicas da FMUSP e do Hospital Samaritano, São Paulo, SP.

Maria de Fátima Fernandes Vattimo – Professora Livre-Docente da Escola de Enfermagem da Universidade de São Paulo (EEUSP). Mestre e Doutora em Ciências Básicas de Nefrologia pela Universidade Federal de São Paulo (UNIFESP).

Maria Helena Vaisbich – Mestre e Doutora em Nefrologia pela Escola Paulista de Medicina da Universidade Federal de São Paulo (UNIFESP/EPM). Médica Assistente da Unidade de Nefrologia do Instituto da Criança do Hospital das Clínicas da Faculdade de Medicina da Universidade de São Paulo (HCFMUSP).

Marila Gaste Martinez – Bióloga. Mestre em Fisiopatologia em Clínica Médica pela Faculdade de Medicina de Botucatu da Universidade do Estado de São Paulo (FMB/UNESP).

Mário Henriques de Oliveira Junior – Mestre em Ciências da Saúde pela Universidade Federal de Pernambuco. Médico Nefrologista da Unidade Nefrológica Ltda. (UNINEFRON) e Hemodiálise e Nefrologia Ltda. (HEMONEFRO).

Marta Liliane de Almeida Maia – Mestre em Pediatria. Médica Assistente do Setor de Nefrologia Pediátrica do Hospital Infantil Darcy Vargas.

Mauro Sergio Martins Marrocos – Médico Responsável pelo Setor de Hemodiálise da Nefrologia do Hospital do Servidor Público Estadual de São Paulo. Pós-Graduando em Nefrologia pela Universidade Federal do Estado de São Paulo (UNIFESP).

Miguel Ernandes Neto – Médico Nefrologista. Assistente do Hospital Beneficência Portuguesa de São Paulo.

Mirian Watanabe – Pós-Doutoranda da Escola de Enfermagem da Universidade de São Paulo (EEUSP). Mestre e Doutora em Ciências na área de Fisiopatologia Renal pela EEUSP.

Nayara Cordeiro Tenório – Médica pela Escola Baiana de Medicina e Saúde Pública (EBMSP), de Salvador, BA. Residência em Clínica Médica pela Universidade Estadual de Campinas (UNICAMP), SP. Residência em Nefrologia pela Escola Paulista de Medicina da Universidade Federal de São Paulo (UNIFESP/EPM).

Osvaldo Merege Vieira Neto – Médico. Residência em Clínica Médica e Nefrologia e Doutorado em Ciências Médicas pela Faculdade de Medicina de Ribeirão Preto da Universidade de São Paulo (FMRP/USP). Médico Assistente e Coordenador da Enfermaria de Nefrologia do Hospital das Clínicas da FMRP/USP. Professor da Graduação na área de Nefrologia da FMRP/USP. Diretor, Coordenador de Ensino e Preceptor do Programa de Residência Médica em Nefrologia, do Serviço de Nefrologia de Ribeirão Preto (SENERP). Docente de Nefrologia e Preceptor do Internato em Clínica Médica da Faculdade de Medicina da Uniara (Centro Universitário de Araraquara). Presidente da Sociedade de Nefrologia do Estado de São Paulo (SONESP), biênio 2015-2016.

Pasqual Barretti – Livre-Docente de Nefrologia da Faculdade de Medicina de Botucatu da Universidade do Estado de São Paulo (FMB/UNESP).

Patrícia Soares de Souza – Doutora em Nefrologia pela Faculdade de Medicina da Universidade de São Paulo (FMUSP). Médica do Serviço de Transplante Renal do Hospital das Clínicas da FMUSP.

Paulo Benigno Pena Batista – Coordenador de Ensino do Hospital São Rafael. Coordenador da Unidade de Terapia Intensiva do Hospital São Rafael. Coordenador do Curso de Medicina da União Metropolitana de Educação e Cultura (UNIME). Professor Adjunto da Escola Bahiana de Medicina. Especialista em Medicina Intensiva pela Associação de Medicina Intensiva Brasileira (AMIB). Especialista em Nefrologia pela Sociedade Brasileira de Nefrologia (SBN).

Paulo Ricardo Gessolo Lins – Graduação em Medicina pela Universidade Federal do Paraná. Residência de Clínica Médica e Residência em Nefrologia pela Universidade Federal de São Paulo (UNIFESP). Especialista em Clínica Médica e Especialista em Nefrologia pela UNIFESP. Coordenador Médico da UTI do Pronto-Socorro/Semi-Intensiva da Escola Paulista de Medicina da UNIFESP.

Pedro Vinícius Leite de Sousa – Médico formado pelo Centro Universitário UNIRG, em Tocantins. Residência em Clínica Médica pelo Hospital Santa Marcelina de São Paulo. Residência em Nefrologia pela Escola Paulista de Medicina da Universidade Federal de São Paulo (UNIFESP/EPM).

Polianna Lemos Moura Moreira Albuquerque – Médica Nefrologista pela Universidade Federal do Ceará. Chefe do Centro de Assistência Toxicológica do Hospital Instituto Dr. José Frota, Fortaleza, CE. Mestre em Ciências Médicas pela Universidade Federal do Ceará.

Raquel Fernandes Vanderlei Vasco – Médica Nefrologista pela Faculdade de Medicina da Universidade de São Paulo (FMUSP). Doutoranda do Curso de Pós-Graduação da FMUSP.

Regina Célia de Menezes Succi – Médica. Professora Associada, Livre-Docente de Pediatria da Escola Paulista de Medicina da Universidade Federal de São Paulo (EPM/UNIFESP). Doutora em Medicina pela EPM/UNIFESP.

Renata de Almeida França – Medica Nefrologista pela Faculdade de Ciências Médicas da Universidade Estadual de Campinas (FCM/UNICAMP), Campinas, SP, Associação Médica Brasileira e Sociedade Brasileira de Nefrologia (AMB/SBN). Aluna de Mestrado do Programa de Pós-Graduação em Clínica Médica, Nefrologia Clínica e Molecular, da FCM/UNICAMP.

Rildo Aparecido Volpini – Biólogo, Pesquisador Científico do Laboratório de Pesquisa Básica em Doenças Renais (LIM 12) do Complexo Hospital das Clínicas/Faculdade de Medicina da Universidade de São Paulo (HC/FMUSP). Mestrado e Doutorado em Fisiologia pela Faculdade de Medicina de Ribeirão Preto da Universidade de São Paulo (FMRP/USP). Pós-Doutorado pela *McGill University*, Montreal, Canadá e pela FMUSP.

Rodolfo Balogh Junior – Médico e Nefrologista pela Faculdade de Medicina do ABC (SP). Especialista em Nefrologia pela Sociedade Brasileira de Nefrologia (SBN).

Rodrigo Bueno de Oliveira – Professor Doutor do Departamento de Clínica Médica (Nefrologia) da Faculdade de Ciências Médicas da Universidade Estadual de Campinas (FCM/UNICAMP), Campinas, SP. Médico Nefrologista pela Faculdade Medicina da Universidade de São Paulo (FMUSP), São Paulo, SP e Associação Médica Brasileira/Sociedade Brasileira de Nefrologia (AMB/SBN). Doutor em Ciências pela FMUSP. Pós-Doutorado pela *Université de Picardie Jules Verné*, Amiens, França.

Rodrigo Fernandes de Carvalho Azambuja Neves – Radiologista Chefe do Setor de Diagnóstico por Imagem do Hospital do Rim. Mestrando da Disciplina de Nefrologia da Universidade Federal da São Paulo (UNIFESP).

Rogério da Hora Passos – Especialista em Nefrologia pelo Hospital das Clínicas da Faculdade de Medicina da Universidade de São Paulo (HCFMUSP). Especialista em Medicina Intensiva pelo Hospital Israelita Albert Einstein.

Rogerio Yasuo Matsuda – Residência em Nefrologia pela Faculdade de Medicina de Marília (FAMEMA, SP). Médico Nefrologista dos Institutos de Nefrologia de Mogi das Cruzes e de Suzano.

Ronaldo Soares Maia – Urologista. Diretor Clínico do Hospital do Rim/UNIFESP.

Samirah Abreu Gomes – Mestrado e Doutorado em Nefrologia pela Escola Paulista de Medicina da Universidade Federal de São Paulo (UNIFESP/EPM). Pós-Doutorado pelo *Interdisciplinary Stem Cell Institute, Miller School of Medicine, University of Miami*, Estados Unidos.

Samuel de Souza Medina – Médico Hematologista pela Faculdade de Ciências Médicas da Universidade Estadual de Campinas (FCM/UNICAMP), Campinas, SP, Associação Médica Brasileira e Sociedade Brasileira de Nefrologia (AMB/SBN). Aluno do Programa de Pós-Graduação em Clínica Médica, Hematologia Clínica e Molecular da FCM/UNICAMP.

Saulo Brasil do Couto – Mestrando em Ciências pelo Departamento de Pediatria da Faculdade de Medicina da Universidade de São Paulo (FMUSP). Professor do Departamento de Pediatria da Universidade Estadual do Amazonas.

Sheila Maria Alvim de Matos – Nutricionista. Mestre em Saúde Comunitária e Doutora em Saúde Pública pelo Instituto de Saúde Coletiva da Universidade Federal da Bahia (UFBA). Professora Adjunta do corpo permanente de Pós-Graduação do Instituto de Saúde Coletiva da UFBA.

Simone Nascimento Fagundes – Doutora em Medicina pelo Departamento de Pediatria da Faculdade de Medicina da Universidade de São Paulo (FMUSP).

Tainá Veras de Sandes Freitas – Doutora em Nefrologia pela Universidade Federal de São Paulo (UNIFESP). Professora da Universidade Estadual do Ceará (UECE). Médica Nefrologista do Setor de Transplante Renal do Hospital Universitário Walter Cantídeo da Universidade Federal do Ceará (UFC) e do Hospital Geral de Fortaleza (HGF).

Thaísa de Oliveira Leite – Médica formada pela Universidade Federal de Sergipe (UFS). Residência em Clínica Médica pelo Hospital Ana Nery, de Salvador, BA. Residência em Nefrologia pela Escola Paulista de Medicina da Universidade Federal de São Paulo (UNIFESP/EPM).

Thais Alquezar Facca – Ginecologista e Obstetra. Doutoranda e Mestre em Ciências pelo Setor de Hipertensão Arterial e Nefropatias na Gestação, do Departamento de Obstetrícia da Universidade Federal de São Paulo (UNIFESP).

Thiago dos Reis Hoffmann – Psicólogo. Mestre em Educação nas Profissões da Saúde pela Faculdade de Ciências Médicas e da Saúde da Pontifícia Universidade Católica de São Paulo, Campus de Sorocaba, SP. Coordenador e Docente de Psicologia Social da Faculdade Anhanguera de Sorocaba, SP.

Thomaz Canedo de Magalhães – Médico Nefrologista. Graduação em Medicina pela Universidade Federal Fluminense. Pós-Graduação em Nefrologia pela Universidade Federal do Estado do Rio de Janeiro, Oficial Médico do Corpo de Bombeiros Militar do Rio de Janeiro.

Vera Hermina Kalika Koch – Professora Livre-Docente do Departamento de Pediatria da Faculdade de Medicina da Universidade de São Paulo (FMUSP). Chefe da Unidade de Nefrologia Pediátrica do Instituto da Criança do Hospital das Clínicas da FMUSP.

Victor Galvão Moura Pereira – Médico e Nefrologista pela Faculdade de Medicina do ABC (SP). Especialista em Nefrologia pela Sociedade Brasileira de Nefrologia (SBN).

Viktoria Woronik – Professor Senior da Faculdade de Medicina da Universidade de São Paulo (FMUSP).

Vinicius de Oliveira – Mestrando em Nefrologia pela Universidade Federal da São Paulo (UNIFESP).

Yvoty Alves dos Santos Sens – Doutora em Nefrologia pela Faculdade de Medicina da Universidade de São Paulo (FMUSP). Professora Adjunta da Faculdade de Ciências Médicas da Santa Casa de São Paulo (FCMSC-SP).

PREFÁCIO

◆

"Só fazemos melhor aquilo que repetidamente insistimos em melhorar. A busca da excelência não deve ser um objetivo, e sim um hábito".

Aristóteles

Recebi com muita satisfação o honroso convite de prefaciar este volume da série *Atualidades em Nefrologia*.

Resultado de um misto de sonho e empreenderismo, a série tornou-se um clássico da Nefrologia brasileira, congregando em cada edição cerca de uma centena de colaboradores.

Parabenizo os idealizadores e artífices da série, pelo seu esmero, cuidado e rigor, que aperfeiçoam a obra a cada edição do Atualidades em Nefrologia.

As edições buscam disseminar o conhecimento recente e adquirido, que abarca múltiplas áreas dentro da especialidade, e entusiasma alunos e professores a nos brindarem com as últimas novidades.

Em geral, o prefaciador tem por tarefa trazer à tona alguns elementos do livro para seduzir o leitor à sua leitura. Neste caso, porém, a tarefa me foi fácil, pois a coleção já é de todos os nefrologistas conhecida e aguardada no maior evento da especialidade, o Congresso Brasileiro de Nefrologia.

Dividido em seções e com temas variados, conta com aspectos técnicos, outros mais fisiológicos, alguns translacionais, muitos visando à prática clínica

Enfim são tantos os temas e tão interessantes que a leitura, tenho certeza, será prazerosa, bem como um empolgante investimento no saber nefrológico.

Agradeço, especialmente, ao Professor Jenner Cruz pela inspiração na busca do hábito da excelência.

Boa leitura!

Carmen Tzanno Branco Martins
Presidente da Sociedade Brasileira de Nefrologia

APRESENTAÇÃO

◆

Conseguimos chegar ao volume 14. Isso não seria possível se não tivéssemos, como sempre, pessoas interessadas em escrever. A maioria de nossos colaboradores é iniciante, sendo este o primeiro ou um de seus primeiros trabalhos publicados.

Na página inicial, desde o primeiro livro, vem o nome dos sete membros do Departamento de Nefrologia Clínica. Há muito tempo, eles, embora denominados de Comissão Editorial, não interferem na escolha dos temas nem em sua correção. Este livro tem que estar pronto, de dois em dois anos, nos Congressos Brasileiros de Nefrologia e, infelizmente, para tanto é necessário muito trabalho e pouca discussão.

Quem contar descobrirá que está faltando um livro de 1988 até 2016. Foi durante o Governo Collor, quando os bens ficaram confiscados e a Sarvier não teve recursos para editar o livro. Atualmente, quase ocorreu o mesmo. Esta crise foi muito grande. E, esperamos que, como da outra vez, o Brasil se recupere e os renais crônicos possam continuar a ser tratados bem e dignamente.

No volume 12, pensei em me aposentar, não o fiz, primeiro porque continuo com bastante saúde, principalmente intelectual, e porque obtive a excepcional colaboração, em primeiro lugar, da Professora Doutora Gianna Mastroianni Kirsztajn, e após, do Professor Doutor Rodrigo Bueno de Oliveira. Sem eles não teria coragem de continuar nesta empreitada.

No volume 8, os Doutores José Luiz Santello e Gianna Mastroianni Kirsztajn, então na Diretoria da SBN, conseguiram que a indústria farmacêutica patrocinasse o livro. Esse patrocínio se estendeu até o volume 12. No volume 13, não houve patrocínio e, com a situação atual de nosso País, este ano foi pior. O livro só saiu por causa da grande equipe da Editora Sarvier, agora capitaneada pelo Sr. Fernando Xavier Junior, mantendo D. Maria Ofélia da Costa como nossa revisora, desde o primeiro livro.

Este livro, como os anteriores, tem capítulos muito instrutivos. Vou destacar dois meus. Em um, descrevemos nossas observações de que os renais terminais continuam a emitir urina, em geral ácida, com proteinúria e glicosúria variáveis, além de outras substâncias que não medimos. Constatei que Franz Volhard estava errado, a isostenúria por ele descrita não existe. Os renais crônicos diminuem sua capacidade de diluição e de concentração. Quanto à diluição, não conseguem emitir urina com densidade próxima a 1.000, mas comumente emitem urina com densidade igual ou inferior a 1.005. Quanto à concentração, emitem urina geralmente inferior a 1.015, próxima mas nem sempre igual a 1.010. Em outro, mais relevante, porque afeta a todos, mostrei que as duas causas mais importantes de doença renal crônica são, na ordem, a hipertensão arterial e, em segundo lugar, o diabetes. A hipertensão é mais importante, porque costuma agravar o diabetes. Está havendo aumento contínuo do tempo de vida das populações. O Brasil atingiu a média de 75 anos, e o Japão, acima de 84 anos. O número de pessoas com mais de 100 anos, vivas e lúcidas, está aumentando progressivamente, inclusive no Brasil. Como a hipertensão e o diabetes podem deixar de produzir doença renal crônica? Basta manter, "hereditariamente" ou com remédios, a pressão arterial sempre abaixo de 115/75mmHg e a glicemia sempre inferior a 126mg/dL. Controlar a hipertensão é mais fácil, basta usar um diurético, sendo o melhor a clortalidona e, entre os hipotensores, remédios que bloqueiam o sistema renina-angiotensina-aldosterona. Para os diabéticos, até o momento, é mais difícil. São necessárias muitas mudanças no comportamento do paciente.

Jenner Cruz

Por editores

Jenner Cruz
Helga Maria Mazzarolo Cruz
Gianna Mastroianni Kirsztajn
Rodrigo Bueno de Oliveira
Rui Toledo Barros

CONTEÚDO

◆

Seção 1

Educação e Pesquisa em Nefrologia

1. O QUE O PROFESSOR DE NEFROLOGIA PRECISA SABER PARA ENSINAR? ... 3
Ivan Carlos Ferreira Antonello

2. PESQUISA TRANSLACIONAL EM NEFROLOGIA ... 9
Mirian Watanabe, Maria de Fátima Fernandes Vattimo

3. TECNOLOGIA EDUCACIONAL PARA PACIENTES COM DOENÇA RENAL CRÔNICA: UMA NOVA PROPOSTA ... 15
Juliana Gomes Ramalho de Oliveira
Geraldo Bezerra da Silva Junior

Seção 2

Fisiologia Renal

4. HIPOSTENÚRIA OU ISOSTENÚRIA ... 25
Jenner Cruz
Rogerio Yasuo Matsuda

5. ABORDAGEM PRÁTICA DOS DISTÚRBIOS DO SÓDIO ... 31
Rogério da Hora Passos
Paulo Benigno Pena Batista

6. RESISTÊNCIA AOS DIURÉTICOS ... 39
Leonardo Horácio de Brito
Victor Galvão Moura Pereira

Seção 3

Glomerulopatias

7. NEFROPATIA POR IgA APÓS TRANSPLANTE RENAL ... 51
Diogo Buarque Cordeiro Cabral
Gianna Mastroianni Kirsztajn

8. MICROANGIOPATIAS TROMBÓTICAS ... 56
Lilian Monteiro Pereira Palma
Maria Helena Vaisbich

9. ENVOLVIMENTO RENAL NA ESQUISTOSSOMOSE MANSÔNICA: ATUALIZAÇÃO E NOVOS BIOMARCADORES ... 68
Daniella Bezerra Duarte
Elizabeth De Francesco Daher

10. GLOMERULOSCLEROSE SEGMENTAR E FOCAL FAMILIAR ... 78
Francisco José Werneck de Carvalho

11. HIPOVITAMINOSE D EM GLOMERULOPATIAS: CAUSAS E CONSEQUÊNCIAS ... 84
Cristiane Bitencourt Dias
Viktoria Woronik

12. GLOMERULOPATIA NA PRÉ-ECLÂMPSIA ... 90
Thais Alquezar Facca
Gianna Mastroianni Kirsztajn

13. GLOMERULOPATIAS ASSOCIADAS A HEPATOPATIAS ... 94
Ana Paula Rosim Giraldes
Paulo Ricardo Gessolo Lins

14. GLOMERULOPATIAS PÓS-TRANSPLANTE 101
Gianna Mastroianni Kirsztajn
Juliana Busato Mansur

Seção 4

Nefrologia Clínica

15. DOADORES FALECIDOS NÃO PADRÃO: DE LESÃO RENAL AGUDA A INFECÇÕES 107
André Barreto Pereira
Alexandre dos Santos Souza

16. DOENÇA DE FABRY 114
Cassiano Augusto Braga Silva
Osvaldo Merege Vieira Neto

17. SISTEMA RENINA-ANGIOTENSINA INTRARRENAL: NOVA VISÃO PARA UM SISTEMA CENTENÁRIO 120
Fernanda Magalhães Ferrão
Lucienne da Silva Lara

18. ATUAÇÃO DOS MÚSICOS DO ELO EM UM CENTRO DE HEMODIÁLISE: UMA EXPERIÊNCIA HUMANIZADORA PARA SER USADA COMO REFLEXÃO 135
Thiago dos Reis Hoffmann
Fernando Antonio de Almeida

19. PRECISÃO DA DOSAGEM DE CREATININA: ONDE ESTAMOS NO BRASIL 142
Renata de Almeida França
Rodrigo Bueno de Oliveira

20. ESCLEROSE PERITONEAL ENCAPSULANTE 148
Miguel Ernandes Neto
Hugo Abensur

21. BIOÉTICA E NEFROLOGIA 152
José Miguel Viscarra Obregón
Márcio Fabri dos Anjos

22. TUBERCULOSE RENAL 157
Ronaldo Soares Maia
Gianna Mastroianni Kirsztajn

23. PAPEL DA ULTRASSONOGRAFIA EM NEFROLOGIA 160
Rodrigo Fernandes de Carvalho Azambuja Neves
Gianna Mastroianni Kirsztajn

24. DISMORFISMO ERITROCITÁRIO 167
Marila Gaste Martinez
Luis Cuadrado Marti

25. ULTRASSONOGRAFIA APLICADA AO *SCREENING* DE EVENTOS TROMBOEMBÓLICOS EM PACIENTES COM SÍNDROME NEFRÓTICA 179
Gustavo Ferreira da Mata
Gianna Mastroianni Kirsztajn

26. VITAMINA D: PERSPECTIVAS ATUAIS E PAPEL NA PROGRESSÃO DA DOENÇA RENAL 183
Janaina Garcia Gonçalves
Rildo Aparecido Volpini

27. USO DE RITUXIMABE EM NEFROLOGIA 192
Grace Tamara Moscoso-Solorzano
Gianna Mastroianni Kirsztajn

28. TERAPIA CELULAR NAS DOENÇAS RENAIS 199
Erika Bevilaqua Rangel
Samirah Abreu Gomes

Seção 5

Nefrologia Pediátrica

29. ENURESE NOTURNA: AVALIAÇÃO MULTIDISCIPLINAR 215
Simone Nascimento Fagundes
Vera Hermina Kalika Koch

30. ALTERAÇÕES RENAIS E INFECÇÃO PELO HIV EM CRIANÇAS E ADOLESCENTES 225
Flávia Vanessa Felix Leão
Regina Célia de Menezes Succi

31. DIÁLISE NO PERÍODO NEONATAL 231
Ana Paula Brecheret
Maria Cristina de Andrade

32. DOENÇA DE BARTTER NA INFÂNCIA 236
Marta Liliane de Almeida Maia
Maria Cristina de Andrade

33. FENÔMENOS TROMBOEMBÓLICOS EM CRIANÇAS E ADOLESCENTES COM SÍNDROME NEFRÓTICA 245
Emília Maria Dantas Soeiro
Clarice Assis Sahade

Seção 6

Lesão Renal Aguda

34. LESÃO RENAL AGUDA NO PÓS-TRANSPLANTE DE CÉLULAS-TRONCO HEMATOPOIÉTICAS (TCTH) 253
Vinicius de Oliveira
Carlos Alberto Balda

35. NEFRITE INTERSTICIAL AGUDA 258
Victor Galvão Moura Pereira
Rodolfo Balogh Junior

36. LESÃO RENAL AGUDA COMO FATOR DE RISCO PARA DOENÇA RENAL CRÔNICA 266
Erik Sementilli Cortina
Victor Galvão Moura Pereira

37. LESÃO RENAL AGUDA NO RECÉM-NASCIDO.................................. 274
Saulo Brasil do Couto
Vera Hermina Kalika Koch

38. AVALIAÇÃO DO METABOLISMO ENERGÉTICO DE PACIENTES CRÍTICOS COM LESÃO RENAL AGUDA.. 278
Cassiana Regina de Góe
Daniela Ponce

39. LESÃO RENAL ASSOCIADA À MORDEDURA DE ANIMAIS PEÇONHENTOS..................................... 287
Polianna Lemos Moura Moreira Albuquerque
Carlos Tiago Martins Moura

Seção 7

Doença Renal Crônica

40. EVOLUÇÃO DA DOENÇA RENAL CRÔNICA APÓS NEFRECTOMIA PARCIAL EM PACIENTES COM CÂNCER RENAL..................................... 301
Benedito Jorge Pereira
Germana Alves de Brito

41. CONTROLE GLICÊMICO NA DOENÇA RENAL CRÔNICA: OS NOVOS ANTIDIABÉTICOS 307
Victor Galvão Moura Pereira
Rodolfo Balogh Junior

42. RELAÇÃO ENTRE PRODUTOS FINAIS DA GLICOSILAÇÃO AVANÇADA E METABOLISMO ÓSSEO NA DOENÇA RENAL CRÔNICA 315
Kélcia Rosana da Silva Quadros
Rodrigo Bueno de Oliveira

43. DOENÇA ÓSSEA ADINÂMICA: FISIOPATOLOGIA E CONDUÇÃO CLÍNICA 322
André de Barros Albuquerque Esteves
Rodrigo Bueno de Oliveira

44. NOVOS ANTICOAGULANTES NA DOENÇA RENAL CRÔNICA 328
Samuel de Souza Medina
Rodrigo Bueno de Oliveira

45. ADITIVOS DE FÓSFORO E A DIETA RENAL.. 335
Margareth Lage Leite de Fornasari
Yvoty Alves dos Santos Sens

46. APLICAÇÃO DE BIOFERRAMENTAS NA DETECÇÃO DE TOXINAS URÊMICAS 341
Alessandra Becker-Finco
Andréa Emilia Marques Stinghen

47. CALCIFICAÇÕES VASCULARES E MÉTODOS DIAGNÓSTICOS NÃO INVASIVOS EM DOENÇA RENAL CRÔNICA ESTÁGIOS IV E V NÃO DIALÍTICOS 348
Thomaz Canedo de Magalhães
Lygia Maria Soares Fernandes Vieira

48. CALCIFILAXIA 353
Krissia Kamile Singer Wallbach
Aluizio Barbosa Carvalho

49. PADRÕES ALIMENTARES E DOENÇA RENAL CRÔNICA: NOVAS PERSPECTIVAS 359
Geraldo Bezerra da Silva Junior
Sheila Maria Alvim de Matos

50. HIPERATIVIDADE SIMPÁTICA NA DOENÇA RENAL CRÔNICA 370
Mário Henriques de Oliveira Junior
Lucila Maria Valente

51. ÁCIDO ÚRICO E DOENÇA RENAL CRÔNICA 377
Nayara Cordeiro Tenório

Seção 8

Métodos Dialíticos

52. PRESCRIÇÃO DE SÓDIO INDIVIDUALIZADO NO DIALISATO EM HEMODIÁLISE CLÁSSICA: EXISTE UM REAL BENEFÍCIO? 385
Adriana Amaral Pereira da Silva
Mauro Sérgio Martins Marrocos

53. PAPEL DA BIOIMPEDÂNCIA ELÉTRICA NA AVALIAÇÃO DO ESTADO NUTRICIONAL E VOLÊMICO EM PACIENTES EM HEMODIÁLISE 392
Francieli Cristina Delatim Vannini
Pasqual Barretti

54. DIÁLISE PERITONEAL NÃO PLANEJADA COMO OPÇÃO DE INÍCIO URGENTE DE TERAPIA DIALÍTICA 396
Dayana Bitencourt Dias
Daniela Ponce

55. MEDIDAS PARA MANTER A PATÊNCIA DO ACESSO VASCULAR DEFINITIVO NA HEMODIÁLISE: O QUE PODE SER FEITO? 402
Benedito Jorge Pereira

56. CRISE HÍDRICA: ALTERNATIVAS PARA ADEQUAR O CONSUMO DE ÁGUA EM UNIDADES DE DIÁLISE 411
Raquel Fernandes Vanderlei Vasco
Manuel Carlos Martins Castro

57. INTERPRETANDO OS GRANDES ESTUDOS CLÍNICOS SOBRE MORTALIDADE EM HEMODIÁLISE *ON LINE* 417
Manuel Carlos Martins Castro

58. INFECÇÃO DE CORRENTE SANGUÍNEA ASSOCIADA A CATETER DE LONGA PERMANÊNCIA EM HEMODIÁLISE: ATUALIZAÇÕES 422
Thaísa de Oliveira Leite
Pedro Vinícius Leite de Sousa

Seção 9

Transplante

59. ATENDIMENTO AO PACIENTE TRANSPLANTADO RENAL 429
Germana Alves de Brito
Benedito Jorge Pereira

60. DILEMAS E RISCOS DA DOAÇÃO RENAL 432
José Andrade Moura Neto
Edison Souza

61. DISFUNÇÃO INICIAL DO ENXERTO 437
Tainá Veras de Sandes Freitas
Hélio Tedesco Silva-Junior

62. CARDIOMIOPATIA URÊMICA E TRANSPLANTE RENAL 443
Heloisa Reniers Vianna
Euler Pace Lasmar

63. DOENÇAS LINFOPROLIFERATIVAS PÓS-TRANSPLANTE RENAL 449
Claudia Maria Costa de Oliveira
Larissa Costa de Oliveira Santos

64. DESTINO DOS PACIENTES SENSIBILIZADOS EM LISTA APÓS O TRANSPLANTE RENAL 459
Anna Rita Aguirre
Maria Cristina Ribeiro de Castro

65. ASPECTOS ATUAIS DA REJEIÇÃO AGUDA APÓS O TRANSPLANTE RENAL 462
Patrícia Soares de Souza
Maria Cristina Ribeiro de Castro

66. CINÉTICA DOS ANTICORPOS ANTI-HLA APÓS O TRANSPLANTE RENAL: COMO DEVEMOS MONITORAR? 471
Erick Acerb Barbosa
Maria Cristina Ribeiro de Castro

67. ESTENOSE DA ARTÉRIA DO ENXERTO RENAL: ATUALIZAÇÃO 478
Jarinne Camilo Landim Nasserala
Cláudia Maria Costa de Oliveira

68. CONTRIBUIÇÕES DA PESQUISA QUALITATIVA NO CONTEXTO DA DOAÇÃO RENAL EM VIDA 485
Juliana Gomes Ramalho de Oliveira
Geraldo Bezerra da Silva Junior

69. REJEIÇÃO NO TRANSPLANTE DE PÂNCREAS-RIM: DIAGNÓSTICO E TRATAMENTO 493
Erika Bevilaqua Rangel

70. MICROANGIOPATIA TROMBÓTICA NO ENXERTO RENAL: UM DESAFIO CLÍNICO 504
Cínthia Montenegro Teixeira
Gianna Mastroianni Kirsztajn

Seção 10

Hipertensão Arterial

71. EFICÁCIA E SEGURANÇA DO USO DA ESPIRONOLACTONA NO PACIENTE HEMODIALÍTICO............... 513
Greicy Mara Mengue Feniman De Stefano
Luis Cuadrado Martin

72. QUAL A PRESSÃO ARTERIAL IDEAL? ... 523
Jenner Cruz
Helga Maria Mazzarolo Cruz

ÍNDICE REMISSIVO 529

Seção 1

Educação e Pesquisa em Nefrologia

◆

1

O QUE O PROFESSOR DE NEFROLOGIA PRECISA SABER PARA ENSINAR?

Ivan Carlos Ferreira Antonello

◆

QUESTÕES PRELIMINARES

A especialidade de Nefrologia tem experimentado um imenso crescimento ao longo dos últimos 60 anos. Experimentos pioneiros de fisiologia renal foram a base do aprendizado sobre regulação da pressão arterial, eletrólitos e equilíbrio acidobásico. Houve grande impulso no diagnóstico precoce de lesão renal aguda e doença renal crônica, abrindo caminhos para o desenvolvimento de novas modalidades de terapia de sustentação da vida por meio da diálise e cuidados terapêuticos com metabolismo mineral ósseo, anemia e prevenção de rejeição no transplante renal[1]. Em anos mais recentes, tem-se constatado, com frequência aumentada, a redução da procura de Nefrologia como especialidade por médicos em busca de treinamento pós-graduação[2]. Essa observação está baseada na realidade dos números decrescentes de candidatos para as vagas existentes e costuma ser atribuída ao acúmulo de trabalho oferecido a esse especialista, o que comprometeria a qualidade de vida da pessoa do médico e seus relacionados. Talvez esse possa ser um diagnóstico não profundo e apressado, transferindo à contemporaneidade a responsabilidade de situação que necessita de olhar mais aprofundado. Em que nível fica a atuação do professor como gestor do espaço de graduação onde ocorre o trabalho e depuração da informação nefrológica transformando-a em conhecimento? E como estabelece vínculos de estima e consideração para o assunto em discussão nos planos acadêmicos? Não será na graduação que os alunos se encontram ou desencontram com a especialidade? Na área de saúde, docentes, experientes ou não, respondem com facilidade à pergunta sobre o que fazem no ambiente de ensino e aprendizagem. Perguntados sobre o plano estabelecido para o encontro com os alunos, diminuem a segurança em enumerar de forma clara os conteúdos selecionados, a sequência com que os desenvolvem e mesmo a forma com que os apresentam. Finalmente, a segurança desaparece por completo se lhes for solicitado que expliquem seu saber, as bases teóricas da ferramenta utilizada para a apresentação do conteúdo. Há desconhecimento do conjunto de saberes que constituem a docência, assim professores acabam por fundamentar sua prática pedagógica em modelos que conheceram ou de colegas mais experientes[3]. Quanto ao conteúdo, não é infrequente que dependa do acaso, da prevalência das situações mais frequentes em medicina que ocorrem na assistência e são levadas à discussão. A maioria dos internos de clínica médica, que optaram por uma especialidade fora da nefrologia, nunca considerou a possibilidade de fazer nefrologia como uma carreira, segundo estudo de Jhaveri *et al*[4]. Isso sugere que a desafeição parece ter iniciado na graduação.

Nas possibilidades de encontro entre professor de nefrologia e aluno é possível tentar pensar melhor, organizar melhor e fazer melhor? Ou o que se tem já atinge o máximo que o professor da área de saúde consegue oferecer aos médicos em formação? A educação é sempre uma aventura coletiva de partilha, de afetos e sensibilidades, de conhecimentos e saberes, de expectativa e experiência, de atitudes e valores, de sentidos de vida[5]. É o encontro de pessoas, em que o ponto comum é o conteúdo, que um quer apresentar e que o outro deseja conhecer ou desenvolver. Partimos então da ideia de que a situação se inicia por vontade de ambos, não devendo se tornar atividade cartorial e burocrática, visto que deriva do desejo, faísca para a busca de informação, aprendizado e conhecimento. Se refletirmos sobre a frase "O professor ensina medicina a João", tem-se que o professor provavelmente saiba muito de medicina, pouco de ensinar e nada de João. É a respeito da mudança desse paradigma na escola médica que se discute.

DOS CONTEÚDOS

Esses são de domínio do professor de graduação que sabe os temas de aula pelos quais ficou responsável, e repete-os ano a ano, embora muitas vezes não tenha participado das escolhas e não reflita se são mesmo necessários, ou se são os mais indicados para o acadêmico, na fase de formação em que se encontra[2]. Já o professor da especialização em saúde aguarda que as situações que aparecem ao acaso no ambulatório ou na emergência constituam uma sequência pouco ordenada de assuntos para discussão. É no curso de graduação em medicina que se inicia a aproximação dos acadêmicos aos conteúdos de Nefrologia, seja por meio das disciplinas iniciais (Anatomia, Fisiologia, Bioquímica e Biofísica), seja das disciplinas clínicas ou no internato de dois anos. Mas as oportunidades de contato se prolongam durante a Residência de Medicina Interna, que é pré-requisito para a especialização em Nefrologia. Apresentar a Nefrologia em disciplinas da graduação não é apenas tratar da maior quantidade possível de informação referente a anatomia, histologia e fisiologia do rim e a respeito das situações em que ocorrem agravos à saúde renal. O rim deve ser integrado ao aparelho urinário, e este ao indivíduo que buscou atendimento para prevenção, diagnóstico, tratamento ou reabilitação em saúde. Para aproximar tudo isso da vida real, há que se conversar sobre conflitos éticos possíveis nesse acompanhamento. O conhecimento de um pouco da história permitirá o desenvolvimento de laços afetivos com a especialidade. É fundamental, ainda, que se entenda que isso ocorre onde há organização, preparação de um currículo teórico prático, incluindo habilidades com desfechos estabelecidos para o treinamento, seja do graduando, seja do pós-graduando. Dessa forma, evitar-se-á que o aprendizado seja apenas guiado pelo imprevisto das situações apresentadas na assistência.

Nos cursos de graduação em medicina, há seleção dos temas mais prevalentes para abordagem nas disciplinas relacionadas. No treinamento de especialização, embora na ausência do que nos acostumamos a denominar de disciplinas – caixas que, muitas vezes, sufocam o conteúdo –, essa estratégia deve ser adotada. No entanto, aqui surge a necessidade da discussão de situações especiais que constituam desafio ao pensamento do professor e do aluno em treinamento. Para o residente em rotação no Serviço de Nefrologia é preciso que sejam abordados a importância da anamnese, exame físico, laboratório, incluindo o sedimento urinário, no diagnóstico das patologias do aparelho urinário. A utilização correta de diuréticos e anti-hipertensivos, o conhecimento de seus mecanismos de ação e a abordagem da fisiologia e fisiopatologia do equilíbrio acidobásico são temas para estudo orientado. Ainda em relação ao conteúdo, um tema que é pouco explorado junto aos graduandos e mesmo aos residentes de clínica médica, em rodízio nos Serviços, é a educação sobre o mercado de trabalho em Nefrologia. É importante, e enriquecedor, o conhecimento sobre o perfil do nefrologista na região e no País, as oportunidades existentes para quem decide pela formação nessa especialidade, enfim, o mundo do trabalho e a vida desses médicos. Médicos recém-formados conhecem pouco sobre o mercado de trabalho de sua profissão, fruto da quase ausência desse como assunto para apresentação durante a formulação do currículo médico. Bioética e ética médica são dimensões necessárias para a aproximação daquele que se encontra em treinamento na área de Nefrologia – como de resto em qualquer especialidade. Alunos de graduação médica, residentes e médicos podem ser atingidos pelas frustrações da vida real, relacionadas aos cuidados de pacientes com doença renal crônica, muitas vezes com graves comorbidades associadas. Transplantes renais e mesmo nefrologia clínica também oferecem muitos desafios bioéticos, desde o possível doador vivo relacionado que, tendo excelente compatibilidade na tipagem tecidual com o receptor, não deseja doar e busca o apoio médico no desejo de que seja criada uma situação fictícia que o impeça de doar, até o paciente idoso com indicação médica de diálise e não deseja o procedimento. Estes dilemas não fazem parte de um conhecimento desvinculado do paciente, por isso sempre estão presentes no dia a dia. Bioética não se justifica como disciplina específica, porém encontra seu significado quando aparece na forma de um caso que emerge do cotidiano.

História da especialidade e de seus ícones são conteúdos que aumentam o elo com o assunto em desenvolvimento. A história é a dimensão do tempo contribuindo para a formação do indivíduo, para a construção do seu presente. É relevante a afinidade e a cumplicidade que cada indivíduo tem com seu passado e conhecer a história da especialidadade reforça o vínculo da pessoa em treinamento médico com o assunto em pauta. Para orientação, pode-se consultar a *International Association for the History of Nephrology* (IAHN), fundada em 1994, em resposta ao crescente interesse pelo tema, e conduzida por eminentes nefrologistas[6].

O estudante, embora altamente versado na tecnologia digital, frequentemente não tem a mesma proficiência no desenvolvimento de seu aprendizado, assim cabe ao docente diminuir a possibilidade de que seja direcionado pela aleatoriedade. Por exemplo, apresentar as possibilidades facilitadas pelos *blogs* como do *American Journal of Kidney Disease* (AJKD) e *Renal Fellow Network* ou aproximar as facilidades de revisão do *core curriculum* do AJKD[7].

Em nossa escola, costumam-se escolher para discussão no módulo de Uronefrologia da graduação médica assuntos mais prevalentes, incluindo ainda alguns casos desafiadores menos prevalentes e de difícil solução que estimulem o pensamento e permitam o entendimento de situações mais complexas, fortalecendo os laços com a especialidade. Casos que envolvam conflitos éticos são escolhidos para discussão multidisciplinar. Incluem-se ainda textos literários e pequenos poemas para interpretação para fortalecer a reflexão humanista, vinculando-a à especialidade. História da nefrologia e mercado de trabalho estão em pauta para associarem-se aos conteúdos necessários nessa etapa de formação.

DA FORMA E DO SUJEITO

Improviso é assunto maior para repentistas e não para docentes. A qualidade de improvisar muito – apreciada pelas pessoas em geral – pode estar presente e auxiliar no desenvolvimento do encontro de ensino e aprendizagem, mas não deve ser seu ponto central. Organização, escolha do método e reconhecimento do sujeito, estas sim são necessárias e sempre desejadas no processo. Caso visto e discutido na assistência deve ser motivo de revisão da literatura e tema de reunião clínica para qualificar a discussão e propiciar o aprendizado. A importância da forma na apresentação do conteúdo já é reconhecida por Douglas Black, ao prefaciar o livro *A Course in Renal Disease* – de Geoffrey Berlyne – em 1966: "Esse livro oferece a qualquer um que queira aprender mais sobre doença renal um método relativamente novo de instrução, que reconhece a lamentável verdade que o simples desejo de aprender não é suficiente todo o tempo, de modo que deve ser fortalecido por meio de dispositivos que estimulem a atenção..."[8]. A discussão do conteúdo suscita a dúvida da forma: e o professor sabe ensinar? Talvez a resposta seja que precisa educar-se para dominar diferentes possibilidades de trabalho com um determinado assunto, só assim estará livre para decidir por diferentes caminhos para a abordagem do mesmo conteúdo. Há fundamentação teórica extensa em educação, entretanto, a despeito do discurso teórico de inovadores, a representação tradicional da aula universitária na área da saúde ainda é a aula expositiva, onde ocorre a "transmissão e assimilação" dos assuntos programados[9]. Isso acontece fechado entre quatro paredes ou aberto na enfermaria e em corredores do hospital. O cenário muda, o docente fala e os alunos ouvem – ou não. O professor organiza o conteúdo e o expõe aos estudantes de forma clara, exigindo silêncio e atenção enquanto explica a "matéria". Incentiva os alunos a tomarem nota e, se houve apresentação de projeções, disponibiliza o material visual que utilizou. Ao final, "passa" exercícios para que haja oportunidade de fixar o conteúdo, "melhor forma de auxiliar a memorização". Essa é a modalidade de ensino *centrada no professor*, no seu conhecimento e na sua experiência[3].

Há alternativa ao encontro centrado no professor. É o modelo *centrado na relação do aluno, professor e objeto do conhecimento*. Há o reconhecimento de que o estudante é muito mais do que uma página vazia onde serão escritos os novos conhecimentos. Para iniciar o encontro tratando de um novo conteúdo, o docente apresenta uma situação-problema cuja resolução requer conhecimentos específicos que serão abordados. O problema está relacionado ao cotidiano, à realidade do aluno e tem a intenção de mobilizar a reflexão e a criatividade. Aos alunos pode-se solicitar que se reúnam em grupos e construam caminhos para o problema proposto, sendo que o docente permanece como mediador, sugerindo fontes de estudo, experimentação e mesmo contribuindo com reflexões breves. Em um terceiro momento, os grupos apresentam suas soluções e discute-se cada uma delas. O professor pode ainda solicitar a sistematização da aprendizagem por meio de um pequeno texto, da elaboração de um mapa conceitual ou relatório sobre a atividade. Essas tarefas mobilizam no aluno o tanto de conhecimento preexistente e seus acréscimos desenvolvidos durante a atividade em que foi protagonista[3].

A ação do nefrologista ocorre na vida real e, muitas vezes, é baseada no conhecimento prévio existente, bem como na capacidade de enfrentar as situações que se situam no plano de incertezas da vida, exigindo muito da experiência humana[10]. Dessa forma, o estudo de caso, por exemplo, é estratégia que permite atender a exploração do conteúdo definido como importante, podendo mobilizar o aluno para que se expresse contribuindo para o diagnóstico principal e de comorbidades, após a observação e discussão com seus pares e professor.

Outras ferramentas – estratégias de ensino e aprendizagem – são passíveis de utilização em cenários centrados na relação aluno, professor e objeto de ensino, como pesquisa em sala de aula, atividades em grupo com relatório, diário de aula, estudo de texto, seminários, discussões problematizadoras e mapas conceituais. Cada estratégia tem seu fundamento teórico e é importante para a educação na área da saúde. Independente da escolha da ferramenta de ensino, o importante é conhecê-la teoricamente e exercitá-la na prática segundo seus fundamentos, só assim será explorada na sua plenitude: tesoura para cortar, pinça para prender, lápis para escrever e borracha para apagar.

Contar uma boa história favorece o aprendizado, tornando vívida a informação e favorecendo a apropriação do conhecimento pelo aluno[2]. A atividade de contar histórias é um dos inumeráveis caminhos na transmissão do pensamento humano. Conhecimento, lições, dúvidas e certezas navegam livres nesse movimento lúdico de prazer e fruição[11]. Mesmo a aula expositiva pode ser motivadora quando, por exemplo, apresenta-se o néfron com seus acidentes geográficos. Alguém ouve como se caminhasse por um novelo de capilares à espreita de um espaço para filtração e se deparasse com o despenhadeiro ao qual se denominou túbulo contornado proximal. Ali, o pior seria a tarefa, quase impossível, de impedir a reabsorção. E imagine se o nome do caminhante fosse sódio, quantas seriam as possibilidades dessa viagem. Em Fisiologia, há muitas formas de apresentar o assunto dos rins e vias urinárias além da monótona descrição dos mecanismos funcionais.

Ensaio proposto por Rigatto dizia o seguinte, em certo ponto da novela que propunha ensinar: "O organismo, palco do espetáculo, é uma 'fábrica de ácidos'". Os tampões, "polícia de choque", que é encarregada de levar amordaçados, até o exterior, os vilões da peça. Os pulmões e os rins são generosas "portas de expulsão" para o invasor ácido. O *motu* do crime, os desequilíbrios. A contraespionagem representa a solidariedade dos tampões. Não se aconselha a leitura a quem desgosta do gênero policial. Nem tampouco aos que já sabem o "enredo"[12]. A criação de uma história para contar foi a forma com que o docente pretendeu captar atenção e introduzir a discussão do equilíbrio acidobásico.

Medicina, dizem muitos, é prática, muita prática e, então, estudo, muito estudo. Porém a prática médica contemporânea tem-se dado muito próxima aos computadores e menos ao lado dos pacientes, à beira do leito[13]. Veem-se professores médicos e estudantes à volta de seus computadores, revisando exames de laboratório e imagens, copiando e colando evoluções – como se os dias fossem iguais e o paciente um fantoche que repete as mesmas palavras -, reproduzindo prescrições, discutindo o doente virtual à luz da última evidência científica, buscada ali mesmo ao toque do dedo, ao clique do botão esquerdo de um *mouse*. O paciente real permanece no leito, à espera de alguém que o ouça e, mais do que isso, escute suas queixas, pistas tão importantes para a compreensão do quadro clínico. Conversar à beira do leito oferece numerosas oportunidades de ouvir e aprender sobre medicina, nefrologia, bioética, história, sociologia e, principalmente, sobre o paciente, que é o motivo de todo esse movimento. Sempre se ouve uma novidade na conversa seguinte, que enriquece a anamnese do paciente ou a experiência médica e pessoal do ouvinte[2,9,13]. Não há aprendizado em Nefrologia sem a interação com pacientes no hospital ou nos ambulatórios, sucedida de ricas discussões conduzidas pelos médicos mais experientes.

Uma das estratégias utilizadas – no módulo de Uronefrologia na Disciplina de Prática em Saúde do Adulto e Idoso II, na Faculdade de Medicina da PUCRS – é o diário de atividades (portfólio). O aluno recebe um caderno no primeiro encontro, com informações de como serão as atividades no período, o que é esperado dele e como será avaliado. As páginas seguintes trazem textos sobre cuidados com a saúde vascular, renal e individual do médico, casos clínicos para resolução, textos literários para interpretação e espaço para relato de suas experiências atendendo pacientes no período. Ao final do estágio, o diário é devolvido aos professores que fazem anotações sobre a forma com que o aluno descreveu suas vivências, resolveu casos clínicos e interpretou os textos quando, então, o caderno é entregue ao estudante com as observações. É atividade que auxilia no raciocínio para solução de problemas, qualifica a aprendizagem, favorecendo o desenvolvimento da escrita e da reflexão. E o aluno leva consigo um pedaço encadernado de seu período na Nefrologia.

Resta um importante aspecto da relação ensino e aprendizagem a ser abordado: a identificação do sujeito ao qual nos dirigimos. Semelhante à relação entre médico e paciente na assistência, a relação entre professor e aluno no ensino é inalienável. Quando centrada no professor, leva ao que Porlán chamou de "obsessão pelos conteúdos"[14]. Assim, reduz o processo às explicações sobre a ciência e não cumpre o papel da pretendida formação profissional do indivíduo. Os papéis do aluno e do professor são interdependentes, no entanto distintos. O professor conduz, vai ajustando a complexidade das tarefas de acordo com a condição temporal do aluno, mas é a observação da atividade deste que mostra o quanto há que se modificar a rota em cada fase[3]. A reflexão é o eixo norteador da relação, e por meio dela se percebe as fronteiras com habilidades técnicas e conhecimento científico[10]. Nesse passo, nada mais natural que se dirigir ao aluno pelo seu nome próprio: de outra forma, como o aluno saber-se-ia acolhido e teria verdadeiro interesse pelo que lhe diz o preceptor? E como se sentiria justiçado quando recebesse a avaliação transformada em número, de quem não o conhece? E por que estimaria a Nefrologia com modelos tão distantes de docentes? É evidente que isso não é possível o tempo todo, mas é factível em muitos momentos com pequenas turmas e durante o internato, onde o tempo de exposição é maior. A utilização do portfólio facilita o reconhecimento do sujeito que passou por ali e deixou suas pegadas. Costuma dizer quem é, seus hábitos de leitura, suas possibilidades de escrita e seu engenho em resolver problemas.

DA AVALIAÇÃO

O início de cada fase acadêmica suscita expectativas, nem sempre convergentes, entre professor e aluno. Ao gestor desse momento cabe a administração das tensões, por isso é bastante importante e necessário um contrato didático: apresentação do espaço em que ocorrerão as atividades, plano e cronograma de apresentação dos conteúdos, iniciativas propostas para o período de exposição à Nefrologia e de que forma se procederá a avaliação ao final do estágio. Os três grandes constituintes da ação pedagógica são ensino, aprendizagem e avaliação, o que leva à consideração de que formam uma totalidade. Nessa composição, a avaliação promove a compreensão da trajetória acadêmica do aluno no período e é um componente para o diagnóstico e a reorientação do ensino e aprendizagem. Embora compreendida de forma teórica, não se tem reduzido a insatisfação de professores – e frequentemente de alunos – sobre a prática avaliativa[15]. Em Nefrologia, nada difere do mal-estar habitual com a realização de avaliação. São vários os caminhos, e o docente escolhe o que percorrer: avaliação do processo, do produto, dos domínios afetivos ou de todos concomitantes. Finalmente, avaliação oral, escrita, ou de habilidades, nota ou conceito. O que é melhor? O melhor seria realizar aquele procedimento que o docente sentisse maior segurança quanto ao conhecimento teórico e sua aplicação na prática. Isso não significa que não haja necessidade de diversificar ferramentas, o que, talvez, seja o mais adequado para fazer frente à verificação da aprendizagem. Dependendo do tipo de estratégia de ensino utilizada – pesquisa em sala de aula, atividades em grupo com relatório, diário de aula, estudo de texto, seminários, discussões problematizadoras ou mapas conceituais –, a avaliação deveria ajustar-se a ela. Entre todas as formas, isoladamente a verificação de habilidades parece ser a mais robusta, pois verifica o *saber fazer*, considerando um dos quatro pilares da educação para o século XXI[16]. Todavia, ainda que pressuponha o *saber conhecer* que o precede, pode deixar de fora da avaliação dois importantes fundamentos, ou seja, *saber viver juntos* e *saber ser*. De qualquer forma, o aluno tende a se ajustar à modalidade de avaliação do professor, que é representativa da ação docente desenvolvida. Estudará para a prova – perspectiva de produto – apenas se perceber ser essa a forma preferida, ou procurará apropriar-se do conteúdo de cada encontro, assumindo atitude participativa se o professor valorizar o processo de aprendizagem – perspectiva de processo – e buscar outras formas de avaliação, além da prova[15].

CONSIDERAÇÕES FINAIS

Embora a discussão sobre o problema da perda de estima à especialidade de Nefrologia não seja recente, há carência de estudos a respeito do assunto, em especial quando o olhar se dirige aos alunos de graduação em medicina. Algumas pesquisas que envolvem residentes apontam razões para o abandono da ideia de Nefrologia como escolha de especialidade: percepções negativas a respeito da diálise e ansiedade relacionada a casos que envolvem distúrbios eletrolíticos[2]. Diz-se ainda que ocorre devido ao acúmulo de trabalho oferecido a esse especialista, o que comprometeria sua qualidade de vida. São essas todas razões relevantes e que responderiam à mudança contemporânea?

D'Angour, em editorial da revista da Universidade de Oxford, chama a atenção para o que denomina de economia geral de atenção. Fala sobre a falta de atenção com o mundo, que acomete as pessoas, aprisionadas pelas telas de seus dispositivos móveis[17]. Aliás, a era digital que promoveu inegável avanço na rapidez do pensamento e da comunicação trouxe como efeito colateral o empobrecimento da reflexão a respeito do tempo e espaço em que se desenrola a vida. Talvez, essa escassez de tempo e ideias encurte a possibilidade do encontro de soluções para os problemas contemporâneos. E um deles é o desconhecimento de estratégias de ensino por parte do professor de Nefrologia.

Kahnemann, professor emérito da Universidade de Princeton e prêmio Nobel de economia em 2002, diz que há duas formas de pensar: rápido e devagar. A primeira intuitiva, a segunda reflexiva. Necessita-se aumentar o conhecimento pelo estudo, pela vivência e pelo reconhecimento teórico do que se aprende vivendo para melhorar a intuição, que é a via moderna da decisão. A intuição também se deriva do conhecimento adquirido, e não simplesmente de dons naturais do indivíduo[18]. Ainda é baixa a relação entre percepção de professores a respeito do conhecimento do aluno e aquisição real de conhecimento pelo aluno[19]. Nefrologia, Genética ou Nanotecnologia são conteúdos, e nada dizem em relação ao processo de educação se não forem abordados de forma adequada e profissional em uma relação afetiva com o estudante, no necessário reconhecimento do público destinado ao encontro de ensino e aprendizagem. Se conteúdo, forma e público são premissas básicas de conhecimento do professor ao assumir seu encontro, o momento de avaliação não é menos importante. A docência pode ser entendida como uma identidade profissional a ser construída, e isso precisa ser percebido nas áreas de saúde.

Ensinar, aprender, avaliar e socializar são verbos de ação que se inserem na prática educacional, conforme a época e o ambiente. Algumas perguntas devem ser respondidas ao deparar-se com uma tarefa de ensino e aprendizagem. Qual é o objetivo da atividade educacional? Que cenários se oferecem as nossas iniciativas? Quem é o aluno? Qual a melhor técnica de ensino para tratar do conteúdo? Como será realizada a avaliação? As respostas a estas perguntas organizam as bases para um processo educacional na primeira escola ou na universidade.

Finalizando, para ensinar, o professor precisa saber um pouco sobre Nefrologia, mais de estratégias de ensino e bem mais do ser humano que frequenta suas aulas, ambulatórios e enfermarias do hospital e postos de saúde da comunidade.

Agradecimentos

Aos membros da Disciplina de Prática em Saúde do Adulto e Idoso II, Módulo de Uronefrologia, da FAMED da PUCRS, nas pessoas dos professores Domingos Otavio Lorenzoni d'Avila e Carlos Eduardo Poli de Figueiredo, cuja parceria e interesse permanente na formação médica permitem que se persevere no intento de melhor educar.

REFERÊNCIAS BIBLIOGRÁFICAS

1. Maxwell AP. So you want to be a nephrologist. *Ulster Med J* 2013; **79**: 154-155.
2. Hoenig MP. Share your passion for nephrology: ten tips to invigorate attending rounds and precepting sessions. *Am J Kidney Dis* 2015; **66**: 28-32.
3. Lima VMR, Grillo MC. O fazer pedagógico e as concepções de conhecimento. In Grillo MC, de Freitas ALS, Gessinger RM, Lima VMR. A gestão da aula Universitária na PUCRS – Porto Alegre: EdiPUCRS, 2008, pp 21-25.
4. Jhaveri KD, Sparks MA, Shah HH *et al.* Why not nephrology? A survey of US internal medicine subspecialty fellows. *Am J Kidney Dis* 2013; **61**: 540-546.
5. Alves R. *A Escola que Sempre Sonhei Sem Imaginar que Pudesse Existir.* 10ª ed. Campinas: Papirus Editora, 2002, 120p.
6. Eknoyan G, Antonello A, De Santo NG *et al.* On progress in the history of nephrology. *Am J Nephrol* 1999; **19**: 99-100.
7. Core Curriculum in Nephrology. AJKD [*on line*]. 2015. http://www.ajkd.org/content/corecurriculum. Acessed September, 2015.
8. Berlyne GM. *A Course in Renal Diseases.* 5th ed. Oxford: Blackwell Scientific Publications, 1978, pp 450.
9. Antonello ICF, Poli de Figueiredo CE, d´Avila DOL. Ensino de nefrologia na atualização curricular das escolas médicas brasileiras. In Cruz J, Cruz HMM, Kirsztajn GM, Oliveira RB, Barros RT. *Atualidades em Nefrologia 13.* São Paulo: Sarvier, 2014, pp 73-77.
10. Schön DA. Preparando os profissionais para as demandas da prática. In Schön DA. *Educando o Profissional Reflexivo: Um Novo Design para o Ensino e a Aprendizagem.* Tradução Costa RC. Porto Alegre: Artes Médicas Sul, 2000, pp 15-42.
11. Antonello ICF. Contar histórias e seu valor terapêutico. In Ketzer SM, Amodeo MT, Cisto C. *No Mundo Hospitalar História Também Tem Lugar.* Porto Alegre: Edipucrs, 2013, pp 63-70.
12. Rigatto M. Fisiologia e fisiopatologia do equilibrio ácido-básico: um ensaio. *CASL Revista Científica* 1974; **35**: 9-18.
13. Verghese A, Brady E, Kapur CC, Horwitz RI. The bedside evaluation: ritual and reason. *Ann Intern Med* 2011; **155**: 550-553.
14. Porlán R. *Construtivismo y Escuela: Hacia um Modelo de Enseñanza-Aprendizaje Basado em La Investigación.* 5ª ed. Sevilla: Díada Editorial, 1998, pp 194.
15. Grillo MC, Lima VMR. Dimensões conceituais e operacionais da avaliação. In Grillo MC, Freitas ALS, Gessinger RM, Lima VMR. A Gestão da Aula Universitária na PUCRS – Porto Alegre: EdiPUCRS, 2008, pp 67-82.
16. Delors J. Os quatro pilares da educação. In Delors J. *Educação: Um Tesouro a Descobrir.* 2ª ed. São Paulo: Cortez Brasilia, DF: MEC/UNESCO, 2003, pp 102.
17. D'Angour A. From the Editor, Record 2013. Jesus College, Oxford. https://www.alumniweb.ox.ac.uk/jesus/file/Record-14Jan14-final-web-copy.pdf. Acessed November, 2015.
18. Kahneman D. *Rápido e Devagar: Duas Formas de Pensar.* Rio de Janeiro: Ed. Objetiva, 2012, pp 607.
19. Luksa Z, Radanovic I, Garasic D. Relationship of teachers' perception of students' knowledge and real students' knowledge acquisition. [*on line*]http://www.esera.org/media/esera2013/Zaklin_Luksa_31Jan2014.pdf. Acessed November, 2015.

2

PESQUISA TRANSLACIONAL EM NEFROLOGIA

Mirian Watanabe
Maria de Fátima Fernades Vattimo

◆

INTRODUÇÃO

A investigação científica na área biomédica tradicionalmente acontece por meio da pesquisa básica e da pesquisa aplicada que se caracterizam principalmente pelos diferentes cenários em que ocorrem. Contudo, a expectativa de que os resultados dessas pesquisas se retroalimentem ainda é uma busca, uma vez que os grandes avanços alcançados pela pesquisa básica, principalmente nas últimas décadas, não foram capazes de se traduzir em ações que modifiquem os padrões da prática clínica para melhorar o estado de saúde do indivíduo e contribuir para a longevidade da população[1,2].

Ao longo dos anos, os caminhos divergentes das pesquisas básica e clínica resultaram, intrigantemente, em uma grande barreira na investigação, um abismo muitas vezes rotulado como o "vale da morte e sem a presença de nenhum aventureiro". Esse fato se deve ao envolvimento exclusivo dos pesquisadores da ciência básica com as novas descobertas e dos pesquisadores clínicos com o diagnóstico e tratamento dos pacientes, em comportamentos criticamente dissociados. Sabe-se que a pesquisa básica evoluiu rapidamente com a descoberta genômica e proteômica e se tornou cada vez mais especializada e complexa, dificultando a disseminação dos conhecimentos ou ainda as formulações de hipóteses para a prática clínica. Ocorreu um fenômeno de barreira conceitual entre as duas pesquisas, impedindo a devolução "da bancada à beira leito"[3].

Na tentativa de reafirmar o compromisso entre as pesquisas, popularizam-se, nos anos 1990, os termos "Pesquisa Translacional", "Medicina Translacional" ou "Ciência Translacional" que se firmam como uma nova linha de pesquisa, envolvendo inúmeros pesquisadores e acadêmicos e articulando diferentes interpretações e definições.

O primeiro conceito de pesquisa translacional caracteriza-se como a transposição de novos conhecimentos, mecanismos patológicos ou técnicas diagnósticas provenientes da pesquisa básica para abordagens efetivas na prática clínica, incluindo a prevenção, o diagnóstico e o tratamento de doenças[2,4]. No entanto, extrapolando o conceito para aplicações para as populações, estudiosos das áreas relacionadas à atenção primária da saúde reconhecem a pesquisa translacional como a transposição de estudos clínicos para a reorganização de práticas baseadas em evidências e futuras implementações em políticas públicas de saúde[1,2].

PESQUISA TRANSLACIONAL: TIPOS 1 E 2

Diante da diversidade de definições da pesquisa translacional, a *Clinical Research Roundtable* do *Institute of Medicine* descreve dois grandes blocos translacionais, denominados como tipos 1 e 2[5]. A pesquisa translacional do tipo 1 é definida como o compromisso da incorporação de avanços da ciência biomédica básica, como a descoberta do genoma humano, novas formulações da biologia molecular e da imunologia, de fornecer informações que serão transformadas em conhecimentos para o desenvolvimento de novos métodos diagnósticos, terapias e medidas preventivas, bem como se aplicada em estudos clínicos para o desenvolvimento de melhores práticas em saúde[5,6]. As pesquisas do tipo 1, frequentemente denominadas "da bancada para beira-leito", envolvem o domínio da biologia molecular, da genética e de outros conhecimentos das ciências básicas, derivado do trabalho de pesquisadores habilitados em laboratórios de pesquisa com tecnologia e infraestrutura[2,4].

Em contrapartida, a pesquisa translacional do tipo 2 acontece em ambientes de prática clínica e requer diferentes habilidades para seu desenvolvimento. Ela requer o domínio da "ciência da implementação", como a epidemiologia clínica, a síntese de evidências científicas, as diferentes teorias de comunicação e da ciência comportamental, o conhecimento de políticas públicas e os métodos de pesquisa qualitativa[2,5]. A pesquisa translacional do tipo 2 permite identificar estratégias que levem a adoção, manutenção e sustentabilidade dos avanços científicos para a prática clínica. Esses esforços englobam a divulgação, a tradução ou a transferência do conhecimento e a produção de intervenções baseadas em evidências, posterior implementação para benefícios em saúde da população ou a tradução dos resultados de estudos clínicos para a prática clínica diária e a tomada de decisões em saúde[2,7].

FASES DA PESQUISA TRANSLACIONAL

Atualmente, a pesquisa translacional engloba domínios adicionais que visam à aplicação das descobertas da investigação pré-clínica na prática com o propósito de melhorar o estado de saúde de uma população.

A pesquisa translacional deve desenvolver-se em quatro domínios: T1, T2, T3 e T4. A primeira fase da pesquisa translacional, T1, caracteriza-se como a transposição da pesquisa básica para os estudos pré-clínicos. Os estágios T2, T3 e T4 envolvem incorporação de novos conhecimentos fisiopatológicos, métodos diagnósticos ou tratamentos em seres humanos (Quadro 2.1)[8,9].

Quadro 2.1 – Domínios da pesquisa translacional.[6,8].

Fases	Objetivos de cada domínio da pesquisa translacional
T1	Estudos que identificam descobertas da pesquisa básica com aplicabilidade para a saúde. Reúnem estudos pré-clínicos, pesquisa clínica fase I, descobertas de biomarcadores e conceitos fisiopatológicos
T2	Pesquisas que promovem a aplicação real em saúde dos estudos T1 e desenvolvimento de diretrizes baseadas em evidências
T3	Pesquisas que buscam a disseminação e a implementação de diretrizes baseadas em evidências em práticas de saúde
T4	Pesquisas que transportam os conceitos das práticas de saúde em políticas de saúde, para melhorar o estado de saúde de uma população

PESQUISA TRANSLACIONAL EM NEFROLOGIA

A pesquisa biomédica, independentemente de sua origem, básica ou clínica, justifica sua existência pela finalidade de preservar a saúde ou buscar os melhores resultados no cuidado à saúde. Entretanto, a transposição desses princípios ainda não compartilha integralmente os resultados de pesquisas com os pacientes com doença renal.

Clinicamente, a doença renal é caracterizada com uma falência orgânica que está relacionada ao desenvolvimento da lesão renal aguda (LRA) ou à doença renal crônica (DRC).

LESÃO RENAL AGUDA

A LRA é uma complicação frequente e presente em vários ambientes hospitalares – clínica médica ou cirúrgica, unidade pediátrica, unidade oncológica e unidade de terapia intensiva – e está associada a altas taxas de morbidade e mortalidade[10,11]. Cerca de 50% dos pacientes com LRA evoluem para óbito, apesar da evolução tecnológica das terapias renais substitutivas com diversas metodologias disponíveis de diálise ou hemofiltração[12]. Adicionalmente, estudos epidemiológicos demonstram evolução pouco satisfatória dos pacientes com LRA, que apresentam alto risco para o desenvolvimento de complicações relacionadas à disfunção renal e à progressão para DRC ou DRC terminal com indicação para a realização de terapia renal substitutiva[11,13].

Esses achados reforçam a necessidade de implementação de terapias para o tratamento agudo da disfunção renal e ações ou tratamentos que previnam o desenvolvimento de complicações relacionadas à LRA[6,14]. No entanto, os esforços para a realização de estudos translacionais relacionados à LRA apresentam progressos limitados devido à incompreensão total dos mecanismos interdependentes da lesão renal, e a dificuldade de identificar com segurança e precisão os fatores de risco clínicos e biológicos para a LRA em humanos e, também, a ausência de biomarcadores confiáveis para o diagnóstico precoce e para a estratificação de sua gravidade[15].

Estudos dos domínios T1 e T2 descrevem diferentes mecanismos patológicos e complicações relacionados à LRA, resultando em abordagens terapêuticas promissoras para a prevenção e tratamento da LRA em modelos animais que confirmam a transição bem-sucedida da "bancada para beira-leito"[6]. Apesar de suas limitações, os modelos animais reafirmam e permanecem fundamentais para a compreensão da LRA em humanos por meio de três modelos básicos em animais para estudos da LRA: isquemia/reperfusão, toxicidade e modelos de sepse[16,17]. A lesão renal é caracterizada por um processo multifatorial que engloba diferentes padrões de lesão tecidual e define padrões de resposta ao estresse, o qual envolve as alterações hemodinâmicas, a resposta inflamatória, a lesão das células do epitélio e endotélio renal e subsequente processo de reparação e recuperação celular[16,18]. Esses achados reforçam a necessidade de descoberta de novas terapias para o tratamento agudo da disfunção renal e ações ou tratamentos que visam à prevenção ou reversão da LRA. Advindas de estudos em modelos animais em LRA, diversas intervenções farmacológicas ou não farmacológicas demonstraram interferência em diferentes processos de lesão para inibir os mediadores inflamatórios, melhorar a perfusão renal por meio do bloqueio de mecanismos de vasoconstritores e acelerar o processo de reparação e recuperação celular[19-21]. Apesar do difícil desafio e diante de resultados animadores, os conhecimentos obtidos a partir de modelos pré-clínicos incentivam a aplicabilidade desses resultados para estudos clínicos. Contudo, raras repercussões positivas foram identificadas[6,18].

Quanto aos estudos clínicos, os avanços foram notados mais recentemente quando da padronização da nomenclatura "LRA", a fim de facilitar o diagnóstico precoce para a implementação de medidas preventivas e evitar complicações em curto e longo prazo. Nesse cenário, em 2004 foi proposto o critério RIFLE para a definição de LRA. Classificação que considera os valores da creatinina sérica, o ritmo de filtração glomerular (RFG) ou o fluxo urinário e classifica a síndrome nos estratos *Risk*, *Injury*, *Failure* e dois estratos adicionais relacionados ao desfecho da doença, *Loss* que corresponde à redução da função renal, e *End Stage Renal Disease*, aos pacientes que evoluíram para doença renal terminal[17]. Posteriormente, em 2007, o critério *Acute Kidney Injury Network* (AKIN) redefiniu o conceito de LRA e apresentou uma nova estratificação de gravidade, representada por três categorias: estágio I, estágio II e estágio III, sendo que o último classifica os pacientes com maior gravidade e frequentemente com indicação para terapia renal substitutiva[22]. A unificação desses dois critérios similares foi proposta em 2012 pelo grupo *Kidney Diseases: Improving Global Outcomes* (KDIGO), que avalia também o desenvolvimento da LRA pelo aumento da creatinina sérica em relação ao nível basal, ou seja, valor de habitual de creatinina sérica do paciente, ou a avaliação do fluxo urinário[23]. As diferentes definições da LRA estão representadas no quadro 2.2.

Resumidamente, pode-se concluir que a principal evidência para o diagnóstico de disfunção renal na prática clínica continua sendo a elevação da creatinina sérica e a oligúria, consideradas ferramentas fundamentais para a padronização da definição da LRA. A nova definição e a estratificação de gravidade da LRA facilitam seu

Quadro 2.2 – Classificações RIFLE, AKIN e KDIGO para a definição da LRA.

	Creatinina sérica			**Fluxo urinário para todas as classificações**
	RIFLE	AKIN	KDIGO	
Definição da IRA		Aumento ≥ 0,3mg/dL ou aumento ≥ 150% (1,5 vez) em relação ao valor basal da creatinina sérica em 48 horas	Aumento ≥ 0,3mg/dL ou aumento ≥ 1,5 vez em relação ao valor basal da creatinina sérica em 48 horas	
Estágio I *Risk*-RIFLE	Aumento ≥ 1,5 a 2 vezes em relação ao valor basal da creatinina sérica ou redução do RFG > 25%	Aumento ≥ 0,3mg/dL ou aumento ≥ 150 a 200% (1,5 a 2 vezes) em relação ao valor basal da creatinina sérica	Aumento ≥ 0,3mg/dL ou aumento ≥ 1,5 a 1,9 vez em relação ao valor basal da creatinina sérica	< 0,5mL/kg/h por mais de 6 horas
Estágio II *Injury*-RIFLE	Aumento ≥ 2 a 3 vezes em relação ao valor basal da creatinina sérica ou redução do RFG > 50%	Aumento ≥ 200 a 300% (2 a 3 vezes) em relação ao valor basal da creatinina sérica	Aumento de 2 a 2,9 vezes em relação ao valor basal da creatinina sérica	< 0,5mL/kg/h por mais de 12 horas
Estágio III *Failure*-RIFLE	Aumento ≥ 3 vezes ou valores superiores a 4mg/dL da creatinina sérica ou redução do RFG > 75%	Aumento ≥ 300% (> 3 vezes) ou valores superiores a 4mg/dL da creatinina sérica ou início das terapias renais substitutivas	Inclusão de valores superiores a 4mg/dL da creatinina sérica ou início das terapias renais substitutivas	< 0,5mL/kg/h por mais de 24 horas ou anúria por 12 horas
Loss-RIFLE	Perda da função renal em período > 4 semanas	–	–	–
End Stage Kidney Disease	Estágio de doença renal terminal em período > 3 meses	–	–	–

LRA = lesão renal aguda; *RIFLE = risk, injury, failure, loss, end stage; AKIN = acute kidney injury network; KDIGO = kidney disease improving global outcomes*; RFG = ritmo de filtração glomerular.

diagnóstico precoce, permitem a comparação de populações de diferentes estudos clínicos e a aplicação de melhores práticas fundamentadas em evidências para o atendimento ao paciente[6,24].

De fato, a creatinina sérica ainda é reconhecida como o marcador inequívoco de função renal na prática clínica. Porém, destaque-se sua baixa sensibilidade, uma vez que a sinalização do defeito renal ocorre tardiamente, podendo acontecer somente quando 50% da função renal já foi comprometida. Esse fato está diretamente relacionado com as características clínicas de cada paciente, como idade, raça, gênero, estado nutricional, administração de certos medicamentos e estado de volemia que interferem na excreção renal da creatinina[25]. Ainda assim, fortes evidências confirmam o valor preditivo da creatinina sérica, sendo que pequenas alterações em seus valores resultam em aumento da taxa de morbidade e mortalidade durante a hospitalização, além de aumento da taxa de mortalidade no período de um ano após a alta hospilar[22,26].

Nesse cenário, as pesquisas em nefrologia assumem como prioridade a descoberta de novos biomarcadores com alto grau de sensibilidade e especificidade para a determinação precoce da disfunção renal, contribuindo para o estadiamento da LRA na prática clínica[6,15]. Nesse raciocínio, os estudos experimentais com tecnologias inovadoras, como a genômica e a proteômica funcional, identificaram novas proteínas que demonstraram abordagens diagnósticas promissoras para a detecção precoce e a prevenção de complicações relacionadas à LRA[6,15,27].

Durante anos, os estudos experimentais descreveram mecanismos de lesão das células do endotélio e epitélio renal, ativados por componentes de vasoconstrição vascular e manifestações moleculares que, direta ou indiretamente, desempenham papel significante na evolução da LRA. Recentemente, estudos experimentais identificaram proteínas ou moléculas sintetizadas em resposta ao mecanismo de agressão ou lesão celular na LRA e representam a classe de biomarcadores preditivos de LRA. Esse conhecimento permitiu identificar estágios precoces de lesão renal por meio de testes não invasivos, a partir de amostras urinárias[6,15].

A análise urinária é largamente utilizada para diagnosticar doenças renais, assim a urina continua sendo o material de escolha para abordagens proteômicas de diagnóstico da LRA. A urina é o produto final da função renal e permite avaliação não invasiva e de fácil disponibilidade. Isso porque aproximadamente 75% das proteínas urinárias são provenientes das atividades desempenhadas pelos rins[25]. A natureza complexa e abrangente da constituição da urina, investigada primariamente na pesquisa básica, avançou para a identificação de novos biomarcadores para o diagnóstico da LRA com aplicabilidade para a prática clínica[15,25,27]. Vistos sob óptica da pesquisa translacional, os biomarcadores, quando usados como rotina na clínica, são conquistas da pesquisa básica articulada com a clínica.

Os novos biomarcadores para a avaliação da LRA apresentam capacidade de gerar informações relacionadas à função renal, refletindo a filtração glomerular, a função tubular ou a identificação de lesão nas células renais. Esses biomarcadores podem ser encontrados nos exossomos urinários ou na urina filtrada e estão representados no quadro 2.3[6,15,18,25,27].

Um dos grandes exemplos de novos biomarcadores é a proteína *neutrophil gelatinase-associated lipocalin* (NGAL) que apresenta sua expressão em baixos níveis em condições fisiológicas em tecidos de vários órgãos e o aumento da sua expressão acontece na vigência de lesão das células do epitélio renal[28,29]. Estudos clínicos descrevem elevações nos níveis de NGAL em diferentes cenários de LRA, como na sepse, na cirurgia cardíaca, no transplante renal e na nefrotoxicidade[29]. Outro biomarcador que merece detaque é a *kidney injury molecule-1* (KIM-1), considerado não invasivo, que está presente em vários modelos animais de LRA e que confirma agressão ou lesão das células do túbulo proximal[30]. Estudos em humanos constataram a excreção de KIM-1 durante a

Quadro 2.3 – Novos biomarcadores na lesão renal aguda.

Proteínas	**Origem e função biológica**	**Função na LRA**
NGAL	Néfron distal. Quelante de ferro, normalmente, presente em baixas concentrações	Rapidamente induzida na presença de lesão renal, biomarcador precoce da LRA
KIM-1	Túbulo proximal. Normalmente indetectável em condições fisiológicas	Rapidamente induzida em diferentes etiologias da LRA
Cistatina C	Células nucleadas. Livremente filtrada pelos glomérulos e reabsorvida pelos túbulos	Reflete a incapacidade de reabsorção tubular
Albumina	Fígado. Normalmente não é filtrada pelos glomérulos	Reflete a alteração da permeabilidade glomerular e incapacidade de reabsorção tubular
α_1**-microglobulina**	Fígado. Livremente filtrada pelos glomérulos e reabsorvida pelos túbulos	Reflete a alteração da permeabilidade glomerular e incapacidade de reabsorção tubular

LRA = lesão renal aguda; NGAL = *neutrophil gelatinase-associated lipocalin*; KIM-1 = *kidney injury molecule-1*; IL-18 = interleucina-18.

LRA[6,27]. A presença de outro biomarcador em amostras urinárias, a cistatina C, confirma o diagnóstico de LRA e representa capacidade de filtração glomerular e inabilidade de absorção tubular da proteína devido à presença de lesão nas células do túbulo proximal[27,31].

Os avanços da descoberta de novos biomarcadores de LRA e a aplicabilidade desses conceitos em diferentes situações da prática clínica serão de grande auxílio para determinar o diagnóstico, o prognóstico e a etiologia da LRA.

DOENÇA RENAL CRÔNICA

A DRC é uma das principais causas de morte no mundo, com relato de crescimento de aproximadamente 80% nos últimos 20 anos[32]. Em uma abordagem translacional, seguindo o princípio "da bancada para beira-leito", pode-se afimar que existe uma grande lacuna de conhecimento e de aplicação a ser superada para portadores de DRC.

Os estudos da pesquisa básica em DRC buscam abordagens dos sistemas biológicos que englobam a análise sanguínea, urinária e do tecido renal, tanto para estudos experimentais *in vitro* e *in vivo*, quanto para pesquisas em humanos, visando à identificação de componentes que permitam a avaliação das diferentes funções desempenhadas pelo rim de forma dinâmica e a caracterização ativa da progressão das lesões crônicas[14,33].

Na área clínica, há que se mencionar a contribuição nos avanços dos exames de imagem que possibilitam o monitoramento frequente, de forma não invasiva, dos principais mecanismos patológicos da DRC, a inflamação e o estado de fibrose do tecido renal[33]. Estudos epidemiológicos afirmam a existência de alta proporção de portadores de DRC de etiologia desconhecida pela ausência, até o momento, de definições que permitam a completa compreensão de aspectos morfológicos ou mecanismos patológicos[32,34]. Na pesquisa translacional é de vital importância a elucidação completa do mecanismo fisiopatológico da DRC, a facilidade de diagnóstico e a definição da etiologia das doenças renais para a realização de abordagens terapêuticas específicas e eficazes para facilitar o monitoramento e evitar a progressão da doença para cronicidade[14].

A pesquisa translacional para DRC reúne principalmente estudos do tipo 2, que apresentam como finalidade a identificação de fatores que resultam na aplicabilidade, na manutenção e na sustentabilidade de intervenções de saúde baseadas em conhecimentos provenientes das ciências biomédicas e ações da prática clínica. Uma prática traduzida em cuidados de alta qualidade e melhores resultados em saúde, com intervenções que ofereçam benefícios à saúde ao paciente com DRC[7,14]. Os elementos essenciais desse tipo de investigação devem também abranger as tecnologias de informação em saúde transformadas em estratégias que promovam o envolvimento de todos os profissionais de saúde na implementação de uma assistência baseada em evidências[33].

Resumidamente, a pesquisa translacional em DRC aguarda novas abordagens diagnósticas e terapêuticas para a compreensão precisa e detalhada dos eventos fisiopatológicos e, ainda, a avaliação de modelos pré-clínicos relevantes que permitam sua transposição para a concepção de ensaios clínicos que visem à melhoria da condição de saúde dos portadores de doença renal.

REFERÊNCIAS BIBLIOGRÁFICAS

1. Callard F, Rose D, Wykes T. Close to the bench as well as at the bedside: involving service users in all phases of translational research. *Health Expect* 2012; **15**: 389-400.
2. Woolf SH. The meaning of translational research and why it matters. *JAMA* 2008; **299**: 211-213.
3. Butler D. Translational research: crossing the valley of death. *Nature* 2008; **453**: 840-842.
4. Fontanarosa PB, DeAngelis CD. Basic science and translational research in JAMA. *JAMA* 2002; **287**: 1728.
5. Sung NS, Crowley WF Jr, Genel M *et al.* Central challenges facing the national clinical research enterprise. *JAMA* 2003; **289**: 1278-1287.
6. Zarjou A, Sanders PW, Mehta RL, Agarwal A. Enabling innovative translational research in acute kidney injury. *Clin Transl Sci* 2012; **5**: 93-101.
7. Tuot DS, Diamantidis CJ, Corbett CF *et al.* The last mile: translational research to improve CKD outcomes. *Clin J Am Soc Nephrol* 2014; **9**: 1802-1805.
8. Khoury MJ, Gwinn M, Yoon PW *et al.* The continuum of translation research in genomic medicine: how can we accelerate the appropriate integration of human genome discoveries into health care and disease prevention? *Genet Med* 2007; **9**: 665-674.
9. Feldman AM. The clinical and translational science "tent". *Clin Transl Sci* 2010; **3**: 1.
10. Uchino S, Kellum JA, Bellomo R *et al.* Acute renal failure in critically ill patients: a multinational, multicenter study. *JAMA* 2005; **294**: 813-818.
11. Lameire NH, Bagga A, Cruz D *et al.* Acute kidney injury: an increasing global concern. *Lancet* 2013; **382**: 170-179.
12. The Kidney Disease: improving global outcomes. KDIGO Clinical Practice Guideline for Acute Kidney Injury. Section 5: Dialysis Interventions for Treatment of AKI. *Kidney Int Suppl* 2012; **2**: 89-115.
13. Susantitaphong P, Cruz DN, Cerda J *et al.* Acute Kidney Injury Advisory Group of the American Society of Nephrology. World incidence of AKI: a meta-analysis. *Clin J Am Soc Nephrol* 2013; **8**: 1482-1493.
14. Ortiz A. Translational nephrology: what translational research is and a bird's-eye view on translational research in nephrology. *Clin Kidney J* 2015; **8**: 14-22.
15. Devarajan P. Genomic and proteomic characterization of acute kidney injury. *Nephron* 2015; **131**: 85-91.
16. Heyman SN, Rosen S, Rosenberger C. Animal models of renal dysfunction: acute kidney injury. *Expert Opin Drug Discov* 2009; **4**: 629-641.
17. Bellomo R, Ronco C, Kellum JA *et al.* ADQI workgroup. Acute renal failure – definition, outcome measures, animal models, fluid therapy and information technology needs: the Second International Consensus Conference of the Acute Dialysis Quality Initiative (ADQI) Group. *Critical Care* 2004; **8**: R204-R212.
18. Bonventre JV, Yang L. Cellular pathophysiology of ischemic acute kidney injury. *J Clin Invest* 2011; **121**: 4210-4221.
19. Kelly KJ, Williams WW Jr, Colvin RB *et al.* Intercellular adhesion molecule-1-deficient mice are protected against ischemic renal injury. *J Clin Invest* 1996; **97**: 1056-1063.

20. Helmy MW, Helmy MM, Abd Allah DM *et al.* Role of nitrergic and endothelin pathways modulations in cisplatin-induced nephrotoxicity in male rats. *J Physiol Pharmacol* 2014; **65**: 393-399.
21. Pelte CH, Chawla LS. Novel therapeutic targets for prevention and therapy of sepsis associated acute kidney injury. *Curr Drug Targets* 2009; **10**: 1205-1211.
22. Metha RL, Kellum JA, Shah SV *et al.* Acute Kideny Injury Network. Acute Kidney Injury Network: report of an initiative to improve outcomes in acute kidney inury. *Crit Care* 2007; **11**: R31.
23. The Kidney Disease: improving global outcomes. KDIGO Clinical Practice Guideline for Acute Kidney Injury. *Kidney Int Suppl* 2012; **2**: 8-12.
24. Ostermann M. Diagnosis of acute kidney injury: Kidney Disease Improving Global Outcomes criteria and beyond. *Curr Opin Crit Care* 2014; **20**: 581-587.
25. Bagshaw SM, Gibney RT. Conventional markers of kidney function. *Crit Care Med* 2008; **36**(4 Suppl): S152-S158.
26. Chertow GM, Burdick E, Honour M *et al.* Acute kidney injury, mortality, length of stay, and costs in hospitalized patients. *J Am Soc Nephrol* 2005; **16**: 3365-3370.
27. Charlton JR, Portilla D, Okusa MD. A basic science view of acute kidney injury biomarkers. *Nephrol Dial Transplant* 2014; **29**: 1301-1311.
28. Mishra J, Dent C, Tarabishi R *et al.* Neutrophil gelatinase-associated lipocalin (NGAL) as a biomarker for acute renal injury after cardiac surgery. *Lancet.* 2005; **365**: 1231-1238.
29. Devarajan P. Review: neutrophil gelatinase-associated lipocalin: a troponin-like biomarker for human acute kidney injury. *Nephrology (Carlton)* 2010; **15**: 419-428.
30. Ichimura T, Asseldonk EJ, Humphreys BD *et al.* Kidney injury molecule-1 is a phosphatidylserine receptor that confers a phagocytic phenotype on epithelial cells. *J Clin Invest* 2008; **118**: 1657-1668.
31. Vanmassenhove J, Vanholder R, Nagler E, Van Biesen W. Urinary and serum biomarkers for the diagnosis of acute kidney injury: an in-depth review of the literature. *Nephrol Dial Transplant* 2013; 28: 254-273.
32. Lozano R, Naghavi M, Foreman K *et al.* Global and regional mortality from 235 causes of death for 20 age groups in 1990 and 2010: a systematic analysis for the Global Burden of Disease Study 2010. *Lancet* 2012; **380**: 2095-2128.
33. He JC, Chuang PY, Ma'ayan A, Iyengar R. Systems biology of kidney diseases. *Kidney Int* 2012; **81**: 22-39.
34. Ortiz A, Covic A, Fliser D *et al.* Board of the EURECA-m Working Group of ERA-EDTA. Epidemiology, contributors to, and clinical trials of mortality risk in chronic kidney failure. *Lancet* 2014; **383**: 1831-1843.

3

TECNOLOGIA EDUCACIONAL PARA PACIENTES COM DOENÇA RENAL CRÔNICA – UMA NOVA PROPOSTA

Juliana Gomes Ramalho de Oliveira
Geraldo Bezerra da Silva Junior

◆

INTRODUÇÃO

A doença renal crônica (DRC) é considerada um problema de saúde pública que vem apresentando rápido crescimento nos últimos anos, gerando repercussões importantes tanto para os indivíduos acometidos e seus familiares quanto para a sociedade e sistema de saúde[1].

Para Kirsztajn e Bastos é possível supor que cerca de 13 milhões de brasileiros adultos têm DRC em um de seus estágios[2]. De acordo com o Censo da Sociedade Brasileira de Nefrologia, o total estimado de pacientes em tratamento dialítico, em 2013, era de 100.397, os quais estavam distribuídos em 658 serviços de diálise[3]. Os diagnósticos mais frequentes da doença renal primária foram hipertensão arterial sistêmica (HAS) (35%) e *diabetes mellitus* (DM) (30%), seguidos por glomerulonefrite crônica (12%) e rins policísticos (4%); outros diagnósticos foram feitos em 12%, e esse foi indefinido em 8% dos casos[4]. Segundo dados do Instituto Brasileiro de Geografia e Estatística (IBGE), em 2013, 31,3 milhões de indivíduos de 18 anos ou mais referiam diagnóstico de HAS e 9,1 milhões de DM[1]. Essas duas doenças se destacam pelo grande impacto no perfil de morbimortalidade, sendo ambas importantes problemas de saúde pública no mundo todo.

Com base nesses dados, as medidas de prevenção da DRC devem essencialmente envolver ações de controle das doenças de base. Indivíduos acometidos ou com histórico familiar precisam ser conscientizados dos riscos para sua saúde renal. O encaminhamento tardio ao nefrologista relaciona-se à maior mortalidade dos pacientes em diálise[5].

O tratamento da DRC torna-se complexo, pois os pacientes renais crônicos, em geral, possuem outros diagnósticos de doenças crônicas, têm vários médicos prescritores, fazem uso de diversos medicamentos[6] e frequentemente necessitam de assistência em vários níveis de atenção. Nesse contexto, um dos maiores desafios da equipe de saúde assistente é a adesão ao tratamento. A DRC exige alta demanda de cuidados em diversas áreas, tais como manutenção de dieta específica para o equilíbrio metabólico, controle do consumo de líquidos, assiduidade às sessões de hemodiálise (HD) e às consultas de acompanhamento, adesão à terapia medicamentosa, cuidados com acesso vascular e controle das doenças associadas (DM, HAS, cardiopatias, lúpus, entre outras).

Uma vez que a prevalência da DRC é maior em pessoas de mais idade, o impacto do aumento da expectativa de vida e do envelhecimento da população na saúde dependerá, em parte, de como a comunidade renal responde às novas demandas[7].

Estratégias de prevenção e controle da DRC precisam ser repensadas e implementadas de acordo com a realidade atual globalizada. Os avanços terapêuticos devem acompanhar o efervescente crescimento tecnológico e agregá-lo como ferramenta de alcance de melhores resultados em saúde.

CUSTOS DO TRATAMENTO DA DRC

A terapia renal substitutiva continua a ser o mais caro tratamento das doenças crônicas e reduz significativamente a expectativa de vida dos pacientes. Os custos da diálise e do transplante consomem quantias desproporcionais dos orçamentos em saúde, pois 5% dos orçamentos são consumidos por menos de 1% da população[8].

Pacientes em terapia renal substitutiva (TRS) demandam inúmeras despesas ao sistema de saúde, pois são suscetíveis a internações hospitalares prolongadas, tratamento contínuo e medicações de alto custo.

Em 2014, a insuficiência renal (IR) foi causa de 98.119 internações no Sistema Único de Saúde (SUS), com gasto de mais de 343 milhões de reais. Nesse mesmo ano, a taxa de mortalidade pela doença foi de 12,5%[9]. Vale ressaltar que esses números são subestimados, tendo em vista que o diagnóstico de IR, aqui mencionado, é dado no ato da admissão do paciente, nas Autorizações de Internação Hospitalar (AIH), e, em muitos casos, esse diagnóstico só é fechado após investigação clínica.

Ao analisar os dados do Sistema de Informações Ambulatoriais – SIA/SUS, constata-se que o SUS realizou mais de 12 milhões de sessões de hemodiálise em 2014 (procedimento: hemodiálise – máximo 3 sessões por semana), equivalendo a um gasto de, aproximadamente, 2,3 bilhões de reais que representa 0,042% do produto interno bruto (PIB) brasileiro no mesmo ano[10].

Para se ter uma noção mais precisa dos custos públicos com a DRC, é importante mencionar que o SUS pagou, em 2008 e 2011, os valores de US$ 723.841.688,56 e US$ 970.354.599,98, respectivamente, com procedimentos de hemodiálise no País, sendo estimado um custo anual médio por paciente de US$ 7.932,52 em 2008 e de US$ 9.112,75 em 2011[11].

Segundo dados do Ministério da Saúde, em 2013, foram realizados 5.409 transplantes de rim no Brasil, com gastos equivalentes a cerca de 189 milhões de reais, o que já é bem menos que os gastos com a diálise[12].

Portanto, em um país em desenvolvimento, com mais de 100 milhões de habitantes, vivenciando uma transição epidemiológica, evidenciada por meio da redução da mortalidade por doenças infecciosas e o crescimento das doenças crônicas não transmissíveis (DCNT)[13], e cujo sistema de saúde se propõe universal e integral, os custos dos tratamentos, como o da DRC, podem representar um ônus econômico incalculável e um ponto de estrangulamento no financiamento da saúde.

ADESÃO AO TRATAMENTO DA DRC

A adesão é definida pela Organização Mundial da Saúde (OMS) como "a medida em que o comportamento de uma pessoa, como tomar a medicação, seguir uma dieta e/ou a execução de mudanças no estilo de vida, coincide com as recomendações de um profissional de saúde"[14].

Pacientes com DRC precisam gerenciar diferentes tipos de tratamentos e mudanças de estilo de vida. À medida que a doença progride, essas demandas aumentam e há tendência que a motivação desses pacientes diminua, o que pode contribuir para a má adesão e o abandono do tratamento[15]. A baixa adesão agrava os desafios da melhoria da saúde em populações pobres e resulta em desperdício e subutilização de recursos já limitados de tratamento[14].

A adesão é movida por inúmeras causas, entre elas estão o contexto social e o familiar vivenciados pelo paciente, os aspectos psicológicos e as estratégias de enfrentamento da doença. As consequências da não adesão envolvem os riscos do aumento das complicações, da mortalidade e do desenvolvimento de resistência antimicrobiana e a elevação dos custos finais do tratamento.

Em estudo realizado por Khalil *et al*, constatou-se que os sintomas depressivos e a não adesão dietética foram altamente prevalentes nos pacientes com doença renal terminal submetidos à HD[16].

Clark-Cutaia *et al* constataram que os pacientes mais jovens do sexo feminino encontram maior dificuldade em aderir ao regime terapêutico da HD, sugerindo que pode haver necessidade de individualizar o aconselhamento e as intervenções para esses indivíduos[17]. Esses dados estão de acordo com o estudo conduzido por Signaolin e Figueiredo, no qual os pacientes idosos (acima de 60 anos) e do sexo masculino se mostraram mais aderentes. No mesmo estudo, 42,3% dos cuidadores eram as esposas, e 11,6%, maridos[18].

A grande quantidade de medicamentos prescritos pode ser um importante fator que contribui para a baixa adesão em pacientes com DRC[19]. Pacientes em diálise são obrigados a tomar um grande número de comprimidos por dia[20]. O impacto do número de drogas sobre a adesão ao tratamento medicamentoso foi estudado principalmente em doentes transplantados renais, mas tem sido subestimado em pacientes com doença renal ainda não submetidos à diálise[21].

Rifkin *et al* concluíram que, além dos problemas comumente relatados, como esquecimento, mudanças inesperadas na rotina ou conflitos de agendamento, alguns indivíduos que se identificam como aderentes muitas vezes decidem não tomar certos medicamentos, ou tomá-los de forma irregular, e só são aderentes para os medicamentos que consideram importantes[6], deixando clara a necessidade de se facilitar cada vez mais o acesso à informação direta, segura e esclarecedora sobre os riscos da não adesão. Cabe à equipe de profissionais envolvidos na assistência detectar possíveis desvirtuações no seguimento das prescrições e formular, junto ao paciente e seus familiares, estratégias para contorná-las.

Estudos apontam que a não adesão afeta a qualidade de vida e a sobrevivência a longo prazo do doente renal crônico[18] e eleva os custos do tratamento[22].

DESAFIOS E ESTRATÉGIAS PARA AUXILIAR NA ADESÃO AO TRATAMENTO DA DRC

As intervenções para melhorar a adesão ao tratamento da DRC devem levar em conta as preocupações e as prioridades dos pacientes, a fim de serem mais eficazes[6]. O aprazamento das medicações e a aplicação das orientações, por exemplo, precisam estar de acordo com o cotidiano dos pacientes e suas atividades diárias. A equipe de saúde deve estar sensível e apta a individualizar e flexibilizar um tratamento tão rígido. A perspectiva do paciente pode ser a melhor fonte para entender as experiências da doença, as expectativas sobre o tratamento e sua vivência e as necessidades não satisfeitas com os tratamentos atuais[23].

HEMODIÁLISE

Os pacientes, ao iniciarem o tratamento em hemodiálise, são apresentados e requeridos sobre inúmeras determinações que envolvem horários, dieta, cuidados domiciliares, medicações etc. Muitas vezes ainda nem recuperados do impacto do diagnóstico, são cobrados por um autoconhecimento e um autocuidado que até então desconheciam. Acredita-se que o sucesso das iniciativas de educação depende, em certa medida, de os próprios pacientes estarem totalmente engajados com seu tratamento[20].

O controle da ingestão de líquidos no tratamento dialítico é um dos importantes desafios tanto para pacientes quanto para a equipe de saúde. Nos países de clima tropical, como o Brasil, as elevadas temperaturas são um obstáculo adicional ao cumprimento dessa restrição. Os pacientes em HD apresentam risco elevado para a sobrecarga de volume de líquido entre as sessões[17]. O aumento da porcentagem do ganho de peso interdialítico é um preditor independente e significativo da ocorrência de eventos adversos em âmbito (estava em nível) cardíaco e cerebrovascular nesses pacientes[24]. Heckinget *et al* acreditam que a sobrecarga de volume está mais fortemente associada com o risco de mortalidade do que o ganho de peso interdialítico, assim a prevenção da sobrecarga de volume deve ser a meta principal[25].

O padrão atual de tratamento que emprega o exame clínico subjetivo para gerenciar a remoção de volume precisa ser melhorado e as tecnologias de apoio para ajudar a sondagem de peso seco devem ser desenvolvidas e utilizadas[26]. É inaceitável que, em pleno século XXI, no auge da associação da tecnologia e saúde, onde se tem à disposição equipamentos de última geração para diagnósticos precisos, o peso seco dos pacientes em diálise seja definido ainda de forma tão rudimentar e dolorosa para o paciente. São necessários estudos que investiguem estratégias mais seguras e eficazes.

As preferências e comportamentos alimentares são altamente individuais. Consequentemente, ao aconselhar os pacientes com doença renal terminal em relação ao regime dietético, é improvável que uma única abordagem poderá ser generalizada para todos[17]. Dada a complexidade da dieta renal ideal, o trabalho interdisciplinar entre médicos generalistas, nefrologistas e nutricionistas é essencial para fomentar o cuidado[27]. Uma intervenção educativa pode fornecer o conhecimento sobre a importância e as consequências para a saúde da aderência à dieta[16].

Nesse sentido, o *US Department of Agriculture* criou, em 2011, o programa *MyPlate*, que é uma ferramenta educativa para promover comportamentos nutricionais positivos e escolhas alimentares balanceadas. O *MyPlate* para doença renal crônica fornece informações nutricionais específicas para pacientes em diálise. Ele é retratado por meio de uma imagem de fácil compreensão e contendo pouco texto. Essa ferramenta busca abordar de forma simples e didática todas as restrições dietéticas envolvidas na DRC[28].

Uma forte evidência coloca o diagnóstico e manejo da hiperfosfatemia no centro dos cuidados ao paciente com DRC. Apesar disso, os procedimentos de diagnóstico e as decisões relacionadas ao tratamento estão longe de ser simples e os pacientes ainda sofrem complicações clínicas graves e reduzida qualidade de vida[19].

O estudo realizado por Nerbass *et al*, em 2013, evidenciou que os pacientes em hemodiálise apresentaram ingestão elevada de sal que se associou adversamente à porcentagem de ganho de peso interdialítico e à pressão arterial média, fatores que aumentam consideravelmente a morbimortalidade desses pacientes[29].

Uma abordagem para melhorar a adesão do paciente com DRC deve incluir três componentes: em primeiro lugar, a padronização de métodos para medir e monitorizar a adesão entre os estudos em doença renal terminal; segundo, a validação científica de estratégias para melhorar a adesão, como lembretes e educação integral do paciente; e, por último, uma investigação clínica continuada para o desenvolvimento de novas formulações e/ou aglutinantes de fosfato com reduzida carga de comprimidos[20].

O uso de materiais educativos para renais crônicos com baixo nível de alfabetização pode não só garantir a compreensão do paciente, mas também aumentar a autoeficácia para a gestão da DRC[30].

Para auxiliar o paciente em hemodiálise na adesão ao tratamento, a equipe de saúde precisa dispor de estratégias de educação em saúde que assegurem ao paciente o acesso rápido e irrestrito às informações para os devidos esclarecimentos das suas dúvidas. O processo de orientação do paciente por parte da equipe de profissionais envolvidos na assistência é uma importante estratégia para promover a adesão[18]. Trata-se de empoderar os indivíduos para que sejam capazes de tomar decisões conscientes sobre sua saúde.

A introdução de dispositivos de monitoramento eletrônico pode ajudar os pacientes a lembrar de tomar a medicação e apoiar a adesão[20].

TRANSPLANTE

O paciente renal crônico, na maioria dos casos provenientes da HD, ao realizar o transplante renal, passa a vivenciar um novo contexto no seu tratamento. As restrições alimentares e o controle rigoroso da ingestão líquida são substituídos, sobretudo, pelo rígido esquema de imunossupressores que exige do paciente atenção, planejamento e organização diários.

A não adesão é comum em transplante renal. Quando está relacionada ao uso da terapia imunossupressora, essa representa uma fonte potencial para o comprometimento da função e para a perda do enxerto renal. Essa condição precisa ser diagnosticada precocemente para que os danos ao rim transplantado não sejam irreversíveis[31]. São necessários esforços contínuos para aumentar a aderência, visando as concepções individuais, acompanhamento das fragilidades psíquicas e promoção de estratégias para diminuir o esquecimento[32].

Para a equipe de saúde também surgem novos desafios após o transplante. Contornar a baixa escolaridade que interfere no manuseio das medicações; adaptar os horários das tomadas à realidade dos pacientes; capacitar o próprio paciente para o controle da medicação, visto que já foi vivenciado o caso em que esse controle era delegado a terceiros e, em sua ausência, o paciente tinha completo desconhecimento das drogas; orientar sobre o risco de infecções e formas de preveni-las e detectá-las precocemente; orientar sobre os efeitos colaterais das medicações; esclarecer sobre os riscos envolvidos na não adesão ao tratamento, entre outros, são exemplos da atuação da equipe assistencial.

Nota-se, na prática clínica, que a assiduidade às consultas de seguimento pós-transplante e a tomada regular dos imunossupressores são os principais pontos de não adesão ao tratamento dos pacientes transplantados. Em levantamento realizado por Silva *et al,* observou-se que a não adesão foi mais frequente nos indivíduos jovens, o que pode estar relacionado tanto à imaturidade, característica dessa faixa etária (conflito entre autonomia e dependência), quanto à falta de informação[31].

A TECNOLOGIA E A SAÚDE

Nos dias atuais, o acesso à tecnologia tem sido iniciado cada vez mais cedo, fazendo com que crianças não alfabetizadas operem jogos eletrônicos e aparelhos de última geração. A tecnologia tem adentrado nas mais diversas atividades cotidianas. O uso dos aparelhos de telefonia móvel, com acesso à internet, por exemplo, tem diminuído distâncias e fornecido acesso ilimitado à informação.

De acordo com o Instituto de Pesquisas Datafolha, em 2014, no Brasil, aproximadamente 43 milhões de pessoas navegam pela internet utilizando dispositivos móveis. Isso representa aproximadamente 53% da população com acesso à internet utilizando o telefone celular para navegar, com tendência de crescimento contínuo e rápido[33].

O uso da tecnologia em prol da saúde é uma temática em ascensão. Fornecer ferramentas de automonitoramento da saúde, personalizadas para as necessidades de cada indivíduo, gerando adesão ao tratamento, maior envolvimento e cogestão das decisões terapêuticas são alguns dos objetivos desse novo desafio para a comunidade científica.

A tecnologia da informação e comunicação (TIC), mais especificamente as áreas de *e-Health* e sua subárea *m-Health,* vem mudando a assistência na área da saúde. Os avanços nas redes sem fio, computação móvel, biossenssores, microeletrônica e telecomunicação, em paralelo às mudanças socioeconômicas e culturais da população mundial, têm exigido do setor saúde uma resposta à altura da magnitude dessa demanda de usuários e suas necessidades em saúde.

A *e-Health,* ou saúde eletrônica, é definida pela OMS como "o uso acessível e seguro de tecnologias de informação e comunicações para suporte de saúde e campos relacionados, incluindo serviços de cuidados, vigilância, literatura, educação, conhecimento e pesquisa". *E-Health* é um termo geral que inclui quatro componentes distintos que se relacionam:

- Saúde móvel (*m-Health*) – fornecimento de serviços e informação de saúde através de tecnologias móveis e sem fios.
- Sistemas de informação de saúde (HIS) – sistemas para recolher, agregar, analisar e sintetizar dados de múltiplas fontes para efetuar relatórios sobre a saúde; pode incluir informações relacionadas com os registos do paciente, vigilância de doenças, recursos humanos, gestão de produtos básicos, gestão financeira, fornecimento de serviços e outros dados necessários para fins de elaboração de relatórios e planejamento.
- Telemedicina – fornecimento de serviços de cuidados de saúde à distância; pode ser utilizado para comunicação interprofissional, comunicação com o paciente e consultas remotas.
- Aprendizagem à distância (*e-Learning*) – educação e formação sob forma eletrônica para profissionais de saúde[34].

Para Mendonza *et al,* as tecnologias *m-Health* têm o potencial de abordar e superar as disparidades no acesso a serviços de saúde, as insuficiências da infraestrutura, a falta de recursos humanos, o custo elevado e as limitações na disponibilidade de recursos financeiros[35].

O mercado dos aplicativos (*apps*) não é uma tendência, mas uma realidade que está consolidada e que já permeia todos os segmentos da sociedade. No setor saúde, os aplicativos já estão amplamente difundidos na adesão aos estilos de vida mais saudáveis, como controle do peso e prática de atividades físicas. Porém, há ainda uma lacuna quando se trata de portadores de doenças crônicas.

As soluções de tecnologia da informação (TI) podem ser capazes de promover os princípios que norteiam a autogestão, ou seja, a educação, o empoderamento e a colaboração, sem romper com a estrutura atual de assistência à saúde, apenas integrando mais os atores desse cenário[36].

Algumas ferramentas têm sido desenvolvidas e testadas quanto a alcance, acessibilidade e eficiência. Em buscas rápidas realizadas nas lojas virtuais, pode-se encontrar uma imensa variedade de aplicativos voltados para auxiliar os profissionais de saúde, como atlas, protocolos vigentes, *handbooks*, revistas especializadas, calculadoras etc. Alguns aplicativos voltados aos pacientes se referem às orientações dietéticas, porém para acessá-los, em geral, é preciso desembolsar valores que variam entre U$ 1.99 e U$ 4.99.

Welch *et al*, em 2010, desenvolveram o DIMA (*Dietary Intake Monitoring Application*), que é um monitor eletrônico dietético projetado para facilitar a autogestão e melhorar os resultados clínicos em pacientes em hemodiálise, visando oferecer aos pacientes de diálise a capacidade de controlar seu consumo nutricional e de líquidos[37]. Connelly *et al*, em 2012, propuseram melhorias para as novas versões do DIMA[38].

Em 2007, a Divisão de Nefrologia na University Health Network (UHN) em Toronto, Canadá, criou um Grupo de Ação Estratégica (GAE) para se concentrar no desenvolvimento de ferramentas e sistemas para promover e apoiar a autogestão em pacientes com DRC. O *My Kidney Care Centre* é uma estação, criada em 2011, cujo objetivo é educar os pacientes sobre DRC, para permitir o monitoramento do progresso da doença. Esse projeto centrou-se na primeira fase de desenvolvimento no uso de um quiosque de tela de toque nas salas de espera da clínica, como um caixa eletrônico de banco, proporcionando aos pacientes e familiares a oportunidade de participar de atividades de autocuidado dentro de um ambiente hospitalar[36].

Acredita-se que as soluções de TI precisam ser desenvolvidas com base nas necessidades e características da doença e da população de pacientes assistida[36]. Integrar novas plataformas da TI na saúde para o atendimento de rotina de indivíduos com DRC pode enriquecer as estratégias atuais destinadas a melhorar os resultados nos prognósticos desses pacientes[39].

RENAL HEALTH – UM NOVO APLICATIVO

Encontra-se em fase final de testes a primeira versão de um aplicativo chamado *Renal Health*. Essa ferramenta tecnológica foi idealizada pelo nosso grupo de pesquisa, em parceria com o Núcleo de Aplicação em Tecnologia da Informação (NATI), da Universidade de Fortaleza (UNIFOR), para ampliar os conhecimentos da população em geral sobre a doença renal e apoiar o paciente renal crônico (em tratamento conservador, hemodiálise ou transplante) tanto em produção de conhecimentos, quanto no acompanhamento contínuo do seu estado de saúde e de seu tratamento.

O instrumento compreende um aplicativo gratuito, versão original em português, para uso em dispositivos móveis, em plataforma Android e iOS, e uma ferramenta administrativa na *web* em plataforma JAVA.

Como metodologia de desenvolvimento, foi utilizado o processo de *design* centrado no usuário cíclico preconizado adaptado de Preece *et al*, que perfaz as atividades primordiais do processo de *software*, quais sejam: a) levantamento dos requisitos; b) especificação/*design* (descrição precisa do *software* que será escrito por meio de modelos); d) construção (código teste); e) avaliações contínuas com a participação dos usuários[40].

É importante ressaltar que o desenvolvimento contou com a participação contínua dos especialistas (equipe de saúde) e de usuáriosf inais (não pacientes interesados em informações, pacientes em tratamento conservador, em hemodiálise e transplantados renais), o que garantiu maior confiança que o aplicativo atende de fato às necesidades preconizadas.

O aplicativo também pode ser acessado por pessoas sem diagnóstico de DRC e que tenham interesse em informações sobre a saúde renal. Estão disponíveis orientações sobre o funcionamento dos rins, prevenção da doença renal, sinais e sintomas relacionados, exames diagnósticos e modalidades de tratamento. Está acessível também um *check-list* para a classificação do risco para DRC. Caso esses indivíduos tenham em mãos resultados de exames recentes, poderão inseri-los no aplicativo para a estimativa do ritmo de filtração glomerular (RFG), cujo resultado poderá enquadrá-lo, ou não, em um dos estágios da DRC e direciná-lo a procurar um nefrologista. Além desse teste, é disponibilizado o teste da coloração da urina, que indicará o grau de hidratação desse indivíduo.

Os pacientes renais crônicos, especialmente os que estão em tratamento conservador, hemodiálise e os transplantados dispõem no aplicativo de diversas ferramentas de automonitoramento. A diálise peritoneal será contemplada nas próximas atualizações do *software*.

Durante o tratamento conservador, o paciente pode ter acesso rápido às recomendações direcionadas ao retardo da progressão da DRC, à manutenção de estilos de vida saudáveis, ao controle das doenças associadas, além de orientações nutricionais e à possibilidade de estimar o RFG munido dos resultados de exames recentes para acompanhar a progressão da doença.

Para o acompanhamento do tratamento hemodialítico, o paciente conta com guia nutricional, uma sessão de controle de peso interdialítico, avaliações dos resultados dos exames mensais, de acordo com as diretrizes vigentes, controle da ingestão hídrica com inclusão das quantidades ingeridas e a emissão de alertas de excesso de volume, de acordo com o estabelecido pelo seu médico nefrologista, alertas para consultas, exames e medicações, realização do Kt/V, entre outros.

Pacientes transplantados têm à sua disposição informações e recomendações sobre seu novo estado de saúde, incluindo informações sobre as drogas imunossupressoras (indicações, posologia, efeitos colaterais, interações medicamentosas, entre outras informações), cuidados relacionados ao transplante (identificação precoce de sinais de infecção, perda de função do enxerto), alertas para a tomada das medicações, consultas e exames agendados.

O alcance dessa ferramenta tecnológica está sendo medido por meio do acompanhamento dos pacientes usuários e os aperfeiçoamentos já estão previstos para as futuras versões.

CONCLUSÃO

A crescente incidência e prevalência da DRC no mundo e o alto alcance da tecnologia, em especial da telefonia móvel, nos dias atuais, criam um contexto favorável para que estratégias como esse aplicativo sejam implementadas visando à prevenção e ao controle da doença, bem como melhores níveis de qualidade de vida para os portadores.

Espera-se que, munidos dessa ferramenta tecnológica, os pacientes renais crônicos apresentem maior adesão ao tratamento, maior envolvimento, cogestão nas decisões terapêuticas e, consequentemente, resultados positivos em seus prognósticos.

Em estudos longitudinais com esses usuários será possível avaliar o alcance dessa estratégia para a melhora da adesão e automonitoramento.

Agradecimentos

Ao Professor José Eurico de Vasconcelos Filho, à Larissa Mayra Moreira Cavalcante e ao Doutor Marcel Rodrigo Barros de Oliveira pelas valiosas contribuições como coautores deste projeto.

REFERÊNCIAS BIBLIOGRÁFICAS

1. Brasil. Ministério do Planejamento, Orçamento e Gestão. Instituto Brasileiro de Geografia e Estatística. Pesquisa Nacional de Saúde 2013: Percepção do estado de saúde, estilo de vida e doenças crônicas. IBGE 2014. Disponível em: ftp://ftp.ibge.gov.br/PNS/2013/pns2013.pdf
2. Kirsztajn GM, Bastos MG. Um chamado à prevenção. *J Bras Nefrol* 2015; **37**: 285-286.
3. Sociedade Brasileira de Nefrologia. Censo de Diálise, 2013. Disponível em: http://www.sbn.org.br/pdf/censo_2013-14-05.pdf (Acessado em maio 20150.
4. Sesso RC, Lopes AA, Thomé FS *et al.* Inquérito brasileiro de diálise crônica 2013 – análise das tendências entre 2011 e 2013. *J Bras Nefrol* 2014; **36**: 476-481.
5. Diegolli H, Silva MCG, Machado DSB, Cruz CERN. Encaminhamento tardio ao nefrologista e a associação com mortalidade em pacientes em hemodiálise. *J Bras Nefrol* 2015; **37**: 32-37.
6. Rifkin DE, Laws MB, Rao M *et al.* Medication adherence behavior and priorities among older adults with CKD: A Semistructured Interview Study. *Am J Kidney Dis* 2010; **56**: 439-446.
7. Tonelli M, Riella M. Doença renal crônica e o envelhecimento da população. *J Bras Nefrol* 2014; **36**: 1-5.
8. Kidney Disease: Improving Global Outcomes (KDIGO) 2012 Clinical Practice Guideline for the Evaluation and Management of Chronic Kidney Disease. *Kid Int Suppl* 2013; **3**: S1-S163.
9. Brasil. Ministério da Saúde. Departamento de Informática do SUS. DATASUS: informações de saúde [Internet]. Brasília, 2015. Disponível em: www.datasus.gov. br/tabnet/tabnet.htm (Acessado em junho 2015).
10. Brasil. Ministério da Saúde. Departamento de Informática do SUS. Sistemas de Informações Ambulatoriais do SUS (internet). Brasília, 2015. Disponível em: http://sia.datasus.gov.br (Acessado em junho 2015).
11. Menezes FG, Barreto DV, AbreuRM *et al.* Panorama do tratamento hemodialítico financiado pelo Sistema Único de Saúde – Uma perspectiva econômica. *J Bras Nefrol* 2015; **37**: 367-378.
12. Ministério da Saúde (Brasil). Portal da Saúde (Homepage na internet). Orientação e Prevenção – Transplantes. Disponível em: http://portalsaude.saude.gov.br (Acessado em julho 2015).
13. Campolina AG, Adami F, Santos JLF, Lebrão ML. A transição de saúde e as mudanças na expectativa de vida saudável da população idosa: possíveis impactos da prevenção de doenças crônicas. *Cad Sauude Puublica* 2013; **29**: 1217-1229.
14. World Health Organization. Adherence to Long-term therapies: evidence for action. *World Health Organization*, 2003. Disponível em: http://www.who.int/chp/knowledge/publications/adherence_report/en/
15. Martino S. Motivational interviewing to engage patients in chronic kidney disease management. *Blood Purif* 2011; **31**: 77-81.
16. Khalil AA, Frazier SK, Lennie TA, Sawaya BP. Depressive symptoms and dietary adherence in patients with end-stage renal disease. *J Ren Care* 2011; **37**: 30-39.
17. Clark-Cutaia MN, Ren D, Hoffman LA *et al.* Adherence to hemodialysis dietary sodium recommendations: influence of patient characteristics, self-efficacy and perceived barriers. *J Ren Nutr* 2014; **24**: 92-99.
18. Sgnaolin V, Figueiredo AEPL. Adesão ao tratamento farmacológico de pacientes em hemodiálise. *J Bras Nefrol* 2012; **34**: 109-116.
19. Ketteler M, Wüthrich RP, Floege J. Management if hyperphosphataemia in chronic kidney disease - challenges and solutions. *Clin Kidney J* 2013; **6**: 128-136.
20. Covic A, Rastogi A. Hyperphosphatemia in patients with ESRD: assessing the current evidence linking outcomes with treatment adherence. *BMC Nephrol* 2013; **14**: 153.
21. Magacho EJC, Ribeiro LC, Chaoubah A, Bastos MG. Adherence to drug therapy in kidney disease. *Braz J Med Biol Res* 2011; **44**: 258-262.
22. Castro MCM, Aoki MVS, Domingos ES *et al.* Determinantes da não-adesão medicamentosa nos pacientes em hemodiálise. *J Bras Nefrol* 2009; **31**: 89-95.
23. Braun L,Sood V, Hogue S *et al.* High burden and unmet patient needs in chronic kidney disease. *Int J Nephrol Renovasc Dis* 2012; **5**: 151-163.
24. Lee MJ, Doh FM, Kim CH *et al.* Interdialytic weight gain and cardiovascular outcome in incident hemodialysis patients. *Am J Nephrol* 2014; **39**: 427-435.
25. Hecking M, Karaboyas A, Antlanger M *et al.* Significance of interdialytic weight gain versus chronic volume overload: consensus opinion. *Am J Nephrol* 2013; **38**: 78-90.

26. Sinha AD. Why assistive technology is needed for probing of dry weight. *Blood Purif* 2011; **31**: 197-202.
27. Lu Y, Vakilzadeh N, Teta D. L'insuffisance rénale chronique: quelle est la dièteoptimale? *Praxis* (Bern 1994) 2015; **104**: 361-367.
28. Proscia A. Patient education. MyPlate for healthy eating with chronic kidney disease (MyPlate education for patients with chronic kidney disease receiving hemodialysis and peritoneal dialysis treatment). *J Ren Nutr* 2014; **24**: e23-e25.
29. Nerbass FB, Morais JG, Santos RG *et al.* Fatores associados à ingestão de sal em pacientes em tratamento crônico de hemodiálise. *J Bras Nefrol* 2013; **35**: 87-92.
30. Tuot DS, Davis E, Velasquez A *et al.* Assessment of printed patient-educational materials for chronic kidney disease. *Am J Nephrol* 2013; **38**: 184-194.
31. Silva DS, Livramento ML, Pereira LM, David Neto E. Adesão ao tratamento imunossupressor no transplante renal. *J Bras Nefrol* 2009; **31**: 139-146.
32. Griva K, Davenport A, Harrison M, Newman SP. Non-adherence to immunosuppressive medications in kidney transplantation: intent vs. forgetfulness and clinical markers of medication intake. *Ann Behav Med* 2012; **44**: 85-93.
33. Datafolha. Milhões de brasileiros acessam internet por dispositivos móveis. Disponível em: http://goo.gl/WhJg5O (Acessado em maio 2015).
34. World Health Organization (WHO). Global observatory for ehealth series – mHealth: new horizons for health through mobile technologies: Based on the Finding of the Second Global Survey on eHealthl, Relatório Técnico, Genebra, 2011. Disponível em: http://www.who.int/goe/publications/goe_mhealth_web.pdf
35. Mendoza G, Okoko L, Konopka S, Jonas E. mHealth Compendium. Volume Three. Technical Report. *African Strategies for Health project* 2013. Disponível em: http://www.msh.org/sites/msh.org/files/mhealth_compendium_volume_3_a4_small.pdf
36. Ong SW, Jassal SV, Porter E *et al.* Using an electronic self-management tool to support patients with chronic kidney disease (CKD): a CKD clinic self-care model. *Semin Dial* 2013; **26**: 195-202.
37. Weich JL, Siek KA, Connely KH *et al.* Merging health literacy with computer technology: self-managing diet and fluid intake among adult hemodialysis patients. *Patient Educ Couns* 2010; **79**: 192-198.
38. Connely K, Siek KA, Chaudry B *et al.* An offline mobile nutrition monitoring intervention for varying-literacy patients receiving hemodialysis: a pilot study examining usage and usability. *J Am Med Inform Assoc* 2012; **19**: 705-712.
39. Diamantidis CJ, Becker S. Health information technology (IT) to improve the care of patients with chronic kidney disease (CKD). *BMC Nephrol* 2014; **15**: 7.
40. Preece J, Rogers Y, Sharp H (eds). *Design de Interação: Além da Interação Homem-Computador.* 3ª ed. Bookman: Porto Alegre, 2013, pp 317-383.

Seção 2

Fisiologia Renal

◆

4

HIPOSTENÚRIA OU ISOSTENÚRIA

Jenner Cruz
Rogerio Yasuo Matsuda

◆

INTRODUÇÃO

Há pouco mais de 16 anos, ao redor dos 70 anos de idade, ocorreram três fatos importantes na minha vida: um convite, irrecusável, da Doutora Silvana Kesrouani para fazer parte do Instituto de Nefrologia de Mogi das Cruzes; minha aposentadoria compulsória do Hospital das Clínicas da Faculdade de Medicina da Universidade de São Paulo e minha aposentadoria, por motivo de contenção de despesas, do Curso de Medicina da Universidade de Mogi das Cruzes.

Seguindo essa ordem, no Instituto de Nefrologia de Mogi das Cruzes, em pouco tempo, passei a atender, principalmente, pacientes renais crônicos até os estágios 4 e 5, pré-dialíticos, na Casa do Renal Crônico, entidade filantrópica criada e mantida pelos Institutos de Nefrologia de Mogi das Cruzes e de Suzano. Graças à gestão milagrosa e espetacular da Doutora Silvana Kesrouani, esses Institutos, apesar de trabalharem com subvenção pública, defasada, glosada e irregular, conquistaram a ONA (Organização Nacional de Acreditação) 1, 2 e 3. Esta última foi renovada pela segunda vez em 2015! Nesse atendimento, aprendemos que, embora não haja um medicamento específico para os rins, desde que se trate corretamente o *diabetes mellitus*, a hipertensão arterial sistêmica, a dislipidemia, o hipotireoidismo imunológico, a hiperuricemia, as infecções e outras patologias que ocorrerem, pode-se retroagir, parar ou diminuir acentuadamente a evolução de uma doença renal crônica, inclusive secundária à doença renal policística, forma adulta[1].

No Hospital das Clínicas, trabalhando em ambulatório de Nefrologia, principalmente com pacientes hipertensos, aprendemos primeiro que os hipotensos essenciais atingiam facilmente os 90 anos de idade sem apresentarem hipertensão sistólica; em segundo lugar que os hipertensos essenciais, à custa dos modernos hipotensores, podiam transformar-se em hipotensos essenciais, com evolução idêntica aos primeiros[2], tornando inválidas algumas classificações de síndrome metabólica, que consideram hipertensão arterial tratada como um dos pré-requisitos de sua definição[3-6]. Aprendemos também um fato muito comum, que não está bem caracterizado na definição de diabetes da ADA (*American Diabetes Association*)[7]. Por ela existem quatro tipos de *diabetes mellitus*: tipo 1, tipo 2, gestacional e secundário. O que aprendemos não está bem explícito no tipo secundário dessa definição. Um indivíduo não diabético, quando envelhece, talvez por esclerose senil do pâncreas, vai lentamente experimentando aumento de sua glicemia até atingir números iguais ou superiores a 100mg/dL. Quando a glicemia se torna superior a 110mg/dL, costumamos adicionar meio comprimido de 250mg de clorpropamida (Diabinese®) a sua medicação, fazendo com que a glicemia voltasse a ser inferior a 100mg/dL. Alguma "força oculta" fez com que, no Brasil, a clorpropamida deixasse de ser fornecida gratuitamente pelo governo, substituindo-a nas suas farmácias por 5mg de glibenclamida. Ora, embora a glibenclamida fosse uma sulfonilureia de segunda geração, ela não se tem mostrado superior à clorpropamida. Nos Estados Unidos, a clorpropamida continua sendo a droga mais utilizada e a glibenclamida é conhecida por outro nome: gliburida[8]. Agora fomos obrigados a substituir, quando atendemos na rede pública, a clorpropamida pela glibenclamida com os mesmos resultados.

No Curso de Medicina da Universidade de Mogi das Cruzes, recebíamos solicitações de laboratórios farmacêuticos para passarem filmes instrutivos para os alunos. Um desses filmes, do Laboratório Hoechst, foi muito interessante, ensinando como é a real circulação dos vasos renais. Experiências realizadas na Alemanha, por Beeuwkes[9-11], patrocinadas por esse Laboratório, demonstraram, primeiro em cães e finalmente em um rim humano, que, ao contrário do que se pensava, os néfrons agem em conjunto e a urina elaborada por cada um é proveniente de néfrons distintos. O conceito do néfron como unidade fundamental dos rins, de Braus[12], está errado em minha opinião. Estudando o que se sabe atualmente da enervação renal, pude concluir que as ações dos néfrons são coordenadas pelo cérebro[13], através do sistema nervoso simpático, e o néfron não pode ser considerado nem unidade fundamental, nem unidade funcional dos rins e o conceito de balanço glomerulotubular[14] e este capítulo da Nefrologia possivelmente precisam ser reescritos.

O QUE SABÍAMOS

EXAME DE URINA

O exame de urina é um teste de laboratório muito importante, totalmente não invasivo, muitas vezes negligenciado, utilizado provavelmente desde o século II. Como a eliminação da urina é um dos elementos que o organismo dispõe para a manutenção de seu equilíbrio acidobásico e sendo a tendência do desequilíbrio sempre para o lado ácido, é natural que a urina matutina tenha geralmente reação ácida por conter os ácidos que se formaram durante o processo metabólico[15].

HIPOSTENÚRIA E ISOSTENÚRIA

Desde o tempo de Richard Bright[16], os médicos aprenderam que a urina elaborada por pacientes que apresentam rins contraídos é pálida, com baixa densidade, e seu conteúdo de substâncias sólidas apresenta-se diminuído[17].

Em 1897-1898, von Korányi[18] demonstrou que, quando os rins estão muito lesados, o ponto crioscópico de sua urina não está tão baixo como de hábito. O ponto crioscópico é uma medida do número de partículas em solução. Isso significa que a urina desses pacientes contém menos partículas dissolvidas[17]. A essa inabilidade de rins, muito comprometidos funcionalmente, elaborarem urina concentrada Korányi chamou de hipostenúria[18]. Rins muito lesados perdem não somente a capacidade de eliminar urina concentrada, como também urina muito diluída[17]. O ponto crioscópico dessas urinas é cerca de –0,56ºC, muito próximo ao do plasma sanguíneo. Franz Volhard[19], considerando que a concentração molecular dessas urinas seria muito parecida com a do plasma, criou o termo isostenúria. Um portador de doença renal crônica avançada está em isostenúria quando sua densidade for 1.010[17].

Segundo Fishberg[17], a inabilidade de concentrar a urina na densidade de 1.010 representa a deterioração máxima do poder de concentração.

DENSÍMETRO

Densímetro é um aparelho que tem por finalidade medir a massa específica de líquidos. Os primeiros relatos sobre a existência de um densímetro remontam ao matemático Alexandre Papos (290-350 d.C.). No ano 410, D. Sinésio (373-414), bispo de Ptolemais, na Cirenaica, costa oriental da Líbia, menciona, em uma carta à filósofa, matemática e neoplatônica do Egito Romano, Hipátia de Alexandria, filha de Teon de Alexandria e irmã de Epifânio, um aerômetro constituído de folhas de prata. Aerômetro é um aparelho que foi criado para medir a densidade do ar ou de algum outro gás. Consta que ela, que nasceu em 374 d.C. e morreu assassinada em 8 de março de 415 d.C. aperfeiçoaria o aerômetro e criaria o primeiro densímetro[20-22]. Porém foi Jan Baptista van Helmont[23] (1577-1644) quem introduziu esse instrumento na Medicina, para medir a densidade da urina.

Densidade é massa dividida por volume. A densidade da urina é superior à da água devido à presença de numerosas substâncias nela dissolvidas. A densidade da urina varia normalmente de 1.002 a 1.030, porém ela pode conter substâncias não habituais, que podem aumentar muito sua densidade. Já vimos urinas de diabéticos descompensados com densidade superior a 1.040 e, segundo a literatura, a urina eliminada após o exame radiológico de uma urografia excretora, rica em contraste iodado, pode atingir a densidade de 1.060[24]. Albarran[25] criou, em 1905, uma tabela que ilustra a influência de alguns constituintes, que não se encontram habitualmente na urina, capazes de elevar a densidade da urina. Dessa tabela, dois constituintes nos interessam: albumina 3,9g e glicose 2,7g. A urina de um diabético que possua 27g/L de glicose terá uma densidade 0010 acima da real, na temperatura de aferição do densímetro.

A densidade também varia em função do estado de hidratação do paciente. Ultimamente, em virtude de propaganda enganosa, afirmando que devemos beber mais de 2.000mL de água por dia, para melhor funcionamento de nossos rins, é comum encontrarmos indivíduos sadios com urina pálida e densidade muito baixa, em qualquer hora do dia. Pessoas normais, que tomam líquidos apenas quando têm sede, costumam apresentar, de manhã, em jejum, densidade sempre acima de 1.025[26].

Os densímetros são graduados sempre para uma temperatura fixa, que vem anotada no aparelho. Muitas vezes, a temperatura da urina é diferente e há necessidade de fazer uma correção. Para cada 3ºC acima da temperatura de aferição do densímetro, a densidade medida deve ser 0001 maior que o valor lido no densímetro. Exemplo: densímetro estandardizado a 16º, urina recém-emitida a 35º, leitura 1.013, a densidade verdadeira é 1.016[17].

Desde Korányi sabemos que os rins funcionam de acordo com o número de substâncias dissolvidas, independentemente de seu peso.

OSMOLALIDADE E OSMOLARIDADE

Osmolalidade de uma solução é o índice do número de partículas que ela contém em 1kg de água, enquanto sua osmolaridade é o índice do número de partículas contidos em um litro dessa solução[24]. O osmômetro é um aparelho eletrônico, de precisão, destinado a determinar a osmolalidade de uma solução por meio da medida de seu ponto de congelamento. Portanto, ele substitui com vantagens o uso de termômetros especiais, como o termômetro de Beckman, utilizado pelo Dr. Israel Nussenzveig, na antiga 2ª Clínica Médica do Hospital das Clínicas da Faculdade de Medicina da Universidade de São Paulo, que mediam o ponto crioscópico[27]. As temperaturas obtidas pela determinação do ponto crioscópico são muito próximas entre si, o que não ocorre com as osmolalidades obtidas por um osmômetro.

pH URINÁRIO

O pH urinário varia entre 4,48 e 8,0[28], sendo que, segundo Pitts[29], ele nunca fica acima de 8,0. Há mais de 60 anos, acredita-se que a acidez urinária é decorrente da secreção tubular de íons H^+, derivados do ácido carbônico, e permutados com íons Na^+[30,31]. A ocorrência de urina alcalina pode depender de ingestão de alimentos, como dietas hipoproteicas, frutas cítricas e substâncias ricas em leite e seus derivados[32], ou de drogas alcalinas como a acetazolamina, o citrato de potássio e o bicarbonato de sódio[32], ou ser decorrente da perda de suco gástrico, como pode ocorrer com vômitos[32], ou do uso de drogas que metabolicamente provocam a eliminação de álcalis. Algumas enfermidades também podem acompanhar-se de urina alcalina em sua evolução, como a alcalose tubular renal, síndrome de natureza genética ou adquirida, resultante de disfunção tubular caracterizada por defeitos de transporte que comprometem a secreção de íon H^+ ou a reabsorção de bicarbonato ou ambas[33]. Em algumas situações patológicas com aparecimento de alcalose respiratória ou metabólica, a urina poderá apresentar reação alcalina; porém, na alcalose respiratória, o bicarbonato plasmático está baixo, e na metabólica, elevado[15]. Na clínica, observa-se, com frequência, concentrações plasmáticas de bicarbonato superiores a 30mEq/L, inclusive em pacientes que não tomam bicarbonato, nem estão perdendo suco gástrico. Acredita-se que esses pacientes estão em alcalose, porque a reabsorção renal de bicarbonato está anormalmente alta, acompanhada de excreção renal de H^+. Esses pacientes, apesar de estarem em alcalose, podem apresentar urina ácida e também ausência de bicarbonatúria, o que foi denominado *acidúria paradoxal*[33].

Em 1979, Cruz e Cruz[34] demonstraram que 15 portadores de glomerulonefrite crônica, ao serem submetidos à sobrecarga alcalina por via oral de 119mEq de bicarbonato de sódio, durante três dias, ou por via intravenosa de 71mEq do mesmo sal, continuavam a excretar urinas predominantemente ácidas, apesar de se ter demonstrado que nesses pacientes não havia deficiência de excreção de bicarbonato, uma vez que a excreção desse ânion, por unidade de filtração glomerular, fora semelhante à dos indivíduos normais alcalinizados da mesma forma.

As infecções urinárias ocasionadas por germes que produzem urease (*Proteus* sp., *Providencia* sp., *Klebsiella pneumoniae*, *Serratia marcescens*, *Serratia liquefaciens*, *Enterobacter aerogenes*), transformando a ureia em amônia, acompanham-se de urina alcalina[17]. Há exceções, como ocorre com a tuberculose urinária. Aprendia-se em Urologia que, ao se encontrar sedimento urinário com leucocitúria abundante e urina com reação ácida, é necessário afastar tuberculose urinária. Esse aforismo está um pouco esquecido, mas sempre deve ser lembrado.

Como o pH neutro é igual a 7,0, seria lógico supor que uma urina isostenúrica, de densidade 1.010, deveria ter um pH igual ou levemente acima de 7,0.

ELIMINAÇÃO DE ÍON HIDROGÊNIO PELA URINA

A quantidade de íon hidrogênio secretada pelos rins em $\mu Eq/min/1{,}73m^2$ é representada pela fórmula:

$$U_{H^+}V = U_{AT}V = U_{NH_4^+}V - U_{HCO_3^-}V$$

Onde U = urina; V = volume urinário; AT = acidez titulável, NH_4^+ = íon amônio; H^+ = íon hidrogênio; HCO_3^- = íon bicarbonato.

A acidez titulável é dependente de íons H^+ derivados de fosfato biácido (H_2PO_4) e de componentes de *buffers* urinários, constituídos principalmente por ácidos orgânicos fracos.

A investigação da acidez urinária pode ser feita pelo teste descrito por Wrong e Davies[35] utilizando sobrecarga de cloreto de amônio. Cruz[31,36-40] padronizou, na Disciplina de Nefrologia da Faculdade de Medicina da Universidade de São Paulo, um teste curto de acidificação urinária, que foi objeto de suas teses de doutorado e de livre-docência em 1963[36] e 1971[37], respectivamente. Cruz[37] encontrou em seus estudos que, na DRC de portadores de glomerulonefrite crônica, a excreção de acidez titulável era comparável à excreção de indivíduos normais, enquanto a excreção de amônio era reduzida. O contrário foi encontrado em portadores de necrose tubular aguda, condição em que era a excreção de acidez titulável que estava comprometida[41].

PROVA DE CONCENTRAÇÃO URINÁRIA

Em 1960, Cruz[42] fez a revisão dos três métodos mais comuns de se realizar a prova de concentração urinária: administração de pitressina, técnica de Fishberg e técnica de Volhard[17,26]. Demonstrou a superioridade da técnica de Volhard por captar menores desvios da normalidade. Esse método consiste em submeter um paciente a 38 horas de sede, em vigência de dieta especial, colhendo-se urina em períodos padronizados[17,26]. Um paciente normal consegue eliminar urina com densidade 1.030, geralmente nos últimos períodos de coleta. O melhor método de realizar uma prova de concentração urinária é utilizar a técnica de Volhard e medir, em cada período, a osmolalidade além da densidade. Segundo nossa experiência, os valores de osmolalidade urinária foram sempre superiores a 1.200mOs/kg em, pelo menos, um dos períodos coletados[42].

PROVA DE DILUIÇÃO URINÁRIA

Volhard[17,19] também padronizou a prova de diluição urinária. Um indivíduo normal, ingerindo em jejum 1.500mL de água ou chá fraco, deve eliminar todo volume ingerido em 2, 3, no máximo 4 horas. Em estudos não publicados, não ficamos satisfeitos com os resultados obtidos com essa prova em indivíduos normais, na década de 1960, mesmo assim temos de informar que, à medida que envelhecemos ou ficamos com doença renal crônica, demoramos mais para eliminar um líquido recém-ingerido.

O QUE DESCOBRIMOS

pH URINÁRIO NA DRC AVANÇADA E NÃO DIALÍTICA

Atendendo portadores de doença renal crônica (DRC) avançada, mas não dialítica, no ambulatório da Casa do Renal Crônico do Instituto de Nefrologia de Mogi das Cruzes, desde 2001, observamos que a maior parte desses pacientes tinha urina com pH 5,0 e densidade urinária semelhante, mas nem sempre igual a 1.010. Desde a primeira consulta, todos os pacientes fazem exame de urina, através de tiras reagentes para testes rápidos de glicose, cetonas, proteinúria, sangue, leucocitúria, nitritos, densidade, pH, bilirrubinas e urobilinogênio, fabricadas em Düren, na Alemanha, por Macherey-Nagel: Urofita 10 Dlu®. Essas urinas eram matutinas, colhidas na hora, por micção espontânea e examinadas em seguida. Geralmente os pacientes já haviam tomado o café da manhã e ingerido seus medicamentos. Não perguntamos, nem anotamos se estavam alimentados ou medicados.

Por esse motivo resolvemos estudar o pH urinário de 75 pacientes, portadores de DRC com creatinina igual ou superior a 3mg/dL em seguimento na Casa do Renal Crônico. Dividimos os pacientes em 4 grupos, conforme a creatininemia[43,44] (Quadro 4.1).

Observamos que o pH médio dos 75 pacientes nos quatro grupos foi sempre ácido e semelhante entre eles, independentemente do valor da creatininemia. O fato de o paciente ser diabético, hipertenso, portador de rins policísticos ou de glomerulonefrite crônica não influenciou no pH encontrado, porém um paciente jovem, com 18 anos de idade, com DRC por hidronefrose bilateral e evidente lesão tubular, teve pH urinário 7,0, medido apenas uma vez.

Como os pH foram aferidos de manhã, muitas vezes após a ingestão de medicamentos e alimentos, seu valor poderia ter sido modificado por essa razão, mas se houvesse alguma diferença essa seria mais para o lado alcalino do que para o lado ácido[33].

pH URINÁRIO NA DRC DIALÍTICA

Para provar que o mesmo deveria ocorrer em pacientes submetidos à hemodiálise, Matsuda *et al*[45] revisaram o prontuário de 541 pacientes em hemodiálise nos Institutos de Nefrologia de Mogi das Cruzes e de Suzano. Avaliaram o exame de urina tipo I de 102 desses pacientes, realizados por diferentes laboratórios dessas duas cidades. Afastaram 18 por preencherem critérios de infecção ou colonização das vias urinárias. Dos 84 restantes, 49 (58,3%) apresentavam pH urinário ácido, inferior a 7,0. Eles dividiram esses pacientes conforme o volume de urina residual: com diurese inferior a 300mL, 28,6% com pH inferior a 7,0; com diurese entre 300 e 500mL, 12,4%; com diurese entre 500 e 1.000mL, 22,4%; com diurese entre 1.000 e 1.500mL, 16,3%; e com diurese superior a 1.500mL, 20,4%. Conclui-se que pacientes com DRC, quando apresentam diurese, em hemodiálise, podem emitir urina, com pH urinário ácido, em mais da metade dos casos, independentemente do volume urinário[43,44].

Quadro 4.1 – Variação do pH em cinco grupos de creatininemia.

Creatinina (mg/dL)	Número total de pacientes	Número de mulheres	Número de homens	pH variou entre	pH médio
3,0 a 3,9	30	17	13	5,0 e 6,5	5,43
4,0 a 4,9	25	11	14	5,0 e 7,0	5,65
5,0 a 5,9	13	8	5	5,0 e 6,5	5,66
6,0 a 9,6	7	3	4	5,0 e 7,0	5,57

DENSIDADE URINÁRIA 1.010 EM DRC AVANÇADA

Em DRC avançada, estágios 4 e 5, a densidade urinária esperada deveria ser sempre 1.010[17]. Em exames de urina, realizados em laboratórios clínicos, é comum encontrarmos densidade 1.010, geralmente não corrigida pela temperatura da urina, quantidade de proteinúria, glicosúria e outras substâncias sólidas não habituais nem medidas. Em nossa experiência (trabalho em execução), não publicado, a densidade medida por fitas reagentes para testes rápidos produz um resultado semelhante, mas poucas vezes igual a 1.010. Muitas vezes, ela é inferior a 1.010, chegando até a 1.004, e em outras vezes ela é maior, chegando até 1.015. Densidades inferiores a 1.010 seriam impossíveis pelos estudos clássicos antigos[17]. Não publicamos esses dados porque não sabemos se essa densidade, medida por fitas reagentes, não sofre influência da proteinúria, de traços até nefrótica, presente em todos os pacientes renais crônicos, da glicosúria presente em vários diabéticos ou de algum outro fator não considerado.

EXISTE ISOSTENÚRIA EM DOENÇA RENAL CRÔNICA AVANÇADA?

Para completar nossa hipótese de que na DRC avançada existe hipostenúria, porém não isostenúria, precisaríamos provar que a concentração molecular dessas urinas não seria muito parecida com a do plasma, como postulava Volhard[17,19], e sim diferente.

Como já relatamos, o osmômetro é um aparelho destinado a determinar a osmolalidade de uma solução, ou de uma urina, por meio da medida de seu ponto de congelamento, semelhante aos antigos termômetros que determinavam o ponto crioscópico de uma urina, congelando-a. Ambos dependem do número de partículas dissolvidas, independentemente de seu peso e de sua constituição.

Como o osmômetro que utilizávamos[23], no Serviço de Nefrologia do Hospital das Clínicas da Faculdade de Medicina da Universidade de São Paulo, estivesse agora localizado na Unidade de Hemodiálise Ambulatorial desse serviço, solicitamos ao seu Diretor, o Prof. Doutor Manuel Carlos Martins de Castro, que estudasse a osmolalidade, a proteinúria e a glicosúria na urina de 41 pacientes com DRC em tratamento[46]. A osmolalidade plasmática não foi avaliada, porém sabemos que ela costuma estar em torno de 289[47], variando de 280 a 296 mOs/kg.H_2O. A osmolalidade variou de 218 a 455mOs/kg.H_2O; a proteinúria, presente em todos os casos, de 0,10 a 23,6g/L; e a glicosúria, presente apenas em 13 casos, de 100 a 500mg/dL.

CONCLUSÃO

Pacientes com DRC estágio 5D, mesmo realizando hemodiálise, podem eliminar urinas ácidas, proteinúria, glicosúria e costumam apresentar densidade urinária muito próxima, mas diferente de 1.010, ora para menos, ora para mais. Eles perdem a maior parte de suas capacidades de concentração e de diluição e entram em hipostenúria, mas não em isostenúria.

Agradecimentos

Agradecemos muito à valiosa colaboração dos professores Manuel Carlos Martins de Castro e Rui Alberto Gomes e das doutoras Silvana Kesrouani e Fatima Costa Matias Pelarigo.

REFERÊNCIAS BIBLIOGRÁFICAS

1. Cruz J, Kesrouani S, Pelarigo FCM. Tratamento de doença renal crônica. Em Cruz J, Cruz HMM, Kirsztajn GM *et al* (eds). *Atualidades em Nefrologia 13*. Sarvier: São Paulo, 2014, pp 61-69.
2. Cruz J, Cruz HMM. Qual a pressão arterial ideal. Em Cruz J, Cruz HMM, Kirsztajn GM *et al* (eds). *Atualidades em Nefrologia 14*, Sarvier: São Paulo, 2016 (em publicação).
3. Lakka HM, Laakksonen DE, Lakka TA *et al*. The metabolic syndrome and total and cardiovascular disease mortality in middle-agedmen. *JAMA* 2002; **288**: 2709-2716.
4. Expert Panelon Detection, Evaluation, and Treatment of High Blood Cholesterol in Adults, Executive Summary of the Third Report of the National Cholesterol Education Program (NCEP) Expert Panelon Detection, Evaluation, and Treatment of High Blood Cholesterol in Adults (Adult Treatment Panel III). *JAMA* 2001; **285**: 2486-2497.
5. Standl E. (Metabolic syndrome and fatal quartet). *Internist* (Berl) 1996; **37**: 686-704.
6. Cruz J, Cruz HMM, Kesrouani S. Revisitando a síndrome metabólica. Em Cruz J, Cruz HMM, Kirsztajn GM, Barros RT (eds). *Atualidades em Nefrologia 10*, São Paulo: Sarvier, 2008, pp 121-126.
7. American Diabetes Association, Standards of medical care in diabetes – 2011. *Diabetes Care* 2011: **34**: 511-561.
8. Inzucchi SE, Sherwin RS. Type 2 diabetes mellitus. In Goldman L, Schaffer AI (eds). *Goldman Cecil Medicine*, 24th Ed. Elsevier Saunders: Philadelphia, 2012, pp 1489-1499.
9. Beeuwkes R 3rd. Efferent vascular patterns of early vascular-tubular relations in the dog kidney. *Am J Physiol* 1971; **221**: 1361-1374.
10. Beeuwkes R 3rd, Bonventre JV. Tubular organization and vascular relations in the dog kidney. *Am J Physiol* 1975; **229**; 695-713.
11. Beeuwkes R 3rd. The vascular organization of the kidney. *Ann Rev Physiol* 1980; **42**: 531-542.
12. Braus H (ed). *Anatomie dês Menschen*. Julius Springer: Berlin, vol 2, 1924, pp 350-351.
13. Cruz J. Néfron, unidade fundamental do rim, fato ou ficção. Em Cruz J, Cruz HMM, Kirsztajn GM, Barros RT (eds). *Atualidades em Nefrologia 11*, Sarvier: São Paulo, 2010, pp 3-5.
14. Seguro AC, Magaldi AJB, Helou CMB *et al*. Processamento de água e eletrólitos pelos túbulos renais. Em Zatz R (ed). *Fisiopatologia Renal*, Atheneu: São Paulo, 2000, pp 71-96.
15. de Faria CV, Cruz J. Avaliação clínica e laboratorial do paciente nefropata. Em Cruz J, Praxedes JN, Cruz HMM (eds). *Nefrologia*, 2ª ed. Sarvier: São Paulo, 2006, pp 76-88.
16. Bright R (ed). *Reports of Medical Cases*. London, 1827, pp 14.
17. Fishberg AM (ed). *Hypertension and Nephritis*, 5th ed. Lea & Febiger: Philadelphia, 1954, pp 43-56, 95, 96, 97.
18. Von Korányi A. Physiologische und klinische Untersuchungen über den osmotischen Druck thierscher Flüssigkeiten. I and II. *Z Klin Med* 1897; **33**: 1-54; 1898; **34**: 1-52.

19. Volhard F. Die doppelseitigen hämatogenen Nierenkrankungen. In Mohr, Stachelin (eds). *Handbuch der Inneren Medizin*. Berlin: Springer, 1918, pp 1149-1172.
20. www.scielo.br/scielo=sci_arttex&pid
21. Oliveira BM, Melo Filho JM, Afonso JC. A densidade e a evolução do densímetro. *Rev Bras Ensino Fis* 2013; **35**: 40-48.
22. www.infoescola.com/biografias/hipatia.
23. www.britannica.com/.../jan-baptiosta-van-helmont.
24. Wardener HE (ed). *The Kidney. An Outline of Normal and Abnormal Structure and Function*, 4th ed. Churchill Livingstone: Edinburgh and London, 1973, pp 54, 55.
25. Albarran J. *Exploration desfonctions rénales*. Masson & Cie: Paris, 1905.
26. Cruz J, Cruz HMM, Almeida SS *et al.* Valores normais da prova de concentração urinária (*abstract*). *Rev Paul Med* 1960; **57**:282.
27. Nussenzveig I. Primórdios da Nefrologia em São Paulo e da Sociedade Brasileira de Nefrologia. Em Mion Jr D, Romão Jr JE (eds). *História da Nefrologia Brasileira*, Casa Editora Ventura: São Paulo, 1996, pp 29-30.
28. Pitts RF, Lotspeich WD, Schies WA, Ayer JL. The renal regulation of acid-base balance in man. I. The nature of the mechanism for acidifying the urine, *J Clin Invest* 1948; **27**: 48-50.
29. Smith HW (ed). *The Kidney Structure and Funtion on Health and Disease.* Oxford University Press: New York, 1951, p 388.
30. Pitts RF. Renal excretion of acid. *Fed Proc* 1948; 7: 418-426.
31. Pitts RF, Alexander RS. The nature of the renal tubular mechanism for acidifying the urine. *Am J Physiol* 1945; **144**: 239-254.
32. www.hdsaude/com/2009/08/exame-de-urina.html.
33. Cruz HMM, Cruz J. Acidose tubular renal. Em Cruz J, Cruz HMM, Barros RT (eds). *Atualidades em Nefrologia 8*. Sarvier: São Paulo, 2004, pp 25-40.
34. Cruz HMM, Cruz J. Excreção ácido-básica após sobrecarga alcalina em glomerulonefrite crônica. V Congresso Brasileiro de Nefrologia, São Paulo, Sociedade Brasileira de Nefrologia, 1970, pp 61.
35. Wrong O, Davies HEF. The excretion of acid in renal disease. *Quart J Med* 1959; **28**: 259-313.
36. Cruz HMM. Contribuição ao estudo das funções renais reguladoras do equilíbrio ácido-básico. Provas de acidificação urinária. Estudo da excreção ácida e eletrolítica. Tese de Doutorado em Medicina pela Faculdade de Medicina da Universidade de São Paulo, 1963.
37. Cruz HMM. Estudo das funções renais reguladoras do equilíbrio ácido-básico em glomerulonefrite crônica. Provas de acidificação e alcalinização agudas. Estudo da excreção ácido-básica e eletrolítica. Tese de Livre-Docência em Clínica Médica pela Faculdade de Medicina da Universidade de São Paulo, São Paulo, 1971.
38. Cruz HMM, Cruz J. Contribution of $H_2PO_4^-$ and organic acids to the urinary titratable acid in normal individual. *Rev Bras Pesq Med Biol* 1970; **3**: 47-52.
39. Cruz HMM, Galvão MM. A excreção de hidrogênio em pacientes transplantados renais durante fase estável da função renal. *Rev Paul Med* 1974; **84**: 6-13.
40. Cruz HMM, Cruz J. Padronização da prova aguda de acidificação urinária para avaliação funcional da capacidade renal de excretar íons H^+. *J Bras Nefrol* 1980; **2**: 25-35.
41. Cruz HMM, Cruz J. Excreção ácida urinária durante a recuperação de insuficiência renal aguda por necrose tubular aguda. Temas Livres do XIII Congresso Brasileiro de Nefrologia, Belo Horizonte, Sociedade Brasileira de Nefrologia, 1986, pp 41.
42. Cruz J, Almeida SS, de Jorge FB *et al.* Estudo comparativo entre a prova de concentração urinária e a osmolaridade em condições normais e patológicas (*abstract*). *Rev Paul Med* 1981; **58**: 208, 1961.
43. Cruz J, Gomes RA, Matsuda, RY *et al.* pH urinário em doença renal crônica avançada. Temas livres do XVII Congresso Paulista de Nefrologia, em 20 de setembro de 2013.
44. Cruz J, Gomes RA, Matsuda RY. pH urinário em doença renal crônica avançada. Em Cruz J, Cruz HMM, Kirsztajn GM *et al* (eds). *Atualidades em Nefrologia 13*. Sarvier: São Paulo, 2014, pp 92-95.
45. Matsuda RY, Cruz J, Gomes RA *et al.* pH urinário em pacientes renais crônicos em hemodiálise. Temas Livres do X Congresso Paulista de Clínica Médica, em 5 de abril de 2014.
46. Cruz J, Martins de Castro MC, Matsuda RY *et al.* Pacientes com doença renal crônica estágio 5D têm isosternúria? Temas Livres do XVIII Congresso Paulista de Nefrologia, em 1º de outubro de 2015.
47. Riella MC. Compartimentos líquidos do organismo. Em Riella MC (ed). *Princípios de Nefrologia e Distúrbios Hidroeletrolíticos*, 2ª ed. Guanabara Koogan: Rio de Janeiro, 1988, pp 18.

5

ABORDAGEM PRÁTICA DOS DISTÚRBIOS DO SÓDIO

Rogério da Hora Passos
Paulo Benigno Pena Batista

◆

INTRODUÇÃO

A concentração anormal de sódio no plasma é a alteração eletrolítica mais comum na prática clínica, sendo associada a morbidade e mortalidade mesmo com variações pequenas de nível sérico. As causas são heterogêneas, e o tratamento deve envolver a etiologia subjacente, dessa forma o entendimento fisiopatológico da hiponatremia ou hipernatremia é essencial para o manejo correto dessas condições[1].

O entendimento sobre os fatores que determinam a concentração plasmática de sódio é essencial para a correção e prevenção da hiponatremia e hipernatremia. Em uma população heterogênea de pacientes, Edelman *et al* demonstraram que o sódio é determinado pela movimentação de cátions (Na^+e e K^+e) e a água corporal total (ACT) de acordo com a equação 1:

$$\text{Equação 1} = Na^+ (p) = \alpha \times (Nae^+ + Ke^+/ACT) + \beta$$

Onde:

α e β = coeficientes da equação linear.
ACT = água corporal total.

Essa equação na sua forma simplificada, onde $\alpha = 1$ e $\beta = 0$, estima de forma acurada as variações plasmáticas de sódio e é útil para planejar o tratamento dos pacientes, seja com infusão de volume, seja com eletrólitos.

$$\text{Equação 2} = Na_2^+ = Na_1^+ \times ACT + \Delta (Na^+ + K^+)/ACT + \Delta ACT$$

Onde: $[Na]_1$ é a concentração plasmática inicial, e $[Na]_2$, a concentração que resulta das mudanças da variação da água (ΔTBW) e dos cátions $\Delta(Na^+ + K^+)$. Essas equações admitem que a tonicidade plasmática seja determinada primariamente pelo sódio, que está presente na hipernatremia e em quase todas as condições de hiponatremia[2]. A única exceção é a hiponatremia por translocação. Nessa condição, substâncias osmoticamente ativas confinadas no compartimento extracelular/plasma causam movimentação de água do compartimento intracelular gerando hiponatremia hipertônica. A causa mais frequente é a hiperglicemia (queda de 2,4mEq/L a cada elevação de 100mg/dL de glicemia) e infusão de manitol pode ser outro fator relacionado. Pseudo-hiponatremia é uma falha de mensuração do sódio em situações de hiperlipidemia ou hiperproteinemia, e a tonicidade plasmática é normal[3].

REGULAÇÃO DO SÓDIO PLASMÁTICO

Sódio é estritamente regulado entre 135 e 145mmol/L, primariamente, pela ingestão de água (sede) e excreção renal de água. A excreção renal de cátions via sistema renina-angiotensina-aldosterona assume papel secundário na regulação do sódio. A sede é estimulada com pequenas variações do sódio, assim como pela diminuição do volume circulante efetivo, que é a parte do volume extracelular que efetivamente perfunde os tecidos[1,4].

A vasopressina reduz a excreção renal de água. Ela se liga aos receptores V2 do ducto coletor. Isso promove a passagem da aquaporina 2 para a membrana apical e reabsorção passiva de água para o interstício medular hipertônico. A secreção da vasopressina é estimulada quando o sódio se eleva, mas também de forma não osmótica pela redução do volume efetivo, estresse, dor, náuseas, medicações e exercício[5].

Independentemente do efeito da vasopressina, a capacidade do rim de excreção de água é influenciada pela ingestão de soluto (proteína/ureia e cátions).

O volume urinário é determinado pela relação entre a excreção de soluto e a osmolalidade urinária.

Equação 3 = volume urinário =
excreção de soluto/osmolalidade urinária =
ureia + eletrólitos/osmolalidade urinária

Ingestão de soluto em pequena quantidade reduz a excreção urinária de soluto e o volume urinário diminui a despeito da diluição urinária. A ingestão de alta relação proteína/ureia ou catabolismo aumentam o volume urinário. No entanto, a ureia não afeta diretamente o valor do sódio (ver Equação 2). A ureia atravessa, eventualmente, as membranas celulares e, dessa forma, é um agente osmótico que pouco contribui para o fluxo de água entre as células e o volume extracelular.

Os efeitos renais influenciando o sódio são direcionados para a excreção de eletrólitos/água livre:

Equação 4 =

$$dH_2O_e = \text{volume urinário} \times (1 - [Na^+]u + [K^+]u/[Na^+]p$$

Onde: Na^+u e K^+u são concentrações urinárias de Na^+ e K^+. De acordo com a dH_2O_e (depuração de água livre de eletrólitos), ocorrem variações do sódio[6].

HIPONATREMIA

Hiponatremia é uma alteração eletrolítica bastante comum na prática clínica e definida como sódio sérico menor que 135mq/L. Sua prevalência está relacionada ao local de internação do paciente no sistema hospitalar, como exemplo, recente metanálise demonstrou presença de 22% em unidades geriátricas, 6% em unidades não geriátricas e 17,2% em unidades de medicina intensiva. A prevalência de hiponatremia grave foi de 4,5%, 0,8% e 10,3%, respectivamente. Estima-se ocorrência de 4 a 7% de população ambulatorial e 18,8% em asilos[7].

Existe associação clara de hiponatremia com aumento da morbimortalidade. Em pacientes em pós-operatório de cirurgia cardíaca, há associação com o aumento de complicações em pós-operatório, aumento da permanência hospitalar e mortalidade[8]. Hiponatremia leve em pacientes ambulatoriais está associada à duplicação da mortalidade. Pacientes que desenvolvem hiponatremia durante hospitalização têm maior mortalidade do que pacientes admitidos com hiponatremia. Apesar dessas evidências, não está suficientemente claro se a hiponatremia está relacionada isoladamente à mortalidade ou reflete gravidade de doença de base. Sua presença sugere pior prognóstico em pacientes com cirrose, hipertensão pulmonar, infarto do miocárdio, doença renal crônica e embolia pulmonar[9].

ETIOLOGIA E FISIOPATOLOGIA

A forma de classificação mais comum em pacientes com hiponatremia é baseada no estado volêmico: hipovolêmico (diminuição da água corporal total com maior diminuição do sódio), euvolêmico (aumento da água corporal total sem alterações de sódio) e hipervolêmico (aumento da água corporal total desproporcional ao sódio). Osmolalidade plasmática também tem participação na fisiopatologia da hiponatremia[1]. Osmolalidade refere-se à concentração total de solutos na água. Osmolalidade efetiva é o gradiente osmótico criado por solutos que não cruzam a membrana celular e ela determina a pressão osmótica e o fluxo de água. Seus determinantes principais são o sistema arginina-vasopressina (hormônio antidiurético – HAD e o mecanismo de sede. Se a osmolalidade plasmática aumenta, o HAD é liberado e ocorre preservação renal de água, determinando diminuição da osmolalidade. Em caso de diminuição, há redução de HAD e como consequência perda de água livre e retorno ao estado de equilíbrio[2,4].

ABORDAGEM DIAGNÓSTICA

Os sintomas da hiponatremia estão relacionados à gravidade e à velocidade do declínio do sódio. Redução gradual nos níveis de sódio usualmente é associada a poucos sintomas, de outra forma o declínio rápido resulta em sintomas graves. Polidipsia, câimbras, cefaleia, quedas, confusão mental, alterações de nível de consciência e mal epilético indicam a necessidade de intervenção aguda. A grande maioria dos pacientes com hiponatremia é assintomática e esse achado, na maioria das vezes, é incidental. O estado volêmico deve ser sempre avaliado como auxílio no diagnóstico da doença de base[1,2] (Fig. 5.1).

Anamnese e exame físico são fundamentais na avaliação desses pacientes. Especial atenção deve ser dada ao histórico de doenças cardíacas, pulmonares, endócrinas, gastrintestinais, renais, neurológicas, câncer e cirurgia recente. Diuréticos, carbamazepina e inibidores de recaptação seletivos da serotonina podem causar hiponatremia e o inventário sobre o uso de medicações é obrigatório. Uso de álcool e de drogas ilícitas (cerveja e 3,4-metilenodioximetafentamina – *ecstasy*) pode causar hiponatremia. Atletas podem desenvolver hiponatremia em casos de treinos de alta resistência.

Testes laboratoriais incluem perfil metabólico completo e níveis de sódio e creatinina urinários. Osmolalidade sérica e fração de excreção de sódio devem ser calculadas. Aferição de hormônio tireoestimulante (TSH), ácido úrico urinário, hormônio adrenocorticotrófico (ACTH), cortisol plasmático e peptídeo natriurético cerebral (BNP) devem ser realizados em pacientes selecionados para afastar outras causas[10]. O diagnóstico de reset omostat (uma variante da síndrome de secreção inapropriada de hormônio antidiurético, no qual a se-

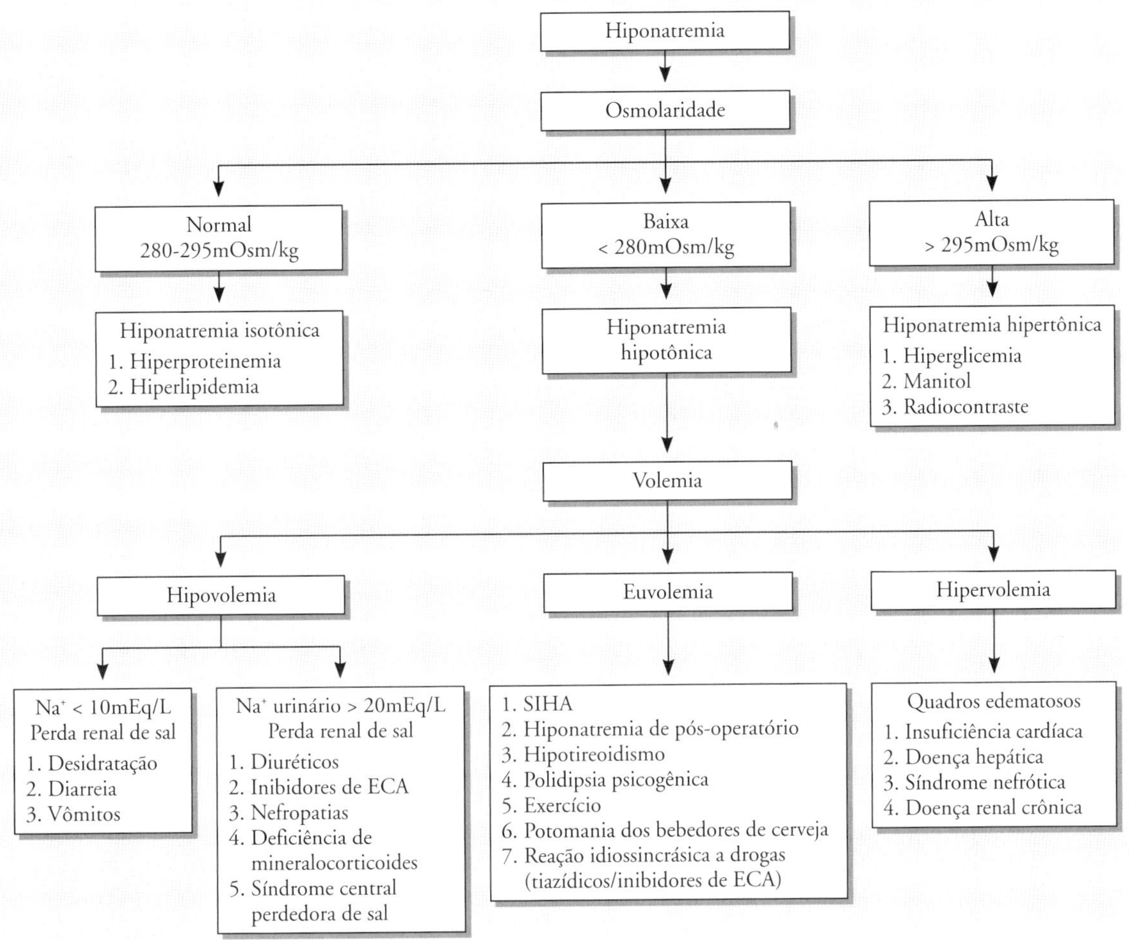

Figura 5.1 – Diagnóstico diferencial das causas de hiponatremia.

creção de HAD ocorre apesar de osmolalidade plasmática baixa) pode ser esclarecido com o uso da fração de excreção de ácido úrico em pacientes sem edema que têm hiponatremia que não respondam ao tratamento usual[11].

HIPONATREMIA HIPOVOLÊMICA

Hiponatremia hipovolêmica ocorre quando há depleção de água e sódio corporais, com excesso de perda de sódio, que leva à hiponatremia. Perda de fluido extracelular pode ocorrer pelo rim, trato gastrintestinal e pele. Quando ocorre perda de fluido, a resposta corporal é a secreção de vasopressina mediada por barorreceptores. A vasopressina reduz a depuração renal de água livre que, em conjunto com a perda de sódio, leva à hiponatremia. Reposição com fluidos hipotônicos ou água, seja por via oral seja parenteral, pode exacerbar a queda da concentração plasmática de sódio. Em situações clínicas, nas quais a hiponatremia hipovolêmica se desenvolve devido à perda extrarrenal de sódio, a hipovolemia estimula o hiperaldosteronismo secundário e a elevação da aldosterona exerce um efeito antinatriurético, conservando o sódio renal. A concentração de sódio é < 20mmol/L quando a perda de sódio é oriunda da pele ou trato gastrintestinal. De outra forma, a concentração de sódio é maior que 40mmol/L em situações de perda renal de sódio em pacientes com o uso de diurético, doença de Addison ou síndrome perdedora de sal.

Uma das causas mais comuns de hiponatremia hipovolêmica é o uso de diurético tiazídico. A hiponatremia é um efeito adverso importante do uso dessas medicações, afetando 1 em cada 7 pacientes dentro dos primeiros 14 dias de tratamento. O mecanismo da hiponatremia é a natriurese excessiva. A depleção de volume extracelular estimula a vasopressina por barorregulação, com retenção renal de água que exacerba a hiponatremia. Além disso, a hipocalemia induzida pelo tiazídico promove mecanismo compensatório intracelular de movimentação de sódio que exacerba a hiponatremia, embora esse mecanismo tenha menos importância. Além disso, tem sido postulado que os tiazídicos, especificamente, potencializam a secreção de vasopressina por barorregulação, o que gera reabsorção máxima de água. Hiponatremia induzida por tiazídico é reproduzida por uma nova exposição, sugerindo predisposição genética. Tem sido descrita a relação entre o uso de tiazídico com SIHAD, que é uma condição de euvolemia[3,6].

A hiponatremia associada com a doença de Addison é multifatorial. A insuficiência adrenal leva à deficiência de cortisol e aldosterona, a ausência de efeito mineralocorticoide da aldosterona leva à natriurese e a concentração urinária de sódio é invariavelmente elevada. Perda renal de sal devido à deficiência de mineralocorticoide não é o único mecanismo envolvido em pacientes com deficiência de glicocorticoide secundária que têm mineralocorticoide preservado, os quais desenvolvem hiponatremia com mesma frequência e gravidade dos pacientes com a doença de Addison. Liberação de vasopressina regulada por barorreceptores em resposta à hipotensão também contribui para o desenvolvimento de hiponatremia. Além disso, o cortisol é necessário para a excreção de água livre e, dessa forma, a deficiência de glicocorticoide pode produzir também hiponatremia[12].

Uma causa mais rara de hiponatremia hipovolêmica é a síndrome central perdedora de sal. Ela está associada a condições intracranianas, incluindo hemorragia subaracnóidea, clipagem de aneurisma cerebral e traumatismo cranioencefálico. Em pequena proporção de paciente ocorre elevação de peptídeos natriuréticos antes do desenvolvimento da depleção de volume sanguíneo, poliúria e hiponatremia, com pico de concentração de vasopressina plasmático ocorrendo como resposta secundária a hipovolemia e hipotensão. A quantidade de volume por via intravenosa administrada a pacientes neurocirúrgicos e o uso de inotrópicos em pacientes hipotensos tornam a diferença entre síndrome perdedora de sal e secreção inapropriada de hormônio antidiurético difícil de ser feita. Em princípio, a síndrome perdedora de sal é a que envolve a perda de volume sanguíneo, com elevação de ureia, hipotensão e sede. Pacientes com SIHAD nunca estão hipovolêmicos. A fisiopatologia da síndrome perdedora de sal não é bem elucidada, embora o aumento da concentração de peptídeo natriurético possa ter importância. Expansão plasmática com soluções de cloreto de sódio é a terapia específica para a síndrome perdedora de sal. Frequentemente é necessário dar grandes volumes para repor as perdas urinárias. Essa doença é autolimitada, e o tratamento é necessário apenas por intervalo pequeno[13].

HIPONATREMIA EUVOLÊMICA

Hiponatremia euvolêmica é a causa mais comum em pacientes hospitalizados. A SIHAD é complicação comum de uma grande variedade de doenças e terapias medicamentosas são a causa mais comum na prática clínica moderna. Os critérios diagnósticos estão relacionados a euvolemia, osmolalidade urinária > 100, Na u > 40 e hipo-osmolaridade sérica. A dosagem de vasopressina ainda não é utilizada na prática clínica, assim como a utilização da fração de excreção de ureia[14,15].

As causas mais comuns de SIADH são doenças malignas, desordens pulmonares, doenças do SNC e medicações. Os agentes mais implicados são os inibidores seletivos de receptação de serotonina, com a hiponatremia se desenvolvendo com maior frequência em mulheres de baixo peso e que estejam em uso de diuréticos. A maioria das medicações assim como os antidepressivos causam SIADH pela estimulação da secreção de HAD[16]. Usuários de MDMA (*esctasy*) frequentemente têm perda de sódio pela transpiração, reposição excessiva de fluido hipotônico e liberação de HAD barorregulada em resposta à depressão de volume intravascular, podendo levar à hiponatremia aguda sintomática[17].

Uma causa importante de hiponatremia euvolêmica que deve ser diferenciada de SIADH é a deficiência hormonal adrenocorticotrófica. A deficiência de ACTH leva à queda exclusiva de cortisol. A apresentação clínica é similar à SIHAD. Pacientes com deficiência de ACTH e hiponatremia apresentam concentrações elevadas de vasopressina, e a corticoterapia tem sido associada com a supressão da secreção de vasopressina e com a normalização das concentrações de sódio. Embora aparentemente euvolêmicos, esses pacientes apresentam nível sutil de contração volêmica, levando à liberação de vasopressina. Dados recentes têm enfatizado que em pacientes com condições neurocirúrgicas pode ocorrer hipopituitarismo com deficiência de ACTH. Aproximadamente 15% dos pacientes com traumatismo cranioencefálico agudo ou crônico têm deficiência de ACTH associada. Hiponatremia, devido ao hipopituitarismo agudo, tem sido associada com hemorragia subaracnóidea. Achados clínicos que sugerem hipopituitarismo incluem hipotensão e hipoglicemia[18].

Hipotireoidismo, ocasionalmente, causa hiponatremia por mecanismos menos entendidos. Embora estejam associados a aumento corporal de sódio, o hipotireoidismo e a hiponatremia frequentemente coexistem[12].

Hiponatremia grave e relacionada a risco de morte pode ocorrer durante exercício, particularmente em pacientes participando de atividade física prolongada. Hiponatremia está associada, independentemente, a ganho de peso durante a maratona. Isso pode corresponder ao volume de fluido ingerido, que é significativamente maior nos pacientes que desenvolvem hiponatremia. A combinação da ingestão de fluido elevada em pacientes durante o exercício que estão com supressão submáxima de HDA e capacidade excretória reduzida de água parece ser a fisiopatologia da hiponatremia. Em geral, maratonistas devem ingerir de 400 a 800mL/h de líquido. A presença de convulsões, alteração de nível de consciência ou déficit neurológico focal devem levar à suspeita de hiponatremia grave aguda[19].

HIPONATREMIA HIPERVOLÊMICA

Essa é uma condição fácil de ser diagnosticada, visto que a hiponatremia está associada a condições óbvias de sobrecarga volêmica, incluindo edema periférico, pulso venoso jugular e pressão venosa central elevada e ascite. Há usualmente evidência de uma causa subjacente, como ICC, síndrome nefrótica ou cirrose. Os mecanismos pelos quais essas várias causas levam à hiponatremia hipervolêmica são multifatoriais. Em pacientes hipervolêmicos existe excesso de sódio corporal total, com relativo excesso de água corporal total, levando à hiponatremia dilucional. Tanto na ICC quanto na cirrose existe queda na pressão arterial média[20]. Na ICC, a queda na pressão arterial média é obviamente devido à redução do débito cardíaco, mas na cirrose a situação torna-se mais complexa com a vasodilatação esplâncnica arterial assumindo maior papel. O principal responsável pelo desenvolvimento dessa vasodilatação é o óxido nítrico e a inibição do óxido nítrico tem sido associada à melhora da hiponatremia e à depuração da água livre. A queda na pressão arterial média em ambas as condições estimula a secreção de vasopressina barorregulada, ativação barorregulada do eixo renina-angiotensina-aldosterona e aumento do tônus simpático. Hipervasopressinemia leva à retenção de água e à ativação do eixo renina-angiotensina e promove a retenção de sódio e água com o aumento consequente no sódio e água. No entanto, esses mecanismos fisiológicos não explicam situações nas quais o sistema renina--angiotensina-aldosterona não está ativado e a retenção de sódio parece estar relacionada a outros mecanismos[21,22].

Na cirrose, a vasodilatação esplâncnica, devido ao aumento da produção de óxido nítrico, diminui a pressão arterial média e leva à ativação de mecanismos contrarregulatórias, incluindo o eixo renina-angiotensina-aldosterona, sistema nervoso simpático e secreção de vasopressina. Com a descompensação hepática, a vasodilatação piora e concentrações plasmáticas de hormônios contrarregulatórios aumentam. Níveis baixos de albumina contribuem para o edema periférico e ascite. Nos estágios finais de cirrose, há aumento da vasoconstrição renal, adicionando a insuficiência renal à insuficiência hepática (síndrome hepatorrenal)[22].

Na síndrome nefrótica, o volume intravascular é contraído pela perda de pressão osmótica do plasma secundário à perda de várias proteínas plasmáticas na urina, o que leva à ativação de mecanismos contrarregulatórios de retenção de sódio. No entanto, alguns casos de síndrome nefrótica são acompanhados por retenção de sal e água como resultados de anormalidade renal intrínseca. Nesses casos de síndrome nefrótica, a atividade da renina plasmática e a secreção de aldosterona são suprimidas, e edema, retenção de sal e água e hiponatremia são relacionados à inabilidade dos rins de excreção de solutos[23].

HIPONATREMIA ASSOCIADA A SINTOMAS GRAVES

Sintomas graves, como coma e convulsões, ocorrem quando há queda de sódio em 24 horas ou com níveis séricos menores que 120mEq/L. Os sintomas são basicamente causados por edema cerebral, causado pela redução da tonicidade extracelular. O efluxo de neurotransmissores excitatórios (por exemplo, glutamato) que ocorre em resposta ao edema celular, além da diminuição da condutância mediada pelo cloreto secundária à queda na concentração plasmática de cloro, pode, em parte, explicar o surgimento desses sintomas. As gravidades dos sintomas cerebrais indicam lesão cerebral em progressão e risco substancial de herniação. Danos cerebrais secundários devem ser evitados com abordagem da hipóxia, hipercapnia e hipoperfusão. Hiponatremia sintomática deve ser rapidamente corrigida, pois pode levar a edema cerebral, lesão neurológica irreversível, insuficiência respiratória e óbito. O tratamento envolve a utilização de solução salina hipertônica a 3% com vazão de 0,5 a 2mL/kg/h, até melhora de sintomas. A redução do edema cerebral pode ser realizada de forma imediata com um ou mais *bolus* por via intravenosa de 2mL/kg de NaCl a 3% (ou correspondente quantidade de qualquer solução hipertônica). O efeito é imediato e os *bolus* podem ser repetidos em intervalos de 5 minutos. Cada *bolus* dessa solução leva à elevação controlada de sódio de 2mmol/L. Sintomas cerebrais diminuem quando o sódio é corrigido em 4 a 6mmol. A utilização de vaptans não é recomendada devido à possibilidade de correção excessiva e flutuação de sódio variáveis. Diuréticos de alça podem ser recomendados em casos de hipervolemia associada. A correção do sódio não deve exceder 6 a 12mEq/L nas primeiras 24 horas e 18mEq/L ou menos em 48 horas e caso esse limite seja ultrapassado pode ocorrer desmielinização osmótica. A perda dos osmóis orgânicos leva a risco maior de desmielinização osmótica quando se corrige a hiponatremia. Essa é uma condição clínica devastadora com quadriplegia progressiva, disartria, disfagia e alterações de consciência dias após a correção da hiponatremia e está relacionada a desidratação celular e/ou diferenças na difusão de água no cérebro. Alcoolismo, má nutrição, hipocalemia, insuficiência hepática e malignidade aumentam o risco dessa doença[1,7,20].

VAPTANS

O desenvolvimento de antagonistas dos receptores de vasopressina específicos representa uma nova opção terapêutica na hiponatremia euvolêmica. Existem três receptores para vasopressina, por meio dos quais os receptores V2 medeiam a resposta antidiurética. Esses antagonistas bloqueiam o receptor V2, prevenindo a ligação da vasopressina e, dessa forma, causando diurese seletiva à água sem alterar a excreção de sódio e potássio. Até o momento dois agentes (tolvapan e conivaptan) estão aprovados para uso clínico. O clonivaptan requer a utilização por via intravenosa e, por isso, presta-se a uso de hiponatremia intra-hospitalar[24]. O tovalpan pode ser utilizado por via oral, podendo haver provável relação da droga com a progressão de doença renal crônica em pacientes com doença renal policística, além de maior elevação de enzimas hepáticas. A recomendação é de que essa droga não seja usada por mais de 30 dias em pacientes com doença hepática[25].

Em hiponatremia hipovolêmica, a terapia é direcionada à causa de base. Em ICC e cirrose, a terapia deve ser restrição de sal, diuréticos e restrição hídrica em combinação com inibição do eixo renina-angiotensina, bloqueadores do receptor de angiotensina e/ou espironolactona. Elevados níveis de vasopressina contribuem para o aumento na resistência vascular sistêmica na ICC, mediada pó meio dos receptores V1a nas células da musculatura lisa vascular. Em adição, excesso da secreção AVP promove retenção de água via receptor V2, levando à hiponatremia. Por essa razão, pesquisas em andamento têm focado na habilidade de os vaptans restaurarem água corporal e hiponatremia nesses pacientes[26]. A utilização desses em pacientes com cirrose é limitada devido ao efeito do aumento de transaminases e potencial risco de hemorragia digestiva relacionada a varizes de esôfago[24].

HIPERNATREMIA

Hipernatremia é menos comum na prática clínica que hiponatremia, mas dados recentes de estudos envolvendo pacientes de emergência encontraram incidência de hipernatremia maior que hiponatremia (13 × 4 %). Estudos subsequentes em pacientes em unidades de internação demonstraram mesma tendência e foi associada à mortalidade. Hipernatremia quase sempre ocorre em pacientes adultos e representa déficit de água corporal total em relação ao sódio corporal total. Perda de água livre representa a maior parte dos casos. Hipernatremia raramente ocorre devido a ganho de sódio em adultos[27].

Hipernatremia sustentada ocorre principalmente quando o acesso à água livre é restrito, como em pacientes com déficit cognitivo, em pacientes entubados, crianças e idosos. Hipernatremia em crianças ocorre associada a doenças que levem à diarreia, em que a perda fecal de água exceda a ingestão. Em pacientes idosos, frequentemente é associada a descompensação de doença crônica e quadro febril. Pacientes com índice de fragilidade elevado e hospitalizados têm predisposição à hospitalização devido à necessidade de auxílio para acesso à água. Há evidências que no estímulo osmótico a sede parece ser disfuncional em pacientes idosos, tornando a ingestão de água menor em condições associadas à desidratação. Pacientes que sobrevivem a condições de como hiperosmolar parecem ter a mesma disfunção. Em situações clínicas, em que há acesso à água, a hipernatremia pode estar relacionada à alteração na percepção da sede. Isso pode ocorrer como uma manifestação de desordem cognitiva grave, como, por exemplo, doença cerebrovascular ou hipodipsia primária. Caso a função do hipotálamo esteja preservada, a sede é geralmente suficiente para gerar oferta adequada de fluido para corrigir o déficit de água[28]. *Diabetes insipidus*, por exemplo, não está associado com hipernatremia, mesmo quando a poliúria é pronunciada, porque no estímulo osmótico a sede é normal, porém, quando há falha nesse estímulo, a hipernatremia torna-se grave. *Diabetes insipidus* é causado por alterações do HAD ou em âmbito central ou renal. Em caso de hipernatremia, a presença de urina inapropriadamente diluída (osmolalidade < 300mOsm/kg) esse diagnóstico é sugerido[29].

SINTOMAS E SINAIS

Sintomas e sinais de hipernatremia refletem geralmente disfunção do sistema nervoso central e são dependentes tanto da concentração do sódio quanto da rapidez da instalação. A maioria dos pacientes é idosa, nos quais os sintomas são incomuns até valores próximos a 160mmol/L. Sede intensa pode estar presente inicialmente, mas ela dissipa quando os sintomas cerebrais pioram[1]. O nível de consciência está relacionado à intensidade da hipernatremia. O desenvolvimento rápido pode causar convulsões e coma. Atenção especial deve ser dada à hipotensão ortostática e taquicardia que pode estar relacionada à hipovolemia[30]. Os efeitos adversos da hipernatremia são causados pelo movimento da água através do gradiente osmolar. A saída da água do cérebro no estado hiperosmolar pode causar lesão vascular com sangramento, hemorragia subaracnóidea, dano neurológico permanente e morte. Essa desidratação cerebral é considerada uma resposta adaptativa e consiste da entrada de sódio e potássio para o cérebro na tentativa de restaurar. Em semelhança à hiponatremia, essa resposta adaptativa dura 48 horas, e um movimento de solutos orgânicos que contrabalança esse efeito ocorre visando à preservação do volume cerebral[30,31].

TRATAMENTO

Em todos os casos de hipernatremia, o tratamento é voltado ao diagnóstico da causa de base e à correção da hipertonicidade[1]. Na grande maioria dos casos, ocorre perda de água livre ou fluidos hipotônicos, os diuréticos devem ser interrompidos, as perdas gastrintestinais devem ser controladas e a hiperglicemia e febre devem ser tratadas[32]. A estratégia de tratamento é similar à hiponatremia em termos de taxa de correção, e quanto maior o tempo de início da hipernatremia, mais lenta deve ser a correção. Tratamento inadequadamente rápido pode causar edema cerebral, visto que a saída de solutos orgânicos do cérebro pode não ser tão rápida quanto à entrada de água, gerando edema cerebral. O objetivo da correção da hipernatremia crônica deve ser reduzir a concentração de sódio em 0,5mmol/L/h, para prevenir o aparecimento de convulsões. A correção não deve exceder 10mmol/24h.

Pacientes com hipernatremia aguda grave estão sob risco de convulsão e morte, a menos que sejam rapidamente tratados, os eletrólitos que compõem a fase inicial da resposta adaptativa podem rapidamente se dissipar diferente dos solutos orgânicos e, dessa forma, o risco de formação de edema cerebral é menor. Taxa de correção de 1mmol/L/h pode ser tolerada[1,32].

Hipernatremia pode ser corrigida usando água livre ou soluções hipotônicas. Água livre é o tratamento ideal e irá reduzir o sódio mais rapidamente. No entanto, ela pode ser ofertada apenas por via enteral e cuidado deve ser tomado para evitar correção rápida. Quanto mais hipotônica a solução, menor deve ser a velocidade de administração. Uma vez corrigida a tonicidade, a reposição deve ser interrompida caso a condição que tenha levado à hipernatremia já tenha sido corrigida[4,7].

Exemplos:

1. Tratamento com 2mL/kg de NaCL a 3%

   Usar equação 2.

   Paciente de 70kg, sexo feminino, com sintomas cerebrais graves e Na sérico de 118mEq/L. Tratada com 2mL/kg de solução de NaCl a 3% (513mEq/L de Na). De acordo com a equação 2, o Na_2^+ pode ser calculado:

   $$\text{Equação } 2 = Na_2^+ =$$
   $$Na_1^+ \times ACT + \Delta(Na^+ + K^+)/ACT + \Delta ACT$$
   $$Na_1^+ = 118mEq/L$$

   Água corporal total = ACT (50% do peso corporal em mulheres): 35L estimado (70 × 0,5)

   $$\Delta ACT = 0{,}14\ (2mL/kg \times 70kg)$$
   $$\Delta(Na + K) = 2mL/kg \text{ de NaCL a } 3\%\ (513mEq/L) = 0{,}14L \times 513mEq/L = 72mEq/L$$
   $$Na_2^+ = 118 \times 35L + 72mEq/L/35L + 0{,}14L = 120mEq/L$$

   Conclusão: um *bolus* de 2mL/kg de NaCL a 3% resulta em aumento imediato e controlado de $[Na^+]p$ de 2mEq/L.

2. Tratamento de SIHAD com NaCl a 0,9%

   Um homem de 70kg com $[Na^+]p$ = 112mEq/L recebe 1L de NaCl a 0,9% (154mEq/L) e tem diurese de 750mL com $[Na^+]u$ = 154mEq/L e$[K^+]u$ = 80mEq/L em 12 horas.

   De acordo com a equação 2, o $[Na^+]p$ resultante pode ser calculado:

   $$Na_1^+ = 112mEq/L$$

   ACT = estimada em 42L (ACT 60% do peso corporal em homens)

   Entrada de cátion = 1L × 154mEq/L = 154mEq/L

   Saída de cátions = 0,75L de urina (154mEq + 80Eq/L) = 176

   $$\Delta(Na + K) = \text{entrada menos saída} = 154 - 176 = -22mEq/L$$
   $$\Delta ACT = 1L - 0{,}75L = 0{,}25$$
   $$\text{Equação } 2 = Na_2^+ = Na_1^+ \times ACT + \Delta(Na^+ + K^+)/ACT + \Delta ACT$$
   $$Na_2^+ = 112mEq/L \times 42 - 22mEq/L/42L + 0{,}25L = 111mEq/L$$

   Conclusão: a infusão de NaCl a 0,9% piorou a hiponatremia. SIHAD é diagnóstico mais provável.

3. Homem de 80kg, admitido com $[Na^+]p$ 158mEq/L e glicose plasmática de 577mg/dL (32mmol/L). Considerando-se um fator de correção de 2,4mEq/L, a cada 100mg/dL de glicose plasmática, qual é o déficit de água livre estimado?

   Inicialmente o $[Na^+]p$ deve ser corrigido para hiperglicemia:

   $$[Na^+] \text{ corrigido} = [Na^+]\text{medido} + 0{,}02L \times ([\text{glicemia}] - 100mgdL)$$
   $$[Na^+] \text{ corrigido} = 158mEq/L + 0{,}023 \times (577 - 100)$$
   $$[Na^+] \text{ corrigido} = 169mEq/L$$
   $$\text{Equação } 2 = Na_2^+ =$$
   $$Na_1^+ \times ACT + \Delta(Na^+ + K^+)/ACT + \Delta ACT \Leftrightarrow$$
   $$\Delta ACT = Na_1^+ \times ACT + \Delta(Na^+ + K^+)/Na_2^+ - ACT$$

   Dado $\Delta(Na^+ + K^+)$ = zero e Na_2^+ desejado = 140mEq/L.

   $$\Delta ACT = ACT \times (Na_1^+/140 - 1)$$
   $$ACT = 60\% \text{ do peso}$$
   $$\Delta ACT = 80kg \times 0{,}6 \times (169mEq/L/140mEq/L - 1)$$
   $$\Delta ACT = 10L$$

   Conclusão: o déficit de água livre é de cerca de 10L. Há concomitante redução do sódio corporal total devido à diurese osmótica.

REFERÊNCIAS BIBLIOGRÁFICAS

1. Sterns RH. Disorders of plasma sodium--causes, consequences, and correction. *N Engl J Med* 2015; **372**: 55-65.
2. Edelman IS, James AH, Baden H, Moore FD. Electrolyte composition of bone and the penetration of radio sodium and deuterium oxide into dog and human bone. *J Clin Invest* 1954; **33**: 122-131.
3. Lambert IH, Hoffmann EK, Pedersen SF. Cell volume regulation: physiology and pathophysiology. *Acta Physiol (Oxf)* 2008; **194**: 255-282.
4. Harring TR, Deal NS, Kuo DC. Disorders of sodium and water balance. *Emerg Med Clin North Am* 2014; **32**: 379-401.
5. Kortenoeven ML, Pedersen NB, Rosenbaek LL, Fenton RA. Vasopressin regulation of sodium transport in the distal nephron and collecting duct. *Am J Physiol Renal Physiol* 2015; **309**: F280-F299.
6. Schrier RW. Diagnostic value of urinary sodium, chloride, urea, and flow. *J Am Soc Nephrol* 2011; **22**: 1610-1613.
7. Overgaard-Steensen C, Ring T. Clinical review: practical approach to hyponatraemia and hypernatraemia in critically ill patients. *Crit Care* 2013; **17**: 206.
8. Cuesta M, Thompson C. The relevance of hyponatraemia to perioperative care of surgical patients. *Surgeon* 2015; **13**: 163-169.
9. Assadi F. Hyponatremia: a problem-solving approach to clinical cases. *J Nephrol* 2012; **25**: 473-480.
10. Filippatos TD, Liamis G, Christopoulou F, Elisaf MS. Ten common pitfalls in the evaluation of patients with hyponatremia. *Eur J Intern Med* 2016; **29**: 22-25.
11. Kahn T. Resetosmostat and salt and water retention in the course of severe hyponatremia. *Medicine (Baltimore)* 2003; **82**: 170-176.
12. Liamis G, Milionis HJ, Elisaf M. Endocrine disorders: causes of hyponatremia not to neglect. *Ann Med* 2011; **43**: 179-187.

13. Kirkman MA, Albert AF, Ibrahim A, Doberenz D. Hyponatremia and brain injury: historical and contemporary perspectives. *Neurocrit Care* 2013; **18**: 406-416.
14. Morley JE. Dehydration, hypernatremia, and hyponatremia. *Clin Geriatr Med* 2015; **31**: 389-399.
15. Pohl HR, Wheeler JS, Murray HE. Sodium and potassium in health and disease. *Met Ions Life Sci* 2013; **13**: 29-47.
16. Siragy HM. Hyponatremia, fluid-electrolyte disorders, and the syndrome of inappropriate antidiuretic hormone secretion: diagnosis and treatment options. *Endocr Pract* 2006; **12**: 446-457.
17. Campbell GA, Rosner MH. The agony of ecstasy: MDMA (3,4-methylenedioxymethamphetamine) and the kidney. *Clin J Am Soc Nephrol* 2008; **3**: 1852-1860.
18. Andrioli M, PecoriGiraldi F, Cavagnini F. Isolated corticotrophin deficiency. *Pituitary* 2006; **9**: 289-295.
19. Urso C, Brucculeri S, Caimi G. Physiopathological, epidemiological, clinical and therapeutic aspects of exercise-associated hyponatremia. *J Clin Med* 2014; **3**: 1258-1275.
20. Nagler EV, Vanmassenhove J, van der Veer SN *et al.* Diagnosis and treatment of hyponatremia: a systematic review of clinical practice guidelines and consensus statements. *BMC Med* 2014; **12**: 1.
21. Ishikawa SE. Hyponatremia associated with heart failure: pathological role of vasopressin-dependent impaired water excretion. *J Clin Med* 2015; **4**: 933-947.
22. Cárdenas A, Ginès P. Acute-on-chronic liver failure: the kidneys. *Curr Opin Crit Care* 2011; **17**: 184-189.
23. Siddall EC, Radhakrishnan J. The pathophysiology of edema formation in the nephrotic syndrome. *Kidney Int* 2012; **82**: 635-642.
24. Berl T. Vasopressin antagonists. *N Engl J Med* 2015; **372**: 2207-2216.
25. Gansevoort RT, Arici M, Benzing T, Birn H *et al.* Recommendations for the use of tolvaptan in autosomal dominant polycystic kidney disease: a position statement on behalf of the ERA-EDTA Working Groups on Inherited Kidney Disorders and European Renal Best Practice. *Nephrol Dial Transplant* 2016; **31**: 337-348.
26. Lin TE, Adams KF Jr, Patterson JH. Potential roles of vaptans in heart failure: experience from clinical trials and considerations for optimizing therapy in target patients. *Heart Fail Clin* 2014; **10**: 607-620.
27. Lindner G, Funk GC. Hypernatremia in critically ill patients. *Crit Care* 2013; **28**: 216.e11-20.
28. Sam R, Feizi I. Understanding hypernatremia. *Am J Nephrol* 2012; **36**: 97-104.
29. Fenske W, Allolio B. Clinical review: current state and future perspectives in the diagnosis of diabetes insipidus: a clinical review. *J Clin Endocrinol Metab* 2012; **97**: 3426-3437.
30. Samuels MA, Seifter JL. Encephalopathies caused by electrolyte disorders. *Semin Neurol* 2011; **31**: 135-138.
31. Nardone R, Brigo F, Trinka E. Acute symptomatic seizures caused by electrolyte disturbances. *J Clin Neurol* 2016; **12**: 21-33.
32. Morley JE. Dehydration, hypernatremia, and hyponatremia. *Clin Geriatr Med* 2015; **31**(3): 389-399.
33. Pfennig CL, Slovis CM. Sodium disorders in the emergency department: a review of hyponatremia and hypernatremia. *Emerg Med Pract* 2012; **14**: 1-26.

6

RESISTÊNCIA AOS DIURÉTICOS

Leonardo Horácio de Brito
Victor Galvão Moura Pereira

◆

INTRODUÇÃO

Os diuréticos são a terapia de escolha nos estados edematosos, principalmente insuficiência cardíaca (IC), síndrome nefrótica, doença renal crônica (DRC) e cirrose. Seu uso tem como objetivo o balanço negativo de sódio e líquidos. Desde o início de sua empregabilidade clínica, os diuréticos auxiliam no manejo volêmico, melhorando clínica e laboratorialmente a sobrecarga hídrica[1].

A maior parte dos diuréticos chega ao lúmen tubular ligado a proteínas por meio de secreção; devido à limitação na filtração glomerular, há retenção da droga no espaço vascular, que propicia sua secreção pelo túbulo contorcido proximal. Pacientes que apresentam pouca resposta à diureticoterapia tendem a evoluir com piora de função cardíaca e renal e consequente maior morbimortalidade[2].

De etiologia multifatorial, a resistência aos diuréticos refere-se a edema refratário, resultado de hipertrofia do segmento distal do néfron associado a aumento da reabsorção de sódio. Esse processo é devido à interação complexa entre disfunção cardíaca e renal, ativação neuro-hormonal e "fenômeno *braking*". Há ativação do sistema nervoso simpático (SNS) e do sistema renina-angiotensina-aldosterona (SRAA), com queda da pressão arterial sistêmica e renal, hipertrofia das células do néfron distal, aumento da expressão de transportadores epiteliais e provável alteração de hormônios natriuréticos, como o peptídeo natriurético atrial[3].

EPIDEMIOLOGIA

Faltam números concretos na literatura quanto à incidência de resistência aos diuréticos. No entanto, há evidência de desfechos desfavoráveis como piora da IC intra-hospitalar, com aumento de reinternação e mortalidade nos casos de má resposta à diureticoterapia[2,4,5]. Portadores de IC em uso de diuréticos cronicamente podem apresentar até 35% de resistência, podendo essa ser considerada fator prognóstico[4].

Fonarow *et al*[6] sugerem que mais de 22% dos pacientes internados por IC agudizada/descompensada recebem alta hospitalar sem perda de peso. Não está claro o quanto é decorrente de resistência e o quanto está relacionado a subdoses de diurético[6].

Apesar da dificuldade em predizer quais pacientes evoluirão com resistência à diureticoterapia, há alguns fatores de risco relacionados, como doença renal prévia ou lesão renal aguda, hipotensão, hiponatremia, sintomas exuberantes de IC e disfunção cardíaca significativa[5,7].

MECANISMOS DE AÇÃO DIURÉTICA

GLOMÉRULO E RITMO DE FILTRAÇÃO GLOMERULAR

A regulação da excreção renal de sódio envolve uma série de mecanismos de transporte no túbulo renal, nos quais os diuréticos atuam de maneira específica. O sódio é filtrado livremente pelo glomérulo (aproximadamente

25.500mmol/dia), produto do ritmo de filtração glomerular (cerca de 180 litros por dia) e da concentração plasmática de sódio (aproximadamente 140mmol/L)[8].

O ritmo de filtração glomerular (RGF) é determinante importante na natriurese, e sua queda, um forte preditor de mortalidade por todas as causas em portadores de IC, mesmo com bom desempenho do ventrículo esquerdo[8].

Há um equilíbrio fisiológico máximo na fração de filtração, que depende da área e da permeabilidade da membrana glomerular. Conforme a fração de filtração alcança seu nível limítrofe (condição observada na IC congestiva), devido à queda nos gradientes pressóricos intraglomerulares (pressão glomerular hidrostática e coloidosmótica *versus* pressão hidrostática e coloidosmótica no espaço de Bowman), observa-se redução no fluxo sanguíneo renal e consequente queda na ultrafiltração, com repercussão posterior no túbulo proximal, culminando em reabsorção de sódio e água[8].

DIURÉTICOS DA PRÁTICA CLÍNICA

Os diuréticos são utilizados como adjuvantes no tratamento da hipertensão arterial e redução de edema associados a diversas doenças clínicas (IC, DRC, síndrome hepatorrenal, síndrome nefrótica). Há basicamente três estratégias fundamentais à mobilização do líquido de edema: correção da doença subjacente, restrição de ingestão de sódio e/ou administração de diuréticos. Continuam sendo a base para o tratamento do edema e da sobrecarga de volume, sendo que a situação clínica é o que determina se um indivíduo deve receber terapia diurética e qual o esquema terapêutico a ser utilizado[1-3,8,9].

Existem cinco classes terapêuticas de diuréticos, com ação em sítios diversos ao longo do néfron (Fig. 6.1). Há inibição da absorção de sódio acompanhada de um ânion, geralmente o cloro. A diureticoterapia visa, basicamente, reduzir o volume do líquido extracelular ao diminuir o conteúdo total de NaCl[1]. A ação do diurético em seu sítio depende de algumas condições clínicas:

1. Absorção intestinal (caso a administração seja por via oral), que pode estar prejudicada por edema do trato gastrintestinal ou hipoperfusão. Nesse caso, a melhor via seria a intravenosa. Pacientes com DRC ou IC podem necessitar de aumento progressivo de doses.
2. Associação com diuréticos tiazídicos pode ser feita, porém é necessário o conhecimento de que essa classe de diuréticos atua em receptores luminais, transportados por albumina plasmática (tal como os diuréticos de alça). De modo que quadros de hipoalbuminemia, comum em pacientes com IC, podem prejudicar sua ação. Coadministração com albumina por via intravenosa pode sobrepujar essa condição, principalmente em pacientes com IC, DRC ou cirróticos, porém não há dados concretos na literatura que deem suporte a essa conduta[10-12].

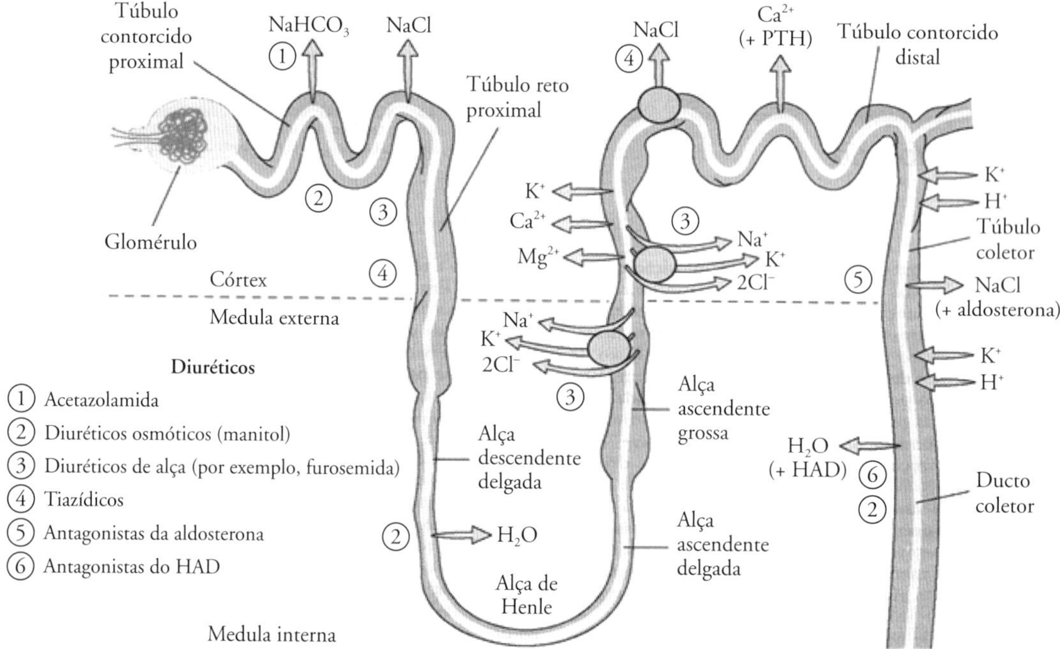

Figura 6.1 – Terapia diurética. (1) **Acetazolamida**: atua no túbulo contorcido proximal bloqueando a anidrase carbônica, aumentando a secreção de $NAHCO_3$. (2) **Manitol**: atua no túbulo contorcido proximal e alça de Henle aumentando a excreção de H_2O. (3) **Diurético de alça**: atua na alça espessa ascendente de Henle bloqueando o receptor Na-K-Cl e aumentando a excreção de sódio, potássio e cloro. (4) **Tiazídicos**: atua no túbulo contorcido distal bloqueando o transportador NaCl, aumentando a excreção de sódio e cloro. (5) **Antagonistas do receptor de aldosterona**: atua no ducto coletor do túbulo distal como antagonista do receptor de aldosterona aumentando assim a excreção de sódio e a retenção de potássio.

3. Portadores de IC e DRC apresentam aumento sérico de ácidos orgânicos, que inibem competitivamente o ânion transportador orgânico, reduzindo a disponibilidade no local de ação do diurético.

A terapia diurética mais utilizada são os diuréticos de alça devido à sua potência, decorrente da inibição de 25% da reabsorção de sódio na alça ascendente espessa de Henle. Seu uso pode ser por infusão contínua ou intermitente em pacientes com IC descompensada, sem diferenças com relação a sintomas ou creatinina sérica[9].

Embora a administração contínua de diurético provoque déficit efetivo duradouro no sódio corporal total, a natriurese é limitada devido a mecanismos compensatórios (fenômeno *braking*)[3].

DIURÉTICOS DE ALÇA

Os diuréticos de alça atuam bloqueando o co-transportador Na^+-K^+-Cl^- na superfície apical das células da alça espessa ascendente de Henle, reduzindo a reabsorção de líquidos. O fluxo de Na^+-K^+-$2Cl^-$ proveniente do lúmen para as células epiteliais na alça espessa ascendente de Henle é mediado pelo simportador Na^+-K^+-$2Cl^-$, que proporciona um transporte "ascendente" de K^+ e Cl^- na célula.

A hiperpolarização da membrana luminal, devido à condutância de potássio nos canais ROMK e a despolarização da membrana basolateral devido à condutância do Cl, através dos canais CLC-Kb, resultam em uma diferença transepitelial de potencial, repelindo cátions (Ca, Mg e Na), porém favorecendo seus fluxos paracelulares. Os inibidores do simportador Na^+-K^+-$2Cl^-$ bloqueiam sua função, interrompendo praticamente o transporte de sal nesse segmento do néfron.

Essa classe de diuréticos possui meia-vida curta, sendo necessários intervalos menores de administração, de modo a manter nível terapêutico no lúmen celular. Intervalos prolongados podem aumentar a avidez para a reabsorção de sódio, gerando retenção de sódio após terapia diurética[1,2].

TIAZÍDICOS

Os tiazídicos bloqueiam o co-transportador NaCl no túbulo contorcido distal, aumentando a excreção de sódio e cloro[1,2]. O túbulo contorcido proximal pode constituir um sítio secundário de ação. No que se refere à excreção urinária, os inibidores do simportador NaCl são apenas moderadamente eficazes (carga filtrada de sódio máxima de 5%). Atenuam a capacidade dos rins em excretar urina diluída e não alteram a capacidade de concentrar a urina em caso de hidropenia. Não afetam o fluxo sanguíneo renal, apenas reduzem, de modo variável, o ritmo de filtração glomerular quando há aumentos na pressão intratubular[1,3].

Deve-se atentar para a piora de função renal, alcalose metabólica hipoclorêmica, hiponatremia e hipocalemia, porém em associação com diurético de alça parece ter benefícios na melhora de sintomas, perda de peso, diurese em pacientes com DRC e queda na congestão sistêmica, além de ser uma droga de baixo custo[13].

ANTAGONISTAS DO RECEPTOR DE ALDOSTERONA

A aldosterona atua reabsorvendo NaCl e H_2O dos túbulos renais, excretando íons K^+ e H^+. Os diuréticos antagonistas dos receptores de mineralocorticoides (poupadores de potássio) atuam na porção terminal do túbulo distal e ducto coletor, reduzindo a excreção de K^+ por hiperpolarização da membrana luminal, decorrente do aumento da excreção de NaCl.

As células epiteliais no final do túbulo distal e no ducto coletor contêm receptores de mineralocorticoides específicos (MR), com afinidade pela aldosterona, que penetra na célula, formando um complexo MR-aldosterona, e desloca-se até o núcleo, onde regula a expressão de múltiplos produtos gênicos, denominados *proteínas induzidas pela aldosterona* (AIP). O efeito final das AIP consiste em aumentar a condutância da membrana luminal para o Na^+ e a atividade da bomba de Na^+ da membrana basolateral. Como consequência, o transporte transepitelial de NaCl é intensificado, com aumento da voltagem transepitelial de luz negativa, aumentando a força propulsora para secreção de K^+ e H^+ no lúmen tubular.

Os antagonistas de receptor de aldosterona inibem competitivamente a ligação da aldosterona ao MR, de modo a torná-la incapaz de induzir AIP, antagonizando os efeitos da aldosterona. Exercem pouco efeito sobre a hemodinâmica renal.

A espironolactona é parcialmente absorvida (65%) e amplamente metabolizada pelo fígado, com meia-vida curta. Após ser metabolizada em seu metabólito ativo, a canrenona, possui vida média de cerca de 16 horas. Sua eficácia depende dos níveis séricos de aldosterona de cada indivíduo[1-3].

ACETAZOLAMIDA

O bloqueio da anidrase carbônica por esse fármaco se dá no túbulo proximal, onde cerca de 2/3 da carga de sódio é filtrada em condições fisiológicas, gerando aumento na excreção de $NAHCO_3$.

Sua ação diurética é relativamente fraca, exercendo ação após cerca de 30 minutos. Devido ao risco de acidose metabólica (por perda de bicarbonato) e hipocalemia, deve ser utilizada com precaução em pacientes com doença renal crônica[1,2].

DIURÉTICOS OSMÓTICOS

Os diuréticos osmóticos são agentes livremente filtrados no glomérulo, provendo reabsorção limitada pelo túbulo renal, e relativamente inertes do ponto de vista farmacológico. Aumentam a osmolalidade do plasma e líquido tubular, diminuem a viscosidade do sangue e inibem a liberação de renina; esses efeitos aumentem o fluxo sanguíneo renal, que remove o NaCl e a ureia da medula renal, reduzindo a tonicidade medular.

Por fim, a redução da tonicidade medular provoca a extração de água na alça delgada descendente, limitando a concentração de NaCl no líquido tubular que entra no ramo delgado ascendente da alça de Henle, diminuindo a reabsorção passiva de NaCl.

A ação diurética do manitol se dá por ação osmótica tanto no túbulo proximal como na alça de Henle, aumentando a excreção de H_2O. Em um estudo prospectivo, Bragadottir *et al*[14] demonstraram que pacientes de cirurgia cardíaca com lesão renal aguda e cateterização de veia renal apresentaram vasodilatação renal e aumento de fluxo renal, com queda na resistência vascular renal e aumento do fluxo urinário.

AVALIAÇÃO DA RESPOSTA DIURÉTICA

A curva dose-resposta dos diuréticos de alça é uma sigmoide (Fig. 6.2). Existe uma dose máxima de fármaco para a qual não há aumento da resposta terapêutica em função do aumento da dose[15]. Tanto a IC como a insuficiência renal influenciam a curva causando desvio para a direita e para baixo.

A resistência aos diuréticos é uma situação clinicamente difícil de estabelecer e de distinguir da inadequação de dose. As definições existentes – congestão refratária à terapêutica diurética padrão, diurese e natriurese reduzidas após doses repetidas e congestão persistente apesar de doses diárias crescentes (≥ 80mg de furosemida oral) –, apesar de terem valor limitado, podem sugerir refratariedade aos diuréticos.

Os efeitos diuréticos em casos de IC e DRC estão reduzidos por perda de efeito natriurético e diminuição de secreção tubular. Valente *et al*[5] demonstraram que os principais preditores de uma resposta à diureticoterapia

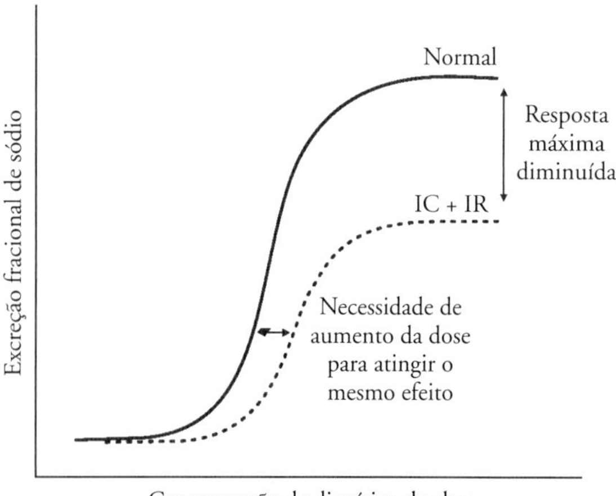

Figura 6.2 – Comparação entre as curvas dose-resposta em controles normais e em doentes com IC e insuficiência renal (IR). Adaptado de Felker *et al*[15].

inadequada são: pressão sistólica baixa, hipocalemia, altos níveis de ureia, presença de *diabetes mellitus* e de doença aterosclerótica.

Nesse mesmo estudo, demonstrou-se que uma resposta diurética inadequada também está associada com IC avançada, disfunção renal, presença de diabetes, doença aterosclerótica e piora da IC de pacientes hospitalizados.

Esses comemorativos predizem, independentemente, re-hospitalização e mortalidade. Os autores sugerem que marcadores como cistatina C, lipocalina associada a gelatinase dos neutrófilos (N-GAL), N-acetil-β-(D) glucosaminidase (NAG) ou molécula de lesão renal-1 (KIM-1) poderiam auxiliar na compreensão do fenômeno da resistência diurética[5].

FISIOPATOLOGIA DA RESISTÊNCIA AOS DIURÉTICOS

A resistência aos diuréticos é um estado clínico definido pela diminuição ou ausência de resposta ao diurético antes de ter ocorrido alívio da congestão, que surge em 20-30% dos casos de IC. As causas são diversas, entre as quais são referidas: retardo da absorção intestinal dos medicamentos por via oral (devido a edema da mucosa), diminuição da perfusão renal, diminuição da excreção diurética na urina, dosagens de medicamentos inadequadas, uso concomitante de anti-inflamatório (que inibe a síntese de prostaglandinas, vasodilatadoras e natriuréticas), inibidores da enzima conversora de angiotensina ou bloqueadores do receptor da angiotensina II (devido à perda de resistência eferente e diminuição da pressão de perfusão renal) e excesso de ingestão de sal.

O "fenômeno *braking*" (retenção de sódio pós-diurética) descreve uma retenção ávida de sódio em consequência de rápida diurese, limitando a resposta a doses posteriores de diuréticos. Essa situação pode ser contornada por meio da utilização de infusão contínua de furosemida, seguida de tiazídico por via intravenosa (Metazolona®).

Não há definição apropriada quanto à resistência diurética, porém descreve-se como sendo a falha na diurese ou na melhora da congestão, como o aumento progressivo de dose diurética[1,5]. A congestão persistente, reflexo da inabilidade renal em manter a homeostase, está associada com maior mortalidade e readmissão hospitalar em pacientes com IC[8].

A relação entre rim e coração é de fundamental importância para o controle pressórico, excreção renal de sódio e água, perfusão arterial e oxigenação dos tecidos e, mais importante, balanço hídrico extracelular (incluindo volume intravascular), de modo que a disfunção de um órgão inexoravelmente afeta o outro. Sarraf *et al*[16] propõem que o mecanismo de resistência inclui queda no RGF, aumento da atividade simpática renal e hipertrofia das células do epitélio do túbulo distal. Isso pode ocorrer independente de dieta hipossódica[16].

O SRAA e o SNS ativados levam à reabsorção passiva de ureia, dependente de fluxo no túbulo distal. Com isso, o gradiente de concentração gerado pela reabsorção de sódio e água no túbulo proximal resulta em redução do fluxo distal e aumento de reabsorção. Logo, níveis elevados de ureia não apenas contribuem para o mecanismo de resistência diretamente, mas refletem que o rim está operando para reter sódio e água.

No início do tratamento com diurético, o efeito natriurético resulta em balanço negativo de sódio. A queda do volume extracelular ativa uma resposta homeostática, mediada pela ativação do SRAA e SNS, aumentando a retenção de sódio nos locais onde o diurético não atua. Após alguns dias, há um mecanismo compensatório gerando novo estado homeostático no qual há redução do volume extracelular, que previne depleção de volume excessiva.

Além disso, pacientes com hiperaldosteronismo secundário prévio (pacientes com IC, por exemplo) apresentam esses fenômenos de forma mais pronunciada e fazem rápida e abundante reabsorção de sódio, contribuindo ainda mais para o mecanismo de resistência.

Há também a persistência de sódio e diurético no túbulo distal, que leva à hipertrofia das células, que bloqueia o efeito proximal do diurético de alça, culminando em maior retenção de sódio[1-3].

MANEJO CLÍNICO

Várias estratégias são propostas para melhorar a resposta na resistência a diurético (Quadro 6.1), porém os estudos referem-se principalmente aos casos de IC descompensada, cursando com síndrome cardiorrenal (SCR).

O balanço hídrico e de sódio negativos pode melhorar a função renal e o desempenho cardíaco, com efeito sobre a mortalidade cardiovascular[16]. As estratégias respaldadas na literatura referem-se basicamente ao aumento progressivo da dose diurética, com posterior modifi-

Quadro 6.1 – Resistência aos diuréticos – manejo clínico.

Estratégia	**Recomendação**	**Referência**
Diurético de alça	Aumentar a dose	Felker *et al*[9]
Administração por via intravenosa	Administração por via intravenosa é recomendada principalmente em casos de dificuldade de absorção	Felker *et al*[9], Thomson *et al*[17] Palazzuoli *et al*[18]
	Terapia combinada – associação com diurético de alça	
Tiazídicos	Melhora a excreção de sódio, inibindo a reabsorção distal. Opção quando doses crescentes de diurético de alça por via intravenosa não são suficientes	Jentzer *et al*[13], Kunau *et al*[19] Channer *et al*[20]
Acetazolamida	Aumenta a diurese. Uso com cautela em pacientes com DRC	Brater *et al*[21] Khan[22] Kassamali e Sica[23]
Manitol	Um estudo com melhora da diurese	Turagam *et al*[24]
Antagonista do receptor de aldosterona	Aumento de diurese, considerar na associação com diurético de alça ou tiazídico	RALES Investigators[25] van Vliet *et al*[26], Ferreira *et al*[27] Sigurd *et al*[28] Olesen e Sigurd[29]
Dopamina	Não parece aumentar a resposta diurética na IC. Valor limitado no tratamento da resistência à diureticoterapia	Elkayam *et al*[30] Chen *et al*[31] Triposkiadis *et al*[32]
Solução hipertônica	Melhora a diurese, apresentando-se como uma estratégia alternativa segura em pacientes com resistência a diurético	Paterna *et al*[33], Licata *et al*[34], Paterna *et al*[35], Paterna *et al*[36]
Ultrafiltração	Não evidenciou melhora significativa. Último recurso na falha de outras estratégias	Bart *et al*[37], Costanzo *et al*[38], Bart *et al*[39]
	Terapias alternativas	
Tolvaptan	Pode aumentar o débito urinário	Schrier *et al*[40]
Nesiritida	Não aumenta o débito urinário/pouco benefício	Gottlieb *et al*[41]
Levosimendan	Melhora de sintomas	Packer *et al*[42]
Rolofilina	Diurético experimental, preditor de resposta diurética, podendo ser auxiliar na resistência diurética	Valente *et al*[5]

Adaptado de ter Maaten *et al*[2].

cação do modo de administração de via oral para parenteral e, por fim, associação com outros diuréticos ou fármacos.

Nos doentes com sobrecarga de volume refratária a doses crescentes de diuréticos de alça intravenosos, algumas terapêuticas farmacológicas podem ser implementadas para tentar otimizar a eficácia. Uma estratégia possível é antagonizar a adaptação renal ao uso continuado de diuréticos de alça, bloqueando as porções distais do néfron com a adição de outras classes de diuréticos. Vários estudos observacionais têm demonstrado que a instituição de doses moderadas de diuréticos tiazídicos frequentemente induzem a diurese em doentes refratários a altas doses de diuréticos de alça. No entanto, a combinação de tiazídicos com diuréticos de alça pode induzir depleção de volume grave ou desequilíbrios eletrolíticos, como hipocalemia e hipomagnesemia, com risco aumentado de arritmias.

Felker *et al*[9] no *Dose Trial*, estudo duplo-cego prospectivo randomizado com 308 pacientes, observaram que, após 72 horas, não houve diferenças significativas de sintomas e nível sérico de creatinina nos pacientes submetidos à terapêutica com diurético de alça intermitente em *bolus*, ou em infusão contínua, ou ainda em baixas ou altas doses. No que se refere à função renal, pacientes com doses mais altas de diuréticos apresentaram maior piora de função renal no curto prazo, porém sem evidência de piora clínica após 60 dias, quando comparado com pacientes submetidos a doses mais baixas.

Thomson *et al*[17] demonstraram que a infusão contínua de diurético parece ser mais efetiva no volume de diurese quando comparada com a administração intermitente. No entanto, *Palazzuoli et al*[18], no contexto de IC agudizada, apesar de a infusão contínua de diurético de alça promover boa diurese e maior redução nos níveis séricos de peptídeo natriurético cerebral (BNP), mostraram que houve maior redução no ritmo de filtração glomerular, necessidade de terapia adjuvante por hipotensão arterial, hiponatremia e maior tempo de hospitalização.

Uma variedade de tiazídicos, muitos não disponíveis no Brasil, foi avaliada em associação com diurético de alça em terapias combinadas. Jentzer *et al*[13] sugerem o uso de tiazídicos para indução de diurese em pacientes refratários a doses altas de diurético de alça, mesmo no caso de pacientes renais crônicos. Há descrição de maior perda de peso, melhora de sintomas, aumento de diurese e melhora da função do ventrículo esquerdo. No entanto, sobre a associação de diurético de alça e tiazídico, o autor adverte quanto aos riscos de hipocalemia, piora de função renal, hiponatremia, hipotensão e piora de encefalopatia hepática[12].

SÍNDROME CARDIORRENAL

Coração e rins compartilham funções e cooperam em conjunto na conservação da homeostasia corporal. A íntima relação entre esses dois órgãos vitais permite manter a estabilidade hemodinâmica e uma perfusão eficaz dos tecidos à distância. Mudanças funcionais sutis em um dos órgãos são compensadas pelo outro; no entanto, essa compensação torna-se insuficiente e nociva quando a alteração é considerável.

A disfunção cardíaca conduz ao esgotamento da capacidade renal de manutenção da filtração glomerular e de regulação de fluidos, eletrólitos e toxinas; de forma similar, a disfunção renal afeta o desempenho cardíaco ao desequilibrar o balanço eletrolítico e ao provocar sobrecarga de volume. Assim, verifica-se frequentemente a coexistência de IC e insuficiência renal em um mesmo paciente. Essa condição é exacerbada por comorbidades comuns às duas doenças, entre as quais a hipertensão arterial, a dislipidemia e o *diabetes mellitus*.

Em conferência de consenso no âmbito da *Acute Dialysis Quality Initiative* (ADQI), em setembro de 2008, Ronco *et al* atribuíram a seguinte definição à SCR (considerada nos dias de hoje a mais consensual e, por isso, a mais citada e utilizada): "Desordem fisiopatológica do coração e rins onde a disfunção aguda ou crônica em um órgão pode induzir disfunção aguda ou crônica no outro"[43]. Nessa mesma conferência, a SCR foi subclassificada em cinco tipos, consoante o órgão responsável e o órgão secundariamente afetado, e ainda se o evento precipitante é agudo ou crônico (Quadro 6.2).

A fisiopatologia complexa da SCR torna seu tratamento um verdadeiro desafio clínico. Não existe uma terapêutica estabelecida e que seja universal; a história médica, o perfil de risco e as comorbidades diferem de paciente para paciente. Por outro lado, não há evidências resultantes de ensaios clínicos em pacientes com IC que permitam inferir uma terapêutica eficaz em doentes com deterioração renal significativa, pois a maioria dos estudos recruta populações com função renal relativamente preservada[44]. O desenvolvimento de resistência a terapias tradicionais é outro obstáculo no tratamento desses doentes. Assim, o manejo clínico da SCR é ainda muito empírico.

Os diuréticos de alça, tiazídicos e poupadores de potássio promovem diurese e natriurese cerca de 20 minutos após a administração por via oral, possibilitando, em condições normais, alívio sintomático rápido e eficaz. No entanto, no longo prazo, essas substâncias provocam efeitos deletérios na função cardiovascular: ocorrem exacerbação do sistema neuro-hormonal, aumento da resistência vascular sistêmica e deterioração da função ventricular esquerda. Por sua vez, agrava-se a disfunção renal, devido à hipoperfusão/hipovolemia resultante[45].

TERAPIAS COMBINADAS

DOPAMINA

A administração concomitante de dopamina em doses baixas com a terapia diurética era uma prática terapêutica corrente para prevenir ou tratar a disfunção renal, no

Quadro 6.2 – Subtipos da síndrome cardiorrenal. Diagnóstico e terapêuticas atuais.

Tipos	Nome	Mecanismo	Condição clínica (exemplos)
Tipo 1	Síndrome cardiorrenal aguda	Falência renal aguda induzida por disfunção cardíaca aguda	Choque cardiogênico IC aguda descompensada
Tipo 2	Síndrome cardiorrenal crônica	Falência renal crônica progressiva secundária à disfunção cardíaca crônica	IC congestiva crônica
Tipo 3	Síndrome renocardíaca aguda	Disfunção cardíaca aguda precipitada por lesão renal aguda	Isquemia renal aguda Glomerulonefrite
Tipo 4	Síndrome renocardíaca crônica	Disfunção cardíaca crônica secundária à doença renal crônica	Doença glomerular/intersticial crônica
Tipo 5	Síndrome cardiorrenal secundária	Disfunções cardíaca e renal secundárias à doença sistêmica	*Diabetes mellitus* Sepse Amiloidose

Adaptado de Ronco *et al*[43].

contexto de IC. Os efeitos desse fármaco são dose-dependentes e, quando administrado em baixas doses (1-5µg/kg/min), promove vasodilatação mesentérica e renal (ao atuar nos receptores D1). No passado, considerava-se que essa dilatação permitiria aumento do fluxo sanguíneo renal e, consequentemente, do RFG, da excreção de sódio e do débito urinário. Atualmente, reconhece-se que a dopamina piora a cinética do oxigênio renal, inibe os sistemas de *feedback* que protegem os rins da isquemia e possivelmente piora a lesão tubular. Os efeitos adversos são significativos, incluindo cianose digital e gangrena[38]. Uma meta-análise realizada por Kellum e Decker[46] concluiu que a utilização desse fármaco em baixas doses não poderia ser recomendada com base nas evidências científicas disponíveis e que deveria ser eliminada do manejo clínico de rotina. Assim, devido aos seus efeitos inotrópicos e cronotrópicos positivos com doses compreendidas entre 5 e 15µg/kg/min (por estimulação dos receptores beta-adrenérgicos), sua utilização reserva-se essencialmente a pacientes com evidência de redução da perfusão renal subsequente a baixo DC. Doses superiores a 15µg/kg/min atuam nos receptores alfa-adrenérgicos, promovendo aumento da resistência periférica e vasoconstrição renal.

SOLUÇÃO SALINA HIPERTÔNICA

O uso concomitante de soluções salinas hipertônicas com diuréticos otimiza o resultado terapêutico, aliviando com sucesso os sinais e sintomas congestivos. O êxito desta combinação terapêutica parece estar relacionado com o aparecimento de um efeito osmótico provocado pela solução, mobilizando fluido do espaço extravascular para a circulação central e, consequentemente, aumentando o fluxo sanguíneo renal, o que facilita a resposta diurética. Por sua vez, o aumento intratubular de sódio oprime o fenômeno de retenção de sódio pós-diurética (*braking*). A administração dessa solução, junto com doses altas de diuréticos de alça, reduziu também a inibição dos sistemas neuro-hormonais ativados em pacientes com IC, responsáveis em parte pela resistência diurética. Em estudo realizado por Paterna *et al*[33], observou-se que a utilização de solução salina hipertônica e furosemida, em doentes com IC refratária, potenciou significativamente a diurese e a natriurese diária, com diminuição rápida dos níveis de BNP. Verificou-se também diminuição no tempo de hospitalização e na taxa de readmissão hospitalar dos doentes submetidos a esse tratamento.

ULTRAFILTRAÇÃO

O objetivo desse procedimento é o alívio da sobrecarga de volume, ao permitir a remoção de fluido e de moléculas de baixo peso molecular do sistema circulatório, através de uma membrana semipermeável e em resposta a um gradiente de pressão transmembrana. A ultrafiltração (UF) é uma variante da hemodiálise convencional, com remoção de líquido isotônico por convecção, não existindo depuração. Esse método terapêutico é utilizado na SCR perante a falência das terapêuticas médicas tradicionais ou quando os pacientes desenvolvem resistência aos diuréticos, sem alívio do quadro congestivo[47].

Comparativamente com os diuréticos de alça, a UF é mais eficiente na remoção do sódio, e o ensaio *Ultrafiltration versus Intravenous Diuretics for Patients Hospitalized for Acute Descompensated Heart Failure* (UNLOAD)[48] demonstrou que, após 48 horas, a UF providenciou maior perda de peso e maior remoção de fluido, comparativamente com os diuréticos por via intravenoss. Após 3 meses, verificou-se que as taxas de re-hospitalização e a duração da hospitalização foram significativamente menores nos doentes submetidos à UF. No entanto, o recente estudo CARRESS-HF[49] expôs resultados desanimadores relativamente à utilização de UF, comparativamente com o tratamento com diuréticos. Embora a quantidade de fluido removida tenha sido semelhante nas duas intervenções terapêuticas, a função renal piorou substancialmente com a UF, com níveis séricos de creatinina aumentados de forma significativa. Não houve diferença na incidência da hospitalização e da mortalidade, mas os efeitos adversos foram mais graves no grupo da UF (72% *versus* 57%), essencialmente devido à falência renal, complicações hemorrágicas e complicações relacionadas com o cateter intravenoso.

TERAPIAS ALTERNATIVAS

TOLVAPTAN

A classe de drogas denominadas aquaréticos, também conhecida como vaptans, age antagonizando o efeito da vasopressina com seu receptor V2 presente na membrana basolateral das células do tubo coletor renal. Portanto, seu uso leva ao aumento da excreção de água livre, com pequena ou nula ação na excreção urinária de eletrólitos (*aquaresis*), ao contrário de diuréticos como os tiazídicos ou de alça.

O tolvaptan (Samsca®) é um antagonista seletivo do receptor V2 com afinidade 1,8 vez maior que a vasopressina. Apresenta alta taxa de ligação proteica (cerca de 99%) e seu volume de distribuição gira em torno de 3L/kg, sua meia-vida estimada é de 12 horas, com metabolização principalmente por via hepática pelo citocromo p450 e menos de 1% da droga é excretada pela urina[50].

Seis ensaios clínicos controlados por placebo com terapia aquarética incluíram pacientes com IC congestiva ou cirrose, assim como indivíduos com hiponatremia euvolêmica. Todos esses estudos descobriram que os vaptans produziram aumentos variáveis no volume urinário e nos níveis séricos de sódio plasmático no grupo como um todo, e alguns notaram modesta melhora no estado mental ou nos sinais e sintomas de IC congestiva. No entanto, não foi demonstrada nenhuma melhora nas taxas de mortalidade ou reinternação no longo prazo[51-54].

Não há dados disponíveis para comparação de eficácia e efeitos tóxicos dos vaptans com outras abordagens terapêuticas em hiponatremia, ou seja, restrição hídrica, furosemida, solução salina hipertônica, ureia ou demeclociclina. Só tolvaptan e conivaptan estão disponíveis para o uso na prática clínica atualmente, lembrando que o tolvaptan não deve ser utilizado em qualquer paciente durante mais de 30 dias nem ser administrado em pacientes com insuficiência hepática, incluindo os cirróticos[40].

NESIRITIDA

É a forma recombinante do peptídeo natriurético atrial humano do tipo B, este produzido pelos ventrículos em resposta à distensão das miofibrilas. Os efeitos decorrentes da liberação do BNP são de relaxamento da musculatura lisa vascular, causando vasodilatação, principalmente arterial, aumento da filtração glomerular, inibição da reabsorção tubular de sódio, inibição da liberação de noradrenalina e de endotelina 1. O conjunto desses efeitos configura um potencial perfil benéfico no contexto do manejo de pacientes com IC. As respostas clínicas ao uso de nesiritida, no entanto, ainda são objeto de estudos e algumas controvérsias. Seu uso não foi associado a aumento ou diminuição na taxa de mortalidade e reinternação e teve efeito não significativo na dispneia quando combinado com outras terapias. Não foi associado com o agravamento da função renal, mas sim com o aumento nas taxas de hipotensão[55].

Enquanto estudos de maior porte, desenhados de modo específico para avaliar desfechos duros, como mortalidade total com o uso dessa droga, permaneciam (e permanecem) inexistentes, foram publicadas duas metanálises apontando para potenciais riscos de piora da função renal e mortalidade, associados ao uso do nesiritide[56,57]. Ambas as publicações avaliaram dados de uma dezena de estudos e também dados de arquivo do laboratório fabricante do nesiritide e levantaram sérios questionamentos sobre a segurança da droga. Embora ressaltando as limitações de compilar resultados provenientes de estudos com objetivos diversos, ficou clara a necessidade de que sejam conduzidos ensaios maiores com objetivos específicos de estudar mortalidade com uso do nesiritide em pacientes com IC.

LEVOSIMENDAN

Em situações de hipoperfusão periférica (hipotensão, diminuição da função renal), podem ser utilizados fármacos inotrópicos positivos, como a dobutamina, os inibidores da fosfodiesterase (milrinona) ou o levosimendan. No entanto, a utilização deve limitar-se a um curto período, com monitorização rigorosa, devido à possibilidade de induzirem arritmias e outros eventos cardíacos adversos consideráveis, com aumento da mortalidade associada[58]. Assim, devem ser reservados para situações de diminuição severa do débito cardíaco e nas quais a utilização de vasodilatadores é impossibilitada por baixa pressão arterial ou baixa resistência vascular sistêmica[58]. O levosimendan é um inotrópico sensibilizador de cálcio – aumenta a sensibilidade do coração ao cálcio, sem elevar o cálcio intracelular. Comparativamente com a dobutamina, esse fármaco demonstrou maior benefício hemodinâmico, melhor tolerância por parte do paciente e menos efeitos adversos. No entanto, não há consenso entre estudos sobre os benefícios na sobrevida[59].

ROLOFILINA

O *Protect Pilot Study* indicou que um antagonista seletivo dos receptores A1 da adenosina, a rolofilina, poderia promover aumento da diurese e melhora da função renal em pacientes com IC crônica ou aguda/descompensada. Contudo, seu uso não preveniu a piora da função renal em pacientes com IC e ainda teve efeito diurético discreto. Além disso, morte ou readmissão hospitalar por causa cardiovascular ou renal ocorreu em proporção semelhante nos grupos rolofilina e placebo[60]. Concordando com o que se observou no estudo *Protect*, dados preliminares do estudo *Trident 1*, testando o uso de outro antagonista seletivo do receptor A1 da adenosina, a tonopofilina, não demonstraram nenhum efeito protetor sobre a função renal em pacientes com IC[61].

CONCLUSÃO

A resistência à terapia diurética envolve um complexo espectro de mecanismos fisiológicos que culminam em aumento de morbimortalidade. O aumento de avidez ao sódio e a tendência de sobrecarga volêmica extracelular são as causas mais frequentes de hospitalização. Alcançar um balanço adequado de sódio parece ser essencial para o sucesso terapêutico na IC, refletindo a função renal como um todo (em contraste com a creatinina sérica, que reflete apenas a filtração glomerular).

Apresenta-se como um desafio para os clínicos, sendo que estratégias para melhorar a capacidade de resposta aos pacientes incluem restrição de líquidos e sal, aumento da dose diurética, transformação de via oral para intravenosa, infusão contínua, e terapia de combinação. Várias dessas estratégias podem ser utilizadas simultaneamente para combater a resistência diurética e promover alívio sintomático de edema nos pacientes críticos, internados em enfermaria, ou mesmo em regime ambulatorial.

Resposta diurética prejudicada é um problema comum em pacientes com IC aguda e fortemente associada a desfechos clínicos ruins, intra ou pós-hospitalares. Foram propostas medidas quantitativas para resposta diurética, mas que precisam ser validadas em outras populações de pacientes com IC aguda. Além de estabelecer o valor de métricas de resposta diurética como marcadores prognósticos, a identificação precoce de pacientes em risco de uma resposta diurética ruim pode permitir o início de terapias para modificar sua resposta. Estudos prospectivos com uma métrica validada de resposta diurética para identificar pacientes que são resistentes aos diuréticos são o primeiro passo necessário para determinar as melhores estratégias para a superação da resistência a diuréticos e, consequentemente, determinar se tais métricas levam a melhores resultados.

Vários são os motivos que contribuem para o desenvolvimento de resistência à ação diurética, porém a associação de diuréticos parece ser a forma mais efetiva de se manejar casos refratários.

REFERÊNCIAS BIBLIOGRÁFICAS

1. Brater DC. Diuretic therapy. *N Engl J Med* 1998; **339**: 387-395.
2. terMaaten JM, Valente MA, Damman K *et al.* Diuretic response in acute heart failure – pathophysiology, evaluation, and therapy. *Nat Rev Cardiol* 2015; **12**: 184-192.
3. Jackson EK. Diuretics. In Brunton LL (ed). *Goodman & Gilman's the Pharmacological Basis on Therapeutics.* 12th ed. McGraw-Hill: New York, 2011, pp 706-725.
4. Neuberg GW, Miller AB, O'Connor CM *et al.* Diuretic resistance predicts mortality in patients with advanced heart failure. *Am Heart J* 2002; **144**: 31-38.
5. Valente MA, Voors AA, Damann K *et al.* Diuretic response in acute heart failure: clinical characteristics and prognostic significance. *Eur Heart J* 2014; **35**: 1284-1293.
6. Fonarow GC, ADHERE Scientific Advisory Committee. The Acute Decompensated Heart Failure National Registry (ADHERE): opportunities to improve care of patients hospitalized with acute decompensated heart failure. *Rev Cardiovasc Med* 2003; 4 Suppl 7: S21-S30.
7. Freda BJ, Slawsky M, Mallidi J, Braden GL. Decongestive treatment of acute decompensated heart failure: cardiorenal implications of ultrafiltration and diuretics. *Am J Kidney Dis* 2011; **58**: 1005-1017.
8. Verbrugge FH, Dupont M, Steels P *et al.* The kidney in congestive heart failure: 'are natriuresis, sodium, and diuretics really the good, the bad and the ugly? *Eur J Heart Fail* 2014; **16**: 133-142.
9. Felker GM, Lee KL, Bull DA *et al.* Diuretic strategies in patients with acute decompensated heart failure. *N Engl J Med* 2011; **364**: 797-805.
10. Gentilini P, Casini-Raggi V, Di Fiore G *et al.* Albumin improves the response to diuretics in patients with cirrhosis and ascites: results of a randomized, controlled trial. *J Hepatol* 1999; **30**: 639-645.
11. Ghafari A, Mehdizadeh A, Alavi-Darazam I *et al.* Co-administration of albumin-furosemide in patients with the nephrotic syndrome. *Saudi J Kidney Dis Transpl* 2011; **22**: 471-475.
12. Phakdeekitcharoen B, Boonyawat K. The added up albumin enhances the diuretic effect of furosemide in patients with hypoalbuminemic chronic kidney disease: a randomized controlled study. *BMC Nephrol* 2012; **13**: 92.
13. Jentzer JC, DeWald TA, Hernandez AF. Combination of loop diuretics with thiazide-type diuretics in heart failure. *J Am Coll Cardiol* 2010; **56**: 1527-1534.
14. Bragadottir G, Redfors B, Ricksten SE. Mannitol increases renal blood flow and maintains filtration fraction and oxygenation in postoperative acute kidney injury: a prospective interventional study. *Crit Care* 2012; **16**: R159.
15. Felker GM, Mentz RJ. Diuretics and ultrafiltration in acute decompensated heart failure. *J Am Coll Cardiol* 2012; **59**: 2145-2153.
16. Sarraf M, Masoumi A, Schirier RW. Cardiorenal syndrome in acute decompensated heart failure *Clin J Am Soc Nephro* 2009; **4**: 2013-2026.
17. Thomson MR, Nappi JM, Dunn SP *et al.* Continuous versus intermittent infusion of furosemide in acute decompensated heart failure. *J Card Fail* 2010; **16**: 188-193.
19. Palazzuoli A, Pellegrini M, Ruocco G *et al.* Continuous versus bolus intermittent loop diuretic infusion in acutely decompensated heart failure: a prospective randomized trial. *Crit Care* 2014; **28**: R134.
19. Kunau RT, Weller DR, Webb HL. Clarification of the site of action of chlorothiazide in the rat nephron. *J Clin Invest* 1975; **56**: 401-407.
20. Channer KS, McLean KA, Lawson-Matthew P *et al.* Combination diuretic treatment in severe heart failure: a randomised controlled trial. *Br Heart J* 1994; **71**: 146-150.
21. Brater DC, Kaojarern S, Chennavasin P. Pharmacodynamics of the diuretic effects of aminophylline and acetazolamide alone and combined with furosemide in normal subjects. *J Pharmacol Exp Ther* 1983; **227**: 92-97.
22. Khan MI. Treatment of refractory congestive heart failure and normokalemic hypochloremic alkalosis with acetazolamide and spironolactone. *Can Med Assoc J* 1980; **123**: 883-887.
23. Kassamali R, Sica DA. Acetazolamide: a forgotten diuretic agent. *Cardiol Rev* 2011; **19**: 276-278.
24. Turagam MK, Velagapudi P, Kalra AS *et al.* Outcomes of furosemide-mannitol infusion in hospitalized patients with heart failure: an observational single-center cohort study of 122 patients. *Int J Cardiol* 2011; **151**: 232-234.
25. The RALES Investigators. Effectiveness of spironolactone added to an angiotensin-converting enzyme inhibitor and a loop diuretic for severe chronic congestive heart failure (the Randomized Aldactone Evaluation Study [RALES]). *Am J Cardiol* 1996; **78**: 902-907.

26. van Vliet AA, Donker AJ, Nauta JJ *et al.* Spironolactone in congestive heart failure refractory to high-dose loop diuretic and low-dose angiotensin-converting enzyme inhibitor. *Am J Cardiol* 1993; **71**: 21A-28A.
27. Ferreira JP, Santos M, Almeida S *et al.* Mineralocorticoid receptor antagonism in acutely decompensated chronic heart failure. *Eur J Intern Med* 2014; **25**: 67-72.
28. Sigurd, B, Olesen, KH, Wennevold A. The supra-additive natriuretic effect addition of bendroflumethiazide and bumetanide in congestive heart failure. Permutation trial tests in patients in long-term treatment with bumetanide. *Am Heart J* 1975; **89**: 163-170.
29. Olesen KH, Sigurd B. The supra-additive natriuretic effect addition of quinethazone or bendroflumethiazide during long-term treatment with furosemide and spironolactone. Permutation trial tests in patients with congestive heart failure. *Acta Med Scand* 1971; **190**: 233-240.
30. Elkayam U, Ng TM, Hatamizadeh P *et al.* Renal vasodilatory action of dopamine in patients with heart failure: magnitude of effect and site of action. *Circulation* 2008; **117**: 200-205.
31. Chen HH, Anstrom HJ, Givertz MM *et al.* Low-dose dopamine or low-dose nesiritide in acute heart failure with renal dysfunction: the ROSE acute heart failure randomized trial. *JAMA* 2013; **310**: 2533-2543.
32. Triposkiadis FK, Butler J, Karayannis G *et al.* Efficacy and safety of high dose versus low dose furosemide with or without dopamine infusion: the Dopamine in Acute Decompensated Heart Failure II (DAD-HF II) trial. *Int J Cardiol* 2014; **172**: 115-121.
33. Paterna S, Di Pasquale P, Parrinello G *et al.* Changes in brain natriuretic peptide levels and bioelectrical impedance measurements after treatment with high-dose furosemide and hypertonic saline solution versus high-dose furosemide alone in refractory congestive heart failure: a double-blind study. *J Am Coll Cardiol* 2005; **45**: 1997-2003.
34. Licata G, Di Pasquale P, Parrinello G *et al.* Effects of high-dose furosemide and small-volume hypertonic saline solution infusion in comparison with a high dose of furosemide as bolus in refractory congestive heart failure: long-term effects. *Am Heart J* 2003; **145**: 459-466.
35. Paterna S, Di Pasquale P, Parrinello G *et al.* Effects of high-dose furosemide and small-volume hypertonic saline solution infusion in comparison with a high dose of furosemide as a bolus, in refractory congestive heart failure. *Eur J Heart Fail* 2000; **2**: 305-313.
36. Paterna S, Fasullo S, Parrinello G *et al.* Short-term effects of hypertonic saline solution in acute heart failure and long-term effects of a moderate sodium restriction in patients with compensated heart failure with New York Heart Association class III (class C) (SMAC-HF study). *Am J Med Sci* 2011; **342**: 27-37.
37. Bart BA, Boyje A, Bank AJ *et al.* Ultrafiltration versus usual care for hospitalized patients with heart failure: the Relief for Acutely Fluid-Overloaded Patients with Decompensated Congestive Heart Failure (RAPID-CHF) trial. *J Am Coll Cardiol* 2005; **46**: 2043-2046.
38. Costanzo MR, Guglin ME, Saltzberg MT *et al.* Ultrafiltration versus intravenous diuretics for patients hospitalized for acute decompensated heart failure. *J Am Coll Cardiol* 2007; **49**: 675-683.
39. Bart BA, Gldsmith SR, Lee KL *et al.* Ultrafiltration in decompensated heart failure with cardiorenal syndrome. *N Engl J Med* 2012; **367**: 2296-2304.
40. Schrier RW, Gross P, Gheorghiade M *et al.* Tolvaptan, a selective oral vasopressin V2-receptor antagonist, for hyponatremia. *N Engl J Med* 2006; **355**: 2099-2112.
41. Gottlieb SS, Stebbins A, Voors AA *et al.* Effects of nesiritide and predictors of urine output in acute decompensated heart failure: results from ASCEND-HF (acute study of clinical effectiveness of nesiritide and decompensated heart failure). *J Am Coll Cardiol* 2013; **62**: 1177-1183.
42. Packer M, Colucci W, Fisher L *et al.* Effect of levosimendan on the short-term clinical course of patients with acutely decompensated heart failure. *JACC Heart Fail* 2013; **1**: 103-111.
43. Ronco C, McCullough P, Anker SD *et al.* Cardio-renal syndromes: report from the consensus conference of the acute dialysis quality initiative. *Eur Heart J* 2010; **31**: 703-711.
44. Pokhrel N, Maharjan N, Dhakal B *et al.* Cardiorenal syndrome: A literature review. *Exp Clin Cardiol* 2008; **13**: 165-170.
45. Liang KV, Williams AW, Greenne EL *et al.* Acute descompensated heart failure and the cardiorenal syndrome. *Crit Care Med* 2008; **36** (1 Suppl): S75-S88.
46. Kellum A, Decker JM. Use of dopamine in acute renal failure: A meta-analysis. *Crit Care Med* 2001; **29**: 1526-1531.
47. Ali SS, Olinger CC, Sobokotka P *et al.* Enhanced sodium extraction with ultrafiltration compared with intravenous diuretics. *J Card Fail* 2006; **12** (6 Suppl): S114.
48. Constanzo MR, Guglin MC, Saltzberg MT *et al.* Ultrafiltration versus intravenous diuretics for patients hospitalized for acute decompensated heart failure. *J Am Coll Cardiol* 2007; **49**: 675-683.
49. Bart BA, Goldsmith SR, Lee KL *et al.* Ultrafiltration in decompensated heart failure with cardiorenal syndrome. *N Engl J Med* 2012; **367**: 2296-2304.
50. Nielsen S, Frokiaer J, Knepper MA *et al.* Aquaporins in the kidney: from molecules to medicine. *Physiol Rev* 2002; **82**: 205-244.
51. Gheorghiade M, Konstam MA, Burnett JC Jr *et al.* Short-term clinical effects of tolvaptan, an oral vasopressin antagonist, in patients hospitalized for heart failure: the EVEREST Clinical Status Trials. *JAMA* 2007; **297**: 1332-1343.
52. Konstam MA, Gheorghiade M, Burnett JC Jr *et al.* Effects of oral tolvaptan in patients hospitalized for worsening heart failure: the EVEREST Outcome Trial. *JAMA* 2007; **297**: 1319-1331.
53. Gheorghiade M, Gattis WA, O'Connor CM *et al.* Effects of tolvaptan, a vasopressin antagonist, in patients hospitalized with worsening heart failure: a randomized controlled trial. *JAMA* 2004; **291**: 1963-1971.
54. Cárdenas A, Ginès P, Marotta P *et al.* Tolvaptan, an oral vasopressin antagonist, in the treatment of hyponatremia in cirrhosis. *J Hepatol* 2012; **56**: 571-578.
55. Sackner-Bernstein JD, Skopicki HA, Aaronson KD. Risk of worsening renal function with nesiritide in patients with acutely decompensated heart failure. *Circulation* 2005; **111**: 1487-1491.
56. Yancy CW, Saltzberg MT, Berkowitz RL *et al.* Safety and feasibility of using serial infusions of nesiritide for heart failure in an outpatient setting (from the FUSION I trial). *Am J Cardiol* 2004; **94**: 595-601.
57. Yancy CW, Krum H, Massie BM *et al.* The Second Follow-up Serial Infusions of Nesiritide (FUSION II) trial for advanced heart failure: study rationale and design. *Am Heart J* 2007; **153**: 478-484.
58. Koniari K, Nikolaou M, Paraskevaids I *et al.* Therapeutic options for the management of the cardiorenal syndrome. *Int J Nephrol* 2010; **2011**: 194910.
59. Mebazaa A, Nieminen MS, Packer M *et al.* Levosimendan vs dobutamine for patients with acute decompensated heart failure: the SURVIVE Randomized Trial. *JAMA* 2007; **297**: 1883-1891.
60. Voors AA, Dittrich HC, Massie BM *et al.* Effects of the adenosine A1 receptor antagonist rolofylline on renal function in patients with acute heart failure and renal dysfunction: results from PROTECT (Placebo-Controlled Randomized Study of the Selective Adenosine A1 Receptor Antagonist Rolofylline for Patients Hospitalized with Acute Decompensated Heart Failure and Volume Overload to Assess Treatment Effect on Congestion and Renal Function). *J Am Coll Cardiol* 2011; **57**: 1899-1907.
61. Abraham WT. Results of the TRIDENT-1 trial: a phase 2b study to assess the safety and tolerability of IV tonapofylline in subjects with acute decompensated heart failure and renal insufficiency. Paper presented at: the European Society of Cardiology Heart Failure Congress, Late Breaking Clinical Trials; May 30, 2010; Berlin, Germany.

Seção 3

Glomerulopatias

◆

7

NEFROPATIA POR IgA APÓS TRANSPLANTE RENAL

Diogo Buarque Cordeiro Cabral
Gianna Mastroianni Kirsztajn

◆

INTRODUÇÃO

As glomerulonefrites representam a etiologia da doença renal crônica em cerca de 40% dos pacientes em lista de espera para transplante renal[1]. Vale ressaltar que a sobrevida do enxerto renal aumentou, principalmente a partir das décadas de 1980 e 1990[2] e, atualmente, a recorrência das glomerulonefrites representa a terceira causa de perda do rim transplantado em 10 anos, após rejeição crônica e óbito com enxerto funcionante[3]. É notório que, apesar dos avanços na imunossupressão e consequente redução na incidência de rejeição aguda, a recidiva de glomerulopatias não declinou e tem relevância cada vez maior[4]. Devido à disparidade entre a oferta de órgãos e o número crescente de pacientes em diálise, prolongar a sobrevida do rim transplantado tornou-se uma meta essencial e desafiadora. Nesse caminho, as doenças recorrentes após o transplante renal representam importante obstáculo a ser superado.

A nefropatia por imunoglobulina A (NIgA) é a forma mais comum de glomerulonefrite primária no mundo[5]. Sua prevalência varia de acordo com a região geográfica e as indicações para biópsia renal dos diferentes serviços, podendo alcançar 45% entre as glomerulopatias submetidas a biópsia renal no continente asiático[6]. No Brasil, foi a terceira causa de glomerulopatia primária, representando 17,8% dos casos biopsiados, segundo o registro de glomerulonefrites da cidade de São Paulo[7]. É a causa de doença renal crônica estágio 5 (DRC5) em até 20% dos transplantes renais[8]. NIgA secundária não é comum, mas há relatos de associação da doença com cirrose, doença celíaca, dermatite herpetiforme, infecção pelo vírus da imunodeficiência humana (HIV), tuberculose, artrites soronegativas, doença inflamatória intestinal e neoplasias, como linfoma[9].

A NIgA é definida histologicamente pelo depósito mesangial difuso dominante ou codominante de IgA. Os depósitos são formados por uma forma aberrante de IgA, deficiente em galactose, e autoanticorpos IgA ou IgG. Apesar de os mecanismos de ativação das células mesangiais não serem conhecidos em detalhes, o que se segue é a lesão glomerular através da proliferação celular do mesângio e da expansão dos componentes da matriz extracelular[10].

A apresentação clínica tem espectro variado, desde hematúria microscópica isolada até glomerulonefrite rapidamente progressiva; mas, em geral, cursa de forma indolente, progredindo para DRC5 em 30 a 50% dos casos, após 25 anos de seguimento[11].

Os achados à microscopia óptica também são bastante variados e recentemente a classificação de Oxford, desenvolvida por um grupo de trabalho internacional, ressaltou quatro características histopatológicas em rins nativos – hipercelularidade mesangial, glomeruloesclerose segmentar, hipercelularidade endocapilar e fibrose intersticial/atrofia tubular – como preditoras do prognóstico renal, independentemente dos aspectos clínicos[12]. Essa classificação, que utiliza um sistema de escore semiquantitativo, já foi validada para uso em rins nativos em diferentes populações, incluindo pacientes não avaliados na coorte originalmente estudada, como aqueles com ritmo de filtração glomerular (RFG) menor que 30mL/min/1,73m^2 e proteinúria menor que 0,5g/24h[13-19].

Do ponto de vista clínico, RFG, nível de proteinúria e hipertensão arterial sistêmica, por ocasião do diagnóstico, são considerados fatores de risco para DRC5[9]. Além desses, estudos observacionais relatam associação de sobrepeso com maior proteinúria, lesões histológicas mais graves e progressão para DRC5 em pacientes com NIgA[20,21].

Após o transplante renal, a NIgA é uma das glomerulonefrites recorrentes mais comuns, ocorrendo em aproximadamente um terço dos casos, mas pode chegar a 61%, quando são realizadas biópsias protocolares e com maior tempo de seguimento[22, 23]. Nenhum fator preditivo de recorrência foi definido, apesar de alguns fatores terem sido associados a maior risco, como receptores jovens, doença de rápida progressão no rim nativo, especialmente as formas crescênticas, doador vivo relacionado e presença de HLA-DR4 e B35[22-27]. Recentemente, foi descrito menor risco de recidiva com o uso de imunoglobulina antitimócito na indução[28] e esquemas imunossupressores de manutenção com corticosteroides (CE)[29]. O uso de esquema imunossupressor com micofenolato mofetil não mostrou papel protetor para prevenção de recorrência, comparado com azatioprina (AZA), nem a conversão após o diagnóstico preveniu a progressão para DRC5[30]. Inicialmente descrita por Berger *et al*[31], em 1975, os primeiros relatos referiam-se a um curso relativamente benigno da NIgA pós-transplante; contudo, estudos mais recentes e com maior tempo de seguimento indicam perda do enxerto devido à nefropatia em até 50% dos pacientes com recorrência[24,126,32-35]. De forma que, após cinco anos de transplante, essa condição se torna um problema relevante, exceto quando a falência prévia do enxerto por outros mecanismos mascara sua ocorrência[36].

APRESENTAÇÃO CLÍNICA

Pode surgir precocemente, mas, em geral, a recorrência é diagnosticada em média três anos após o transplante, dependendo da apresentação clínica e das indicações de biópsia[24,35,37]. Conserva o espectro de manifestações encontrado em rins nativos, porém é frequente apresentar-se com hematúria dismórfica e proteinúria subnefrótica[24,38]. A presença de disfunção do enxerto no momento da biópsia é comum, ocorrendo em 75% da coorte de 56 casos de NIgA pós-transplante (recorrente ou *de novo*) acompanhados em nosso serviço (dados ainda não publicados), semelhante ao descrito previamente[37,39-40], apesar de outros investigadores demonstrarem menor incidência de disfunção no enxerto, variando entre 13,5 e 40,5%[24,41-43].

HISTOPATOLOGIA

Segundo Oka *et* a*l*[44], as lesões glomerulares ativas são mais raras na NIgA pós-transplante do que em rins nativos, especulando-se se isso seria decorrente do efeito dos imunossupressores utilizados após o transplante. Contudo, estudos subsequentes com maior número de pacientes descreveram maior frequência de lesões ativas, incluindo crescentes[37,39,43]. Moroni *et al*[43] identificaram pacientes com pior prognóstico do enxerto, utilizando a classificação de Oxford para as lesões histológicas da NIgA pós-transplante, além de associar a presença de crescentes ao maior risco de perda, fato também relatado por outros autores[39,45]. Em estudo com maior número de pacientes, a presença de proliferação mesangial não foi preditora do desfecho renal, mas reiterou a utilidade da classificação de Oxford, ao associar a presença de proliferação endocapilar, esclerose segmentar e fibrose tubulointersticial maior que 25% com menor sobrevida do enxerto[46].

Aplicamos a classificação de Oxford, como fizeram poucos autores anteriormente, a partir da revisão de 22 biópsias de enxertos renais, constatando, em nosso estudo, que as lesões indicadoras de atividade (hipercelularidade mesangial ou endocapilar e crescentes) foram mais frequentes nos pacientes que perderam o enxerto pela NIgA, sem, entretanto, atingir significância estatística, provavelmente devido ao reduzido número de biópsias disponíveis para análise. É relevante salientar que, apesar da elevada frequência de esclerose segmentar, o compartimento tubulointersticial estava relativamente preservado no momento do diagnóstico, ressaltando o impacto negativo do acometimento glomerular na história natural do rim transplantado (dados ainda não publicados).

FATORES PROGNÓSTICOS

Persistem controversos os fatores determinantes de progressão para a perda do rim transplantado. Na avaliação de 1.207 receptores de transplante que tinham NIgA como causa da DRC5, a presença do haplótipo HLA-B8 e DR3 foi associada à menor sobrevida do enxerto, independente da recidiva da glomerulopatia[47]. Estudos recentes avaliaram fatores prognósticos na NIgA pós-transplante, a maioria envolvendo populações de origem asiática. Guo *et al*[39], ao estudar 42 casos, relataram que, no momento do diagnóstico, o grupo que perdeu o enxerto, independente da causa, apresentou proteinúria maior e mais frequente, assim como RFG e níveis séricos de albumina e proteínas totais inferiores aos do grupo com enxerto funcionante. De forma semelhante, Kiattisunthorn *et al*[41] também associaram maiores níveis de proteinúria e creatinina sérica no momento do diagnóstico a pior prognóstico renal. Além da creatinina sérica, Namba *et al*[36], estudando um grupo de pacientes transplantados em que predominavam doadores vivos, associaram hipertensão arterial sistólica e ausência de tratamento com inibidor da enzima conversora de angiotensina (IECA) a maior risco de perda do enxerto. Em estudos anteriores, Wang *et al*[37] já identificavam a creatinina sérica como fator de risco para a perda do enxerto pela NIgA e a tendência a pior desfecho renal em associação com proteinúria e hipertensão arterial sistólica; da mesma forma, Kimata *et al*[48] apontaram a proteinúria como marcador de pior prognóstico renal. Os pacientes da amostra estudada por nós apresentavam RFG basais semelhantes, observando-se, entretanto, que a disfunção do enxerto foi estatisticamente mais frequente entre aqueles que perderam o rim transplantado, em consonância com os outros resultados relatados. Da mesma forma, maior proteinúria e pressão arterial sistólica no seguimento foram associadas à perda do enxerto, conforme descrito em rins nativos com NIgA[49-50]. Han *et al*[51] relataram o impacto negativo da coexistência de nefropatia crônica no enxerto e NIgA na sobrevida do enxerto renal.

Apesar de Wang *et al*[37], estudando amostra de 14 pacientes com NIgA no enxerto, terem relatado tendência a menor sobrevida do enxerto nos rins de doadores vivos relacionados, esse resultado não se repetiu em outros estudos com maior número de pacientes[24,37,41,48].

TRATAMENTO

Já se sabe que a NIgA pós-transplante não é sempre uma condição benigna e que tem impacto negativo na sobrevida do enxerto, principalmente após o quinto ano[37,40]. Os esquemas imunossupressores habituais não têm impacto na recorrência da NIgA e nenhum tratamento imunossupressor adicional apresentou benefício comprovado até o momento[11,52].

São poucas as publicações acerca do tratamento da NIgA pós-transplante. Reconhecendo-se que proteinúria e hipertensão arterial são manifestações comuns da glomerulopatia e fatores de risco para a perda do rim transplantado, uma das intervenções relatadas é o uso de bloqueadores do sistema renina-angiotensina-aldosterona (SRAA)[48], com benefício comprovado tanto em casos de NIgA em rins nativos[9] quanto na antes denominada nefropatia crônica do enxerto[53,54]. Em trabalho com glomerulonefrites pós-transplante, incluindo NIgA, o uso de IECA ou bloqueador do receptor II da angiotensina (BRA) foi associado a melhor prognóstico renal, independente de mudanças na imunossupressão[55]. No estudo de Oka *et al*[44], o uso de trandolapril foi associado à redução significativa da pressão arterial média e proteinúria em um subgrupo de 10 pacientes com NIgA no rim transplantado e proteinúria de no mínimo 0,3g/24h. Em estudos posteriores, Ponticelli *et al*[24] e Courtney *et al*[56] identificaram tendência à maior sobrevida do enxerto com NIgA no grupo que usou IECA ou BRA, contudo sem relato de proteinúria, RFG e pressão arterial dos grupos comparados. Nenhuma terapia imunossupressora específica para NIgA pós-transplante foi até agora definida. Em rins nativos, o uso de CE para tratamento da NIgA nos casos com RFG superior a 50mL/min/1,73m^2 e proteinúria > 1g/24h, apesar do uso de IECA ou BRA por pelo menos três a seis meses, é sugerido pelo *Kidney Disease Improving Global Outcomes* (KDIGO) *Clinical Pratical Guideline for Glomerulonephritis* de 2012, baseado em evidências de nível baixo de qualidade[9]. Mais recentemente, Tesar *et al*[57] compararam, retrospectivamente, 184 pacientes com NIgA em rins nativos que utilizaram CE e drogas bloqueadoras do SRAA em 184 pacientes com o uso isolado de bloqueadores do SRAA. O grupo que utilizou CE apresentou redução significativa da proteinúria e melhor sobrevida renal, inclusive em pacientes com RFG inferior a 50mL/min/1,73m^2 e com benefício proporcional ao valor da proteinúria. Apesar do resultado animador, estudos prospectivos são necessários e estão em andamento. De fato, várias dúvidas persistem, entre as quais o regime de CE ideal e até que valor de RFG o tratamento imunossupressor ainda teria benefício. O uso de outros imunossupressores não é recomendado, exceto nos casos com crescentes e glomerulonefrite rapidamente progressiva[9].

Em nossa experiência, nenhuma mudança na imunossupressão foi associada a melhor desfecho renal; contudo, é preciso relatar que os pacientes com perda do enxerto apresentavam pior RFG no momento do diagnóstico, indicativo de doença mais grave. Considerando-se a heterogeneidade de situações, é precipitado questionar a eficácia do tratamento imunossupressor na população com NIgA pós-transplante. Vale salientar que a remissão, mesmo parcial, da NIgA foi associada a melhor prognóstico renal na população avaliada por nós.

CONCLUSÃO

A condução da NIgA pós-transplante ainda não está bem definida e constitui-se em grande desafio médico, particularmente por saber-se que sua recorrência é comum e pode acarretar perda do enxerto. A partir de aspectos aqui discutidos, entre os quais a relevância da remissão da proteinúria como marcador de bom prognóstico, estudos prospectivos, controlados e randomizados podem ser desenvolvidos, permitindo que medidas terapêuticas adequadas sejam instituídas mais cedo no curso da doença, para evitar a perda do enxerto e a adição de comorbidades após o transplante em pacientes que desenvolveram NIgA.

Agradecimentos

À Profa. Dra. Tainá de Sandes Veras Freitas e ao Prof. Dr. Marcello Fabiano de Franco pelas contribuições no estudo dos nossos casos de NIgA pós-transplante.

REFERÊNCIAS BIBLIOGRÁFICAS

1. ANZDATA Registry. 37th report, chapter 7: Transplant waiting list. Australia and New Zealand Dialysis and Transplant Registry, Adelaide, Australia. 2015. Available from: http://www.anzdata.org.au

2. Hariharan S, Johnson CP, Bresnahan BA *et al.* Improved graft survival after renal transplantation in the United States, 1988 to 1996. *N Engl J Med* 2000; **342:** 605-612.
3. Briganti EM, Russ GR, McNeil JJ *et al.* Risk of renal allograft loss from recurrent glomerulonephritis. *N Engl J Med* 2002; **347:** 103-109.
4. Kaplan B. Overcoming barriers to long-term graft survival. *Am J Kidney Dis* 2006; **47**(4 Suppl 2): S52-S64.
5. D'Amico G. The commonest glomerulonephritis in the world: IgA nephropathy. *Q J Med* 1987; **64**(245): 709-727.
6. Li PK, Ho KK, Szeto CC *et al.* Prognostic indicators of IgA nephropathy in the Chinese-clinical and pathological perspectives. *Nephrol Dial Transplant* 2002; **17:** 64-69.
7. Malafronte P, Mastroianni-Kirsztajn G, Betônico GN *et al.* Paulista registry of glomerulonephritis: 5-year data report. *Nephrol Dial Transplant* 2006; **21:** 3098-3105.
8. Kidney Disease: Improving Global Outcomes (KDIGO) Transplant Work Group. KDIGO clinical practice guideline for the care of kidney transplant recipients. *Am J Transplant* 2009; **9** (Suppl 3): S1-S155.
9. Kidney Disease: Improving Global Outcomes (KDIGO) Glomerulonephritis Work Group. KDIGO Clinical Practice Guideline for Glomerulonephritis. *Kidney Int Suppl*; **2:** 139-274.
10. Suzuki H, Kiryluk K, Novak J *et al.* The pathophysiology of IgA nephropathy. *J Am Soc Nephrol* 2011; **22:** 1795-1803.
11. Ponticelli C, Glassock RJ. Posttransplant recurrence of primary glomerulonephritis. *Clin J Am Soc Nephrol* 2010; **5:** 2363-2372.
12. Working Group of the International IgA Nephropathy Network and the Renal Pathology Society; Cattran DC, Coppo R, Cook HT *et al.* The Oxford classification of IgA nephropathy: rationale, clinicopathological correlations, and classification. *Kidney Int* 2009; **76:** 534-545.
13. Alamartine E, Sauron C, Laurent B *et al.* The use of the Oxford classification of IgA nephropathy to predict renal survival. *Clin J Am Soc Nephrol* 2011; **6:** 2384-2388.
14. Edström Halling S, Söderberg MP, Berg UB. Predictors of outcome in paediatric IgA nephropathy with regard to clinical and histopathological variables (Oxford Classification). *Nephrol Dial Transplant* 2012; **27:** 715-722.
15. Herzenberg AM, Fogo AB, Reich HN *et al.* Validation of the Oxford classification of IgA nephropathy. *Kidney Int* 2011; **80:** 310-7.
16. Kang SH, Choi SR, Park HS *et al.* The Oxford classification as a predictor of prognosis in patients with IgA nephropathy. *Nephrol Dial Transplant* 2012; **27:** 252-258.
17. Katafuchi R, Ninomiya T, Nagata M *et al.* Validation study of oxford classification of IgA nephropathy: the significance of extracapillary proliferation. *Clin J Am Soc Nephrol* 2011; **6:** 2806-2813.
18. Shi SF, Wang SX, Jiang L *et al.* Pathologic predictors of renal outcome and therapeutic efficacy in IgA nephropathy: validation of the oxford classification. *Clin J Am Soc Nephrol* 2011; **6:** 2175-2184.
19. Coppo R, Troyanov S, Bellur S *et al.* Validation of the Oxford classification of IgA nephropathy in cohorts with different presentations and treatments. *Kidney Int* 2014; **86:** 828-836.
20. Bonnet F, Deprele C, Sassolas A *et al.* Excessive body weight as a new independent risk factor for clinical and pathological progression in primary IgA nephritis. *Am J Kidney Dis* 2001; **37:** 720-727.
21. Tanaka M, Tsujii T, Komiya T *et al.* Clinicopathological influence of obesity in IgA nephropathy: comparative study of 74 patients. *Contrib Nephrol* 2007; **157:** 90-93.
22. Furness PN, Roberts IS, Briggs JD. Recurrent glomerular disease in transplants. *Transplant Proc* 2002; **34:** 2422.
23. Ponticelli C, Traversi L, Banfi G. Renal transplantation in patients with IgA mesangial glomerulonephritis. *Pediatr Transplant* 2004; **8:** 334-338.
24. Ponticelli C, Traversi L, Feliciani A *et al.* Kidney transplantation in patients with IgA mesangial glomerulonephritis. *Kidney Int* 2001; **60:** 1948-1954.
25. Chailimpamontree W, Dmitrienko S, Li G *et al.* Probability, predictors, and prognosis of posttransplantation glomerulonephritis. *J Am Soc Nephrol* 2009; **20:** 843-851.
26. Floege J. Recurrent IgA nephropathy after renal transplantation. *Semin Nephrol* 2004; **24:** 287-291.
27. Tang Z, Ji SM, Chen DR *et al.* Recurrent or de novo IgA nephropathy with crescent formation after renal transplantation. *Ren Fail* 2008; **30:** 611-616.
28. Berthoux F, El Deeb S, Mariat C *et al.* Antithymocyte globulin (ATG) induction therapy and disease recurrence in renal transplant recipients with primary IgA nephropathy. *Transplantation* 2008; **85:** 1505-1507.
29. Clayton P, McDonald S, Chadoban S. Steroids and recurrent IgA nephropathy after kidney transplantation. *Am J Transplant* 2011; **11:** 1645-1649.
30. Chandrakantan A, Ratanapanichkich P, Said M *et al.* Recurrent IgA nephropathy after renal transplantation despite immunosuppressive regimens with mycophenolate mofetil. *Nephrol Dial Transplant* 2005; **20:** 1214-1221.
31. Berger J, Yaneva H, Nabarra B, Barbanel C. Recurrence of mesangial deposition of IgA after renal transplantation. *Kidney Int* 1975; **7:** 232-241.
32. Odum J, Peh CA, Clarkson AR *et al.* Recurrent mesangial IgA nephritis following renal transplantation. *Nephrol Dial Transplant* 1994; **9:** 309-312.
33. Freese P, Svalander C, Nordén G, Nyberg G. Clinical risk factors for recurrence of IgA nephropathy. *Clin Transplant* 1999; **13:** 313-317.
34. Frohnert PP, Donadio JV Jr, Velosa JA *et al.* The fate of renal transplants in patients with IgA nephropathy. *Clin Transplant* 1997; **11:** 127-233.
35. Namba Y, Oka K, Moriyama T *et al.* Risk factors for graft loss in patients with recurrent IgA nephropathy after renal transplantation. *Transplant Proc* 2004; **36:** 1314-1316.
36. Wang AY, Lai FM, Yu AW *et al.* Recurrent IgA nephropathy in renal transplant allografts. *Am J Kidney Dis* 2001; **38:** 588-596.
37. Hariharan S, Savin VJ. Recurrent and de novo disease after renal transplantation: a report from the Renal Allograft Disease Registry. *Pediatr Transplant* 2004; **8:** 349-350.
38. Guo JQ, Song BL, Wu ZX *et al.* Prognostic factors for renal allograft survival in patients with immunoglobulin A nephropathy: a case control study. *Mol Med Rep* 2014; **9:** 1179-1184.
39. Ohmacht C, Kliem V, Burg M *et al.* Recurrent immunoglobulin A nephropathy after renal transplantation: a significant contributor to graft loss. *Transplantation* 1997; **64:** 1493-1496.
40. Kiattisunthorn K, Premasathian N, Wongwiwatana A *et al.* Evaluating the clinical course and prognostic factors of posttransplantation immunoglobulin A nephropathy. *Transplant Proc* 2008; **40:** 2349-2354.
41. Lemes-Canuto AP, de Sandes-Freitas TV, Medina-Pestana JO, Mastroianni-Kirsztajn G. IgA nephropaty in patients receiving a renal transplant. *J Ren Care* 2015; [Epub ahead of print].
42. Moroni G, Longhi S, Quaglini S *et al.* The long-term outcome of renal transplantation of IgA nephropathy and the impact of recurrence on graft survival. *Nephrol Dial Transplant* 2013; **28:** 1305-1314.
43. Oka K, Imai E, Moriyama T *et al.* A clinicopathological study of IgA nephropathy in renal transplant recipients: beneficial effect of angiotensin-converting enzyme inhibitor. *Nephrol Dial Transplant* 2000; **15:** 689-695.
44. Jeong HJ, Kim YS, Kwon KH *et al.* Glomerular crescents are responsible for chronic graft dysfunction in post-transplant IgA nephropathy. *Pathol Int* 2004; **54:** 837-842.

45. Lim BJ, Joo DJ, Kim MS *et al.* Usefulness of Oxford classification in assessing immunoglobulin A nephropathy after transplantation. *Transplantation* 2013; **95:** 1491-1497.
46. Andresdottir MB, Haasnoot GW, Persijn GG, Claas FH. HLA-B8, DR3: a new risk factor for graft failure after renal transplantation in patients with underlying immunoglobulin A nephropathy. *Clin Transplant* 2009; **23:** 660-685.
47. Kimata N, Tanabe K, Ishikawa N *et al.* Correlation between proteinuria and prognosis of transplant IgA nephropathy. *Transplant Proc* 1996; **28:** 1537-1539.
48. Bartosik LP, Lajoie G, Sugar L, Cattran DC. Predicting progression in IgA nephropathy. *Am J Kidney Dis* 2001; **38:** 728-735.
49. Kanno Y, Okada H, Saruta T, Suzuki H. Blood pressure reduction associated with preservation of renal function in hypertensive patients with IgA nephropathy: a 3-year follow-up. *Clin Nephrol* 2000; **54:** 360-365.
50. Han SS, Huh W, Park SK *et al.* Impact of recurrent disease and chronic allograft nephropathy on the long-term allograft outcome in patients with IgA nephropathy. *Transpl Int* 2010; **23:** 169-175.
51. Mulay AV, van Walraven C, Knoll GA. Impact of immunosuppressive medication on the risk of renal allograft failure due to recurrent glomerulonephritis. *Am J Transplant* 2009; **9:** 804-811.
52. Opelz G, Wujciak T, Ritz E. Association of chronic kidney graft failure with recipient blood pressure. Collaborative Transplant Study. *Kidney Int* 1998; **53:** 217-222.
53. Artz MA, Hilbrands LB, Borm G *et al.* Blockade of the renin-angiotensin system increases graft survival in patients with chronic allograft nephropathy. *Nephrol Dial Transplant* 2004; **19:** 2852-2857.
54. Requião-Moura LR, Mastroianni-Kirsztajn G, Moscoso-Solorzano GT *et al.* Impact of therapeutic changes on renal graft survival with posttransplant glomerulonephritis. *Transplant Proc* 2007; **39:** 453-456.
55. Courtney AE, McNamee PT, Nelson WE, Maxwell AP. Does angiotensin blockade influence graft outcome in renal transplant recipients with IgA nephropathy? *Nephrol Dial Transplant* 2006; **21:** 3550-3554.
56. Tesar V, Troyanov S, Bellur S *et al.* VALIGA study of the ERA-EDTA Immunonephrology Working Group. Corticosteroids in IgA Nephropathy: A Retrospective Analysis from the VALIGA Study. *J Am Soc Nephrol* 2015; **26:** 2248-2258.

8

MICROANGIOPATIAS TROMBÓTICAS

Lilian Monteiro Pereira Palma
Maria Helena Vaisbich

◆

INTRODUÇÃO

As microangiopatias trombóticas (MAT) compreendem um grupo de doenças com diferentes etiopatogenias cujas características são anemia hemolítica microangiopática, não imune, plaquetopenia e trombose microvascular, independente da causa ou do órgão envolvido[1]. Podem ser hereditárias ou adquiridas e ocorrem em crianças e adultos. Apesar de sua diversidade de causas, são interligadas por padrões clínicos e patológicos comuns: formação de microtrombos, consumo de plaquetas, processo inflamatório e aumento do estresse oxidativo em vasos de pequeno calibre[2].

A análise histológica revela espessamento da parede dos vasos, edema da célula endotelial (endoteliose), expansão subendotelial pelo edema ou aumento dos componentes da matriz e destacamento da membrana basal, acúmulo de *debris* no espaço subendotelial, aumento da expressão do fator de von Willebrand (FvW) que atrai plaquetas e leva à formação de microtrombos, que ocluem parcial ou completamente a luz dos vasos na microvasculatura e com lâmina elástica interna intacta. O quadro determina a destruição mecânica dos eritrócitos por cisalhamento e, assim, o paciente apresenta hemácias fragmentadas (esquizócitos) no sangue periférico. Consequentemente, os órgãos irrigados pelos vasos acometidos sofrem lesão isquêmica causando sua disfunção[3]. A gravidade das manifestações clínicas depende do grau de isquemia tecidual e de lesão a órgãos-alvo, sendo mais frequentemente acometidos os rins, o cérebro, o trato gastrintestinal e o coração, porém pode ser sistêmico[4].

Os pacientes apresentam-se frequentemente com anemia significativa, plaquetopenia (absoluta ou relativa) e lesão renal, que podem ser detectadas pela presença de edema, oligoanúria, proteinúria, hematúria e comprometimento das funções renais, glomerulares e/ou tubulares, inclusive lesão renal aguda. O acometimento cerebral, quando presente, pode cursar com confusão mental, letargia, convulsões e rebaixamento do nível de consciência até coma. No trato gastrintestinal, pode haver diarreia sanguinolenta mesmo na ausência de agentes infecciosos.

DIAGNÓSTICO DIFERENCIAL ENTRE MICROANGIOPATIA TROMBÓTICA E OUTRAS CONDIÇÕES QUE CURSAM COM A SÍNDROME ANEMIA HEMOLÍTICA MICROANGIOPÁTICA E PLAQUETOPENIA

MAT é somente uma das lesões associadas à síndrome anemia microangiopática e plaquetopenia. Por outro lado, pode haver MAT à biópsia renal, indicada por disfunção renal, sem a presença de anemia microangiopática ou plaquetopenia no sangue periférico, uma vez que essas manifestações periféricas surgem quando a trombose e a estenose arteriolar são extensas o suficiente para causar plaquetopenia e fragmentação das hemácias.

Outras causas de anemia hemolítica microangiopática são a presença de marca-passo, próteses de válvulas cardíacas ou com o uso de circulação extracorporal. Além dessas situações, existem outras descritas no quadro 8.1.

As situações citadas no quadro 8.1 mostram o fator comum que é a estenose arteriolar, a qual gera um processo inflamatório e mecânico que culmina com a fragmentação das hemácias dentro da microvasculatura, levando à plaquetopenia por adesão plaquetária nos trombos. Nos casos de anemia microangiopática associa-

Quadro 8.1 – Doenças arteriolares associadas com anemia hemolítica microangiopática.

Patologia	Principais achados	Exemplos
Trombose de fibrina e plaquetas	Trombos de fibrina e plaquetas em arteríolas e capilares	CID, síndrome HELLP, SAF catastrófica, HAS maligna, HPN
Vasculites	• Necrose fibrinoide (aguda) ou fibrose (crônica) da parede dos vasos • Células inflamatórias • Destruição da LEI • Trombose ocasional	Vasculites autoimunes, vasculites infecciosas (exemplo: *Rickettsia rickettsii*, viremia, fungemia etc.)
Vasculopatias	• Necrose fibrinoide (aguda) ou fibrose (crônica) da íntima • Duplicação da LEI • Trombose ocasional	Esclerodermia renal
Embolismo de células tumorais	• Coágulos intravasculares de células tumorais	Neoplasias metastáticas

LEI = lâmina elástica interna; CID = coagulação intravascular disseminada; síndrome HELLP = *Hemolysis Elevated Liver Enzymes and Low Platelets*; SAF = síndrome antifosfolípide catastrófica; HAS = hipertensão arterial sistêmica; HPN = hemoglobinúria paroxística noturna[2].

dos a doenças oncogênicas metastáticas, a plaquetopenia pode resultar do acometimento da medula óssea. Doenças autoimunes, como lúpus eritematoso sistêmico e esclerodermia e vasculites autoimunes, também podem determinar quadro semelhante. Na gestação, situações como a pré-eclâmpsia, eclâmpsia e síndrome HELLP podem cursar com anemia hemolítica microangiopática, plaquetopenia e disfunção de órgãos; nas vasculites de origem infecciosa, como, por exemplo, na infecção pela *Rickettsia* sp.,vírus ou fungos, pode ocorrer microangiopatia trombótica por lesão direta do endotélio. Quadro semelhante também pode ser decorrente de hipertensão maligna (lesão endotelial por *shear stress*) e, mais raramente, hemoglobinúria paroxística noturna (cuja hemólise intravascular não costuma ter características microangiopáticas).

Em pacientes com sepse, a condição de coagulação intravascular disseminada (CID) também pode cursar com hemólise e plaquetopenia. O diagnóstico diferencial entre CID e MAT pode ser feito pela presença de coagulograma anormal e frequentemente plaquetopenia mais leve na CID[5].

Deve-se ressaltar que muitas dessas situações podem funcionar como condições amplificadoras do complemento e, caso o quadro persista apesar do tratamento da doença de base, deve-se pensar na possibilidade de haver alteração genética que tenha sido manifestada e, consequentemente, perpetuada por ativação exagerada e descontrolada da via alternativa do complemento, sendo a causa subjacente da MAT (ver item Microangiopatias trombóticas associadas às condições amplificadoras do complemento).

Afastando-se essas possibilidades diagnósticas e estabelecendo-se a real probabilidade de o paciente apresentar MAT, as causas dessa entidade devem ser investigadas.

A figura 8.1 mostra, esquematicamente, as principais causas de MAT.

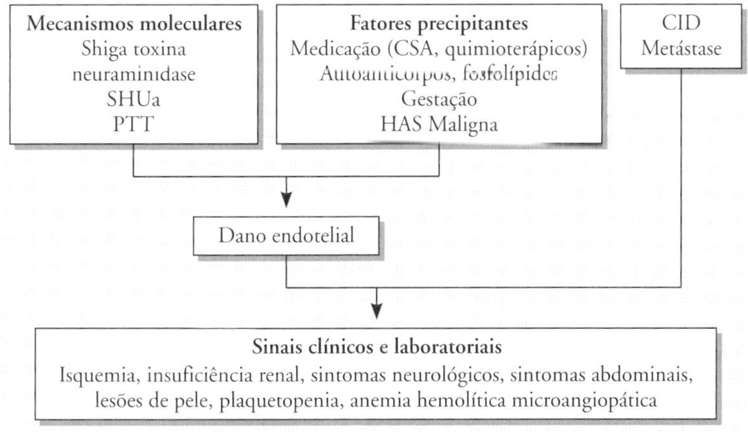

Figura 8.1 – Esquema mostrando as principais causas de microangiopatias trombóticas. CSA = ciclosporina (tacrolimus idem); SHUa = síndrome hemolítico-urêmica atípica; PTT = púrpura trombocitopênica trombótica; CID = coagulação intravascular disseminada; HAS = hipertensão arterial sistêmica.

MICROANGIOPATIAS TROMBÓTICAS

Existem dois grandes grupos:

- Microangiopatias trombóticas primárias.
- Microangiopatias trombóticas associadas às condições amplificadoras do complemento.

MICROANGIOPATIAS TROMBÓTICAS PRIMÁRIAS

As principais causas de MAT primárias estão sumarizadas no quadro 8.2.

Nesse grupo estão incluídas a síndrome hemolítico-urêmica (SHU) e a púrpura trombocitopênica trombótica (PTT).

Quadro 8.2 – Síndromes trombóticas microangiopáticas primárias[6].

Nome	Causa	Características clínicas	Manuseio inicial
		Desordens hereditárias	
MAT mediada por deficiência de ADAMTS 13 (também conhecida como púrpura trombocitopênica trombótica – PTT)	Mutações na ADAMTS 13 homozigotas ou heterozigotas compostas	Apresentação inicial principalmente na infância, mas também pode ser em adultos; evidência de lesão isquêmica de órgãos; pacientes com mutações heterozigotas são assintomáticos	Infusão de plasma
MAT mediada pelo complemento (também conhecida como síndrome hemolítico-urêmica atípica – SHUa)	Mutações nos fatores H, I e B do complemento, C3 e CD46 e outros genes do complemento, causando ativação descontrolada da via alternativa do complemento	A apresentação inicial é na infância, mas também pode ser em adultos; lesão renal aguda é comum; pacientes com mutações heterozigotas podem ser sintomáticos	Infusão de plasma ou plasmaférese, agente anticomplemento
MAT mediada por erro no metabolismo	Mutações homozigotas no gene MMACHC (que codifica acidúria metilmalônica e a proteína de homocistinúria tipo C)	Apresentação inicial tipicamente em crianças < 1 ano; também relatada em adulto jovem com hipertensão e lesão renal aguda	Vitamina B_{12}, betaína e ácido fólico
MAT mediada por coagulação	Mutações homozigotas no gene DGKE (quinase diacilglicerol); mutações no PLG (plasminogênio) e na THBD (trombomodulina)	Apresentação inicial com lesão renal aguda é típica em crianças < 1 ano com mutação DGKE; as características clínicas das outras desordens ainda não foram descritas	Infusão de plasma
		Desordens adquiridas	
MAT mediada por deficiência de ADAMTS 13 (PTT)	Atividade da ADAMTS 13 inibida por autoanticorpos	Apresentação inicial incomum na infância; manifesta-se com evidência de lesão isquêmica de órgãos; lesão renal aguda é incomum	Plasmaférese; imunossupressão
MAT mediada pela toxina Shiga (também conhecida como síndrome hemolítico-urêmica – SHU-ST)	Infecção entérica por cepas de *E. coli* ou *S. dysentheriae* secretoras de toxina Shiga	Apresentação inicial mais comum em crianças, tipicamente com lesão renal aguda; a maioria dos casos é esporádica; também pode ocorrer em grandes surtos	Cuidados de suporte
MAT mediada por droga (reação imunológica)	Quinina e outras medicações possíveis; com várias células afetadas por anticorpos droga-dependentes	Apresentação inicial é quadro agudo de sintomas sistêmicos graves com lesão renal aguda anúrica	Remoção da droga; cuidados de suporte
MAT mediada por droga (reação tóxica dose-relacionada)	Múltiplos mecanismos potenciais (exemplo, inibidor de VEGF)	Falência renal gradual ocorre em semanas a meses	Remoção da droga; cuidados de suporte
MAT mediada pelo complemento (SHUa)	Inibição da atividade do fator H do complemento por anticorpo	Apresentação inicial com lesão renal aguda em adultos e crianças	Plasmaférese; imunossupressão; agente anticomplemento

MAT = microangiopatia trombótica; PTT = púrpura trombocitopênica trombótica; VEGF = *vascular endothelial growth factor.*

Durante muitos anos, a distinção entre essas entidades foi somente clínica; entretanto, recentes avanços mostraram que a PTT é caracterizada por deficiência na atividade da enzima ADAMTS 13 (uma desintegrina e metaloproteinase com um *motif* trombospondina tipo 1), responsável pela clivagem do fator de von Willebrand, envolvido na coagulação sanguínea, enquanto a microangiopatia e a trombose na síndrome hemolítico-urêmica (SHU) resultam, principalmente, da exposição do indivíduo às toxinas Shiga ou anormalidades na regulação do sistema complemento.

Esse foi um avanço na distinção dessas doenças e possibilitou que pacientes com PTT sejam diagnosticados de forma impactante. Assim, pacientes com suspeita de SHU, tanto típica quanto atípica, devem sempre ter medida a atividade da enzima ADAMTS 13 antes que recebam plasma ou que sejam submetidos à plasmaférese. Em paciente com MAT e atividade normal da ADAMTS 13 (> 5% e anticorpo inibidor negativo), fica estabelecida a possibilidade de se tratar de um caso de SHU – a investigação deve prosseguir para identificar se é SHU típica (também chamada de STEC-SHU) ou atípica (SHUa). O diagnóstico preciso é de suma importância, uma vez que o tratamento difere de uma doença para outra.

Cabe ressaltar que muitas vezes o caso é crítico e que essas etapas de investigação devem ser executadas simultaneamente à intervenção, tentando-se abreviar o tempo entre o diagnóstico e o início do tratamento apropriado.

Púrpura trombocitopênica trombótica

PTT é uma doença rara, caracterizada por anemia hemolítica microangiopática e trombocitopenia; relatada pela primeira vez em 1924 por Moschowitz[7]. Classicamente, a apresentação envolve anemia hemolítica, trombocitopenia, sintomas neurológicos, envolvimento renal e febre, embora apenas uma minoria se apresente com todos os sintomas[8].

Achados significativos sobre a fisiopatologia dessa doença foram descritos. No início dos anos 1980, multímeros do fator de von Willebrand (ULVWF) foram encontrados no plasma de pacientes com PTT. A presença desses foi associada à falta de clivagem, devido à ausência de atividade da protease de von Willebrand, seja devido à deficiência congênita, seja devido a um autoanticorpo IgG. Essa protease foi nomeada ADAMTS 13 (proteína da família desintegrina e metaloproteinase com sítios semelhantes à trombospondina 1), que processa os ULVWF secretados do endotélio vascular, por clivagem proteolítica. Sua deficiência resulta em multímeros largos, não usuais e no risco de trombos plaquetários nos pequenos vasos com altas taxas de "cisalhamento"[8,9]. A figura 8.2 mostra, esquematicamente, a ação da ADAMTS 13 sobre o fator de von Willebrand em seres humanos normais e em pacientes com PTT.

PTT hereditária é causada por mutações homozigotas ou por um composto de mutações heterozigotas da ADAMTS 13. Paciente com mutações heterozigotas não apresentam anormalidades aparentes. A PTT adquirida é uma desordem imunológica, causada por autoanticorpos que inibem a atividade da ADAMTS 13; sua incidência é maior em adultos do que em crianças[6].

Trombos microvasculares ocorrem em órgãos de pacientes com PTT e consistem em agregados plaquetários, com pouca ou nenhuma fibrina, sem inflamação perivascular ou lesão de célula endotelial[1]. Estudos de citometria de fluxo demonstram que os níveis de antígeno do fator de von Willebrand aderidos a plaquetas nas amostras sanguíneas são maiores durante os episódios de PTT do que nos períodos de recuperação/remissão[1].

Entre as MAT primárias, a PTT raramente causa lesão renal aguda. As características clínicas da forma hereditária são episódios recorrentes de anemia hemolítica microangiopática e trombocitopenia, geralmente com manifestações neurológicas ou outros sinais de lesão

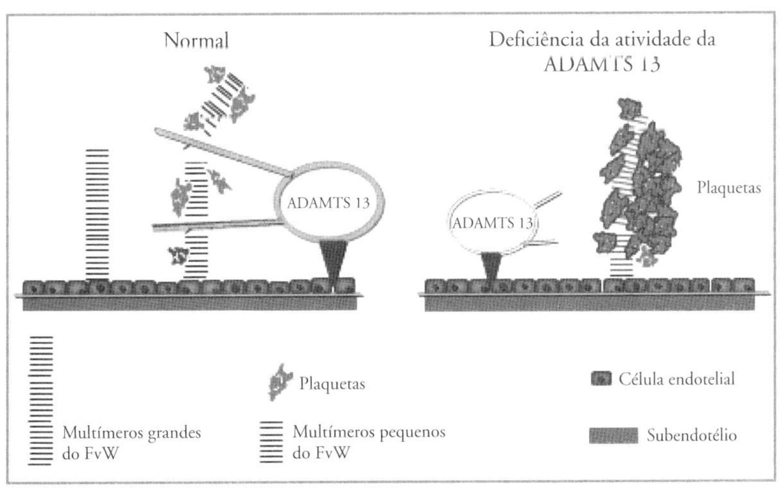

Figura 8.2 – Desenho esquemático mostrando a ação da ADAMTS 13[1]. FvW = fator de von Willebrand[1].

de órgãos. Seu diagnóstico requer a confirmação da deficiência de ADAMTS 13 ou da mutação e da ausência de anticorpo anti-ADAMTS 13[6].

Como a dosagem da atividade de ADAMTS 13 nem sempre está disponível rapidamente e devido à alta mortalidade da PTT nas primeiras horas após a manifestação, existem alguns critérios que podem ser empregados à beira do leito para auxiliar no diagnóstico diferencial entre PTT e SHUa. Na PTT, a plaquetopenia é mais intensa, frequentemente abaixo de 30.000/mm^3/mL, e o acometimento renal é mais leve (creatinina sérica até 2,3mg/dL), ou seja, existe, na maioria dos casos, discrepância entre a plaquetopenia grave e o envolvimento renal. Na SHUa, muito frequentemente o acometimento renal é grave e as plaquetas comumente ficam acima de 30.000/mm^3/mL[10,11].

Sem tratamento, a PTT frequentemente é uma doença fatal, com taxa de mortalidade de 95%. Várias séries de casos demonstram que a plasmaférese proporciona altas taxas de resposta hematológica (aproximadamente 80%) e sobrevida superior a 90%. A eficácia dessa terapia foi comprovada em um estudo clínico prospectivo, randomizado, conduzido pelo *Canadian Apheresis Study Group*, que demonstrou que a plasmaférese era mais efetiva que a infusão de plasma no tratamento de pacientes com PTT, tornando-se o tratamento de escolha nessa população[6,8].

MAT mediada por Shiga-toxina – SHU típica ou STEC-SHU

SHU típica (STEC-SHU) é a causa mais comum de insuficiência renal aguda em crianças[12]. O nome foi proposto pela primeira vez em 1955 por Gasser *et al.* Os padrões clínicos característicos foram descritos em 1962 no relato de cinco crianças entre 6 e 10 meses de idade que apresentaram diarreia precedendo a insuficiência renal[6,13]. A doença é caracterizada por anemia hemolítica microangiopática, trombocitopenia e lesão renal aguda. O início frequentemente segue um episódio de gastroenterite, muitas vezes acompanhada por diarreia sanguinolenta. Karmali *et al* foram os primeiros a descrever a associação entre infecções gastrintestinais por *E. coli* produtoras de toxina Shiga (STX; Vero) e STEC-SHU. Desde então, essas cepas têm sido descritas como a maior causa de ambos os casos de SHU esporádicos e em surtos em muitos países, que decorrem de água, vegetais, produtos bovinos e outros alimentos contaminados[13,14].

Estima-se que a incidência de infecção por *E. coli* produtora de toxina Shiga seja 2,8 milhões de casos/ano ao redor do mundo. A incidência global de STEC-SHU é de 0,2 a 4,28 pessoas/100.000 população. Variações sazonais ocorrem, com maior número de casos no verão. É mais comum em crianças menores de 5 anos e *E. coli* O157 é a cepa produtora de toxina Shiga mais comum, responsável por 724 hospitalizações e 11 mortes/ano nessa faixa etária nos EUA[14].

As toxinas são holotoxinas de 70kD que contêm uma única subunidade A e 5 subunidades B. O dano celular resulta quando a subunidade B reconhece e se liga à globotriaosilceramida (Gb3 ou CD77), que reside na membrana plasmática de certas células eucariotas, tais como células endoteliais, células mesangiais e epiteliais do rim (podócitos e células tubulares). O complexo toxina-Gb3 é internalizado e entra no citoplasma, onde a subunidade A é sintetizada. A apoptose celular resulta da ligação no Gb3 com endocitose, transporte retrógrado, translocação citosólica da toxina Shiga e consequente inativação ribossomal, o que leva à lesão do endotélio e à exposição da camada subendotelial com consequente MAT. A toxina também tem ação na ativação celular, na pró-inflamação e na pró-trombose, facilitando a trombose por secreção endotelial de fator de von Willebrand[6,12,14,15].

As manifestações clínicas descritas nos pacientes infectados pelo patógeno costumam ser pródromos de diarreia profusa e sanguinolenta cerca de 2 a 5 dias após a infecção. Os sinais e sintomas ocorrem após a diarreia, mas apenas em 10 a 15% dos pacientes. Outras manifestações envolvem sintomas neurológicos, hipertensão durante o período agudo e lesão renal aguda com necessidade de diálise[13,14].

A figura 8.3 exemplifica a via de contaminação e manifestações sistêmicas.

Não há tratamento específico para a STEC-SHU. O manuseio clínico deve-se basear em cuidados de suporte com foco na estabilização do paciente até a resolução natural do quadro e recuperação. A maioria dos pacientes é tratada sintomaticamente com infusão de líquido e eletrólitos, suporte nutricional e medicação para hipertensão. Os pacientes com quadro mais grave requerem terapia renal substitutiva e podem vir a precisar de terapia intensiva. Uma revisão sistemática demonstrou que todas as terapias testadas até o momento não demonstraram melhor benefício que a terapia de suporte[14].

MAT mediada por complemento – síndrome hemolítico-urêmica atípica (SHUa)

A SHUa é uma microangiopatia trombótica causada pela incapacidade de regular a ativação da via alternativa do complemento. Como consequência do desbalanço dessa via, ocorre formação do complexo de ataque à membrana (CAM) C5b-9 – perforina –, provocando dano grave às células endoteliais em todo o organismo[16].

Há uma clara base genética para quase dois terços dos casos de SHUa relacionada a uma mutação inativante das proteínas que inibem a via alternativa (fator H, fator I, proteína de cofator de membrana – MCP ou CD46 – e trombomodulina) ou uma mutação do tipo ganho de função dos fatores ativadores da via (C3 ou fator B). A formação de anticorpos IgG antifator H é encontrada quase que exclusivamente na faixa etária pediátrica e está associada a rearranjos genéticos nas proteínas relacionadas ao fator H-1 e 3. Polimorfismos

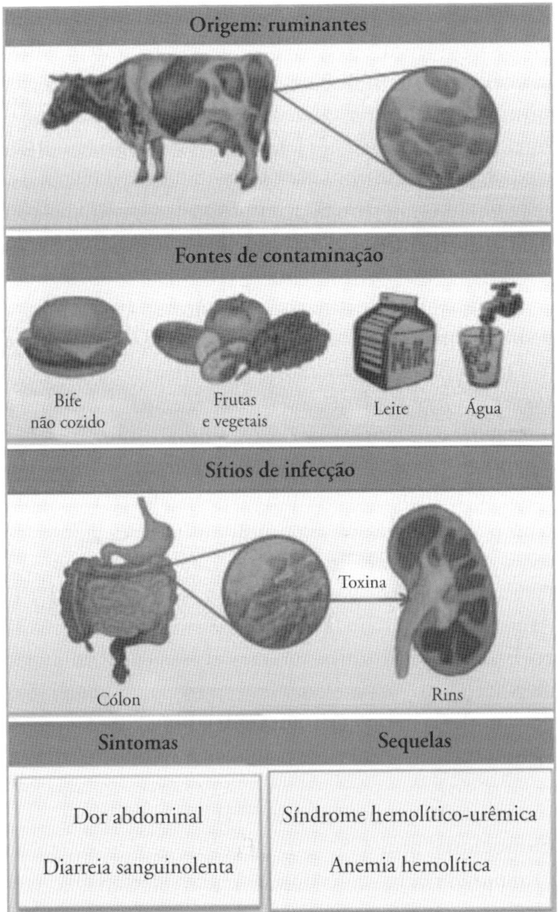

Figura 8.3 – Resumo da infecção por *E. coli* O157:H7, incluindo a fonte da infecção, potenciais vias de contaminação humana, sítios de infecção e lesão, características clínicas mais apresentadas e complicações potenciais em curto prazo[15].

de risco e variantes nesses genes determinam a penetrância da doença em portadores de mutações[17]. Alto título de anticorpo antifator H está relacionado à maior probabilidade de recorrência após transplante, embora haja descrição de bons resultados com o uso de plasmaférese/infusão de plasma (PF/IP) e imunossupressão, e o fato de a grande maioria desses pacientes apresentar deleção completa no gene que codifica CFHRP1 (proteína 1 relacionada ao fator H) pode levar a resposta cruzada contra proteínas exógenas presentes no plasma infundido, tornando PF/IP desaconselhada nessa situação[18].

Até 25% dos pacientes com STEC-SHU e 86% daqueles com MAT associada à gestação apresentaram mutação em algum gene da via alternativa do complemento, o que pode significar que essas condições desmascararam uma SHUa. A formação desregulada do C5b-9 é comum a todos os casos de SHUa, independente da causa. Recentemente, Noris *et al*[19] demonstraram em ensaios *ex-vivo* que pacientes com SHUa, com ou sem mutações genéticas identificadas ou anticorpos antifator H, ativam o complemento na superfície endotelial de forma contínua e crônica. Essa ativação também foi observada em pacientes com ou sem manifestações evidentes de hemólise e pode estar associada à deterioração cardiovascular, falência de múltiplos órgãos, necrose de extremidades[20], estenose de vasos de médio calibre, acidente vascular cerebral isquêmico e oclusão de artéria retiniana com amaurose, descritos inclusive em pacientes com doença renal crônica terminal (DRCT)[21-27]. No Registro de Diálise e Transplante da Austrália e Nova Zelândia, a mortalidade de pacientes com SHUa em hemodiálise ou diálise peritoneal em 5 anos foi de 54% entre 2004 e 2006[28].

O diagnóstico de SHUa é feito clinicamente pela tríade: anemia hemolítica microangiopática, plaquetopenia (absoluta ou queda de pelo menos 25% em relação à contagem plaquetária basal) e lesão de órgão (rins, coração, cérebro, trato gastrintestinal, entre outros), sendo importante para o diagnóstico diferencial afastar outras causas de MAT como PTT ou STEC-SHU (provocada pela toxina Shiga)[29].

Historicamente, PF ou IP têm sido usados no manejo da SHUa. No entanto, 67% dos pacientes adultos com SHUa tratados com PF/IP necessitaram de diálise ou foram a óbito em 3 anos, com taxa de mortalidade de 8% na primeira manifestação e 11% em 3 anos de seguimento[17]. Em relato mais recente, a taxa de mortalidade foi de 2% em adultos e 8% em crianças em 45 meses de seguimento[30].

SHUa e transplante renal

O risco de recorrência da SHUa no enxerto renal tem correlação com o tipo da mutação. O transplante renal é altamente complexo nos pacientes portadores de SHUa com DRCT, uma vez que 50 a 80% dos pacientes com SHUa podem apresentar MAT no enxerto renal[16,31], com perda do enxerto em até 91,6% dos casos[31-33]. Os receptores de transplante renal são expostos ao risco de MAT por fatores que lesam diretamente o endotélio, como drogas imunossupressoras (inibidores de calcineurina e inibidores de mTOR), lesão de isquemia-reperfusão, rejeição e infecções pós-transplante[34].

O uso de doador vivo relacionado nos pacientes com SHUa é contraindicado devido ao risco de mutações ou polimorfismos ainda não detectáveis[35]. Há relatos de SHUa ocorrendo em doadores previamente assintomáticos após a doação, possivelmente deflagrada pelo procedimento cirúrgico (condição amplificadora do complemento). Consensos mais recentes têm recomendado que, caso o doador vivo relacionado seja considerado, a avaliação genética de ambos, doador e receptor, deve ser obtida. O doador pode ser considerado caso ele não possua a mutação detectada no receptor[18]. Os autores ressaltam que os riscos devem ser explorados junto ao doador e recomendam que se tenha eculizumabe disponível caso o doador apresente MAT após o procedimento cirúrgico[18].

Em estudo retrospectivo publicado por Le Quintrec *et al*, 57 pacientes com SHUa receberam 71 transplantes renais. Dos 57 pacientes, 85% eram mulheres, 16% apresentavam SHUa familiar, e 84%, SHUa esporádica. Quatro pacientes faleceram por eventos cardiovasculares. Apenas três enxertos foram de doadores vivos relacionados, os demais de doadores falecidos. A sobrevida global do enxerto censurada para morte foi de 76% em 1 ano e 51% em 5 anos. Rejeição aguda ocorreu em 30% dos 71 transplantes, incluindo 5 episódios de rejeição mediada por anticorpos. Houve recorrência de SHUa em 44 pacientes (incluindo dois pacientes com mutação MCP isolada), cujos maiores fatores de risco foram presença de mutação, uso de inibidores de mTOR (mas não inibidores de calcineurina) e idade do receptor (adultos). A sobrevida do enxerto em 1 ano foi de 44 ± 7% (com recorrência) e 74 ± 5% (sem recorrência); em 5 anos, 36 ± 7% (com recorrência) e 70 ± 8% (sem recorrência). Dos 44 pacientes que apresentaram recorrência, 75% (33/44) receberam PF/IP terapêutica. A plasmaterapia terapêutica não aumentou a sobrevida do enxerto (RR = 1,17 [0,49-2,83] p = 0,7). Nove pacientes receberam PF/IP profilática (início antes do transplante) e a análise multivariada mostrou que a plasmaterapia profilática diminuiu a perda do enxerto (RR = 0,11[0,01-0,84] p = 0,035), com diminuição da recorrência da doença (embora não significativa). Dos 9 pacientes, 4 evoluíram sem MAT, 2 perderam o enxerto por rejeição mediada por anticorpos e 3 apresentaram recorrência com disfunção grave do enxerto – todos tiveram reversão completa da MAT com o bloqueador de C5 eculizumabe, porém com sequela de função do enxerto ao final do primeiro ano pós-transplante[31].

No Instituto da Criança – HCFMUSP – tivemos a oportunidade de acompanhar uma menina que se apresentou inicialmente com hematúria e proteinúria. Durante o seguimento evoluiu com dois episódios de piora da função renal, melhorando com corticoterapia. No terceiro episódio, após três anos de seguimento, apresentou piora grave da função renal, com necessidade de diálise, acompanhada de sinais de anemia hemolítica microangiopática e plaquetopenia, além de sinais e sintomas neurológicos, com sonolência e confusão mental. Naquela ocasião, foi tratada com PF/IP com melhora hematológica, mas evoluiu com doença renal crônica terminal. Fez hemodiálise por sete anos, durante os quais teve alguns episódios de plaquetopenia e mantinha níveis de hemoglobina entre 8 e 10g/dL. Foi submetida a transplante renal com doador falecido e após cerca de 30 minutos do desclampeamento vascular apresentou sinais de anemia hemolítica microangiopática não autoimune e plaquetopenia. Evoluiu com disfunção do enxerto e realizou biópsia renal que mostrou depósitos de C3 nos glomérulos. A medida da atividade da ADAMTS 13 foi normal, afastando PTT. Foi iniciado tratamento com eculizumabe, com recuperação completa hematológica e renal. Está em tratamento há dois anos sem nova ativação da doença ou complicação do tratamento. Este caso claramente indica a necessidade de se ter um diagnóstico antes do transplante renal, permitindo-se que o início do tratamento seja instituído o mais breve possível a partir do diagnóstico. Nos pacientes com SHUa, recomenda-se um preparo para o transplante, o qual deve ser realizado na vigência do tratamento com bloqueador de complemento, eculizumabe.

Também no Instituto da Criança – HCFMUSP – acompanhamos um adolescente com DRCT secundária à glomerulonefrite membranoproliferativa tipo 1. O paciente foi transplantado (doador falecido) e durante o seguimento pós-transplante apresentou vários episódios de anemia e plaquetopenia. A investigação mostrou tratar-se de anemia hemolítica microangiopática e evoluiu com perda progressiva da função do enxerto, apesar de várias sessões de PF e rituximabe. Esse paciente apresentava atividade da ADAMTS 13 normal, afastando PTT. Atualmente, está em programa de diálise e em uso de eculizumabe. Não apresentou mais alterações hematológicas e está em preparo para novo transplante renal. Esse paciente tem anticorpos antifator H, porém não apresentou melhora com a PF nem com a imunossupressão.

Nova era no tratamento da SHUa – anticorpo monoclonal anti-C5

O anticorpo monoclonal humanizado, eculizumabe, liga-se à proteína C5 do complemento com alta afinidade e inibe sua clivagem para C5a e C5b, evitando, assim, a geração subsequente de C5b-9. Em 2013, Legendre *et al*[36] publicaram os resultados do primeiro estudo prospectivo, controlado com eculizumabe na SHUa realizado na Europa e América do Norte com pacientes com 12 anos de idade ou mais. Na primeira etapa, os pacientes receberam eculizumabe de acordo com posologia preestabelecida (indução e manutenção) durante 26 semanas.

Os pacientes foram seguidos em um protocolo de extensão, conforme a seguir[37].

- Estudo 1 (MAT em progressão) – disfunção renal (creatinina > limite superior da normalidade) + hemólise e plaquetopenia persistente apesar de 4 ou mais sessões de terapia com plasma.
- Estudo 2 (MAT de longa duração) – disfunção renal + hemólise e estabilização da contagem plaquetária por oito semanas consecutivas durante a terapia com plasma.

A identificação de mutações genéticas no complemento ou anticorpos antifator H não foi necessária para inclusão e todos os pacientes apresentavam atividade de ADAMTS 13 > 5% e PCR negativo para toxina Shiga nas fezes.

Nos dois estudos (MAT em progressão e MAT de longa duração), o início mais precoce do tratamento com o eculizumabe (um intervalo mais curto entre a manifestação clínica atual de SHUa e a inclusão) foi associado à melhora significativa no ritmo de filtração glomerular durante todo o período de tratamento. No estudo 1 (MAT em progressão), cujo início de eculizumabe ocorreu mais precocemente após a manifestação da doença, 80% dos pacientes ficaram livres de diálise. No estudo 2 (MAT de longa duração), nos quais os pacientes apresentavam SHUa de longa duração, nenhum paciente precisou de nova diálise em 2 anos e houve, inclusive, ganho de filtração glomerular com o uso sustentado da droga ao longo do estudo. A normalização hematológica (ausência de hemólise e normalização plaquetária) ocorreu em 90% dos pacientes. As respostas aos desfechos primários (normalização plaquetária ou estado livre de MAT – ausência de queda de contagem plaquetária > 25%, nenhum uso de PE/IP e nenhum início de diálise) foram observadas na mesma proporção em pacientes com ou sem mutações genéticas identificadas.

Todos os eventos adversos graves possível ou provavelmente relacionados ao eculizumabe resolveram sem interrupção do tratamento. Os eventos adversos foram semelhantes entre os subgrupos de pacientes, incluindo os 15 pacientes que fizeram transplante renal e recebiam terapia concomitante com imunossupressores[31,33,37]. Vale notar que os eventos adversos foram relatados com menos frequência ao longo do tempo desde a semana 26 até a atualização de 2 anos e nenhuma toxicidade cumulativa foi observada.

O tratamento com o eculizumabe efetivamente preveniu e também foi eficaz no tratamento da recorrência de SHUa pós-transplante renal. Um total de 35 pacientes relatados em quatro séries[17,33,38,39] publicadas recebeu eculizumabe no período peritransplante, sendo este mantido até o último seguimento (com informações completas de 34/35 pacientes). Dos 34 pacientes, 33 (97%) evoluíram sem complicações de MAT e mantiveram a função do enxerto no último seguimento, que variou de 3 a 39 meses. Um paciente perdeu o enxerto imediatamente após o transplante por trombose vascular (foi retransplantado com sucesso recebendo eculizumabe).

O eculizumabe foi aprovado em 2011 pelo FDA (*Food and Drug Administration*, Estados Unidos), assim como pela EMA (*European Medicines Agency*). Documentos de consenso recentes recomendam que, uma vez que o diagnóstico de SHUa tenha sido feito, o tratamento com o eculizumabe deve ser iniciado imediatamente[40]. De acordo com as bulas submetidas ao FDA e EMA, o eculizumabe possui indicação clínica para hemoglobinúria paroxística noturna (HPN) e síndrome hemolítico-urêmica atípica (SHUa); a dose dessa última indicação na população adulta é de 900mg/semana, durante 4 semanas; 1.200mg na semana 5 e, posteriormente, 1.200mg a cada 14 dias; a dose para a população pediátrica varia de acordo com o peso de cada paciente, como descrito no quadro 8.3.

Em 2013, Vaisbich *et al*[41] relataram o caso de um lactente seguido no Instituto da Criança – HCFMUSP,

Quadro 8.3 – Posologia de eculizumabe na população pediátrica, de acordo com o peso corporal.

Peso corporal do doente	Fase inicial	Fase de Manutenção
30 a < 40kg	600mg por semana × 2	900mg na semana 3, seguidos de 900mg a cada 2 semanas
20 a < 30kg	600mg por semana × 2	600mg na semana 3, seguidos de 600mg a cada 2 semanas
10 a < 20kg	600mg por semana × 1	300mg na semana 2, seguidos de 300mg a cada 2 semanas
5 a < 10kg	300mg por semana × 1	300mg na semana 2, seguidos de 300mg a cada 3 semanas

(Fonte: Bula europeia, disponível em: http://www.ema.europa.eu/ema/index.jsp?curl=pages/medicines/human/medicines/000791/human_med_001055.jsp&mid=WC0b01ac058001d124).

sexo masculino, previamente hígido, que se apresentou com palidez intensa e foi detectada anemia e plaquetopenia aos 12 meses de idade. Procurou serviço médico e foi diagnosticado com síndrome de Evans (anemia hemolítica autoimune e púrpura trombocitopênica idiopática). Iniciou corticoterapia e evoluiu com hipertensão arterial sistêmica (HAS). Procurou o Instituto da Criança – HCFMUSP –devido à HAS. Entretanto, a investigação mostrou anemia hemolítica não autoimune (hemoglobina baixa, plaquetopenia, aumento de DHL, baixa haptoglobina, teste de Coombs direto negativo, com esquizócitos no esfregaço de sangue periférico), além de sinais de acometimento renal, com hematúria dismórfica, proteinúria e aumento de ureia e creatinina séricas, com D-dímero aumentado, sorologias e autoanticorpos negativos. Não apresentava diarreia e a atividade da ADAMTS13 de 115%, afastando o diagnóstico de PTT. O paciente chegou a iniciar diálise peritoneal (DP), mas apenas durante seis dias. No segundo dia de DP, iniciou tratamento com eculizumabe e apresentou melhora progressiva, tanto hematológica como renal, com recuperação completa da função renal. Tal paciente está em tratamento com esse medicamento há três anos, sendo que nunca mais apresentou reativação da doença e não teve nenhuma complicação do tratamento. Cabe ressaltar que é vacinado adequadamente para a idade, além de ter recebido vacina contra meningococo ACWY e contra meningococo B e faz profilaxia com amoxicilina.

Ao contrário da boa evolução do caso anterior, também acompanhamos no ICr – HCFMUSP uma menina, 1 ano e 7 meses, que iniciou quadro de diarreia aquosa, com laivos de sangue, cerca de 3 episódios/dia em moderada quantidade, acompanhado de dor abdominal em cólicas, vômitos, inapetência e pico subfebril

(37,5°C). Foi admitida em sala de emergência do PS infantil do ICr – HCFMUSP devido à queda do estado geral, extremidades frias, sonolência e má perfusão periférica. À admissão recebeu 4 expansões de 10mL/kg com melhora inicial de perfusão. A investigação revelou tratar-se de anemia hemolítica microangiopática, com aumento de DHL, queda da haptoglobina, atividade da ADAMTS 13 normal, coprocultura negativa (coletada antes da introdução de antibioticoterapia), PCR negativo para a toxina Shiga, sorologias e autoanticorpos negativos. A paciente evoluiu com anúria e foi iniciada diálise. Durante a evolução em UTI, apresentou duas crises convulsivas. Completada a investigação, concluiu-se tratar de SHUa e foi iniciado tratamento com eculizumabe. Apesar da melhora hematológica e renal, a paciente evoluiu para óbito por choque séptico. Esse caso demonstra a necessidade de investigação e estabelecimento rápido do diagnóstico, visto que são pacientes graves e sujeitos às complicações do tratamento em UTI.

Não existem trabalhos prospectivos para avaliar o tempo de duração do tratamento. Em 2014, o grupo de Ardissino *et al*[42] publicou o resultado da descontinuação de eculizumabe em 10 pacientes com SHUa. Todos apresentavam algum tipo de mutação genética e haviam apresentado remissão clínica e laboratorial com eculizumabe. Após a suspensão, os pacientes deveriam fazer testes de urina em domicílio três vezes por semana e procurar atendimento médico caso surgisse hematúria na fita reagente. Cinco pacientes apresentaram hematúria, e três, recidiva de hemólise grave, que precisaram reiniciar as infusões de eculizumabe, com boa resposta. Esses três pacientes apresentavam algum tipo de mutação no gene do fator H. Os demais se mantiveram estáveis até o final do seguimento de 95 meses. As recidivas aconteceram nas primeiras seis semanas após a descontinuação. A maior preocupação da descontinuação de eculizumabe é a forma de se monitorar o paciente, uma vez que mudanças nos exames ou nas condições clínicas refletem lesão tecidual já instalada.

Recentemente, Noris *et al*[19] estudaram 44 pacientes com SHUa e seus familiares por meio de um modelo que permite avaliar a capacidade do plasma desses indivíduos de ativar o complemento na célula endotelial; para tal usaram ensaios *ex-vivo*, avaliando o efeito da incubação do soro dos pacientes, de parentes saudáveis e controles em células endoteliais microvasculares humanas cultivadas (HMEC-1). Os autores estudaram a capacidade de o soro causar ativação do endotélio nessas células mediada por meio do depósito de C3 e do complexo de ataque a membrana (C5b-9, CAM) local. Nesse estudo, também avaliaram esses componentes da via alternativa na fase fluida. Esse estudo mostrou que níveis circulantes de C3, C5a e CAM são normais em uma fração substancial de pacientes com SHUa, mesmo na fase aguda da doença, indicando que a medida desses marcadores no plasma não reflete a ativação do complemento nessa doença. Em contrapartida, o soro de todos os pacientes com SHUa induziram depósitos de C3 e/ou C5b-9 nas células endoteliais ativadas *ex-vivo*.

Esses achados confirmam estudos prévios *in vitro* com proteínas mutantes do complemento, indicando que a ativação do complemento nessa doença é local, sobre as células endoteliais mais do que na fase fluida. Os autores também mostraram que o soro de parentes saudáveis determinou maior depósito de C3 e C5b-9 nas células endoteliais ativadas do que os controles e, portanto, esses indivíduos estão sujeitos a qualquer momento apresentar ativação da doença. Assim, esse modelo, para avaliar a ativação do complemento, surge como o mais adequado para determinar qual intervalo seria melhor para cada paciente receber seu tratamento com eculizumabe. Infelizmente, tal procedimento ainda não está disponível comercialmente e está sendo realizado apenas para pesquisa. Os autores observaram que o tratamento com eculizumabe resultou em normalização do depósito de C5b-9 nas células endoteliais humanas cultivadas e ativadas em pacientes com SHUa.

MAT mediada por distúrbios da coagulação

Um tipo de MAT decorrente de mutações recessivas no gene DGKe (diacilglicerol quinase épsilon) que codifica a proteína DGK-S foi descrito mais recentemente, que é a perda de atividade dessa enzima, presente em células endoteliais, plaquetas e podócitos, a qual induz apoptose em células endoteliais e prejudica a resposta angiogênica, levando a um estado pró-trombótico e inflamatório[18]. Pacientes com essas mutações apresentam fenótipos que variam de glomerulonefrite membranoproliferativa com síndrome nefrótica até SHUa. Normalmente, os pacientes apresentam hipertensão e hematúria e a progressão para DRCT é lenta e progressiva. Embora o papel do complemento na doença renal de portadores de mutações DGKe tenha sido preterido inicialmente, alguns pacientes com mutações concomitantes na trombomodulina e C3 foram identificados, e isso possivelmente explica o espectro de manifestações clínicas nesses pacientes, que normalmente ocorrem logo no primeiro ano de vida. Esse tipo de mutação isolada de DGKe não está associado à recorrência pós-transplante renal. Os benefícios da PF ou IP e de imunossupressão têm sido inconsistentes. Recidivas ocorreram em pacientes que estavam recebendo terapia anticomplemento[6].

MAT mediada por alteração do metabolismo da cobalamina

Em recém-nascidos e lactentes, mas também raramente detectado em adulto, é sempre importante afastar distúrbios da cobalamina. Deficiência de cobalamina é um distúrbio do metabolismo hereditário de cobalamina (vitamina B_{12}) que pode causar a MAT. Essa alteração resulta de mutações homozigotas ou heterozigotas no gene MMACHC (cromossomo 1p34.1) que determina ineficiência na ação da enzima Cbl-C, responsável pela metabolização da cobalamina em metilcobalamina e adenosilcobalamina. Com a falta dessa enzima, a cobalamina segue por uma via alternativa que culmina com acúmulo de homocisteína e ácido metilmalônico, os quais promovem aumento da agregação plaquetária, de radicais livres e da expressão de fatores pró-coagulantes locais e induzem a ligação do ativador de plasminogênio tecidual no endotélio; todos esses fatores determinam dano endotelial, desencadeiam o quadro de trombose intravascular com MAHA e plaquetopenia e dano em órgãos supridos por esses vasos[6].

Portanto, a deficiência resultante na metilcobalamina causa hiper-homocisteinemia, diminuição dos níveis séricos de metionina e acidúria metilmalônica. As crianças com deficiência de cobalamina têm diversas alterações no desenvolvimento. O adulto relatado apresentou anemia microangiopática, trombocitopenia, lesão renal aguda e hipertensão. Sequelas neurológicas são comuns nas crianças afetadas. Doença renal crônica com hipertensão e proteinúria têm sido relatadas em até 40% dos pacientes. O principal tratamento para os lactentes é a hidroxicobalamina parenteral. A DRCT e a MAT parecem ser evitadas com a terapia de reposição[6].

Há necessidade de maior conhecimento da doença e melhor uso dos testes diagnósticos da deficiência de cobalamina.

Nesse sentido, recentemente, no Instituto da Criança – HCFMUSP –, acompanhamos um menino com duas mutações não anteriormente identificadas em heterozigose no gene MTR (5-metiltetra-hidrofolato homocisteína S-metiltransferase, também conhecida como metionina sintetase, localização citogenética: 1q43, OMIM # 156570), fechando o diagnóstico de deficiência da metilcobalamina tipo clbG[43]. A remetilação da homocisteína para formar metionina é catalisada pela metionina sintase; essa enzima requer metilcobalamina (MeCbl), um derivado da cobalamina para sua atividade[44]. Sem a ação dessa enzima, ocorre acúmulo de homocisteína.

A deficiência da metilcobalamina tipo clbG, também conhecida como homocistinúria-anemia megaloblástica, é um erro inato do metabolismo de herança autossômica recessiva, que apresenta grande variabilidade clínica, sendo os principais sinais e sintomas: atraso neuropsicomotor, anemia megaloblástica e hiper-homocisteinemia sem acidemia metilmalônica. A síndrome hemolítico-urêmica (SHU) pode ocorrer como complicação dos casos não tratados. O tratamento é com reposição de altas doses de hidroxicobalamina, betaína e folato. Sugere-se a validação bioquímica desse achado por meio da dosagem de homocisteína plasmática. Tal paciente apresentou aos 2 anos de idade quadro de anemia hemolítica microangiopática (MAHA), plaquetopenia, acometimento renal (hematúria dismórfica, proteinúria e LRA), com ADAMTS 13 normal e sem sinais de infecção. Existem várias dosagens de vitamina B_{12} normais e, apesar disso, foi tratado com suplementação com vitamina B_{12}, sem melhora. Supondo o diagnóstico de SHUa, foi iniciado tratamento com eculizumabe, porém, apesar de o paciente melhorar, nunca apresentava resposta completa ao tratamento, mantendo haptoglobina < 10mg/dL e aumento de DHL com níveis de hemoglobina entre 8 e 10g/dL. Pela falta de resposta, foi indicada a avaliação genética por meio do sequenciamento do exoma, o qual fechou o diagnóstico. Cabe ressaltar que essa criança apresenta atraso na fala. Especificamente nessa doença, o tratamento deve ser com hidroxicobalamina e, se não houver resposta, devem ser adicionados betaína e folato, mesmo que os níveis plasmáticos deste último estejam na faixa normal[45]. Os casos descritos na literatura mostram acometimento neurológico grave, com atraso neuropsicomotor, o que não é o caso do paciente em questão. Portanto, essa é outra possibilidade diagnóstica a ser descartada no diagnóstico diferencial das MAT.

MAT mediada por droga

Reações adversas a medicamento podem ser idiossincrasias, não relacionadas à dose, reações imunológicas ou tóxicas dependentes da dose e do tempo de administração. Ambos os tipos podem ser associadas à MAT. A reação imunológica associada com MAT foi primeiramente reconhecida em 1980, em um paciente que apresentou episódios repetidos de lesão renal aguda, hemólise e trombocitopenia após a exposição documentada à quinina. Estudos subsequentes confirmaram esse padrão de recorrência e a correlação com a quinina, descrevendo anticorpos dependentes que eram reativos com múltiplos tipos de células[6].

Ligação de anticorpo-droga dependente com o antígeno em múltiplas células pode ser facilitada por drogas contendo elementos estruturais que são complementares a domínios no epitopo e no anticorpo. Anticorpos dependentes de quinina podem mediar a MAT, em parte, por ativação de células endoteliais.

Suspeita-se de MAT mediada por droga quando há início súbito de sintomas sistêmicos graves, geralmente lesão renal aguda com anúria, em horas após a exposição à droga. Pode haver história de mal-estar após exposição prévia. A associação com quinina pode ser negligenciada, uma vez que a exposição pode acontecer após vários anos e não ser relatada pelo paciente. Essa exposição pode incluir balas e bebidas contendo quinina. A documentação de anticorpo-dependente de droga corrobora o diagnóstico clínico; no entanto, um teste negativo não exclui a associação. A doença renal crônica com hipertensão é comum e DRCT pode acontecer[6].

Principais drogas envolvidas na ocorrência de MAT:

- Quinino.
- Tacrolimus, ciclosporina.
- Bleomicina, mitomicina, cisplatina.
- Bevacizumabe (anti-VEGF).
- Rifampicina.
- Clopidogrel/ticlopidina.

O tratamento é de suporte e a retirada de droga pode ser o único manuseio benéfico. A troca de plasma normalmente é iniciada devido à suspeita de PTT e à incerteza da relação com a medicação.

MICROANGIOPATIAS TROMBÓTICAS ASSOCIADAS ÀS CONDIÇÕES AMPLIFICADORAS DO COMPLEMENTO

Nesse grupo estão incluídas condições que podem determinar MAT, como as descritas no quadro 8.1, mas que, apesar do tratamento da condição etiológica, o paciente persiste com quadro de MAT e, portanto, nesses casos deve-se suspeitar que o indivíduo seja geneticamente predisposto a desenvolver manifestações da SHUa e a condição amplificadora do complemento foi o fator de desencadeante.

No estudo de Noris *et al*[17], avaliando 65 casos de pacientes com mutações identificadas no fator H, a mais frequente, foi detectado que 40% dos pacientes tiveram a primeira manifestação clínica durante uma dessas condições amplificadoras do complemento.

Especialmente na gestação, Fakhouri *et al*[46] detectaram que a SHUa associada à gestação ocorreu em 21 de 100 mulheres adultas com SHUa, sendo que 79% dos casos se apresentaram no pós-parto. Em 18/21 pacientes foram detectadas anormalidades na via alternativa do complemento. Sem tratamento específico, o prognóstico nesses casos é bastante reservado, 62% dessas mulheres evoluíram para DRCT em 1 mês e 76% em um tempo mais longo de seguimento. Os autores também observaram risco maior de ocorrer SHUa em uma segunda gravidez, sendo que 57% (12/21) teve a doença revelada durante uma segunda gestação ou gestação subsequente. O diagnóstico diferencial na gestação deve ser estabelecido com casos de eclâmpsia, pré-eclâmpsia e síndrome HELLP, pois existe uma superposição de sinais e sintomas. Nessas situações, suspeita-se de SHUa quando, apesar do tratamento, na retirada do concepto ocorre perpetuação do quadro de MAT. Após o surgimento do eculizumabe, têm-se observado melhora significativa no prognóstico dessas doentes e, quanto mais precoce o início do tratamento, maiores são as chances de recuperação da função renal.

Na hipertensão maligna (HM), a atividade do complemento pode ser amplificada devido à lesão epitelial causada por pressão de distensão e vasoconstrição[47]. Pacientes com MAT e HM são potenciais para SHUa, têm alta associação com lesões graves em órgãos-alvo e 86% desses não recuperam a função renal, apesar de tratamento com anti-hipertensivos e redução da PA[48]. Mutações em genes que codificam proteínas reguladoras da via alternativa do complemento têm sido identificadas em pacientes com HM que desenvolvem MAT[49].

Mutações também foram encontradas em 27% de pacientes com MAT pós-transplante em uso de inibidores de calcineurina e 33% de pacientes com doenças autoimunes que cursaram com MAT[18].

A maioria das condições, como infecção, cirurgia, traumatismo, agentes de contraste por via intravenosa e cateteres vasculares usados em procedimentos diagnósticos invasivos ou hemodiálise (situação que ativa o complemento), pode desencadear MAT e complicar em pacientes com alterações da regulação da via alternativa do complemento ou com deficiência na atividade da ADAMTS 13.

CONCLUSÕES

A MAT é um quadro sindrômico geralmente grave, cujo diagnóstico diferencial deve ser feito rapidamente. Para isso, há que se ter um apoio laboratorial para a coleta de atividade de ADAMTS 13, pesquisa da toxina Shiga nas fezes, investigação de doenças reumatológicas e infecciosas, entre outras. O tratamento varia de acordo com a causa, na maioria das vezes sendo suporte, retirada do fator causador e tratamento específico de doenças de base. A PF imediata deve ser considerada à menor suspeita de PTT, uma vez que na maioria dos casos a causa é um anticorpo anti-ADAMTS 13 e a mortalidade ocorre nas primeiras 24 horas de manifestação. Na SHU típica, cujo diagnóstico em nosso meio é sobretudo clinicoepidemiológico, o tratamento de suporte geralmente permite que o paciente se recupere *ad integrum* em duas a cinco semanas (em alguns pacientes, ocorre hipertensão arterial e proteinúria residuais). Na SHUa, em que pese o efeito da plasmaterapia em controlar a hemólise, por se tratar de doença do complemento na superfície da célula endotelial, o uso de tratamento específico com bloqueio de complemento terminal está indicado, uma vez que se tenha alta suspeita clínica e outras causas tenham sido descartadas.

Disclosure: LMPP é consultora científica independente para microangiopatias trombóticas para Alexion Pharma do Brasil.

REFERÊNCIAS BIBLIOGRÁFICAS

1. Moake JL. Thrombotic microangiopathies. *N Engl J Med* 2002; **347**: 589-600.
2. Tsai HM. A mechanistic approach to the diagnosis and management of atypical hemolytic uremic syndrome. *Transfus Med Rev* 2014; **28**: 187-197.
3. Zheng XL, Sadler JE. Pathogenesis of thrombotic microangiopathies. *Annu Rev Pathol* 2008; **3**: 249-277.
4. Tsai HM. The molecular biology of thrombotic microangiopathy. *Kidney Int* 2006; **70**: 16-23.
5. Park YA, Waldrum MR, Marques MB. Platelet count and prothrombin time help distinguish thrombotic thrombocytopenic purpura-hemolytic uremic syndrome from disseminated intravascular coagulation in adults. *Am J Clin Pathol* 2010; **133**: 460-5.
6. George JN, Nester CM. Syndromes of thrombotic microangiopathy. *N Engl J Med* 2014; **371**: 654-666.
7. Moschcowitz E. Hyaline thrombosis of the terminal arterioles and capilaries: a hitherto undescribed disese. *Proc N Y Pathol Soc* 1924; 21-24.

8. Levandovsky M, Harvey D, Lara P, Wun T. Thrombotic thrombocytopenic purpura-hemolytic uremic syndrome (TTP-HUS): a 24-year clinical experience with 178 patients. *J Hematol Oncol* 2008; **1**: 23.
9. Matevosyan K, Sarode R. Thrombosis, microangiopathies, and inflammation. *Semin Thromb Hemost* 2015; **41**: 556-562.
10. Zuber J, Le Quintrec M, Krib S *et al.* Eculizumab for atypical hemolytic uremic syndrome recurrence in renal transplantation. *Am J Transplant* 2012; **12**: 3337-3354.
11. Cataland SR, Horles VM, Geyer S *et al.* Biomarkers of terminal complement activation confirm the diagnosis of aHUS and differentiate aHUS from TTP. *Blood* 2014; **123**: 3733-3738.
12. Andreoli SP, Trachtman H, Acheson DW *et al.* Hemolytic uremic syndrome: epidemiology, pathophysiology, and therapy. *Pediatr Nephrol* 2002; **17**: 293-298.
13. Gerber A, Karch H, Allerberger F *et al.* Clinical course and the role of shiga toxin-producing Escherichia coli infection in the hemolytic-uremic syndrome in pediatric patients, 1997-2000, in Germany and Austria: a prospective study. *J Infect Dis* 2002; **186**: 493-500.
14. Keir LS. Shiga toxin associated hemolytic uremic syndrome. *Hematol Oncol Clin North Am* 2015; **29**: 525-539.
15. Ho NK, Henry HC, Johnson-Henry K, Sherman PM. Pathogenicity, host responses and implications for management of enterohemorrhagic Escherichia coli O157:H7 infection. *Can J Gastroenterol* 2013; **27**: 281-285.
16. Noris M, Remuzzi G. Atypical hemolytic-uremic syndrome. *N Engl J Med* 2009; **361**: 1676-1687.
17. Noris M, Caprioli J, Baesin A *et al.* Relative role of genetic complement abnormalities in sporadic and familial aHUS and their impact on clinical phenotype. *Clin J Am Soc Nephrol* 2010; **5**: 1844-1859.
18. Campistol JM, Arias M, Ariceta G *et al.* An update for atypical haemolytic uraemic syndrome: diagnosis and treatment. A consensus document. *Nefrologia* 2015; **35**: 421-447.
19. Noris M, Galbusera M, Gastoldi S *et al.* Dynamics of complement activation in aHUS and how to monitor eculizumab therapy. *Blood* 2014; **124**: 1715-1726.
20. Noris M, Remuzzi G. Cardiovascular complications in atypical haemolytic uraemic syndrome. *Nat Rev Nephrol* 2014; **10**: 174-180.
21. Neuhaus TJ, Calonder S, Leumann EP. Heterogeneity of atypical haemolytic uraemic syndromes. *Arch Dis Child* 1997; **76**: 518-521.
22. Larakeb A, Leroy S, Frémeaux-Bachi V *et al.* Ocular involvement in hemolytic uremic syndrome due to factor H deficiency--are there therapeutic consequences? *Pediatr Nephrol* 2007; **22**: 1967-1970.
23. Loirat C, Macher MA, Elmaler-Berges M *et al.* Non-atheromatous arterial stenoses in atypical haemolytic uraemic syndrome associated with complement dysregulation. *Nephrol Dial Transplant* 2010, **25**: 3421-3425.
24. Davin JC, Gracchi V, Bouts A *et al.* Maintenance of kidney function following treatment with eculizumab and discontinuation of plasma exchange after a third kidney transplant for atypical hemolytic uremic syndrome associated with a CFH mutation. *Am J Kidney Dis* 2010; **55**: 708-711.
25. Vergouwen MD, Adriani KS, Roos YB *et al.* Proximal cerebral artery stenosis in a patient with hemolytic uremic syndrome. *AJNR Am J Neuroradiol* 2008; **29**: e34.
26. Azukaitis K, Loirat C, Malina M *et al.* Macrovascular involvement in a child with atypical hemolytic uremic syndrome. *Pediatr Nephrol* 2014; **29**: 1273-1277.
27. Remuzzi G, Ruggenenti P, Colledan M *et al.* Hemolytic uremic syndrome: a fatal outcome after kidney and liver transplantation performed to correct factor h gene mutation. *Am J Transplant* 2005; 5: 1146-1150.
28. The Thirty Third Report. Australia and New Zealand Dialysis and Transplant Registry 2010. www.anzdata.org.au/anzdata/anzdatareport/33rdreport/anzdata33rdreport.pdf. Acessado em 1º de dezembro 2015.
29. Laurence J. Atypical hemolytic uremic syndrome (aHUS): making the diagnosis. *Clin Adv Hematol Oncol* 2012; **10**(Suppl 17): 1-12.
30. Fremeaux-Bacchi V, Fakhouri F, Garnier A *et al.* Genetics and outcome of atypical hemolytic uremic syndrome: a nationwide French series comparing children and adults. *Clin J Am Soc Nephrol* 2013; **8**: 554-562.
31. Le Quintrec M, Zuber J, Moulin B *et al.* Complement genes strongly predict recurrence and graft outcome in adult renal transplant recipients with atypical hemolytic and uremic syndrome. Am J Transplant, 2013; **13**: 663-675.
32. Bresin E, Daina E, Noris M *et al.* Outcome of renal transplantation in patients with non-Shiga toxin-associated hemolytic uremic syndrome: prognostic significance of genetic background. *Clin J Am Soc Nephrol* 2006; **1**: 88-99.
33. Noris M, Remuzzi G. Managing and preventing atypical hemolytic uremic syndrome recurrence after kidney transplantation. *Curr Opin Nephrol Hypertens* 2013; **22**: 704-712.
34. Nester CM, Barbour T, de Cordoba SR *et al.* Atypical aHUS: state of the art. *Mol Immunol* 2015; **67**: 31-42.
35. Barbour T, Johnson S, Cohney S, Hughes P. Thrombotic microangiopathy and associated renal disorders. *Nephrol Dial Transplant* 2012; **27**: 2673-2685.
36. Legendre CM, Licht C, Muus P *et al.* Terminal complement inhibitor eculizumab in atypical hemolytic-uremic syndrome. *N Engl J Med* 2013; **368**: 2169-2181.
37. Licht C, Greenbaum LA, Muus P *et al.* Efficacy and safety of eculizumab in atypical hemolytic uremic syndrome from 2-year extensions of phase 2 studies. *Kidney Int* 2015; **87**: 1061-1073.
38. Matar D, Naqvi F, Racusen LC *et al.* Atypical hemolytic uremic syndrome recurrence after kidney transplantation. *Transplantation* 2014; **98**: 1205-1212.
39. Sheerin NS, Kavanagh D, Goodship TH *et al.* A national specialized service in England for atypical haemolytic uraemic syndrome-the first year's experience. *QJM* 2016; **109**: 27-33.
40. Loirat C, Fakhouri F, Ariceta G *et al.* An international consensus approach to the management of atypical hemolytic uremic syndrome in children. *Pediatr Nephrol* 2016; **31**: 15-39.
41. Vaisbich MH, Henriques LS, Watanabe A *et al.* Eculizumab for the treatment of atypical hemolytic uremic syndrome: case report and revision of the literature. *J Bras Nefrol* 2013; **35**: 237-241.
42. Ardissino G, Testa S, Possenti I *et al.* Discontinuation of eculizumab maintenance treatment for atypical hemolytic uremic syndrome: a report of 10 cases. *Am J Kidney* Dis 2014; **64**: 633-637.
43. Carrillo-Carrasco N, Adams D, Venditti CP. Disorders of intracellular cobalanin metabolismo. In Pagon RA, Adam MP, Ardinger HH *et al* (eds). *Gene Reviews,* 2008,pp 42. Acessado em 1º de dezembro 2015.
44. Li YN, Gulati S, Baker PJ *et al.* Cloning, mapping and RNA analysis of the human methionine synthase gene. *Hum Mol Genet* 1996; **5**: 1851-1858.
45. Thakkar K, Billa G. Treatment of vitamin B12 deficiency-methylcobalamine? Cyancobalamine? Hydroxocobalamin?-clearing the confusion. *Eur J Clin Nutr* 2015; **69**: 1-2.
46. Fakhouri F, Roumenina L, Provot T *et al.* Pregnancy-associated hemolytic uremic syndrome revisited in the era of complement gene mutations. *J Am Soc Nephrol* 2010; **21**: 859-867.
47. Shibagaki Y, Fujita T. Thrombotic microangiopathy in malignant hypertension and hemolytic uremic syndrome (HUS)/thrombotic thrombocytopenic purpura (TTP): can we differentiate one from the other? *Hypertens Res* 2005; **28**: 89-95.
48. Zhang B, Xing C, Yu X *et al.* Renal thrombotic microangiopathies induced by severe hypertension. *Hypertens Res* 2008; **31**: 479-483.
49. Nadar SK, Lip GY. New insights into complement C3 and inflammation in hypertension. *J Hum Hypertens.* 2007; **21**: 261-263.

9

ENVOLVIMENTO RENAL NA ESQUISTOSSOMOSE MANSÔNICA: ATUALIZAÇÃO E NOVOS BIOMARCADORES

Daniella Bezerra Duarte
Elizabeth De Francesco Daher

◆

INTRODUÇÃO

A esquistossomose é uma doença parasitária crônica causada por trematódeos do gênero *Schistosoma*, sendo cinco as espécies que parasitam o homem: *S. mansoni*, *S. japonicum*, *S. haematobium*, *S. intercalatum* e *S. mekongi*. A doença é endêmica em regiões tropicais, onde atualmente existem milhões de pessoas que vivem em áreas com o risco de transmissão. No Brasil, encontramos apenas o *S. mansoni*, presente em 19 estados, com maior endemicidade observada nos estados do Nordeste[1,2].

Doença renal relacionada à esquistossomose não é frequentemente descrita na literatura e a maioria dos trabalhos mostra a associação entre a doença e as alterações glomerulares, sobretudo naqueles pacientes com apresentação clínica mais grave. Neste capítulo, revisaremos os aspectos gerais da doença e descreveremos as características do envolvimento renal na esquistossomose mansônica.

EPIDEMIOLOGIA

A esquistossomose é uma doença tropical presente atualmente em cerca de 70 países, principalmente na África, Leste do Mediterrâneo e América do Sul. Estima-se um total de 200 milhões de pessoas infectadas, 85% das quais vivem na África subsaariana, aproximadamente 120 milhões desenvolvem sintomas, 20 milhões têm doença grave e 100 mil morrem a cada ano[3,4]. Foi trazida pelos escravos africanos e se dispersou para as Américas do Sul e Central, e região do Caribe, sendo inicialmente detectada pela primeira vez pelo médico Augusto Pirajá da Silva, no Estado da Bahia. É classificada pela OMS entre as doenças tropicais negligenciadas[5] e continua sendo uma das mais importantes doenças parasitárias nos trópicos e regiões subtropicais, constituindo importante problema de saúde pública[6,7].

As espécies de *Schistosoma* variam de acordo com a área geográfica. *S. mansoni* ocorre na América do Sul, ilhas do Caribe e, juntamente com *S. haematobium*, na África e no Oriente Médio. *S. haematobium* também é observado em parte do oeste e África Central. *S. japonicum* e *S. mekongi* ocorrem em vários países do sudeste asiático, e *S. japonicum* também é encontrado na China e nas Filipinas. A transmissão é focal nos países endêmicos e mais intensa em áreas rurais pobres, com saneamento inadequado e sem abastecimento de água[4].

Na América, a esquistossomose é mais prevalente na região do Caribe, Venezuela e Brasil, onde a doença é endêmica[4]. Apesar dos esforços para o seu controle, o Brasil é o País da América do Sul onde se concentra o maior número de casos registrados, estimando-se que afete 4,6% da população, ou seja, aproximadamente 8 milhões de pessoas[8-10]. Foi descrita em quase todo o Território Nacional, mas com maior prevalência nos estados do Nordeste. Sua ocorrência está diretamente relacionada com a presença do caramujo transmissor. Estima-se que existam 25 milhões de pessoas no País em risco de adquirir a doença[11]. Alagoas é o Estado do Nordeste com maior registro de casos confirmados da doença, sendo mais de 12 mil em 2011[12].

A doença está associada à grande morbidade e mortalidade, sendo as complicações crônicas geralmente observadas em pessoas com elevada carga parasitária, o que geralmente ocorre naqueles que vivem em áreas endêmicas e submetidos à exposição de repetição[13].

CICLO EVOLUTIVO

O ciclo evolutivo do *S. mansoni* é complexo e requer um hospedeiro intermediário e um definitivo. O homem é o hospedeiro definitivo do *S. mansoni*. Já o hospedeiro intermediário é o caramujo, molusco aquático da família Planorbidae, incluído no gênero *Biomphalaria*, cujo *habitat* natural são cursos de água-doce de pouca ou nenhuma correnteza, lagos de pequeno porte, brejos, valetas de irrigação, hortas e outros[8].

Uma vez eliminados na água, os ovos de *S. mansoni* eclodem, liberando o miracídio, que penetra o hospedeiro intermediário, o caramujo. O miracídio se reproduz assexuadamente até se transformar em larva cercária (forma infectante). As cercárias deixam o caramujo e penetram a pele intacta de seres humanos, transformando-se em esquistossômulos, que migram para os pulmões e o fígado. Após cerca de seis semanas, evoluem para a forma adulta e migram para o sistema porta[14].

Após 1-3 meses, o verme fêmea começa a produzir ovos, que podem viajar por via hematogênica para outros locais ou atravessar a parede intestinal, alcançando a luz intestinal e daí serem excretados nas fezes[1,15]. Os ovos liberados na corrente sanguínea por vermes adultos podem invadir os tecidos locais, onde liberam toxinas e enzimas e provocam uma resposta Th2-imunomediada[16]. A inflamação e a formação de granulomas ocorrem em torno dos ovos depositados, o que pode levar à fibrose dos tecidos afetados[17].

MANIFESTAÇÕES CLÍNICAS

A apresentação clínica da esquistossomose resulta da resposta imune do hospedeiro aos ovos do *Schistosoma* e da reação granulomatosa evocada pelos antígenos que eles secretam. Na dependência da carga parasitária de cada indivíduo e de sua resposta imune, amplo espectro de formas clínicas pode expressar-se desde formas assintomáticas, manifestações agudas e formas crônicas. A evolução depende da resposta imunológica, do desenvolvimento do verme e de sua ovoposição[2]. A resposta imune dos indivíduos com esquistossomose inclui componentes humorais, bem como celulares. O grau e a extensão dessa resposta fornece o equilíbrio entre a infestação assintomática e as manifestações da doença[1].

A maioria dos indivíduos exibe as formas leves da doença (assintomática, intestinal e hepatointestinal). Já a forma hepatoesplênica é encontrada entre 4 e 7% dos infectados, estando associada a grande infestação parasitária[2,15]. Os sintomas agudos são mais comuns em pessoas não imunes, tais como os viajantes, em razão de uma resposta imune mais intensa à exposição. Por outro lado, as complicações crônicas exigem carga maior de infecção e, portanto, são observadas principalmente em indivíduos de áreas endêmicas[18].

A fase aguda ocorre várias semanas após a penetração das cercárias, sendo considerada uma reação alérgica toxêmica à migração e maturação das larvas do *S. mansoni*. Em geral, os sintomas são febre, tosse seca, fraqueza, cefaleia, sintomas abdominais, urticária e/ou angioedema. A gravidade do quadro clínico varia de acordo com a carga parasitária e a resposta imune aos antígenos do parasita, sendo que imunocomplexos circulantes são encontrados em 55-93% dos pacientes com esquistossomose aguda[19].

A fase crônica pode ser dividida em três formas clínicas: intestinal, hepatointestinal e hepatoesplênica[20]. Na forma intestinal, os sintomas mais comuns incluem dor abdominal crônica ou intermitente, perda de apetite e diarreia[21]. Pólipos intestinais podem surgir ao redor da inflamação granulomatosa circundante aos ovos depositados na parede do intestino. Úlceras intestinais também podem desenvolver-se. Raramente, massa inflamatória pode levar à obstrução[22]. Na maioria dos casos, os sintomas permanecem discretos, enquanto a carga parasitária for baixa e o acúmulo de ovos nos tecidos pequeno. Nessa forma, as lesões hepáticas são moderadas e os sintomas, como perda de apetite, desconforto abdominal, astenia, cólicas intestinais, diarreia e disenteria, são geralmente brandos e bastante variáveis, podendo persistir durante anos, pela dificuldade do diagnóstico, além de haver sintomas similares a outros tipos de doença[23,24].

À medida que os ovos são arrastados pela circulação e se alojam no fígado, a parasitose se agrava, levando o paciente a desenvolver a forma hepatointestinal. Embora a sintomatologia de ambas as formas seja semelhante, as lesões hepáticas na forma hepatointestinal são mais intensas do que na intestinal, com baço e fígado discretamente palpáveis. O quadro clínico pode evoluir e o paciente desenvolver a forma hepatoesplênica, que se caracteriza pelo comprometimento e aumento considerável do fígado e baço[23].

Na forma hepatoesplênica, os pacientes podem ser assintomáticos, sendo reconhecidos ao exame clínico pela presença de hepatomegalia esquerda e esplenomegalia. Apresentam, com frequência, queixas gastrintestinais, como dispepsia, flatulência ou diarreia. A hipertensão portal, ocasionada pela fibrose hepática de Symmers, achado típico da forma hepatoesplênica, é a base da patogênese, acarretando consequências clínicas, como o surgimento das varizes do plexo submucoso do esôfago e estômago, e a esplenomegalia, com hiperesplenismo, levando a alterações hematológicas, como plaquetopenia e leucopenia[15]. Muitos pacientes permanecem na sua forma clínica estacionária ou compensada, conservando um bom estado geral, com sintomatologia de pequena intensidade, mas podem evoluir para a forma hepatoesplênica descompensada[25]. Geralmente, essa descompensação ocorre após episódio de sangramento digestivo, que pode acarretar um quadro de insuficiência hepática transitória, caracterizado por ascite, edema periférico, icterícia leve e encefalopatia[15]. A mortalidade por esquistossomose ocorre principalmente nessa forma. O rompimento das varizes esofágicas leva a hemorragias digestivas graves, muitas vezes fatais[26,27].

ENVOLVIMENTO RENAL

GLOMERULOPATIA ESQUISTOSSOMÓTICA

Não há consenso sobre a prevalência do acometimento renal na esquistossomose, variando de acordo com a série avaliada e com os fatores geográficos que parecem influenciar os distintos padrões de lesão glomerular[28]. No Brasil, é descrita incidência de doença glomerular na esquistossomose, variando entre 5 e 6%, percentual que se eleva para 15% quando se consideram apenas os pacientes com a forma hepatoesplênica da doença[29].

Alguns autores sugeriram que a doença renal associada à esquistossomose estava diminuindo no Brasil, como consequência de intervenções terapêuticas em áreas endêmicas iniciadas no final dos anos 1970. No entanto, estudo transversal, planejado para atualizar a prevalência atual da doença renal em pacientes com esquistossomose hepatoesplênica em um centro de referência em Minas Gerais de 2007 a 2009, avaliou 63 pacientes com esquistossomose mansônica e encontrou evidência de envolvimento renal em 12,7% dos pacientes, corroborando a ideia de que a prevalência não diminuiu[30].

A natureza imunológica da lesão glomerular está bem estabelecida e depende da liberação de moléculas antigênicas produzidas pelo parasita, desencadeando a formação de complexos imunes que se depositam nos glomérulos[14,31].

Entre os diversos antígenos isolados, os provenientes do tubo digestório do verme adulto, de natureza polissacarídea, regurgitados pelo parasita, são os implicados na patogênese da glomerulopatia[32]. Dois antígenos principais do *Schistosoma mansoni,* o antígeno anódico circulante (CAA) e o antígeno catódico circulante (CCA), foram localizados ultraestruturalmente em depósitos glomerulares de humanos e em animais de experimentação infectados com *S. mansoni*[33,34]. CAA e CCA são presos pela membrana basal glomerular e depositados na matriz mesangial. CAA foi visto em quantidades consideravelmente menores do que CCA, isto se atribuindo ao fato de que CAA, mas não CCA, é repelido pela carga negativa da membrana basal glomerular[35].

Apesar de os antígenos provenientes do verme adulto serem os mais relacionados à glomerulopatia esquistossomótica, antígenos solúveis do ovo também contribuem para a patogênese da glomerulopatia, como demonstrado em estudos experimentais, onde antígenos solúveis do ovo foram localizados ultraestruturalmente por imunomicroscopia nos glomérulos de hamsters injetados com ovos de *S. mansoni*[36].

Outros fatores importantes, além da produção de antígenos pelo verme adulto, parecem contribuir na gênese da doença glomerular na esquistossomose mansônica, como a circulação colateral do sistema porta em decorrência do grau de envolvimento hepático, a ineficiência do sistema macrofágico do fígado, a severidade e a duração da infestação e, ainda, fatores raciais e genéticos[30,35]. A hipertensão portal, com circulação colateral, facilita a passagem dos antígenos esquistossomóticos que se ligam aos anticorpos na circulação e posteriormente se depositam nos glomérulos[37].

Também é sugerida a participação da imunoglobulina A (IgA) como mediadora de lesões glomerulares em estágios mais avançados da doença, porém a relevância desses dados ainda é discutível. Acredita-se que a hipertensão portal e o dano hepático com ineficiência do sistema macrofágico hepático desempenham papel fundamental, permitindo que tanto os antígenos esquistossomóticos quanto os polímeros de IgA escapem da depuração hepática[35,37].

A lesão glomerular também se relaciona com a intensidade da parasitose e o tipo e duração do processo. Ensaios com ratos infectados com quantidades diferentes de cercárias evidenciaram proteinúria significativa, hipoalbuminemia e hipercolesterolemia naqueles infectados com 50 cercárias ou mais, mas não nos controles ou no grupo infectado com 20 cercárias, parecendo haver correlação significativa entre as alterações patológicas e a duração e carga de infecção por *S. mansoni*[38]. A fisiopatologia da lesão glomerular na esquistossomose está ilustrada na figura 9.1.

Os antígenos do verme adulto do *S. mansoni* depositam-se nos glomérulos, levando ao reconhecimento de cinco classes de glomerulopatia (Quadro 9.1). A classe I, glomerulonefrite mesangioproliferativa, está associada ao depósito de complexos imunes, contendo antígenos esquistossomóticos, IgM e C3. A classe II, glomerulonefrite exsudativa, é caracterizada por neutrófilos, monócitos e eosinófilos, invadindo o mesângio, além de depósitos subendotelial e mesangial de C3, muitas vezes associados com IgG e IgM. Ocorre concomitante com infecção pelo *Schistosoma* e espécies de salmonela. A classe III é uma glomerulonefrite membranoproliferativa, enquanto a classe IV é uma lesão esclerosante segmentar e focal. Essas duas classes constituem a maioria dos pacientes com doença progressiva e se correlacionam com o grau de fibrose hepática esquistossomótica associada. São muitas vezes associadas com anormalidades em

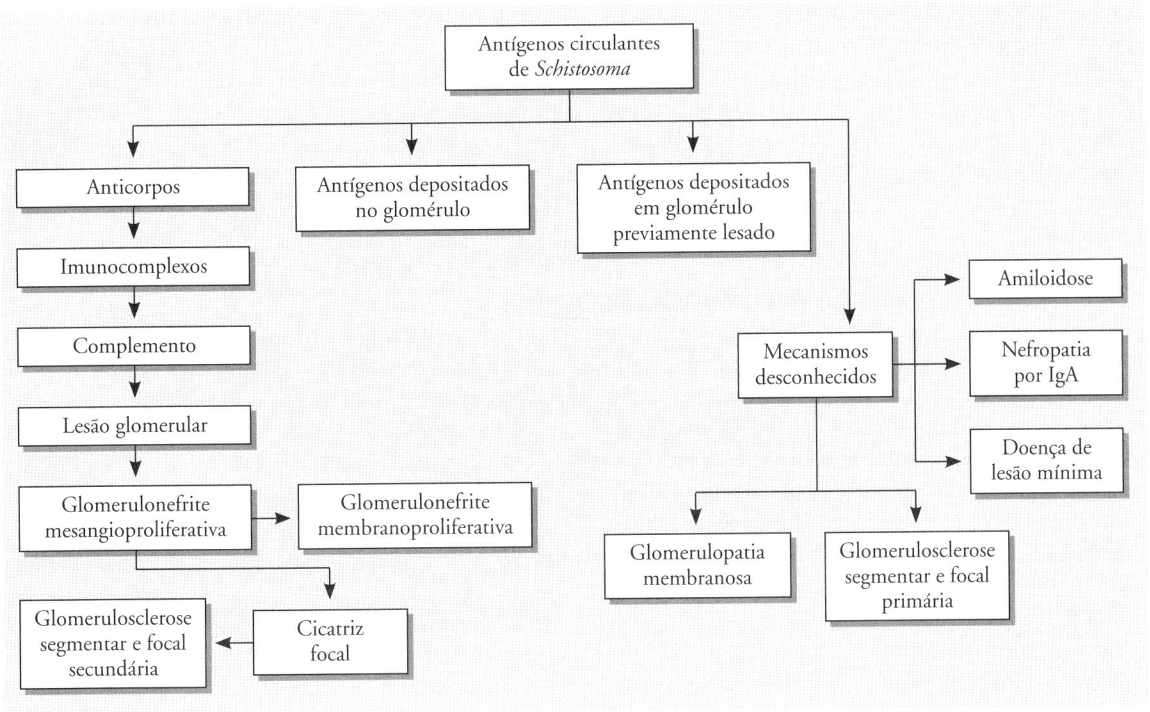

Figura 9.1 – Fisiopatologia da lesão glomerular associada à esquistossomose[41].

Quadro 9.1 – Classificação da glomerulopatia esquistossomótica.

Classe I	Glomerulonefrite mesangioproliferativa
Classe II	Glomerulonefrite exsudativa
Classe III	Glomerulonefrite membranoproliferativa
Classe IV	Glomerulosclerose segmentar e focal
Classe V	Amiloidose

componentes séricos de IgA, bem como depósitos de IgA glomerular e peritubular. A classe V, amiloidose, decorre de uma resposta generalizada à inflamação crônica e ocorre nos casos de infecção prolongada[39].

Acredita-se que os padrões de lesão glomerular descritos na esquistossomose refletem a influência de fatores geográficos e talvez diferenças patogenéticas. Amiloidose, por exemplo, raramente é vista no Brasil como complicação de glomerulopatia esquistossomótica avançada, assim como os depósitos glomerulares de IgA observados em séries africanas[40,41].

Glomerulonefrite membranoproliferativa e glomerulosclerose segmentar e focal (GESF) representam os padrões de lesão glomerular mais consistentemente associados com a forma hepatoesplênica da esquistossomose no Brasil. Ambos estão associados com a síndrome nefrótica e com progressão para doença renal crônica[30,42,43].

Classicamente, a nefropatia esquistossomótica é associada à forma hepatoesplênica da esquistossomose, no entanto, também é observada na sua forma hepatointestinal[42]. Em geral, os pacientes são adultos jovens, de ambos os sexos, residentes em áreas endêmicas da doença[25]. Podem apresentar-se, ao exame físico, com hepatomegalia com proeminência do lobo esquerdo e, na maioria das vezes, esplenomegalia[44].

A apresentação clínica da nefropatia esquistossomótica é variável, sendo a síndrome nefrótica a forma clínica de apresentação mais frequente[25]. Uma peculiaridade é o fato de cursar com níveis normais de colesterol em 33% dos casos e hiperglobulinemia em 26%. A proteinúria é de baixa seletividade. Além da síndrome nefrótica, outras manifestações da nefropatia esquistossomótica incluem hipocomplementemia, microalbuminúria ou proteinúria não nefrótica[45,46].

Inicialmente, a lesão glomerular pode ser assintomática ou manifestar-se apenas por hipocomplementemia. O comportamento do C3 é variável, estando diminuído em 45 a 80% dos casos[45,47]. Em nosso serviço, hipocomplementemia foi encontrada em 50% dos pacientes hepatoesplênicos e não houve correlação dos níveis de complemento com os parâmetros de função renal, especialmente proteinúria e microalbuminúria, reforçando a ideia de que a hipocomplementemia pode ser uma manifestação inicial da nefropatia esquistossomótica.

Proteinúria não nefrótica pode estar presente em até 25% dos pacientes com a forma hepatoesplênica e 5% na forma hepatointestinal[20,48]. Em nosso serviço, proteinúria de 24 horas acima de 150mg/dia estava presente em 25% dos pacientes hepatoesplênicos. Microalbuminúria significativa (> 30mg/dia), que é um conhecido marcador precoce de lesão glomerular, foi encontrada em 20% dos nossos pacientes hepatoesplênicos. Trabalho recente avaliou a presença de microalbuminúria na esquistossomose, comparando os níveis de microalbuminúria entre pacientes infectados por *S. mansoni* tratados e não tratados com um grupo-controle saudável, e não encontrou nenhuma diferença entre os três grupos[49].

A prevalência da doença renal crônica (DRC) em doentes com esquistossomose não é clara. Pequena parte dos pacientes pode apresentar-se com insuficiência renal avançada e cerca de 30 a 40% dos pacientes exibem hipertensão arterial à época do diagnóstico da doença renal[45]. A doença tem caráter progressivo e não é influenciada por terapia com antiparasitários ou imunossupressores[50]. Em nosso serviço, encontramos um grande número de pacientes hepatoesplênicos com hiperfiltração glomerular (40%) e nenhum deles tinha ritmo de filtração glomerular < 60mL/min. A desnutrição poderia explicar esae achado, mas não foi encontrada nesse grupo de pacientes. A principal consequência a longo prazo de hiperfiltração glomerular é a redução do ritmo de filtração glomerular devido à glomerulosclerose.

ALTERAÇÕES TUBULARES NA ESQUISTOSSOMOSE

Ao contrário do que acontece com a glomerulopatia esquistossomótica, o envolvimento tubular na esquistossomose não tem sido descrito na literatura. Em nosso Serviço, estudando pacientes com esquistossomose hepatoesplênica (EHE) compensada com filtração glomerular preservada e semelhante ao que acontece em outras doenças infecciosas, como leishmaniose tegumentar americana, calazar e hanseníase[51-53], encontramos incidência elevada de alterações tubulares, com incapacidade de concentração urinária presente em 85% dos casos e déficit de acidificação urinária em 45%. A osmolaridade urinária e os valores da relação entre osmolaridade urinária e plasmática (U/P_{osm}) foram significativamente menores nos pacientes com EHE, em comparação com os controles. O pH urinário, por sua vez, foi significativamente maior nos pacientes com EHE, em comparação com os controles, sugerindo acidose tubular renal distal[54].

O manejo renal de sódio foi avaliado por meio da fração de excreção de sódio (FE_{Na}), não sendo encontrada diferença nos níveis de FE_{Na} entre os pacientes com esquistossomose mansônica e o grupo-controle. Foram evidenciados também menores níveis de reabsorção de água livre de solutos (TcH_2O) entre os pacientes com EHE, indicando déficit na reabsorção de água, o que está associado com o déficit de concentração urinária. Os dados clínicos e laboratoriais desses pacientes podem ser vistos nas tabelas 9.1 e 9.2.

O mecanismo pelo qual os pacientes com EHE exibem déficit de concentração e acidificação urinárias não está claro, mas pode também estar relacionado a componentes imunológicos ativados pela infecção parasitária.

NOVOS BIOMARCADORES

A pesquisa de novos biomarcadores renais é deverá ser importante, uma vez que pode fornecer o diagnóstico precoce de alterações renais, permitindo a adoção de medidas que possa prevenir a progressão para doença renal crônica terminal. A proteína quimiotática de monócitos-1 (MCP-1), uma quimiocina que atua como potente ativador de monócitos/macrófagos[55], é sugerida como um desses novos biomarcadores e parece desempenhar papel importante na patogênese da insuficiência renal progressiva e em variados tipos de doenças renais, com base em observações de vários modelos animais e humanos[56].

Todos os tipos de células renais (endoteliais, mesangiais, tubulares epiteliais, células intersticiais e podócitos) são capazes de produzir quimiocinas com origem em um estímulo específico. Em geral, os estímulos pró-inflamatórios como fator de necrose tumoral alfa (TNF-α), interleucina-1β (IL-1β), interferon gama (IFN-γ) e lipo-

Tabela 9.1 – Características clínicas e demográficas de 20 pacientes com EHE acompanhados no Hospital Universitário da UFAL, comparado a um grupo de indivíduos sadios.

	EHE (n = 20)	Controle (n = 17)	p
Idade, anos	42,2 ± 9,2	34,8 ± 15,2	0,09
Gênero			
Masculino	10 (50%)	9 (53%)	1,0
Feminino	10 (50%)	8 (47%)	
PAS, mmHg	114 ± 18	122 ± 9	0,21
PAD, mmHg	73 ± 10	79 ± 5	0,07
IMC, kg/m²	25,4 ± 4,6	23,5 ± 4,1	0,19
Tempo de diagnóstico, anos	15,5 ± 11,5	–	–

PAS = pressão arterial sistólica; PAD = pressão arterial diastólica; IMC = índice de massa corporal. Dados expressos como média ± desvio-padrão ou números absolutos e porcentagens. Significativo $p < 0,05$ *vs.* controle pelo teste t de Student e Fisher.

Tabela 9.2 – Dados de função renal em 20 pacientes com EHE acompanhados no Hospital Universitário da UFAL, comparado a um grupo de indivíduos sadios.

	EHE (N = 20)	Controle (N = 17)	p
P_{Cr} (mg/dL)	0,6 ± 0,1	0,9 ± 0,2	0,0001
RFG (mL/min/1,73m^2)	130 ± 38	103 ± 16	0,01
U_{osm} (mOsm/kg)	588 ± 112	764 ± 165	0,001
U/P_{osm}	2,0 ± 0,4	2,6 ± 0,5	< 0,001
HCO_{3T0} (mEq/L)	24 ± 1,3	27± 3,8	0,005
HCO_{3T4} (mEq/L)	23 ± 1,6	24 ± 2,9	0,03
U_{pHT0}	6,2 ± 0,6	5,6 ± 0,4	0,002
U_{pHT4}	5,4± 0,6	5,0 ± 0,3	0,02
TcH_2O (L/dia)	0,72 ± 0,5	1,1 ± 0,3	0,04
Déficit de concentração urinária	17 (85%)	5 (29,4%)	0,001
Déficit de acidificação urinária	9 (45%)	1 (6,7%)	0,03
FE_{Na} (%)	0,69 ± 0,3	0,62 ± 0,1	0,40
FE_{Mg} (%)	2,96 ± 1,8	1,81 ± 1,0	0,14
FE_K (%)	0,55 ± 0,2	0,52 ± 0,2	0,82
Microalbuminúria (mg/dia)	35,8 ± 83,6	5,5 ± 5,3	0,12
Proteinúria (mg/dia)	139 ± 148	95 ± 61	0,26
MCP-1 urinário (pg/mgCr)	122 ± 134	40 ± 28	0,01

P_{Cr} = creatinina plasmática; RFG = ritmo de filtração glomerular; U_{osm} = osmolaridade urinária; U/P_{osm} = relação entre osmolaridade urinária e plasmática; U_{pHT0} = pH urinário em T_0; U_{pHT4} = pH urinário em T_4; TcH_2O = reabsorção de água livre de solutos; FE_{Na} = fração de excreção de sódio; FE_{Mg} = fração de excreção de magnésio; FE_K = fração de excreção de potássio; MCP-1 = proteína quimiotática de monócitos-1; mgCr = miligrama de creatinina. Dados expressos em média ± desvio-padrão. Significativo $p < 0,05$ *vs.* controle pelo teste t de Student e Fisher.

polissacarídeos, principalmente em conjunto, podem induzir a produção de MCP-1[57]. Esse biomarcador também é correlacionado com níveis de albuminúria em pacientes com doença renal policística autossômica dominante, nefropatia diabética, nefrite lúpica e outras glomerulopatias primárias e secundárias[58,59].

Estudo recente avaliou pela primeira vez os níveis urinários de MCP-1 na esquistossomose, encontrando aumento significativo desse biomarcador na urina de pacientes com esquistossomose mansônica ativa e tratada, em comparação com o grupo-controle, além de correlação dos níveis de MCP-1 urinário com microalbuminúria. Mesmo sem ter sido observada diferença entre os grupos em relação à taxa de excreção urinária de albumina, aumento de MCP-1 urinário foi observado em pacientes com infecção ativa ou tratada devido ao *S. mansoni*, sugerindo que a infecção pode induzir um estado de inflamação renal crônico não interrompido pelo tratamento específico do agente agressor[49]. Em nosso Serviço, comparamos os níveis urinários de MCP-1 de pacientes com esquistossomose hepatoesplênica compensada e um grupo-controle de indivíduos saudáveis, encontrando níveis maiores de MCP-1 urinário nos pacientes com esquistossomose (Tabela 9.2). Além disso, houve correlação positiva entre os níveis de MCP-1 e os de microalbuminúria e proteinúria de 24 horas nos pacientes com esquistossomose (Figs. 9.2 e 9.3). O achado de diferença nos níveis de MCP-1, mas não nos níveis de microalbuminúria e proteinúria na comparação do grupo com esquistossomose e o grupo-controle, pode sugerir papel importante do MCP-1 na detecção mais precoce de dano renal associado à esquistossomose[54].

LESÃO RENAL AGUDA NA ESQUISTOSSOMOSE

Não há relatos que descrevem lesão renal aguda (LRA) em pacientes com esquistossomose e, portanto, sua fisiopatologia não é totalmente compreendida. Para investigar a ocorrência de lesão renal aguda (LRA) na esquistossomose, realizamos em nosso Serviço um estudo retrospec-

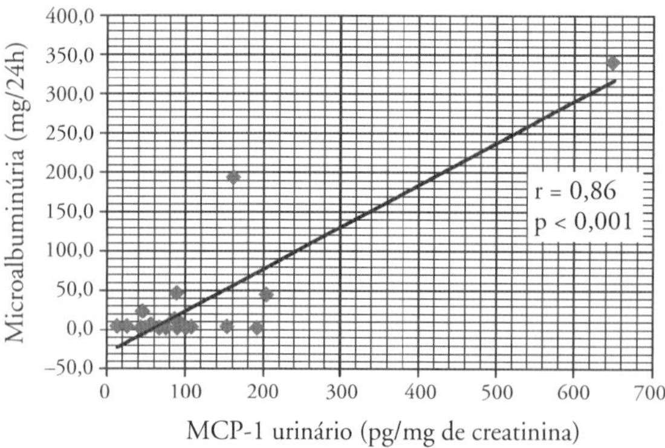

Figura 9.2 – Correlação MCP-1 urinário e microalbuminúria entre pacientes com EHE.

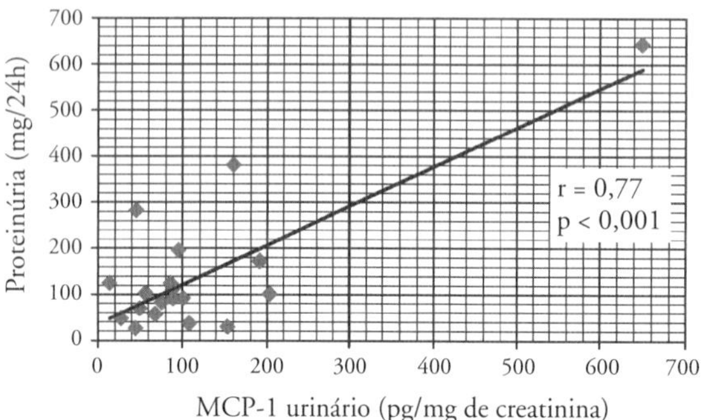

Figura 9.3 – Correlação MCP-1 urinário e proteinúria de 24 horas entre pacientes com EHE.

tivo com 60 portadores de esquistossomose hepatoesplênica hospitalizados após quadro de descompensação clínica da doença. LRA foi definida de acordo com os critérios de RIFLE e estava presente em 43,3% durante a internação hospitalar. Maior média de idade, maior tempo de internação, presença de ascite e uso de diurético foram condições associadas com LRA. Morte ocorreu em 5 casos, sendo 4 no grupo com LRA. As classificações de Child-Pughe MELD[60-61], utilizadas para avaliar a gravidade e o prognóstico da doença hepática crônica, apresentaram escores mais altos entre os pacientes com LRA. Os dados clínicos e laboratoriais desses pacientes podem ser vistos nas tabelas 9.3 e 9.4. Lesão renal aguda parece ser uma característica importante da esquistossomose descompensada e está associada com significativa morbidade e mortalidade[62]. Mais estudos são necessários para estabelecer os mecanismos por meio dos quais a esquistossomose pode levar à disfunção renal aguda, se por mecanismos decorrentes do quadro de insuficiência hepática transitória observado nesses pacientes ou se por algum mecanismo adicional relacionado à infecção crônica.

EVOLUÇÃO E TRATAMENTO

O tratamento com antiparasitários, como oxamniquina ou praziquantel, está indicado em todos os casos em que há evidência de doença ativa, salvo contraindicações. Apresenta benefícios, como melhora dos sintomas, sensação de bem-estar, redução do tamanho do fígado e do baço, diminuição da fibrose hepática[4,46,63]. No concernente à hipertensão portal, o tratamento mais utilizado em esquistossomóticos hepatoesplênicos que cursam com hemorragia digestiva alta é a esplenectomia associada à ligadura da veia gástrica esquerda[15].

Quanto ao acometimento renal, alguns estudos sugerem que as lesões renais são irreversíveis, porque muitos casos têm atraso no diagnóstico. Tratamento antiparasitário específico, no entanto, pode alterar o desenvolvimento da doença renal ou sua progressão quando instituído nas fases iniciais. Pacientes com formas proliferativas não respondem ao tratamento antiparasitário nem à imunossupressão, sugerindo que esse tipo de envolvimento glomerular tem um padrão progressivo[45].

Uma vez deflagrado o quadro clínico, a glomerulopatia já é avançada, irreversível, em um estágio no qual os mecanismos não imunológicos de progressão da doença renal já estão ativados e independem da presença ou ausência do parasita. É possível que o tratamento antiparasitário nas fases iniciais da doença, em pacientes ainda sem manifestações clínicas de doença renal, possa alterar o desenvolvimento ou a progressão da nefropatia[45,46].

A evolução dos pacientes com glomerulosclerose segmentar focal secundária à esquistossomose é semelhante à forma idiopática, com evolução para insuficiência renal em cerca de 60% dos casos[64].

É provável que as alterações tubulares também contribuam para a progressão da nefropatia e evolução para doença renal crônica terminal. No entanto, dados relacionados a esse tema são escassos e precisam ser mais bem esclarecidos. No Egito, cerca de 10% dos pacientes em hemodiálise crônica têm como causa da insuficiência renal a esquistossomose[39].

CONCLUSÕES

Além de importantes alterações glomerulares, já bem documentadas, a esquistossomose mansônica também se associa com alterações tubulares como déficit de concentração e acidificação urinária. Na maioria das vezes, essas alterações apresentam-se de forma assintomática do ponto de vista de alterações urinárias. Adicionalmente, a doença predomina em pessoas mais jovens, em risco de perda de função renal, e que se beneficiam de medidas para retardar a progressão da doença renal. Tais aspectos reforçam a importância de realização de testes para avaliação da função renal em todos os casos de esquistossomose mansônica, podendo incluir testes mais específicos, como os de concentração e acidificação urinárias, além de microalbuminúria e MCP-1 urinário, que parecem ser biomarcadores úteis para a detecção precoce da nefropatia esquistossomótica.

Tabela 9.3 – Características clínicas e demográficas de 60 pacientes com EHE admitidos no Hospital Universitário da UFAL comparados de acordo com o desenvolvimento ou não de LRA.

	Sem LRA (N = 34)	LRA (N = 26)	p
Idade, anos	54 ± 16	64 ± 16	0,02
Sexo feminino	52,9%	61,5%	0,60
Tempo de hospitalização, dias	12 ± 8	22 ± 14	0,002
Diabetes mellitus	23,5%	19,2%	0,76
HAS	23,5%	50,0%	0,05
PAS (mmHg)	113,9 ± 10,8	113,4 ± 10,9	0,87
PAD (mmHg)	73,3 ± 7,4	70,5 ± 5,6	0,13
Sinais e sintomas			
Ascite	76,5%	100%	0,008
Esplenomegalia	88,9%	69,6%	0,17
Hepatomegalia	67,6%	57,7%	0,58
HDA	47,1%	34,6%	0,43
Varizes de esôfago	97,0%	92,0%	0,57
Fibrose periportal	82,8%	79,2%	0,74
Esplenectomia prévia	20,6%	11,5%	0,56
Tratamento (durante hospitalização e uso crônico)	50,0%	92,3%	0,001
Furosemida	58,8%	88,5%	0,01
Espironolactona	32,4%	38,5%	0,78
Perda de peso > 1kg/dia	26,5%	38,5%	0,40
iECA	50,0%	76,9%	0,06
Paracentese	41,2%	26,9%	0,28
Betabloqueador	47,1%	50,0%	0,82
Antibióticos			
Mortalidade	2,9%	15,4%	0,15

PAS = pressão arterial sistólica; PAD = pressão arterial diastólica; HDA = hemorragia digestiva alta; iECA = inibidor da enzima conversora da angiotensina. Dados expressos como média ± desvio-padrão ou porcentagens. Significativo p < 0,05 *vs.* controle pelo teste t de Student e qui-quadrado.

Tabela 9.4 – EscoresCHILD e MELD em 60 pacientes com e sem LRA admitidos no Hospital Universitário da UFAL.

	Sem LRA (N = 30)	LRA (N = 24)	p
CHILD	8,45 ± 1,76	9,58 ± 1,56	0,02
MELD	13,9 ± 3,9	19,1 ± 5,8	< 0,001

Significativo p < 0,05 *vs.* controle pelo teste t de Student.

A pesquisa de alterações subclínicas, por meio de exames séricos e urinários, pode ser útil para o diagnóstico precoce do envolvimento renal na esquistossomose e para a consequente prevenção da progressão da doença renal. As alterações da função renal são assintomáticas na maioria dos casos, e o paciente pode só desenvolver sintomas quando ocorre perda significativa de função renal.

Agradecimentos

Ao Dr. Geraldo Bezerra da Silva Júnior, pela ajuda e acompanhamento do desenvolvimento deste capítulo.

REFERÊNCIAS BIBLIOGRÁFICAS

1. Mahmoud AAF. Esquistossomose. In Bennett JC, Plum F (eds). Cecil: *Tratado de Medicina Interna*, 20ª ed. Guanabara Koogan: Rio de Janeiro, 1997, pp 2127-2132.

2. Ross AGP, Bartley PB, Sleigh AC *et al.* Schistosomiasis. *N Engl J Med* 2002; **346**: 1212-1220.
3. Chitsulo L, Loverde P, Engels D. Disease watch: schistosomiasis. *TDR Nat Rev Microbiol* 2004; **2**: 12-13.
4. Maguire JH. Trematodes (schistosomes and other flukes). In Mandell GL, Bennett JE, Dolin R (eds). *Mandell, Douglas and Bennett's: Principles and Practice of Infectious Diseases*, 7th ed. Churchill Livingstone Elsevier: Philadelphia, 2010, pp 3595-3605.
5. Molyneu DH, Hotez PJ, Fenwick A. "Rapid-impact interventions": how a policy of integrated control for Africa's neglected tropical diseases could benefit the poor. *Plos Med* 2005; **2**: 1064-1070.
6. Vanderwerf MJ, De Valasl SJ, Brooker S *et al.* Quantification of clinical morbidity associated with schistosome infection in sub-Saharan Africa. *Acta Trop* 2003; **86**: 125- 139.
7. Steinmann P, Keiser J, Bos R *et al.* Schistosomiasis and water resources development: systematic review, meta-analysis, and estimates of people at risk. *Lancet Infect Dis* 2006; **6**: 411-425.
8. Passos ADC, Amaral RS. Esquistossomose mansônica: aspectos epidemiológicos e de controle. *Rev Soc Bras Med Trop* 1998; **31**: 61-74.
9. Katz N, Peixoto SV. Análise crítica da estimativa do número de portadores de esquistossomose mansônica no Brasil. *Rev Soc Bras Med Trop* 2000; **33**: 303-308.
10. Resendes APC, Souza SR, Barbosa CS. Hospitalization and mortality from mansoni schistosomiasis in the State of Pernambuco, Brazil, 1992/2000. *Cad Saúde Pública* 2005; **21**: 1392-1401.
11. Brasil. Ministério da Saúde. Secretaria de Vigilância em Saúde. *Guia de Vigilância Epidemiológica*, 7ª ed. Brasília, DF, 2010.
12. Brasil. Ministério da Saúde. Sistema de informação de agravos de notificação/Sistema de informação da esquistossomose. Casos confirmados de Esquistossomose: Brasil, Grandes Regiões e Unidades Federadas. 1995 a 2011. Brasília, 2012. Disponível em: <http://portal.saude.gov.br/portal/arquivos/pdf/serie_historica_esquistossomose_07_08_2012.pdf>. Acessado em: 03 de abril 2013.
13. Blanchard TJ. Schistosomiasis. *Travel Med Infect Dis* 2004; **2**: 5-11.
14. Martinelli R, Silveira MA, Rocha H. Glomerulonefrites associadas às doenças parasitárias. In Barros RT (org). *Glomerulopatias: Patogenia, Clínica e Tratamento.* Sarvier: São Paulo, 2006, pp 352-371.
15. Domingues ALC, Novais S. Esquistossomose mansônica. In Filgueira NA (Org.). *Condutas em Clínica Médica.* Medsi: Rio de Janeiro, 2004, pp 659-669.
16. Coutinho HM, Acosta LP, Wu HW *et al.* Th2 cytokines are associated with persistent hepatic fibrosis in human Schistosoma japonicum infection. *J Infect Dis* 2007; **195**: 288-295.
17. Cheever AW, Hoffmann KF, Wynn TA. Immunopathology of schistosomiasis mansoni in mice and men. *Immunol Today* 2000; **21**: 465-466.
18. Corachan M. Schistosomiasis and international travel. *Clin Infect Dis* 2002; **35**:446-450.
19. Mountford AP. Immunological aspects of schistosomiasis. *Parasite Immunol* 2005; **27**: 243-246.
20. Bina JC. Influência da terapêutica específica na evolução da esquistossomose mansoni. *Rev Patol Trop* 1981; **10**: 221-267.
21. Stephenson L. The impact of schistosomiasis on human nutrition. *Parasitology* 1993; **107**: 107-123.
22. Lamyman MJ, Noble DJ, Narang S, Dehalvi N. Small bowel obstruction secondary to intestinal schistosomiasis. *Trans R Soc Trop Med Hyg* 2006; **100**: 885-887.
23. Domingues ALC, Domingues LAW. Forma intestinal, hepatointestinal e hepatoesplênica. In Malta J. *Esquistossomose Mansônica.* Ed. UFPE: Recife, 1994, v 5, pp 91-105.
24. Lambertucci JR, Serufo JC, Gerspacher-Lara R *et al.* Schistosoma mansoni: assessment of morbidity before and after control. *Acta Trop* 2000; 77: 101-109.
25. Andrade ZA, Van Marck EAE. Schistosomal glomerular disease. *Mem Inst Oswaldo Cruz* 1984; **79**: 499-506.
26. Prata A. Esquistossomose mansoni. In Veronesi R, Foccacia R. *Tratado de Infectologia.* Atheneu: São Paulo, 1997, pp 1354-1372.
27. Brasil. Ministério da Saúde. Secretaria de Vigilância em Saúde. *Programa de Controle da Esquistossomose.* Brasília, DF, 2006.
28. Barsoum RS. Schistosomal glomerulopathies. *Kidney Int* 1993; **44**: 1-12.
29. Van Velthuysen MLF. Glomerulopathy associated with parasitic infections. *ParasitToday* 1996; **12**: 102-107.
30. Rodrigues VL, Otoni A, Voieta I *et al.* Glomerulonephritis in schistosomiasis mansoni: a time to reappraise. *Rev Soc Bras Med Trop* 2010; **43**: 638-642.
31. Melo ME, Silveira MA, Martinelli R. Alterações renais nas doenças parasitárias: esquistossomose, leptospirose e malária. In Barros E (org). *Nefrologia: Rotinas, Diagnóstico e Tratamento.* Artmed: Porto Alegre, 2006, pp 309-316.
32. Deelder AM, Kornelis D, Van Marck EA *et al.* *Schistosoma mansoni*: characterization of two circulating polysaccharide antigens and the immunological response to these antigens in the mouse, hamster, and human infection. *Exp Parasitol* 1980; **50**:16-32.
33. Van Marck EA, Deelder AM, Gigase PL. Effect of parcial vein ligation on immune glomerular deposits in Schistosoma mansoni infected mice. *Br J Exp Pathol* 1977; **58**: 412-417.
34. De Water R, Van Marck EA, Fransen JA *et al.* Schistosoma mansoni: ultrastructural localization of the circulating anodic antigen and the circulating cathodic antigen in the mouse kidney glomerulus. *Am J Trop Med Hyg* 1988; **38**: 118-124.
35. Barsoum RS. Schistosomal glomerulopathy: selection factors. *Nephrol Dial Transplant* 1987; **2**: 488-497.
36. De Brito T, Carneiro CR, Nakhle MC *et al.* Localization by immunoelectron microscopy of Schistosoma mansoni antigens in the glomerulus of the hamster (Mesocricetus auratus). *Kidney Exp Nephrol* 1998; **6**: 368-376.
37. Digeon M, Droz D, Noel LH *et al.* The role of circulating immune complexes in the glomerular disease of experimental hepatosplenic schistosomiasis. *Clin Exp Immunol* 1979; **35**: 329-337.
38. Sobh M, Moustafa F, Ramzy R *et al.* Schistosoma mansoni nephropathy in Syrian golden hamsters: effect of dose and duration of infection. *Nephron* 1991; **59**: 121-130.
39. Barsoum R. The changing face of schistosomal glomerulopathy. *Kidney Int* 2004; **66**: 2472-2484.
40. Brito T. *Schistosoma mansoni* associated glomerulopathy. *Rev Inst Med Trop* 1999; **41**: 269-272.
41. Nussenzveig I, De Brito T, Carneiro CR *et al.* Human Schistosoma mansoni-associated glomerulopathy in Brazil. *Nephrol Dial Transplant* 2002; **17**: 4-7.
42. Abensur H, Nussenzveig I, Saldanha LB *et al.* Nephrotic syndrome associated with hepatointestinal schistosomiasis. *Rev Inst Med Trop Sao Paulo* 1992; **34**: 273-276.
43. Dos Santos WLC, Sweet GMM, Bahiense-Oliveira M *et al.* Schistosomal glomerulopathy and changes in the distribution of histological patterns of glomerular diseases in Bahia, Brazil. *Mem Inst Oswaldo Cruz* 2011; **106**: 901-904.
44. Andrade ZA, Rocha H. Schistosomal glomerulopathy. *Kidney Int* 1979; **16**: 23-29.
45. Martinelli R, Rocha H. Revisão/Atualização em Nefrologia Clínica: Envolvimento glomerular na esquistossomose mansônica. *J Bras Nefrol* 1996; **18**: 279-282.
46. Silva Júnior GB, Duarte DB, Barros EJG *et al.* Schistosomiasis-associated kidney disease: a review. *Asian Pac J Trop Dis* 2013; **3**: 79-84.
47. Martinelli R, Brito E, Rocha H. Value of beta 1C/1A globulin serum levels as an early index of glomerular involvement in Schistosoma mansoni infection. *Am J Trop Med Hyg* 1980; **29**: 882-995.
48. Sobh M, Moustafa F, el-Arbagy A *et al.* Nephropathy in asymptomatic patients with active Schistosoma mansoni infection. *Inter Urol Nephr* 1990; **22**: 37-43.

49. Hanemann AL, Libório AB, Daher EF *et al.* Monocyte chemotactic protein-1 (MCP-1) in patients with chronic schistosomiasis mansoni: evidences of subclinical renal inflammation. *Plos One* 2013; **8**: e80421.
50. Martinelli R, Noblat ACB, Brito E *et al.* Schistosoma mansoni-induced mesangiocapillary glomerulonephrites: Influence of therapy. *Kidney Int* 1989; **35**: 1227-1233.
51. Lima Verde EM, Lima Verde FAA, Silva Júnior GB *et al.* Evaluation of renal function in human visceral leishmaniasis (kala-azar): a prospective study on 50 patients from Brazil. *J Nephrol* 2007; **20**: 432-438.
52. Oliveira RA, Silva Júnior GB, Souza CJ *et al.* Evaluation of renal function in leprosy: a study of 59 consecutive patients. *Nephrol Dial Transplant* 2008; **23**: 256-262.
53. Oliveira RA, Lima CG, Mota RMS *et al.* Renal function evaluation in patients with American Cutaneous Leishmaniasis after specific treatment with pentavalent antimonial. *BMC Nephrology* 2012; **13**: 44-49.
54. Duarte DB, Vanderlei LA, Bispo RKV *et al.* Renal function in hepatosplenic schistosomiasis – an assessment of renal tubular disorders. *Plos One* 2014; **9**: e115197.
55. Jiang Y, Beller DI, Frendl G *et al.* Monocyte chemoattractant protein-1 regulates adhesion molecule expression and cytokine production in human monocytes. *J Immunol* 1992; **148**: 2423-2428.
56. Segerer S, Nelson PJ, Schlöndorff D. Chemokines, chemokine receptors, and renal disease: from basic science to pathophysiologic and therapeutic studies. *J Am Soc Nephrol* 2000; **11**: 152-176.
57. Satriano JA, Hora K, Shan Z *et al.* Regulation of monocyte chemoattractant protein-1 and macrophage colony-stimulating factor-1 by IFN-g, tumor necrosis factor-a, IgG aggregates, and CAMP in mouse mesangial cells. *J Immunol* 1993; **150**: 1971-1978.
58. Banba N, Nakamura T, Matsumura M *et al.* Possible relationship of monocyte chemoattractant protein-1 with diabetic nephropathy. *Kidney Int* 2000; **58**: 684-690.
59. Dantas M, Dos Reis MA, Om VN *et al.* Urinary excretion of monocyte chemoattractant protein-1: a biomarker of active tubulointerstitial damage in patients with glomerulopathies. *Kidney Blood Pressure Res* 2007; **30**: 306-313.
60. Child CG, Turcotte JG. Surgery and portal hypertension. In Child CG (ed). *The Liver and Portal Hypertension*. Saunders: Philadelphia, Pennsylvania, 1964, pp 50-64.
61. Kamath PS, Wiesner RH, Malinchoc M *et al.* A model to predict survival in patients with end-stage liver disease. *Hepatology* 2001; **33**: 464-470.
62. Duarte DB, Vanderlei LA, Bispo RKV *et al.* Acute kidney injury in schistosomiasis: a retrospective cohort of 60 patients in Brazil. *J Parasitol* 2015; **101**: 244-247.
63. Gryseels B, Polman K, Clerinx J *et al.* Human schistosomiasis. *Lancet* 2006; **368**: 1106-1118.
64. Martinelli R, Pereira JLC, Brito E *et al.* Clinical course of focal segmental glomerulosclerosis associated with hepatosplenic schistosomiais mansoni. *Nephron* 1995; **69**: 131-134.

10

GLOMERULOSCLEROSE SEGMENTAR E FOCAL FAMILIAR

Francisco José Werneck de Carvalho

◆

INTRODUÇÃO

A glomerulosclerose segmentar e focal (GESF) consiste em uma causa comum de doença renal, sendo também importante causa de doença renal crônica e que apresenta a possibilidade da sua recorrência nos pacientes submetidos a transplante renal. A manifestação clínica dominante é a proteinúria, frequentemente nefrótica, cuja expressão anatomopatológica é uma lesão que define sua denominação descrita como uma esclerose que atinge o rim de forma irregular (focal e segmentar), com apagamento dos podócitos, que são as células terminais e diferenciadas. Elas são responsáveis pela formação e regulação da barreira de filtração renal. A GESF pode ter origem idiopática primária, secundária, oriunda de diversas circunstâncias, e a forma familiar.

Considerando as diferenças dos seus mecanismos fisiopatológicos, que não estão completamente esclarecidos, os tratamentos das diversas formas também devem ser diferenciados.

ASPECTOS GERAIS DA GESF

Desde os anos 1950 do último século, com o início da realização das biópsias renais percutâneas, foi possível a identificação das lesões iniciais das nefropatias, contrariamente aos dados obtidos até então, com a observação das necropsias para o estudo das nefropatias, que forneciam imagens, as quais incluíam não só alterações tardias das nefropatias, além de artefatos agônicos e/ou do *post morten*[1] do paciente. Àquelas limitadas técnicas iniciais de anatomopatologia por microscopia óptica e coloração convencionais foram adicionados os recursos diagnósticos que incluem a imunofluorescência, a microscopia eletrônica e captação tridimensional, o que permitiu aperfeiçoar e expandir as informações diagnósticas e de classificação das nefropatias por meio das biópsias renais, bem como auxiliar no aprimoramento do seu tratamento e melhor delinear o prognóstico das doenças renais, através da conjugação anatomopatológica e laboratorial.

Atualmente, de acordo com classificação da Organização Mundial da Saúde (OMS), estabelecidas no CID 10, estão descritas as seguintes formas de glomerulopatias: síndrome nefrítica aguda, hematúria recidivante e persistente (anormalidade glomerular *minor*), lesão mínima, esclerose focal e segmentar, glomerulonefrite membranosa difusa, glomerulonefrite proliferativa mesangial difusa, glomerulonefrite proliferativa endocapilar difusa, glomerulonefrite membranoproliferativa (tipos 1 e 3), glomerulonefrite membranoproliferativa (tipo 2 = doença de depósito denso), glomerulonefrite extracapilar (crescêntica), glomerulonefrite proliferativa.

Inicialmente considerada uma única doença, a GESF é descrita, atualmente, como um grupo de síndromes clinicopatológicas e identificação em biópsia renal não traduz o diagnóstico de uma doença, já que ela envolve considerável heterogeneidade de aspectos, tanto em termos de localização das lesões glomerulares como qualidade das lesões segmentares e sua etiologia. A via comum dessas manifestações é o acometimento morfológico e funcional dos podócitos com seu apagamento e da fenda diafragmática por agressões diversas. Com o aprimoramento dos estudos clinicopatológicos, progrediu-se para uma descrição de cinco variantes histológicas distintas da doença, com base na classificação de Colúmbia (2004)[2]: colapsante (COL), usual (NOS), lesão apical (TIP), peri-hilar (PHI) e variante celular (CEL). Essas variantes também têm curso clínico distinto.

As expressões anatomopatológicas que as GESF apresentam são decorrentes de múltipla e heterogênea fisiopatologia, variando desde uma origem indefinida (primária) ou adaptativa a diversas situações como redução de massa renal, obesidade, sequela de processos de vasculite, toxicidade direta por drogas ou ação viral, entre outras causas secundárias, como exposto no quadro 10.1. Dessa forma, como define Sethi[3], a biópsia renal não confere um diagnóstico de doença à GESF e sim o começo de um processo exploratório em busca de um diagnóstico preciso, por meio da história clínica e exames laboratoriais, resultando em uma proposta de tratamento apropriado de acordo com a origem da razão para o dano renal.

Com relação às manifestações clínicas[4] da GESF, a proteinúria é presença invariável, cujas dimensões podem ser subnefrótica ou nefrótica (proteinúria $\geq$ 3,5g/dia), sendo esta última a forma de apresentação mais comum entre crianças e adultos à época do seu diagnóstico, podendo ou não estar associada com hematúria microscópica. A hipoalbuminemia, a hipercolesterolemia e o edema também podem ser de intensidade variável, associados ou não com a hipertensão arterial. Em relação à função renal, ela pode estar comprometida em níveis também variáveis, sendo responsável por cerca de 5% dos adultos e 20% das crianças com doença renal crônica, segundo alguns autores[5]. O curso clínico da GESF é impreciso, que inclui pacientes que alcançam plena recuperação da função renal e outros que evoluem para doença renal crônica terminal. Por outro lado, nos casos dos pacientes submetidos ao transplante renal, a doença pode recrudescer nos enxertos.

Em anos recentes, o progresso dos recursos técnicos para a pesquisa favoreceu grande evolução nos estudos envolvendo a biologia e genética das glomerulopatias[6], em especial da barreira podocitária, por meio do mapeamento de genes associados com a expressão clínica de doenças glomerulares, entre elas a GESF, na perspectiva de identificar suas formas espontâneas e secundárias.

A GESF é uma doença cujo diagnóstico é anatomopatológico, que acomete predominantemente glomérulos mais profundos (justamedulares), definida por meio da microscopia óptica pela presença de esclerose em partes (segmentar) e alguns glomérulos (focais), método que subestima o número de glomérulos comprometidos quando comparado com os estudos utilizando a análise morfométrica tridimensional que revelam um número muito mais elevado de glomérulos comprometidos, atingindo até 94% dos glomérulos[7]. A expressão laboratorial é liderada pela proteinúria subnefrótica ou nefrótica. Atribui-se à GESF a incidência de 7 por 1 milhão, contribuindo com 20% dos casos de síndrome nefrótica na infância e 40% dos casos em adultos, nas estatísticas dos Estados Unidos[8]. No Brasil, de acordo com o Registro Paulista de Glomerulopatias, a GESF é também a glomerulopatia primária mais frequente[9], somando 27,5% dos casos de glomerulopatias primárias. Estatísticas internacionais apontam para uma crescente incidência global[10] da doença. Quanto à faixa etária de acometimento, inclui preferencialmente crianças, adolescentes e adultos mais jovens. Em relação à etnia, observa-se elevada incidência entre os pacientes negros norte-americanos[11], com taxas que atingem até 64% das glomerulopatias que os acomete, sendo representada por faixa de menor incidência entre os bancos, nos quais atinge incidência entre 15 e 20%. A doença pode ter curso favorável ao tratamento, com resolução do quadro, parcial ou total, ou evoluir para doença renal crônica. Outra característica da doença é a possibilidade de sua recorrência no enxerto do transplante renal.

Quadro 10.1 – Causas de glomerulosclerose segmentar e focal.

Tipo de doença	Causa
1. Forma primária	Mediada por fatores de permeabilidade (causa desconhecida)
2. Formas secundárias a) Familiar	Mutações específicas de genes podocitários
b) Viral	HIV1, parvovírus B19, citomegalovírus, Epstein-Barr, *simian* 40
c) Drogas	Heroína, interferons, Li, pamodronato, sirolimus, inibidores da calcineurina, esteroides anabólicos
d) Adaptativa	• Condições com massa renal reduzida: oligonefrônia, nascidos de baixo peso, agenesia renal unilateral, displasia, nefropatia de refluxo, sequela de necrose cortical, ablação renal, enxerto renal, envelhecimento renal, doenças avançadas com redução de néfrons funcionantes • Condições com massa renal inicialmente normal: HAS, processos oclusivos arteriais, obesidade, doença cardíaca cianótica congênita, anemia falciforme

A patogênese da GESF está ligada à perda da barreira de filtração glomerular, que regula a permeabilidade e é composta de três íntimas camadas: a interna, que corresponde ao endotélio vascular, a membrana basal com suas camadas formando a média, e os podócitos, que são células epiteliais altamente diferenciadas, encontram-se unidos pela fenda diafragmática e constituem as células epiteliais viscerais, na face externa urinária. Além de garantir um suporte estrutural para o capilar glomerular, os podócitos sintetizam as proteínas da fenda diafragmática e muitos componentes da matriz extracelular.

Por serem células extremamente diferenciadas, os podócitos não podem reparar-se por simples divisão celular, fazendo com que sua depleção se faça por mecanismos mais complexos[12], como o de descolamento, apoptose ou necrose, sendo, dessa forma, um importante mediador para o desenvolvimento de lesão anatomopatológica da glomerulosclerose.

Diferentemente de outras glomerulopatias, os pacientes acometidos de GESF primária raramente evoluem para a cura espontânea da doença. Segundo observações de Cameron[13], nos casos de pacientes com GESF que não foram submetidos a tratamento, ocorreu inexorável progressão para a doença renal crônica entre seis e oito anos.

Para a terapia inicial de controle na proteinúria é frequentemente recomendado iniciar um inibidor da enzima conversora de angiotensina ou um bloqueador dos receptores da angiotensina II, embora seu emprego não tenha efeito sobre a lesão de base da doença, a podocitopatia[14]. A resposta da GESF ao tratamento inicial com corticosteroides não é uniforme e varia, tanto nas faixas de pacientes infantis, quanto adolescentes e adultos, com resposta curativa, dependência da droga e resistência ao corticosteroide, sendo atribuída à GESF a maioria dos casos de glomerulopatia resistente à corticoterapia. Daí terem surgidos variados tratamentos alternativos inicialmente com ciclofosfamida ou clorambucil, pulso de corticosteroides[15], ciclosporina[16], micofenolato de mofetil[17], tacrolimus[18], rituximabe[19], rapamicina[20] e, mais recentemente, abatacept[21], além do emprego da plasmaférese, com resposta variável, mas resgatando a possibilidade de reversão da doença inicialmente sem resposta ao corticosteroide em alguns pacientes, embora não haja consenso entre qual das medicações já empregadas seja a ideal para os casos da GESF corticorresistente, não só pela resposta propriamente do tratamento, mas também pelos efeitos colaterais que esses medicamentos podem provocar, constituindo a GESF ainda um desafio para os nefrologistas quanto ao seu tratamento.

GESF FAMILIAR

Atribui-se à GESF familiar uma incidência rara[22], no entanto, sua expressão clinicopatológica é virtualmente idêntica àquela observada nas formas esporádicas da doença. De acordo com a estratificação para o diagnóstico e classificação da GESF familiar estabelecida pelo *Duke Medical Center*[23], os critérios de inclusão e classificação são apresentados, respectivamente, nos quadros 10.2 e 10.3. Esses critérios têm base em história clínica, análise laboratorial e anatomopatológica, sendo a análise genética o critério definitivo para seu diagnóstico. São múltiplos os genes associados à síndrome nefrótica esteroiderresistente/GESF. Essas proteínas são principalmente expressas nos podócitos e estão direta ou indiretamente envolvidas na organização da fenda do diafragma e a actina do citoesqueleto. GESF causada por mutações na nefrina, podocina, CD2AP, PLC 1 e MYOIE é caracterizada por um padrão de herança autossômica recessiva, alterações essas em geral associadas à doença de aparecimento na infância. Ao contrário, as mutações associadas à α-actina-4, TRPC6 e INF2 causam a forma autossômica dominante da GESF, sendo o desenvolvimento da doença predominantemente entre os adultos, podendo a apresentação da doença ser isenta de síndrome nefrótica.

Do ponto de vista epidemiológico[19], credita-se aos caucasianos um acometimento de 10 a 52%, sendo que, no percentual quanto ao gênero, o masculino é acometido em 44%. A idade média de acometimento é de 33 anos. A hipertensão arterial está presente entre 6 e 80% dos casos. A análise laboratorial à época do diagnóstico indicava proteinúria média de 3,3g/24h e creatinina sérica de 1,6mg/dL.

No serviço de Clínica Médica do Hospital Municipal da Piedade (Rio de Janeiro), encontramos duas famílias que apresentavam diagnóstico histopatológico de GESF em um dos membros com um segundo membro com proteinúria acima de 1g/24h e em uma das famílias um paciente em programa de diálise e na segunda um paciente com indicação de iniciar programa de substituição da função renal. Na figura 10.1 são apresentados

Quadro 10.2 – Critério de inclusão do *Duque Medical Center*[23].

Cada família deve ter pelo menos um indivíduo com diagnóstico, por biópsia, de GESF e mais um com uma das seguintes características:

- Um segundo membro com diagnóstico por biópsia de GESF
- Paciente com doença renal terminal (em diálise)
- Transplante renal

Quadro 10.3 – Classificação de *Duke Medical Center*[23] do *status* de acometimento.

Acometimento	Biópsia positiva ou terapia renal substitutiva
Provável acometimento	3-4+ de proteinúria em urinálise qualitativa
Desconhecido	≤ 2+ de proteinúria em urinálise qualitativa ou ≤ 500mg/24 quantitativa
Livre	Sem proteinúria em urinálise qualitativa

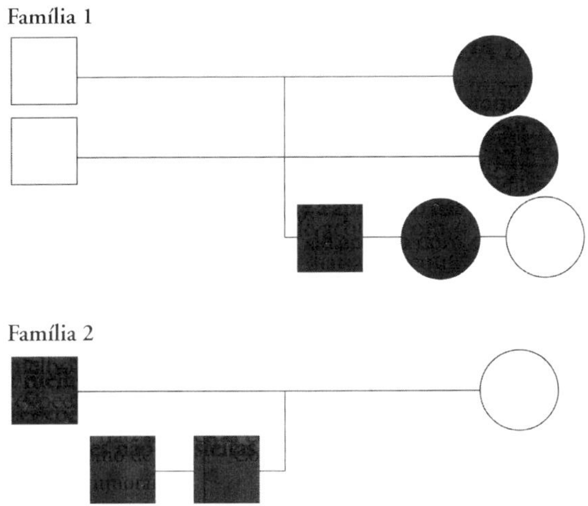

Figura 10.1 – Nos *pedigrees* estão representadas em ovais negros as pacientes do sexo feminino afetadas, e nos quadrados negros, os pacientes do sexo masculino afetados pela GESF familiar.

os *pedigrees* das famílias. Ambas as famílias eram caucasianas. Na família 1, a paciente biopsiada com diagnóstico de GESF referiu que a avó materna faleceu com doença renal não identificada e a mãe encontrava-se em diálise, sem diagnóstico da sua nefropatia, e um dos irmãos, que recusou realizar biópsia, apresentava proteinúria subnefrótica e uma irmã não apresentava comprometimento renal. Na família 2, o paciente de origem foi submetido à biópsia renal com diagnóstico de GESF, um irmão apresentava proteinúria patológica e o pai foi atendido com função renal residual, sem atendimento prévio por nefrologista, e que faleceu por acidente de trânsito às vésperas de iniciar terapia renal substitutiva, indicada pelo nosso ambulatório após a primeira consulta nefrológica.

GESF familiar, em alguns casos, apresenta-se associada a diversas doenças congênitas, como as síndromes de Charcot-Marie-Tooth[24], Laurence-Moon-Biedl[25] e dermatodisostose craniomandibular[26]. Além dessas associações, a doença de Alport, cujo comprometimento primário é a lesão em membrana basal, sendo sua manifestação característica a presença de hematúria, pode, em alguns casos, apresentar sofrimento dos podócitos[27] e o aparecimento tardio de esclerose segmentar e focal com sua característica de desenvolver proteinúria.

Atualmente são descritos 24 genes associados com a GESF familiar, os quais seguem padrões de herança mendeliana. Esses padrões de herança incluem as formas autossômica recessiva, autossômica dominante, ligada ao X, bem como herança mitocondrial DNA. Os fenótipos incluem a GESF sindrômica, quando há manifestação em outros tecidos e não sindrômica quando a doença é restrita ao rim. Entre esses genes, há três formas de manifestações[28]: alguns estão relacionados exclusivamente à forma não sindrômica da GESF familiar, outros às formas sindrômicas e um terceiro grupo que pode determinar tanto as formas sindrômicas como as não sindrômicas. Nos casos das formas recessivas, as manifestações clínicas são mais precoces, acometendo preferencialmente as crianças, enquanto as formas dominantes são de aparecimento mais tardio e com um curso de lenta progressão, acometendo, por seu turno, pacientes adultos.

Nos estudos de Winn[22] foram incluídas 26 famílias com única geração e 34 de múltiplas gerações de GESF familiar. As famílias de geração única, a doença tinha comportamento mais agressivo e a apresentação do quadro de GESF era mais precoce. Quanto ao gênero, a relação sexo masculino/feminino era idêntica. As famílias estudadas apresentavam padrão étnico variado, com brancos ou negros. Foi observada sobrevida renal inferior nas famílias de multigeração, negros e os que tinham proteinúria acima de 3g/24h. Com relação à evolução para doença renal crônica, ela observou que 50% dos membros das famílias evoluíram para doença renal crônica terminal em torno dos 30 anos de idade. Quanto ao transplante renal, 41 pacientes foram submetidos a 48 transplantes renais, com sobrevida do enxerto de 62% em 10 anos, com uma única recorrência de GESF, o que é comum na GESF primária.

Diferentemente das formas clínicas com proteinúria nefrótica/subnefrótica, estudos cipriotas[29] mostraram a existência de formas com mutação heterozigota em COL4A3/COL4A4, cuja apresentação predominante era de hematúria familiar que permanecia com função renal normal ao longo do tempo. Os estudos anatomopatológicos desses pacientes mostraram biópsias que apresentavam variados estágios de GESF e em alguns casos as biópsias apresentavam associadamente afinamento da membrana basal no exame de microscopia eletrônica.

FORMAS RECESSIVAS DE GESF

Para o desenvolvimento da forma recessiva, são necessárias duas cópias de diversos genes. Nos casos dos pacientes com a síndrome nefrótica do tipo finlandesa, foi identificada a mutação no gene NPHS1, associada à nefrina, uma proteína transmembrana que tem funções estrutural e sinalizadora. Nos casos da mutação nos genes NPHS2, ocorre perda de podócitos e alteração da sua arquitetura e do diafragma, cuja manifestação é a GESF[30] com síndrome nefrótica resistente à corticoterapia e outros imunossupressores. Essa apresentação da GESF é a forma que acomete mais frequentemente as crianças.

FORMAS AUTOSSÔMICAS DOMINANTES DE GESF

Mutações pontuais em diversos genes determinam o aparecimento da doença autossômica dominante renal, caracterizada por proteinúria, com diagnóstico histológico de GESF e, por fim, progressão para doença renal crônica. Geneticamente, a mais comum das mutações envolvendo a forma autossômica seja no INF2, para inversão da formina 2 (17%), embora outras mutações tivessem percentual significativo como TRPC6 (12%) e SCTN4 (3,3%)[31], porém a penetração é frequentemente incompleta, com expressão variável, o que repercute na clínica com a GESF em que a proteinúria não é subnefrótica. Essa forma é mais encontrada em pacientes adultos.

Os novos estudos em desenvolvimento permitirão um aprimoramento da biologia dos podócitos, além do aprimoramento da patogênese da GESF. Isso não só vai permitir a detecção de novos genes, mas também descrever em detalhe a correlação genótipo-fenótipo.

As implicações dos estudos genéticos na triagem da GESF familiar na prática clínica, pelo custo-eficiência, limitam seu emprego de forma mais ampla. No trabalho de Rood *et al*[31], são propostas quatro questões relevantes para a realização da triagem genética:

1. A triagem genética vai influenciar na tomada de decisão sobre o tratamento?
2. O resultado da triagem genética afeta o aconselhamento para doenças extrarrenais?
3. O resultado da triagem genética auxilia no aconselhamento familiar?
4. O resultado da triagem afeta decisões relacionadas ao transplante renal?

Com relação ao tratamento, os casos de GESF esteroiderresistentes com estudo genético apontando o diagnóstico para as formas familiares têm resposta terapêutica controvertida, principalmente pelos critérios de inclusão, número pequeno de pacientes estudados e curta duração do tratamento[31] e acompanhamento.

CONSIDERAÇÕES FINAIS

A GESF constitui-se de uma ampla diversidade de doenças abrigadas por essa sigla, com consequente variedade de etiologia, comportamento e resposta ao tratamento. Entre essas formas, a familiar é a que tem incidência de cerca de 20% dos casos de GESF e cuja fisiopatologia por estudos genéticos dos podócitos vem sendo mais bem esclarecida, o que permitirá um tratamento mais apropriado.

Nos *pedigrees* estão representadas em ovais negros as pacientes do sexo feminino afetadas, e nos quadrados negros, os pacientes do sexo masculino afetados pela GESF familiar.

REFERÊNCIAS BIBLIOGRÁFICAS

1. Richet G, Michielsen P. Historique da la biopsie renal 1-9. In Droz D, Lantz B (eds). *La Biopsie Renal.* Les Éditions Inserm: Paris, 1996, pp 1-9.
2. D'Agati VD, Fogo AB, Bruijn JA, Jennette JC. Pathologic classification of focal segmental glomerulosclerosis: a working proposal. *Am J Kidney Dis* 2004; **43**: 368-382.
3. Sethi S, Glassock RJ, Fervença FC. Focal segmental glomerulosclerosis: towards a better understanding for practicing nephrologist. *Nephrol Dial Transplant* 2015; **30**: 375-384.
4. Appel GB, Pollak MR, D'Agati V. Focal segmental glomerulosclerosis: genetic and spontaneous cases. In Feehally J, Floeg J, Johnson R (eds). *Comprehensive Clinical Nephrology.* Mosby Elsevier: Philadelphia, 2007, pp 217-230.
5. Conlon PJ, Lynn, Winn MP *et al.* Spectrun of disease in familial focal and segmental glomerulosclerosis (FFSGS). *Kidney Int* 1999; **56**: 1863-1871.
6. Reiser J, von Gersdorff G, Loos M *et al.* Induction of B 7-1 in podocytes is associated with nephritic syndrome. *J Clin Invest* 2004; **113**: 1390-1397.
7. Remuzzi A, Pergolizzi R, Mauer MS *et al.* Three dimensional morphometric analysis of segmental glomerulosclerosis in the rat. *Kidney Int* 1990; **38**: 851-856.
8. D'Agati VD, Kaskel FJ, Falk RJ. Focal segmental glomerulosclerosis. *N Engl J Med* 2011; **265**: 2398-2411.
9. WWW.unimagemsitemas.com.br/rpg/sbn
10. Schwartzman M, Reginensi A, Wong JS *et al.* Podocyte-specific deletion of yes-associated protein causes FSGS and progressive renal failure. *J Am Soc Nephrol* 2016; **27**: 216-226.
11. Korbest SM, Genchi RM, Borok RZ, Schwartz MM. The racial prevalence of glomerular lesions in nephritic adults. *Am J Kidney Dis* 1996; **27**: 647-651.
12. Wiggins RC. The spectrum of podocytopathies: unifying view of glomerular diseases. *Kidney Int* 2007; **71**: 1205-1214.
13. Cameron JS, Turner DR, Ogg CS, Chantler C *et al.* The long-term prognosis of patients with focal segmental glomerulosclerosis. *Clin Nephrol* 1978; **10**: 213-218.
14. Deegens JK, Dijkman HB, Borm GF *et al.* Podocite foot process effacement as a diagnostic tool in focal glomerulosclerosis. *Kidney Int* 2008; **74**: 1568-1576.
15. Yorgin PD, Krasher J, Al-Urzi AY. Pulse methylprednisolone treatment of idiopathic steroid-resistent nephritic syndrome. *Pediatr Neprol* 2001; **16**: 245-250.
16. Singh A, Tejani C, Tejani A. One-centre experience with cyclosporine in refractory nephritic syndrome in children. *Pedriatr Nephrol* 1999; **13**: 26-32.
17. Mendizabal S, Zamora I, Berbel O *et al.* Mycophenolato mofetil in sterois/cyclosporine-dependent/resistent nephrotic syndrome. *Pediatr Nephrol* 2005; **20**: 914-919.
18. Bhima R, Adhikari M, Asharam K, Connoly C. Management of steroid-resistent focal segmental glomerulosclerosis in children using tacrolimus. *Am J Nephrol* 2006; **26**: 544-551.
19. Fernandez-Fresnedo G, Segarra A, Gonzalez E *et al.* Rituximab treatment of adult patients with steroid-resistent focal segmental glomerulosclerosis. *Clin J Am Soc Nephrol* 2009; **4**: 1317-1323.
20. Fervenza FC, Fitzpatrick PM, Mertz J *et al.* Acute rapamycin nephrotoxicity in native kidneys of patients with chronic glomerulopathies. *Nephrol Dial Transplant* 2004; **19**: 1288-1292.
21. Yu CC, Fornoni A, Weins A *et al.* Abatacept in B7-1-positive proteinuric kidney disease. *N Engl J Med* 2013; **24**: 2016-2423.
22. Winn MP. Approach to the evaluation of heritable diseases and update on familial focal segmental glomerulosclerosis. *Nephrol Dial Transplant* 2003; **18** Suppl 6: vi14-vi20.
23. Colon PJ, Lynn K, Winn MP *et al.* Spectrum of disease in familial focal and segmental glomerulosclerosis. *Kidney Int* 1999; **56**: 1863-1871.
24. Lemieux G, Neemeh JA. Charcot-Marie-Tooth disease and nephritis. *Can Med Assoc J* 1967; **97**: 1193-1198.
25. Barakat AJ, Arianas P, Glick AD, Butler MG. Focal sclerosing glomerulonepritis in a child with Laurence-Moon-Biedl syndrome. *Child Nephrol Urol* 1990; **10**: 109-111.
26. Pedagogos E, Flanagan G, Francis DM *et al.* A case of craniomandibular dermatodysostosis associated with focal glomerulosclerosis. *Pediatr Nephrol* 1995; **9**: 354-356.

27. Rogers PW, Kurtzman NA, Bunn SM et al. Familial benign essential hematúria. *Arch Intern Med* 1973; **131**: 257-262.
28. Kopp JB. An expanding universe of FSGS genes and phenotypes: LMX1B mutations causes familial autossomal dominant FSGF lacking extrarenal manifestations. *J Am Soc Nephrol* 2013; **24**: 1183-1185.
29. Pierides A, Voskariades K, Athanasiou Y *et al.* Clinico-pathological correlations in 127 patients in 11 large pedigrees, segregating one of three heterozygous mutations in the COL4A3/COL4A4 genes associated with familial hematúria and significant late progression to proteinuria and chronic kidney disease from local segmental segmental focal glomerulosclerosis. *Nephrol Dial Transplant* 2009; **24**: 2721-2729.
30. Boute N, Gribouval O, Roselli S *et al.* NPHS2, encoding the glomerular protein podocin, is mutated in autossomal recessive steroid-resistent nephritic syndrome. *Nat Genet* 2000; **24**: 349-354.
31. Rood IM, Deegens JKJ, Wetzels JFM. Genetic causes of focal glomerulosclerosis: implicaţions for clinical practice. *Nephrol Dial Transplant* 2012; **27**: 882-890.

11

HIPOVITAMINOSE D EM GLOMERULOPATIAS: CAUSAS E CONSEQUÊNCIAS

Cristiane Bitencourt Dias
ViktoriaWoronik

◆

INTRODUÇÃO

As doenças que mais frequentemente acometem o glomérulo (glomerulopatias) podem ser primárias do rim ou secundárias a doenças sistêmicas, como o lúpus eritematoso sistêmico. Ambas podem apresentar-se sob a forma de síndrome nefrótica, nefrítica ou alterações menores do exame de urina.

Síndrome nefrótica é uma manifestação clínica que se caracteriza por proteinúria maior ou igual a 3,5g/24h, hipoalbuminemia e edema[1]. A patogênese envolve alteração na permeabilidade glomerular que provocará, além da perda urinária de albumina, a perda de imunoglobulinas, transferrina, vitaminas, além de outros elementos[1]. Entre as vitaminas perdidas, destacamos a vitamina D.

METABOLISMO DA VITAMINA D

Duas são as fontes de vitamina D. A primeira é constituída por alimentos, especialmente vegetais, leite e óleo de peixe, e a segunda é proveniente da conversão na pele da 7-deidrocolesterol, presente na membrana plasmática de queratinócitos da epiderme e fibroblastos da derme, em vitamina D_3 (colecalciferol) pela ação dos raios ultravioleta[2]. Essa vitamina é biologicamente inativa e necessita de duas hidroxilações consecutivas para tornar-se ativa[2]. A primeira hidroxilação ocorre no fígado, dando origem à 25-hidroxivitamina D_3 [$25(OH)D_3$], e a segunda hidroxilação, no túbulo proximal renal, gerando a 1,25-di-hidroxivitamina D_3[$1,25(OH)_2D_3$], que é a forma biologicamente ativa da vitamina D (Fig. 11.1)[3].

Qualquer metabólito da vitamina D em circulação se encontra ligado na maior parte a uma proteína carreadora (PCVD)[4] e em menor proporção à albumina e lipoproteínas[2]. O complexo $25(OH)D_3$-PCVD é filtrado pelo glomérulo e reabsorvido pelo túbulo proximal através de um processo de endocitose com participação de receptores poliespecíficos existentes na porção apical da célula tubular, chamados cubilina e megalina[5-8]. Dentro da célula tubular, o complexo sofre a ação da 1-alfa-hidroxilase, resultando na $1,25(OH)_2D_3$[5,6].

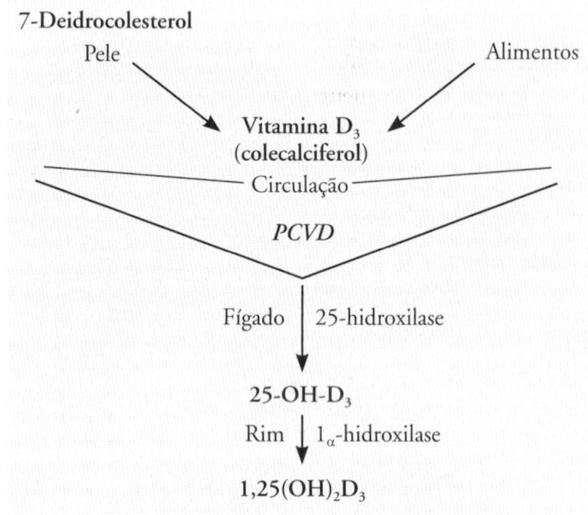

Figura 11.1 – Metabolismo da vitamina D. Adaptada de Hors *et al*[3]. PCVD = proteína carreadora de vitamina D.

Cubilina e megalina são glicoproteínas pertencentes à família dos receptores da lipoproteína de baixa densidade (LDL-colesterol)[6]. Estão localizadas na borda em escova das células do túbulo proximal e também em outros órgãos, como, por exemplo, intestino[6]. São responsáveis pelo processo de endocitose de várias substâncias, como albumina, proteína carreadora de vitamina D, transferrina, drogas, mioglobina etc.[6,9]. No metabolismo da vitamina D, tem o importante papel de promover a endocitose do complexo 25(OH)D_3-PCVD para o interior da célula do túbulo proximal, quando sofre a ação da 1-alfa-hidroxilase, resultando na formação da 1,25$(OH)_2D_3$[6,9].

A PCVD pertence a uma superfamília de proteínas carreadoras que inclui a albumina, α-albumina e α-fetoproteína[10]. É composta por 458 aminoácidos, conferindo-lhe peso molecular menor que o da albumina (58kDa *vs.* 69kDa, respectivamente)[10,11]. É sintetizada predominantemente no fígado, com concentração plasmática de 4-8μM e meia-vida de dois a três dias[6,10]. Além da função transportadora, a PCVD é importante na regulação do ingresso dessas vitaminas na célula-alvo de sua ação, assim como no processo de endocitose da 25(OH)D_3 no túbulo proximal para a segunda hidroxilação. Participa também no prolongamento da meia-vida dessa vitamina e desempenha papel importante em uma ação recém-descrita de ativação de macrófagos e osteoclastogênese[10,11].

A 25(OH)D_3 é a forma circulante predominante da vitamina D e sua concentração mede o estoque dessa vitamina no organismo. Por esse motivo, seus valores séricos convencionalmente identificam os casos de hiper e hipovitaminose D[12]. Sua meia-vida na circulação sanguínea é de duas semanas, ao passo que a da 1,25$(OH)_2D_3$ é de menos de 4 horas. Além disso, a concentração sérica da 25(OH)D_3 é mil vezes maior que a concentração sérica da 1,25$(OH)_2D_3$[12].

A função primordial da forma ativa da vitamina D é a de promover a absorção intestinal de cálcio e fósforo com repercussão no metabolismo mineral e ósseo. Em adição a isso, na célula, estudos recentes demonstram sua importância na expressão do receptor ativador do fator nuclear-κB ligante (RANKL) com possível ação na osteoclastogênese e contribuição ao equilíbrio da formação e reabsorção ósseas[13].

FISIOPATOLOGIA DA DOENÇA ÓSSEA NA SÍNDROME NEFRÓTICA

A perda anormal urinária de proteínas nas glomerulopatias se deve a dois mecanismos. O primeiro consiste na alteração de carga e tamanho dos poros da parede capilar glomerular, assim como de alterações fenotípicas do podócito por disfunção de suas proteínas estruturais proporcionando a passagem de moléculas médias como albumina (69kDa) e transferrina (78kDa) e de moléculas maiores como IgG (150kDa) e IgM (900kDa). O segundo mecanismo seria uma reabsorção tubular inadequada das proteínas filtradas, principalmente devido à quantidade aumentada ofertada ao túbulo com maior competição e saturação dos mecanismos de transporte/endocitose, assim como de eventual associação com lesão tubular secundária à glomerulopatia[14]. Como resultado, as proteínas que se encontram em concentração maior no sangue (albumina) são as que estarão em maior concentração no filtrado, competindo com as outras pela reabsorção tubular[14].

Dessa forma, o complexo 25(OH)D_3-PCVD, que tem peso molecular médio, é perdido na urina de doentes glomerulopatas por filtração aumentada, seguida de reabsorção tubular proximal insuficiente. Como consequência, os níveis plasmáticos de 25(OH)D_3 e 1,25$(OH)_2D_3$ podem estar reduzidos, o primeiro por perda e o segundo por diminuição do seu substrato, que é a própria 25(OH)D_3[15,16].

Assim, a diminuição do nível sérico desses metabólitos provocaria, em tecido ósseo, deficiência de mineralização e redução da densidade mineral[12,17]. Além disso, a deficiência de vitamina D levaria à absorção intestinal de cálcio inadequada, estimulação mantida de PTH (hormônio da paratireoide), aumentando a reabsorção óssea nesses pacientes[17] (Fig. 11.2).

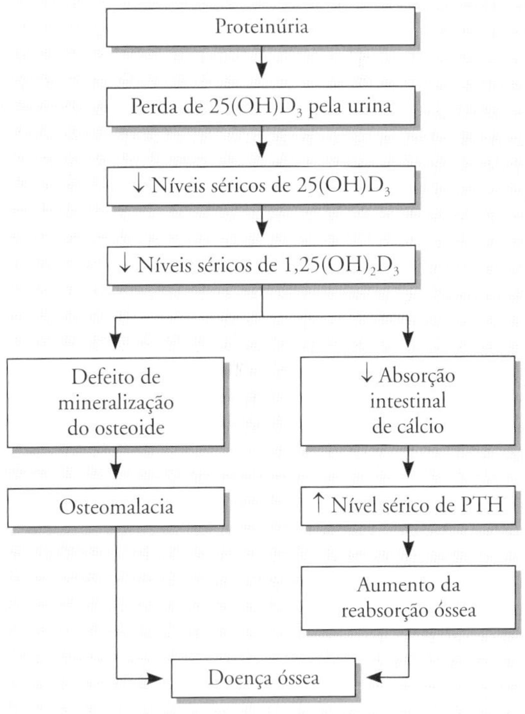

Figura 11.2 – Fisiopatologia da doença óssea em síndrome nefrótica. Adaptada de Goldstein *et al*[16].

DOENÇA ÓSSEA EM GLOMERULOPATIAS PRIMÁRIAS COM SÍNDROME NEFRÓTICA: EVIDÊNCIAS DE LITERATURA

Trabalhos experimentais em ratos com síndrome nefrótica demonstraram diminuição dos níveis plasmáticos de 25(OH)D_3, 1,25$(OH)_2D_3$, PCVD e cálcio urinário e aumento do PTH[18,19]. Estudos em crianças com síndrome nefrótica mostraram diminuição do cálcio ionizado e da $25(OH)D_3$, bem como elevação do PTH, sendo que essas alterações regrediram ao cessar a proteinúria[20,21]. Esses achados foram mais graves em crianças tratadas com altas doses de glicocorticoide[22]. Adultos com síndrome nefrótica sem comprometimento da função renal podem apresentar baixos níveis de $25(OH)D_3$[21]. Porém, em relação à $1,25(OH)_2D_3$, os dados são contraditórios[23-25].

Poucos estudos realizaram biópsia óssea e análise histomorfométrica em pacientes adultos com síndrome nefrótica. Lim *et al*, estudando sete pacientes, verificaram em biópsias ósseas histomorfometria normal em 85,7%[26]. Já Malluche *et al* constataram presença de osteomalacia em 50% dos seis pacientes estudados e doença mista nos outros 50%[27]. Mittal *et al* mostraram incidência de osteomalacia em 56,7% e doença mista em 10% dos pacientes[28]. Tessitore *et al* observaram que 76% de seus pacientes apresentavam histologia normal; 17%, osteomalacia; e 7%, doença mista[29]. Por outro lado, Korkor *et al* não encontraram nenhuma alteração óssea nos seis pacientes estudados[30]. Estudo realizado em nosso serviço em 17 pacientes com glomerulopatia primária sem uso de corticoide mostrou alterações de baixo remanejamento ósseo, caracterizado por menores valores de *volume ósseo* (BV/TV), *volume osteoide* (OV/TV), *espessura osteoide* (O.Th), *taxa de formação óssea* (BFR) e *superfície mineralizante* (MS/BS) e por alterações da microarquitetura óssea, representadas pela perda de conectividade das traves ósseas e menor número de traves[31]. Na tabela 11.1 estão descritos os parâmetros clínicos e os resultados de biópsia óssea dos estudos citados acima.

Um achado constante em todos os estudos foi o de valores baixos de $25(OH)D_3$. Em nosso estudo, também encontramos correlação negativa da $25(OH)D_3$ com a proteinúria e positiva com a albumina sérica (Figs. 11.3 e 11.4).

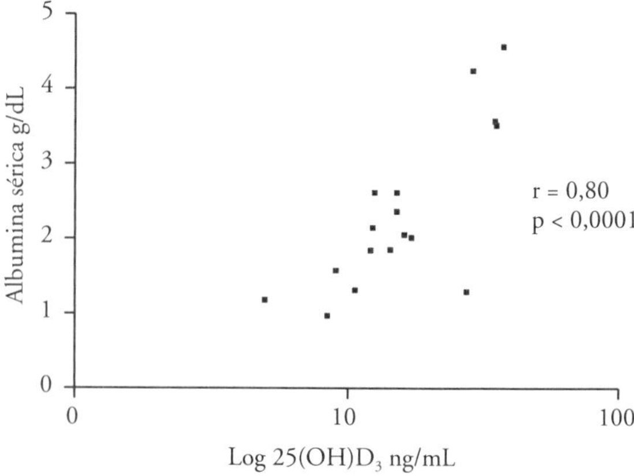

Figura 11.3 – Albumina sérica e $25(OH)D_3$ de pacientes com glomerulopatia primária.

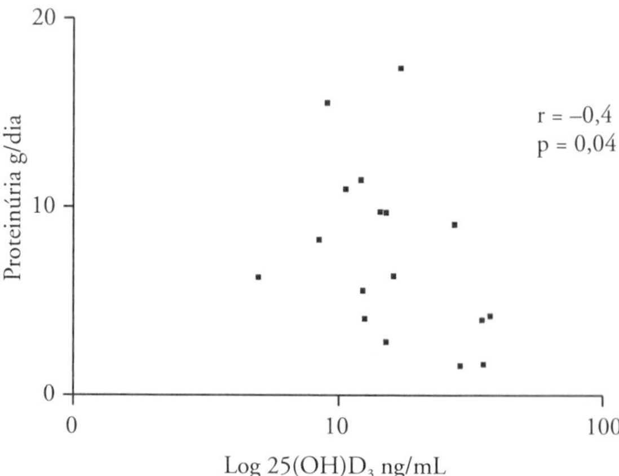

Figura 11.4 – Proteinúria e $25(OH)D_3$ de pacientes com glomerulopatia primária.

Ainda para avaliar a relação da vitamina D com a síndrome nefrótica, estudamos em avaliação retrospectiva observacional 117 pacientes internados para investi-

Tabela 11.1 – Parâmetros clínicos e de biópsia óssea em pacientes com síndrome nefrótica.

	Lim[26]	Malluche[27]	Mittal[28]	Tessitore[29]	Korkor[30]	Dias[31]
Número de pacientes	7	6	30	29	6	17
Proteinúria (g/24h)	7,4	9,4	7,3	8,1	8,4	7,5
Clearance de creatinina (mL/min)	89	113	103	103	101	84
PTHi (pg/mL)	NR	↑	↔	↔	↔	26,3
$25(OH)D_3$ (ng/mL)	NR	↓	↓	↓	↓	18,4
$1,25(OH)_2D_3$ (pg/mL)	NR	NR	↔	↔	↔	32,1
Biópsia óssea						
Normal (%)	85,7	0	33,3	76	100	0
Osteomalacia (%)	0	50	56,7	17	0	
Mista (%)	0	50	10	7	0	
Outros (%)	14,3	0	0	0	0	100
Tempo de doença (meses)	ND	1	35	ND	80	38

NR = não realizado; ND = não descrito; ↔ = valores normais para o método.

gação de glomerulopatias primárias ou secundárias entre janeiro de 2012 e dezembro de 2013[32], sendo excluídos pacientes que apresentavam proteinúria < 1,5g/dia. Para análise, os 117 pacientes foram separados pelo grau de proteinúria em: nefróticos (≥ 3,5g/dia) e subnefróticos (≥ 1,5 a < 3,5g/dia); e de acordo com a etiologia em: glomerulopatias primárias ou secundárias. Nessa população, observamos que 54 (46%) tinham proteinúria **nefrótica**, e 63 (54%), **subnefrótica**. Na tabela 11.2 detalhamos as características dos grupos subnefróticos e nefróticos com destaque para os níveis séricos de 25(OH)D_3, que foram baixos em ambos, porém menores no grupo nefrótico. Novamente encontramos correlação negativa da proteinúria com níveis séricos de 25(OH)D_3 na população total ($r = -0,37$ $p < 0,0001$) (Fig. 11.5). Contudo, quando dividimos os pacientes em glomerulopatias primárias e secundárias, essa correlação foi estatisticamente melhor no grupo das primárias com $r = -0,56$ $p < 0,0001$ (Fig. 11.6).

Observarmos, por outro lado, que em pacientes lúpicas não houve correlação entre níveis de vitamina D e proteinúria ou albumina sérica, apesar de mesmo nível de protenúria quando comparada à glomerulopatia primária[33]. Assim, aventa-se um papel do estado inflamatório do LES que se soma aos fatores já expostos para manutenção dos baixos valores de vitamina D nessa condição.

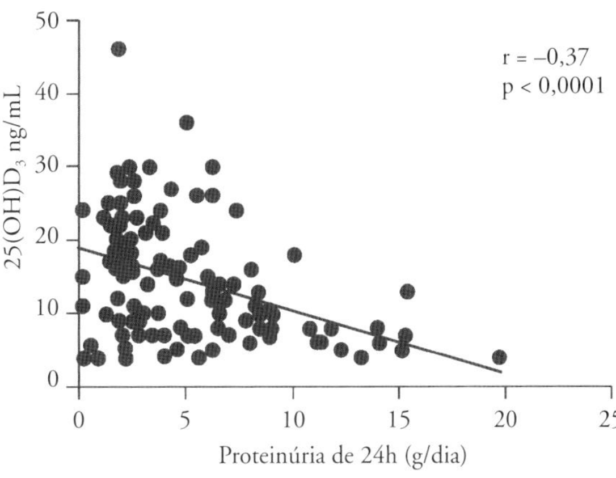

Figura 11.5 – Proteinúria e 25(OH)D_3 em pacientes com glomerulopatias primárias e secundárias.

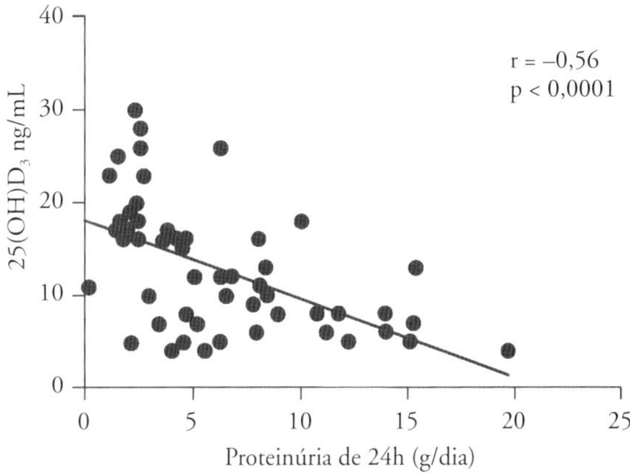

Figura 11.6 – Proteinúria e 25(OH)D_3 em pacientes com glomerulopatia primária.

DOENÇA ÓSSEA EM GLOMERULOPATIAS SECUNDÁRIAS (LÚPUS ERITEMATOSO SISTÊMICO)

Estudo realizado em nosso serviço[33], em pacientes com nefrite lúpica com diagnóstico recente, que não usavam fotoprotetor e que nunca tomaram corticoide ou tinham tomado por no máximo um mês, mostrou níveis muito baixos de 25(OH)D_3 que se correlacionou negativamente com alguns marcadores inflamatórios circulantes e urinários, como IL-6, TNF e MCP-1.

Tabela 11.2 – Parâmetros clínicos e laboratoriais de pacientes subnefróticos e nefróticos.

	Proteinúria < 3,5g (n = 54)	Proteinúria ≥ 3,5g (n = 63)	P
Idade (anos)	40,9 ± 17,9	42,6 ± 16,7	0,51
Sexo (masculino/feminino)	17/37	34/29	0,01
Proteinúria (g/dia)	1,95 ± 0,82	7,50g ± 3,54	< 0,0001
Albumina sérica (g/dL)	3,21 ± 0,82	2,47 ± 0,76	< 0,0001
25-OH-vitamina D (ng/mL)	17,6 ± 8,8	12,17 ± 7,34	0,0005
Creatinina sérica (mg/dL)	2,35 ± 1,84	2,28 ± 1,55	0,65
RFG-MDRD (mL/min)	52,83 ± 44,6	51,95 ± 44,70	0,95
Cálcio iônico (mg/dL)	4,90 ± 0,31	4,77 ± 0,39	0,13
Fósforo (mg/dL)	3,90 ± 1,14	4,30 ± 0,98	0,02
PTHi (pg/mL)	98,8 ± 85,9	79,0 ± 84,4	0,13

Outros autores descreveram também correlação negativa entre níveis de vitamina D e atividade lúpica medida por parâmetros clínicos (SLEDAI)[34,35], reforçando a hipótese de uma relação entre vitamina D e inflamação.

Do ponto de vista da doença óssea, Resende *et al*[33] encontraram diminuição da formação óssea (volume osteoide e espessura osteoide) e da mineralização óssea (superfície mineralizante e taxa de formação) e aumento da reabsorção óssea e da superfície osteoclástica. Nesse mesmo estudo, foi demonstrado aumento de expressão do RANKL no tecido ósseo analisado por imuno-histoquímica e, em cultura de osteoblastos originados da biópsia óssea das pacientes lúpicas, demonstrou-se aumento de expressão de MCP-1.

Do exposto acima, acreditamos que a inflamação pode influenciar as alterações encontradas no tecido ósseo e nos níveis circulantes de vitamina D.

CONSEQUÊNCIAS DA HIPOVITAMINOSE D NAS GLOMERULOPATIAS

Além dos efeitos no metabolismo ósseo, já descritos, a vitamina D tem efeitos não calcêmicos, aventando-se sua participação na progressão de doença renal crônica. Estudo em uma coorte de crianças com doença renal de várias etiologias demonstrou que menores níveis séricos de vitamina D foram relacionados com maior pressão arterial diastólica, maior proteinúria e maior perda de filtração glomerular[36]. Uma das explicações desse efeito da baixa vitamina D seria pela supressão da transcrição gênica de renina.

A vitamina D pode ter participação na expressão de transportadores celulares, como TRPC6, que é um canal iônico expresso em podócitos. Esse canal é regulado pelo sistema renina-angiotensina-aldosterona e já foi demonstrado que seus inibidores têm parte do efeito antiproteinúrico atribuído à ação nesse canal. Da mesma forma, já foi demonstrada ação da $1,25(OH)_2D_3$ no TRPC6 conferindo efeito antiproteinúrico também à vitamina D[37].

REFERÊNCIAS BIBLIOGRÁFICAS

1. Crew RJ, Radhakrishnan J, Appel G. Complications of the nephritic syndrome and their treatment. *Clin Nephrol* 2004; **62**: 245-259.
2. Bikle DD, Gee E, Halloran V *et al.* Free 1,25-Dihydroxyvitamin D levels in serum from normal subjects, pregnant subjects, and subjects with liver disease. *J Clin Invest* 1984; **74**: 1966-1971.
3. Horst RL, Reinhardt TA. Vitamin D metabolism. In Feldman D, Glorieux G, Pike JW (eds). *Vitamin D*, 1997, pp 13-31.
4. Cooke N, Haddad JG. Vitamin D binding protein. In Feldman D, Glorieux G, Pike JW (eds). *Vitamin D,* 1997, pp 87-101.
5. Hilpert J, Wogensen L, Thykjaer T *et al.* Expression profiling confirms the role of endocytic receptor megalin in renal vitamin D_3 metabolism. *Kidney Int* 2002; **62**: 1672-1681.
6. Verroust PJ, Birn H, Nielsen R *et al.* The tandem endocytic receptors megalin and cubilin are important proteins in renal pathology. *Kidney Int* 2002; **62**: 745-756.
7. Bland R, Zehnder D, Hewison M. Expression of 25-hydroxyvitamin D_3- 1[alpha]-hydroxylase along the nephron: new insights into renal vitamin D metabolism. *Curr Opin Nephrol Hypertens* 2000; **9**: 17-22.
8. Osicha TM, Strong KJ, Nikolic-Paterson D *et al.* Renal processing of serum proteins in an albumin-deficient environment: an in vivo study of glomerulonephritis in the Nagase analbuminaemic rat. *Nephrol Dial Transplant* 2004; **19**: 320-328.
9. Gekle M. Renal tubule albumin transport. *Annu Rev Physiol* 2005; **67**: 573-594.
10. Gomme PT, Bertolini J. Therapeutic potential of vitamin D-binding protein. *Treds Biotechnol* 2004; **22**: 340-345.
11. Safadi FF, Thornton PM, Hollis H *et al.* Osteopathy and resistance to vitamin D toxicity in mice null for vitamin D binding protein. *J Clin Invest* 1999; **103**: 239-251.
12. Holick MF. Sunlight and vitamin D for bone health and prevention of autoimmune diseases, cancers, and cardiovascular disease. *Am J Clin Nutr* 2004; **80** (6 Suppl): 1678s-1688s.
13. Suda T, Ueno Y, Fujii K *et al.* Vitamin D and bone. *J Cell Biochem* 2003; **88**: 259-266.
14. Bazzi C, D'Amico G. Qualitative aspects of proteinuria predict progression and response to therapy better than its quantity. *Nephrol Self-Assess Progr* 2005; **4**: 111-116.
15. Khamiseh G, Vaziri ND, Oveisi F *et al.* Vitamin D absorption, plasma concentration and urinary excretion of 25-hydroxyvitamin D in nephrotic syndrome. *Proc Soc Exp Biol Med* 1991; **196**: 210-213.
16. Goldstein DA, Oda Y, Kurokawa K *et al.* Blood levels of 25-hydroxyvitamin D in nephrotic syndrome. *Ann Int Med* 1977; **87**: 664-667.
17. Goldstein DA, Haldiman B, Sherman D *et al.* Vitamin D metabolistes and calcium metabolism in patients with nephrotic syndrome and normal renal function. *J Clin Endocrinol Metab* 1981; **52**: 116-120.
18. Chan YL, Mason RS, Parmentier M *et al.* Vitamin D metabolism in nephrotic rats. *Kidney Int* 1983; **24**: 336-341.
19. Mizokuchi M, Kubota M, Tomino Y, Koide H. Possible mechanism of impaired calcium and vitamin D metabolism in nephroticrats. *Kidney Int* 1992; **42**: 335-340.
20. Huang JP, Bai KM, Wang BL. Vitamina D and calcium metabolism in children with nephrotic syndrome of normal renal function. *Chin Med J Engl* 1992; **105**: 828-832.
21. Grymonprez A, Proesmans W, Van Dyck M *et al.* Vitamin D metabolites in childhood nephrotic syndrome. *Pediatr Nephrol* 1995; **9**: 278-281.
22. Guatali S, Sharma RK, Mittal A *et al.* Are children with idiopathic nephrotic syndrome at risk for metabolic bone disease? (*abstract*). *J Am Soc Nephrol* 2001; **12**: 103A.
23. Auwerx J, De Keyser L, Bouillon R *et al.* Decreased free 1,25-dihydroxycholecalciferol index in patients with the nephrotic syndrome. *Nephron* 1986; **42**: 231-235.
24. Koening KG, Lindberg JS, Zerwekh JE *et al.* Free and total 1,25-dihydroxyvitamin D levels in subjects with renal disease. *Kidney Int* 1992; **41**: 161-165.
25. Van Hoof HJC, Sevaux RGL, Van Baelen H *et al.* Relationship between free and total 1,25 dihydroxyvitamin D in conditions of modified biding. *Eur J Endocrinol* 2001; **144**: 391-396.
26. Lim P, Jacob E, Tock EPC*et al.* Calcium and phosphorus metabolism in nephrotic syndrome. *Q J Med* 1997; **183**: 327-338.
27. Malluche HH, Goldstein DA, Massry SG. Osteomalacia and hyperparathyroid bone disease in patients with nephrotic syndrome. *J Clin Invest* 1979; **63**: 494-500.
28. Mittal SK, Dash SC, Tiwari SC *et al.* Bone histology in patients with nephrotic syndrome and normal renal function. *Kidney Int* 1999; **55**: 1912-1919.

29. Tessitore N, Bonucci E, D'Angelo A *et al.* Bone histology and calcium metabolism in patients with nephrotic syndrome and normal or reduced renal function. *Nephron* 1984; **37**: 153-159.
30. Korkor A, Schwartz J, Bergfeld M *et al.* Absence of metabolic bone disease in adult patients with the nephrotic syndrome and normal renal function. *J. Clin Endocrinol Metab* 1983; **56**: 496-500.
31. Dias CB, Dos Reis LM, Caparbo VF *et al.* Decreased in vitro osteoblast proliferation and low turnover bone disease in nonuremic proteinuric patients. *Kidney Int* 2007; **71**: 562-568.
32. Luz Neto ER, Lo SC, Gama AP *et al.* Serum 25-hydroxy-vitamin-D correlation with serum albumin and 24-hour proteinuria in glomerulopathies *(abstract)*. *J Am Soc Nephrol* 2014; **25**: 25A.
33. Resende AL, dos Reis LM, Dias CB *et al.* Bone disease in newly diagnosed lupus nephritis patients. *Plos One* 2014; **9**: e106728.
34. Borba VZ, Vieira JG, Kasamatsu T *et al.* Vitamin D deficiency in patients with active lupus erythematous. *Osteoporos Int* 2009; **20**: 427-433.
35. MokCC, Birmingham DJ, Leung HW *et al.* Vitamin D levels in Chinese patients with systemic lupus erythematosus: relationship with disease activity, vascular risk factors and atherosclerosis. *Rheumatology (Oxford)* 2012; 51: 644-652.
36. Shroff R, Aitkenhead H, Costa N *et al.* Normal 25-hydroxyvitamin D levels are associated with less proteinuria and attenuate renal failure progression in children with CKD. *J Am Soc Nephrol* 2016; **27**: 314-322.
37. Sonneveld R, Ferrè S, Hoenderop GJ *et al.* Vitamin D down-regulates TRPC6 expression in podocyte injury and proteinuric glomerular disease. *Am J Pathol* 2013; **182**: 1196-1204.

12

GLOMERULOPATIA NA PRÉ-ECLÂMPSIA

Thais Alquezar Facca
Gianna Mastroianni Kirsztajn

◆

INTRODUÇÃO

A pré-eclâmpsia é uma síndrome hipertensiva multissistêmica de etiologia ainda pouco esclarecida que ocorre durante o ciclo gravidicopuerperal e é definida por hipertensão arterial sistêmica (≥ 140 × 90mmHg) e proteinúria (≥ 300mg/24h ou ≥ 1+ em urofita reagente) que surgem a partir de 20 semanas de gestação e podem persistir até 12 semanas após o parto[1]. A pré-eclâmpsia pode manifestar-se na sua forma pura ou sobreposta à hipertensão arterial crônica e, quando grave, pode haver coexistência da eclâmpsia ou da síndrome HELLP (hemólise, enzimas hepáticas elevadas e plaquetopenia).

Estima-se que a pré-eclâmpsia tenha incidência de 3 a 10% entre todas as gestações[2,3], entretanto, em países em desenvolvimento, essa porcentagem pode estar subestimada pela deficiência no seu diagnóstico. Infelizmente, apesar de tantas pesquisas na área, ainda é uma das mais importantes causas de mortalidade fetal e materna no Brasil[4] e no mundo[5,6], estando associada a diversas complicações clínicas, obstétricas[7] e também a um risco futuro de doença renal crônica e cardiovascular[8].

DISFUNÇÃO ENDOTELIAL E PODOCITOPATIA

Disfunção endotelial, distúrbio metabólico e estresse oxidativo parecem estar presentes tanto nas doenças crônicas cardiovascular e renal, como na pré-eclâmpsia[9-11]. O mecanismo etiopatogênico provável da inflamação endotelial generalizada dessa síndrome hipertensiva é a placentação que ocorre de maneira inadequada e dificulta a perfusão sanguínea uterina, provocando hipóxia do citotrofoblasto e estresse oxidativo com a liberação de fatores antiangiogênicos[12-13].

Na pré-eclâmpsia, há então um desequilíbrio da função endotelial com a participação de fatores antiangiogênicos, como o fator de crescimento endotelial vascular solúvel (sFlt-1) e a endoglina solúvel (sEng), que inibem a ação de fatores proangiogênicos, como o fator de crescimento placentário (PlGF) e o fator de crescimento do endotélio vascular (VEGF)[14-18]. Este último tem importante função nos rins, protegendo os podócitos contra o dano estrutural[19-20]. Na pré-eclâmpsia, a queda do nível sérico do VEGF prejudica a filtração glomerular levando à proteinúria[21].

Na podocitopatia, devido à perda da interdigitação celular, processo de desdiferenciação e adesão prejudicada à membrana basal glomerular, há excreção urinária de podócitos e consequente proteinúria, favorecendo o desenvolvimento da glomerulosclerose[22-24]. A glomerulosclerose segmentar e focal (GESF) pode ser encontrada na pré-eclâmpsia e ter caráter progressivo, levando até a doença renal crônica em estágio terminal[25,26].

A podocitúria pode estar presente na doença renal crônica[27], na hipertensão arterial crônica[28], mas em quantidade significativamente maior na fase aguda de uma glomerulopatia. Alguns autores consideram a podocitúria o primeiro marcador não invasivo de doença glomerular ativa ou em progressão[29]. A avaliação de células podocitárias na urina e sua correlação com outros parâmetros renais podem auxiliar no diagnóstico, acompanhamento e prognóstico das doenças glomerulares.

Ainda não é totalmente conhecida a relação entre a perda da interdigitação dos podócitos e o desenvolvimento da proteinúria, mas, quando persistente, pode levar à deterioração permanente da barreira de filtração glomerular[30].

Na pré-eclâmpsia, o fato de algumas mulheres continuarem perdendo podócitos na urina até duas semanas após o parto sugere que a podocitúria persistente possa relacionar-se a uma lesão renal subclínica ou em progressão[31]. É provável que a glomerulopatia nessas mulheres tenha sido mais grave e que elas tenham maior risco de desenvolver doença renal crônica ao longo de suas vidas.

PROTEINÚRIA E DISFUNÇÃO RENAL

O sistema urinário sofre algumas adaptações funcionais e anatômicas durante a gravidez que contribuem para o sucesso da gestação. Para que a resistência vascular sistêmica permaneça baixa, o ritmo de filtração glomerular aumenta, o que se traduz em dosagens séricas de creatinina e ureia mais baixas, com níveis médios de 0,5mg/dL e 9,0mg/dL, respectivamente. Devido a essas alterações, o *clearance* de creatinina em grávidas pode superestimar o risco de filtração glomerular em 25 a 50% desde o primeiro trimestre da gestação[32].

Na pré-eclâmpsia, provavelmente devido ao vasoespasmo generalizado e à hipoperfusão renal, o ritmo de filtração glomerular e o fluxo plasmático renal efetivo ficam comprometidos, caindo em média 32% e 24%, respectivamente, como mostrou uma revisão[33] de 23 trabalhos que analisaram a função renal nessa síndrome hipertensiva.

Na gravidez normal, há aumento da excreção urinária de proteínas, que é representada na sua maior parte pela proteína de Tamm-Horsfall. Diferentemente, na pré-eclâmpsia, devido à reduzida capacidade de reabsorção do túbulo proximal, a excreção urinária de proteínas totais, albumina e de proteínas de baixo peso molecular é muito mais evidente.

A proteinúria é, provavelmente, a principal causa de progressão da doença renal na pré-eclâmpsia, semelhante ao que acontece com pacientes com *diabetes mellitus* tipo 1[34], e seu nível está diretamente relacionado ao mau prognóstico materno e perinatal. Em longo prazo, há risco aumentado de mulheres que tiveram pré-eclâmpsia desenvolverem microalbuminúria e proteinúria, talvez devido à coexistência de nefropatia não diagnosticada com recuperação deficiente após a gravidez[35].

Existem vários marcadores para se avaliar a excreção urinária de proteínas, entre os quais se encontram: a albuminúria ou "microalbuminúria"[36], um importante marcador de lesão endotelial renal, a relação proteína/creatinina urinária (RPC), que corrige o nível da proteinúria pela excreção urinária de creatinina, e a proteína transportadora de retinol urinária (RBP), uma adipocina que indica dano tubulointersticial[37].

Foram descritos níveis urinários elevados de albumina e relação albumina/creatinina (RAC), RPC e RBP em mulheres com pré-eclâmpsia quando comparadas às gestantes normais[38]. Esses achados indicam não só o acometimento renal associado a essa síndrome, como também o risco futuro aumentado de doença renal crônica, pois tais alterações também podem persistir após a gravidez[39].

Uma proteína livremente filtrada pelos glomérulos e que poderia ser utilizada de maneira rotineira para avaliação da função renal é a cistatina C[40]. Sua dosagem tem a vantagem de não sofrer influência de idade, peso ou sexo e já demonstrou boa correlação com o ritmo de filtração glomerular na pré-eclâmpsia[41].

Outra alteração relacionada ao acometimento renal encontrada durante a gravidez normal é o nível sérico de ácido úrico reduzido em aproximadamente 25 a 35%. Na pré-eclâmpsia, devido ao aumento de sua reabsorção pelo túbulo proximal, o nível sérico do ácido úrico encontra-se elevado, sendo considerado um critério laboratorial de gravidade. Além disso, tem relação direta com o mau prognóstico materno e fetal e com o dano tecidual renal, por induzir a disfunção endotelial, como já demonstrado em ratos[42].

Mulheres que engravidam com glomerulopatia prévia e função renal normal parecem não ter piora da doença após o parto, diferentemente do observado naquelas que já engravidam com déficit moderado ou grave que costumam ter deterioração da função renal após a gestação, principalmente quando há associação de hipertensão arterial sistêmica e proteinúria[43].

Na pré-eclâmpsia grave pode haver degradação da função renal, principalmente em mulheres com nefropatia prévia e ritmo de filtração glomerular inferior a $40mL/min/1{,}73m^2$ ($< 0{,}67mL/s/m^2$)[44]. Muitas vezes, a doença renal é diagnosticada somente na gravidez, quando a diálise frequentemente é realizada pela primeira vez.

O acompanhamento médico desde a pré-concepção e mantido em longo prazo após o parto é uma medida preventiva importante para reduzir as complicações renais relacionadas à pré-eclâmpsia. A doença renal crônica é um problema de saúde comum, subnotificado e com alta mortalidade[45] que deve ser de entendimento de todas as áreas médicas; infelizmente, o conhecimento da sua relação com a pré-eclâmpsia é deficiente, o que pode ser atribuído a falhas no ensino de graduação médica[46] e no atendimento pré-natal.

LESÃO GLOMERULAR

Na pré-eclâmpsia, as alterações glomerulares envolvem aumento do volume e vacuolização de células glomerulares, redução do volume da cápsula de Bowman e da superfície filtrante do glomérulo. Na membrana basal glomerular, ocorre espessamento, provavelmente associado ao depósito de material eletrodenso de origem ainda não esclarecida[47].

Estudos das lesões glomerulares por meio de microscopia eletrônica indicam que o espessamento da parede capilar seja devido a alterações das células endoteliais, como edema difuso do citoplasma da célula endotelial, interposição do mesângio entre a membrana basal glomerular e o endotélio, presença de vacuolização, depósitos subendoteliais e fusão dos pés dos podócitos, denominando-se a este conjunto de glomeruloendoteliose ou endoteliose glomerulocapilar[48].

Atualmente, a endoteliose glomerular é considerada uma característica da pré-eclâmpsia e não mais patognomônica. Tem como diferencial um volume glomerular aumentado. A lesão renal da pré-eclâmpsia regride na primeira semana após o parto ou, no máximo, em até dois anos; mas, alguns casos podem permanecer com a lesão glomerular, provavelmente devido a uma nefropatia preexistente ou atípica. Não é incomum a endoteliose glomerular também ocorrer na gestação normal ou sobrepondo-se a uma glomerulopatia preexistente. Se de fato a endoteliose tem relação com os níveis séricos de sFlt-1, talvez na gravidez normal esses níveis também possam estar tão altos quanto na pré-eclâmpsia[33].

Além disso, destaca-se em rins afetados pela pré-eclâmpsia a presença de glomerulosclerose segmentar e focal (GESF), caracterizada por áreas segmentares dos glomérulos com capilares colabados, vacuolização das células epiteliais viscerais e depósitos hialinos subendoteliais. A GESF tem caráter progressivo e pode levar à doença renal crônica em estágio terminal[49], além de se associar à perda fetal, restrição do crescimento intrauterino e prematuridade. Segundo alguns autores[33], a GESF, quando presente na gravidez normal, pode ser resultado de hipertensão arterial crônica descontrolada ou nefropatia prévia não diagnosticada agudizada no período gestacional.

Nos casos de suspeita de nefropatia prévia à gestação e, principalmente, quando associada à piora progressiva ou súbita da função renal com proteinúria, a biópsia renal pode ser indicada. Preferencialmente, deve ser postergada até o puerpério, mas, quando necessário, deve ser feita até 32 semanas de gestação[50].

CONCLUSÃO

Sabe-se que a pré-eclâmpsia, em todo o mundo, é importante causa de glomerulopatia e pode ser um marcador clínico de risco aumentado para doença renal crônica. A filtração e a função glomerular são afetadas na pré-eclâmpsia e talvez não se recuperem completamente após o parto[85]. O diagnóstico precoce de uma desordem glomerular na gestação, principalmente após a pré-eclâmpsia, por meio de testes laboratoriais adequados, pode permitir o tratamento imediato e contribuir para melhorar o prognóstico nesses casos.

REFERÊNCIAS BIBLIOGRÁFICAS

1. National High Blood Pressure Education Program Working Group report on High Blood Pressure in Pregnancy. *Am J Obstet Gynecol* 2000; **183**: S1-S22.
2. Baumwell S, Karumanchi SA. Pre-eclampsia: clinical manifestations and molecular mechanisms. *Nephron Clin Pract* 2007; **106**: 72-81.
3. Karumanchi SA, Lindheimer MD. Preeclampsia and the kidney: footprints in the urine. *Am J Obstet Gynecol* 2007; **196**: 287-288.
4. Sass N, Silveira MR, Oliveira LG *et al.* Maternal mortality in Brazil and proportion to hypertensive disorders: a trend of stagnation. *Pregnancy Hypertens* 2015; **5**: 78.
5. Sibai BM, Dekker G, Kupferminc M. Pré-eclampsia. *Lancet* 2005; **365**: 785-799.
6. Sass N, Sabino AT, Camano L. Eclâmpsia. In Sass N, Camano L, Moron AF (eds). *Hipertensão Arterial e Nefropatias na Gravidez.* Guanabara Koogan: Rio de Janeiro, 2006, pp 231-248.
7. Padden MO. HELLP syndrome: recognition and management. *Am Fam Physician* 1990; **60**: 829-836.
8. Craici I, Wagner S, Garovic VD. Preeclampsia and future cardiovascular risk: formal risk factor or failed stress test? *Adv Cardiovasc Dis* 2008; **2**: 249-259.
9. Hermes W, Franx A, Pampus MG *et al.* 10-year cardiovascular event risks for women who experienced hypertensive disorders in late pregnancy: the HyRAS study. *BMC Pregnancy Childbirth* 2010; **10**: 28.
10. Bellamy L, Casas JP, Hingorani AD, Williams DJ. Pre-eclampsia and risk of cardiovascular disease and cancer in later life: systematic review and meta-analysis. *BMJ* 2007; **335**: 974-985.
11. Thadhani R, Solomon CG. Preeclampsia – a glimpse into the future? *N Engl J Med* 2008; **359**: 858-860.
12. Roberts JM, Taylor RN, Musci TJ *et al.* Preeclampsia: an endothelial cell disorder. *Am J Gynecol Obstet* 1989; **159**: 908-914.
13. Hladunewich M, Karumanchi SA, Lafayette R. Pathophysiology of the clinical manifestations of preeclampsia. *Clin J Am Soc Nephrol* 2007; **2**: 543-549.
14. Bujold E, Romero R, Chaiworapongsa T *et al.* Evidence supporting that the excess of the sVEGFR-1 concentration in maternal plasma in preeclampsia has a uterine origin. *J Matern Fetal Neonatal Med* 2005; **18**: 9-16.
15. Chaiworapongsa T, Romero R, Kim YM *et al.* Plasma soluble vascular endothelial growth factor receptor-1 concentration is elevated prior to the clinical diagnosis of pre-eclampsia. *J Matern Fetal Neonatal Med* 2005; **17**: 3-18.
16. Romero R, Nien JK, Espinoza J *et al.* A longitudinal study of angiogenic (placental growth factor) and anti-angiogenic (soluble endoglin and soluble vascular endothelial growth factor receptor-1) factors in normal pregnancy and patients destined to develop preeclampsia and deliver a small for gestational age neonate. *J Matern Fetal Neonatal Med* 2008; **21**: 9-23.
17. Gu Y, Lewis DF, Wang Y. Placental productions and expressions of soluble endoglin, soluble fms-like tyrosine kinase receptor-1, and placental growth factor in normal and preeclamptic pregnancies. *J Clin Endocrinol Metab* 2008; **93**: 260-266.
18. Garovic VD, Wagner SJ, Petrovic LM *et al.* Glomerular expression of nephrin and synaptopodin, but not podocin, is decreased in kidney sections from women with preeclampsia. *Nephrol Dial Transplant* 2007; **22**: 1136-1143.
19. Stillman IE, Karumanchi SA. The glomerular injury of preeclampsia. *J Am Soc Nephrol* 2007; **18**: 2281-2284.
20. Collino F, Bussolati B, Gerbaudo E *et al.* Preeclamptic sera induce nephrin shedding from podocytes through endothelin-1 release by endothelial glomerular cells. *Am J Physiol Renal Physiol* 2008; **294**: 1185-1194.

21. Garovic VD, Wagner SJ, Turner ST *et al.* Urinary podocyte excretion as a marker for preeclampsia. *Am J Obstet Gynecol* 2007; **196**: 320.e1-7.
22. Hara M, Yanagihara T, Kihara I *et al.* Apical cell membranes are shed into urine from injured podocytes: a novel phenomenon of podocyte injury. *J Am Soc Nephrol* 2005; **16**: 408-416.
23. Fisher KA, Luger A, Spargo BH, Lindheimer MD. Hypertension in pregnancy: clinical-pathological correlations and remote prognosis. *Medicine (Baltimore)* 1981; **60**: 267-276.
24. Gaber LW, Spargo BH, Lindheimer MD. Renal pathology in preeclampsia. *Baillieres Clin Obstet Gynaecol* 1994; **8**: 443-468.
25. Fisher KA, Ahuja S, Luger A *et al.* Nephrotic proteinuria with preeclampsia. *Am J Obstet Gynecol* 1997; **129**: 643-647.
26. Kincaid-Smith P. The renal lesion of preeclampsia revisited. *Am J Kidney Dis* 1991; **17**: 144-148.
27. Deus RB, Teixeira VPC, Kirsztajn GM. Urinary podocytes as an indicator of proteinuric glomerular disease [abstract]. In XLI Congress of the European Renal Association/European Dialysis and Transplant Association, Lisboa, 2004.
28. Roberto FB, Facca TA, Sato JL *et al.* Podocitúria em gestantes hipertensas crônicas pode predizer dano renal? *Rev Bras Ginecol Obstet* 2015; **37**: 172-177.
29. Oh J, Reiser J, Mundel P. Dynamic (re)organization of the podocyte actin cytoskeleton in the nephrotic syndrome. *Pediatr Nephrol* 2004; **19**: 130-137.
30. Vogelmann SU, Nelson WJ, Myers BD, Lemley KV. Urinary excretion of viable podocytes in health and renal disease. *Am J Physiol Renal Physiol* 2003; **285**: F40-F48.
31. White WN, Garrett AT, Craici IM *et al.* Persistent urinary podocyte loss following preeclampsia may reflect subclinical renal injury. *PLoS One* 2014; **9**: e92693.
32. Holt JL, Mangos GJ, Brown MA. Measuring protein excretion in pregnancy. *Nephrology (Carlton)* 2007; **12**: 425-430.
33. Conrad KP, Gaber LW, Lindheimer MD. Kidney in normal pregnancy and preeclampsia. In Lindheimer MD, Roberts JM, Cunningham FG. *Chesley's Hypertensive Disorders in Pregnancy*, 3rd ed. Elsevier: New York, 2009, pp 292-334.
34. Coelho TM, Martins MG, Vianna E *et al.* Proteinuria in Hypertensive Syndrome of Pregnancy: maternal and perinatal outcome. *Rev Assoc Med Bras* 2004; **50**: 207-213.
35. McDonald SD, Han Z, Walsh MW *et al.* Kidney disease after preeclampsia: a systematic review and meta-analysis. *Am J Kidney Dis* 2010; **55**: 1026-1039.
36. Kirsztajn GM. Determinação urinária de proteínas de baixo peso molecular. Em Kirsztajn GM (ed). *Diagnóstico Laboratorial em Nefrologia*. Sarvier: São Paulo, 2009, pp 64-74.
37. Kirsztajn GM, Barros EG. Proteinúria e microalbuminúria: Determinação em urina de 24 horas ou amostra isolada de urina. Em Kirsztajn GM (ed). *Diagnóstico Laboratorial em Nefrologia*. Sarvier: São Paulo, 2009, pp 56-63.
38. Facca TA, Kirsztajn GM, Pereira AR *et al.* Renal evaluation in women with preeclampsia. *Nephron Extra* 2012; **2**: 125-132.
39. Facca, TA, Kirsztajn GM, Sass N. Pré-eclâmpsia (indicador de doença renal crônica): da gênese aos riscos futuros. *J Bras Nefrol* 2012; **34**: 87-93.
40. Gabriel IC, Nishida SK, Kirsztajn GM. Cistatina C sérica: uma alternativa para avaliação de função renal? *J Bras Nefrol* 2011; **33**: 261-267.
41. Guo HX, Wang CH, Li ZQ *et al.* The application of serum cystatin C in estimating the renal function in women with preeclampsia. *Reprod Sci* 2012; **19**: 712-717.
42. Khosla UM, Zharikov S, Finch J *et al.* Hyperuricemia induces endotelial dysfunction. *Kidney Int* 2005; **67**: 1739-1742.
43. Imbasciati E, Gregorini G, Cabiddu G *et al.* Pregnancy in CKD Stages 3 to 5: Fetal e Maternal Outcomes. *Am J Kidney Dis* 2007; **49**: 753-762.
44. Sato JL, De Oliveira L, Kirsztajn GM, Sass N. Chronic kidney disease inpregnancy requiring first-time dialysis. *Int J Gynaecol Obstet* 2010; **111**: 45-48.
45. Bastos MB, Bregman R, Kisrztajn GM. Doença renal crônica: frequente e grave, mas também prevenível e tratável. *Rev Assoc Med Bras* 2010; **56**: 248-253.
46. Facca TA, Fama EAB, Annicchino G *et al.* Assessment of medical students' knowledge about preeclampsia. *Pregnancy Hypertens* 2015; **5**: 123-144.
47. Spargo B, McCartney CP, Winemiller R. Glomerular capillary endotheliosis in toxemia of pregnancy. *Arch Pathol* 1959; **68**: 593-598.
48. Lindheimer MD, Katz AL. Preeclampsia: pathophysiology, diagnosis and management. *Annu Rev Med* 1989; **40**: 233-250.
49. Kincaid-Smith P. The renal lesion of preeclampsia revisited. *Am J Kidney Dis* 1991; **17**: 144-148.
50. Marques LPJ, Rocco R, Vieira LMSF Consequências da interação gravidez-glomerulopatias. Em Cruz J, Cruz HMM, Kirsztajn GM, Barros RT. *Atualidades em Nefrologia* 12. Sarvier: São Paulo, 2012, pp 247-255.

13

GLOMERULOPATIAS ASSOCIADAS A HEPATOPATIAS

Ana Paula Rosim Giraldes
Paulo Ricardo Gessolo Lins

◆

Doenças hepáticas têm sido descritas em associação com algumas glomerulopatias, por vezes mais associadas com tipos histológicos específicos. Geralmente esse comprometimento ocorre nos casos de hepatopatia crônica, com ou sem cirrose, de diversas etiologias, como induzida por drogas, vírus, doenças metabólicas, parasitas, entre outras[1,2]. Na sequência serão discutidas em mais detalhes essas associações.

GLOMERULOPATIA E ESQUISTOSSOMOSE

INTRODUÇÃO

Esquistossomose afeta no mundo cerca de 200 milhões de pessoas, com três espécies mais relacionadas com a morbimortalidade humana: *Schistosoma mansoni, S. haematobium* e *S. japonicum*, sendo o primeiro presente em 19 estados brasileiros, em 9, endêmicos, afetando de 2,5 a 6 milhões de habitantes[3].

Glomerulopatia secundária à esquistossomose é classificada como uma entidade clinicopatológica seguindo as seguintes evidências: 1. sinais clínicos e laboratoriais de doença renal são mais prevalentes em paciente com esquistossomose hepatoesplênica que em pacientes com outras formas de infecção pelo *Schistosoma mansoni*; 2. a frequência das lesões glomerulares graves é maior em pacientes com a forma hepatoesplênica que em pacientes com cirrose hepática; 3. glomerulopatia secundária à esquistossomose foi reproduzida em diferentes espécies de animai; 4. foram identificados imunocomplexos com antígeno esquitossomal no rim de pacientes infectados por *S. mansoni* e *S. japonicum*, mesmo sem formas hepatoesplênicas; e 5. sequência temporal entre a infecção de *Schistosoma* e o surgimento de lesões renais[4].

EPIDEMIOLOGIA

O *Schistosoma* produz um grande espectro de doenças renais, com sua incidência desconhecida, já que muitos casos são subclínicos ou com resolução espontânea. A prevalência dessa glomerulopatia no Brasil varia de 6 a 15% dos casos, a depender da área estudada e da forma da doença helmíntica[3,5]. Geralmente ocorre em pacientes de áreas endêmicas, jovens, homens e com a forma hepatoesplênica[3].

PATOGENIA

A lesão glomerular decorre da infecção crônica, de natureza imunológica, com a presença do antígeno esquistossomal, sobretudo no mesângio, detectado à imunofluorescência indireta em 43,7% dos pacientes com proteinúria não nefrótica e em 63,4% dos com síndrome nefrótica e insuficiência renal avançada. Além disso, anticorpos contra o parasita foram encontrados em pacientes infectados[3-5].

Embora questionável, tem-se chamado a atenção para a importância da carga parasitária e da duração da infecção para o desenvolvimento da glomerulopatia, pois a presença da hipertensão do sistema porta pode facilitar a entrada de material antigênico na circulação em geral e renal[6].

A presença de ovos de *Schistosoma* associada a granulomas também foi descrita, principalmente em *S. hematobium*[3].

HISTOPATOLOGIA

Alguns autores classificam a glomerulopatia por esquistossomose em cinco classes, sendo três delas glomerulonefrites proliferativas, uma glomerulosclerose segmentar e focal e amiloidose. Como mostrado no quadro 13.1, a histologia renal parece ter relação com a forma da doença parasitária, presença de hipertensão arterial, grau de proteinúria e de comprometimento da função renal[3-7].

À microscopia eletrônica, nas fases iniciais, tem expansão mesangial associada à hipertrofia e à hiperplasia das células mesangiais, assim como depósito granular denso, principalmente nas regiões mesangiais e subendotelial[3].

APRESENTAÇÃO CLÍNICA

Os pacientes podem apresentar-se assintomáticos ou com hematúria, proteinúria nefrótica ou não, déficit da função renal de grau variado e, principalmente, síndrome nefrótica. A glomerulopatia é vista principalmente em formas mais graves da doença, ou seja, hepatoesplênica[6-8].

O diagnóstico de esquistossomose é confirmado pela demonstração do *S. mansoni* no exame de fezes, método Kato-Katz, em duas amostras isoladas, ou em biópsia retal ou hepática, principalmente em áreas endêmicas. Em áreas de baixa prevalência, a reação em cadeia da polimerase (PCR) e outros testes sorológicos possuem sensibilidade e especificidade suficientes. A ultrassonografia abdominal pode documentar hepatomegalia e/ou esplenomegalia, fibrose periportal e hipertensão portal[6-8].

TRATAMENTO E PROGNÓSTICO

Estudos evidenciam que as lesões glomerulares são irreversíveis, principalmente por diagnóstico tardio, sem efeito benéfico do tratamento específico na evolução da glomerulopatia. O tratamento antiparasitário com oxamniquina ou praziquantel não reverte as lesões prévias, mas é indicado, pois, com a morte do helminto, há eliminação dos antígenos circulantes e, assim, evita-se a produção de novas lesões[3,4,6-8].

O prognóstico varia de acordo com o tipo histológico, com o melhor nas classes I e II, sendo a última associada ao tratamento de *Salmonella*. O curso clínico é menos favorável nos casos de glomerulonefrite membranoproliferativa (GNMP), principalmente associado à forma esquistossômica hepatoesplênica, quando comparado à glomerulosclerose segmentar e focal (GESF)[6].

O tratamento de cada tipo histológico é o mesmo indicado na forma idiopática da respectiva glomerulopatia, tanto nas medicações imunossupressoras quanto renoproteção, em particular inibidores de enzima conversora de angiotensina (ECA) ou bloqueador do receptor AT1 da angiotensina II, desde que não haja contraindicações[6,8].

GLOMERULOPATIA E HEPATITES VIRAIS

Quase 10% do mundo está cronicamente infectado pelo vírus B e/ou vírus C e as doenças glomerulares podem ocorrer no curso de ambas. Normalmente, a resposta humoral e a presença do vírus são responsáveis pelas características da glomerulopatia[9].

HEPATITE B

Introdução

A infecção com o vírus da hepatite B (HVB) pode ser associada a uma variedade de doenças renais, sendo os três tipos mais comuns: glomerulonefrite membranosa (GNM), glomerulonefrite membranoproliferativa (GNMP) e poliartrite nodosa (PAN). Ocorre comumente em áreas endêmicas, em particular quando a infecção acontece durante a infância e primeira infância, o que aumenta a probabilidade de tornar-se portador crônico[6,8-11].

Patogênese

Alguns pacientes afetados têm histórico de hepatite ativa, entretanto grande proporção apresenta leve a moderada elevações de transaminases séricas. Esses pacientes apresentam positividade de antígeno de superfície (HbsAg) e para anticorpo *anticore* (anti-HBc), e em pacientes com GNM para o antígeno "e" (Hbe)[6,8,10].

Imunocomplexos contendo o vírus do HBV foram demonstrados em glomérulos e túbulos por meio de microscopia de imunofluorescência, sugerindo seu papel na patogenia dessa nefropatia[6].

Quadro 13.1 – Características clinicopatológicas da glomerulopatia esquistossomótica.

Classe	MO	IMF	Associação	FH	SN	IR	HAS
I	Proliferação mesangial	–/C3	Não	±	+	?	±
II	Exsudativa	C3 Antígeno *Salmonella*	*Salmonella*	+	+++	?	–
III	GNMP I/III	IgG/C3	–/Hepatite B	+	+++	Sim	++
IV	GESF	IgM, IgG, IgA	Não	+++	+++	Sim	+++
V	Amiloidose	IgG	*Salmonella?*	±	+++	Sim	±

FH = fibrose hepática; HAS = hipertensão arterial sistêmica; IMF = imunofluorescência; IR = insuficiência renal; GESF = glomerulosclerose segmentar e focal; GNMP = glomerulonefrite membranoproliferativa; MO = microscopia óptica; SN = síndrome nefrótica[2,4,6,8].

Glomerulonefrite membranosa

GNM secundária associada a HBV, geralmente, apresenta-se como síndrome nefrótica e, em menor frequência, como proteinúria assintomática. Tem sido proposto que o depósito de HBe e anti-HBe seja responsável pela formação de imunocomplexos na região subepitelial da membrana basal glomerular.

É mais comum em crianças, com resolução espontânea em muitos casos, geralmente quando associada à soroconversão de HBe para anti-HBe. Em contraste, essa resolução é relativamente incomum em adultos, evoluindo com deterioração da função renal[6,8,10].

Glomerulonefrite membranoproliferativa

GNMP associada à HBV apresenta-se com hematúria dismórfica e graus variáveis de proteinúria, com ritmo de filtração glomerular reduzido e hipertensão. O depósito de imunocomplexos no mesângio e espaço subendotelial caracteriza essa doença,tanto com HBs quanto HBe, implicando, contudo, com o mecanismo incerto[6,8,10].

Em comparação com a infecção pelo vírus da hepatite C, infecção por HBV é causa rara de crioglobulinemia mista, que pode ser associada com GNMP[10].

Poliarterite nodosa (PAN)

Ocorre tipicamente depois de 4 meses após a infecção viral e decorrente do depósito de imunocomplexos circulantes em vasos de médio calibre, acarretando vasculite em diversos órgãos. As manifestações clínicas são semelhantes às da PAN idiopática, como hipertensão arterial, aumento das escórias nitrogenadas, perda de peso, febre, mononeuropatia multiplex, níveis aumentados de protepina C-reativa, dor abdominal associada ao envolvimento gastrintestinal e lesões cutâneas como nódulos eritematosos, púrpura, livedo reticular, úlceras e bolhas[6,8,10].

Tratamento

As glomerulopatias associadas ao HBV devem receber tratamento antiviral. A imunossupressão está contraindicada devido ao risco de favorecer a replicação viral, contudo ambos em conjunto podem ser usados, com ou sem plasmaférese, em glomerulonefrite rapidamente progressiva e em PAN com manifestações graves[6,8,10].

HEPATITE C

Introdução

A hepatite C (HVC) tem prevalência estimada de 3% em âmbito mundial (170 milhões de indivíduos infectados em todo o mundo), com infecção crônica persistente em até 90% de indivíduos, apresentando resposta humoral imune exuberante e forte associação com doença glomerular, sendo a mais prevalente glomerulonefrite membranoproliferativa (GNMP) tipo 1 associada à crioglobulina tipo 2. Outras doenças glomerulares incluem GNMP tipo 1 sem crioglobulinemia, glomerulonefrite membranosa (GNM), glomerulonefrite segmengtar e focal (GESF), glomerulonefrite mesangial, glomerulonefrite fibrilar e imunotactoide[8].

Os pacientes com essa doença viral devem ter anualmente avaliação renal[6,9,11].

Crioglobulinemia mista

A crioglobulinemia mista relacionada à HVC, que ocorre em aproximadamente 40% dos infectados, é uma vasculite sistêmica, apresentado-se geralmente com sintomas inespecíficos sistêmicos, púrpura palpável, artralgias, febre, neuropatia, hepatoesplenomegalia, entre outros, os quais podem preceder em anos o envolvimento renal. Esse envolvimento ocorre em 5% dos casos, com quadro incluindo hematúria, proteinúria, hipertensão arterial e insuficiência renal[6,9,11].

Os níveis de crioglobulina no soro e de complemento tendem a não se correlacionarem com a gravidade da doença. Tipicamente há hipocomplementemia, o que reflete a ativação da via clásica sistêmica, com consumo de CH50, C4, C1q e menos de C3[9].

O padrão habitual é de ativação policlonal de IgG, contra o vírus, e ativação monoclonal de IgM, com atividade do fator reumatoide, dirigido contra a fração Fc do IgG (tipo 2). O vírus da hepatite C pode causar crioglobulinemia mista tipo 3, em que a ativação da IgM é policlonal, contudo isso é raro. Os anticorpos anti-HCV são encontrados no plasma e nos crioprecipitados, onde se encontra RNA viral em concentrações altas. Os imunocomplexos contendo HCV estão diretamente envolvidos na patogênese da doença renal, e antígenos virais também podem ser detectados na parede capilar glomerular e no mesângio. O padrão histológico habitual é de GNMP tipo 1; necrose fibrinoide pode ser encontrada, e em até 30%, vasculite de pequenos vasos[6].

Tratamento

Glomerulonefrite relacionada ao HCV é comumente associada com proteinúria e hipertensão, assim medicações anti-hipertensivas renoprotetoras e agentes antiproteinúricos, em particular inibidores de ECA ou bloqueador do receptor AT1 da angiotensina II, devem ser usados, desde que não haja contraindicações[9,6,11].

O objetivo da terapia antiviral é o de eliminar o vírus e, assim, reduzir a geração de imunocomplexos contendo HCV. Em paciente com glomerulonefrite associada ou não a crioglobulinemia, com função renal estável, com proteinúria moderada ou nefrótica e lesões histológicas leves a moderadas, interferon peguilado e ribavirina são recomendados pela KDIGO[9].

Não se deve fazer imunossupressão visando ao tratamento da glomerulonefrite associada, o que poderia agravar a viremia e a hepatopatia[6], contudo, em doença aguda grave devido a glomerulonefrite crescêntica ou envolvimente neurológico, particularmente os portadores de crioglobulinemia mista devem ter o antiviral retardado durante 2 a 4 meses e receber tratamento com corticoide, plasmaférese e ciclofosfamida ou rituximabe[9-11].

HEPATITE E

O mecanismo de glomerulopatia secundária à hepatite E (HEV) é semelhante ao HCV, podendo apresentar-se como a síndrome nefrótica e/ou crioglobulinemia mista, com lesões tipo GNMP, GNM e nefropatia por IgA recidivante[12].

GLOMERULOPATIAS E DOENÇAS HEPÁTICAS SECUNDÁRIAS A ALTERAÇÕES METABÓLICAS

DOENÇA DE WILSON

Introdução

O cobre, componente conhecido de inúmeras cascatas enzimáticas, pode apresentar-se tóxico quando presente em excesso. A ingestõ diária de cobre excede os valores mínimos requeridos para a sobrevivência da espécie e vários mecanismos de controle de influxo e efluxo celulares compõem um balanço fino e apropriado. A doença de Wilson, descrita primordialmente em 1912 por Kinnear Wilson, é conhecida por desenvolvimento familiar (autossômico recessivo) e progressivo de disfunção neurológica, doença hepática e anormalidades corneanas, também conhecidas como anéis de Kayser-Fleischer. Nessa doença, a excreção inadequada de cobre leva a acúmulo desse metal em tecidos hepáticos, cerebral, renal e corneano[13].

Acometimento renal

O acometimento renal clássico da doença de Wilson, diferente das demais, é via tubulopatia, na maioria das vezes como síndrome de Fanconi. Os achados incluem hematúria microscópica, glicosúria, aminoacidúria, fosfatúria e defeitos na acidificação da urina[14,15].

O tratamento da doença de Wilson baseia-se na quelação do cobre sistêmico com diversas medicações, entre elas, D-penicilamina, trientina e zinco. A D-penicilamina apresenta forte associação com a síndrome nefrótica – a maioria dos casos nefropatia membranosa –, tanto de aparecimento precoce (meses de uso) quanto tardio (anos de uso), sendo o aparecimento de proteinúria acima de 2 gramas confere a indicação formal de cessar o tratamento com tal droga. O tempo para negativação da proteinúria pode ser de até um ano, sendo que há casos descritos de até dois anos de proteinúria residual, porém a maioria dos pacientes negativa a proteinúria com a suspensão da D-penicilamina[14]. Além de síndrome nefrótica, o uso da D-penicilamina já esteve relacionado à vasculite renal (glomerulonefrite com crescentes) e à síndrome de Goodpasture[16].

Em casos de hemólise não imune secundária à doença de Wilson, podemos presenciar quadros compatíveis com nefropatia por pigmento. Existem também relatos de rabdomiólise por depósito intramuscular de cobre e lesão renal sequencial[15].

HEMOCROMATOSE

Introdução

A hemocromatose é uma doença conhecida por depósitos de ferro em tecidos orgânicos, sendo classificada em hereditária (mutação do gene da hefaestina – HFE – autossômica dominante – e outras mutações mais raras) e secundária a múltiplas transfusões ou terapia com ferro por via intravenosa excessiva[17].

Atualmente, a maioria dos pacientes com hemocromatose primária procura atendimento médico oligossintomáticos devido à presença de doença em familiares próximos ou por achado de rotina nos exames de cinética de ferro (ferritina elevada). A maioria dos pacientes sintomáticos devido à hemocromatose hereditária encontra-se entre 40 e 50 anos de idade. Os sintomas incluem os órgãos acometidos e suas apresentações semiológicas nas insuficiências – fígado, coração, pâncreas, pele, hipófise, articular, gonadal[10]. Pacientes com hemocromatose secundária podem apresentar a sintomatologia típica das insuficiências mais precocemente[18].

Acometimento renal

O acometimento renal da hemocromatose é pouco descrito, porém atenção deve ser empregada nos pacientes com hemocromatose hereditária ou secundária e doença renal crônica. Esses pacientes apresentam um desafio terapêutico, já que a suplementação com ferro por via intravenosa deve ser evitada e as sangrias terapêuticas podem acarretar risco nesses pacientes[19].

Como curiosidade, a terapia de quelação de ferro usada na hemocromatose com desferoxamina pode alterar a coloração urinária, gerando uma urina conhecida como vermelho-alaranjada.

DEFICIÊNCIA DE ALFA-1-ANTITRIPSINA

Introdução

A deficiência de alfa-1-antitripsina é uma doença autossômica recessiva que se apresenta na forma de doença hepática e/ou pulmonar. Essa deficiência é uma das mais comuns das doenças genéticas conhecidas e a segunda causa mais comum de doença hepática de origem metabólica, perdendo somente da hemocromatose hereditária[20].

A alfa-1-antitripsina é uma proteína da família das serpinas, com atividade inibidora das proteases teciduais. Uma das mais conhecidas proteases teciduais conhecidas é a elastase pulmonar. A perda da atividade da alfa-1--antitripsina leva à falta de inibição da atividade da elastase pulmonar e à geração de dano pulmonar difuso com formação de enfisema precoce. A doença hepática ocorre em fenótipos onde existe a produção hepática de alfa-1-antitripsina defeituosa e com capacidade de polimerização intracelular e dano celular secundário[21].

Acometimento renal

A doença glomerular nos portadores da deficiência de alfa-1-antitripsina é rara, sendo uma das condições relatadas a presença da deficiência e outra pela falência hepática associada (ver tópico abaixo).

Pacientes com deficiência de alfa-1-antitripsina podem apresentar glomerulonefrite proliferativa. A maioria dos casos com microscopia compatível com lesões mesangiocapilar e mesangioproliferativas está associada a depósito de imunocomplexos, casos mais raros com proliferação endocapilar difusa e também presença de necrose segmentar. Vale notar que quase a totalidade dos pacientes relatados já apresentava cirrose hepática clínica, sugerindo que a doença no fígado pode desempenhar importante fator na patogênese do depósito de imunocomplexos[22].

Em diversos modelos fisiopatológicos e séries de pacientes, a deficiência de alfa-1-antitripsina também está associada a aumento do *odds* do desenvolvimento de vasculite associada a anticorpos anticitoplasma de neutrófilos (ANCA) e granulomatose com poliangeite – antiga granulomatose de Wegener. Esses achados foram tão consistentes que a Academia Americana de Cirurgiões Torácicos (ATS), em conjunto com a Sociedade Europeia de Doenças Respiratórias (ERS) orientam a favor do teste genético para deficiência de alfa-1-antitripsina em pacientes com vasculite associada a ANCA[23].

GLOMERULOPATIA E CIRROSE HEPÁTICA

A glomerulonefrite é um acometimento ainda pouco conhecido e relatado da cirrose hepática[24], principalmente em pacientes com cirrose hepática alcólica[25]. Em pacientes com cirrose hepática, podemos encontrar em 30 a 90% deles (dados de necropsia e biópsias) a presença de glomerulonefrite mesangial associada a depósitos de IgA polimérica e complemento. Em pacientes com cirrose hepática alcoólica, a presença de depósitos de IgA varia de 50 a 100% na literatura[24].

A nefropatia por IgA do cirrótico é caracteristicamente indolente, apresentando-se como proteinúria subnefrótica e hematúria glomerular. Séries de casos demonstram que até 10% dos cirróticos podem apresentar proteinúria e/ou hematúria glomerular em coortes históricas[25]. Somente pequena parcela dessa população apresenta síndrome nefrótica e progressão para doença renal. O risco de evolução para doença renal crônica estágio terminal não é conhecido. A fisiopatogenia ainda é pouco conhecida. Acredita-se que o excesso de antígenos não metabolizados pelo fígado cirrótico disfuncional associado com anormalidades do *clearance* hepático da imunoglobulina A podem contribuir para o desenvolvimento da nefropatia por IgA nesses pacientes[25,26].

Na cirrose por etilismo, somente 25 a 45% da IgA circulante é monomérica, diferente dos 90% no indivíduo normal. No cirrótico, tanto a IgA1 quanto a IgA2 estão aumentadas, porém, a relação entre IgA1 e IgA2 não parece estar relacionada com a progressão e gravidade da doença hepática. Com a progressão da doença hepática, ocorre aumento nos níveis das IgA secretórias (poliméricas), possivelmente pela interrupção do transporte transepitelial dessa imunoglobulina[27]. De forma curiosa, em pacientes com hepatite autoimune, existe relato de caso onde a nefropatia por IgA associada à cirrose estava relacionada predominantemente ao depósito mesangial de IgA2[28].

EXPERIÊNCIA DO SERVIÇO MÉDICO

Em 2015, na enfermaria de nefrologia de Hospital São Paulo (HSP), foram relatados dois casos de pacientes com glomerulonefrite secundária à esquistossomose, em estágios da doença e com prognósticos distintos, contudo ambas com diagnóstico infeccioso posterior ao do comprometimento renal.

O primeiro tratava-se de uma mulher de 75 anos de idade, procedente de Pernambuco, hipertensa controlada, com antecedente de nadar em açudes há 20 anos, com quadro de anasarca evolutiva há 3 meses, associado à dispneia progressiva, neste momento aos mínimos esforços. Ao exame físico, notava-se abdome globoso, distendido, desconforto à palpação no hipocôndrio direito, macicez móvel presente, espaço de Traube maciço à percussão; edema extenso de membros inferiores até raiz de coxa. Em exames laboratoriais, creatinina 2,27mg/dL, CKD-EPI de 24mL/min/1,73m², albumina 1,8g/dL (normal entre 3,5 e 5,2g/dL), anemia hipocrômica microcítica, plaquetopenia 96.000/mm^3 (normal entre 150.000 a 450.000/mm^3), exame de urina com presença de proteinúria > 5g/L, hemácias 800.000/campo, com dismorfismo eritrocitário positivo e leucócitos 131.000/campo; proteinúria em urina de 24 horas de 9 gramas; sorologia de HIV negativa; complementos dentro do valor de normalidade. Em análise de líquido ascítico, ausência de sinais de peritonite espontânea, com gradiente de albumina soro-ascite (GASA) de 1,8. Em exames de imagem, ultrassonografia de abdome total, sinais de hepatopatia parenquimatosa crônica, com aumento da ecogenicidade periportal e perivascular, sem lesões nodulares; baço de dimensões aumentadas e ecotextura homogênea; moderada/acentuada ascite; rim direito de 11,4cm e esquerdo de 11,2cm, com ecogenicidade preservada e sem dilatação pielocalicinal. Ecocardiografia transtorácica com disfunção diastólica leve. Endoscopia digestiva alta sem sinais de varizes esofágicas.

Para o diagnóstico etiológico da hepatopatia, foi solicitada sorologia para hepatites B e C, antimúsculo liso, fator antinúcleo, anti-LKM 1 e antimitocondrial, todos negativos. Exame parasitológico de fezes (Kato-

-Katz) com 3 amostras e IgM para esquistossomose negativos, com biópsia de valva retal com presença de ovos de *Schistosoma*.

Submetida à biópsia renal, com microscopia óptica evidenciando padrão morfológico de glomerulonefrite membranoproliferativa tipo 1, imunofluorescência com depósitos glomerulares, granulosos, difusos e intensos de C3, IgG e kappa e microscopia eletrônica com depósitos eletrodensos intramembranoso e mesangiais, proliferação mesangial e endocapilar com alargamento subendotelial e "duplo contorno".

Desse modo, foi feito o diagnóstico de glomerulonefrite membranoproliferativa secundária à esquistossomose, compatível com a classe III. Recebeu tratamento contra a infecção, mesmo sem possibilidade de interferência no prognóstico da doença renal e renoproteção com inibidores de ECA.

Sobre o segundo caso, o paciente era homem, 33 anos, natural da Bahia, previamente sem comorbidades, com antecendente de nadar em açudes, apresentando em exame laboratorial admissional creatinina 1,8mg/dL – CKD-EPI de 50mL/min/1,73m², albumina 2,7g/dL (normal entre 3,5 e 5,2g/dL), exame de urina com presença de proteína 3+, hemácias 38.000/campo e leucócitos 8.000/campo; dislipidemia com hipercolesterolemia isolada. Desse modo, iniciou acompanhamento com nefrologista que solicitou novos exames: sorologias para hepatites C e B, VDRL e HIV negativos; complementos dentro dos valores de normalidade; fator antinúcleo negativo. Em ultrassonografia de rins e vias urinárias, rins tópicos, com forma, contornos e dimensões normais, rim esquerdo de 11,2cm e direito de 11,4cm, parênquima renal com espessura e ecogenicidade preservadas. Assim, foi iniciada prednisona 60mg/dia, sem melhora do quadro após seis meses. Por tal razão, procurou o Hospital São Paulo. Em exame físico inicial, abdome com ausência de visceromegalias, edema de membros inferiores 2+/4+ e fundo de olho com retinopatia hipertensiva leve. Exames laboratoriais semelhantes aos prévios e ultrassonografia de abdome total, sem alterações significativas. Restante dos exames de função hepáticas normais.

Por ser fator de risco importante para esquistossomose, foram realizados parasitológico de fezes (Kato-Katz), com 3 amostras negativas, biópsia de valva retal inconclusiva e IgM para esquistossomose positiva.

Submetido à biópsia renal, foi evidenciada à microscopia óptica glomerulonefrite proliferativa mesangial; à imunofluorescência, traços de IgM e C3 em glomérulo; e à microscopia eletrônica, expansão mesangial com depósitos eletrodensos esparsos, com alterações degenerativas podocitárias com retração parcial de pedicelos.

Com hipótese diagnóstica de glomerulonefrite proliferativa mesangial por esquistossomose, classificado como classe I, foi iniciado tratamento específico para a infecção, com melhor prognóstico nesse caso, quando comparado ao primeiro, além de nefroproteção.

Esses dois pacientes tiveram comprometimento da função renal, contudo com apresentações distintas, principalmente por serem diagnosticados em fases diferentes da doença parasitária. A primeira com importante comprometimento hepático por doença avançada, e a segunda com diagnóstico mais precoce sem acometimento hepático clínico.

REFERÊNCIAS BIBLIOGRÁFICAS

1. Kamath PS, Wiesner RH, Malinchoc M *et al.* A model to predict survival in patients with end-stage liver disease. *Hepatology* 2001; **33**: 464-470.
2. Ginès P, Schrier, RW. Renal failure in cirrhosis. *N Engl J Med* 2009; **361**: 1279-1290.
3. Silva Junior GB. Schistosomiasis-associated kidney disease: a review. *Asian Pacific Journal of Tropical Disease* 2013. Available from http://www.repositorio.ufc.br/bitstream/riufc/6921/1/2013_art_gbsilvajunior1.pdf
4. Dos Santos LC, Sweet GM, Bahiense-Oliveira M *et al.* Schistosomal glomerulopathy and changes in the distribution of histological patterns of glomerular diseases in Bahia, Brazil. *Mem Inst Oswaldo Cruz* 2011; **106**: 901-904<http://www.scielo.br/scielo.php?script=sci_arttext&pid=S0074-02762011000700017&lng=en&nrm=iso>. Access on 17 Dec. 2015. http://dx.doi.org/10.1590/S0074-02762011000700017.
5. Barsoum RS *et al.*Schistosomiasis and glomerular disease. *UpToDate.* Nov 2015. http://www.uptodate.com/contents/schistosomiasis-and-glomerular-disease?source=search_result&search=schistosomiasis+and+glomerular&selectedTitle=1%7E150
6. Barros RT, Ribeiro Alves MA, Dantas M *et al* (eds). *Glomerulopatias Patogenia, Clínica e Tratamento,* 3ª ed. Sarvier: São Paulo, 2012.
7. Barsoum RS. Parasitic kidney disease: milestones in the evolution of our knowledge. *Am J Kidney Dis* 2013; **61**: 501-513.
8. Kirstajn GM (ed). *Glomerulopatias: Manual* Prático: Uso Diário Ambulatorial e *Hospitalar*. Livraria Balieiro: São Paulo, 2011.
9. Gupta A, Quigg RJ. Glomerular diseases associated with hepatitis B and C. *Adv Chronic Kidney Dis* 2015; **22**: 343-351.
10. Chan TM *et al.* Renal disease associated with hepatitis B virus infection.http://www.uptodate.com/contents/renal-disease-associated-with-hepatitis-b-virus-infection?source=search_result&search=hepatite+b+glomerulopatia&selectedTitle=6%7E150 Dec 18, 2013.
11. Kamar N *et al.* Overview of renal disease associated with hepatitis C virus infection. Nov 2015. http://www.uptodate.com/contents/overview-of-renal-disease-associated-with-hepatitis-c-virus-infection?source=search_result&search=hepatite+c+glomerulopatia&selectedTitle=1%7E150.
12. Bazerbachi F, Haffar S, Garg SK, Lake JR. Extra-hepatic manifestations associated with hepatitis E virus infection: a comprehensive review of the literature. *Gastroenterol Rep* (Oxf) 2016; 4: 1-15.
13. Brewer GJ, Dick RP, Johnson VD *et al.* Treatment of Wilson's disease with zinc: XV long-term follow-up studies. *J Lab Clin Med* 1998; **132**: 264-278.
14. Morgan HG, Stewart WK, Lowe KG *et al.* Wilson's disease and the Fanconi syndrome. *Q J Med* 1962; **31**: 361-384.
15. European Association for Study of Liver. EASL Clinical Practice Guidelines: Wilson's disease. *J Hepatol* 2012; **56**: 671-685.
16. Hall CL, Jawad S, Harrison PR *et al.* Natural course of penicillamine nephropathy: a long term study of 33 patients. *Br Med J (Clin Res Ed).* 1988; **296**(6629): 1083-1086.
17. Bacon BR, Adams PC, Kowdley KV *et al.* Diagnosis and management of hemochromatosis: 2011 practice guideline by the American Association for the Study of Liver Diseases. *Hepatology* 2011; **54**: 328-343.

18. Crooks CJ, West J, Solaymani-Dodaran M *et al.* The epidemiology of haemochromatosis: a population-based study. *Aliment Pharmacol Ther* 2009; **29**: 183-192.
19. Oettl T, Dickenmann M. Haemochromatosis in end-stage renal disease: when waste is a treatment option. *NDT Plus* 2009; **2**: 43-45.
20. Stoller JK, Aboussouan LS. A review of α1-antitrypsin deficiency. *Am J Respir Crit Care Med* 2012; **185**: 246-259.
21. Davis ID, Burke B, Freese D *et al.* The pathologic spectrum of the nephropathy associated with alpha 1-antitrypsin deficiency. *Hum Pathol* 1992; **23**: 57-62.
22. Mahr AD, Edberg JC, Stone JH *et al.* Alpha 1-antitrypsin deficiency-related alleles Z and S and the risk of Wegener's granulomatosis. *Arthritis Rheum* 2010; **62**: 3760-3767.
23. American Thoracic Society/European Respiratory Society, American Thoracic Society/ European Respiratory Society statement: standards for the diagnosis and management of individuals with alpha1-antitrypsin deficiency. *Am J Respir Crit Care Med* 2003; **168**: 818-900.
24. Newell GC. Cirrhotic glomerulonephritis: incidence, morphology, clinical features, and pathogenesis. *Am J Kidney Dis* 1987; **9**: 183-190.
25. Pouryia S, Barratt J. Secondary IgA nephropathy. *Semin Nephrol* 2008; **28**: 27-37.
26. Nakamoto Y, Iida H, Kobayaschi K *et al.* Hepatic glomerulonephritis. Characteristics of hepatic IgA glomerulonephritis as the major part. *Virch Arch A Pathol Anat Histol* 1981; **392**: 45-54.
27. Lomax-Smith JD, Zabrowarny LA, Howarth GS *et al.* The immunochemical characterization of mesangial IgA deposits. *Am J Pathol* 1983; **113**: 359-364.
28. Singri N, Gleason B, Flamm SL *et al.* Secondary IgA nephropathy presenting as nephrotic syndrome with glomerular crescentic changes and acute renal failure in a patient with autoimmune hepatitis. *J Nephrol* 2004; **17**: 125-129.

14

GLOMERULOPATIAS PÓS-TRANSPLANTE

Gianna Mastroianni Kirsztajn
Juliana Busato Mansur

◆

INTRODUÇÃO

Após o transplante renal, as glomerulopatias podem apresentar-se como doença recorrente ou *de novo*. A frequência de tais glomerulopatias vem aumentando nas últimas décadas, e o mais intrigante é que elas se desenvolvem apesar da utilização de novos agentes imunossupressores que melhoraram o curso do transplante renal[1].

O desenvolvimento das glomerulopatias pós-transplante é motivo de preocupação pelo inquestionável impacto na sobrevida do enxerto renal. Quase todas as formas de glomerulopatias primárias ou secundárias podem desenvolver-se após o transplante e levar à perda progressiva da função renal. De fato, descreve-se a glomerulopatia pós-transplante como a terceira causa mais frequente de perda do enxerto após 10 anos de transplante[2].

Apesar da relevância do tema, os dados publicados ainda são escassos e torna-se necessário definir protocolos para diagnóstico e tratamento das glomerulopatias pós-transplante

DIAGNÓSTICO

O diagnóstico da glomerulopatia pós-transplante pode ser difícil, uma vez que elas compartilham alterações urinárias também presentes em outras patologias do transplante renal, tais como rejeição crônica, glomerulopatia do transplante, efeitos tóxicos de alguns imunossupressores, entre outros[3].

Entre as alterações urinárias, a hematúria e a proteinúria são as mais relevantes, com tempos de aparecimento variáveis de acordo com a doença glomerular subjacente. Ambas são importantes marcadores da doença; entretanto, a proteinúria associa-se a maior risco de falência do enxerto e mortalidade. Independente da causa, a principal característica que sugere lesão glomerular é o aumento e/ou persistência da proteinúria precocemente após o transplante renal, indicando lesão glomerular, que necessita de investigação.

Observa-se que a maioria dos pacientes com glomerulopatia pós-transplante pode apresentar alterações urinárias exuberantes na ausência de manifestações clínicas. Esse fato pode contribuir para o atraso no diagnóstico[1]. Torna-se necessário cuidadosa avaliação das alterações laboratoriais e clínicas, especialmente nos pacientes que tiveram glomerulonefrite nos rins nativos[4].

Pode-se dizer que as manifestações laboratoriais e clínicas da glomerulopatia recorrente geralmente são mais precoces que as da glomerulopatia *de novo*[4,5].

O diagnóstico baseia-se nas alterações laboratoriais e confirma-se por meio da biópsia renal. Nos serviços de nefrologia onde são realizadas biópsias protocolares, o diagnóstico pode ser feito sem suspeita clínica prévia.

A glomerulosclerose segmentar e focal (GESF) e a glomerulopatia membranosa serão abordadas no texto subsequente por serem consideradas protótipos das glomerulopatias recorrente e *de novo*, respectivamente, apesar de poderem pertencer a qualquer um dos grupos.

GESF PÓS-TRANSPLANTE

A recorrência da GESF, que acomete 20-50% dos pacientes transplantados ou mais, dependendo da série analisada[6,7], caracteriza-se por início precoce de proteinúria de grande monta, levando à perda do enxerto em 13-20% dos casos 10 anos após o transplante[8].

A principal manifestação clínica na recorrência da GESF é a proteinúria maciça precoce, geralmente dentro do primeiro ano, além de hipertensão arterial e disfunção do enxerto. De fato, a proteinúria pode ser detectada no primeiro dia após o transplante. Associa-se também à maior incidência de função tardia do enxerto e rejeição aguda[6].

Ainda não existem testes para predizer a recorrência de forma confiável após o transplante, mas alguns investigadores[9] consideram que certas características clínicas podem predizer a recorrência.

Apesar de a recorrência clínica ser precoce, as biópsias do enxerto realizadas por ocasião das primeiras manifestações demonstram glomérulos de aparência normal à microscopia óptica, mas com simplificação dos processos podocitários à microscopia eletrônica[10]. As lesões típicas de GESF geralmente são observadas mais tardiamente no curso da recorrência da doença.

Não se conhece completamente a patogênese da recorrência da GESF[5,6]. Ainda assim, como alguns pacientes apresentam proteinúria imediatamente após o transplante, levantou-se a hipótese de que existiria um fator de permeabilidade circulante capaz de alterar a barreira de permeabilidade glomerular do enxerto renal[6]. O receptor solúvel do plasminogênio ativado (suPAR) está entre os possíveis fatores de permeabilidade descritos até o momento. Existem evidências experimentais de que o suPAR pode levar à GESF, porém a relevância clínica da medida sérica desse fator para o diagnóstico de GESF primária e para predizer a recorrência da GESF permanece incerta[11]. No entanto, é importante ressaltar que os níveis de suPAR urinários pré-transplante (corrigidos pelos níveis de creatinina urinária) são significativamente maiores nos casos de recorrência de GESF. Dessa forma, o suPAR urinário pode tornar-se um potencial biomarcador para a recorrência de GESF[12].

Os motivos para a recorrência da GESF não parecem limitar-se somente à existência dos fatores de permeabilidade, mas serem multifatoriais. Demonstrou-se que mesmo os pacientes com mutação na podocina podem apresentar recorrência da doença, sendo esse um exemplo da interação de fatores de permeabilidade e fatores genéticos[8].

Apesar de haver indefinição quanto à patogênese da doença após o transplante, identificaram-se alguns fatores de risco que podem indicar a recorrência da GESF: idade (indivíduos jovens) na apresentação clínica da GESF, rápida progressão da doença renal nos rins nativos (geralmente levando à doença renal terminal em três anos), hipercelularidade mesangial à biópsia do rim nativo, ser caucasiano[8], albumina sérica baixa, história prévia de perda do enxerto por recorrência de GESF[7-9], entre outros[13-15]. A perda do enxerto por recorrência da GESF é possivelmente o fator mais relevante, pois se associa a risco de desenvolvimento de GESF em um transplante subsequente de quase 100%[15].

O tratamento ideal para recorrência da GESF não está definido. Entre as estratégias mais utilizadas, estão a administração de ciclosporina, plasmaférese (antes, durante ou após o transplante) e imunoadsorção de proteínas plasmáticas[6], bem como a administração do medicamento anti-CD20[8].

A recorrência da GESF associa-se a um prognóstico ruim e é importante ressaltar que, durante as fases iniciais do transplante, o risco de recorrência é maior[10]. Assim, devem-se implementar medidas para avaliação precoce do paciente e estudos para esclarecer as melhores opções terapêuticas. Cravedi *et al*[10] propuseram um algoritmo diagnóstico que pode ser seguido pelos médicos sempre que o diagnóstico de recorrência de GESF for possível. Os principais aspectos sugeridos são:

1. a excreção urinária de proteínas deve ser mensurada com frequência durante o período pós-transplante inicial;
2. deve-se avaliar a proteinúria diariamente durante as primeiras semanas após o transplante e reduzir a frequência das avaliações progressivamente até uma vez por semana ou a cada duas semanas (terceiro mês), uma vez ao mês (sexto mês) e a cada dois meses a seguir;
3. devido ao potencial início tardio da doença, deve-se avaliar a proteinúria pelo menos a cada seis meses após o primeiro ano de transplante.

GLOMERULOPATIA MEMBRANOSA PÓS-TRANSPLANTE

A recorrência da glomerulopatia membranosa idiopática é descrita em 10-30% dos pacientes após o transplante renal. Observa-se perda do enxerto devido à recorrência em 10-15% dos pacientes após 10 anos[8]. Existem, entretanto, relatos de taxas mais altas de recorrência e perda do enxerto[16].

Deve-se diferenciar a recorrência da glomerulopatia membranosa da possibilidade de tratar-se de glomerulopatia *de novo*; a mais comum é a glomerulopatia membranosa *de novo* nos enxertos renais[8,17].

A apresentação clínica da recorrência da glomerulopatia membranosa caracteriza-se por proteinúria em níveis nefróticos. O tempo médio de início do quadro está em torno dos 10 meses após o transplante renal, enquanto a glomerulopatia membranosa *de novo* em geral tem apresentação mais insidiosa e tardia[8].

A glomerulopatia membranosa *de novo* pode ocorrer em transplantes de doadores vivos ou falecidos em qualquer momento do transplante[17]. A apresentação clínica pode variar desde a ausência de sintomas até o aparecimento de proteinúria nefrótica, inclusive síndrome nefrótica. A doença pode ter um curso indolente ou mais agressivo, podendo levar à perda do enxerto[18].

Até o momento, não está bem definida a relação entre a glomerulopatia membranosa e o risco de perda do enxerto, assim como o prognóstico no longo prazo. Descreve-se falência renal em 50% dos enxertos com glomerulopatia membranosa *de novo*, mas se considera que esse desfecho também pode ser consequência de um processo de rejeição crônica[17].

Achados histológicos de rejeição do enxerto geralmente se associam ou antecedem a glomerulopatia membranosa *de novo*. Ela também pode desenvolver-se em receptores de transplante com hepatite viral, síndrome de Alport, obstrução ureteral, infarto renal ou acompanhada pela recorrência da nefropatia por IgA[18].

Ponticelli e Glassock[18] levantaram a hipótese de que a glomerulopatia membranosa *de novo* é desencadeada por diferentes processos que criam um ambiente inflamatório, ativam a imunidade inata e expõem antígenos ocultos, provavelmente diferentes daqueles envolvidos na glomerulopatia membranosa idiopática. Esses eventos podem levar à produção de anticorpos circulantes e formação *in situ* de imunocomplexos, culminando nas lesões morfológicas da glomerulopatia membranosa.

Mais recentemente, descobriu-se que 70% aproximadamente dos pacientes com glomerulopatia membranosa primária nos rins nativos apresentam anticorpos IgG4 circulantes contra o receptor da fosfolipase A2 (PLA2R), os quais se correlacionam com a atividade da doença[19,20]. Aplicando-se esse marcador em transplante, descreveu-se um valor preditivo positivo do anti-PLA2R pré-transplante para a recorrência da glomerulopatia membranosa de 83%, e um valor preditivo negativo de 42%[16]. Observou-se que o risco de recorrência é particularmente maior se os autoanticorpos anti-PLA2R forem persistentemente positivos durante os primeiros seis meses após o transplante[21]. Considerando-se esses achados em conjunto, a determinação dos níveis de anti-PLA2R será possivelmente útil para definir intervenções terapêuticas após o transplante, com vistas a evitar ou tratar a recorrência da glomerulopatia membranosa[22].

Curiosamente, a pesquisa de PLA2R na amostra de tecido renal quase sempre é negativa na glomerulopatia membranosa *de novo*, sugerindo um mecanismo de doença distinto daquele da forma recorrente[20,23].

PROGNÓSTICO E TRATAMENTO

A demora no diagnóstico da glomerulopatia pós-transplante pode ter consequências sobre a função do enxerto renal[4]. Sabe-se, atualmente, que a recorrência da doença glomerular é a terceira principal causa de perda do enxerto após o primeiro ano de transplante, aspecto que tem grande impacto na evolução do transplante, sobretudo entre os pacientes jovens[3].

Em uma população de pacientes com glomerulopatia pós-transplante estudada por nós[4], a imunossupressão pareceu ter melhor resposta inicial, comparada à renoproteção em casos de glomerulopatia membranosa, nefropatia por IgA e GESF. Pacientes que tiveram seu esquema imunossupressor modificado apresentaram melhor sobrevida do enxerto três anos após o diagnóstico. Nesses casos, a principal mudança foi a adição da pulsoterapia com metilprednisolona.

Em um estudo anterior, nosso grupo demonstrou que o bloqueio do sistema renina-angiotensina tem impacto expressivo na sobrevida do enxerto após três anos de acompanhamento. A administração dessas medicações associou-se à redução de perda do enxerto. Além disso, demonstrou-se que a modificação da terapia imunossupressora e o bloqueio do sistema renina-angiotensina têm impacto positivo na sobrevida do enxerto[4].

Até o momento não existem recomendações terapêuticas bem estabelecidas para as glomerulopatias pós-transplante. A mudança no esquema imunossupressor do paciente para tratar a glomerulopatia pós-transplante ainda é motivo de controvérsias. De fato, somente a prescrição de plasmaférese para pacientes com recorrência da GESF é aceita pela maioria dos autores[8]. Além disso, levando em consideração todas as opções terapêuticas, é consenso a terapia de suporte com controle da pressão arterial e bloqueio do sistema renina-angiotensina[3].

CONSIDERAÇÕES FINAIS

A prevalência da glomerulopatia pós-transplante pode ser subestimada pelo fato de a maioria dos centros nefrológicos não realizarem biópsias de enxerto protocolares. Além disso, os critérios para a realização de biópsia renal não estão bem definidos e a glomerulopatia pós-transplante pode, em alguns casos, não ter outras manifestações além das histológicas[4].

Considerando nossa prática atual, assim como os dados obtidos de outros estudos, é possível citar alguns aspectos que dificultam o diagnóstico da glomerulopatia pós-transplante, entre os quais: 1. geralmente não é clara a etiologia da doença de base dos pacientes; 2. não existem definições estabelecidas para seguimento de pacientes em risco de desenvolver glomerulopatia após o transplante renal; 3. as alterações urinárias sugestivas de doença glomerular não são adequadamente avaliadas para a detecção de glomerulopatia após o transplante[1].

Conforme descrito acima, devido ao curso natural desfavorável da doença ou ao tratamento inadequado, as glomerulopatias pós-transplante são importante causa de perda do enxerto. Assim, deve-se suspeitar de tal diagnóstico quando a hematúria e/ou proteinúria aparecem, especialmente em pacientes com glomerulopatia como causa da doença renal crônica terminal nos rins nativos. Tais alterações urinárias, quando persistentes e/ou progressivas, particularmente quando associadas a déficit de filtração glomerular, sem outras causas aparentes, indicam a necessidade de biópsia do enxerto renal para o diagnóstico.

É importante ressaltar que não é raro, em alguns serviços, a indicação tardia de biópsia do enxerto renal em casos de alterações laboratoriais sugestivas de glomerulopatia pós-transplante. Por outro lado, alguns centros transplantadores adotam biópsias protocolares em momentos preestabelecidos após o transplante.

Pacientes com rápida perda do enxerto por recorrência da doença necessitam de particular atenção por apresentarem alto risco de recorrência nos enxertos subsequentes[8].

À medida que progridem as pesquisas na patogênese das glomerulopatias, podem surgir intervenções terapêuticas efetivas que interrompam a lesão ao enxerto e a falência do enxerto. Enquanto isso não ocorre, a detecção precoce baseada em exames de rotina e as poucas alternativas terapêuticas bem estabelecidas são as melhores opções que os médicos podem oferecer aos seus pacientes transplantados.

REFERÊNCIAS BIBLIOGRÁFICAS

1. Furtado RV, Silva Filho AP, Kirsztajn GM. Glomerulopatias após o transplante renal: uma primeira abordagem. *J Bras Nefrol* 2006; **28**: 77-85.
2. Briganti EM, Russ GR, McNeil JJ *et al.* Risk of renal allograft loss from recurrent glomerulonephritis. *N Engl J Med* 2002; **347**: 103-109.
3. Requião-Moura LR, Mastroianni-Kirsztajn G, Moscoso-Solorzano GT *et al.* Impact of therapeutic changes on renal graft survival with posttransplant glomerulonephritis. *Transplant Proc* 2007; **39**: 453-456.
4. Carneiro-Roza F, Medina-Pestana JO, Moscoso-Solorzano G *et al.* Initial response to immunosuppressive and renoprotective treatment in posttransplant glomerulonephritis. *Transplant Proc* 2006; **38**: 3491-3497.
5. Requião-Moura LR, Moscoso-Solorzano GT, Franco MF *et al.* Prognostic factors associated with poor graft outcomes in renal recipients with post-transplant glomerulonephritis. *Clin Transplant* 2007; **21**: 363-370.
6. Pardon A, Audard V, Caillard S *et al.* Risk factors and outcome of focal and segmental glomerulosclerosis recurrence in adult renal transplant recipients. *Nephrol Dial Transplant* 2006; **21**: 1053-1059.
7. Trachtman R, Sran SS, Trachtman H. Recurrent focal segmental glomerulosclerosis after kidney transplantation. *Pediatr Nephrol* 2015; **30**:1793-1802.
8. Choy BY, Chan TM, Lai KN. Recurrent glomerulonephritis after kidney transplantation. *Am J Transplant* 2006; **6**: 2535-2542.
9. Maas RJ, Deegens JK, van den Brand JA *et al.* A retrospective study of focal segmental glomerulosclerosis: clinical criteria can identify patients at high risk for recurrent disease after first renal transplantation. *BMC Nephrol* 2013; **14**: 47.
10. Cravedi P, Kopp JB, Remuzzi G. Recent progress in the pathophysiology and treatment of FSGS recurrence. *Am J Transplant* 2013; **13**: 266-274.
11. Naesens M, Meijers B, Sprangers B. suPAR and FSGS: the gap between bench and bedside. *Transplantation* 2013; **96** 368-369.
12. Franco Palacios CR, Lieske JC, Wadei HM *et al.* Urine but not serum soluble urokinase receptor (suPAR) may identify cases of recurrent FSGS in kidney transplant candidates. *Transplantation* 2013; **96**: 394-399.
13. Ramos EL,Tisher CC. Recurrent diseases in the kidney transplant. *Am J Kidney Dis* 1994; **24**: 142-154.
14. Marinaki S, Lionaki S, Boletis JN. Glomerular disease recurrence in the renal allograft: a hurdle but not a barrier for successful kidney transplantation. *Transplant Proc* 2013; **45**: 3-9.
15. Ponticelli C, Glassock RJ. Posttransplant recurrence of primary glomerulonephritis. *Clin J Am Soc Nephrol* 2010; **5**: 2363-2372.
16. Ponticelli C, Graziani G. Proteinuria after kidney transplantation. *Transpl Int* 2012; **25**: 909-917.
17. Truong L, Gelfand J, D'Agati V *et al.* De novo membranous glomerulonephropathy in renal allografts: a report of ten cases and review of the literature. *Am J Kidney Dis* 1989; **14**: 131-144.
18. Ponticelli C, Glassock RJ. De novo membranous nephropathy (MN) in kidneyallografts. A peculiar form of alloimmune disease? *Transpl Int* 2012; **25**: 1205-1210.
19. Debiec H, Martin L, Jouanneau C *et al.* Autoantibodies specific for the phospholipase A2 receptor in recurrent and de novo membranous nephropathy. *Am J Transplant* 2011; **11**: 2144-2152.
20. Kattah A, Ayalon R, Beck LH Jr *et al.* Anti-phospholipase A2 receptor antibodies in recurrent membranous nephropathy. *Am J Transplant* 2015; **15**: 1349-1359.
21. Seitz-Polski B, Payré C, Ambrosetti D *et al.* Prediction of membranous nephropathy recurrence after transplantation by monitoring of anti-PLA2R1 (M-type phospholipase A2 receptor) autoantibodies: a case series of 15 patients. *Nephrol Dial Transplant* 2014; **29**: 2334-2342.
22. Mastroianni-Kirsztajn G, Hornig N, Schlumberger W. Autoantibodies in renal diseases – clinical significance and recent developments in serological detection. *Front Immunol* 2015; **6**: 1-6.
23. Larsen CP, Walker PD. Phospholipase A2 receptor (PLA2R) staining is useful in the determination of de novo versus recurrent membranous glomerulopathy. *Transplantation* 2013; **95**: 1259-1262.

SEÇÃO 4

Nefrologia Clínica

◆

15

DOADORES FALECIDOS NÃO PADRÃO: DE LESÃO RENAL AGUDA A INFECÇÕES

André Barreto Pereira
Alexandre dos Santos Souza

◆

DOENÇA RENAL CRÔNICA E TRANSPLANTE RENAL

O número da população de pacientes com doença renal crônica (DRC) tem aumentado mundialmente. Entretanto, o número de doadores falecidos para transplante renal não tem acompanhado este incremento. Em 2010, no Brasil, o número de pacientes em diálise era 92.091 e o de transplante renal realizados foi de 4.630[1,2]. Em 2013 já havia a estimativa de 100.397 pacientes em diálise, enquanto o número daqueles transplantados renais no mesmo ano foi 5.447, com tal díspare crescimento evidente na figura 15.1. Com o passar dos anos, o diagnóstico de DRC tende a aumentar por melhoria do sistema de saúde, com mortalidade cada vez mais reduzida e consequentemente menos doadores falecidos também pelo mesmo motivo. Essas razões justificam em parte essa diferente aceleração pelo menos no Brasil, apesar de esse fenômeno ser mundial. Montgomery *et al* demonstraram que, mesmo em transplantes renais com regime imunossupressor de dessensibilização, a mortalidade do paciente transplantado renal é significativamente menor que daqueles em tratamento dialítico crônico, com amostras adequadamente pareadas[3]. Assim, justifica-se cada vez mais a árdua luta para oferecer o melhor tratamento para a população portadora de DRC estágio 5, dependente ou não de diálise: o transplante renal. Portanto, o que poderemos fazer para reduzir o número de pacientes aguardando para serem transplantados?

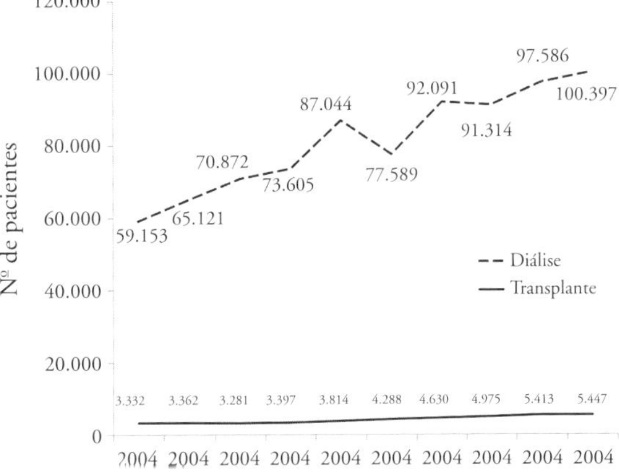

Figura 15.1 – Número de pacientes em diálise e transplantados renais no Brasil de 2004 a 2013. Fonte: Sociedade Brasileira de Nefrologia e Registro Brasileiro de Transplantes[1,2].

Detalharemos neste capítulo as características de doadores que legalmente podem ser utilizados no Brasil, não entrando no mérito de xenotransplante doadores vivos cruzados, bioengenharia ou outros métodos. Em alguns pontos deste capítulo, é colocada a experiência pessoal dos autores diante do aspecto tão melindroso abordado.

RISCO PARA O DOADOR

Recentemente, alguns trabalhos demonstraram que o doador apresenta maior risco de morte que a população geral, pareada por idade, sexo e condições clínicas[4,5]. Assim, a retórica da segurança de doação intervivo tem sido contradita.

Em 2014, Mjoen *et al* analisaram 1.906 doadores de transplante renal em comparação com 32.621 controles pareados por idade, gênero, tabagismo, pressão arterial e índice de massa corporal. Com acompanhamento médio de 15 anos para os doadores de transplante renal e 25 anos para o grupo controle, houve piora de sobrevida (HR: 1,4; p = 0,03) e maior incidência de doença renal estágio 5 (HR: 11,38; p < 0,001) para aqueles que doaram o rim[4]. No mesmo ano, Musaale *et al* compararam 96.217 doadores de rim com um grupo controle pareado na mesma quantidade e critérios semelhantes ao estudo anterior. No mesmo estudo também foi demonstrado maior risco de DRC estágio 5 para os doadores renais[5].

A forma de apresentar esses dados para os candidatos a doadores é importantíssima, e Steiner *et al* sugeriram um modelo[6]. Essa uniformidade de oratória, dando preferência de doação àqueles pacientes mais idosos, e reforçando a informação do risco de mortalidade e morbidade relacionada a esse procedimento, torna-se ferramenta de proteção aos candidatos a doadores.

Entretanto, alguns autores têm publicado o valor do benefício de ter um ente próximo com risco de mortalidade reduzido pelo transplante renal, muitas vezes capaz de movimentar um núcleo familiar financeira e emocionalmente[7]. Em um conteúdo desse, o risco do doador pode tornar-se tolerável após clara exposição desses fatos aos pacientes.

Entretanto, em âmbito mundial de preocupação com o comércio de órgãos, no Brasil os doadores vivos tornam-se mais vulneráveis a tal fato que os falecidos. Isso porque todo transplante renal com doador falecido no Brasil é controlado por uma lista única, gerida pelo governo federal. O comércio de órgãos é proibido no Brasil e a realização de transplante com doador vivo não relacionado só é possível se realizada após os critérios estabelecidos pela Portaria 2.600 publicada em 2009, incluindo autorização judicial, além de aprovação pelo comitê de ética do hospital, onde o paciente será transplantado renal[8]. Apesar de todos os documentos obrigatórios para tal transplante, é desafiador coibir totalmente tal fato no transplante com doador vivo, onde pode existir um conluio familiar ou não sem o conhecimento médico.

Considerando os riscos ao doador demonstrados pela atual literatura, associado a escusas possibilidades de trocas de valores, mesmo intrafamiliares, o transplante intervivo é uma avaliação que merece a cada dia maior atenção e cuidado. Há de se ressaltar que esse é um procedimento necessário e possível, mas com indispensável e melindroso cuidado e avaliação interdisciplinar pré-transplante.

NECESSIDADE DE USO DE DOADOR FALECIDO NÃO PADRÃO EM TRANSPLANTE RENAL

Diante dos riscos cada vez mais claros com os doadores vivos, a necessidade da reconceitualização dos doadores de critérios expandidos ou com características não padrões passa a ser mais considerada. Uma vez apresentado ao receptor o risco da doação de um ente familiar, a possibilidade do transplante com doadores falecidos, antes descartada, passa a ser maior. Portanto, este capítulo apresenta a possibilidade de utilização desses doadores, tentando suprir o déficit cada vez maior no transplante renal.

No Hospital Santa Júlia em Manaus, no melhor do nosso conhecimento único centro transplantador do Estado do Amazonas, de 39 rins de doadores falecidos utilizados de abril a novembro de 2015, quatro provinham de doadores com Cr > 2mg/dL, quatro de anti-HBc+, dois de toxoplasmose IgG e IgM+ e um doador Chagas+ não concretizado por não haver remoção do órgão por questões logísticas. E cinco desses órgãos vieram de cidades localizadas a 2.389, 2.885 e 2.871km de distância em linha reta. Esses doadores foram utilizados baseados nos atuais conhecimentos que detalharemos a seguir.

DOENÇA DE CHAGAS

A doença de Chagas, descoberta em 1909, em Lassance, MG, por Carlos Chagas, é transmitida pelo *Trypanosoma cruzi*. Mais de 100 espécies de mamíferos são reservatórios desse protozoário e pelo menos 140 triatomíneos comportam-se como vetores[9]. Dessa forma, casos de mortalidade por essa afecção são vistas em todo o Brasil, com diferentes prevalências e tendências de crescimento, sendo o Centro-Oeste a Região com maior número por 100.000 habitantes, e Norte e Nordeste os únicos com tendência de crecimento[10]. Consequentemente, os doadores falecidos também poderão estar infectados e os cuidados com os órgãos vindo dessas Regiões podem exigir diferentes critérios nas avaliações.

Existem casos na literatura de transmissão ao receptor de doença de Chagas com intensa parasitemia e ocasionando óbito do paciente. Dessa forma, alguns centros transplantadores optam por não realizar o procedimento com doadores de sorologia positiva para Chagas[11]. E, apesar da portaria 2.600 de 2009 possibilitar o uso de doadores com tal sorologia, resoluções estaduais como a de 2014 de São Paulo podem negar sua utilização[8,12].

Entretanto, de acordo com as atuais recomendações da literatura, o transplante renal com doador Chagas+ é possível e não é necessária a quimioprofilaxia[13]. Dessa forma, na Santa Casa de Misericórdia de Belo Horizonte, onde um dos autores deste capítulo trabalhou de 2000 a 2014, foram realizados 4 transplantes com doadores Chagas+, entre 56 realizados com doadores falecidos em

2014, sem nenhuma intercorrência relacionada à infecção. E todos esses transplantados com doadores infectados apresentaram recuperação da função renal (dados não publicados).

De acordo com o consenso *Chagas in Transplant Working Group*, publicado por Chin-Hong *et al*, o transplante renal com doador falecido infectado é possível desde que o doador não tenha história clínica sugestiva de doença de Chagas[13]. Um cronograma de monitoramento frequentemente recomendado após o transplante consiste de exames semanais durante 2 meses, a cada 2 semanas para o terceiro mês, e então mensal depois por um período a ser determinado pelo cenário clínico específico. Entretanto, uma vez que esse monitoramento deve ser preferencialmente realizado com PCR para Chagas, e tal exame muitas vezes é de difícil acesso, sugerimos a profilaxia com benzonidazol durante 30 dias. Devido à manifestação clínica inicial muitas vezes inespecífica, sugerimos que, no caso desses transplantes, ocorra uma demarcação realçada da positividade para Chagas nos devidos prontuários desses receptores, atentando para qualquer febre de origem indeterminada, possibilitando assim pronta terapêutica.

LESÃO RENAL AGUDA (LRA)

Dentro da definição para doador de critério expandido (DCE), utilizam-se idade, valor de creatinina (Cr) e causa *mortis* do doador. Entretanto, o valor da Cr isoladamente não possibilita a classificação de DCE[14]. Assim, um doador com Cr de 7mg/dL no momento da remoção do órgão, com causa *mortis* de traumatismo cranioencefálico, não seria classificado de DCE. E esses doadores merecem cuidado especial. Dependendo das características do doador, o transplante pode ter muito boa evolução, mas, caso esse seja também portador de *diabetes mellitus* (DM), com história de descontrole glicêmico, por exemplo, o resultado pode ser catastrófico. Um potencial doador de 17 anos, 45kg, com Cr de 1,4mg/dL, e história de hipertensão arterial de difícil controle por exemplo, também não se adequaria em critérios de DCE, mas com certeza também mereceria melhor avaliação. Hall *et al* avaliaram retrospectivamente 1.632 doadores falecidos de 2010 a 2013, dos quais 443 (27%) tinham algum grau de LRA, classificados em estágios de 1 a 3[15]. Apesar de maior descarte de órgãos no grupo com LRA (30% *vs.* 18%), os utilizados apresentaram função aos 6 meses semelhante àqueles sem lesão aguda, demonstrando um perfil de doadores que podem ser mais bem utilizados[15]. Atualmente é possível utilizar a biópsia pré-transplante renal e a bomba de perfusão pulsátil, para melhor avaliação do órgão, em alguns centros de transplante do País. À biópsia veríamos o percentual de fibrose e/ou outras alterações que poderiam realçar risco na utilização do órgão, apesar da sua característica histológica não poder ser considerada isoladamente para a decisão[16]. A bomba de perfusão pulsátil, além de melhorar a conservação do órgão, permite melhor classificação do órgão quanto a sua transplantabilidade, de acordo com a resistência intrarrenal mensurada[17]. E existem alguns marcadores pré-transplante em estudo para facilitar a orientação na utilização desses enxertos, como a expressão tecidual renal de CDKN2A e HSP-72[18,19].

VÍRUS DA HEPATITE C (HCV)

A hepatite viral C (HCV) crônica comporta-se como a principal causa de cirrose e carcinoma hepatocelular no mundo[20]. Em torno de 3% da população mundial está infectada pelo HCV[20]. No Brasil, as Regiões Sudeste e Sul concentram 86% dos casos notificados de hepatite C, sendo a primeira responsável por 60% dos casos. A detecção de anticorpos anti-HCV é adequada para o rastreio inicial no diagnóstico de infecção crônica por esse vírus, possibilitando o tratamento antiviral bem-sucedido[21,22] e, consequentemente, impedindo a curto e longo prazo complicações da infecção pelo HCV[23].

A avaliação do portador de HCV para inclusão em lista de transplante renal não é um consenso entre os centros transplantadores[24]. Entretanto, esses pacientes podem ser transplantados de rim desde que façam avaliação da necessidade de tratamento prévio se for o caso. O tratamento antiviral pós-transplante não é o mais indicado, por aumentar a possibilidade de rejeição aguda devido ao estímulo inflamatório por essas medicações. Na hepatite C existem diferentes genótipos virais e uma preocupação da superinfecção caso doador e receptor tenham essa iniquidade. Apesar disso, centros transplantadores têm realizado o procedimento independente do conhecimento do genótipo do doador, reportando bons resultados[25]. Doadores anti-HCV+ habitualmente são reservados somente para portadores dessa mesma sorologia; entretanto, tem-se discutido a possibilidade de ofertar também para aqueles sem tal hepatite, o que leva à redução de tempo de espera para um rim de doador falecido[25]. Razão de tal atitude provém do baixo risco de mortalidade, comparado à continuidade de tratamento dialítico crônico em determinados casos, além do surgimento de novas terapias, possibilitando o tratamento de HCV após o transplante[24,26]. Apesar da autorização para a utilização de órgãos de doadores HCV+ pela portaria nacional de 2009, em São Paulo não é utilizado de acordo com a resolução estadual de 2014[8,12].

VÍRUS DA HEPATITE B

A infecção crônica pelo vírus da hepatite B (HBV) continua sendo um grande problema de saúde. A probabilidade de a infecção com o vírus tornar-se crônica depende da idade em que a pessoa é infectada. Crianças com menos de 6 anos de idade com o vírus da hepatite B são as mais propensas a desenvolver infecções crônicas. Entre 80 e 90% daquelas que adquiriram o vírus durante o primeiro ano de vida e 30-50% das com infecção antes da idade de 6 anos desenvolvem a cronicidade. Entre 20 e 30% dos adultos, que estão cronicamente infectados, desenvolverão cirrose e/ou câncer de fígado[27]. No entanto, HBV não é citopático direto e a lesão hepática parece ser causada principalmente por repetidas tentativas de respostas imunológicas do hospedeiro para controlar a infecção. O período de incubação do HBV é de 75 dias em média, mas pode variar de 30 a 180 dias[28]. Sua detecção ocorre 30 a 60 dias após a infecção e pode persistir, desenvolvendo-se em hepatite B crônica. A prevalência de hepatite B é mais elevada na África Subsaariana e na Ásia Oriental, onde 5 a 10% da população adulta está cronicamente infectada[27]. As altas taxas de infecções crônicas também são encontradas na Amazônia e as regiões do sul da Europa Central e Oriental. No Oriente Médio e Subcontinente Indiano, estimativa de 2 a 5% da população geral é cronicamente infectada. Menos que 1% da população na Europa Ocidental e na América do Norte apresenta tal cronicidade.

No Brasil, verifica-se que, no caso da hepatite B, as Regiões Sudeste e Sul apresentam o maior número de casos diagnosticados, enquanto as Regiões Norte, Nordeste e Centro-Oeste mostram uma média de idade menor entre os casos diagnosticados[21].

Ao contrário da hepatite C, os pacientes renais crônicos podem adquirir imunidade natural ou induzida contra HBV. No entanto, Magiorkinis *et al* publicaram em 2013 um caso de hepatite fulminante em paciente com anti-HBs+ (11,6mUI/mL), transplantado com rim de doador falecido com HBsAg+[29]. Apesar de alguns relatos como este, a Sociedade Americana e Canadense de Transplantes endossaram um consenso de manejo de transplante com órgãos sólidos de doadores HBsAg+, onde concordam em transplantar rins de doadores anti-HBc ou HBsAg+ em receptores imunizados contra hepatite B, desde que respeitadas condições específicas[30]. Devido à frequência trimestral para a dosagem de anti-HBs autorizada pelo SUS no Brasil em pacientes em tratamento dialítico crônico, um valor positivo pode tornar-se negativo no momento do transplante renal, vista a variabilidade dos níveis nesses indivíduos. Dessa forma, em nossa experiência, temos habilitado somente pacientes com titulagem de anti-HBs > 100mUI/mL para serem transplantados renais, como também sugerido por Fytili *et al*[31]. Assim, a possibilidade de transplantarmos um paciente com anti-Hbs < 10mUI/mL torna-se remota. De 39 pacientes transplantados renais com doadores falecidos em Manaus em 2015 entre abril e novembro, nove utilizaram órgãos anti-HBc+, perfazendo um total de 23%, e nenhum desenvolveu sinais de hepatite B. Dessa forma, a população amazonense tem-se beneficiado de tal estratégia. Os pacientes HBV+ participam do mesmo impasse que aqueles HCV+ em relação à possibilidade de superinfecção devido aos diferentes genótipos, mas mesmo assim a literatura atual recomenda que utilizemos tais doadores, o que não é consenso nas regulações de estados brasileiros[8,12].

SÍFILIS

Com o *Treponema pallidum* identificado e publicado em 1905, a sífilis ainda é uma doença que assola o mundo, com crescentes taxas em alguns países como China, América do Norte, Europa Ocidental e Austrália[32,33]. Há quase 30 anos, a sorologia positiva para sífilis no doador de transplante renal já era ponto de discussão[34]. E atualmente isso não tem sido um problema, desde que o doador não tenha doença sifilítica ativa no momento da doação, como foi publicado ao final da década de 1990 por Ko *et al* e por Caballero *et al*[35,36]. Existem anedóticos casos publicados de transmissão de sífilis no transplante renal, e mesmo assim por erro no tratamento profilático do receptor[37]. Apesar desse conhecimento, no atual sistema nacional de transplante, o centro transplantador opta ou não por cadastrar o paciente concorrendo a doador VDRL+, demonstrando o possível descarte de um órgão de baixo risco (Fig. 15.2). No caso de transplante renal com doador com essa sorologia, o receptor recebe tratamento com penicilina benzatina por via intramuscular no momento do transplante renal com 2.400.000UI em dose única.

IDOSO

Com o envelhecimento da população, a disponibilidade de rins de doadores idosos é cada vez mais discutida. Assim, resta ao nefrologista avaliar quando tal órgão é viável, principalmente nos casos em que a função renal se apresenta pouco alterada. A sobrevida do enxerto de doadores mais idosos é mais curta que a de mais novos, portanto por que não utilizá-los nos receptores de idade mais avançada? Entretanto não existe um consenso de como definir a idade de corte para o doador idoso: 60, 65, 70 anos ou outra? É possível gerar a prioridade de rins idosos para idosos? A biópsia pré-transplante auxilia a avaliação da viabilidade do órgão? Há como utilizar biomarcadores que norteiem a viabilidade do órgão?

No Brasil, apesar de ser possível selecionar critérios de aceitação na lista única de transplante renal para receptores, aceitando doadores mais idosos, não existe uma regra ou política para isso. Já é conhecida na Europa a política de *old to old*, onde rins de idosos são preferencialmente oferecidos a também idosos na lista de transplante renal, ambos acima de 65 anos de idade[38]. Uma avaliação de 5 anos desse programa *Eurotransplant Senior Program*, iniciado em 1999, demonstrou redução significante de tempo de isquemia fria (TIF) e função tardia do enxerto (FTE), em comparação com grupo controle histórico com utilização de regras de alocações usuais[39].

A biópsia renal pré-transplante pode ser realizada gerando uma pontuação que fornecerá ao profissional o grau de lesão e consequentemente a potencial funcionalidade do enxerto, como publicado por Remuzzi *et al* em 2006, e já é uma realidade vigente em alguns centros de transplante no Brasil[39]. Entretanto, para isso um médico anatomopatologista de plantão é necessário para possi-

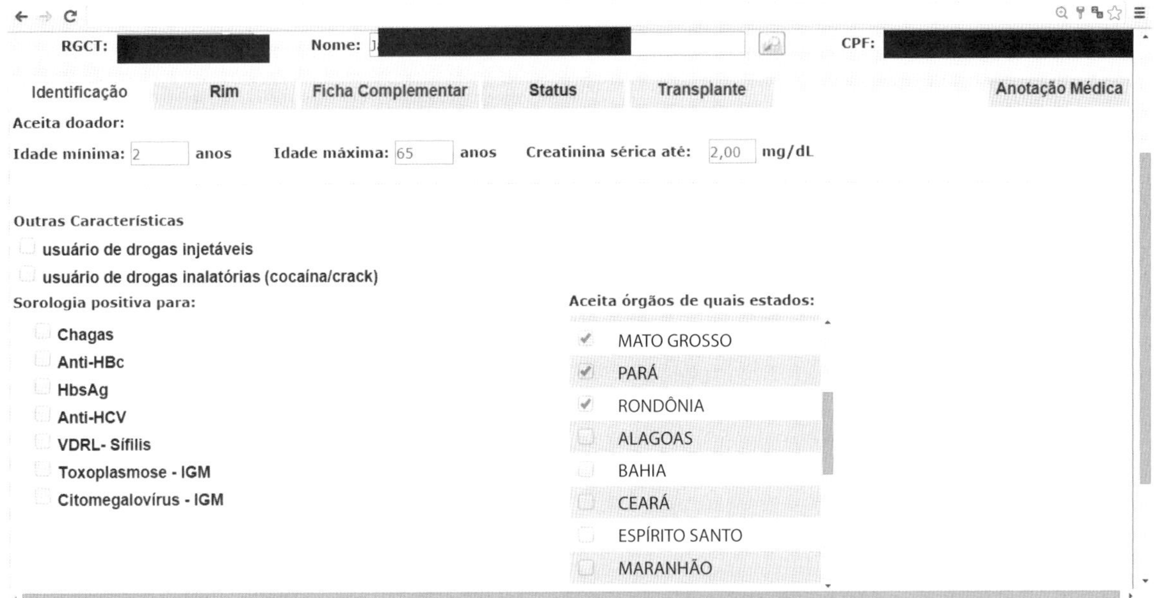
RGCT: Nome: CPF:
Identificação | Rim | Ficha Complementar | Status | Transplante | Anotação Médica
Aceita doador:
Idade mínima: 2 anos Idade máxima: 65 anos Creatinina sérica até: 2,00 mg/dL
Outras Características
usuário de drogas injetáveis
usuário de drogas inalatórias (cocaína/crack)
Sorologia positiva para:
Chagas
Anti-HBc
HbsAg
Anti-HCV
VDRL- Sífilis
Toxoplasmose - IGM
Citomegalovírus - IGM
Aceita órgãos de quais estados:
MATO GROSSO
PARÁ
RONDÔNIA
ALAGOAS
BAHIA
CEARÁ
ESPÍRITO SANTO
MARANHÃO

Figura 15.2 – Website do sistema nacional de transplante do Brasil, com variáveis a serem preenchidas de acordo com a acetabilidade do centro transplantador para o paciente incluído na lista única. Fonte: snt.saude.gov.br, acessado em 05/12/2015.

bilitar a pronta avaliação dessa amostra de biópsia. Associar a utilização de uma bomba de perfusão portátil seria boa alternativa para dar tempo ao anatomopatologista nessa avaliação pré-transplante.

Alguns pesquisadores em Edmonton iniciaram trabalhos de avaliação de expressão gênica das amostras de biópsia renal de doador falecido após implante, relacionando uma combinação da expressão gênica com a idade do doador como preditores de disfunção do enxerto, mas não a longo prazo[40]. Esse seria mais um meio de avaliação do órgão, caso realizada pré-implante, mas mais estudos são necessários para confirmar e viabilizar essa alternativa.

O doador de rim idoso é uma oportunidade que não deve ser desperdiçada, entretanto ainda não há uma regra que compele todas essas variáveis detalhadas. O bom conhecimento do médico em relaçao a essas alternativas é importante para aplicá-las da melhor forma de acordo com os recursos que estejam ao seu alcance.

TEMPO DE ISQUEMIA FRIA AVANÇADO: BOMBA DE PERFUSÃO?

O tempo de isquemia fria (TIF) é um fator independente para a rejeição aguda e função tardia do enxerto renal[41]. Dessa forma, a decisão da utilização do órgão necessita de presteza e adequada logística, o que pode ser um fator desafiador em um País de grandes proporções territoriais como o Brasil, o 5º maior País do mundo em extensão, com 8,5 milhões de km^2. Além da extensão, a disponibilidade da malha viária pode ser outro fator dificultador para a redução do tempo de isquemia fria. A bomba de perfusão para conservação do enxerto renal já é utilizada há mais de 40 anos[42]. Esse aparelho, além de permitir a conservação do órgão por mais tempo que a perfusão estática, é capaz de disponibilizar dados de perfusão do rim que possibilitem a decidir utilizá-lo ou não[43]. Entretanto, sua utilização faz mais sentido naqueles casos onde um TIF maior se torna necessário. O uso desse equipamento no Brasil, onde a média de FTE está em torno de 60%, pode auxiliar a utilização de órgãos que tendem a ter maior TIF. Dessa forma, contribuiria não somente na conservação do órgão durante a travessia deste amplo País, como também possibilitaria a realização e interpretação de biópsia pré-transplante e/ou análise de biomarcadores moleculares. Em alguns estados do Brasil, como o Amazonas, a grande causa de recusa de uso de enxertos de doadores falecidos de outros estados é por TIF prolongado, e a utilização desse equipamento auxiliaria na redução desses descartes.

CLASSIFICAÇÃO DE DOADORES DE MAIOR RISCO

Vários critérios foram criados para classificar e estratificar possíveis doadores de órgãos. Em 2002, Port *et al* publicaram a classificação para doadores com critério expandido (DCE), seguidos por colegas que aos poucos incrementaram mais variávies[44]. Foram criados então o *deceased donor score* (DDS), *donor risk score* (DRS), normograma de *delayed graft function* (DGF) e finalmente a *kidney donor profile index* (KDPI) ao longo dos anos[45]. Uma das formas para compor grande parte dos riscos expostos acima na classificação do potencial doador é o índice de risco do doador renal (KDRI), o qual considera a idade, altura e peso do doador, a Cr no momento da nefrectomia, cor, história de HAS e DM, causa *mortis*, presença de HCV, doação após coração parado, TIF, se o transplante é de múltiplos órgãos, se o transplante dos rins é em bloco e os *mismatches* de *locus* B e DR do HLA. Já o KDPI, utilizado nos EUA desde o final de 2014 para a classificação do potencial doador, é o percentual de doadores de uma referida população que tem o escore KDRI menor ou igual ao que está em avaliação[45]. Essa população de referência é revista anualmente pelo comitê de transplante renal do OPTN (rede de transplante de procura de órgãos dos EUA)[46].

Os serviços de transplante necessitam de um termo de consentimento informado daqueles pacientes que aceitarem rins com KDPI > 85%. Apesar de ser uma das melhores ferramentas disponíveis no momento na classificação do doador, seu poder preditivo ainda é moderado (c = 0,6). Nos EUA, onde esse indicador é utilizado, existe grande diferença regional de aceite de doadores de acordo com a classificação desse índice[47]. Os melhores poderes preditivos ainda estão por vir, talvez com composição da avaliação histológica e molecular de biópsias de enxerto pré-implante. Para gerar uma organização que reduza o descarte de órgãos de maior risco, Reese *et al* propuseram a classificação dos centros que aceitem esses doadores não padrão, priorizando oferta desses rins a estes serviços a tempo de serem utilizados. Propuseram também bonificar os centros transplantadores que utilizem tais órgãos, possibilitando que o custo desses procedimentos não desestimule sua realização[47]. Uma nova política para utilização desses órgãos poderia reduzir a espera de um rim por vários pacientes em diálise no Brasil.

CONCLUSÕES

O transplante renal é a melhor forma de tratamento para o portador de DRC estágio 5, mas a necessidade de órgão é cada vez maior devido ao contínuo aumento de pacientes em lista de espera. A redução do descarte de rins de doadores falecidos com o uso desses não padrão pode ser uma solução. O uso de doadores não padrão exige maior cuidado e esforço da equipe de transplante renal, além de boa estrutura do hospital transplantador. Todavia, é uma solução para reduzir a aceleração contínua de pacientes que necessitam de transplante renal, de acordo com os dados levantados neste capítulo, corroborando com a opinião dos autores que aqui escrevem.

REFERÊNCIAS BIBLIOGRÁFICAS

1. Censo Brasileiro de Diálise 2014. http://www.sbn.org.br. Acessado em 05/12/2015.
2. Registro Brasilerio de Transplantes. http://www.abto.org.br/abtov03/default.aspx?mn=457 &c=900&s=0. Acessado em 05/12/2015.
3. Montgomery RA, Lonze BE, King KE *et al.* Desensitization in HLA-incompatible kidney recipients and survival. *N Engl J Med* 2011; **365**: 318-326.
4. Mjøen G, Hallan S, Hartmann A *et al.* Long-term risks for kidney donors. *Kidney Int* 2014; **86**: 162-167.
5. Muzaale AD, Massie AB, Wang MC *et al.* Risk of end-stage renal disease following live kidney donation. *JAMA* 2014; **311**: 579-586.
6. Steiner RW, Ix JH, Rifkin DE, Gert B. Estimating risks of de novo kidney diseases after living kidney donation. *Am J Transplant* 2014; **14**: 538-544.
7. Allen MB, Abt PL, Reese PP. What are the harms of refusing to allow living kidney donation? An expanded view of risks and benefits. *Am J Transplant* 2014; **14**: 531-537.
8. Portaria GM/MS 2.600 de 21 de outubro de 2009. http://bvsms.saude.gov.br/bvs/saudelegis/gm/2009/prt2600_21_10_2009.html. Acessado em 05/12/2015.
9. Coura JR. The main sceneries of Chagas disease transmission. The vectors, blood and oral transmissions--a comprehensive review. *Mem Inst Oswaldo Cruz* 2015; **110**: 277-282.
10. Martins-Melo FR, Ramos AN Jr, Alencar CH, Heukelbach J. Mortality due to Chagas disease in Brazil from 1979 to 2009: trends and regional differences. *J Infect Dev Ctries* 2012; **6**: 817-824.
11. Huprikar S, Bosserman E, Patel G *et al.* Donor-derived Trypanosoma cruzi infection in solid organ recipients in the United States, 2001-2011. *Am J Transplant* 2013; **13**: 2418-2425.
12. Resolução SS nº 114, de 29/09/14 do Diário Oficial do Estado de São Paulo. ftp://ftp.saude.sp.gov.br/ftpsessp/bibliote/informe_eletronico/2014/iels.set.14/Iels186/E_R-SS-114_290914.pdf. Acessado em 05/12/2015.
13. Chin-Hong PV, Schwartz BS, Bern C *et al.* Screening and treatment of chagas disease in organ transplant recipients in the United States: recommendations from the chagas in transplant working group. *Am J Transplant* 2011; **11**: 672-680.
14. Metzger RA, Delmonico FL, Feng S *et al.* Expanded criteria donors for kidney transplantation. *Am J Transplant* 2003; **3**: 114-125.
15. Hall IE, Schröppel B, Doshi MD *et al.* Associations of deceased donor kidney injury with kidney discard and function after transplantation. *Am J Transplant* 2015; **15**: 1623-1631.
16. Grifasi C, D'Alessandro V, D'Armiento M *et al.* Can only histological evaluation determine the allocation of ECD kidneys? *BMC Nephrol* 2014; **15**: 207.
17. Ciancio G, Gaynor JJ, Sageshima J *et al.* Favorable outcomes with machine perfusion and longer pump times in kidney transplantation: a single-center, observational study. *Transplantation* 2010; **90**: 882-890.
18. Gingell-Littlejohn M, McGuinness D, McGlynn LM *et al.* Pre-transplant CDKN2A expression in kidney biopsies predicts renal function and is a future component of donor scoring criteria. *PLoS One* 2013; **8**: e68133.
19. Mueller T, Regele H, Posch M *et al.* HSP-72 expression in pre-transplant donor kidney biopsies and post-transplant outcome. *Transplantation* 2004; **78**: 292-295.
20. Chung RT, Baumert TF. Curing chronic hepatitis C--the arc of a medical triumph. *N Engl J Med* 2014; **370**: 1576-1578.
21. Boletim Epidemiológico - Hepatites Virais Ano IV, nº 1, Brasil, 2015. Ministério da Saúde – Secretaria de Vigilância em Saúde – Departamento de DST, Aids e Hepatites Virais. http://www.aids.gov.br/sites/default/files/anexos/publicacao/2015/58210/_p_boletim_hepatites_final_web_pdf_p__16377.pdf. Acessado em 5/12/2015.
22. Grammatikos G, Sarrazin C. Chronic hepatitis C. *Dtsch Med Wochenschr* 2010; **135**: 2525-2534.
23. Maasoumy B, Wedemeyer H. Natural history of acute and chronic hepatitis C. *Best Pract Res Clin Gastroenterol* 2012; **26**: 401-412.

24. Baid-Agrawal S, Pascual M, Moradpour D *et al.* Hepatitis C virus infection and kidney transplantation in 2014: what's new? *Am J Transplant* 2014; **14**: 2206-2220.
25. Scalea JR, Barth RN, Munivenkatappa R *et al.* Shorter waitlist times and improved graft survivals are observed in patients who accept hepatitis C virus+ renal allografts. *Transplantation* 2015; **99**: 1192-1196.
26. Reese PP, Abt PL, Blumberg EA, Goldberg DS. Transplanting hepatitis C-positive kidneys. *N Engl J Med* 2015; **373**: 303-305.
27. Dandri M, Locarnini S. New insight in the pathobiology of hepatitis B virus infection. *Gut* 2012; **61**: i6-i17.
28. World health organization - Media centre-Hepatitis B. Fact sheet Nº 204 Updated July 2015*http://www.who.int/mediacentre/factsheets/fs204/en/*. Acessado em 5/12/2015.
29. Magiorkinis E, Paraskevis D, Pavlopoulou ID *et al.* Renal transplantation from hepatitis B surface antigen (HBsAg)-positive donors to HBsAg-negative recipients: a case of post-transplant fulminant hepatitis associated with an extensively mutated hepatitis B virus strain and review of the current literature. *Transpl Infect Dis* 2013; **15**: 393-399.
30. Huprikar S, Danziger-Isakov L, Ahn J *et al.* Solid organ transplantation from hepatitis B virus-positive donors: consensus guidelines for recipient management. *Am J Transplant* 2015; **15**: 1162-1172.
31. Fytili P, Ciesek S, Manns MP *et al.* Anti-HBc seroconversion after transplantation of anti-HBc positive nonliver organs to anti-HBc negative recipients. *Transplantation* 2006; **81**: 808-809.
32. Schaudinn F, Hoffmann E. Vorläufiger Bericht über das Vorkommen von Spirochaeten in syphilitischen Krankheitsprodukten und bei Papilloten. *Arb Kaiserl Gesundheits* 1905; **22**: 527-532.
33. Tipple C, Taylor GP. Syphilis testing, typing, and treatment follow-up: a new era for an old disease. *Curr Opin Infect Dis* 2015; **28**: 53-60.
34. Gibel LJ, Sterling W, Hoy W, Harford A. Is serological evidence of infection with syphilis a contraindication to kidney donation? *J Urol* 1987; **138**: 1226-1227.
35. Ko WJ, Chu SH, Lee YH *et al.* Successful prevention of syphilis transmission from a multiple organ donor with serological evidence of syphilis. *Transplant Proc* 1998; **30**: 3667-3668.
36. Caballero F, Domingo P, Rabella N, López-Navidad A. Successful transplantation of organs retrieved from a donor with syphilis. *Transplantation* 1998; **65**: 598-599.
37. Cortes NJ, Afzali B, MacLean D *et al.* Transmission of syphilis by solid organ transplantation. *Am J Transplant* 2006; **6**: 2497-2499.
38. Frei U, Noeldeke J, Machold-Fabrizii V *et al.* Prospective age-matching in elderly kidney transplant recipients – a 5-year analysis of the Eurotransplant Senior Program. *Am J Transplant* 2008; **8**: 50-57.
39. Remuzzi G, Cravedi P, Perna A *et al.* Long-term outcome of renal transplantation from older donors. *N Engl J Med* 2006; **354**: 343-352.
40. Kreepala C, Famulski KS, Chang J, Halloran PF. Comparing molecular assessment of implantation biopsies with histologic and demographic risk assessment. *Am J Transplant* 2013; **13**: 415-426.
41. Mikhalski D, Wissing KM, Ghisdal L *et al.* Cold ischemia is a major determinant of acute rejection and renal graft survival in the modern era of immunosuppression. *Transplantation* 2008; **85**: S3-S9.
42. Belzer FO, Kountz SL. Preservation and transplantation of human cadaver kidneys: a two year experience. *Ann Surg* 1970; **172**: 394-404.
43. Patel SK, Pankewycz OG, Nader ND *et al.* Prognostic utility of hypothermic machine perfusion in deceased donor renal transplantation. *Transplant Proc* 2012; **44**: 2207-2212.
44. Port FK, Bragg-Gresham JL, Metzger RA *et al.* Donor characteristics associated with reduced graft survival: an approach to expanding the pool of kidney donors. *Transplantation* 2002; **74**: 1281-1286.
45. Wohlfahrtova M, Viklicky O. New strategies for evaluating the quality of kidney grafts from elderly donors. *Transplant Rev* (Orlando) 2015; **29**: 212-218.
46. http://optn.transplant.hrsa.gov/resources/allocation-calculators/kdpi-calculator/. Acessado em 24/11/2015.
47. Reese PP, Harhay MN, Abt PL *et al.* New solutions to reduce discard of kidneys donated for transplantation. *J Am Soc Nephrol* 2016; **27**: 973-980.

16

DOENÇA DE FABRY

Cassiano Augusto Braga Silva
Osvaldo Merege Vieira Neto

◆

DEFINIÇÃO E ASPECTOS HISTÓRICOS

A doença de Fabry (DF) é um erro inato do metabolismo com padrão de herança ligado ao cromossomo X secundário a mutações no gene da enzima lisossômica α-galactosidase A (α-GAL). O resultado fenotípico reflete-se na incapacidade total ou parcial de catabolizar lipídios com resíduos terminais de α-galactosil, principalmente globotriaosilceramida (GL-3ou Gb-3 ou tri-hexósido de ceramida ou CTH), que se acumulam progressivamente em lisossomos no endotélio vascular, causando danos em podócitos, células epiteliais tubulares, células miocárdicas, fibroblastos valvares, neurônios das raízes de gânglios dorsais e sistema nervoso autônomo, o que pode levar a complicações renais, cardíacas e cerebrovasculares[1-4].

Os primeiros relatos da doença foram feitos em 1898 por dois médicos dermatologistas, Willian Anderson e Johannes Fabry, que, em trabalhos independentes, descreveram pacientes com *angiokeratoma corporis diffusum*[5,6]. Em 1947, por meio do achado de vacúolos anormais em vasos sanguíneos de dois pacientes que morreram de insuficiência renal, foi classificada como uma doença de depósito[7], sendo que apenas em 1967 a etiologia da doença foi relacionada à deficiência da enzima α-GAL[8].

ASPECTOS GENÉTICOS

O gene GLA, que é o responsável pela codificação da enzima α-GAL, está localizado no braço longo do cromossomo X, na posição Xq22. Estão descritas mais de 600 diferentes mutações causadoras da doença, sendo que a maioria delas torna a enzima não funcionante[4,9].

Cada mutação tende a ser específica de cada família, o que explica, em parte, a variabilidade acentuada na atividade enzimática residual e, consequentemente, a diferença entre o curso clínico da doença entre os portadores[4,10,11].

EPIDEMIOLOGIA

A DF já foi descrita em diversas etnias, não ocorrendo diferenças significativas entre elas até o momento[1,4]. A prevalência estimada da doença é de aproximadamente 1:40.000 indivíduos do sexo masculino[4]. Entretanto, estudos recentes encontraram prevalência mais elevada. Em recém-nascidos, foi de 1:3.100, e em meninos, de 1:1.250[12,13].

A prevalência da DF dentro de estudos relacionados apenas com pacientes em diálise variou de 0 a 1,16%[14-38]. A grande maioria dos estudos englobou a pesquisa da DF apenas entre homens, já que existe a possibilidade de as mulheres portadoras apresentarem grande variação na atividade enzimática residual, inclusive níveis normais, trazendo a necessidade de avaliação do DNA para o diagnóstico[4].

O principal fato que pode explicar a grande diferença de prevalência entre os estudos está relacionado à inclusão ou não da totalidade dos pacientes em diálise dos locais de rastreamento. Muitos autores utilizaram a seleção da amostra, excluindo os pacientes com diagnóstico conhecido ou presumido da doença renal crônica em estágio 5 (DRC5), e também aqueles sem os sinais ou sintomas característicos da DF[14-38].

Uma diretriz europeia criada por especialistas em DF recomenda a pesquisa em diálise apenas nos homens com idade inferior a 50 anos e sem etiologia confirmada da doença renal[39]. Em nosso meio, devido à possibilidade de sobreposição da DF com outras doenças e, principalmente, ao grande número de pacientes em hemodiálise (HD) com etiologia indeterminada, a estratégia de não selecionar a população parece ser a mais apropriada.

Outro fato que pode justificar a diferença de prevalência entre os estudos é a inclusão dos portadores do gene E66Q. Atualmente, sabe-se que não é uma mutação causadora da doença, e sim um polimorfismo genético funcional, conceito que não era difundido nos primeiros artigos sobre o assunto, superestimando os dados[27,32-34].

De 2013 e 2014, como tema de mestrado, o objetivo foi estudar a prevalência da DF entre homens em HD na Bahia, sendo rastreados 2.583 pacientes, o que equivale a aproximadamente 70% da população masculina em HD no estado[40]. Foram diagnosticados três pacientes portadores da DF, resultando em uma taxa de prevalência de 0,12% (IC 95%: 0,02-0,28).

Apenas outros três trabalhos na população dialítica brasileira foram encontrados na literatura. Um foi realizado no estado do Rio Grande do Sul e publicado em 2008, e analisou 558 homens, com prevalência de 0,36%[24]. Outro trabalho, realizado em Natal – RN em 2007, avaliou 191 homens em HD, mostrando prevalência de 0,52%[22]. O terceiro trabalho foi realizado no estado do Piauí em 2008 e analisou a atividade enzimática em 351 pacientes homens em HD, encontrando prevalência de 0,57%[23].

QUADRO CLÍNICO E HISTÓRIA NATURAL DA DOENÇA

São descritas três apresentações clínicas bem documentadas da DF. O quadro clássico aparece já na infância e se manifesta através de acroparestesias, que são dores em articulações, principalmente nas mãos e nos pés, com sensação posterior de parestesias, por vezes diárias; "crises de Fabry", definidas como crises de dor de forte intensidade, que acometem inicialmente as mãos e pés, podendo irradiar-se para outras regiões do corpo, por vezes incapacitantes, com duraçao de minutos a semanas; sintomas gastrintestinais inespecíficos como vômitos, diarreia e dor abdominal após a alimentação, que podem, inclusive, influenciar no crescimento das crianças; angioqueratomas, que são lesões papulosas enegrecidas e não pruriginosas que aparecem predominantemente na área entre o umbigo e os joelhos, conhecida como região de "calção de banho", hipo-hidrose ou anidrose, causados pelo acometimento das glândulas sudoríparas, acarretando grande desconforto e intolerância a mudanças de temperatura; diminuição da audição; déficit cognitivo; e córnea verticilata, que surge como consequência do depósito de GL3 no tecido corneano, e que por definição não acomete a acuidade visual[4,41].

Todos os sinais e sintomas relatados contribuem para a diminuição acentuada da qualidade de vida e da autoestima desses pacientes, tornando bastante provável o surgimento de distúrbios psicológicos associados[4,41]. Com o aumento da idade e pelo fato de os depósitos de GL-3 serem progressivos, a DF envolve o desenvolvimento de lesões em órgãos-alvo, principalmente o coração, o cérebro e os rins, podendo culminar, por volta da 3ª década de vida, em infarto agudo do miocárdio (IAM), acidente vascular cerebral (AVC) ou DRC5. Esses fatores somados reduzem, em média, a expectativa de vida em 20 anos nos homens e em 15 anos nas mulheres[4].

A segunda forma de apresentação clínica é conhecida como variante cardíaca, que se manifesta mais comumente por meio de hipertrofia de ventrículo esquerdo (HVE) concêntrica em pacientes por volta da 5ª década de vida. Foi descrita primeiramente em 1995, sendo que os pacientes afetados são isentos dos sinais e sintomas clássicos da DF[42]. Estudos mostram que 3 a 12% de todos os pacientes com HVE sem etiologia determinada têm como diagnóstico a DF[43,44]. O envolvimento cardiológico pode apresentar-se também como diagnóstico diferencial de miocardiopatia dilatada, arritmias, miocardiopatia obstrutiva hipertrófica ou cardiomegalia idiopática[4].

A outra forma de apresentação é a variante renal, descrita inicialmente em 2003, como sendo aquela em que o envolvimento renal é o mais pronunciado em relação aos outros órgãos. Geralmente, os sinais e sintomas clássicos da DF estão ausentes ou em forma mais branda, assim como na variante cardíaca[15]. Os primeiros sinais do acometimento renal são microalbuminúria, perda da capacidade renal de concentração urinária e lipidúria[2]. Hiperfiltração glomerular pode ocorrer nas fases iniciais, similar ao que acontece na nefropatia diabética. O declínio progressivo da função renal geralmente se torna evidente por volta dos 40 anos de idade, resultante do acúmulo de GL-3 no endotélio vascular e podócitos, levando ao desenvolvimento de DRC5, com necessidade de tratamento dialítico ou transplante renal[4,45].

O espectro de apresentação clínica nas mulheres é bastante amplo. A heterogeneidade fenotípica é devida, em parte, à possibilidade de ocorrer o processo genético de lionização, responsável pela inativação aleatória do cromossomo X portador do gene da DF, ainda na fase embrionária. A atividade enzimática residual, por consequência, é muito variável. São relatadas desde mulheres assintomáticas até aquelas com o fenótipo clássico da DF, similar ao que ocorre nos homens[1,4].

DIAGNÓSTICO

O primeiro passo para o diagnóstico da DF visa estabelecera medida da atividade da enzima α-GAL, que pode ser realizada no plasma, em leucócitos ou por meio do método *dried blood spot* (DBS) em papel-filtro. Como referência laboratorial, valores normais de atividade enzimática são iguais ou superiores a 2,2μmol/L/h[41,46].

A atividade enzimática em homens com a DF clássica encontra-se abaixo dos níveis normais, podendo, inclusive, tornar-se indetectável. Em mulheres, mesmo naquelas que são sintomáticas, os valores podem estar dentro da faixa de normalidade[4,47].

Em homens com suspeita clínica de DF, os métodos de preferência para a análise enzimática são realizados em plasma ou leucócitos, ambos com sensibilidade e especificidade perto de 100%[4,41].

Já a análise enzimática usando DBS em papel-filtro é, na atualidade, o método de preferência utilizado no rastreamento de populações com alto risco para a doença, incluindo aquelas em diálise ou com HVE de etiologia indeterminada ou AVC precoce. Apresenta algumas características importantes, como facilidade na coleta, possibilidade de armazenamento por maior período, envio em embalagens, métodos simplificados e baixo custo em relação às outras técnicas. Apresenta sensibilidade de100%, sem descrições de sua especificidade[4,46,48].

Em relação ao índice de falso-positivos encontrados em estudos de prevalência entre homens em diálise que utilizaram o rastreamento por meio de DBS, realizados em países como Inglaterra, República Tcheca e Japão, os resultados foram de, respectivamente, 2,6%, 3,8% e 4,49%[30,21,27]. Uma revisão sistemática sobre o rastreamento da DF entre populações de alto risco para a DF com o mesmo método, incluindo também pacientes em terapia renal substitutiva (TRS), encontrou um índice de 4,2% (IC 95%: 1,2-7,1)[49].

É importante salientar que a média de atividade da enzima α-GAL entre pacientes não portadores da DF em diálise é 40 a 50% menor, comparando-se com aqueles que não estão em TRS[50]. Alguns autores levantaram a hipótese de a uremia poder influenciar a atividade enzimática, porém isso não foi confirmado em outros trabalhos[31]. Novos valores de referência de normalidade são propostos e podem ser adotados para pacientes em diálise para diminuir o encontro de resultados falso-positivos no rastreamento dessa população[50].

Um ponto que merece destaque é a ausência de correlação entre a dosagem enzimática residual e o quadro clínico da DF, sabendo-se que existem mutações que cursam com alterações qualitativas e não só quantitativas da enzima[4].

Outro método de *screening* inicial bastante promissor é a dosagem plasmática de globotriaosilesfingosina (Lyso GL-3), que é um substrato da enzima α-GAL. Possui sensibilidade de 100% e especificidade de 94,3%, sendo também efetivo em determinar e monitorar os efeitos da terapia de reposição enzimática (TRE)[36].

O exame confirmatório e padrão-ouro para o diagnóstico é a análise genética, que busca encontrar a mutação do gene causador da DF. É reservado tanto para as mulheres com alta suspeita clínica como para os homens que já tiveram a confirmação da baixa atividade enzimática por meio dos métodos iniciais descritos acima[51].

Também são submetidos diretamente à análise genética os familiares dos pacientes-índices, seguindo logicamente a probabilidade de transmissão relacionada ao cromossomo X. Essa etapa de confecção do heredograma familiar é de grande valor e a que talvez traga os maiores benefícios dos estudos de rastreamento, já que consegue diagnosticar pacientes muitas vezes em fases precoces da doença. Em média, para cada paciente-índice diagnosticado com a DF, outros cinco familiares são encontrados[52].

Outra possibilidade de diagnosticar a doença se dá pela demonstração dos depósitos de GL-3 nos tecidos. Como exemplo, temos a biópsia renal, que, por ser invasiva e trazer riscos por vezes desnecessários, é reservada para avaliação de prognóstico e de resposta ao tratamento[41].

TRATAMENTO

Antes do advento da TRE, o tratamento de suporte da DF tinha oobjetivo apenas de minimizar os sintomas mais proeminentes e envolvia, por exemplo, o uso de analgésicos ou opiáceos direcionados às fortes dores articulares. Medidas preventivas ainda são utilizadas para evitar ou diminuir os riscos de AVC e/ou IAM. As demais estratégias, com a participação de uma equipe multidisciplinar, focam em mudanças do estilo de vida, como cessar o tabagismo, evitar mudanças bruscas de temperatura ou outras situações estressantes, submeter os pacientes a exercícios físicos ajustados, mantendo hidratação adequada. Acompanhamentos psicológico e, por vezes, psiquiátrico tornam-se necessários para os pacientes mais propensos à depressão e a outros distúrbios de comportamento, inclusive como forma de aceitação da doença e adesão ao tratamento[41,53].

Outras medidas tradicionais consistem na prescrição de medicamentos que possam retardar o acometimento dos órgãos-alvo, tais como os inibidores da enzima conversora de angiotensina ou os bloqueadores dos receptores da angiotensina II, que, além do controle pressórico em casos selecionados, diminuem comprovadamente a proteinúria e a progressão da doença renal[4].

O tratamento específico para a DF é feito por meio da TRE. Seu uso clínico foi liberado em 2001 na Europa e em 2003 nos Estados Unidos. Atualmente, existem duas enzimas disponíveis: agalsidase alfa (Replagal®), que é produzida por cultura de fibroblastos humanos, aprovada na Europa; e agalsidase beta (Fabrazyme®), obtida por terapia recombinante de ovários de hamsters, aprovada na Europa e nos Estados Unidos[4]. No Brasil, as duas enzimas estão disponíveis para uso clínico. Ambas as proteínas são estrutural e funcionalmente semelhantes, sendo administradas por via intravenosa a cada 15 dias. A dose recomendada de agalsidase alfa é de 0,2mg/kg/dose, e a de agalsidase beta, de 1mg/kg/dose[4].

A TRE é o tratamento a ser utilizado por toda a vida, já que a quantidade da enzima no plasma é rapidamente depletada, gerando a necessidade de infusões repetidas[4,41].

Geralmente os pacientes apresentam boa tolerância à TRE, sendo limitados os efeitos colaterais, com exceção de poucas reações leves a moderadas durante a infusão, associadas geralmente à formação de anticorpos IgG, principalmente nos pacientes que usam agalsidase beta. O uso de medicamentos como paracetamol, anti-histamínicos ou corticoides costuma resolver ou prevenir a frequência de tais reações[4,41,54]. Muito se estuda sobre a possibilidade de resistência ao tratamento após a formação desses anticorpos, porém os trabalhos mostram resultados conflitantes quanto aos potenciais efeitos inibitórios sobre a enzima *in vivo*[54,55].

O objetivo da TRE é reverter as alterações patológicas da DF, prevenir o desenvolvimento de doença nos jovens e ao menos diminuir a progressão da disfunção dos múltiplos órgãos nos pacientes com mais idade[56].

Muitos questionamentos são direcionados sobre quando e para quais pacientes deve-se iniciar a TRE. Diretrizes atuais recomendam o tratamento em todos os homens com mais de 16 anos de idade portadores de mutações clássicas, mesmo se não apresentarem sintomas ou sinais clínicos de envolvimento de órgãos. Lembrar que o diagnóstico de DF clássica é baseado na presença de uma mutação de GLA que resulte na atividade enzimática residual muito baixa ou ausente, associada à presença de angioqueratomas e/ou córnea verticilata e/ou níveis muito elevados de Lyso GL-3. O momento de início da terapia entre os mais jovens ainda é motivo de controvérsia, sendo que alguns especialistas o defendem com idade de 6 a 10anos e outros com idade de 11 a 15 anos, havendo consenso apenas para que nunca seja feito antes dos 5 anos de idade[4,9].

Homens com mutações não clássicas e todas as mulheres, independente do tipo de mutação, devem ser tratados quando existirem sinais precoces de envolvimento de órgãos (rim, coração e/ou sistema nervoso central) compatíveis com DF[9].

A TRE não deve ser suspensa em pacientes com RFG < 45mL/min/1,73m^2. Da mesma forma, o tratamento não deve ser interrompido naqueles já em diálise, mesmo se não elegíveis para transplante renal[9].

Existem situações em que não se recomenda o início da TRE, ou indica-se inclusive sua interrupção, tais como DRC5, sem opção para o transplante renal em combinação com insuficiência cardíaca avançada (classe IV NYHA); reações anafiláticas graves durante a infusão da enzima, sem resposta à profilaxia; recusa do paciente em permanecer em tratamento; ser portador de outras comorbidades em fase terminal com expectativa menor que um ano de vida; declínio cognitivo grave de qualquer causa; doença cardíaca avançada com fibrose acentuada se a doença cardíaca for a única indicação de tratamento; falta de resposta à terapia por período maior que um ano quando a indicação se basear unicamente na dor neuropática[9].

A maioria dos trabalhos demonstrou que, com a instituição da TER, ocorreu a diminuição dos sintomas, da massa cardíaca, dos eventos cardiovasculares, de mortalidade e dos depósitos de GL-3 nos podócitos e na pele. Contudo, ainda não existem estudos suficientes abordando a superioridade ou não inferioridade entre as enzimas disponíveis[4,9,57,58].

Um estudo entre pacientes submetidos à TRE confirmou, por meio de biópsias renais seriadas realizadas antes do início e após 5 anos do tratamento, a correlação significativa entre a redução nas inclusões podocitárias de GL-3 e a dose cumulativa da enzima[54]. No entanto, ainda não está estabelecido claramente qual será o impacto no longo prazo da TRE sobre a história natural da doença e sobre a mortalidade da DF[4].

A melhor resposta ao tratamento no longo prazo foi observada nos pacientes mais jovens, quando iniciaram a TRE com menores danos nos órgãos-alvo, traduzidos, por exemplo, em níveis menores de proteinúria e função renal normal ou pouco deteriorada, reafirmando a importância do diagnóstico e tratamento precoces[57,58].

Outra estratégia de tratamento inclui o uso de medicamentos conhecidos como chaperonas, que são úteis para alguns pacientes que possuem atividade enzimática residual. Essas moléculas sintéticas atuam através do resgate da α-GAL residual ou da inibição competitiva com a enzima. São administradas por via oral, oferecendo excelente complementação à TRE[59,60].

Cabe aqui novamente salientar a importância da confecção do heredograma após a identificação dos casos-índices de DF, já que permite o encontro de portadores em estágios pré-sintomáticos e com menor acometimento dos órgãos, trazendo a possibilidade do tratamento precoce e aconselhamento genético, importante ferramenta direcionada para boa parte desses pacientes[4,52].

Por fim, temos a terapia gênica como perspectiva futura no tratamento da DF. Encontra-se ainda em fase experimental e seria representante de uma forma de tratamento definitivo da DF, pelo fato de se acrescentar um gene normal da α-GAL ao DNA do paciente, que passaria a produzir a enzima normalmente[61].

REFERÊNCIAS BIBLIOGRÁFICAS

1. Desnick R, Ioannou Y. α Galactosidase A deficiency: Fabry disease. The Metabolic and Molecular Bases of Inherited Disease. 8th ed. 2001, pp 3733-3734.
2. Sessa A, Meroni M, Battini G *et al.* Renal involvement in Anderson-Fabry disease. *J Nephrol* 2003; **16**: 310-313.
3. Okuda S. Renal involvement in Fabry's disease. *Intern Med* 2000; **39**: 601-602.
4. Germain DP. Fabry disease. *Orphanet J Rare Dis* 2010; **5**: 30.
5. Anderson W. A case of "angiokeratoma". *Br J Dermatol* 1898; **10**: 113-117.
6. Fabry J. Ein Beitragzur Kenntnis der Purpura haemorrhagica nodularis (Purpura papulosa haemorrhagica Hebrae). *Arch Dermatol Syphilis* 1898; **43**: 187-200.
7. Pompen A, Ruiter M, Wyers H. Angiokeratoma corporis diffusum (universal) Fabry, as a sign of an unknown internal disease: two autopsy reports. *Acta Med Scand* 1947; **128**: 234-255.

8. Brady RO. Enzymatic abnormalities in diseases of sphingolipid metabolismo. *Clin Chem* 1967; **13** :565-577.
9. Biegstraaten M, Arngrimsson R, Barbey F *et al.* Recommendations for initiation and cessation of enzyme replacement therapy in patients with Fabry disease: the European Fabry Working Group consensus document. *Orphanet J Rare Dis* 2015; **10**: 36.
10. Asthon-Prolla P, Ashley G, Giugliani R *et al.* Fabry disease: comparison of enzymatic, linkage and mutation analysis for carrier detection in a family with a novel mutation (30delG). *Am J Med Genet* 1999; **84**: 420-424.
11. Knol I, Ausems M, Lindhout D *et al.* Different phenotypic expression in relatives with Fabry disease caused by a W226X mutation. *Am J Med Genet* 1999; **82**: 436-439.
12. Spada M, Pagliardini S, Yasuda M *et al.* High incidence of later-onset Fabry disease revealed by newborn screening. *Am J Hum Genet* 2006; **79**: 31-40.
13. Hwu WL, Chien YH, Lee NC *et al.* Newborn screening for Fabry disease in Taiwan reveals a high incidence of the later-onset GLA mutation c.936+919G>A (IVS4+919G>A). *Hum Mutat* 2009; **30**: 1397-1405.
14. Utsumi K, Kase R, Takata T *et al.* Fabry disease in patients receiving maintenance dialysis. *Clin Exp Nephrol* 2000; **4**: 49-51.
15. Nakao S, Kodama C, Takenaka T *et al.* Fabry disease: detection of undiagnosed hemodialysis patients and identification of a "renal variant" phenotype. *Kidney Int* 2003; **64**: 801-807.
16. Linthorst GE, Hollak CEM, Korevaar JC *et al.* Alpha-galactosidase A deficiency in dutch patients on dialysis: a critical appraisal of screening for Fabry disease. *Nephrol Dial Transplant* 2003; **18**: 1581-1584.
17. Kotanko P, Kramar R, Devrnja D *et al.* Results of a nationwide screening for Anderson-Fabry disease among dialysis patients. *J Am Soc Nephrol* 2004; **15**: 1323-1329.
18. Tanaka M, Ohashi T, Kobayashi M *et al.* Identification of Fabry's disease by the screening of alpha-galactosidase A activity in male and female hemodialysis patients. *Clin Nephrol* 2005; **64**: 281-287.
19. Ichinose M, Nakayama M, Ohashi T *et al.* Significance of screening for Fabry disease among male dialysis patients. *Clin Exp Nephrol* 2005; **9**: 228-232.
20. Bekri S, Enica A, Ghafari T *et al.* Fabry disease in patients with end-stage renal failure: the potential benefits of screening. *Nephron Clin Pract* 2005; **101**(1): c33-c38.
21. Merta M, Reiterova J, Ledvinova J*et al.* A nationwide blood spot screening study for Fabry disease in the Czech Republic haemodialysis patient population. *Nephrol Dial Transplant* 2007; **22**: 179-186.
22. Marinho LAL, Rêgo JFM, Ramos TCO *et al.* Prevalência da doença de Fabry em pacientes portadores de doença renal crônica submetidos à hemodiálise em Natal – RN. *J Bras Nefrol* 2007; **29**: 235-239.
23. Vale NFD, Silva ABR, Veras AB *et al.* Diagnóstico de doença de Fabry em indivíduos submetidos à hemodiálise no estado do Piauí: o papel do exame de triagem e estudo de casos. *J Bras Nefrol* 2008; **30**: 259-263.
24. Porsch DB, Nunes ACF, Milani V *et al.* Fabry disease in hemodialysis patients in uthern Brazil: prevalence study and clinical report. *Ren Fail* 2008; **309**: 825-830.
25. Terryn W, Poppe B, Wuyts B *et al.* Two-tier approach for the detection of alpha-galactosidaseA deficiency in a predominantly female haemodialysis population. *Nephrol Dial Transplant* 2008; **23**: 294-300.
26. Lv YL, Wang WM, Pan XX *et al.* A successful screening for Fabry disease in a Chinese dialysis patient population. *Clin Genet* 2009; **76**: 219-221.
27. Fujii H, Kono K, Goto S *et al.* Prevalence and cardiovascular features of Japanese hemodialysis patients with Fabry disease. *Am J Nephrol* 2009; **30**: 527-535.
28. Kim JY, Hyun YY, Lee JE *et al.* Serum globotriaosylceramide assay as a screening test for Fabry disease in patients with ESRD on maintenance dialysis in Korea. *Korean J Intern Med* 2010; **25**: 415-421.
29. Gaspar P, Herrera J, Rodrigues D *et al.* Frequency of Fabry disease in male and female haemodialysis patients in Spain. *BMC Med Genet* 2010; **1**: 11-19.
30. Wallin EF, Clatworthy MR, Pritchard NR. Fabry disease: results of the first UK hemodialysis screening study. *Clin Nephrol* 2011; **75**: 506-510.
31. Uçar SK, Sozmen E, Duman S *et al.* Alpha-galactosidase A activity levels in Turkish male hemodialysis patients. *Ther Apher Dial* 2012; **16**: 560-565.
32. Doi K, Noiri E, Ishizu T *et al.* High-throughput screening identified disease-causing mutants and functional variants of α-galactosidase A gene in Japanese male hemodialysis patients. *J Hum Genet* 2012; **57**: 575-579.
33. Nishino T, Obata Y, Furusu A *et al.* Identification of a novel mutation and prevalence study for Fabry disease in Japanese dialysis patients. *Ren Fail* 2012; **34**: 566-570.
34. Kikumoto Y, Sugiyama H, Morinaga H *et al.* The frequency of Fabry disease with the E66Q variant in the α-galactosidase A gene in Japanese dialysis patients: a case report and a literature review. *Clin Nephrol* 2012; **78**: 224-229.
35. Okur I, Ezgu F, Biberoglu G *et al.* Screening for Fabry disease in patients undergoing dialysis for chronic renal failure in Turkey: Identification of new case with novel mutation. *Gene* 2013; **527**: 42-47.
36. Maruyama H, Takata T, Tsubata Y *et al.* Screening of male dialysis patients for Fabry disease by plasma globotriaosylsphingosine. *Clin J Am Soc Nephrol* 2013; **8**: 629-636.
37. Kabalan SN, Abbas S, Tawil L. A search for Fabry disease among male end-stage renal disease patients in Lebanon and a review of the literature. *J Med Liban* 2013; **61**: 144-147.
38. Kusano E, Saito O, Akimoto T, Asano Y. Fabry disease: experience of screening dialysis patients for Fabry disease. *Clin Exp Nephrol* 2014; **18**: 269-273.
39. Terryn W, Cochat P, Froissart R *et al.* Fabry nephropathy: indications for screening and guidance for diagnosis and treatment by the European Renal Best Practice. *Nephrol Dial Transplant* 2013; **28**: 505-57.
40. http://www.sbn.org.br.
41. Martins AM, D'Almeida V, Kyosen SO *et al.* Guidelines to diagnosis and monitoring of Fabry disease and review of treatment experiences. *J Pediatr* 2009; **155**(4 Suppl): 19-31.
42. Nakao S, Takenaka T, Maeda M *et al.* An atypical variant of Fabry's disease in men with left ventricular hypertrophy. *N Engl J Med* 1995; **333**: 288-293.
43. Chimenti C, Pieroni M, Morgante E *et al.* Prevalence of Fabry disease in female patients with late-onset hypertrophic cardiomyopathy. *Circulation* 2004; **110**(9): 1047-1053.
44. Sachdev B, Takenaka T, Teraguchi H *et al.* Prevalence of Anderson-Fabry disease in male patients with late onset hypertrophic cardiomyopathy. *Circulation* 2002; **105**: 1407-1411.
45. Obrador GT, Ojo A, Thadhani R. End-stage renal disease in patients with Fabry disease. *J Am Soc Nephrol* 2002; **13** Suppl 2: S144-S146.
46. Chamoles NA, Blanco M, Gaggioli D. Fabry disease: enzymatic diagnosis in dried blood spots on filter paper. *Clin Chim Acta* 2001; **308**: 195-196.
47. Linthorst GE, Vedder AC, Aerts JMFG *et al.* Screening for Fabry disease using whole blood spots fails to identify one-third of female carriers. *Clin Chim Acta* 2005; **353**: 201-203.
48. Olivova P, Van der Veen K, Cullen E *et al.* Effect of sample collection on α-galactosidase A enzyme activity measurements in dried blood spots on filter paper. *Clin Chim Acta* 2009; **403**: 159-162.

49. Linthorst GE, Bouwman MG, Wijburg FA *et al.* Screening for Fabry disease in high-risk populations: a systematic review. *J Med Genet* 2010; 47: 217-222.
50. Oqvist B, Brenner BM, Oliveira JP *et al.* Nephropathy in Fabry disease: the importance of early diagnosis and testing in high-risk populations. *Nephrol Dial Transplant* 2009; **24**: 1736-1743.
51. Germain DP, Benistan K, Angelova L. X-linked inheritance and its implication in the diagnosis and management of female patients in Fabry disease. *Rev Med Interne* 2010; **31** Suppl 2: S209-S213.
52. Laney DA, Fernhoff PM. Diagnosis of Fabry disease via analysis of family history. *J Genet Couns* 2008; **17**: 79-83.
53. Eng CM, Germain DP, Banikazemi M *et al.* Fabry disease: guidelines for the evaluation and management of multiorgan system involvement. *Genet Med* 2006; **8**: 539-548.
54. Tondel C, Bostad L, Larsen KK *et al.* Agalsidase benefits renal histology in young patients with Fabry disease. *J Am Soc Nephrol* 2013; **24**: 137-148.
55. Vedder AC, Breunig F, Donker-Koopman WE *et al.* Treatment of Fabry disease with different dosing regimens of agalsidase: effects on antibody formation and GL-3. *Mol Genet Metab* 2008; **94**: 319-325.
56. Desnick RS, Brady R, Barrenger J *et al.* Fabry disease, an under-recognized multisystemic disorder: expert recommendations for diagnosis, management, and enzyme replacement therapy. *Ann Int Med* 2003; **138**: 338-346.
57. Germain DP, Charrow J, Desnick RJ *et al.* Ten-year outcome of enzyme replacement therapy with agalsidase beta in patients with Fabry disease. *J Med Genet* 2015; **52**: 353-358.
58. Warnock DG, Ortiz A, Mauer M *et al.* Renal outcomes of agalsidase beta treatment for Fabry disease: role of proteinuria and timing of treatment initiation. *Nephrol Dial Transplant* 2012; **27**: 1042-1049.
59. Desnick RJ, Schuchman EH. Enzyme replacement and enhancement therapies: lessons from lysosomal disorders. *Nat Rev Genet* 2002; **3**: 954-966.
60. Yam GH, Bosshard N, Zuber C *et al.* Pharmacological chaperone corrects lysosomal storage in Fabry disease caused by trafficking-incompetent variants. *Am J Physiol Cell Physio* 2006; **290**: C1076-C1082.
61. Siatskas C, Medin JA. Gene therapy for Fabry disease. *J Inherit Metab Dis* 2001; **24** Suppl 2: 25-41.

17

SISTEMA RENINA-ANGIOTENSINA INTRARRENAL: NOVA VISÃO PARA UM SISTEMA CENTENÁRIO

Fernanda Magalhães Ferrão
Lucienne da Silva Lara

◆

RESUMO

Apesar de o sistema renina-angiotensina (SRA) ser um sistema centenário, os pesquisadores ainda se encantam com as recentes descobertas que abrem novas veredas no entendimento da homeostasia do organismo. Devido ao seu papel protagonista da angiotensina II na regulação do balanço de Na^+, volume corporal e pressão arterial, fármacos com finalidade de antagonizar as ações desse peptídeo (inibidores da enzima conversora de angiotensina II e bloqueadores do receptor AT_1) são uma das classes de fármacos mais utilizadas na clínica médica há décadas. Neste capítulo, o objetivo é descrever de forma resumida a história desse sistema e apresentar nova visão para esse sistema apontando possibilidades de novos alvos da ação farmacológica para o tratamento da hipertensão e da progressão da doença renal.

INTRODUÇÃO

Próximo de completar 120 anos, quando a ponta de uma complexa cascata de peptídeos vasoativos que regula a homeostasia corporal começou a ser desvendada, novos componentes ainda têm sido constantemente descritos. Essa cascata foi denominada sistema renina-angiotensina (SRA), cuja hidrólise limitada dos peptídeos componentes gera dois braços: hipertensivo e anti-hipertensivo[1], além de inúmeras outras funções, podendo estar associadas a doenças crônicas prevalentes. A saga desse sistema começou em 8 de novembro de 1896, quando o finlandês Robert A. Tigerstedt, então professor de fisiologia do Instituto Karolisnka, em Estocolmo, Suécia, uma das maiores universidades médicas da Europa, e o estudante de medicina Per Gustav Bergman injetaram extratos frios de rim de um codoador na veia jugular de um coelho receptor e demonstraram que esses extratos aumentavam imediatamente e de forma consistente a pressão sanguínea. Essa foi a primeira tentativa de explicar a observação clínica de que pacientes com doença renal e pacientes com hipertensão crônica apresentavam o músculo cardíaco aumentado[2-6]. Esse ensaio foi inspirado nos estudos do fisiologista francês Charles-Édouard Brown-Séquard, cujo objetivo era identificar secreções de órgãos através da injeção de extratos de um órgão de animal doador em outro aceptor. Tigerstedt e Bergman concluíram, então, que o rim possuía uma substância hipertensora. Em experimentos posteriores, eles demonstraram que essa substância se localizava no córtex e não requeria o sistema nervoso intacto para promover o efeito hipertensor[7]. De forma especulativa, a dupla sugeriu que os rins produziam uma proteína solúvel, que foi então denominada renina.

Mais de três décadas se passaram e nenhum estudo para comprovar a hipótese de Tigerstedt e Bergman foi tão bem-sucedido quanto o de Harry Goldblatt, professor de patologia da Western Reserve University School of Medicine em Cleaveland. Goldblatt observou que a artéria renal de pacientes que morreram de hipertensão apresentava estreitamento, e lançou a hipótese de que esse estreitamento promoveria a diminuição da oferta de oxigênio, causando isquemia, e que possivelmente disparava uma resposta hipertensora. A hipótese foi comprovada pela colocação de um grampo de prata em uma ou nas duas artérias renais (reduzindo o diâmetro dos vasos), que induziu hipertensão experimental em cachorros[8]. O estreitamento da artéria de qualquer outro órgão não modificava a pressão sanguínea. Apesar do ceticismo da época, devido à dificuldade da técnica e, portanto, à dificuldade da reprodutibilidade dos ensaios, os resultados foram comprovados posteriormente, mas a identidade da "secreção renal" denominada por Goldblatt, ou da renina denominada por Tigerstedt e Bergman, permaneceu desconhecida por mais alguns anos. Vale a pena ressaltar que o modelo experimental de Goldblatt, aplicado em ratos, é o principal modelo de hipertensão renovascular adotado por pesquisadores até os dias de hoje.

A busca pela renina (ou "secreção renal") seguiu literalmente o ditado: "atirou no que viu e acertou o que não viu". Dois grupos independentes, um liderado por Bernardo Houssay[9,10] e depois Braun Menéndez do Instituto de Fisiologia da Escola de Medicina da Universidade de Buenos Aires e outro por Irvine Page do Eli Lilly Research Laboratories, Indianápolis[11], tentaram purificar a renina, mas viram que, à medida que purificavam o extrato, menor era sua atividade hipertensiva. Em 1939, ambos os grupos publicaram seus achados de que não era efetivamente a renina com atividade hipertensora, mas que ela exercia atividade proteolítica que convertia uma substância plasmática em produto hipertensivo[12,13]. Braun Menéndez e Fasciolo[11] chamaram o produto da proteólise mediada pela renina de *hipertensina*, enquanto Page e Helmer[13] chamaram de *angiotonina*. No trabalho publicado na *Science* em 1958, os dois grupos concordaram em unir os nomes (angiotonina e hipertensina), formando angiotensina. Dessa forma, eles nomearam angiotensinogênio (inicialmente denominado de ativador de renina) o substrato da renina, e angiotensina, o produto*. Para o melhor entendimento cronológico das primeiras descobertas do SRA (Fig. 17.1).

Em 1954, Leonard Skeggs *et al*[15] demonstraram duas formas de angiotensina e, atualmente, sabe-se que a renina é a etapa limitante e inicial para o "efeito dominó" que dispara uma série de reações de proteólise limitada mediada por angiotensinases (tais como renina, enzima

* Em 1985, Page enviou uma carta a Fasciolo (colaborador de Braun-Menéndez) relatando que esperava que a forma como eles conduziram o conflito a respeito da descoberta sobre a angiotensina servisse de exemplo para a geração vindoura de cientistas. "Os sistemas vivos são muito mais do que a soma de suas partes individuais e compreender a complexidade do corpo humano exigirá esforços intelectuais integrativos, bem como simplificados. Às vezes, a nova tecnologia nos mantém tão ocupados com a coleta de dados e reduzindo os sistemas biológicos às suas partes constituintes físico-químicas que não dedicamos tempo suficiente para o menos óbvio, mas igualmente importante, aspecto da descoberta: o pensamento integrativo". (Tradução Livre)

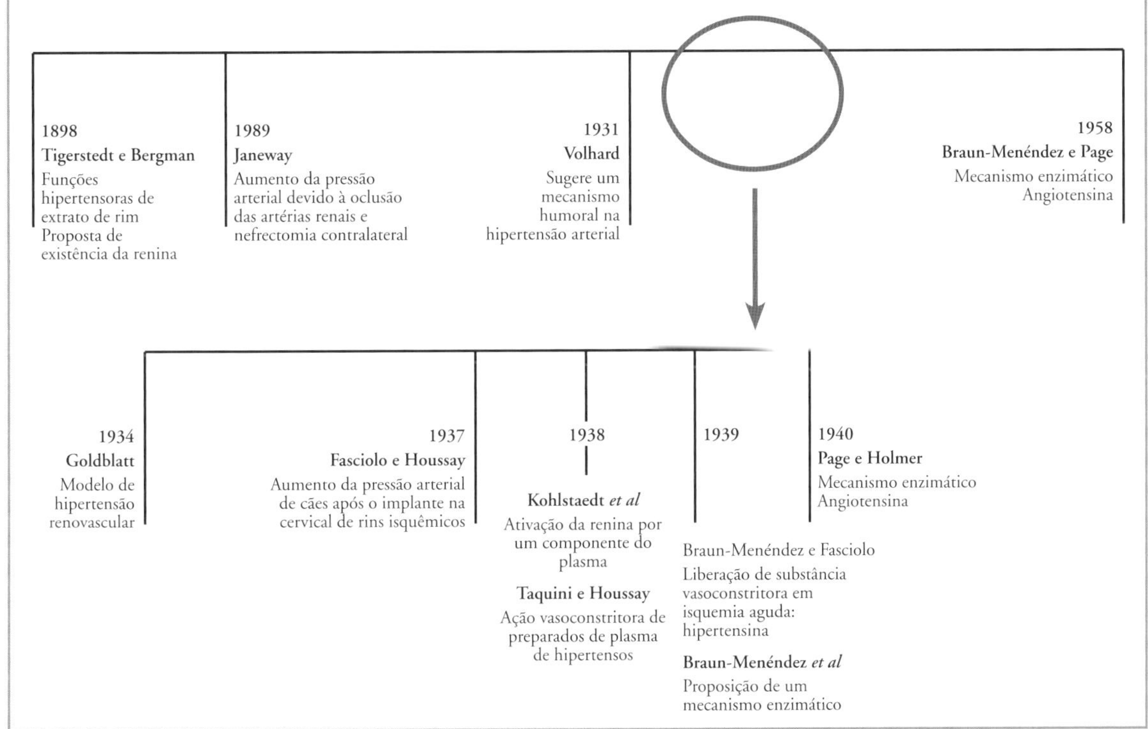

Figura 17.1 – Ordem cronológica dos avanços nas pesquisas do sistema renina-angiotensina (SRA).

conversora de angiotensina – ECA, aminopeptidades, carboxipeptidases e endopeptidases). Atualmente, a via clássica recebeu esse nome para descrever o SRA proposto na década de 1960 (Fig. 17.2). A ação da renina sobre o angiotensinogênio (liberado pelo fígado) forma a angiotensina I (Ang I), que é convertida a angiotensina II (Ang II) pela ação da ECA (liberada pelos pulmões). À época, a Ang II foi considerada a verdadeira vilã hipertensiva. Mal podiam imaginar que a saga estava apenas começando.

VISÃO CLÁSSICA DO SISTEMA RENINA-ANGIOTENSINA

Conforme mencionado anteriormente, a via clássica do SRA inicia-se pela síntese e secreção da renina. Essa enzima está localizada no aparelho justaglomerular, mais precisamente em células endoteliais especializadas da porção terminal das arteríolas aferentes renais, denominadas células justaglomerulares (Fig. 17.3). A renina é sintetizada como pré-pró-renina, com 401 resíduos de aminoácidos[17,18]. Após sua tradução, a pré-pró-renina tem um peptídeo de 20 aminoácidos clivado (a pró-renina) de sua estrutura no retículo endoplasmático. A pró-renina é estocada no complexo de Golgi na forma de grânulos, glicosilada e convertida na forma ativa (renina). Quando ocorre um estímulo, a renina é liberada para a circulação sistêmica por exocitose pelas células justaglomerulares[18]. A renina cliva seu substrato e o único precursor conhecido dos peptídeos de angiotensina é o angiotensinogênio.

A síntese da renina é regulada principalmente pela via de sinalização mediada pelo monofosfato cíclico de adenosina (AMPc) e ativação da proteína cinase A (PKA). A PKA fosforila um fator de transcrição, o elemento de resposta a AMPc conhecido como CREB (do inglês, *cAMP response element binding protein*), que interage em uma sequência do DNA, elemento de resposta ao AMPc (CRE, do inglês, *cAMP response element/activating transcription factor CREB*), ativando a transcrição do gene da renina, *ren*[19]. A via de sinalização intracelular que culmina com a secreção de renina pela célula justaglomerular é atípica quando comparada às demais células do organismo e por isso é denominada como o paradoxo[20] do Ca^{2+}. Em contraste com as demais células do organismo, o aumento da concentração intracelular de Ca^{2+} não é o fator determinante para a exocitose de grânulos. Nas células justaglomerulares, o AMPc é o principal segundo mensageiro para a secreção de renina. O Ca^{2+}, nessas células, regula a amplitude dos níveis intracelulares do AMPc. Dessa forma, o aumento intracelular de Ca^{2+} diminui os níveis citoplasmáticos de AMPc[20]. Além disso, a via de sinalização que tem o óxido nítrico (NO) apresenta um papel dual na resposta à liberação de renina, dependendo do tipo de enzima ativada[21].

O aparelho justaglomerular é uma estrutura microscópica do néfron presente no córtex renal, formado pelo contato do segmento tubular, por meio de células da mácula densa e do mesângio extraglomerular com as células justaglomerulares. As células da mácula densa são células epiteliais especializadas e estão localizadas no final do segmento espesso da alça de Henle na transição com o túbulo distal convoluto, em um grupo de 15 a 20 células (Fig. 17.3). Essas células são importantes sensores das mudanças na composição do fluido tubular, controlando a produção e a secreção de renina.

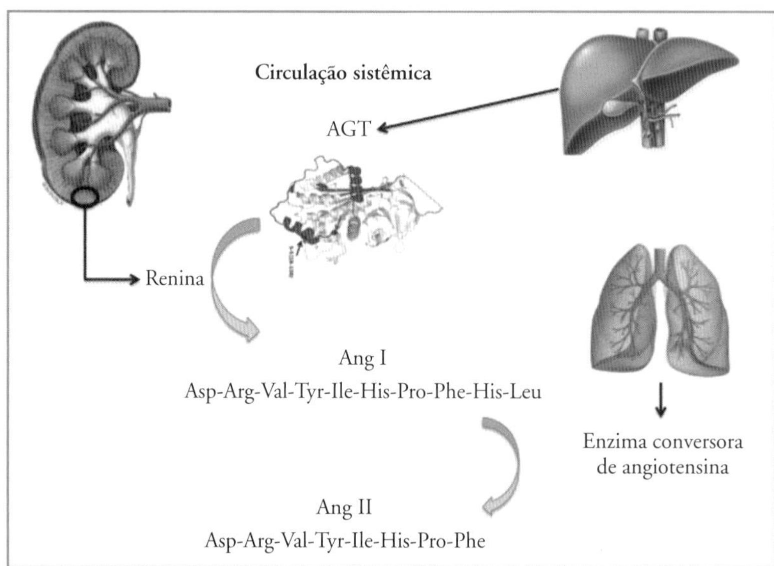

Figura 17.2 – Estrutura do AGT[16]. Visão clássica do sistema renina-angiotensina proposta na década de 1960. AGT = angiotensinogênio; Ang I = angiotensina I; Ang II = angiotensina II. Na molécula do AGT destaca-se em verde o segmento peptídico correspondente à Ang I.

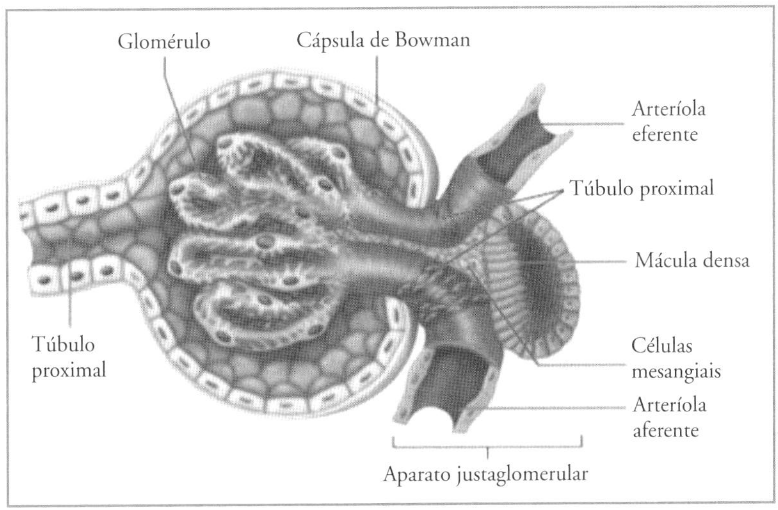

Figura 17.3 – Imagem esquemática do aparelho justaglomerular[22].

Alterações nas concentrações tubulares de NaCl são percebidas pelas células da mácula densa por meio de transportadores ativos secundários de Na^+ localizados na membrana luminal, o co-transportador Na^+-K^+-$2Cl^-$ (NKCC) e o trocador Na^+-H^+ (NHE)[23,24]. O sinal estimulado nas células da mácula densa em decorrência da baixa concentração intratubular de NaCl envolve a cascata de cinase ativada por mitógenos (p38, ERK1/2, MAPK), ciclo-oxigenase 2 (COX-2), prostaglandina E_2 sintase microssomal (mPGES) e NO sintase (NOS)[25-30]. A ação parácrina de PGE_2 e NO produzidos na mácula densa sobre células justaglomerulares promovem a síntese e a liberação de renina[29,31]. Por outro lado, ATP e adenosina inibem a secreção de renina[32].

Além da diminuição da carga de NaCl detectada pela mácula densa, outros dois mecanismos são responsáveis pelo processo de síntese e liberação de renina quando ocorre diminuição do volume extracelular: 1. a diminuição da pressão de perfusão de sangue para os rins detectada por barorreceptores localizados na arteríola aferente; e 2. a modulação da atividade dos nervos simpáticos, que inervam as arteríolas aferente e eferente, cujo sinalizador é a noradrenalina que aumenta a secreçao de renina por meio do receptor β_1[33,34]. Os eventos comuns em todas as vias de sinalização que estimulam a liberação de renina são a diminuição da concentração intracelular de Ca^{2+} nas células justaglomerulares, ativando isoformas de adenilatociclase sensíveis a esse íon, e consequente aumento dos níveis de AMPc e secreção de renina[35].

Uma vez na circulação sistêmica, a renina atua sobre seu substrato sintetizado e liberado constitutivamente pelo fígado, o angiotensinogênio (AGT), uma α_2-globulina. A hidrólise do AGT pela renina leva à geração da Ang I, um decapeptídeo sem ação biológica descrita[17]. Na visão clássica, a Ang II é formada quando a Ang I é clivada pela enzima conversora de angiotensina (ECA) somática das células endoteliais das veias pulmonares, na circulação pulmonar[36,37]. A ECA é uma dipeptidilcarboxipeptidase que remove os dois últimos resíduos da região carboxiterminal (His^9-Leu^{10}) da Ang I (ver Fig. 17.2)[38]. Existem três isoformas de ECA expressas em humanos: 1. a forma somática, com peso molecular entre 150 e 180kDa, é particularmente abundante na superfície endotelial das veias pulmonares, em células epiteliais, linfócitos T e adipócitos[39,40]; 2. a forma testicular, com peso molecular entre 90 e 110kDa, sendo encontrada nas células germinativas[41]; e 3. ECA de 90kDa, encontrada na urina e considerada um indicador de hipertensão[42]. A maior parte das ECAs somática e testicular está presente na superfície celular, ligadas à membrana, como ectoenzimas, e uma menor parte está presente no plasma e em outros fluidos corporais, como forma solúvel de ECA[43,44]. A ECA somática contém dois sítios catalíticos homólogos (domínios COOH-terminal e NH2-terminal), já a ECA testicular contém apenas um sítio ativo, que corresponde ao domínio $COOH^-$ da ECA somática[39].

A Ang II é um octapeptídeo biologicamente ativo que se liga em receptores localizados na membrana da célula-alvo para promover suas respostas. Com o uso de ferramentas farmacológicas, foi possível identificar dois tipos principais de receptores de angiotensina com aproximadamente 34% de homologia, o receptor do tipo 1 (AT_1) e o receptor do tipo 2 (AT_2), classificados por suas diferentes afinidades a antagonistas não peptídicos[45]. Ambos são membros dos receptores com sete domínios transmembrana acoplados à proteína G (GPCRs), porém estimulam vias de sinalização completamente diferentes, levando geralmente a efeitos opostos[46].

O receptor AT_1 medeia os principais efeitos da Ang II, como a vasoconstrição renal e sistêmica, o aumento da reabsorção de Na^+ e água pelos rins, sede, secreção de aldosterona, o aumento da pressão arterial, crescimento e proliferação celular, e o remodelamento cardíaco[37,46,47]. Em humanos e animais adultos, o receptor AT_1 está amplamente distribuído, com destaque para o sistema cardiovascular (células musculares cardíacas, toda extensão vascular, incluindo as arteríolas aferentes e eferentes) e o rim (membranas luminal e basolateral dos segmentos tubulares do néfron, podócitos, células mesangiais e células da mácula densa)[48-50]. Os humanos expressam um único tipo de receptor AT_1, enquanto ratos[51] e camundongos[52] expressam dois subtipos, o AT_{1A} e o AT_{1B}. Em geral, o receptor AT_1 está acoplado à proteína Gq ou Gi, desencadeando a transdução de sinal através das enzimas efetoras de membrana plasmática, como a fosfolipase C (PLC), fosfolipase D (PLD), fosfolipase A2 (PLA2), adenilatociclase, canais iônicos, como canais de cálcio voltagem dependentes do tipo L e T, e cascatas que se estendem ao núcleo (MAPK, JAK, STAT). O principal segundo mensageiro da via mediada pelo receptor AT_1 é o Ca^{2+}[46].

Nos rins, a Ang II altera a hemodinâmica renal de diferentes maneiras: 1. vasoconstrição proeminente na arteríola aferente acarreta diminuição do fluxo sanguíneo renal, diminuindo o ritmo de filtração glomerular[53]; 2. a diminuição do fluxo sanguíneo renal promove o aumento da pressão oncótica no capilar peritubular que facilita o processo de reabsorção[54]; e 3. diminui o fluxo sanguíneo medular por meio da constrição dos vasos retos, levando à diminuição da lavagem papilar e ao aumento da hipertonicidade medular[55]. Esses três fatores associados promovem a conservação de água do organismo.

A Ang II também promove a antinatriurese aumentando a reabsorção de sódio tubular. Os efeitos da Ang II na reabsorção de Na^+ e água dependem da concentração desse peptídeo. A microperfusão *in vivo* no capilar peritubular de ratos demonstrou que baixas concentrações de Ang II (10^{-12} a 10^{-10}M) estimulam a reabsorção de Na^+ e água, enquanto altas concentrações (~10^{-7} a 10^{-6}M) inibem[56]. No túbulo proximal, a Ang II estimula a atividade dos dois transportadores primários de Na^+: a $(Na^+\text{-}K^+)$ATPase[57] e a Na^+-ATPase[58,59], justificando os resultados obtidos nos ensaios de microperfusão. Além disso, estimula o trocador NHE presente na membrana luminal desse mesmo segmento, no ramo grosso ascendente e túbulo distal, e também os canais de Na^+ (ENaC) na membrana luminal do ducto coletor cortical. Apesar do efeito antinatriurético direto, a maior parte desse efeito se deve ao estímulo do receptor AT_1 no córtex da adrenal, acarretando liberação de aldosterona[60]. Esse hormônio aumenta a reabsorção distal de Na^+ através da inserção de canais de Na^+, ENaC na célula principal[61]. O conjunto dos efeitos da Ang II mediados pelo receptor AT_1 leva ao aumento da pressão arterial (Fig. 17.4). O receptor AT_1 também é o mecanismo de transdução que medeia a retroalimentação negativa da síntese de Ang II. A ativação do receptor AT_1, presente nas células justaglomerulares, acarreta aumento da concentração intracelular de Ca^{2+} que diminui a meia-vida intracelular do AMPc. Dessa forma, a liberação de renina é inibida[62].

O AT_2 é altamente expresso durante o desenvolvimento fetal e, em poucos dias após o nascimento, sua expressão diminui rapidamente até níveis bem reduzidos, porém detectáveis[63]. As respostas celulares geradas pela ativação desses receptores são antagônicas às dos receptores AT_1 (Fig. 17.4). A descoberta do receptor AT_2 demonstrou, pela primeira vez, efeito contrarregulador das ações de Ang II dentro do próprio sistema. Até o momento, achava-se que o principal antagonista das ações

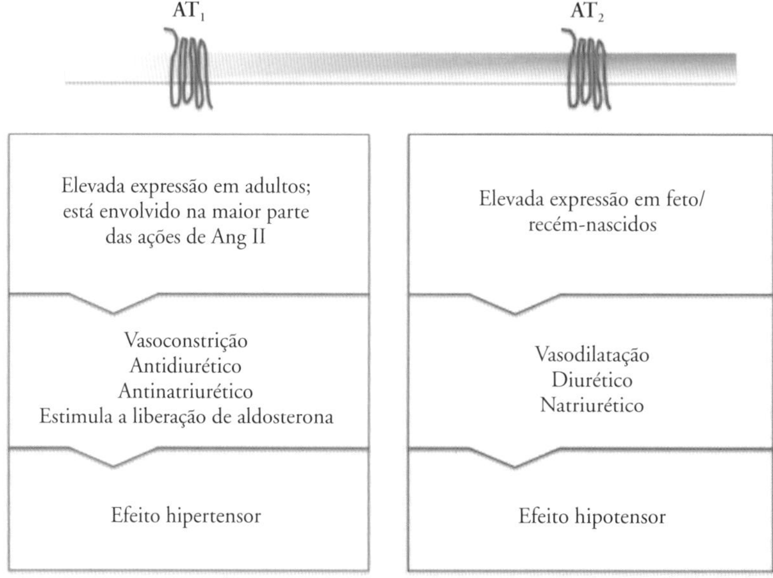

Figura 17.4 – Comparação entre os efeitos de Ang II mediados pelo receptor AT_1 e AT_2. Esta foi a primeira descrição de respostas antagônicas dentro do próprio SRA.

de Ang II era a bradicinina, cujos níveis plasmáticos aumentaram com o uso de inibidores de ECA[64]. Já é sabido atualmente que esse receptor também controla diretamente a expressão e a função do receptor AT_1[65]. Nos rins, o receptor AT_2 está localizado nas células do túbulo proximal, no ducto coletor e nos glomérulos[50,66].

Apesar de pertencer à classe dos GPCRs e estar acoplado à proteína $G_{i(\alpha 2 \text{ ou } \alpha 3)}$, pode ativar vias de sinalização que independem da proteína G[67-69]. Sua ativação leva à geração de guanosina monofosfato cíclico (GMPc) e NO, com consequente vasodilatação[70,71]. A ativação do AT_2 também ativa proteínas tirosina fosfatases (PP2A), a proteína cinase fosfatase (MKP-1) e a SHP-1 tirosina fosfatase, resultando na inativação de MAPK, como as ERKs (p42 e p44)[72]. O AT_2 também ativa a fosfolipase A2 (PLA2), que hidrolisa glicerofosfolipídios, levando à geração de ácido araquidônico e consequentemente de prostaglandinas[46,73]. No túbulo proximal, a ativação do receptor AT_2 promove inibição da atividade (Na^+-K^+) ATPase e da Na^+-ATPase renal por uma via que envolve NO e GMPc[66,74,75].

NOVOS COMPONENTES DO SRA

A ideia de que o SRA tendo a Ang II como o único peptídeo vasoativo não era compatível com a complexidade dos efeitos atribuídos ao sistema com a utilização de diferentes inibidores de angiotensinases e pelo bloqueio do receptor AT_1. Há 25 anos, começaram a ser incorporados na visão clássica outros peptídeos biologicamente ativos com ações semelhantes ou antagônicas às da Ang II. Um dos primeiros peptídeos descritos foi a angiotensina-(1-7) [Ang-(1-7)][76]. Nesta época, foi postulado que a Ang II exercia uma função central (hipertensora) e que a Ang-(1-7) funcionaria como coringa, com ações pleiotrópicas: ora mimetizando as ações de Ang II, ora antagonizando as ações do octapeptídeo. Em paralelo à descoberta de outros peptídeos com atividade biológica, foi demonstrada a distribuição de renina e das angiotensinases que compõem o sistema nos diferentes órgãos e tecidos, comprovando a ação parácrina/autócrina do sistema[77-82]. A hipótese mais robusta atualmente é que o SRA endócrino seja o sistema responsável pela homeostase do organismo, enquanto o SRA parácrino é o responsável pela gênese e progressão da lesão de órgãos-alvo da hipertensão arterial, principalmente rim e coração. A visão atual do SRA é demonstrada na figura 17.5 e para uma revisão completa desses novos componentes ver Ferrão *et al*[83]. Neste tópico, vamos destacar o eixo que Ang-(1-7) e Ang-(3-4) cuja maquinaria enzimática para a formação se encontra no rim.

No início dos anos 2000, foi finalmente desvendado o braço hipotensor do SRA. Esse braço envolve ECA2/Ang-(1-7)/receptor Mas[84,85] (Fig. 17.5). A importância desse eixo ficou demonstrada em estudos com pacientes com hipertensão essencial: pacientes não tratados apresentam níveis plasmáticos de Ang-(1-7) reduzidos[86], enquanto o tratamento com inibidores de ECA aumenta em até 50 vezes seus níveis[87].

No rim, dois fatores demonstraram a importância da Ang-(1-7) para a regulação da função renal: 1. concentração renal de Ang II e Ang-(1-7) são equivalentes e podem ser detectadas na urina[88]; e 2. todas as enzimas envolvidas na formação de Ang-(1-7) estão presentes no rim, sendo que a ECA2 e o receptor Mas estão presentes predominantemente no córtex renal[89-91]. Apesar disso, os efeitos renais do heptapetídeo são complexos e controversos porque dependem do tipo do receptor que interage (AT_1, AT_2 ou Mas), dos níveis teciduais de Ang II e do modelo animal de estudo.

AÇÃO NATRIURÉTICA E DIURÉTICA

Ang-(1-7) inibe o fluxo de Na^+ no túbulo proximal por um mecanismo mediado pela fosfolipase A2[92]. Esse efeito pode ser o resultado da inibição dos transportadores renais de Na^+ presentes no córtex renal: a clássica (Na^++K^+)ATPase e a segunda bomba de Na^+, a Na^+-ATPase via ativação do receptor AT_2[93-98]. Por outro lado, na incubação de concentrações fisiológicas de Ang II em preparações de membrana basolateral de rim de porco, o heptapeptídeo reverte o efeito estimulatório de Ang II sobre a atividade da Na^+-ATPase através da via de sinalização MAS/PKA[99,100]. Também foi observado em cultura de células de origem distal (MDCK) que Ang-(1-7) inibe a atividade da $(Na^+ + K^+)$ATPase[101].

AÇÕES ANTINATRIURÉTICA E ANTIDIURÉTICA

Foram inicialmente observadas em ratos submetidos à elevada ingestão de água[102]. Nesse modelo de estudo, o hormônio antidiurético e a Ang II estão suprimidos. Esses efeitos parecem ser, pelo menos em parte, mediados pelo receptor Mas[103]. O efeito antidiurético também foi observado em ratos espontaneamente hipertensos, uma vez que a infusão de A-779 – bloqueador do receptor Mas – possui efeitos natriurético e diurético[104]. Corrobora com esses achados o fato de o AVE0991 – agonista do receptor Mas – reduzir o volume da urina[105]. Outros receptores de angiotensina também estão envolvidos nesse processo: 1. o receptor AT_1 está envolvido no efeito bifásico da Ang-(1-7) sobre a reabsorção de bicarbonato; e 2. a ação de Ang-(1-7) diretamente sobre o receptor AT_1 estimulando a atividade Na^+-ATPase cortical, por uma via de sinalização semelhante à da Ang II que envolve PLC/PKC e Ca^{2+} como segundo mensageiro[58,106].

Apesar dos efeitos controversos sobre a reabsorção renal de Na^+ e na progressão da lesão renal[107], é de senso comum que o desbalanço entre os eixos ECA/Ang II/AT_1 e ECA_2/Ang-(1-7)/MAS pode ser o pontapé inicial para os distúrbios silenciosos da disfunção renal[108].

Após a descoberta de novos componentes peptídicos do RAS, com destaque para a Ang-(-1-7), foi postulado

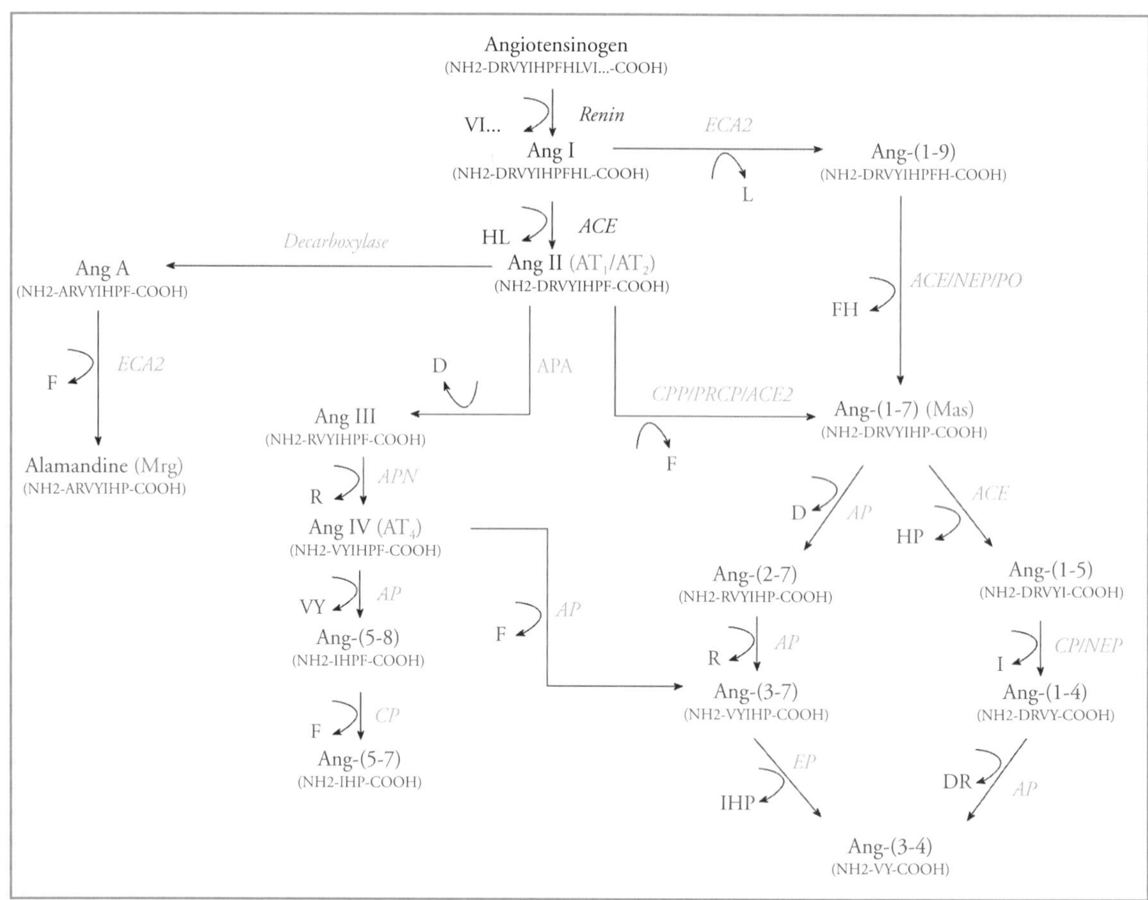

Figura 17.5 – Adição de novos componentes peptídicos e enzimáticos (cinza escuro) à visão clássica do SRA (preto). AP = aminopeptidase; APA = aminopeptidase A; APN = aminopeptidase N; CP = carboxipeptidase; EP = endopeptidase; ECA = *angiotensin converting enzyme* (enzima conversora de angiotensina); ECA2 = *angiotensin converting enzyme II* (enzima conversora de angiotensina II); CPP = carboxipeptidase P; PRCP = prolil carboxipeptidase; NEP = neprilisin; PO = prolil oligopeptidase; Mas = receptor Mas de Ang-(1-7)[83].

que os efeitos bifásicos da Ang II (inclusive de reabsorção de Na^+ e água) poderiam ser atribuídos a peptídeos menores, e não somente à ativação de um segundo receptor com via de sinalização antagônica ao primeiro (AT_1 *vs.* AT_2)[46,56]. Concentrações fisiológicas da Ang II (10^{-10}M) inibem a atividade da Ca^{2+}-ATPase de membrana plasmática (PMCA) presente na membrana basolateral de túbulos proximais renais por meio da ativação de receptores heterodímeros AT_1/AT_2 e da via PLC → DAG → PKC[109,110]. Nos túbulos renais, os sinais intracelulares dependentes de Ca^{2+} estimulados por Ang II levam ao aumento da reabsorção de solutos e água. No caso de hiperatividade do SRA, onde as concentrações intrarrenais estão elevadas e foi observado *in vitro* que, em altas concentrações de Ang II (10^{-6}M), a atividade da PMCA retorna ao nível controle[109,110]. É sabido que o tecido renal apresenta angiotensinases[111-114] e foi demonstrado que a Ang II em altas concentrações é metabolizada pela carboxipeptidase, neprilisina, ECA e ECA2 em Ang-(3-4), tendo como intermediários a Ang-(1-7), Ang-(1-5) e Ang-(1-4) (Fig. 17.5)[115]. Surpreendentemente, a Ang-(3-4), um dipeptídeo composto dos aminoácidos valina e tirosina, leva à dissociação do heterodímero AT_1/AT_2 e ao retorno da atividade da PMCA a níveis controle. Foi proposto que a dissociação do heterodímero altera a conformação do receptor AT_2, expondo sítios de alta afinidade a Ang II e a ativação da via AT_2R/cAMP/PKA[115].

Outro achado interessante desse dipeptídeo foi o fato de que a Ang (3-4) é estável no plasma humano e apresenta efeitos anti-hipertensivos em ratos espontaneamente hipertensos[116-117]. A administração por via oral de Ang-(3-4) leva à inibição da atividade da Na^+-ATPase na membrana renal de ratos espontaneamente hipertensos e bloqueia o estímulo da atividade dessa bomba induzida por Ang II em ratos normotensos via o receptor AT_2 e ativação da PKA[118]. Esse efeito leva ao aumento das concentrações urinárias de Na^+ e à diminuição da pressão arterial nos ratos espontaneamente hipertensos, mas não nos ratos normotensos[118].

SISTEMA RENINA-ANGIOTENSINA INTRARRENAL E CONTRIBUIÇÃO PARA A PROGRESSÃO DA DOENÇA RENAL

Os níveis renais de Ang II são muito maiores do que no plasma, sendo encontrados na faixa nanomolar, enquanto no plasma esses níveis estão na faixa picomolar[119,120], indicando que a Ang II renal não provém apenas da Ang II plasmática. Além de ser filtrada, alcançando o fluido tubular, já foi demonstrado que a Ang II é sintetizada localmente no rim (SRA local). A Ang II pode ser sintetizada pelas células epiteliais do néfron, sendo liberada no interstício ou na luz tubular, ou pode ser sintetizada no próprio lúmen[120]. A abundância de receptores de Ang II na membrana luminal dos néfrons proximal e distal demonstra que essa Ang II luminal apresenta efeitos ao longo do néfron. O conteúdo do receptor AT_1 é maior do que o conteúdo do receptor AT_2 no rim[121,122], sendo encontrado no túbulo proximal, segmento espesso ascendente da alça de Henle, mácula densa, túbulo distal e ducto coletor[122].

A concentração proximal de Ang I e Ang II é na faixa de 5 a 10pmol/mL, tanto no fluido tubular, quanto no fluido intersticial[123-125]. A concentração de Ang II no fluido tubular de outros segmentos não é conhecida devido à dificuldade de coletar fluido suficiente para a análise, porém a medida da concentração de Ang II na urina de camundongos sugere que sua concentração no ducto coletor é na faixa de 0,5pmol/mL[126]. Para que a Ang II seja formada localmente no rim é necessário que os componentes da cascata do SRA sejam expressos nesse órgão.

A presença de renina nos segmentos tubulares foi, inicialmente, bastante questionada, já que sua presença no fluido proximal poderia ser advinda do processo de filtração glomerular[127] ou se seria sintetizada e secretada pelas células do túbulo proximal[128]. Já foi demonstrada a presença de RNAm da renina em células mesangiais, do túbulo proximal, túbulo conector e células do ducto coletor cortical e medular[128-135], porém os níveis de RNAm e a expressão proteica da renina não são abundantes nas células do túbulo proximal[128,129,132], indicando que a filtração da renina contribui para sua concentração no fluido proximal. Entretanto, vale a pena ressaltar que, para que aconteça a filtração maciça de renina, a barreira de filtração precisa estar lesionada.

No túbulo conector e no ducto coletor, a renina é localizada especificamente nas células principais, inclusive em humanos[133,136-139]. Em contraste com o efeito inibitório que a Ang II exerce na síntese e secreção de renina pelas células justaglomerulares, a Ang II, via ativação do receptor AT_1, estimula a síntese de renina nas células principais do ducto coletor por um mecanismo independente do componente pressórico (CD-renina)[135,138,139]. Tem sido proposto que, em condições onde a hipertensão é estabelecida, o acúmulo intrarrenal de Ang II estimula a síntese e a liberação de renina, alimentando uma alça de retroalimentação positiva[133,135,138,139]. O acúmulo intrarrenal e sustentado pela CD-renina de Ang II contribui para a reabsorção inapropriada de Na^+[139], para a sinalização celular que envolve processos de apoptose e fibrose, para o acúmulo de células inflamatórias no tecido renal[140] e, por conseguinte, para a progressão da doença renal crônica. O mesmo perfil é observado na nefropatia diabética[136]. O mecanismo de ação para a síntese da CD-renina envolve a via de sinalização mediada por AT_1 – proteína Gq → PLC → PKC → AC → CRE[140] – e independe da entrada de Na^+ mediada pelo canal epitelial de Na^+ (ENaC).

Em 2002, Ngyuen *et al* clonaram pela primeira vez o receptor de (pró)renina (PRR), que possui um único domínio transmembrana com 350 aminoácidos. No rim, esse receptor é expresso em células mesangiais, endoteliais da artéria renal, e nas células intercalares alfa do ducto coletor[138,142,143]. O PRR também funciona como uma proteína acessória chamada de ATP6ap2, funcionalmente ligado à próton-ATPase vacuolar (v-ATPase), importante para a acidificação urinária[144]. Esse receptor possui sítio específico de ligação tanto para o precursor inativo pró-renina, quanto para a renina ativa.

A pró-renina, precursor inativo da renina, apresenta níveis basais circulantes da ordem de 10pmol/L, aproximadamente de 10 vezes mais elevados do que os níveis de renina circulante. O pró-segmento da pró-renina apresenta uma região *handle* com maior afinidade pelo PRR do que a renina, fazendo com que o receptor tenha maior afinidade para a pró-renina[145]. Após ligação com seu receptor, a pró-renina, que é normalmente inativa, sofre ativação não proteolítica reversível, que ocorre devido a uma mudança conformacional, expondo seu sítio ativo[145,147]. Além disso, a ativação do receptor PRR dispara vias de sinalização envolvendo as MAPK[144,148].

Na hipertensão dependente de Ang II, o aumento da expressão do PRR no néfron distal leva ao aumento da formação intratubular de Ang II, levando ao aumento da reabsorção tubular de Na^+, e o desenvolvimento e progressão da hipertensão[149]. A síntese do PRR também está aumentada no ducto coletor na nefropatia diabética, contribuindo para o desenvolvimento dessa doença, estimulando a produção renal do fator de necrose tumoral alfa (TNF-α) e da IL-1 beta e o dano tubular[150]. O PRR ativa a resposta inflamatória nos rins de diabéticos e já foi demonstrado que a superexpressão desse receptor em ratos transgênicos leva ao aumento da expressão da ciclo-oxigenase-2 (COX-2)[151]. Corroborando com esse achado, foi demonstrado que o PRR e a COX-2 são coexpressas nas células intercaladas do ducto coletor, onde a ativação do PRR leva ao aumento da expressão da COX-2[140,152]. A produção de metabólitos vasoconstritores de COX-2 potencializa a ação de Ang II sobre a hemodinâmica renal, agravando a lesão do órgão. Vale a pena ressaltar que, na hipertensão dependente de Ang II, ocorre o aumento da forma ativa e solúvel do receptor no fluido tubular, contribuindo para o acúmulo do octapeptídeo no rim[153].

A presença do PRR nas células intercaladas do ducto coletor sugere possível mecanismo de ação para a renina sintetizada nas células principais do mesmo segmento tubular. A renina secretada na luz tubular pode estimular o PRR ligado à membrana das células intercaladas ou a forma solúvel desse receptor no fluido tubular, aumentando sua eficiência catalítica na conversão de Ang I a partir do AGT. A Ang II luminal se liga a seus receptores AT_1 localizados na membrana luminal das células intercaladas e principais, ativando a via da ERK1/2 nas células intercaladas e o aumento da expressão da COX-2[152], e também estimula o transporte de Na^+ via ENaC[154,155]. Em associação a este mecanismo, o próprio PRR ativa vias de sinalização celular que contribuem para a lesão renal[140].

A maior parte do AGT intrarrenal está localizada em células do túbulo proximal, onde foram observadas a presença de mRNA e a expressão dessa proteína[156-160]. Esse achado sugere que o túbulo proximal fornece o substrato para a ativação intrarrenal de RAS pela ação de renina e ECA nos segmentos mais distais do néfron (Fig. 17.6)[161]. De fato, os níveis de AGT no lúmen do túbulo proximal está na faixa de 300 a 600nM[160]. Camundongos *knockout* para o AGT no túbulo proximal apresentam redução de 50% na excreção urinária de AGT, indicando que essa globulina sintetizada pelo túbulo proximal é secretada no lúmen[163], enquanto camundongos *knockout* para o AGT no fígado (local de síntese do AGT para o SRA sistêmico) têm diminuição no conteúdo intrarrenal de AGT nos segmentos S1 e S2 do túbulo proximal. Isso sugere que parte do AGT nesses segmentos deriva do AGT que é filtrado nos glomérulos[164].

O AGT do túbulo proximal é regulado pela própria Ang II em um *feedback* positivo. A infusão intrarrenal crônica de Ang II aumenta os níveis de RNAm de AGT e sua expressão proteica em células de túbulo proximal de ratos e camundongos, via receptor AT_1, levando ao aumento da síntese intrarrenal de Ang II[165-167]. A demonstração de que o SRA intrarrenal atue para a progressão da doença renal reside no fato que a interleucina 6 (IL-6), o estresse oxidativo e o fator de necrose tumoral alfa (TNF-α) estão envolvidos no aumento da síntese de AGT no túbulo proximal estimulado pela Ang II via receptor AT_1 e pela via da NF-κB-p50/p50, respectivamente[168-172]. Dessa forma, a taxa de excreção urinária de AGT pode ser considerada bom biomarcador do *status* do SRA intratubular e a identificação da hipertensão precoce dependente de Ang II em humanos. Os níveis urinários de AGT são significativamente elevados em pacientes hipertensos não tratados com bloqueadores do SRA, quando comparados com indivíduos normotensos, e estão correlacionados com a alta pressão sistólica e diastólica[173]. Os níveis de AGT proximal também estão aumentados na diabetes. O RNAm no segmento 3 e o conteúdo proteico de AGT nos segmentos 1 e 3 estão aumentados em ratos diabéticos *Otsuka Long-Evans Tokushima Fatty* (OLETF), podendo contribuir para a progressão da nefropatia diabética[174]. O estímulo da produção intrarrenal de AGT no diabetes pode amplificar a hipertensão e a lesão renal. Estudos com camundongos com *diabetes mellitus* tipo 1 (camundongo Akita)

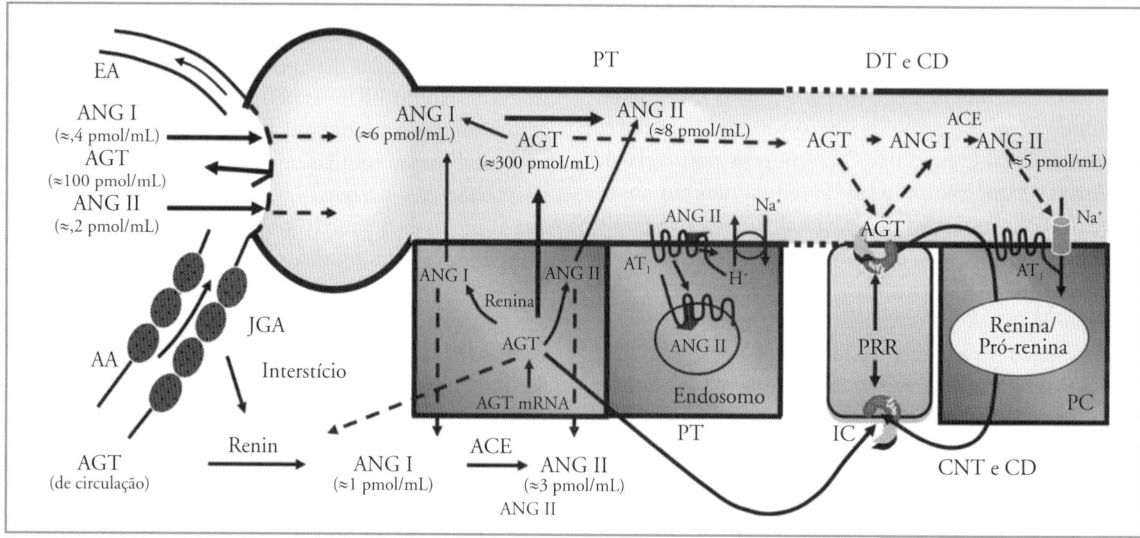

Figura 17.6 – Representação esquemática do RAS intrarrenal. O AGT luminal é hidrolisado pela renina, que é encontrada no fluido do túbulo proximal (provinda principalmente da filtração glomerular, já que os níveis de RNAm e a expressão proteica da renina não são abundantes nessas células) e no fluido distal (provinda de células do ducto coletor). A Ang I formada é hidrolisada pela ECA, expressa em grandes quantidades nas células dos túbulos proximal e distal, e no ducto coletor[161], levando à geração de Ang II intratubular. O sistema é alimentado positivamente pela ação do receptor de (pró)renina (PRR) no segmento distal do néfron[162].

demonstraram que a superexpressão específica de AGT no túbulo proximal leva ao aumento da pressão arterial sistólica, albuminúria, dano na estrutura renal e fibrose tubulointersticial[175]. Além disso, a elevada ingestão de sal promove ativação inapropriada do RAS intrarrenal, detectado pela elevada excreção urinária de AGT, ainda que o rato não desenvolva hipertensão ou lesão renal aparente. A associação entre elevada ingestão de sal e hipertensão promover uma potencializa a excreção urinária de AGT e o rato desenvolve um quadro de hipertensão maligna e lesão renal provocada pelo estresse oxidativo e inflamação[172].

Devido à importância do AGT no desenvolvimento e progressão da hipertensão, *diabetes mellitus* e doença renal crônica, métodos de medida quantitativa por ELISA são usados para medir a taxa de excreção urinária de AGT como um índice do *status* intrarrenal do SRA em paciente com essas doenças[173,176,177].

Uma vez formada no lúmen intratubular, a Ang II pode atuar de várias formas: 1. por meio da ligação ao receptor AT_1, presente na membrana luminal da célula epitelial tubular promove a síntese e secreção de AGT e de angiotensinases[164,165,167]; 2. ser internalizada pela célula tubular e ativar uma cascata de sinalização intrácrina[37,114]. Foi observado que, em células LLC-PK_1, a Ang II internalizada via receptor AT_1 e ativa uma via de sinalização mediada por PLC/PKC que culmina com a ativação da Ca^{2+}-ATPase presente no retículo endoplasmático (SERCA). O resultado dessa via é a mobilização mais potente de Ca^{2+} quando ocorre um segundo pulso de Ang II[114]; e 3. o término da ação de Ang II via membrana basolateral[110]. Vale a pena ressaltar que os dois primeiros mecanismos contribuem para o agravamento da lesão renal.

NOVAS PERSPECTIVAS NA TERAPIA FARMACOLÓGICA DO SISTEMA RENINA- ANGIOTENSINA

A adição de novos componentes do SRA abre uma via de novos alvos farmacológicos para atenuar os efeitos hipertensivos e de lesão em órgãos-alvo, inclusive o rim. A tabela 17.1 apresenta o arsenal farmacológico que pode atuar sobre o RAS. Associado às classes de fármacos amplamente utilizados como anti-hipertensivos clássicos (inibidores de enzima conversora, iECA e bloqueadores dos receptores de angiotensina, BRA), o alisquireno (inibidor direto de renina) emerge potencializando os efeitos anti-hipertensivos, sendo indicados para casos mais graves de hipertensão e de nefropatia diabética[178]. Agonistas não peptídicos do receptor Mas ou formulações por via oral que permitam a absorção de agonistas peptídicos e os ativadores da ECA2 têm como finalidade fortalecer o braço hipotensor do sistema perante a quebra de braço com a Ang II. Esses novos fármacos encontram-se em fase de estudos pré-clínicos[83,179].

PERSPECTIVAS FUTURAS

John E. Hall[180], Diretor do Centro de Excelência em Pesquisa Cardiovascular-Renal, em sua revisão sobre o SRA publicada em 2003 na revista *Molecular Biothecnology*, escreveu: *Living systems are much more than the sum of their individual parts, and understanding the complexity of the human body will require integrative as well as reductionism intellectual efforts. Sometimes new technology keeps us so busy collecting data and reducing biological systems to their constituent physico-chemical parts that we do not devote sufficient time to the less obvious, but equally*

Tabela 17.1 – Fármacos mais comuns estabelecidos para uso clínico e novos fármacos e alvos para o tratamento de hipertensão, insuficiência cardíaca e renal

Alvo	Fármaco	Terapia	Uso clínico
Renina	Aliscireno	HP, IR	+
	Remiquireno, enalquireno	HP	+
ECA	Captopril, lisinopril, trandolapril	HP, IC, DVE, ND	+
	Enalapril, enalaprilat, fosinopril, ramipril	HP, IC	+
	Moexipril, quinapril, perindopril, benazepril	HP	+
AT_1	Losartana, azilsartan, valsartan, Ibesartan, candesartan, telmisartan, eprosartan, omesartan	HP, IC	+
Mas	AVE 0991	HP	–
	Ang-(1-7)-CyD IC	–	
ECA2	Xantenona	HP, IR, IC	–

+ = já usado em clínica; - = fase de estudos pré-clínico; ECA = enzima conversora de angiotensina; ECA2 = enzima conversora de angiotensina II; AT_1 = receptor de angiotensina tipo 1; Mas = receptor de Ang-(1-7); IR = insuficiência renal; IC = insuficiência cardíaca; HP = hipertensão; DVE = disfunção ventricular esquerda; ND = nefropatia diabética[83].

*important, aspect of discovery – integrative thinking**. Este é o maior desafio acerca do conhecimento das ações do RAS, entender como um sistema tão complexo funciona de forma integrativa para a manutenção da vida e de que forma a ruptura dessa integração funciona para a progressão de doenças prevalentes, tais como hipertensão, diabetes e doenças cardiovasculares e renais.

REFERÊNCIAS BIBLIOGRÁFICAS

1. Bérard E, Niel O, Rubio A. Is the renin-angiotensin system actually hypertensive? *Pediatr Nephrol* 2014; **29**: 951-960.
2. Bright R. Tubular view of the morbid appearances in 100 cases connected with albuminous urine: with observations. *Guy's Hosp Rep* 1836; **1**: 380-400.
3. Johnson GI. On certain points in the anatomy and pathology of Bright's diseases of the kidney, II: on the influence of the minute blood-vessels upon the circulation. *Med Chir Trans* 1868; **51**: 57-80.
4. Mahomed FA. The physiology and clinical use of the sphygmograph. *Med Times Gaz* 1872; **1**: 62-64.
5. Mahomed FA. On the sphygmographic evidence of arterio-capillary fibrosis. *Trans Path Soc* 1877; **28**: 394-397.
6. Mahomed FA. Chronic Bright's disease without albuminuria. *Guy's Hosp Rep* 1881; **25**: 295-416.
7. Tigerstedt R, Bergman PG. Niere und Kreislauf. *Skand Arch Physiol* 1898; **8**: 223-271.
8. Goldblatt H, Lynch J, Hanzal RF, Summerville WW. Studies on experimental hypertension, I: the production of persistent elevation of systolic blood pressure by means of renal ischemia. *J Exp Med* 1934; **59**: 347-379.
9. Houssay BA, Fasciolo JC. Demostración del mecanismo humoral de la hipertensión nefrógena. *Bol Acad Nac Med* 1937; **18**: 342-344.
10. Houssay BA, Taquini AC. Acción vasoconstrictora de la sangre venosa del riñón isquemiado. *Rev Soc Arg Biol* 1938; **14**: 5-14.
11. Kohlstaedt KG, Helmer OM, Page IH. Activation of rennin by blood colloids. *Proc Soc Exp Biol Med* 1938; **39**: 214-215.
12. Braun-Menéndez E, Fasciolo JC. Acción vasoconstrictora e hipertensora de la sangre venosa del riñón en isquemia incompleta aguda. *Rev Soc Arg Biol* 1939; **15**: 161-172.
13. Page IH, Helmer OM. A crystalline pressor substance (angiotonin) resulting from the reaction between renin and renin-activator. *Exp Med* 1940; **71**: 29-42.
14. Braun-Menéndez E, Page IH. Suggested revision of nomenclature: angiotensin. *Science* 1958; **127**: 242.
15. Skeggs LT Jr, Marsh WH, Kahn JR, Shumway NP. The existence of two forms of hypertensin. *J Exp Med* 1954; **99**: 275-282.
16. http://www.diamond.ac.uk/science/research/highlights/2011/casestudy53.html (último acesso em 9-11-2015).
17. Peach MJ. Renin-angiotensin system: biochemistry and mechanisms of action. *Physiol Rev* 1977; **57**: 313-370.
18. Griendling KK, Murphy TJ, Alexander RW. Molecular biology of the rennin-angiotensin system. *Circulation* 1993; **87**: 1816-1828.
19. Castrop H, Hocherl K, Kurtz A *et al.* Physiology of kidney renin. *Physiol Rev* 2010; **90**: 607-673.
20. Grunberger C, Obermayer B, Klar J *et al.* The calcium paradox on of renin release: calcium suppresses renin exocytosis by inhibition of calcium-dependent adenylate cyclases AC5 and AC6. *Circ Res* 2006; **99**: 1197-1206.
21. Schricker K, Kurtz A. Liberators of NO exert a dual effect on renin secretion from isolated mouse renal juxtaglomerular cells. *Am J Physiol* 1993; **265**: F180-F186.
22. http://medsimples.com/wp-content/uploads/2013/01/Sistema-Justaglomerular.jpg (último acesso em 9-11-2015)
23. He XR, Greenberg SG, Briggs JP, Schnermann J. Effects of furosemide and verapamil on the NaCl dependency of macula densa-mediated renin secretion. *Hypertension* 1995; **26**: 137-142.
24. Hanner F, Chambrey R, Bourgeois S *et al.* Increased renal renin content in mice lacking the Na^+/H^+ exchanger NHE2. *Am J Physiol Renal Physiol* 2008; **294**: F937-F944.
25. Lorenz JN, Weihprecht H, Schnermann J *et al.* Renin release from isolated juxtaglomerular apparatus depends on macula densa chloride transport. *Am J Physiol* 1991; **260**: F486-F493.
26. Harris RC, McKanna JA, Akai Y *et al.* Cyclooxygenase-2 is associated with the macula densa of rat kidney and increases with salt restriction. *J Clin Invest* 1994; **94**: 2504-2510.
27. Cheng HF, Wang JL, Zhang MZ *et al.* Role of p38 in the regulation of renal cortical cyclooxygenase-2 expression by extracellular chloride. *J Clin Invest* 2000; **106**: 681-688.
28. Yang T, Park JM, Arend L *et al.* Low chloride stimulation of prostaglandin E2 release and cyclooxygenase-2 expression in a mouse macula densa cell line. *J Biol Chem* 2000; **275**: 37922-37929.
29. Peti-Peterdi J, Komlosi P, Fuson AL *et al.* Luminal NaCl delivery regulates basolateral PGE2 release from macula densa cells. *J Clin Invest* 2003; **112**: 76-82.
30. Fuson AL, Komlosi P, Unlap TM *et al.* Immunolocalization of a microsomal prostaglandin E synthase in rabbit kidney. *Am J Physiol Renal Physiol* 2003; **285**: F558-F564.
31. Schweda F, Klar J, Narumiya S *et al.* Stimulation of renin release by prostaglandin E2 is mediated by EP2 and EP4 receptors in mouse kidneys. *Am J Physiol Renal Physiol* 2004; **287**: F427-F433.
32. Osswald H, Schmitz HJ, Kemper R. Renal action of adenosine: effect on renin secretion in the rat. *Naunyn Schmiedebergs Arch Pharmacol* 1978; **303**: 95-99.
33. Dzau VJ, Burt DW, Pratt RE. Molecular biology of the renin angiotensin system. *Am J Physiol* 1988; **255**: F563-F573.
34. Dibona GF. Sympathetic nervous system and the kidney in hypertension. *Curr Opin Nephrol Hypertens* 2002; **11**: 179-200.
35. Ortiz-Capisano MC, Ortiz PA, Harding P *et al.* Decreased intracellular calcium stimulates renin release via calcium-inhibitable adenylyl cyclase. *Hypertension* 2007; **49**: 162-169.
36. Soubrier F, Wei L, Hubert C *et al.* Molecular biology of the angiotensin I-converting enzyme: II. Structure-function. Gene polymorphism and clinical implications. *J Hypertens* 1993; **11**: 599-604.
37. Zhuo JL, Ferrão FM, Zheng Y, Li XC. New frontiers in the intrarenal Renin-Angiotensin system: a critical review of classical and new paradigms. *Front Endocrinol* (Lausanne) 2013; **4**: 166.
38. Skeggs LT, Lentz KE, Kahn JR *et al.* The amino acid sequence of hypertensin II. *J Exp Med* 1956; **104**: 193-197.
39. Sayed-Tabatabaei FA, Oostra BA, Isaacs A *et al.* ACE polymorphisms. *Circ Res* 2006; **98**: 1123-1133.
40. Underwood PC, Adler GK. The renin angiotensin aldosterone system and insulin resistance in humans. *Curr Hypertens Rep* 2013; **15**: 59-70.
41. El-Dorry HA, Bull HG, Iwata K *et al.* Molecular and catalytic properties of rabbit testicular dipeptidyl carboxypeptidase. *J Biol Chem* 1982; **257**: 14128-14133.

* Os sistemas vivos são muito mais do que a soma de suas partes individuais, e compreender a complexidade do corpo humano exigirá esforços intelectuais integrativos, bem como simplificados. Às vezes, a nova tecnologia nos mantém tão ocupados com a coleta de dados e reduzindo os sistemas biológicos às suas partes constituintes físico-químicas que não dedicamos tempo suficiente para o menos óbvio, mas igualmente importante, aspecto da descoberta: o pensamento integrativo. (Tradução Livre).

42. Maluf-Meiken LC, Fernandes FB, Aragão DS *et al.* N-domain isoform of angiotensin I converting enzyme as a marker of hypertension: populational study. *Int J Hypertens* 2012; **2012**: 581780.
43. Hooper NM, Keen J, Pappin DJC, Turner AJ. Pig kidney angiotensin converting enzyme. Purification and characterization of amphipathic and hydrophilic forms of the enzyme establishes C-terminal anchorage to the plasma membrane. *Biochem J* 1987; **247**: 85-93.
44. Carey RM, Siragy HM. Newly recognized components of the renin-angiotensin system: potential roles in cardiovascular and renal regulation. *Endoc Rev* 2003; **24**: 261-271.
45. Timmermans PB, Wong PC, Chiu AT *et al.* Angiotensin II receptors and angiotensin II receptor antagonists. *Pharmacol Rev* 1993; **45**: 205-251.
46. de Gasparo M, Catt KJ, Inagami T *et al.* International union of pharmacology. XXIII. The angiotensin II receptors. *Pharmacol Rev* 2000; **52**: 415-472.
47. Fleming I, Kohlstedt K, Busse R. The tissue rennin-angiotensin system and intracellular signalling. *Curr Opin Nephrol Hypertens* 2006; **15**: 8-13.
48. Paxton WG, Runge M, Horaist C *et al.* Immunohistochemical localization of rat angiotensin II AT1 receptor. *Am J Physiol-Renal Physiol* 1993; **264**: F989-F995.
49. Harrison-Bernard LM, Navar LG, Ho MM *et al.* Immunohistochemical localization of Ang II AT1 receptor in adult rat kidney using a monoclonal antibody. *Am J Physiol-Renal Physiol* 1997; **273**: F170-F177.
50. Sharma M, Sharma R, Greene AS *et al.* Documentation of angiotensin II receptors in glomerular epithelial cells. *Am J Physiol-Renal Physiol* 1998; **274**: F623-F627.
51. Iwai N, Inagami T. Identification of two subtypes in the rat type 1 angiotensin II receptor. *FEBS Lett* 1992; **298**: 257-260.
52. Sasamura H, Hein L, Krieger JE *et al.* Cloning, characterization, and expression of two angiotensin receptor (AT-1) isoforms from the mouse genome. *Biochem Biophys Res Commun* 1992; **185**: 253-259.
53. Denton KM, Anderson WP, Sinniah R. Effects of angiotensin II on regional afferent and efferent arteriole dimensions and the glomerular pole. *Am J Physiol Regul Integr Comp Physiol* 2000; **279**: R629-R638.
54. Ichikawa I, Brenner BM. Importance of efferent arteriolar vascular tone in regulation of proximal tubule fluid reabsorption and glomerulotubular balance in the rat. *J Clin Invest* 1980; **65**: 1192-1201.
55. Zimmerhackl B, Robertson CR, Jamison RL. The microcirculation of the renal medulla. *Circ Res* 1985; **57**: 657-667.
56. Harris PJ, Young JA. Dose-dependent stimulation and inhibition of proximal tubular sodium reabsorption by angiotensin II in the rat kidney. *Pflügers Arch* 1977; **367**: 295-297.
57. Féraille E, Doucet A. Sodium-potassium-adenosinetriphosphatase-depedent. Sodium transport in the kidney: hormonal control. *Physiol Rev* 2001; **81**: 345-417.
58. Rangel LB, Caruso-Neves C, Lara LS *et al.* Angiotensin II activates the ouabain-insensitive Na^+-ATPase from renal proximal tubules through a G-protein. *Biochim Biophys Acta* 1999; **1416**: 309-319.
59. Rangel LB, Malaquias AT, Lara LS *et al.* Protein kinase C-induced phosphorylation modulates the Na^+-ATPase activity from proximal tubules. *Biochim Biophys Acta* 2001; **1512**: 90-97.
60. Hajnóczky G, Csordás G, Bagó A *et al.* Angiotensin II exerts its effect on aldosterone production and potassium permeability through receptor subtype AT1 in rat adrenal glomerulosa cells. *Biochem Pharmacol* 1992; **43**: 1009-1012.
61. Pearce D, Soundararajan R, Trimpert C *et al.* Collecting duct principal cell transport processes and their regulation. *Clin J Am Soc Nephrol* 2015; **10**: 135-146.
62. Muller M, Todorov V, Kramer B, Kurtz A. Angiotensin II inhibits renin gene transcription via the protein kinase C pathway. *Pflugers Arc Eur J Physiol* 2002; **444**: 499-505.
63. Gross V, Obst M, Luft FC. Insights into angiotensin II receptor function through AT2 receptor knockout mice. *Acta Physiol Scand* 2004; **181**: 487-494.
64. Tom B, Dendorfer A, de Vries R *et al.* Bradykinin potentiation by ACE inhibitors: a matter of metabolism. *Br J Pharmacol* 2002; **137**: 276-284.
65. Yang J, Chen C, Ren H *et al.* Angiotensin II AT2 receptor decreases AT1 receptor expression and function via nitric oxide/cGMP/Sp1 in renal proximal tubule cells from Wistar-Kyoto rats. *J Hypertens* 2012; **30**: 1176-1184.
66. Carey RM, Wang ZQ, Siragy HM. Novel actions of angiotensin II via its renal type-2 (AT_2) receptor. *Curr Hypertens Rep* 1999; **1**: 151-157.
67. Zhang J, Pratt RE. The AT2 receptor selectively associates with $Gi\alpha2$ and $Gi\alpha3$ in the rat fetus. *J Biol Chem* 1996; **271**: 15026-15033.
68. Bottari SP, Taylor V, King IN *et al.* Angiotensin II AT_2 receptors do not interact with guanine nucleotide binding proteins. *Eur J Pharmacol* 1991; **207**: 157-163.
69. Feng YH, Sun Y, Douglas JG. Gbeta gamma-independent constitutive association of Galpha s with SHP-1 and angiotensin II receptor AT_2 is essential in AT_2-mediated ITIM-independent activation of SHP-1. *Proc Natl Acad Sci U S A* 2002; **99**: 12049–12054.
70. Siragy HM, Carey RM. The subtype-2 (AT2) angiotensin II receptor regulates renal guanosine cyclic 3',5' monophosphate and AT1 receptor-mediated prostaglandin E2 production in conscious rats. *J Clin Invest* 1996; **97**: 1978-1982.
71. Siragy HM, Carey RM. The subtype-2 (AT2) angiotensin II receptor mediates renal production of nitric oxide in conscious rats. *J Clin Invest* 1997; **100**: 264-269.
72. Horiuchi M, Lehtonen JY, Daviet L. Signaling Mechanism of the AT2 Angiotensin II Receptor: Crosstalk between AT_1 and AT_2 Receptors in Cell Growth. *Trends Endocrinol Metab* 1999; **10**: 391-396.
73. Berry C, Touyz R, Dominiczak AF *et al.* Angiotensin receptors: signaling, vascular pathophysiology and interactions with ceramide. *Am J Physiol* 2001; **281**: H2332-H2365.
74. Hakam AC, Hussain T. Angiotensin II AT2 receptors inhibit proximal tubular Na^+-K^+-ATPase activity via a NO/cGMP-dependent pathway. *Am J Physiol Renal Physiol* 2006; **290**: F1430-F1436.
75. Lara LS, Cavalcante F, Axelband F *et al.* Involvement of the Gi/o/cGMP/PKG pathway in the AT2-mediated inhibition of outer cortex proximal tubule Na^+-ATPase by Ang-(1-7). *Biochem J* 2006; **395**: 183-190.
76. Kohara K, Brosnihan KB, Chappell MC *et al.* Angiotensin-(1-7). A member of circulating angiotensin peptides. *Hypertension* 1991; **17**: 131-138.
77. Speth RC, Daubert DL, Grove KL. Angiotensin II: a reproductive hormone too? *Regul Pept* 1999; **79**: 25-40.
78. Engeli S, Negrel R, Sharma AM. Physiology and pathophysiology of the adipose tissue rennin-angiotensin system. *Hypertension* 2000; **35**: 1270-1277.
79. Nielsen AH, Schauser KH, Poulsen K. The uteroplacental renin-angiotensin system. *Placenta* 2000; **21**: 468-477.
80. Bader M, Peters J, Baltatu O *et al.* Tissue rennin-angiotensin systems: new insights from experimental animal models in hypertension research. *J Mol Med* 2001; **79**: 76-102.
81. Sernia C. A critical appraisal of the intrinsic pancreatic angiotensin-generating system. *J Pancreas* 2001; **2**: 50-55.
82. Morimoto S, Sigmund CD. Angiotensin mutant mice: a focus on the brain renin-angiotensin system. *Neuropeptides* 2002; **36**: 194-200.

83. Ferrão FM, Lara LS, Lowe J. Renin-angiotensin system in the kidney: What is new? *World J Nephrol* 2014; **3**: 64-76.
84. Donoghue M, Hsieh F, Baronas E *et al.* A novel angiotensin-converting enzyme-related carboxypeptidase (ACE2) converts angiotensin I to angiotensin 1-9. *Circ Res* 2000; **87**: E1-E9.
85. Santos RA, Simoes e Silva AC, Maric C *et al.* Angiotensin-(1–7) is an endogenous ligand for the G protein-coupled receptor Mas. *Proc Natl Acad Sci U S A* 2003; **100**: 8258-8263.
86. Ferrario CM, Martell N, Yunis C *et al.* Characterization of angiotensin-(1-7) in the urine of normal and essential hypertensive subjects. *Am J Hypertens* 1998; **11**: 137-46.
87. Luque M, Martin P, Martell N *et al.* Effects of captopril related to increased levels of prostacyclin and angiotensin-(1-7) in essential hypertension. *J Hypertens* 1996; **14**: 799-805.
88. Moon JY. ACE2 and Angiotensin-(1-7) in Hypertensive Renal Disease. *Electrolyte Blood Press* 2011; **9**: 41-44.
89. Erdös EG, Skidgel RA. Renal metabolism of angiotensin I and II. *Kidney Int Suppl* 1990; **30**: S24-S27.
90. Alenina N, Xu P, Rentzsch B *et al.* Genetically altered animal models for Mas and angiotensin-(1-7). *Exp Physiol* 2008; **93**: 528-537.
91. Pohl M, Kaminski H, Castrop H *et al.* Intrarenal renin angiotensin system revisited: role of megalin-dependent endocytosis along the proximal nephron. *Biol Chem* 2010; **285**: 41935-41946.
92. Andreatta-van Leyen S, Romero MF *et al.* Modulation of phospholipase A2 activity and sodium transport by angiotensin-(1-7). *Kidney Int* 1993; **44**: 932-936.
93. Handa RK, Ferrario CM, Strandhoy JW. Renal actions of angiotensin-(1-7): in vivo and in vitro studies. *Am J Physiol* 1996; **270**: F141-F147.
94. López Ordieres MG, Gironacci M, Rodríguez de Lores Arnaiz G, Peña C. Effect of angiotensin-(1-7) on ATPase activities in several tissues. *Regul Pept* 1998; **77**: 135-139.
95. Bürgelová M, Kramer HJ, Teplan V *et al.* Intrarenal infusion of angiotensin-(1-7) modulates renal functional responses to exogenous angiotensin II in the rat. *Kidney Blood Press Res* 2002; **25**: 202-210.
96. De Souza AM, Lopes AG, Pizzino CP *et al.* Angiotensin II and angiotensin-(1-7) inhibit the inner cortex Na^+-ATPase activity through AT2 receptor. *Regul Pept* 2004; **120**: 167-175.
97. Dilauro M, Burns KD. Angiotensin-(1-7) and its effects in the kidney. *Scientific World Journal* 2009; **9**: 522-535.
98. Pinheiro SV, Simões E Silva AC. Angiotensin converting enzyme 2, angiotensin-(1-7), and receptor MAS axis in the kidney. *Int J Hypertens* 2012; **2012**: 414128.
99. Lara LS, Bica RB, Sena SL *et al.* Angiotensin-(1-7) reverts the stimulatory effect of angiotensin II on the proximal tubule $Na^{(+)}$-ATPase activity via a A779-sensitive receptor. *Regul Pept* 2002; **103**: 17-22.
100. Lara LS, Vives D, Correa JS, et al. PKA-mediated effect of MAS receptor in counteracting angiotensin II-stimulated renal Na^+-ATPase. *Arch Biochem Biophys* 2010; **496**: 117-122.
101. Lara LS, De Carvalho T, Leão-Ferreira LR *et al.* Modulation of the (Na^++K^+)ATPase activity by angiotensin-(1-7) in MDCK cells. *Regul Pept* 2005; **129**: 221-226.
102. Magaldi AJ, Cesar KR, de Araújo M *et al.* Angiotensin-(1-7) stimulates water transport in rat inner medullary collecting duct: evidence for involvement of vasopressin V2 receptors. *Pflugers Arch* 2003; **447**: 223-230.
103. Santos RA, Simões e Silva AC, Magaldi AJ *et al.* Evidence for a physiological role of angiotensin-(1-7) in the control of hydro-electrolyte balance. *Hypertension* 1996; **27**: 875-884.
104. Simões e Silva AC, Bello AP, Baracho NC *et al.* Diuresis and natriuresis produced by long term administration of a selective angiotensin-(1-7) antagonist in normotensive and hypertensive rats. *Regul Pept* 1998; **74**: 177-184.
105. Pinheiro SV, Simões e Silva AC, Sampaio WO *et al.* Nonpeptide AVE 0991 is an angiotensin-(1-7) receptor Mas agonist in the mouse kidney. *Hypertension* 2004; **44**: 490-496.
106. Lara LS, Correa JS, Lavelle AB *et al.* The angiotensin receptor type 1-Gq protein-phosphatidyl inositol phospholipase Cbeta-protein kinase C pathway is involved in activation of proximal tubule Na^+-ATPase activity by angiotensin(1-7) in pig kidneys. *Exp Physiol* 2008; **93**: 639-647.
107. Zimmerman D, Burns KD. Angiotensin-(1-7) in kidney disease: a review of the controversies. *Clin Sci (Lond)* 2012; **123**: 333-346.
108. Prieto MC, González-Villalobos RA, Botros FT *et al.* Reciprocal changes in renal ACE/ANG II and ACE2/ANG 1-7 are associated with enhanced collecting duct renin in Goldblatt hypertensive rats. *Am J Physiol Renal Physiol* 2011; **300**: F749-F755.
109. Assunção-Miranda I, Guilherme AL, Reis-Silva C *et al.* Protein kinase C-mediated inhibition of renal Ca2+ ATPase by physiological concentrations of angiotensin II is reversed by AT1- and AT2-receptor antagonists. *Regul Pept* 2005; **127**: 151-157.
110. Axelband F, Assunção-Miranda I, de Paula IR *et al.* Ang-(3-4) suppresses inhibition of renal plasma membrane calcium pump by Ang II. *Regul Pept* 2009; **155**: 81-90.
111. Tikellis C, Johnston CI, Forbes JM *et al.* Characterization of renal angiotensin-converting enzyme 2 in diabetic nephropathy. *Hypertension* 2003; **41**: 392-397.
112. Shaltout HA, Westwood BM, Averill DB *et al.* Angiotensin metabolism in renal proximal tubules, urine, and serum of sheep: evidence for ACE2 – dependent processing of angiotensin II. *Am J Physiol Renal Physiol* 2007; **292**: F82-F91.
113. Axelband F, Dias J, Miranda F *et al.* A scrutiny of the biochemical pathways from Ang II to Ang-(3-4) in renal basolateral membranes. *Regul Pept* 2009; **158**: 47-56.
114. Ferrão FM, Lara LS, Axelband F *et al.* Exposure of luminal membranes of LLC-PK1 cells to ANG II induces dimerization of AT1/AT2 receptors to activate SERCA and to promote $Ca2^+$ mobilization. *Am J Physiol Renal Physiol* 2012; **302**: F875-F883.
115. Axelband F, Dias J, Miranda F, et al. Angiotensin-(3-4) counteracts the Angiotensin II inhibitory action on renal $Ca2^+$-ATPase through a cAMP/PKA pathway. *Regul Pept* 2012; **177**: 27-34.
116. Matsufuji H, Matsui T, Ohshige S *et al.* Antihypertensive effects of angiotensin fragments in SHR. *Biosci Biotechnol Biochem* 1995; **59**: 1398-1401.
117. Pentzien AK, Meisel H. Transepithelial transport and stability in blood serum of angiotensin-I-converting enzyme inhibitory dipeptides. *Z Naturforsch* 2008; **63**: 451-459.
118. Dias J, Ferrão FM, Axelband F *et al.* ANG-(3-4) inhibits renal Na^+-ATPase in hypertensive rats through a mechanism that involves dissociation of ANG II receptors heterodimers and PKA. *Am J Physiol Renal Physiol* 2014; **306**: F855-F863.
119. Seikaly MG, Arant BS Jr, Seney FD Jr. Endogenous angiotensin concentrations in specific intrarenal fluid compartments of the rat. *J Clin Invest* 1990; **86**: 1352-1357.
120. Navar LG, Lewis L, Hymel A *et al.* Tubular fluid concentrations and kidney contents of angiotensins I and II in anesthetized rats. *J Am Soc Nephrol* 1994; **5**: 1153-1158.
121. Zhuo J, Ohishi M, Mendelsohn FAO. Roles of AT1 and AT2 receptors in the hypertensive Ren-2 gene trasngenic rat kidney. *Hypertension* 1999; **33**: 347-353.
122. Navar LG, Kobori H, Prieto MC, Gonzalez-Villalobos RA. Intratubular renin-angiotensin system in hypertension. *Hypertension* 2011; **57**: 355-362.
123. Navar LG, Harrison-Bernard LM, Wang CT *et al.* Concentrations and actions of intraluminal angiotensin II. *J Am Soc Nephrol* 1999; **10**: S189-S195.
124. Navar LG, Kobori H, Prieto-Carrasquero M. Intrarenal angiotensin II and hypertension. *Curr Hypertens Rep* 2003; **5**: 135-143.

125. Wang CT, Navar LG, Mitchell KD. Proximal tubular fluid angiotensin II levels in angiotensin II-induced hypertensive rats. *J Hypertens* 2003; **21**: 353-360.
126. Zhao D, Seth DM, Navar LG. Enhanced distal nephron sodium reabsorption in chronic angiotensin II-infused mice. *Hypertension* 2009; **54**: 120-126.
127. Leyssac PP. Changes in single nephron renin release are mediated by tubular fluid flow rate. *Kidney Int* 1986; **30**: 332-339.
128. Henrich WL, McAllister EA, Eskue A *et al.* Renin regulation in cultured proximal tubular cells. *Hypertension* 1996; **27**: 1337-1340.
129. Moe OW, Ujiie K, Star RA *et al.* Renin expression in renal proximal tubule. *J Clin Invest* 1993; **91**: 774-779.
130. Chen M, Harris MP, Rose D *et al.* Renin and renin mRNA in proximal tubules of the rat kidney. *J Clin Invest* 1994; **94**: 237-243.
131. Lai KN, Leung JCK, Lai KB *et al.* Gene expression of the rennin-angiotensin system in human kidney. *J Hypertens* 1998; **16**: 91-102.
132. Gilbert RE, Wu LL, Kelly DJ *et al.* Pathological expression of renin and angiotensin II in the renal tubule after subtotal nephrectomy. Implications for the pathogenesis of tubulointerstitial fibrosis. *Am J Pathol* 1999; **155**: 429-440.
133. Rohrwasser A, Morgan T, Dillon HF *et al.* Elements of a paracrine tubular rennin-angiotensin system along the entire nephron. *Hypertension* 1999; **34**: 1265-1274.
134. Lantelme P, Rohrwasser A, Gociman B *et al.* Effects of dietary sodium and genetic background on angiotensinogen and renin in mouse. *Hypertension* 2002; **39**: 1007-1014.
135. Prieto-Carrasquero MC, Kobori H, Ozawa Y *et al.* AT1 receptor mediated enhancement of collecting duct renin in angiotensin II-dependent hypertensive rats. *Am J Physiol Renal Physiol* 2005; **289**: F632-F637.
136. Kang JJ, Toma I, Sipos A *et al.* The collecting duct is the major source of prorenin in diabetes. *Hypertension* 2008; **51**: 1597-1604.
137. Lalouel JM, Rohrwasser A, Terreros D *et al.* Angiotensinogen in essential hypertension: from genetics to nephrology. *J Am Soc Nephrol* 2001; **12**: 606-615.
138. Prieto-Carrasquero MC, Harrison-Bernard LM, Kobori H *et al.* Enhancement of collecting duct renin in angiotensin II-dependent hypertensive rats. *Hypertension* 2004; **44**: 223-229.
139. Prieto-Carrasquero MC, Botros FT, Pagan J *et al.* Collecting duct renin is upregulated in both kidneys of 2-kidney, 1-clip Goldblatt hypertensive rats. *Hypertension* 2008; **51**: 1590-1596.
140. Gonzalez AA, Prieto MC. Roles of collecting duct renin and (pro) renin receptor in hypertension: mini review. *Ther Adv Cardiovasc Dis* 2015; **9**: 191-200.
141. Gonzalez AA, Liu L, Lara LS *et al.* PKC-α-dependent augmentation of cAMP and CREB phosphorylation mediates the angiotensin II stimulation of renin in the collecting duct. *Am J Physiol Renal Physiol* 2015; **309**: F880-F888
142. Nguyen G, Delarue F, Burcklé C *et al.* Pivotal role of the renin/prorenin receptor in angiotensin II production and cellular responses to renin. *J Clin Invest* 2002; **109**: 1417-1427.
143. Advani A, Kelly DJ, Cox AJ *et al.* The (Pro)renin receptor: site-specific and functional linkage to the vacuolar H⁺-ATPase in the kidney. *Hypertension* 2009; **54**: 261-269.
144. Nguyen G. Renin, (pro)renin and receptor: an update. *Clin Sci* 2011; **120**: 169-178.
145. Nabi AH, Biswas KB, Nakagawa T *et al.* Prorenin has high affinity multiple binding sites for (pro)renin receptor. *Biochim Biophys Acta* 2009; **1794**: 1838-1847.
146. Pitarresi TM, Rubattu S, Heinrikson R, Sealey JE. Reversible cryoactivation of recombinant human prorenin. *J Biol Chem* 1992; **267**: 11753-11759.
147. Suzuki F, Hayakawa M, Nakagawa T *et al.* Human prorenin has "gate and handle" regions for its non-proteolytic activation. *J Biol Chem* 2003; **278**: 22217-22222.
148. Zhuo JL, Li XC. New insights and perspectives on intrarenal renin-angiotensin system: focus on intracrine/intracellular angiotensin II. *Peptides* 2011; **32**: 1551-1565.
149. Prieto MC, Botros FT, Kavanagh K, Navar LG. Prorenin receptor in distal nephron segments of 2-kidney, 1-clip goldblatt hypertensive rats. *Ochsner J* 2013; **13**: 26-32.
150. Matavelli LC, Huang J, Siragy HM. (Pro)renin receptor contributes to diabetic nephropathy by enhancing renal inflammation. *Clin Exp Pharmacol Physiol* 2010; **37**: 277-282.
151. Kaneshiro Y, Ichihara A, Takemitsu T *et al.* Increased expression of cyclooxygenase-2 in the renal cortex of human prorenin receptor gene-transgenic rats. *Kidney Int* 2006; **70**: 641-646.
152. Gonzalez AA, Luffman C, Bourgeois CR *et al.* Angiotensin II-independent upregulation of cyclooxygenase-2 by activation of the (Pro)renin receptor in rat renal inner medullary cells. *Hypertension* 2013; **61**: 443-449.
153. Gonzalez AA, Lara LS, Luffman C *et al.* Soluble form of the (pro) renin receptor is augmented in the collecting duct and urine of chronic angiotensin II-dependent hypertensive rats. *Hypertension* 2011; **57**: 859-864.
154. Mamenko M, Zaika O, Ilatovskaya DV *et al.* Angiotensin II increases activity of the epithelial Na^+ channel (ENaC) in distal nephron additively to aldosterone. *J Biol Chem* 2012; **287**: 660-671.
155. Peti-Peterdi J, Warnock DG, Bell PD. Angiotensin II directly stimulates ENaC activity in the cortical collecting duct via AT(1) receptors. *J Am Soc Nephrol* 2002; **13**: 1131-1135.
156. Yanagawa N, Capparelli AW, Jo OD *et al.* Production of angiotensinogen and renin-like activity by rabbit proximal tubular cells in culture. *Kidney Int* 1991; **39**: 938-941.
157. Terada Y, Tomita K, Nonoguchi H, Marumo F. PCR localization of angiotensin II receptor and angiotensinogen mRNAs in rat kidney. *Kidney Int* 1993; **43**: 1251-1259.
158. Darby IA, Sernia C. In situ hybridization and immunohistochemistry of renal angiotensinogen in neonatal and adult rat kidneys. *Cell Tissue Res* 1995; **281**: 197-206.
159. Kobori H, Harrison-Bernard LM, Navar LG. Enhancement of angiotensinogen expression in angiotensin II-dependent hypertension. *Hypertension* 2001; **37**: 1329-1335.
160. Kobori H, Nangaku M, Navar LG, Nishiyama A. The intrarenal renin-angiotensin system: from physiology to the pathobiology of hypertension and kidney disease. *Pharmacol Rev* 2007: **59**: 251-287.
161. Casarini DE, Boim MA, Stella RC *et al.* Angiotensin I-converting enzyme activity in tubular fluid along the rat nephron. *Am J Physiol* 1997; **272**: F405-F409.
162. Navar LG, Prieto MC, Satou R, Kobori H. Intrarenal angiotensin II and its contribution to the genesis of chronic hypertension. *Curr Opin Pharmacol.* 2011; **11**: 180-186.
163. Ram Kumar N, Kohan DC. Role of colleating renin in blood pressure regulation. *Am J Physiol Regul Integr Comp Physiol* 2013; **305**: R92-R94.
164. Matsusaka T, Niimura F, Shimizu A *et al.* Liver angiotensinogen is the primary source of renal angiotensin II. *J Am Soc Nephrol* 2012; **23**: 1181-1189.
165. Schunkert H, Ingelfinger JR, Jacob H *et al.* Reciprocal feedback regulation of kidney angiotensinogen and renin mRNA expressions by angiotensin II. *Am J PhysioL Endocrinol Metab* 1992; **263**: E863-E869.
166. Kobori H, Harrison-Bernard LM, Navar LG. Expression of angiotensinogen mRNA and protein in angiotensin II-dependent hypertension. *J Am Soc Nephrol* 2001b; **12**: 431-439.

167. Gonzalez-Villalobos RA, Seth DM, Satou R *et al.* Intrarenal angiotensin II and angiotensinogen augmentation in chronic angiotensin II-infused mice. *Am J Physiol Renal Physiol* 2008; **295**: F772-F779.
168. Satou R, Gonzalez-Villalobos RA, Miyata K *et al.* Costimulation with angiotensin II and interleukin 6 augments angiotensinogen expression in cultured human renal proximal tubular cells. *Am J Physiol Renal Physiol* 2008; **295**: F283-F289.
169. Satou R, Gonzalez-Villalobos RA, Miyata K *et al.* IL-6 augments angiotensinogen in primary cultured renal proximal tubular cells. *Mol Cell Endocrinol* 2009; **311**: 24-31.
170. Godin N, Liu F, Lau GJ *et al.* Catalase overexpression prevents hypertension and tubular apoptosis in angiotensinogen transgenic mice. *Kidney Int* 2010; 77: 1086-1097.
171. Satou R, Miyata K, Katsurada A *et al.* Tumor necrosis factor-{alpha} sup- presses angiotensinogen expression through formation of a p50/p50 homodimer in human renal proximal tubular cells. *Am J Physiol Cell Physiol* 2010; **299**: C750-C759.
172. Lara LS, McCormack M, Semprum-Prieto LC *et al.* AT1 receptor-mediated augmentation of angiotensinogen, oxidative stress, and inflammation in ANG II-salt hypertension. *Am J Physiol Renal Physiol* 2012; **302**: F85-F94.
173. Kobori H, Alper AB Jr, Shenava R *et al.* Urinary angiotensinogen as a novel biomarker of the intrarenal renin-angiotensin system status in hypertensive patients. *Hypertension* 2009; **53**: 344-350.
174. Kamiyama M, Garner MK, Farragut KM *et al.* Detailed localization of augmented angiotensinogen mRNA and protein in proximal tubule segments of diabetic kidneys in rats and humans. *Int J Biol Sci* 2014; **10**: 530-542.
175. Lo CS, Liu F, Shi Y *et al.* Dual RAS blockade normalizes angiotensin-converting enzyme-2 expression and prevents hypertension and tubular apoptosis in Akita angiotensinogen-transgenic mice. *Am J Physiol Renal Physiol* 2012; **302**: F840-F852.
176. Lantelme P, Rohrwasser A, Vincent M *et al.* Significance of urinary angiotensinogen in essential hypertension as a function of plasma renin and aldosterone status. *J Hypertens* 2005; **23**: 785-792.
177. Kobori H, Urushihara M, Xu JH *et al.* Urinary angiotensinogen is correlated with blood pressure in men (Bogalusa Heart Study). *J Hypertens* 2010; **28**: 1422-1428.
178. Feldman DL, Jin L, Xuan H *et al.* Effects of aliskiren on blood pressure, albuminuria, and (pro)renin receptor expression in diabetic TG(mRen-2)27 rats. *Hypertension* 2008; **52**: 130-136.
179. Santos RA. Angiotensin-(1-7). *Hypertension* 2014; **63**: 1138-1147.
180. Hall JE. Historical perspective of renin-angiotensin system. *Mol Biotechnol* 2003; **24**: 27-39.

18

ATUAÇÃO DOS MÚSICOS DO ELO EM UM CENTRO DE HEMODIÁLISE: UMA EXPERIÊNCIA HUMANIZADORA PARA SER USADA COMO REFLEXÃO

Thiago dos Reis Hoffmann
Fernando Antonio de Almeida

◆

INTRODUÇÃO

A doença renal crônica (DRC) é uma síndrome decorrente da perda progressiva e irreversível das funções glomerular, tubular e endócrina dos rins. No estágio terminal da doença, seu tratamento inclui, necessariamente, a substituição da função renal pelo processo dialítico ou pelo transplante renal. A terapia renal substitutiva (TRS) pode ser realizada em três modalidades, a diálise peritoneal (DP), a hemodiálise (HD) e o transplante renal, sendo o foco deste estudo o processo hemodialítico[1,2]. Há hoje no Brasil aproximadamente 110 mil pacientes em TRS, 90% em HD.

As sessões de HD duram, em média, 4 horas e devem ser realizadas três vezes por semana. Porém, como não existem centros de HD nas cidades de menor porte, frequentemente o período de transporte dos pacientes renais crônicos até os centros de HD e seu retorno ao lar pode, em muitos casos, consumir várias horas e um sofrimento adicional na dependência do estado clínico da pessoa. Durante as sessões de HD podem ocorrer várias intercorrências como câimbras, hipotensão arterial, dor de cabeça, mal-estar, febre, calafrios, arritmias cardíacas e outras complicações menos frequentes. Assim, embora o tratamento não seja agradável, ele preserva a vida dos portadores de uma doença cuja única perspectiva na ausência do tratamento seria a morte[3,4].

O paciente que é indicado ou que escolhe a HD como forma de tratamento passa por graves alterações em sua rotina de vida, com restrição do consumo de água, da limitação na diversidade da alimentação, restrições em seu aspecto físico e com prejuízos à vida pessoal, familiar, profissional e social[4].

As complicações provenientes das comorbidades da DRC acarretam debilidade física, fraqueza, impossibilidade ou limitação de utilização do membro superior que abriga a fístula arteriovenosa como acesso para HD, complicações ósseas muitas vezes graves e deformantes, complicações cardiovasculares, musculares que, em conjunto, levam o paciente a manter um diálogo próximo com a incapacidade e sentimentos de inutilidade. Frequentemente a rotina do paciente em diálise é também modificada no âmbito familiar, onde se observa a alteração dos papéis familiares, tanto o homem quanto a mulher, antigos provedores do sustento ou da estrutura familiar, ou pelo menos colaboradores e mantenedores das rotinas e cuidados do lar e da família, passam a ser dependentes dos demais integrantes da família, piorando a debilidade emocional. O paciente não terá forças para ser o chefe da família, sente-se improdutivo para o trabalho, notoriamente, as perspectivas futuras e projetos individuais ficam comprometidos, assim como o estilo de vida familiar[3-6].

Uma das observações mais comuns dos profissionais de saúde que acompanham os pacientes renais crônicos é a depressão, caracterizada pela falta de ânimo, tristeza generalizada, choro frequente, sensação de inutilidade ou cobrança excessiva, irritabilidade, distúrbios do sono, entre outros sintomas observados na clínica. Segundo Zimmermann *et al*[7], além das características da personalidade e disposições genéticas, na DRC o processo depressivo surge associado a uma série de perdas duradouras além da função renal, o bem-estar, o papel familiar, a função sexual, entre outras, e pode interferir no prognóstico da doença.

O tratamento dialítico, embora traga melhoras clínicas evidentes, não resulta em cura e as comorbidades (biológicas e psicológicas) possivelmente acompanharão o paciente pelo tempo em que permanecer em tratamento, levando inevitavelmente ao questionamento, "como tratar atendendo a todas as necessidades do paciente"? Moritz[8] e Reiriz *et al*[9] dizem ser necessário tratar a dor, em um conceito de "conforto", mas sem que haja a sensação de abandono, acrescentando o olhar biopsicossocial e espiritual ao sujeito e à família, além do compromisso da equipe multiprofissional de forma a promover conforto diante dos sintomas álgicos, respiratórios, emocionais e espirituais.

O Ministério da Saúde criou o Programa Nacional de Humanização, sendo a humanização definida como valor, na medida em que busca resgatar o respeito à vida humana. Prevê a organização dos serviços de saúde considerando dois ângulos interdependentes: a humanização do atendimento ao público (cuidar do usuário) e a humanização das condições de trabalho do profissional de saúde (cuidar do cuidador)[10].

Pensando nesses fatores, a música é uma expressão artística cultural universal, capaz de resgatar, através de seu poder evocativo, sensações que modificam o cotidiano afetivo, social e profissional, favorecendo a saúde mental, a prevenção do estresse e o alívio do cansaço, é também capaz de gerar a reflexão, o bem-estar e a integração[11]. Alguns estudos vêm sendo desenvolvidos com a finalidade de compreender como a música interfere nos mecanismos fisiológicos, enquanto outros buscam explicar e aplicá-la na atividade de vida diária dos pacientes e no ambiente hospitalar, nesse caso, a intervenção musical proporciona um cuidado mais humano ao paciente, facilita a integração com a família e com a equipe de cuidados[11,12].

A música propõe abrir espaço para cultura, procura o sujeito por traz do paciente e promove o "resgate a si próprio", além disso, lança um novo olhar de humanização aos serviços hospitalares, procurando resgatar o "sentido do sentimento", tanto dos pacientes, quanto da equipe de saúde e demais profissionais dentro do hospital, agindo em conjunto com o paciente e seus familiares, ressignificando a essência da vida[12,13].

Os músicos selecionados para essa atuação diferenciada são escolhidos em função de suas competências técnicas musicais e também pelas suas atitudes pessoais, de relacionamento e capacidade de comunicação. A partir dessa seleção, passam por uma formação de um ano com características humanística, filosófica, de comunicação, psicológica, social e musical, diferenciando-se de outras formas de trabalho musical como: músicos terapeutas, músicos amadores, concertistas (músicos fazendo *shows*) e músicos caridosos, desenvolvem em sua formação a reflexão musical e um trabalho psicológico sobre a dor, o estresse, a solidão, a ruptura, a angústia e a morte, permitindo partilhar e interagir com as diversas pessoas no hospital[12,13].

O trabalho se dá por meio de visitas hospitalares individuais, ou seja, o músico profissional (ou um grupo de músicos, habitualmente 2 ou 3) passa quarto a quarto, leito a leito, entoando canções e/ou sons para cada paciente, integrando-o no ato musical e, desde que apropriado, envolvendo também familiares, acompanhantes e profissionais da equipe de saúde. O repertório e o conjunto de instrumentos são previamente selecionados de acordo com a realidade cultural regional e, principalmente, a vivência de cada sujeito[14]. Os músicos incorporam na sua metodologia de trabalho o conhecimento de que apenas 7% dos pensamentos e emoções são transmitidos pelas palavras; 38%, por sinais paralinguísticos; e 55%, por sinais do corpo[15,16].

Como instrumentos são utilizados violão e viola caipira, flauta doce e transversal, chocalhos, reco-recos e tambores, além de alguns instrumentos confeccionados por eles que simulam sons da natureza, como o vento e a água, e não possuem nomes específicos. O contato se faz aproximando-se e olhando nos olhos de cada indivíduo enquanto cantam, tocam e oferecem instrumentos para convidar e estimular o paciente a participar daquela canção e muitas vezes o contato físico (toque manual carinhoso) se estabelece, particularmente quando o paciente se emociona (por vezes chora de emoção) e o músico percebe a necessidade de dizer "entendemos suas dificuldades e estamos aqui para suavizar sua permanência nesse ambiente". Com raríssimas exceções, os pacientes, funcionários e familiares participam do ato musical com evidente manifestação de satisfação.

Essa experiência de músicos atuantes em hospitais existe na Europa há muitos anos e no Brasil, no melhor de nosso conhecimento, esta é a primeira experiência e aqui ficou conhecida como Músicos do Elo[13]. A proposta de trabalho dos Músicos do Elo em ambientes hospitalares, por ser uma experiência exitosa em vários serviços de geriatria, de cuidados paliativos e de pediatria na Europa, pareceu vir de encontro com as necessidades dos pacientes em HD[13]. Ao trazer aos indivíduos em HD a presença dos músicos e da sua música, propúnhamos tirá-los da condição de profunda preocupação, ansiedade e dependência da máquina. Envolvendo-os no ato musical, resgatar sentimentos positivos e harmoniosos de experiências passadas e a preocupação e a "proximidade da morte" serem afastadas. Os profissionais de saúde do centro de HD e os familiares dos pacientes também foram alvos da atenção dos Músicos do Elo, criando uma atmosfera de trabalho acolhedora. Acreditávamos que essa ação humanizadora no ambiente da HD iria resultar em melhora das condições psicológicas, da percepção de saúde e da qualidade de vida dos pacientes e familiares.

O trabalho dos Músicos do Elo difere das diversas abordagens de outros músicos presentes nos hospitais. Distingue-se dos musicoterapeutas que visam participar do processo terapêutico, mas aproxima-se desses ao almejar o bem-estar psicoafetivo dos pacientes. Os Músicos do Elo não concentram seu trabalho apenas nos pacientes, mas abordam o serviço de maneira global, tendo como alvo de atuação todas as pessoas presentes, o ambiente sonoro na sua dimensão relacional.

Os Músicos do Elo diferem dos animadores musicais, pois incorporam na sua metodologia de trabalho diversas dimensões da comunicação não verbal, a dimensão cinésica, proxêmica e tacêsica, pois sabemos que apenas 7% dos pensamentos e emoções são transmitidos pelas palavras. Diferem do músico de cena fazendo concertos ou *shows* em hospitais, pois se consideram interlocutores, parceiros das pessoas encontradas e não o centro das atenções. Sua intervenção musical é fundamentada em uma posição ética, filosófica e estética que visa resgatar a centralidade de cada pessoa presente nas instituições, inclusive a sua própria[13].

Os Músicos do Elo são profissionais experientes que recebem formação teórica e prática por um ano. O Prof. Flusser criou o primeiro diploma universitário de músicos intervenientes na Europa, na Universidade de Strasburg, França. Com sua colaboração e o apoio financeiro da Fundação de Amparo à Pesquisa do Estado de São Paulo (FAPESP), a Faculdade de Ciências Médicas e da Saúde – PUC/SP, *campus* de Sorocaba, pôde oferecer o primeiro curso de formação de Músicos do Elo no Brasil, um trabalho pioneiro de prática interdisciplinar de profissionais da cultura e da saúde em projetos de humanização hospitalar (Processo FAPESP Nº 2012/20.784-3).

Com esse projeto, além de propiciar a formação da primeira turma de Músicos do Elo no Brasil, pretendíamos também evidenciar, através de métodos científicos quantitativos e qualitativos reconhecidos, os benefícios que a atuação desses músicos no ambiente hospitalar pode trazer aos pacientes, à equipe de saúde e aos familiares.

ABORDAGEM METODOLÓGICA

O estudo pode ser caracterizado como qualitativo e quantitativo, observacional e de coorte, concorrente de grupos paralelos, tendo por referencial teórico as representações sociais de Moscovici[17], avaliando a atuação dos Músicos do Elo em uma atividade hospitalar específica (HD), e sua influência sobre a qualidade de vida dos pacientes expostos à intervenção por meio da percepção subjetiva de bem-estar (abordagem qualitativa) e de questionários específicos para avaliar a qualidade de vida e níveis de depressão (abordagem quantitativa). Foram constituídos dois grupos de trabalho, um grupo que passou pela intervenção, com os pacientes que realizavam HD às terças-feiras, quintas-feiras e sábados, e um grupo controle, com os pacientes que realizavam HD às segundas-feiras, quartas-feiras e sextas-feiras, ambos com 12 (doze) participantes. Selecionamos primeiro de forma aleatória o grupo de intervenção e, a partir dele, formamos o grupo controle de forma pareada, levando em consideração idade, sexo, doença de base que provocou a doença renal crônica e mesmo turno em que realizavam HD. As intervenções musicais duravam por volta de 1 hora, ocorreram aos sábados durante cinco meses. Para conhecer a interação dos músicos na HD ver o vídeo na página Músicos do Elo na internet: http://www.musicos-do-elo.org/para-saber-mais/hemodialise.

Embora todos os pacientes que realizavam HD aos sábados no primeiro e segundo turnos tenham recebido a intervenção musical, participaram formalmente do estudo apenas 12 pacientes com idade acima de 18 anos, que realizam TRS por HD há mais de 6 meses, participaram das avaliações. Os músicos não sabiam quais eram esses pacientes. Consideramos critérios de exclusão do estudo a evidência ou aparente déficit intelectual, déficit auditivo grave ou doenças neurodegenerativas em grau avançado que impossibilitassem a aplicação ou compreensão dos questionários e da entrevista de avaliação. Todos esses critérios foram verificados no prontuário eletrônico do paciente e discutidos entre os pesquisadores.

Para a avaliação qualitativa foram realizadas entrevistas semiestruturas com os pacientes submetidos às intervenções musicais. Essas entrevistas foram analisadas tendo como referencial teórico a teoria das Representações Sociais de Moscovici[17] e as expressões-chave submetidas à análise do discurso do sujeito coletivo de Lefrève[18], gerando, ao final, uma redação descritiva das percepções dos sujeitos da pesquisa a respeito do bem-estar.

O discurso do sujeito coletivo é uma ação organizadora e de tabulação de dados verbais e qualitativos que consiste basicamente em analisar o material extraído de cada depoimento, criando-se uma resposta única sob a forma de um ou vários discursos-síntese, escritos na primeira pessoa, utilizando-se o vocábulo original, não interpretado, como se a coletividade fosse o emissor do discurso. São selecionadas de cada resposta "expressões-chave" que são partes importantes das respostas dos sujeitos. Essas expressões correspondem às ideias centrais das respostas e, em um segundo momento, aglomeradas, irão gerar o dado quantitativo da análise[19].

Para as avaliações quantitativas foram utilizados dois instrumentos de avaliação: *Kidney Disease and Quality of Life – Short Form* – versão 1.3, que analisa os sujeitos em 22 dimensões ou domínios (KDQOL). Os valores que mais se aproximarem do máximo (100) consistem em melhores níveis de qualidade de vida, enquanto os valores mais próximos a 0 são considerados com pior qualidade de vida naquele determinado item. Classificamos a pontuação da seguinte forma: as dimensões ou domínios que pontuassem entre 0 e 50, consideramos "baixa qualidade de vida"; aos que pontuassem acima de 50 consideramos com "boa qualidade de vida"[20].

O instrumento *The Hamilton Rating Scale for Depression* (Escala de Hamilton para Depressão, HAM-D), como instrumento de avaliação de depressão, tem como referência a observação clínica[21].

Os dados foram analisados para identificar a percepção da atuação dos músicos sobre a vida das pessoas envolvidas de acordo com o roteiro proposto por Minayo e Lefèvre sobre a análise do discurso[18,22]. Os dados quantitativos foram analisados e comparados pelo teste "t" de Student quando se tratava de variáveis contínuas com distribuição normal e através do teste de qui-quadrado (χ^2) quando se tratava de variáveis categóricas.

Todos os procedimentos foram realizados de acordo com as Diretrizes e Normas Regulamentadoras de Pesquisas, envolvendo seres humanos do Conselho Nacional de Saúde, Resolução 196/96[23], autorização prévia da direção da instituição, projeto de pesquisa e o termo de consentimento livre e esclarecido (TCLE), e aprovados pelo Comitê de Ética da Faculdade de Ciências Médicas e da Saúde da PUC-SP, *campus* Sorocaba.

Os participantes foram pareados por sexo, idade, doença de base e tempo em HD. Cada grupo possuía 6 homens e 6 mulheres, sendo 71% casados, a idade entre 31 e 60 anos constituiu 75% da amostra e 46% tem o tempo de tratamento entre 13 e 48 meses.

No grupo controle, na avaliação pré-intervenção, encontramos 13 domínios com indicadores de boa qualidade de vida (> 50) e 9 com indicadores de baixa qualidade de vida. Na avaliação pós-intervenção, os valores encontrados foram 13 domínios com boa qualidade de vida (> 50) e 9 domínios com baixa qualidade de vida (≤ 50). Nesse grupo, observamos melhora significante em um item (efeitos da doença renal) e piora significante em dois itens (bem-estar emocional e saúde em geral).

No grupo intervenção, na avaliação pré-intervenção, encontramos 16 domínios com indicadores de boa qualidade de vida e 6 com baixa qualidade de vida. Após a intervenção dos músicos, os domínios com indicadores de boa qualidade de vida mantiveram-se em 16, e os domínios com baixa qualidade de vida, em 6. Entretanto, observamos valores significantes de melhora nos itens "sintomas/problema", "*status* do trabalho" e "diálise encorajamento pessoal" e nenhum item com piora após a intervenção.

Com a escala de Hamilton, instrumento responsável pela observação de marcadores de comportamento depressivo, observamos no grupo controle, na primeira avaliação, 11 participantes com indicadores de depressão moderada ou grave e apenas 1 participante sem indicadores de depressão ou com depressão leve. Na segunda avaliação, 11 sujeitos com indicadores de depressão moderada ou grave e 1 sem depressão ou depressão leve, praticamente os mesmos valores (χ^2 = 1; não significante).

No grupo intervenção, notamos redução nos marcadores de depressão. Inicialmente, na avaliação pré-intervenção, havia 10 participantes com sintomas de depressão moderada ou grave e 2 sem indicadores de depressão ou depressão leve. Após a intervenção dos músicos, a reaplicação da escala revelou 6 participantes com indicadores de depressão moderada ou grave e 6 sem indicadores de depressão ou depressão leve (diferença significante, χ^2 = 0,02).

Nas entrevistas com perguntas abertas observamos que 94% das respostas atendiam de forma clara o questionamento. Foram realizadas apenas 8 entrevistas entre os pacientes do grupo intervenção, pois 4 faleceram entre o final do estudo e o momento das entrevistas.

A ideia central mais observada (> 70%) para a pergunta "Que sensações você viveu quando os músicos vieram tocar para você?" foi: "A música possibilita o resgate de sentimentos positivos durante a diálise".

> "Sentia que não estava sozinho na diálise, me senti viva(o), esquecia a agulha no braço. Eu vivi uma sensação boa, é lindo os ver cantando pra gente, ouvir essas músicas antigas. Quando eles chegavam perto, sentia a energia positiva, quando eles pegavam na gente e olhavam olho no olho. Me sentia viva(o) com música".

A ideia central mais observada (> 67%) para a pergunta "você se lembrou de alguma coisa enquanto os músicos tocavam pra você?" foi: "A música durante o processo de HD trouxe recordações da infância para mim".

> "Lembrei um pouco da minha infância e da época que as coisas eram mais fáceis. Lembrei-me do tempo de mocidade, das músicas que a gente ouvia, da época em casa, com a irmandade, que ficávamos ouvindo o rádio à tarde, das cantigas de roda que a gente cantava. Lembrei-me da minha mãe cantando pra gente. Era muito bom".

A ideia central mais observada (> 50%) nas respostas à pergunta "qual o sentido da música para você?" foi: "A música tem um sentido afetivo".

> "Era como se eles quisessem me agradar, traziam alegria, felicidade, saúde, tudo de bom. Parecia que a gente ficava feliz sem motivo, mas o motivo era a vida".

A ideia central mais observada (> 67%) para a pergunta "qual é a sensação de tempo na presença da música?" foi: "A música trouxe a percepção de redução de tempo (em HD)".

> "Toda vez que tem alguma coisa boa aqui o tempo passa mais rápido, rapidinho, voa. Eu não consigo dormir, então qualquer coisa ajuda, mas eles ficam pouco tempo".

As ideias centrais mais observadas (ambas 38%) à pergunta "houve alguma diferença no ambiente de tratamento?" foram: "A música traz uma sensação de mudança no ambiente; a música trouxe uma mudança no comportamento dos funcionários".

> "Fica mais animado, mais barulhento, mas é um barulho bom. Com música tudo muda pra bom".
>
> "Os funcionários estavam mais pertos da gente, eles brincam mais, são uns amores e sempre estão ajudando a gente. Eles são muito bonzinhos, sempre estão sorrindo, então fica mais alegre dialisar".

As ideias centrais mais observadas (ambas 38%) nas respostas à pergunta "você percebeu alguma mudança nos funcionários após a atuação dos músicos?" foram: "A música modificou a atuação dos funcionários em ordem emocional; os funcionários participaram mais ativamente do processo".

> "Os funcionários ficam mais animados, eles também gostam de ficar ouvindo as músicas e até os médicos vêm ouvir. Notei que eles cantam e dançam junto com a gente".
>
> "Sempre que tem atividades de sábado eles participam, tocam cantam e brincam, muito legal, né"?

A ideia central mais observada (> 56%) como resposta à pergunta "existe algum comentário a mais que você gostaria de fazer sobre a intervenção musical que vem sendo feita com os pacientes?" foi: "Os pacientes pedem que não acabem estas intervenções".

"Gostaria que estas atividades não acabassem, porque eles são muito atenciosos, não só os músicos, mas qualquer uma destas coisas pra gente. A gente podia fazer uma listinha né? Nós gostamos muito".

Observamos que os escores de qualidade de vida avaliados pelo KDQOL nos diferentes domínios, medidos antes e depois da interação com os músicos, sofreram alterações favoráveis e desfavoráveis. As modificações favoráveis mais relevantes no grupo intervenção foram nos domínios "limitações do papel emocional", "SF-12 composto de saúde mental", "sintomas/problemas", "*status* para o trabalho", "diálise encorajamento pessoal", "qualidade e função da interação social". Entretanto, nem todas essas alterações foram estatisticamente significantes.

O domínio "papel das limitações emocionais" apresentou melhora, embora não estatisticamente significante ($p = 0{,}08$), ou seja, observou-se tendência dos pacientes a enfrentar melhor as adversidades próprias da doença e do tratamento. Esses fatores acabam melhorando também a adesão ao tratamento. Assim, corroborando o descrito por Rezende[24], que a adesão ao tratamento da DRC inclui o aceite da terapêutica, as peculiaridades de cada paciente e o relacionamento com a equipe multidisciplinar, a presença dos músicos melhorou esses vínculos.

A melhora no relacionamento com a equipe profissional foi observada quando avaliamos o domínio "diálise encorajamento pessoal", com melhora significante do ponto de vista estatístico ($p < 0{,}05$), que trata do encorajamento dado aos pacientes pelos profissionais que atuam na HD, interferindo favoravelmente no dia a dia do tratamento. Os funcionários participaram junto com os músicos das intervenções, tocando e cantando. Aparentemente, os pacientes observaram a participação dos funcionários no processo da música como um facilitador, melhorando os vínculos interpessoais, com reflexo também nos domínios das "relações sociais", "qualidade da interação social" e "função social".

Com a mudança da rotina, o domínio "sintomas/problema" apresentou aparente melhora (no limite da significância estatística, $p = 0{,}05$). Esse domínio reflete a maneira como os pacientes veem e lidam com as comorbidades associadas à DRC, dentro e fora do processo dialítico. Em um domínio de avaliação semelhante ao anterior, embora não fosse objetivo de avaliação do estudo, foram registradas com menor frequência as queixas comuns durante a HD. Nesse caso, o espaço mental, antes ocupado com as intercorrências comuns durante a HD, tais como dor de cabeça, falta de ar, câimbras, hipotensão, entre outras, diminuíram significativamente, dando lugar à música e às emoções e sentimentos que ela resgata.

A intervenção dos músicos possivelmente repercutiu fora do ambiente de diálise, visto que o domínio "*status* do trabalho", que trata da disposição dos pacientes dialisados para realizar tarefas, laborais ou não, mostrou significativa melhora ($p = 0{,}02$). Inegavelmente, a disposição para o trabalho está ligada ao estado emocional, ou seja, sofreram influência da interação que os músicos inseriram no ambiente de HD.

Dessa forma, observando todos esses efeitos positivos associados à presença dos músicos no ambiente da HD, não é de estranhar que os marcadores de sintomas depressivos, considerados hoje um dos principais problemas emocionais entre os pacientes com DRC em TRS, tenham sofrido mudanças positivas no grupo que recebeu a intervenção.

Beck *et al*[25] afirma que a depressão, ou perda do interesse pela vida, pode ser terapeuticamente tratada por mudanças nas relações com o outro, o alívio da sensação de culpa e alterações ambientais, instância última resultante da interação dos músicos no ambiente da HD. A interpretação de ter havido modificação do ambiente baseia-se no fato de que a troca de rotina pode funcionar como um catalisador para redirecionar o paciente a novas experiências adequadas aos níveis de tolerância de cada sujeito, elevando o nível de otimismo, a aspiração e o desempenho em novas atividades.

Assim, através da música, capaz de resgatar sensações, afetos e modificar o ambiente, a rotina de HD modificou-se com a presença dos músicos e observamos que os pacientes experimentaram um resgate emocional e vivenciaram novas perspectivas de quebra de rotina dialítica[14].

Freud interessava-se pelos fenômenos de massa e notou que esses ocorriam por identificação de um líder, assim direcionou a teoria da mente para um sentido social, a fim de poder explicar esses fenômenos. Ao passar do nível coletivo para o individual, Freud desenvolveu uma teoria social da mente[26]. Pensando no discurso do sujeito como um delineador do discurso coletivo, as falas dos pacientes expõem os sentimentos do coletivo, refletindo sobre o que representa (a perda de) tempo de diálise, a quebra positiva da rotina, o resgate das sensações e sentimentos anteriormente vividos e a sensação de carinho, proteção e acolhimento, ficando claro que houve um resgate das pulsões de vida nesses pacientes, favorecendo o fortalecimento egoico.

Finalmente, lembramos que a interface cultura/saúde esteve presente em todas as atividades realizadas durante o projeto, o que nos permitiu criar o conceito de saúde cultural, reflexão apresentada em um artigo específico[27].

CONCLUSÕES E COMENTÁRIOS FINAIS

Após a intervenção dos músicos no centro de diálise observamos que houve modificações tanto nos pacientes quanto na equipe de funcionários.

Inicialmente, concluímos que os parâmetros de qualidade de vida dos pacientes em TRS obtidos através do KDQOL-SF são notoriamente abaixo dos padrões medianos discutidos pela literatura na população geral, semelhante a outros estudos na DRC (preferências). Os marcadores que caracterizam estados depressivos observados através do HAM-D mostrou grande inclinação para o estado deprimido.

Após a intervenção dos músicos, observamos mudanças favoráveis em alguns parâmetros na qualidade de vida e no bem-estar dos pacientes. Os marcadores de qualidade de vida sofreram melhoras nos parâmetros de saúde emocional, social, percepção da doença e determinação para a execução de atividades.

Os marcadores de depressão indicaram que a metade dos pacientes que apresentava sinais de depressão teve melhora substancial, deixando de integrar o grupo com depressão moderada a grave na avaliação da escala de HAM-D.

A percepção subjetiva dos pacientes a respeito da atuação dos músicos foi francamente favorável, demonstrando que a intervenção aflora sensações e sentimentos positivos que, em última análise, determinam melhora em alguns aspectos psicológicos da qualidade de vida, do bem-estar, de disposição para o trabalho e nas relações sociais e afetivas da tríade paciente/funcionário/família.

Como observadores do processo, ainda que nele envolvidos, pudemos também concluir que a ação transformadora dos músicos no ambiente da HD, mesmo que por um período curto, provocou enorme mudança inicial que se consolidou com o tempo e, a partir desse segundo momento, deixou de ser só a música, os músicos e suas consequências diretas, passando a provocar mudanças no comportamento das pessoas que vivenciaram o processo, que extrapolam a simples vivência musical. Os envolvidos no projeto passaram a ser mais pró-ativos, mais atenciosos e sensíveis com os pacientes (como se fosse uma descoberta da pessoa existente naquele "corpo doente"), pudemos observar melhora da relação entre os funcionários (como se fosse a descoberta da pessoa naquele "colega de trabalho"), enfim, todo o ambiente da HD se modificou. Acreditamos também que se essa atividade musical for mantida e outras ações humanizadoras forem implementadas (como vêm acontecendo), iremos crescer como pessoas, mas se forem interrompidas a mesmice irá retornar ao nosso ambiente de trabalho.

Agradecimentos

Ao Prof. Dr. Victor Flusser da Universidade de Strasburg, França, músico, maestro e educador, criador do conceito e responsável pela formação de músicos atuantes em ambientes hospitalares e que no Brasil teve o nome de "Músicos do Elo". Faz este trabalho há mais de 15 anos em vários países na Europa (França, Itália, Portugal, Alemanha e Espanha) e desenvolveu o primeiro curso de formação dos Músicos do Elo no Brasil, cujos alunos foram os participantes desta intervenção no serviço de HD do Centro de Diálise e Transplante Renal situado no Hospital Santa Lucinda em Sorocaba, SP. O Prof. Victor é o idealizador, eterno condutor e entusiasta deste maravilhoso trabalho cultural e de humanização do ambiente hospitalar e da saúde.

Ao Prof. Dr. Luiz Fernando Santoro, da Escola de Comunicação e Arte da USP (Cinema), responsável pela excelente documentação audiovisual deste projeto desde a sua origem na França, até os dias atuais no Brasil.

Aos músicos do elo Wilson Brisola Fabro e Leilianne Teixeira Camargo, que fizeram parte da primeira turma de alunos e realizaram com muita competência, dedicação e carinho as intervenções que aqui estão relatadas. Posteriormente foram preceptores da turma seguinte já como formadores.

Aos músicos participantes da segunda turma de "Músicos do Elo", que também participaram deste trabalho com grande empenho e dedicação no Serviço de HD, UTI Adulto, UTI Neonatal e Serviço de Pediatria do Hospital Santa Lucinda, Sorocaba, SP. Foram eles Alice de Souza Machado, André Luiz de Oliveira, Diego Angelini, Deisi Pierina Baptistella Marques, Isabela da Costa Barboza, Maria Aparecida Gonçalves de Almeida e Sarah Alencar Alves. A todos em nosso nome, dos pacientes e funcionários nosso imenso respeito e gratidão.

À Fundação de Amparo à Pesquisa do Estado de São Paulo (FAPESP), pelo auxílio- pesquisa concedido que viabilizou o projeto e a formação dos músicos do elo (Proc. Nº 2012/20784-3).

À Faculdade de Ciências Médicas e da Saúde da PUC-SP, *campus* Sorocaba, e ao Hospital Santa Lucinda que abrigaram o projeto, sem o que não seria realizado.

Ao Centro de Diálise e Transplante Renal (Sorocaba-SP), seus funcionários, médicos, pacientes e familiares que receberam de forma sempre muito acolhedora e carinhosa toda a equipe do projeto e receberam em troca também muito carinho e atenção dos músicos e demais profissionais.

Vídeo demonstrativo do projeto pode ser visto em: http://www.musicos-do-elo.org/para-saber-mais/hemodialise

REFERÊNCIAS BIBLIOGRÁFICAS

1. Hamer RA, El Nahas AM. The burden of chronic kidney disease. *BMJ* 2006; **332**: 563-564.
2. Sesso, RC, Lopes AA, Thomé FS *et al.* Inquérito Brasileiro de Diálise Crônica 2013 – Análise das tendências entre 2011 e 2013. *J Bras Nefrol* 2014; **36**: 476-481.
3. SBN, SOBEN, ABCDT, APRC. Perfil da Doença Renal Crônica. O Desafio Brasileiro. Disponível em: http://www.prefeitura.sp.gov.br/cidade/secretarias/upload/saude/arquivos/programas/Doenca_Renal_Cronica.pdf, acessado em 29/01/2016.
4. Machado LR, Car MR. A dialética da vida cotidiana de doentes com insuficiência renal crônica: entre o inevitável e o casual. *Rev Esc Enferm USP* 2003; **37**: 27-35.
5. Minayo MCS, Hartz ZMA, Buss PM. Qualidade de vida e saúde: um debate necessário. *Cien Saude Colet* 2000; 5: 7-18.
6. Jodelet D. Representations sociales: un domaine en expansion. In Jodelet D (ed). *Les Representations Sociales.* PUF: Paris, 1989, pp 31-61.
7. Zimmermann PR, Carvalho JO, Mari J. Impacto da depressão e outros fatores psicossociais no prognóstico de pacientes renais crônicos. *Rev Psiquiatr* 2004; **26**: 312-318.
8. Moritz RD. Cuidados Paliativos nas Unidades de Terapia Intensiva. Atheneu: São Paulo, 2012, pp 1-118.
9. Reiriz AB, Scatola RP, Buffon VR *et al.* Cuidados paliativos, a terceira via entre eutanásia e distanásia: ortotanásia. *Prática Hosp* 2006; **48**: 77-82.
10. Brasil. Ministério da Saúde. Programa Nacional de Humanização da Assistência Hospitalar. Brasília. 2001. Disponível em: http://bvsms.saude. gov.br/bvs/publicacoes/pnhah01.pdf. Acessado em 22/01/2016.
11. Ferreira CM, Remedi PP, Lima RAG. A música como recurso no cuidado à criança hospitalizada: uma intervenção possível? *Rev Bras Enferm* 2006; **59**: 689-693.
12. Leão ER, Flusser V. Música para idosos institucionalizados: percepção dos músicos atuantes. *Rev Esc Enferm USP* 2008; **42**: 73-80.
13. Flusser V. *Músicos do Elo.* AnnaBlume: São Paulo, 2013, pp 69-73.
14. Flusser V. Para uma definição da música em meio de saúde. *Cad Mus Hosp* 2005; **1**: 3-6.
15. Birdwhistell RL. Kinesis and context. Psycho Babel. University of Pennsylvania Press: Philadelphia, 1970, pp 55-70.
16. Hall ET. A dimensão oculta. Martins Fontes: São Paulo, 2005, 258p.
17. Moscovici S. Representações sociais, investigações em psicologia social. 7ª ed. Editora Vozes: São Paulo, 2003, pp 50-88.
18. Lefèvre F. Discurso do Sujeito Coletivo. Disponível em: http://www.fsp.usp.br/quali-saude/Discurso_sujeito_coletivo.htm. Acessado em12/01/2016.
19. Lefèvre AMC, Crestana MF, Cornetta VK. A utilização da metodologia do discurso do sujeito coletivo na avaliação qualitativa. *Saúde e Soc* 2003; **12**: 68-75.
20. Duarte PS, Ciconelli RM, Sesso R. Cultural adaptation and validation of the "Kidney Disease and Quality of Life-Short Form (KDQOL-SF 1.3)" in Brazil. *Braz J Med Biol Res* 2005; 38: 261-270.
21. Calil HM, Pires MLN. Aspectos gerais das escalas de avaliação de depressão. *Rev Psiq Clin* 1998; **25**: 240-244.
22. Minayo MCS, Sanches O. Quantitativo-qualitativo: oposição ou complementaridade? *Cad Saúde Publ* 1993; **9**: 239-248.
23. Brasil. Conselho Nacional de Saúde. Resolução Nº 196 de 10 de outubro de 1996. Disponível em: conselho.saude.gov.br/resolucoes/1996/reso196.doc. Acessado em 12 de maio de 2012.
24. Rezende RC, Porto IS. Cuidado de enfermagem para clientela em hemodiálise: suas dimensões instrumentais expressivas. *Rev Eletrônica Enferm* 2009; **11**: 266-274.
25. Beck A, Alford B. *Depressão: Causas e Tratamento.* 2ª ed. Artmed: São Paulo, 2011, pp 344-370.
26. Freud S. Prefácio a "Juventude desorientada" de Aichhom. In Salomão J (ed). Edição *Standard Brasileira das Obras Psicológicas Completas de Sigmund Freud.* Imago: Rio de Janeiro, 1976, pp 305-310.
27. Flusser V, Santoro LF, Almeida FA. A saúde cultural: uma consideração referencial do projeto músicos do elo. *Rev Fac Cienc Med Sorocaba* 2014; **16**: 104.

19

PRECISÃO DA DOSAGEM DE CREATININA: ONDE ESTAMOS NO BRASIL?

Renata de Almeida França
Rodrigo Bueno de Oliveira

◆

INTRODUÇÃO

A avaliação das funções dos rins é essencial na prática médica. A forma de avaliação mais utilizada é a medida, ou estimativa, do ritmo de filtração glomerular (RFG), que é considerada o parâmetro que melhor representa o conjunto das diversas funções dos rins[1-3].

O RFG pode ser medido por meio de diversos marcadores exógenos, como inulina, ioexol, iotalamato, etilenodiaminotetra-acético-Cr^{51} (EDTA-Cr^{51}), ácido dietilenotriaminopenta-acético-Tc^{99m} (DTPA-Tc^{99m}). Apesar de serem precisos, esses testes apresentam as desvantagens de custo elevado, dificuldade técnica e disponibilidade limitada, geralmente restritos a centros de pesquisa[4,5].

Dessa forma, a creatinina permanece como marcador mais comumente utilizado para avaliar o RFG, apresentando as vantagens de ser um marcador endógeno, facilidade técnica, ampla disponibilidade em laboratórios clínicos, além de precisão e custos razoáveis[4,6].

Existem limitações do uso da creatinina como marcador. Podemos citar a possibilidade de superestimação do RFG, pois cerca de 1/4 de sua depuração pode ocorrer devido à secreção tubular[7]. O nível sérico da creatinina (Cr_p) também pode elevar-se por influência de medicamentos, independente do RFG, entre os quais podemos citar a cimetidina e a trimetoprima, que inibem a secreção tubular, e o hormônio de crescimento e o fenofibrato, responsáveis por aumentar sua taxa de produção. Outro problema na interpretação da creatinina ocorre nas hepatopatias, nas quais sua produção se encontra reduzida, causando níveis séricos falsamente baixos, a despeito de queda do RFG[8]. Além disso, a Cr_p tem relação direta com a quantidade de massa muscular e sofre influências de fatores como idade, gênero, raça e dieta[4,6].

Para entendermos todos esses fatores de interferência em relação à dosagem da creatinina e seu uso na avaliação da função renal, convidamos o leitor a revisar os seguintes tópicos ao longo deste capítulo: metabolismo da creatinina, equações para estimar o RFG, métodos de dosagem da creatinina, e padronização da dosagem de creatinina e seu *status* no Brasil.

METABOLISMO DA CREATININA

A creatinina, peso molecular de 113Da, é produzida como resultado da desidratação não enzimática da creatina muscular. A creatina, sintetizada no fígado, rim e pâncreas, é transportada para as células musculares e cérebro, nos quais sofre fosforilação a creatina-fosfato, atuando como reservatório de energia. Em condições fisiológicas, tanto a creatina-fosfato como a creatina espontaneamente perdem o ácido fosfórico ou água, respectivamente, para formar seu anidrido, a creatinina. A creatinina livre não é reutilizada no metabolismo corporal e assim funciona somente como um produto dos resíduos de creatina[9].

A seguir, a creatinina sofre difusão do tecido muscular para o plasma de onde é removida quase inteiramente e em velocidade relativamente constante por filtração glomerular, mantendo estreita faixa de variação dos níveis séricos de creatinina, em torno de 4% em um mesmo indivíduo, permitindo estimativa do RFG por meio de dosagem única[6,8,10].

Zatz propõe interessante analogia do metabolismo da creatinina: um tanque de água contendo um ralo (rins) e uma torneira mantendo jorro de água (produção muscular de creatinina), no qual a oferta de água (Cr) se iguala ao escoamento. Assim, o volume hídrico (Cr_p) é mantido constante (Fig. 19.1)[6].

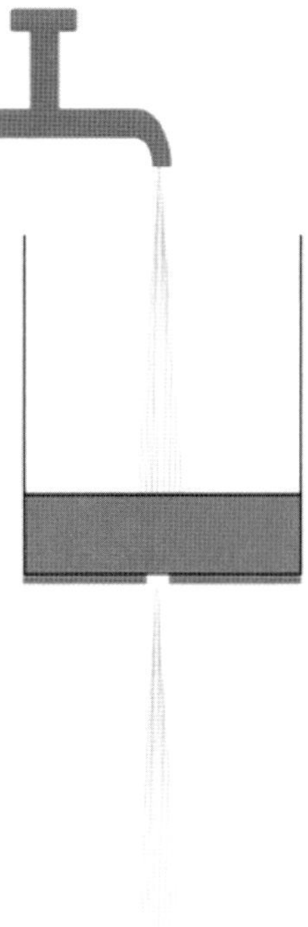

Figura 19.1 – Representação de um tanque em situação estacionária, no qual o nível de água é mantido, pois a torneira apresenta jorro equivalente à vazão do ralo (cedido e reproduzido com permissão do autor)[6].

Mesmo que esse sistema sofra alterações momentâneas, como o despejo de volume extra de água, o aumento do nível hídrico acarretará elevação da pressão hidráulica e, consequentemente, do escoamento, fazendo o nível de água retornar ao valor anterior. O contrário acontece se reduzirmos o volume de água da torneira. Já diminuindo o escoamento de água através da redução do diâmetro do ralo, o nível hídrico se elevará, aumentando a vazão até se igualar à oferta de água. Nesse caso, um nível hídrico mais elevado será mantido. Em todas as situações estacionárias citadas, o balanço hídrico é mantido (jorro = vazão)[6].

Por analogia, a produção ($Prod_{creat}$) e a excreção urinária de creatinina ($Cr_u \times volume_u$) seguiriam a mesma dinâmica do tanque de água, sendo equivalentes, respectivamente, ao jorro e à vazão. Assim, o nível de água corresponde ao nível sérico de creatinina (Cr_p), e o diâmetro do ralo, ao do RFG. Em situações fisiológicas, o organismo mantém uma situação estacionária na qual a excreção de Cr_u se iguala à $Prod_{creat}$[6].

Uma vez que a carga excretada na urina praticamente se iguala à carga filtrada, podemos concluir que a concentração plasmática de creatinina é inversamente proporcional ao RFG:

$$Prod_{creat} = Cr_p \times RFG \rightarrow Cr_p = Prod_{creat} / RFG$$

No entanto, a relação inversa entre a creatinina plasmática e o RFG não é linear, podendo ocorrer perda importante de função renal mesmo diante de elevações séricas discretas (Fig. 19.2)[6].

Vale lembrar que outro fator que influencia o Cr_p é a quantidade de massa muscular, sendo diretamente proporcional à $Prod_{creat}$. Dessa forma, indivíduos musculosos podem apresentar Cr_p elevada com RFG dentro da faixa de referência, enquanto franzinos, mesmo diante de RFG reduzido, podem manter Cr_p dentro da faixa de referência[2,6]. O envelhecimento, ao causar perda progressiva de néfrons funcionais, deveria associar-se à elevação da Cr_p, porém, como ocorre simultaneamente perda de massa muscular, é comum observar Cr_p dentro da faixa de referência, mesmo diante do RFG reduzido[6].

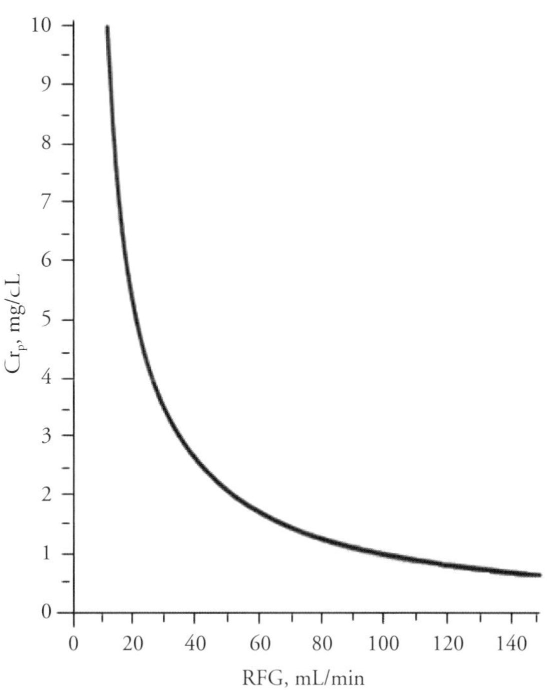

Figura 19.2 – Relação inversa entre a concentração plasmática de creatinina e o ritmo de filtração glomerular (cedido e reproduzido com permissão do autor)[6]. Cr_p = creatinina plasmática; RFG = ritmo de filtração glomerular.

EQUAÇÕES PARA ESTIMAR O RFG

Devido à variedade de fatores que influenciam o Cr_p e à dificuldade de sua interpretação, foram criadas fórmulas matemáticas que utilizam esse parâmetro para estimar o RFG (eRFG). A mais utilizada é a de Cockcroft-Gault[11], devido à simplicidade dos parâmetros clínicos englobados[6].

$$eRFG = \frac{(140 - \text{idade}) \times \text{peso corporal}}{72 \times Cr_p}$$

O resultado obtido deve ser multiplicado por 0,85 em mulheres em virtude da menor massa muscular. Note-se que essa fórmula pode superestimar a função renal em indivíduos obesos ou edemaciados[12].

Outra fórmula que estima o RFG é a equação de Levey, oriunda do estudo *Modification of Diet in Renal Disease*, conhecido por sua sigla em inglês *MDRD*[13,14]. Existem duas fórmulas, a completa e a simplificada, que se diferenciam pelo fato de a primeira incluir as dosagens séricas de albumina e o nitrogênio ureico (*blood urea nitrogen – BUN*)[4,12], podendo este ser convertido para ureia sérica em miligramas por decilitro ao se multiplicar por 2,14[15]. As duas equações são demonstradas abaixo, respectivamente:

$$eRFG = 170 \times (Cr_p)^{-0,999} \times (\text{idade})^{-0,176} \times BUN^{-0,170} \times \text{albumina}^{0,318} \times (0,762 \text{ para mulheres}) \times (1,18 \text{ para afrodescendentes})$$

$$eRFG = 186 \times (Cr_p)^{-1,154} \times (\text{idade})^{-0,203} \times (0,742 \text{ para mulheres}) \times (1,212 \text{ para afrodescendentes})$$

Desenvolvida em portadores de doença renal crônica (DRC), é capaz de estimar adequadamente a função renal em pacientes com *clearance* de creatinina menor que $60mL/min/1,73m^2$, entretanto, não parece precisa em populações obesas, com função renal normal, ou de etnias diferentes fora dos Estados Unidos da América, tendendo a superestimar o RFG[12].

Em 2009 foi criada a equação CKD-EPI (*Chronic Kidney Disease Epidemiology Collaboration Study*), que utiliza os mesmos dados clínicos do estudo *MDRD* (creatinina sérica, idade, sexo e etnia), para ser precisa tanto em pacientes com DRC, quanto em indivíduos com RFG mais elevados[16]. Baseia-se no seguinte cálculo:

$$eRFG = 141 \times \min (Cr_p/\kappa, 1)^{\alpha} \times \max (Cr_p/\kappa, 1)^{-1,209} \times 0,993 (\text{idade}) \times 1,018 (\text{para mulheres}) - 1,159 (\text{para afrodescendentes})$$

Onde, "k" é igual a 0,7 para mulheres e 0,9 para homens, $^{\alpha}$ é –0,329 no sexo feminino e –0,411 no masculino, "min" e "max" correspondem, respectivamente, ao valor mínimo e máximo da relação Cr_p/k[16].

Na população pediátrica, a fórmula de Schwartz[17] é a mais utilizada para avaliação de função renal, utilizando a creatinina sérica, a estatura e uma constante empírica "k", que ajusta o cálculo para a massa muscular e o método de dosagem de creatinina. Na sua forma simplificada, "k" tem valor de 41,3, como demonstrado abaixo[18]:

$$eRFG = \frac{41,3 \times \text{estatura (m)}}{Cr_p}$$

A criação contínua de fórmulas para o cálculo do RFG em busca de acurácia demonstra o quão importante é a estimativa adequada da função renal para a prática clínica. Algumas de suas principais utilidades são diagnosticar e classificar doenças renais, auxiliar a definição prognóstica, a escolha terapêutica e o referenciamento ao nefrologista. A terapia renal substitutiva é indicada em estágios avançados da DRC. Além disso, o eRFG permite corrigir doses de medicações, evitando toxicidades sistêmicas, avaliar risco de doenças cardiovasculares e identificar população suscetível à lesão renal aguda (LRA) relacionada a procedimentos invasivos terapêuticos ou diagnósticos, permitindo assim a instituição de profilaxia[2,4,16].

Desde estudo realizado por Chemise *et al* foi sugerida a existência de uma "faixa cega" da creatinina, na qual a Cr_p permaneceria dentro do intervalo de referência, a despeito da queda do RFG, à custa do aumento da secreção tubular. Os achados dessa pesquisa indicaram que seria necessário redução do RFG maior que 50% para que a Cr_p se elevasse, questionando a utilização da creatinina para estimativa da função renal[8,19]. Consequentemente, pesquisas foram realizadas visando encontrar o marcador ideal do RFG, como a realizada por Spanaus *et al*, na qual se comparou a creatinina com dois marcadores de baixo peso molecular, a cistatina C e a proteína beta traço, para diagnóstico, estadiamento e predição de progressão da DRC. Os três demonstraram desempenho semelhante ao considerar a variação dos níveis séricos de creatinina no mesmo indivíduo como variável contínua, em vez do simples uso do intervalo de referência[8,20].

MÉTODOS DE DOSAGEM DA CREATININA

Um dos primeiros métodos a ser descrito para dosar a Cr_p foi a reação de Jaffé, em 1886, na qual a creatinina forma um cromógeno alaranjado (complexo de Janovski) após a adição do picrato alcalino[9,21,22]. Apesar de simples e largamente aceito na prática clínica, é um teste que sofre interferência de diversos fatores *in vitro* que podem superestimar a creatinina em até 20%, devido à formação de cromógenos não constituídos por creatinina[22]. As interferências positivas podem ser classificadas em duas categorias: a) substâncias como a glicose, ácido ascórbico e ácido úrico, que reduzem o picrato alcalino; e b) substâncias que reagem com o picrato alcalino e formam o cromógeno, como o acetoacetato, piruvato, cefalosporinas e proteínas[1,4,22,23].

Modificações na reação de Jaffé vêm sendo propostas a fim de melhorar sua acurácia e limitar os fatores de interferência. Entre essas, encontram-se desproteinização da amostra, isolamento da creatinina a partir da absorção por reagente de Lloyd (por exemplo, silicato de alumínio, terra de Fuller lavada), e utilização de métodos cinéticos por meio de aparelhos automatizados, com resultados precisos e facilmente reprodutíveis. Em métodos cinéticos não é necessária a desproteinização do plasma, pois a reação entre as proteínas e o picrato alcalino é lenta, não ocorrendo na velocidade habitual da reação cinética[24].

Outra alteração sugerida à reação original de Jaffé foi a utilização de diferentes pH da amostra, variando de 9,65 a 11,5 com o uso de tampão fosfato e eliminando interferências de proteínas e outras substâncias[24].

A partir de 1970 foram desenvolvidos os métodos enzimáticos com a finalidade de aumentar a especificidade da dosagem de creatinina[23]. Um dos métodos enzimáticos mais utilizados se baseia na formação de sarcosina mediante hidrólise da creatinina por ação da creatininase e creatinase. Posteriormente, a sarcosina oxidase promove a oxidação da sarcosina na presença de oxigênio, gerando glicina, formaldeído e peróxido de hidrogênio (H_2O_2). O H_2O_2 liberado pode ser medido pela reação de Trinder modificada, catalisada pela peroxidase. Em seguida, ocorre reação entre o H_2O_2, a 4-aminoantipirina e o ácido 2,4,6-tri-iodo-3-hidroxibenzoico, produzindo um cromógeno de quinoneimina. A intensidade da cor do produto final é diretamente proporcional à concentração de creatinina na amostra[25].

Existem ainda mais dois outros métodos enzimáticos: um que consiste em medir a oxidação do NADH a NAD por meio das enzimas creatinina deaminase ou creatinina amido-hidrolase; e outro que utiliza somente a creatinina deaminase na oxidação do NADPH a NADP. Este último requer pré-incubação da amostra para eliminar o amônio endógeno, tornando o processo mais complexo, motivo pelo qual se encontra praticamente em desuso[25]. Apesar de apresentarem maior acurácia quando comparados à reação de Jaffé devido à menor interferência de proteínas séricas, o alto custo limita seu uso até hoje em laboratórios clínicos[4,23].

Diversas substâncias já foram descritas como capazes de interferir na dosagem sérica da creatinina[1], como mostra o quadro 19.1.

Entre os citados anteriormente, vale ressaltar a dipirona, medicamento de ação analgésica, antipirética e anti-inflamatória, de uso amplo na prática médica. Evidências demonstram interferência negativa da dipirona nas dosagens séricas de creatinina realizadas por método enzimático[26,27]. Gascón *et al* demonstraram a existência dessa ação até 6 horas após a administração de 2g de dipirona por via intravenosa[26].

Outro fator de interferência importante na dosagem de creatinina, durante muitos anos, foi o nível sérico de bilirrubina. Na reação de Jaffé, foi descrita a ocorrência de oxidação da bilirrubina em biliverdina, intensificando a coloração alaranjada ao reagir com o picrato alcalino, superestimando a creatinina sérica[1]. O uso de agentes que previnem essa oxidação, como dodecilsulfato sódico e dodecilsulfato de lítio, ou de ferrocianeto de potássio, que oxida a bilirrubina antes da adição do picrato alcalino, minimiza esse fator de confusão[1,28]. Já nos métodos enzimáticos, a bilirrubina compete com o substrato H_2O_2. Essa interferência foi resolvida em ensaios enzimáticos mais recentes, ao adicionar ferrocianeto de potássio e detergentes, substâncias com maior afinidade pelo H_2O_2[1].

Quadro 19.1 – Potenciais interferentes nas dosagens de creatinina realizadas pelos métodos de Jaffé e enzimáticos.

Substância	Viés de aferição	
	Método de Jaffé	Método enzimático
Ácido ascórbico	↑	↓
Dipirona	ns	↓
Piruvato	↑	ns
Albumina	↑	ns
Glicose	↑	ns
Creatina	↑	ns
Bilirrubina	↓	↓
HbF	↓	ns
HbA	ns	ns
Acetoacetato	ns	ns
Dopamina	ns	↓
Cefpiroma	↑	ns
Cefoxitina	↑	ns
Cefalotina	↑	ns
Cefazolina	↑	ns
Ceftriaxona	ns	ns
Ceftazidima	ns	ns
Cefotaxima	ns	ns

ns = não significativo; HbF = hemoglobina fetal; HbA = hemoglobina A.

CALIBRAÇÃO DA DOSAGEM DE CREATININA: *STATUS* NO BRASIL

As diversas fórmulas citadas anteriormente para estimar o RFG são formas rápidas e fáceis de avaliação da função renal baseadas no valor da Cr_p. A existência de diversos métodos dessa dosagem prejudica a acurácia do cálculo do eRFG devido à possível variação intra e interlaboratorial de valores de referência. Visando corrigir esse problema, o *National Kidney Disease Education Program* sugeriu uma padronização internacional dos métodos de dosagem da Cr_p a partir da metodologia IDMS (espectrometria de massa de diluição isotópica), considerada padrão-ouro[23,29].

Uma das pesquisas mais recentes no mundo quanto aos métodos de dosagem de creatinina foi realizada na Croácia em 2014, demonstrando que cerca de 40% dos laboratórios ainda utilizam métodos não calibrados[30].

De acordo com organizações envolvidas com programas de gerenciamento da qualidade de laboratórios, recomenda-se também a monitorização rotineira do erro analítico total ligado ao método de dosagem da creatinina. E, finalmente, que os laboratórios forneçam o RFG estimado por meio de fórmulas (por exemplo, CKD-EPI), juntamente com o resultado da dosagem da creatinina sérica[31].

Em termos práticos, quando essas recomendações não são seguidas, podem ocorrer distorções na avaliação do RFG e julgamento clínico subsequente, resultando em ajuste inadequado de dose de medicações cuja excreção é renal, diagnósticos incorretos de doença renal, ou até mesmo o referenciamento tardio ao nefrologista.

No melhor do nosso conhecimento, no Brasil é desconhecida a proporção de laboratórios que seguem as recomendações para a dosagem de creatinina sérica, conforme consulta realizada junto a órgãos como a Agência Nacional de Vigilância Sanitária [(ANVISA), protocolo 2014676521] e a Sociedade de Patologia Clínica e Medicina Laboratorial [(SBPC/ML), serviço fale conosco].

Em 2010, foi realizado um levantamento independente englobando 42 laboratórios nacionais, no qual 33% deles utilizavam metodologia rastreável, que é a IDMS. Essa proporção pode ser ainda maior em cidades do interior do País devido à disponibilidade de *kits* nacionais, não calibrados adequadamente[32].

Essa imprecisão na determinação do RFG, a partir da creatinina sérica, é preocupante, pois é o parâmetro laboratorial utilizado como base para o diagnóstico e a estratificação da DRC e da LRA, além de ser marcador de risco de mortalidades cardiovascular e global. A importância clínica do uso do eRFG se comprova na publicação do Ministério da Saúde da República Federativa do Brasil de 2014, na qual o diagnóstico da DRC e a estratificação de risco são realizados a partir desse parâmetro clínico[33]. Estimando-se que 5% da população brasileira seja portadora de algum grau de DRC, podemos afirmar que cerca de 10 milhões de pessoas têm seu encaminhamento e cuidados prejudicados por decisões clínicas tomadas a partir de dosagens inadequadas da creatinina sérica.

CONCLUSÕES

A creatinina sérica continua sendo o biomarcador mais utilizado para a avaliação do RFG, embora imperfeito. Estimamos que no Brasil exista proporção significativa de laboratórios que não seguem padronizações internacionais para realizar a dosagem sérica de creatinina. Em tese, esse fato prejudicaria o diagnóstico e a estratificação da DRC e LRA e limitaria a atuação do médico na implantação de medidas capazes de prevenir e reduzir a progressão da perda de função renal. É importante que especialistas estejam cientes dos métodos utilizados em seus diferentes laboratórios de referência, evitando erros na avaliação da função renal.

REFERÊNCIAS BIBLIOGRÁFICAS

1. Peak M, Whiting M. Measurement of serum creatinine – current status and future goals. *Clin Biochem Rev* 2006; **27**: 173-184.
2. Stevens LA, Levey AS. Measured GFR as a confirmatory test for estimated GFR. *J Am Soc Nephrol* 2009; **20**: 2305-2313.
3. Miller WG. Reporting estimated GFR: a laboratory perspective. *Am J Kidney Dis* 2008 **52**: 645-648.
4. Kirsztajn GM. Avaliação do ritmo de filtração glomerular. *J Bras Patol Med Lab* 2007; **43**: 257-264.
5. Myers GL, Miller G, Coresh J *et al.* Recomendations for improving serum creatinine measurement: a report from the Laboratory Working Group of the National Kidney Disease Education Program. *Clin Chem* 2006; **52**: 5-18.
6. Zatz R. Filtração glomerular: dinâmica, regulação e avaliação clínica. In Zatz R (ed). *Bases Fisiológicas da Nefrologia.* Atheneu: São Paulo, 2012, pp 1-24.
7. Smith HW (ed). *The Kidney: Structure and Function in Health and Disease.* Oxford University Press: New York, 1951, pp 63-66.
8. Dalton RN. Creatinina sérica e taxa de filtração glomerular: percepção e realidade. *J Bras Patol Med Lab* 2011; **47**: 8-11.
9. Mota VT. *Bioquímica Clínica: Princípios e Interpretações.* Disponível em: http://www.laboratoriocentral.com.br/wp/wp-content/uploads/2010/08/Bioq.Clinica-Nitrogenio-Nao-Proteico.pdf. Acessado 30 de outubro de 2015.
10. Gowans EM, Fraser CG. Biological variation of serum and urine creatinine and creatinine clearance: ramifications for interpretation of results and patient care. *Ann Clin Biochem* 1988; **25**: 259-263.
11. Cockroft DW, Gault MH. Prediction of creatinine clearance from creatinine. *Nephron* 1976; **16**: 1-41.
12. Lerma EV. Abordagem ao paciente com doença renal. In Lerma EV, Berns JS, Nissenson AR (eds). *Current Diagnóstico e Tratamento: Nefrologia e Hipertensão.* AMGH Editora: Porto Alegre, 2011, pp 1-6.
13. Levey AS, Bosch JP, Lewis JB *et al.* A more accurate method to estimate glomerular filtration rate from serum creatinine: a new prediction equation. Modification of Diet in Renal Disease Study Group. *Ann Intern Med* 1999; **130**: 461-470.
14. Levey AS, Coresh J, Greene T *et al.* Using standardized serum creatinine values in the modification of diet in renal disease study equation for estimating glomerular filtration rate. *Ann Intern Med* 2006; **145**: 247-254.
15. Draibe SA, Cendoroglo M, Nadaletto MA. Atualização em diálise: adequação em hemodiálise crônica. *J Bras Nefrol* 2000; **22**: 169-175.
16. Levey AS, Stevens LA, Schmid CH *et al.* A new equation to estimate glomerular filtration rate. *Ann Intern Med* 2009; **150**: 604-612.
17. Schwartz GJ, Munoz A, Schneider MF *et al.* New equations to estimate GFR in children with CKD. *J Am Soc Nephrol* 2009; **20**: 629-637.
18. Blufand HN, Westland R, van Wijk JA *et al.* Height-independent estimation of glomerular filtration rate in children: an alternative to the Schwartz equation. *J Pediatr* 2013; **163**: 1722-1727.

19. Shemesh O, Golbetz H, Kriss JP *et al.* Limitations of creatinine as a filtration marker in glomerulopathic patients. *Kidney Int* 1985; **28**: 830-838.
20. Spanaus KS, Kollerits B, Ritz E *et al.* Serum creatinine, cystatin C, and beta-trace protein in diagnostic staging and preceding progression of primary nondiabetic chronic kidney disease. *Clin Chem* 2010; **56**: 740-749.
21. Jaffe M. Uber den niederschlag, welchen pikrinsaure in normalen hrn erzeugt und uber eine neue reaction des kreatinins. *Z Physiol Chem* 1886; **10**: 391-400.
22. Perrone RD, Madias NE, Levey AS. Serum creatinine as an index of renal function: new insights into old concepts. *Clin Chem* 1992; **38**: 1933-1953.
23. Hoste L, Deiteren K, Pottel H *et al.* Routine serum creatinine measurements: how well do we perform? *BMC Nephroloy* 2015; **16**: 2-9.
24. Rodríguez N, Torres D, Carvajal M. Confiabilidad del método de Jaffé modificado por Laboratorios Heiga para la determinación automatizada de la creatinina. *Rev Fac Farm* 2001; **42**: 55-62.
25. Sociedad Española de Bioquímica Clínica y Patología Molecular – Comisíon de Inteferencias y efectos de los medicamentos. Interferencias en la medición de creatinine (Recomendación 2013). Disponível em: http://www.seqc.es/es/Publicaciones/2/8/Comision_de_Interferencias_-_Documentos_definitivos_/. Acessado 30 de outubro de 2015.
26. Gascón N, Otal C, Martínez-Brú C *et al.* Dipyrone interference on several common biochemical tests. *Clin Chem* 1993; **39**: 1033-1036.
27. Bagnoud MA, Reymond JP. Interference of metamizol (dipyrone) on the determination of creatinine with the Kodak dry chemistry slide comparison with the enzymatic method from Boehringer. *Eur J Clin Chem Clin Biochem* 1993; **31**: 753-757.
28. O'Leary N, Pembroke A, Duggan PF. A simplified procedure for eliminating the negative interference of bilirubin in the Jaffe reaction for creatinine. *Clin Chem* 1992; **38**: 1749-1751.
29. Greenberg N, Roberts WL, Bachamann LM *et al.* Specificity characteristics of 7 commercial creatinine measurement procedures by enzymatic and Jaffe method principles. *Clin Chem* 2012; **58**: 391-401.
30. Biljak VR, Honovic L, Matica J *et al.* Laboratory diagnostics of chronic kidney disease in Croatia: state of the art. *Biochem Med* (Zagreb) 2015; **25**: 73-83.
31. Kidney Disease: Improving Global Outcomes (KDIGO) CKD Work Group. KDIGO 2012 clinical practice guideline for the evaluation and management of chronic kidney disease. *Kidney Int Suppl* 2013; **3**: 1-150.
32. de Oliveira RB, Kirsztajn GM, Alcântara FFP. Doença renal e calibração da dosagem de creatinina no Brasil: onde estamos? *J Bras Nefrol* 2015; **37**: 431-432.
33. Ministério da Saúde. Portaria Nº 389, de 13 de março de 2014. [citada em 17 de fevereiro de 2015]; 1(1):[26 telas]. Disponível em: http://bvsms.saude.gov.br/bvs/saudelegis/gm/2014/prt0389_13_03_2014.html. Acessado 30 de outubro de 2015.

20

ESCLEROSE PERITONEAL ENCAPSULANTE

Miguel Ernandes Neto
Hugo Abensur

◆

A esclerose peritoneal encapsulante (EPE) é conhecida como a mais grave das complicações da diálise peritoneal e, na maioria das vezes, está associada à longa duração desse método de terapia renal substitutiva[1].

Em 2000, uma comissão da Sociedade Internacional de Diálise Peritoneal definiu essa complicação como síndrome clínica evidenciada por obstrução intestinal persistente, intermitente ou recidivante, com ou sem presença de indicadores inflamatórios e com espessamento, esclerose, calcificações e encapsulação peritoneais confirmados pela inspeção macroscópica do peritônio ou pelos resultados dos exames radiográficos[2].

Embora seja rara, é reconhecida como uma complicação devastadora que ocorre de 1% a 3% dos pacientes em diálise peritoneal[3].

CASO CLÍNICO

L.J.S., 58 anos, sexo masculino, portador de doença renal crônica de etiologia indeterminada, necessitando de terapia renal substitutiva em 2002. Utilizou diálise peritoneal automatizada como única terapia renal até 2012. No início desse ano, apresentou quadro de hemoperitônio espontâneo, sendo solicitada tomografia computadorizada de abdome que se mostrou normal. Após três meses, a queixa persistia, realizando outra tomografia, que demonstrou apenas calcificações em membrana peritoneal. Nesse momento, foi realizado o diagnóstico de esclerose peritoneal encapsulante, quando o paciente foi transferido para programa de hemodiálise e prescrito tamoxifeno 20mg duas vezes ao dia e prednisona 40mg ao dia, com regressão da dosagem após 4 meses. Após seis meses dessas condutas iniciais, o paciente foi transferido do serviço de hemodiálise, onde não houve registro de tratamento específico.

Em início de 2014, o paciente retornou com quadro de aumento importante de volume abdominal e perda ponderal, relatando ter interrompido o uso de tamoxifeno. A tomografia da ocasião demonstrou grande coleção líquida, septada, com espessamento e calcificações peritoneais. O paciente foi internado, introduzido dieta parenteral, durante duas semanas, reintroduzidos prednisona e tamoxifeno, com melhora do quadro clínico e nutricional. Manteve-se bem durante todo o ano de 2014, porém iniciou novo quadro de perda de peso em janeiro de 2015.

Nesse momento, o paciente foi internado no Hospital Beneficência Portuguesa de São Paulo, recebendo novamente dieta parenteral e teve o diagnóstico de infecção de corrente circulatória associada a cateter de hemodiálise por *Mycobaterium fortuito*, tratada com ciprofloxacino e claritromicina.

Em abril de 2015, o paciente sofre acidente vascular encefálico isquêmico, falecendo em maio 2015.

CONCEITO DE FALÊNCIA DE ULTRAFILTRAÇÃO

Falência de ultrafiltração (FUF) é a sobrecarga hídrica associada a um volume de ultrafiltração menor que 400mL no teste de equilíbrio peritoneal (PET) modificado pelo uso de solução a 4,25%, na ausência de disfunção mecânica de cateter peritoneal. Falência de ultrafiltração pode ser classificada como: a) tipo I, onde a membrana peritoneal mantém rápido transporte, associado a aumento da vascularização da membrana, com elevação da área de superfície peritoneal efetiva, devido à exposição da membrana peritoneal a altas cargas de glicose e a outros elementos bioincompatíveis das soluções de diálise peritoneal (pH baixo, lactato, produtos tóxicos da degradação da glicose), episódios repetidos de peritonite e inflamação sistêmica. Essa condição pode progredir para FUF tipo II, a partir de mecanismos que serão descritos a seguir; b) tipo II, com características de transportador lento, há redução da superfície funcional do peritônio, causada por aderências ou fibrose pós-peritonite grave ou outra complicação inta-abdominal. Essa condição clínica é a encontrada na fase clínica da EPE; c) tipo III, onde encontramos uma membrana de características de médio transporte devido à absorção linfática aumentada de líquido peritoneal ou deficiência de aquaporinas[4].

FATORES DE RISCO PARA EPE

Diversos fatores foram associados à EPE relacionada à diálise peritoneal, podendo ser divididos em: 1. fatores de risco associados à diálise peritoneal, como tempo de terapia, peritonites recidivantes ou graves, soluções de baixa biocompatibilidade (alta osmolaridade, acetato ou lactato etc.), uso de produtos químicos (desinfetantes, clorexidina, antibióticos etc.), membrana de alto transporte; 2. fatores de risco não associados à diálise peritoneal, como uso de betabloqueadores (especialmente o practolol), predisposição genética[5].

Estudo japonês mostrou que a prevalência de EPE é de 0,4% para pacientes com tempo de diálise peritoneal menor que 5 anos, 3,2% para tempo de exposição de 5 a 10 anos, 5,8% para 10 a 15 anos, chegando a 17,2% para pacientes com tempo de exposição maior que 15 anos[6].

Em uma coorte de 1.238 pacientes acompanhados por 8 anos, no *Scottish Renal Registry*, foram diagnosticados 46 pacientes com EPE. A incidência aumentou com o tempo de exposição de diálise peritoneal. Nenhum paciente foi diagnosticado dentro do primeiro ano, e as incidências nos anos subsequentes foram 0,6% no segundo, 2% no terceiro, 3,5% no quarto, 8,1% no quinto, 8,8% no sexto ano, caindo para 5% para pacientes expostos por mais de 6 anos à diálise peritoneal[7].

A EPE foi relacionada a outras entidades clínicas em pacientes que não realizaram diálise peritoneal, como lúpus eritematoso sistêmico, sarcoidose, exposição a drogas (betabloqueadores, quimioterapia intraperitoneal, asbesto, lavagem abdominal), doenças gastrintestinais, hepatopatias, neoplasias intra-abdominais, doenças do trato reprodutivo feminino, *shunt* vetriculoperitoneal e até uma forma idiopática[5].

PATOGÊNESE DA EPE

A exposição prolongada a soluções bioincompatíveis (hiperosmóticas, alto conteúdo de glicose e derivados, produtos de degradação da glicose – GDPs, pH baixo), assim como graves ou repetidos episódios de peritonites ou hemoperitônio, estão relacionados com o aparecimento de fibrose peritoneal, cuja correlação funcional é falência de ultrafiltração (tipo I)[4,8,9].

Os achados histopatológicos na membrana deteriorada dependem de cada compartimento analisado: mesotélio e submesotélio (perda mesotelial, morfologia modificada, fibrose submesotelial), membrana basal (duplicação da membrana) e sistema vascular (vasculopatia hialinizante e neoangiogênese)[8].

A fibrose peritoneal aparece em todos os pacientes expostos há muito tempo de diálise peritoneal, e suas apresentações clinicopatológicas são: 1. esclerose ou fibrose peritoneal simples; e 2. EPE. A causa exata do porquê acontece a EPE, em alguns pacientes, permanece desconhecida[8]. Quando a fibrose peritoneal ocorre na forma de EPE, ocorre FUF tipo II com a evolução dessa complicação[4].

A lesão da célula mesotelial leva à secreção de citocinas, com consequente estado inflamatório e produção de fatores de crescimento que recrutam macrófagos e fibroblastos. Assim, ocorre aumento da síntese e depósito de colágeno, aumento da neoangiogênese e depósito de fibrina na superfície mesotelial danificada[5].

A combinação de técnicas de biologia molecular, cultura de células mesoteliais de pacientes em diálise peritoneal e estudos de histopatologia em modelos animais permitiram o entendimento de que na EPE ocorre transformação do mesotélio peritoneal devido à superprodução de fator de crescimento transformador beta 1 (TGF-β1). O que ocorre é uma transição de uma célula de fenótipo epitelial, a célula mesotelial, para uma célula de fenótipo mesenquimal (fibroblasto e miofibroblasto)[9]. Esse fenômeno é conhecido como transição epitélio-mesenquimal[10].

Essa transição epitélio-mesenquimal das células mesoteliais da membrana peritoneal está associada a estímulos angiogênicos (fator de crescimento do endotélio vascular – VEGF e fator de crescimento derivado das plaquetas – PDGF) e alteração no transporte de solutos. Angiogênese e fibrose parecem estar intimamente relacionadas ao início de produção de fatores de crescimento (TGF-β1, fator de crescimento de fibroblasto – FGF), citocinas inflamatórias (interleucina-1 – IL-1, interleucina-6 – IL-6, TNF-α – fator de necrose tumoral-alfa e interferon gama – IFN-γ) e outros mediadores inflamatórios (proteína 1 quimioatrativa de monócito – MCP-1) no processo de transição epitélio-mesenquimal[8,9,10].

Além da angiogênese, transição epitélio-mesenquimal e inflamação, há também a participação de outros elementos pró-fibróticos (matriz metaloproteinase e glicoproteínas ligadas ao colágeno de 47kDa – HSP47) e moléculas de adesão na patogênese da EPE[9].

APRESENTAÇÃO CLÍNICA E DIAGNÓSTICO

A EPE é classificada de acordo com suas manifestações clínicas e laboratoriais, assim, apresenta-se em quatro estágios[5,11,12]:

Estágio 1 – Assintomática (fase pré-EPE): falência de ultrafiltração, alto transporte, hipoproteinemia, hemoperitônio, ascite e calcificações peritoneais. O peritônio apresenta-se espessado e com esclerose.

Estágio 2 – Período inflamatório: hemoperitônio, febre, ascite, perda de peso, diarreia, aumento da proteína C-reativa. O líquido efluente pode apresentar moderada quantidade de fibrina como produto de degranulação.

Estágio 3 – Período encapsulante e progressivo: sinais e sintomas de íleo (náuseas, vômitos, dor abdominal, constipação, massa abdominal, ascite. A membrana pode envolver as alças, daí o termo encapsulante, e há presença de aderências abdominais.

Estágio 4 – Período obstrutivo: anorexia, obstrução intestinal, massa abdominal.

O diagnóstico dessa entidade deve ser feito pela suspeita clínica baseada em qualquer um dos achados clínicos ou laboratoriais mencionados e ser confirmada por estudo radiológico. Os achados mais típicos em tomografia computadorizada são: espessamento peritoneal (44-100%), coleções de líquidos (44-90%), calcificações peritoneais (11-70%), dilatação de alças intestinais (0-60%), visualização mais nítida do peritônio com o uso de contraste (50%)[5].

A biópsia do peritônio pode ser feita no momento de uma cirurgia ou *post-mortem*, e os achados histopatológicos mais comuns são: perda completa do mesotélio, espessamento substancial da membrana, fibrose peritoneal, aumento de tecido conjuntivo fibroso com infiltrado de células mononucleares e polimorfonucleares, neoangiogênese, concentração elevada de fibrina, exsudação inflamatória e calcificação[11].

TRATAMENTO

MEDIDAS GERAIS

A transferência para hemodiálise torna-se necessária e a manutenção do cateter para lavagem não tem mostrado benefício, embora possa retardar o agravamento dos sintomas pela remoção de mediadores inflamatórios[13].

A manutenção do estado nutricional é fundamental, uma vez que a desnutrição pode aumentar a mortalidade e morbidade dessa complicação. Pode ser necessário o uso de nutrição enteral e até parenteral para manter o estado nutricional do paciente, sendo importante manter ingestão por via oral adequada para manter a vitalidade do trato gastrintestinal[13].

IMUNOSSUPRESSÃO

Corticoides têm sido comumente utilizados no tratamento da EPE, com redução de síntese de colágeno pela sua atividade anti-inflamatória. Mostrou-se eficaz em 38,5% dos pacientes no tratamento precoce dessa complicação. Apresenta efeito reduzido em estágios mais avançados da doença[13,14].

Tamoxifeno é um inibidor seletivo de receptores de estrógeno com potencial antifibrótico, inibindo a produção de TGF-β1 por fibroblastos. Tem sido usado, com sucesso, em casos de fibrose retroperitoneal idiopática. Nos casos de EPE, pode-se utilizar na dose 10-40mg/dia, com alguns resultados favoráveis, chegando a reduzir a mortalidade em estudo retrospectivo holandês. Os principais efeitos adversos são aumento de eventos tromboembólicos e risco de câncer endometrial[13,15].

Também foi descrito o uso de micofenolatomofetil, azatioprina e inibidor de mTOR, sem evidências que suportam o uso dessas drogas como rotina[13].

ABORDAGEM CIRÚRGICA

O tratamento cirúrgico é indicado apenas nos casos de obstrução intestinal irreversível. A cirurgia envolve remoção de aderências da membrana que está encapsulando a alça intestinal acometida e enterólise. A mortalidade operatória chega a 50% devido a infecções associadas e perfuração de alça, e deve ser feita somente em centros especializados[13,14].

TRANSPLANTE RENAL

O transplante renal pode ser uma terapia promissora em casos onde a EPE não confere grande dificuldade técnica, uma vez que a terapia imunossupressora do transplante pode ajudar no controle da doença. A incidência de EPE após transplante renal permanece desconhecida[14].

PREVENÇÃO

USO DE SOLUÇÕES BIOCOMPATÍVEIS

Se a exposição a altas doses de glicose, glicose amida para diálise peritoneal, acidez, lactato e soluções de alta osmolaridade pode levar a aumento da permeabilidade da membrana e, consequentemente, eleva o risco de EPE, soluções neutras poderiam ser usadas como medida preventiva para tal complicação. O uso da solução de icodextrina mostrou-se benéfico na preservação da membrana peritoneal, mas para isso devem-se evitar soluções a 4,25%[13,16,17].

INCREMENTO NA PRESCRIÇÃO DE DIÁLISE E TERAPIA COMBINADA

Na diálise peritoneal, para se obter um Kt/V semanal de 1,7, deve-se considerar a função renal residual. O incremento de soluções hiperosmóticas, a fim de aumentar a eficácia de diálise em fases iniciais, pode ser deletério à membrana a longo prazo. A combinação de uma sessão semanal de hemodiálise em pacientes em programa de diálise peritoneal, praticada em alguns países, como no Japão, também pode ajudar os controles da uremia e volêmico em pacientes que já perderam a função renal residual[13].

DESCONTINUAÇÃO PLANEJADA DA DIÁLISE PERITONEAL

Embora existam algumas recomendações para a suspensão da diálise peritoneal com o tempo de terapia ou aumento da permeabilidade da membrana peritoneal, não há evidências suficientes na literatura para embasar essa prática[13]. O estudo NEXT-PD demonstrou que o uso de soluções "mais neutras" não eleva a permeabilidade com o aumento da duração da terapia[16].

LAVAGEM PERITONEAL

Uma vez que dois terços dos pacientes que desenvolvem EPE já estão fora de diálise peritoneal, a prática de manter a lavagem da cavidade peritoneal para remover fibrina e agentes pró-inflamatórios é muito comum, especialmente no Japão. Entretanto, não há evidências clínicas na literatura suficientes que suportam essa prática. Foi visto, nesse país, que muitos pacientes ainda permaneciam com alto transporte peritoneal, depois que migravam para hemodiálise, mantendo a prática de lavagem; logo, permaneciam com risco aumentado para desenvolver tal complicação[13]. Um estudo prospectivo não demonstrou benefício na manutenção do cateter para lavagem em pacientes transferidos para hemodiálise[18,19].

REFERÊNCIAS BIBLIOGRÁFICAS

1. Bansal S, Teitelbaum I. Causas, diagnóstico e tratamento da falência da membrana peritoneal. In Henrich WL (ed). *Princípios e Prática de Diálise*, 4ª ed. Dilivros: Rio de Janeiro, 2011, pp 285-308.
2. Kawaguchi Y, Kawanishi H, Mujais S *et al.* Encapsulating peritoneal sclerosis: definition, etiology, diagnosis and treatment. International Society for Peritoneal Dialysis Ad Hoc Committee in Ultrafiltration Management in Peritoneal Dialysis. *Perit Dial Int* 2000; **20** Suppl 4: S43-S55.
3. Bargman JM. Hernias, leaks and encapsulating peritoneal sclerosis. In Daugirdas JT (ed). *Handbook of Dialysis*, 5th ed. Wolters Kluwer Health: Philadelphia, 2015, pp 513-520.
4. Boudville N, Blake PG. Volume status and fluid overload in peritoneal dialysis. In Daugirdas JT (ed). *Handbook of Dialysis*, 5th ed. Wolters Kluwer Health: Philadelphia, 2015, pp 483-512.
5. Chin AI, Yeun JY. Encapsulating peritoneal sclerosis: an unpredictable and devastating complication of peritoneal dialysis. *Am J Kidney Dis* 2006; **47**: 697-712.
6. Kawanishi H, Kawaguchi Y, Fukui H *et al.* Encapsulating peritoneal sclerosis in Japan: a prospective, controlled, multicenter study. *Am J Kidney Dis* 2004; **44**: 729-737.
7. Brown MC, Simpson K, Kerssens JJ *et al.* Encapsulating peritoneal sclerosis in the new millennium: a national cohort study. *Clin J Am Soc Nephrol* 2009; **4**: 1222-1229.
8. Del Peso G, Jiménez-Heffernan JA, Bajo MA *et al.* Correlación anátomo-funcional de la membrana peritoneal. *Nefrologia* 2008; **28** Supl 6: 11-16.
9. Schimidt DW, Flessner MF. Pathogenesis and treatment of encapsulating peritoneal sclerosis: basic and translational research. *Perit Dial Int* 2008; **28** Suppl 5: S10-S15.
10. Devuyst O, Margetts PJ, Topley N. The pathophysiology of the peritoneal membrane. *J Am Soc Nephrol* 2010; **21**: 1077-1085.
11. de Sousa E, del Peso-Gilsanz G, Bajo-Rubio MA *et al.* Encapsulating peritoneal sclerosis in peritoneal dialysis. A review and European initiative for approaching a serious and rare disease. *Nefrología* 2012; **32**: 707-714.
12. Nakamoto H. Encapsulating peritoneal sclerosis – a clinician's approach to diagnosis and medical treatment. *Perit Dial Int* 2005; **25** Su pl 4: S30-S38.
13. Nakayama M, Terawaki H. Multidisciplinary clinical strategies for encapsulating peritoneal sclerosis in peritoneal dialysis: update from Japan. *Int J Urol* 2014; **21**: 755-761.
14. Lo WK, Kawanishi H. Encapsulating peritoneal sclerosis – medical and surgical treatment. *Perit Dial Int* 2009; **29** Suppl 2: S211-S214.
15. Korte MR, Fieren MW, Sampimon DE *et al.* Tamoxifen is associated with lower mortality of encapsulating peritoneal sclerosis: results of the Dutch Multicentre EPS Study. *Nephrol Dial Transplant* 2011; **26**: 691-697.
16. Nakayma M, Miyazaki M, Honda K *et al.* Encapsulating peritoneal sclerosis in the era of a multi-disciplinary approach based on biocompatible solutions: the NEXT-PD Study. *Perit Dial Int* 2014; **34**: 766-774.
17. Araújo Teixeira MR, Pecoits-Filho RF, Romao Junior JE *et al.* The relationship between ultrafiltrate volume with icodextrin and peritoneal transport pattern according to the peritoneal equilibration test. *Perit Dial Int* 2002; **22**: 229-233.
18. Yamamoto T, Naguse K, Okuno S *et al.* The role of peritoneal lavage and the prognostic significance of mesothelial cell area in preventing encapsulating peritoneal sclerosis. *Perit Dial Int* 2010; **30**: 343-352.
19. Otsuka Y, Nakayama M, Ikeda M *et al.* Restoration of peritoneal integrity after withdrawal of peritoneal dialysis: characteristic features of the patients at risk of encapsulating peritoneal sclerosis. *Clin Exp Nephrol* 2005; **9**: 315-319.

21

BIOÉTICA E NEFROLOGIA

José Miguel Viscarra Obregón
Márcio Fabri dos Anjos

◆

NEFROLOGIA NA BIOÉTICA CLÍNICA

A Bioética moderna tem um caráter inicial de reação às agressões à vida do ser humano. Essas chegaram a impactantes violações em meados do século XX, com experimentações clínicas, além das atrocidades da Segunda Guerra Mundial. Logo depois desta, surgem vários tratados e convenções em busca de ordenamento ético nas relações humanas em geral e nos procedimentos de saúde em particular, até que a Bioética receba, a partir de 1971, uma sistematização explícita em vista do estudo interdisciplinar necessário à normatividade ética em tais áreas.

Neste quadro, a Nefrologia é uma especialidade médica que está ligada aos primórdios da Bioética, que se despertava para interfaces éticas nos procedimentos de saúde. De fato, em 1961 a diálise crônica foi viabilizada através da descoberta do "*shunt* arteriovenoso" pelo Dr. Belding Scribner, em Seatle, na Universidade de Washington. A partir desse dispositivo, a hemodiálise, até então utilizada para o tratamento exclusivo de indivíduos com insuficiência renal aguda, poderia ser aplicada na terapia de portadores de doença renal crônica devido à possibilidade de manter um acesso vascular permanente. Esse feito despertou um clamor dos pacientes renais crônicos pelo "novo" tratamento, porém não havia máquinas suficientes para atender a todos os demandantes. Scribner sugeriu então a criação de dois comitês que trabalhariam de forma independente da universidade. O primeiro comitê seria composto por médicos que avaliariam e indicariam a necessidade de diálise; os pacientes selecionados pelos médicos eram referenciados a um segundo comitê composto por anônimos líderes de vários segmentos da sociedade. Cabia a esta ultima instância a escolha dos que receberiam o tratamento dialítico.

É interessante notar que a Bioética atual se vale de comitês para garantir a ética nos procedimentos de saúde e, assim, esse talvez tenha sido o primeiro comitê de Bioética na história da Medicina. Todo esse processo acima descrito, embora anônimo, foi noticiado inicialmente pelo *New York Times* e a seguir pela revista *Life*, na célebre edição de 9 de novembro de 1962, com o seguinte título: "Eles decidem quem vive e quem morre". Pouco antes de falecer em 2003, Scribner em entrevista disse: "O senso crítico desses comitês era no mínimo horrendo. Claramente não era razoável, mas era o melhor que nós podíamos fazer"[1].

O nome *Bioética,* com a explicitação de seus objetivos e métodos, recebe contornos formais no início dos anos 1970, por meio de Van Rensselaer Potter, renomado oncologista americano da Universidade de Wisconsin, e de André Hellegers, obstetra holandês da Universidade de Georgetown, em Washington, DC.

Potter através da publicação do seu livro *Bioethics: bridge to the future* propõe:

> "O objetivo desta disciplina, como eu vejo, seria ajudar a humanidade em direção a uma participação racional, mas cautelosa, no processo da evolução biológica e cultural. Escolho 'bio' para representar o conhecimento biológico, a ciência dos sistemas viventes, e 'ética' para representar o conhecimento dos sistemas dos valores humanos"[2].

Por sua vez, André Heleggers foi quem aplicou o termo à ética na medicina e ciências biológicas, conceito assim entendido ainda hoje por muitos que vinculam a Bioética a conflitos na área da saúde. Esse autor acreditava que por meio dessa disciplina era possível estabelecer uma ponte entre a Medicina, a Filosofia e a Ética.

Alguns anos mais tarde, Potter reafirmou sua visão mais global da Bioética, entendendo que deveria haver "uma combinação do conhecimento científico e filosófico e que não fosse simplesmente um ramo da ética aplicada, como vem sendo entendida em relação à Medicina"[2].

REFORMA DOS DIREITOS SOCIAIS

Essa visão mais ampla, proposta por Potter e bastante difundida atualmente, ainda hoje encontra resistências para ser adotada, fato devido, em grande parte, às concepções da ciência moderna que privilegia a parte em vez do todo. Na Medicina tal postura recebe grande impulso quando a formação do médico foi direcionada a esse reducionismo por meio de Abraham Flexner, educador, graduado em Química, incumbido de promover profunda mudança do ensino médico nos Estados Unidos no início do século XX. A proposta sugerida e implantada por essa reforma "privilegiava a formação científica de alto nível, o estudo do corpo humano segundo órgãos e sistemas (com estímulo à especialização profissional), acreditando ser possível o entendimento do homem pelo estudo de suas partes"[3].

Ocorre que, além da Reforma Flexner citada acima, outra reforma se instituiu no campo educacional, em especial na universidade nos anos 1970. E neste ponto a ação se relaciona a mudanças no pressuposto ideológico básico do Estado em que "o mercado é portador de racionalidade sociopolítica e agente principal do bem-estar da república", suprimindo do Estado a responsabilidade pelos direitos sociais (como a saúde, a educação e a cultura) e transferindo gradualmente tais atribuições a entidades "prestadoras de serviços" que se autointitulam "organizações sociais". Contratos de gestão com o Estado são celebrados pelas entidades de ensino, incluindo-se aqui a própria universidade pública. O que se verifica a partir desta postura é uma alteração na autonomia universitária, pois a universidade se reduz:

> "...à gestão de receitas e despesas, de acordo com o contrato de gestão pelo qual o Estado estabelece metas e indicadores de desempenho, que determinam a renovação ou não renovação do contrato"[4].

A saúde também é submetida a regras semelhantes às impostas à educação e isso afeta diretamente o labor dos profissionais da área médica. Campos de atuação da atividade do médico, como consultórios, clínicas e hospitais, iniciam um processo de gestão de suas atividades, em que procedimentos passam a despertar mais interesse por serem mais valorizados do que as consultas, por estarem geralmente associados à tecnologia e proporcionarem melhor remuneração.

Segundo o Prof. Heonir Rocha, renomado nefrologista brasileiro, a Medicina no Brasil, antes da Segunda Guerra Mundial, tinha forte influência científica europeia, caracterizada pela tradição clínica. No entanto, com o avanço científico progressivo, principalmente nos Estados Unidos, esse fato se reflete no projeto de ensino das escolas de Medicina, podendo citar algumas características[5]:

- Ênfase na pesquisa biológica como forma de adequar a educação médica ao desenvolvimento das ciências médicas.
- Estímulo à pesquisa e sua vinculação ao ensino.
- Extinção das cátedras, substituindo-as pela estrutura departamental.
- Obrigatoriedade de um núcleo básico e um ciclo profissional.

INTERFACES ÉTICAS DA NEFROLOGIA

Ao se desenvolver como área de especialidade médica, a Nefrologia, por meio de suas práticas, abre-se necessariamente a questões e exigências éticas que as acompanham e isso se torna ainda mais contundente pelas evoluções não só dos conhecimentos médicos, mas também pelas transformações sociais. A pesquisa básica presente em instituições de ensino médico possibilitou que pesquisadores anteriormente filiados a cátedras, como, por exemplo, a Clínica Médica, diferenciassem-se de acordo com o órgão sob o qual incidia seu interesse, no caso da Nefrologia, o rim e dirigissem suas atividades clínicas de acordo com seu foco de estudo.

No Brasil, instituiu-se nos anos 1950, núcleos precursores da Nefrologia, associados aos laboratórios de Fisiologia do sistema renal, constituídos por médicos recém-chegados de especializações, principalmente dos Estados Unidos[5]. A partir daí, a especialidade foi aos poucos se estabelecendo no *curriculum* médico, com forte reconhecimento de seus laços com a clínica e a pesquisa básica.

O desenvolvimento da terapia renal substitutiva (hemodiálise, diálise peritoneal e transplante renal) favoreceu a consolidação da Nefrologia como especialidade, sendo um campo de trabalho significativo para muitos profissionais ao lado da atividade acadêmica.

Assim como ocorreu com outras especialidades médicas, a evolução tecnológica de equipamentos, insumos e medicamentos relacionados a determinados tipos de doença, principalmente de evolução crônica, inseriu um novo constituinte que passa a se interpor entre o médico e o paciente: a indústria ou, em termos mais gerais, o Mercado.

É importante salientar que esse quadro de mudança da relação médico-paciente também se relaciona com outros aspectos que dizem respeito ao paciente e o médico em si, pois a relação paternalista calcada na figura do médico autoritário e detentor do saber foi perdendo força ao longo de todo o século XX, decorrente de um empoderamento do paciente em relação aos seus desejos e direitos.

É forçoso, diante disso, considerar que são importantes pontos de reflexão à Nefrologia inserida nesse contexto de mudanças que levaram o profissional a se deparar não somente com o sofrimento do seu paciente, mas também envolvido em um ambiente organizacional que lhe cobra atitudes, ações e decisões.

A especialidade lida com enfermos agudos e crônicos, motivo pelo qual devam-se considerar os seguintes tópicos para reflexão: o conceito de agudo e crônico, a abordagem diferencial a cada situação e os dilemas associados. Gracia nos recorda os conceitos de cada situação em particular:

> "A distinção entre doenças agudas e crônicas é muito antiga. Encontra-se já no *corpus hippocraticum*. Os hipocráticos perceberam que havia doenças de brusca aparição e, sobretudo, de abrupta resolução, e outras que se instauravam em geral lentamente e se resolviam também com lentidão"[6].

É fato que na enfermidade crônica a resolução nem sempre ocorre, como é o caso da doença renal crônica, que, mesmo após o transplante renal bem-sucedido, pode-se manter o estado de uremia. A morte pode ser um desfecho para ambas as situações, porém o que as diferencia é a ausência de possibilidade de cura na doença crônica. Isso faz uma diferença fundamental para o paciente e o médico, suscitando que a ética possa auxiliar nessa questão.

A lenta implantação das doenças crônicas remete-nos a um importante aspecto de saúde pública, que muito se fala e pouco se pratica: a prevenção. Do ponto de vista ético, a questão levantada é que tais enfermidades, em geral, estão associadas a "desarranjos dos costumes ou hábitos de vida" dos enfermos e assim o médico assistente deve respeitar a autonomia e os valores do paciente, promover informação e apoio emocional não diretivo etc. Os portadores de doença renal crônica, por serem geralmente ambulatoriais, gozam de relativa autonomia e também deve ser considerada sua responsabilização na condução do seu tratamento. Daí a importância de que qualquer decisão médica deva ser deliberada em conjunto com o paciente e sua família. Muitas vezes o tratamento se resume a medidas para aliviar os sintomas e assume assim caráter paliativo; o paciente deve educar-se para assumir sua enfermidade e participar ativamente do alívio do sofrimento[6].

A lesão renal aguda exige um tratamento clínico de suporte, em geral vital, que muito se assemelha aos cuidados dos enfermos críticos das unidades de terapia intensiva e acoplado a isso há uma gama de problemas éticos que não discutiremos neste texto. Vale ressaltar que a abordagem e a vivência desses aspectos também estão presentes no cotidiano do médico.

O NEFROLOGISTA E SEUS DESAFIOS EM BIOÉTICA

As importantes questões éticas que cercam a Nefrologia envolvem diretamente a figura ética do nefrologista. Talvez mais do que isso, no exercício da atividade profissional verificam-se mais claramente alguns critérios bioéticos que devem guiar os procedimentos em Nefrologia, de modo geral. Entre esses está o conceito de vulnerabilidade humana. A vulnerabilidade é um pressuposto bioético de suma importância, confirmado pelo fato de o nefrologista se colocar diariamente perante essa condição ao lidar com seus pacientes. A premissa de que todo ser humano é vulnerável pela sua própria condição (dimensão antropológica) é associada à outra situação que se denomina "vulnerabilidade social", conforme nos explica Feito[7]:

> "La vulnerabilidad tiene, por tanto, una dimensión de susceptabilidad al daño, condicionada por factores intrínsecos e extrínsecos, anclada en la radical fragilidad del ser humano, pero sin duda atribuíble en buena medida a elementos sociales y ambientales"[7].

O nefrologista se depara com muitos problemas que extrapolam a condição patológica, como, por exemplo, aspectos morais, financeiros, ambientais, culturais etc. e que aumentam a suscetibilidade do paciente a novos eventos lesivos. Cabe ao profissional que tenha sensibilidade, conhecimento e atitude ética perante esses desafios, pois isso terá fundamental importância no prognóstico do seu paciente. A preservação de um ambiente terapêutico que possibilite as "capacidades" humanas se realizarem em sua plenitude e entenda-se "capacidades" como o mínimo que um ser humano precisa para ter dignidade, já é um indicador da postura ética do profissional[7].

Na doença renal crônica em sua fase dialítica, a terapêutica é crônica, por tempo indeterminado e preferencialmente deve ser ambulatorial, de forma a preservar a autonomia do paciente, pois há um distanciamento da associação com o ambiente "crítico" citado anteriormente. A hemodiálise firmou-se na maioria dos países como a modalidade de terapia renal substitutiva preferencial por indicação dos médicos e muitas vezes por decisão dos próprios pacientes. Embora seja fato que a sobrevida com a diálise peritoneal de modo geral se assemelha à hemodiálise, não é o que se verifica na prática nefrológica quando se constata a predominância de pacientes em hemodiálise no mundo[8]. O transplante renal, apesar de esforços contínuos para incrementar sua realização no Brasil, ainda perde em números para a hemodiálise[9]. Surge uma pergunta quanto ao motivo dessa liderança do procedimento hemodialítico sobre as outras modalidades? Ela obedeceria a um critério puramente técnico?

Atualmente a decisão médica de qualquer procedimento é afortunadamente compartilhada com o paciente, porém o conhecimento técnico ainda é uma prerrogativa do médico e, nesse ponto, devem-se avaliar quais fatores além da técnica podem incidir sobre o profissional ao elaborar sua conduta, caracterizando o que se denomina "conflito de interesses" e aqui a Ética tem seu papel fundamental.

A profissão médica mudou em conjunto com outras profissões a sua relação com a sociedade. Essas transformações são fruto do processo progressivo de institucionalização das profissões em geral, crescente complexidade técnica e incremento exponencial dos custos econômicos[10]. Enquanto uma profissão era entendida como uma atividade com função social e cooperação entre seus pares, isso era o fundamento moral das profissões, caracterizando um contrato social. Nos anos 1960, tal pressuposto começou a ser criticado por se considerar que tal autorregulação estabelecia um monopólio[11]. A importância dessa crítica evidencia-se com o incremento das forças econômicas vigentes na época. Nos anos 1990, o conceito de *medical profissionalism* preconiza que o médico deve manter a ética médica, mas aprender a negociar com as forças presentes na sociedade, buscando sempre o bem-estar do paciente[12].

A Nefrologia é uma especialidade muito representativa, como exemplo, quando discutimos a importância da postura ética nesse relacionamento com tais forças que são representadas por dois "atores" principais: o Estado e o Mercado. A terapia dialítica desde seu surgimento nos Estados Unidos, como vimos anteriormente, demonstrou aspectos elitistas e de alto custo. Somente quando instituições de seguro público (*Medicare* nos EUA; sistemas nacionais de saúde nos países europeus) assumiram as despesas é que os interesses de pacientes, profissionais e empresas puderam entrar em concordância[10].

Ocorre que nesse modelo de reembolso da terapia dialítica, principalmente a hemodiálise, cujo valor de remuneração é superior aos outros, o nefrologista, forçosamente ou não, assume uma função que extrapola sua formação acadêmica e o exercício da arte médica: a do gestor.

Gestão de uma unidade de diálise que recebe recursos de um provedor, predominantemente o Estado e, mais recentemente, as instituições de saúde suplementar[9]. Tais provedores são regidos por uma mentalidade que surgiu na década de 1970, após a crise do petróleo, e que levou a uma transformação política e cultural surgida na Grã-Bretanha, que chamaremos de "gerencialismo"[13].

O "gerencialismo" surgiu com os seguintes pressupostos e que persistem até hoje em várias áreas da sociedade, segundo Newman[13]:

> "...traduzia um *ethos* de negócios do setor privado no Estado e no setor público. ...Era exigido que se tornassem semelhantes a negócios e este *ethos* era visto como personificado na figura do gerente (em oposição ao político, ao profissional ou ao administrador)".

O nefrologista assume a figura do "gerente" e assim deve assimilar as regras do Mercado, pois o Estado, embora ainda tente a duras penas manter o senso coletivo, também se encontra em constante "gerencialização", pois seu poder se dispersou e enfraqueceu conforme ditam as normas vigentes na atualidade. Como "gerente", alguns assuntos são cotidianos no agir médico e que vão além do seu pensamento clínico ou científico e que se relacionam a pressupostos típicos do mundo mercadológico, como, por exemplo, controle prático de custos na busca por maior eficiência; assumir a concepção de gestor como líder e formatador da cultura corporativa, inspirando a infinita busca da qualidade e excelência[13].

O nefrologista vive alguns dilemas, pois atua em uma época em que a dimensão mercadológica, através de ações como as citadas acima, que se denominou "gerencialismo", exige um distanciamento do conceito primário de Estado, cuja primícia é a ideia de coletividade e não do indivíduo isolado ou acoplado a um grupo (*gays*, negros etc.). Esse fato o estimula a assumir posturas que o pressionam, com risco de instabilizar conceitos éticos atrelados à Medicina.

A incumbência de se assumir como gestor em um primeiro momento o torna alheio à condição de "ser político", segundo as normas vigentes, porém essa postura é incoerente, já que o nefrologista necessita se relacionar com forças da sociedade que esperam um posicionamento que tenha como núcleo fundamental o bem-estar do paciente, que é um dos princípios básicos da Bioética. Assim o norteamento do agir médico deve estar sempre balizado por atitudes virtuosas que considerem a vulnerabilidade do paciente.

Em 2004, o *American College of Physicians for Ethics and Professionalism* publicou um documento em que pondera sobre as partes envolvidas na assistência sanitária, a saber: os provedores, as empresas, os médicos e os pacientes. A proposta central é que deve haver "um diálogo público a fim de estabelecer as políticas institucionais e o modo como deve se distribuir os recursos. Não podem ser só os economistas, nem só os provedores de serviços que estabeleçam as políticas em matéria de saúde"[14]

O médico como um importante protagonista nesse cenário deve assumir uma posição de não só zelar pelo bem-estar do paciente, mas também se aliar aos esforços coletivos de melhorar a assistência sanitária em prol de toda a sociedade. Não é uma tarefa fácil em virtude das forças externas atuantes que buscam transformar a Saúde em um negócio tendo como premissa básica: o lucro. O engajamento do profissional, sua postura ética e a ciência dos seus valores permitem estabelecer "um grande contrato da profissão médica com a sociedade"[10].

A Bioética pode contribuir com esse posicionamento do profissional da Nefrologia perante seu paciente e a sociedade, fornecendo-lhe ferramentas no campo da Ética que permitem um melhor manejo dos valores intrínsecos na relação médico-paciente. É inegável que há menor apreço pelos "valores" na prática diária de qualquer médico hoje, visto que outros fatos, como vimos, estão presentes no cotidiano do profissional da saúde. A necessidade do resgate de tais "valores" e a implementação das virtudes nas práxis de qualquer profissional, mas em especial para os que lidam com enfermos crônicos, são fundamentais para aliviar o sofrimento.

O desafio presente no cotidiano do nefrologista caracteriza-se pela necessidade de articular de forma equilibrada esse jogo de forças presentes na sociedade denominada pós-industrial. Essa tem pressupostos muitas vezes ambíguos, pois, ao mesmo tempo em que preconiza uma universalidade de acesso à saúde, discrimina a qualidade da sua oferta. Daí surge a importância do profissional não se confundir enquanto exerce o ato médico, valorizando a vulnerabilidade do paciente.

Ética e política são atribuições que devem fazer parte da prática médica, pois é o único meio que dispomos para que a sociedade, da qual fazemos parte, possa estabelecer uma vida mais digna e justa para todos.

REFERÊNCIAS BIBLIOGRÁFICAS

1. http://www.nytimes.com/2003/06/22/us/dr-belding-h-scribner-medical-pioneer-is-dead-at-82.html (acessado em novembro 2015).
2. Pessini L, Barchifontaine CP (eds). *Problemas Atuais de Bioética*. São Paulo: Centro Universitário São Camilo; Loyola: São Paulo, 2007, pp 24-37.
3. Rego S (ed). *A Formação Ética dos Médicos: Saindo da Adolescência com a Vida (dos Outros) nas M*ãos. Editora Fio Cruz: Rio de Janeiro, 2003, pp 29-33.
4. Chauí M. A Universidade Operacional. *Rev Aval Educ Sup*: Sorocaba, SP 1999; **4**: 3-8.
5. Rocha H. Brasil. *Ver Nefrol* 992; **12**: 18-34.
6. Gracia D (ed). *Pensar a Bioética: Metas e Desafios*, Centro Universitário São Camilo; Loyola: São Paulo 2010, pp 347-363.
7. Feito L. Vulnerabilidad. *An Sist Sanit Navar* 2007; **30** (Supl. 3): 7-22.
8. Mailloux LU,BurkartJM. Dialisys modality and patient outcome. http://www.uptodate.com/contents/dialysis-modality-and-patient-outcome?source=search_result&search=sobrevida+em+dialise&selectedTitle=2~150 (accessado em outubro 2015).
9. Censo Brasileiro de Diálise 2014. Sociedade Brasileira de Nefrologia. http://www.censo-sbn.org.br/censosAnteriores (accessado em dezembro 2015).
10. Gracia D. Ética professional y Ética institucional: convergencia o conflicto?*Rev Esp Salud Pública* 2006; **80**: 457-467.
11. Wynia MKW, Latham SR, Kao CA *et al.* Medical professionalism in society. *N Engl J Med* 1999; **341**: 1612-1615.
12. Fundação ABIM, Fundação ACP-ASIM e Fundação Européia de Medicina Interna. La professión médica em el nuevo milenio: estatutos para la regulación de la práctica médica. *Med Clin (Barc)* 2002; **118**: 704-706.
13. Newman J, Clarke J. Gerencialismo. *Educ Real.* Porto Alegre, 2012; 37(2): 353-381.
14. Povar GJ, Blumen H, Daniel J *et al.* Ethics in practice: managed care and the changing health care environment. *Ann Inter Med* 2004; **141**: 131-136.

22

TUBERCULOSE RENAL

Ronaldo Soares Maia
Gianna Mastroianni Kirsztajn

◆

INTRODUÇÃO

Tuberculose continua sendo uma causa importante de morte por doenças infecciosas em todo o mundo, apesar da disponibilidade de recursos diagnósticos modernos e de tratamento[1].

Pode-se falar no ressurgimento da doença nos dias atuais em regiões endêmicas e não endêmicas, principalmente devido à migração, à emergência de cepas de *Mycobacterium tuberculosis* resistentes às drogas em uso e à pandemia do HIV[1].

De fato, tem-se observado aumento de incidência de tuberculose extrapulmonar em casos de AIDS[2]. Vale ressaltar que, em todo o mundo, 15% dos pacientes com tuberculose estão coinfectados com HIV e, em áreas endêmicas para HIV, entre os pacientes com tuberculose urogenital cerca de 75% deles são coinfectados com HIV[3].

Hoje, considera-se que pacientes HIV-positivos devem ser testados para tuberculose, assim como os pacientes com diagnóstico recente de tuberculose devem ser investigados para infecção por HIV[4]. Tem-se levantado a possibilidade de que, com o aumento das taxas de sobrevida dos pacientes com AIDS, haverá elevação na incidência de tuberculose do trato urinário.

TUBERCULOSE RENAL

O trato geniturinário é um dos principais alvos das infecções hematogênicas e o sítio mais comum de tuberculose extrapulmonar. A tuberculose urogenital, por sua vez, tem como sua principal localização o rim, falando-se, então, em tuberculose renal.

As manifestações da tuberculose do trato geniturinário, assim como de outras formas de tuberculose extrapulmonar, são menos conhecidas dos médicos em geral, dificultando o diagnóstico.

Depois de uma infecção primária no trato respiratório, bacilos podem instalar-se em outros sítios, inclusive no trato urogenital. Nesse caso, as lesões usualmente se iniciam nos rins e passam a acometer ureteres, bexiga e órgãos genitais. O intervalo de tempo entre a infecção primária e o diagnóstico de tuberculose urogenital pode ser muito longo.

QUADRO CLINICOLABORATORIAL

A lesão renal pode apresentar-se como proteinúria, hematúria, leucocitúria e perda de função renal. Sintomatologia própria de trato urinário baixo pode ocorrer quando a doença atinge ureteres e bexiga. É interessante lembrar que sintomas urinários sugestivos de infecção do trato urinário, acompanhados de leucocitúria e hematúria, mas sem crescimento de bactérias na urocultura, são indícios de tuberculose urogenital.

No que se refere à apresentação clínica, é preciso ter em mente que o diagnóstico da tuberculose urogenital impõe algumas dificuldades. Muitas vezes a suspeita só surge após falha no tratamento de suposta cistite aguda, tratada com agentes antibacterianos usuais, com persistência de leucocitúria associada à urocultura negativa. Outras apresentações são dor lombar ou suprapúbica, hematúria, polaciúria e noctúria[5]. Mais de 90% dos indivíduos assintomáticos apresentam leucocitúria estéril, por vezes acompanhada de hematúria microscópica[6].

Menos de 10% dos pacientes com tuberculose renal têm cólica nefrética. Por fim, os sintomas sistêmicos clássicos de tuberculose, como febre vespertina, sudorese noturna e perda de peso, não são comuns em caso de tuberculose renal[5].

Em fases avançadas, a tuberculose renal pode evoluir com insuficiência renal[7].

O diagnóstico de certeza da tuberculose advém da identificação do agente etiológico, o que não é simples no caso da tuberculose renal. As abordagens usuais são a pesquisa e cultura para bacilos de Koch na urina, em várias amostras seriadas. A baciloscopia pode levar a resultados falso-positivos. Isso decorre de eventual contaminação da urina com micobactéria saprófita, própria das secreções genitais, ou por outras micobactérias do ambiente que não são *Mycobacterium tuberculosis*. Ainda assim, a presença na urina de bacilos álcool-ácido resistentes associada a uma suspeita clínica é sugestiva de tuberculose renal e muitas vezes motiva testes terapêuticos[8].

A cultura para *M. tuberculosis* é um exame confiável e, em geral, feito no meio de Löwenstein-Jensen, no Brasil[8], mas o tempo de espera pelo resultado é muito longo, pois o crescimento da bactéria é lento, o que implica retardo no diagnóstico.

Mais recentemente, o médico tem à sua disposição uma alternativa interessante nessa área, que é o exame de reação em cadeia da polimerase (PCR) para *M. tuberculosis*, possibilitando a definição rápida do diagnóstico. Esse exame é realizado com a coleta de toda uma micção, idealmente (mas não necessariamente) a primeira da manhã, em frasco sem conservante.

EXAMES DE IMAGEM

Os exames de imagem podem revelar lesões como ureteres nitidamente distorcidos, alternando áreas de estenose com áreas de dilatação, volume reduzido de bexiga, hidronefrose, e mesmo rins de dimensões reduzidas em fases mais avançadas à ultrassonografia, tomografia computadorizada e ressonância magnética[9].

Usualmente o envolvimento da tuberculose renal é unilateral e o encontro de calcificação renal é comum. A presença de calcificações associadas em ureteres bilateralmente e na bexiga é rara, mas há relatos[7].

CASO CLÍNICO ILUSTRATIVO

Paciente atendida em nosso Serviço no Hospital do Rim/UNIFESP ilustra a questão do atraso no diagnóstico quando se está diante de um caso de tuberculose renal e não se pensa nessa possibilidade.

A paciente do sexo feminino, com 32 anos, relatava dor forte em região lombar, há três anos, emagrecimento e "fios de sangue" no início do quadro. Procurou urologista e, na época, foi diagnosticada "infecção nos rins". Fez uso prolongado de antibióticos e manutenção com macrodantina. Engravidou logo depois e, na 18ª semana de gestação, apresentou cólica nefrética. Diagnosticou-se abscesso em rim esquerdo. Foi feito parto cesariano na 36ª semana e, posteriormente, tal abscesso foi drenado. Dois anos após o início do quadro, voltou a ter cólicas nefréticas, que foram atribuídas à litíase renal, conforme informou. Evoluiu com perda de peso e piora do estado geral. Procurou o nosso serviço, três anos após o início dos sintomas, relatando a mesma dor; usava frequentemente analgésicos e tinha qualidade de vida ruim, sobretudo devido ao quadro de dor constante.

Ao exame, sentia dor em fossa ilíaca e flanco esquerdos. Ao exame ultrassonográfico, apresentava massa em rim esquerdo, que motivou avaliação urológica, solicitação de exames de função renal (déficit de filtração glomerular), tomografia de abdome com contraste (massa com aspecto de abscesso) e PCR para *Mycobacterium tuberculosis*, que se mostrou positivo. Procedeu-se, então, à punção dirigida por ultrassonografia com retirada de grande quantidade de material purulento.

Em seguida, foi iniciado tratamento com esquema tríplice para tuberculose com melhora do estado geral e ganho de peso.

Chamou a nossa atenção o longo período que essa paciente permaneceu com diagnóstico de cólica nefrética por litíase renal, sem documentação de cálculos por exame de imagem, e com uroculturas negativas, quando avaliamos os exames que havia realizado previamente.

Como já reforçado por outros, tuberculose renal deve ser considerada na avaliação de massas renais[10,11], especialmente em um caso como esse apresentado por nós, em que a paciente apresenta sintomas sistêmicos, que levam a suspeitar de tal diagnóstico.

Deve-se ressaltar que há descrições, embora raras, de que a tuberculose renal pode apresentar-se como massas císticas bem circunscritas e com septações[12].

CONCLUSÕES

A tuberculose do trato geniturinário, de modo geral, e a renal, em particular, são difíceis de diagnosticar nos estágios iniciais devido à sintomatologia inespecífica a elas relacionada.

Este capítulo busca chamar a atenção para a existência de tuberculose urogenital em nossos dias. Não levantar a hipótese de tuberculose é uma causa importante de atraso no diagnóstico, com consequências maléficas para o paciente que apresenta a doença. Tuberculose, seja ela pulmonar seja extrapulmonar, é uma doença com complicações relevantes e fazer seu diagnóstico exige ainda mais atenção por parte do médico quando se está diante de pacientes imunossuprimidos, como, por exemplo, pacientes submetidos a transplantes de órgãos[13] ou aqueles submetidos a tratamento com imunossupressores, ou ainda indivíduos com AIDS.

REFERÊNCIAS BIBLIOGRÁFICAS

1. Merchant S, Bharati A, Merchant N. Tuberculosis of the genitourinary system-urinary tract tuberculosis: Renal tuberculosis-Part I. *Indian J Radiol Imaging* 2013; **23**: 46-63.
2. Naidich DP, Garay SM, Leitman BS, McCauley DI. Radiographic manifestations of pulmonary disease in the acquired immunodeficiency syndrome (AIDS). *Semin Roentgenol* 1987; **22**: 14-30.
3. Nzerue C, Drayton J, Oster R, Hewan-Lowe K. Genitourinary tuberculosis in patients with HIV infection: clinical features in an inner city hospital population. *Am J Med Sci* 2000; **320**: 299-303.
4. Wise GJ, Shteynshlyuger A. An update on lower urinary tract tuberculosis. *Curr Urol Rep* 2008; **9**: 305-313.
5. Eastwood JB, Corbishley CM, Grange JM. Tuberculosis and the kidney. *J Am Soc Nephrol* 2001; **12**: 1307-1314.
6. Golden MP, Vikram HR. Extrapulmonary tuberculosis: an overview. *Am Fam Physician* 2005; **72**: 1761-1768.
7. Patil SB, Desai AS, Biradar AN, Kundargi VS. Extensive nephroureteric calcification presenting with renal failure: A rare case report. *Urol Ann* 2015; 7: 375-377.
8. Napoli ERA, Mendes FDR, Lino CMG *et al.* Tuberculose urogenital: um diagnóstico desafiador. *Com Ciências Saúde* 2011; **22**: S13-S20.
9. Gibson MS, Puckett ML, Shelly ME. Renal tuberculosis. *Radiographics* 2004; **24**: 251-256.
10. Carrillo-Esper R, Moreno-Castañeda L, Hernández-Cruz AE, Aguilar-Zapata DA. Renal tuberculosis. *Cir Cir* 2010; **78**: 442-447.
11. Tiryaki O, Usalan C, Alkan S. Bilateral renal mass-renal disorder: tuberculosis. *Case Rep Nephrol* 2013; **2013**: 724693.
12. Gurski J, Baker KC. An unusual presentation: renal tuberculosis. *Scientific World Journal* 2008; **8**: 1254-1255.
13. Ulubay G, Kupeli E, Duvenci Birben O *et al.* A 10-year experience of tuberculosis in solid-organ transplant recipients. *Exp Clin Transplant* 2015; **13** Suppl 1: 214-218.

23

PAPEL DA ULTRASSONOGRAFIA EM NEFROLOGIA

Rodrigo Fernandes de Carvalho Azambuja Neves
Gianna Mastroianni Kirsztajn

◆

INTRODUÇÃO

A ultrassonografia é um método simples, consagrado, amplamente acessível e difundido na prática médica, com enormes evoluções nos últimos 60 anos. Atualmente, ela faz parte da rotina de radiologistas, ginecologistas e obstetras, cirurgiões vasculares, urologistas, nefrologistas, entre outros especialistas. A popularização dos aparelhos com custos cada vez mais acessíveis, assim como a simplificação dos manejos, permitindo usos mais intuitivos, e a crescente difusão de cursos extracurriculares fazem com que cada vez mais médicos usam essa ferramenta na rotina diária. Arriscamos dizer que, nos próximos anos, veremos o ultrassom tornar-se instrumento da propedêutica, tendo cada profissional seu pequeno aparelho para avaliação dos pacientes.

O ultrassom é definido como uma onda mecânica com frequência superior a 20kHz, portanto acima da capacidade de audição humana, produzida por cristais piezoelétricos no interior dos transdutores, com características de contração e expansão ao receberem estímulos elétricos, transformando energia elétrica em mecânica. O ultrassom necessita de um meio físico para propagar-se; durante sua propagação por meios com impedâncias acústicas distintas, parte das ondas mecânicas é refletida e retorna ao transdutor. Assim, simplificadamente, a ultrassonografia é o resultado dos ecos produzidos por reflexões das ondas mecânicas ao longo da evolução pelos tecidos com diferentes impedâncias. O equipamento de ultrassom realiza a leitura e produz a imagem no monitor.

Os tecidos com ecos mais intensos, brilhantes, são classificados como hiperecoicos (ossos, gordura), e os tecidos com ecos menos brilhantes que o meio adjacente, como hipoecoicos (líquidos, músculos). Um meio anecoico apresenta-se sem ecos (vasos sanguíneos, bexiga com urina "normal").

A impedância do ar é muito menor que a dos tecidos. Por esse motivo, ao encostarmos o transdutor na pele do paciente sem o uso do gel, ocorre a reflexão quase total das ondas mecânicas. O gel facilita a propagação da onda mecânica, retirando o ar da interface transdutor-pele.

Quanto aos efeitos biológicos do ultrassom, o principal deles é a conversão de energia mecânica em térmica, sendo esses efeitos, no entanto, muito pequenos e de rápida dissipação.

TÉCNICA DE AVALIAÇÃO E RINS NORMAIS

Os rins são órgãos retroperitoneais localizados sobre a parede posterior do abdome, circundados por uma camada de gordura espessa (Fig. 23.1). São constituídos por córtex, medula (pirâmides) e seio renal (vasos, tecido gorduroso e pelve renal). O rim direito apresenta íntimos contatos com o fígado cranialmente, posteriormente com o músculo quadrado lombar, anteriormente com o cólon ascendente e duodeno e medialmente com os vasos renais e grandes vasos. O rim esquerdo relaciona-se cranialmente com o baço, posteriormente com o músculo quadrado lombar, anteriormente com o cólon descendente, jejuno e cauda do pâncreas e medialmente com os vasos renais, grandes vasos e corpo do pâncreas.

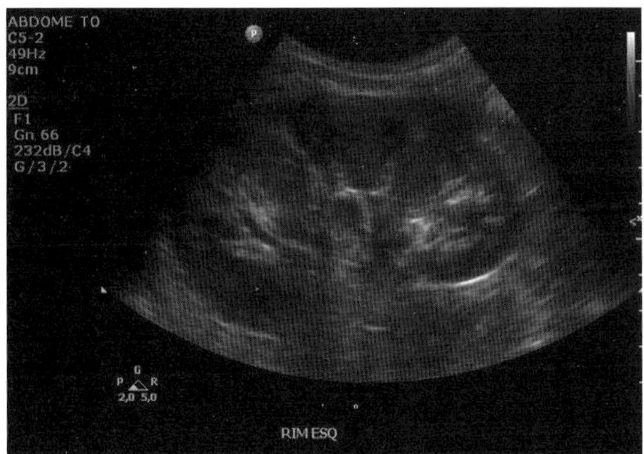

Figura 23.1 – Rim normal.

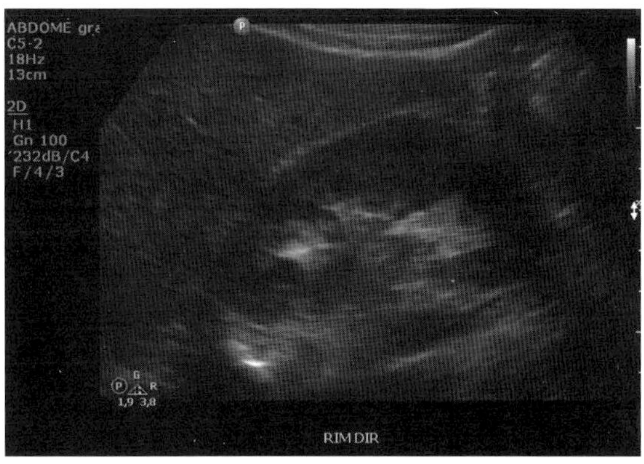

Figura 23.2 – Rim normal. Serve de referência a comparação entre as ecogenicidades do córtex renal e fígado.

A melhor forma de visibilizar os rins é colocar o paciente em decúbito lateral (direito ou esquerdo), solicitando que faça uma inspiração profunda, posicionando o transdutor transversal ou longitudinalmente ao eixo renal, acompanhando as linhas axilares. A avaliação por via intercostal também pode ser útil, especialmente para se avaliarem os polos renais superiores. Para uma completa visibilização dos rins, deve-se proceder a sucessivas varreduras nos sentidos craniocaudal e anteroposterior.

O seio renal apresenta-se hiperecoico, sendo possível encontrar, ocasionalmente, vasos renais e estruturas do sistema coletor, que se apresentam como finas estruturas anecoicas em meio aos tecidos ecogênicos do seio renal. A medula renal, constituída pelas pirâmides, apresenta-se como estrutura hipoecogênica em forma de cone na região localizada entre o córtex e o seio renal. O córtex é discretamente mais ecogênico que as pirâmides renais e deve ter ecogenicidade semelhante ou discretamente menor que o fígado (Fig. 23.2) ou o baço. Os tamanhos normais médios situam-se entre 9 e 13cm, variando de acordo com a idade, sexo, constituição física e grau de hidratação; pode haver assimetria entre as dimensões renais, sendo o rim esquerdo maior que o direito; no entanto, essa assimetria não deve exceder 2cm. A espessura cortical é considerada normal quando maior que 10mm.

DOENÇAS RENAIS AGUDAS

Nas lesões renais agudas, o ultrassom geralmente fornece poucas informações. As causas obstrutivas e infecciosas devem ser consideradas quando houver evidências de dilatações do sistema coletor, aumento ou diminuição da ecogenicidade do parênquima e da gordura piélica, bem como alterações perirrenais.

A alta sensibilidade para a detecção de hidronefrose (maior que 95%) facilita a investigação de possível causa obstrutiva. Entre essas, a litíase renal constitui-se na principal causa.

LITÍASE RENAL

A ultrassonografia de vias urinárias é um exame amplamente utilizado na investigação de cólica renal pelo fato de ser pouco invasivo, amplamente disponível e de baixo custo. Utilizado desde 1961[1], tem capacidade de visibilizar inclusive cálculos não opacos, como os de ácido úrico[2,3]. Os cálculos renais apresentam-se como focos hiperecogênicos brilhantes, geralmente com sombra acústica posterior (Figs. 23.3 e 23.4). Características como tamanho e localização dos cálculos, bem como a experiência do operador, influem na detecção dos cálculos renais (entre 50 e 57%). Apresenta, entretanto, baixa sensibilidade para o diagnóstico de ureterolitíase (entre 11 e 24%), bem como para cálculos renais menores que 0,3cm (microlitíase) (13%)[4]. Cálculos ureterais proximais e distais, próximos à junção ureterovesical, podem ser bem visibilizados, enquanto os cálculos de ureter médio apresentam avaliação mais difícil, sendo, nesse caso, observados sinais como a hidronefrose à montante. O Doppler colorido pode fornecer informações adicionais, como a presença e simetria de jatos ureterais e o aumento dos índices de resistência dos vasos intrarrenais em casos obstrutivos.

A hidronefrose (Fig. 23.5) pode ou não estar presente nos casos de litíase ureteral e, geralmente, não encontra correspondência com as dimensões do cálculo. É classificada como leve, moderada ou acentuada, e associa-se ao afilamento cortical, conforme sua evolução[5,6]. Como diagnóstico diferencial da hidronefrose, deve-se sempre considerar a presença de cistos parapiélicos (Fig. 23.6), estruturas que podem prejudicar a interpretação de imagens hipoecogênicas na pelve renal.

DOENÇA RENAL CRÔNICA

O achado à ultrassonografia de rins com tamanhos reduzidos, afilamento cortical com aumento da ecogenicidade e perda da diferenciação corticomedular são indicativos de doença renal crônica. As exceções a esse perfil

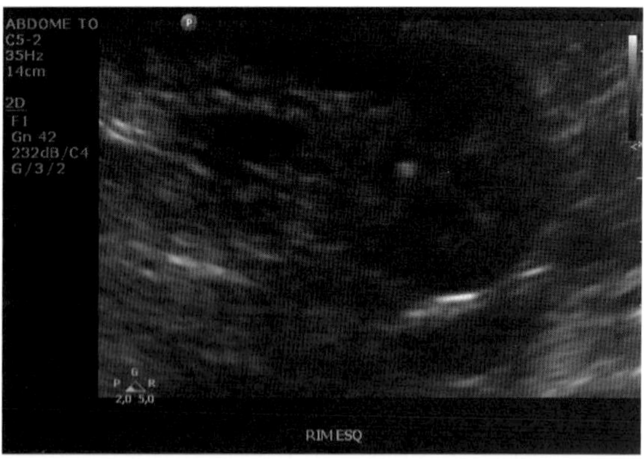

Figura 23.3 – Cálculo no grupamento calicinal inferior.

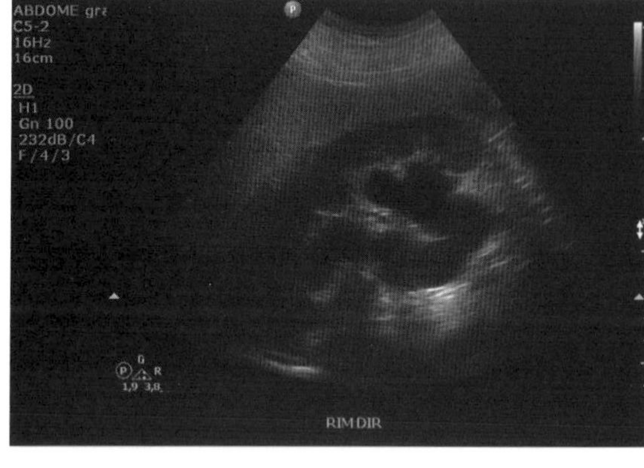

Figura 23.5 – Hidronefrose.

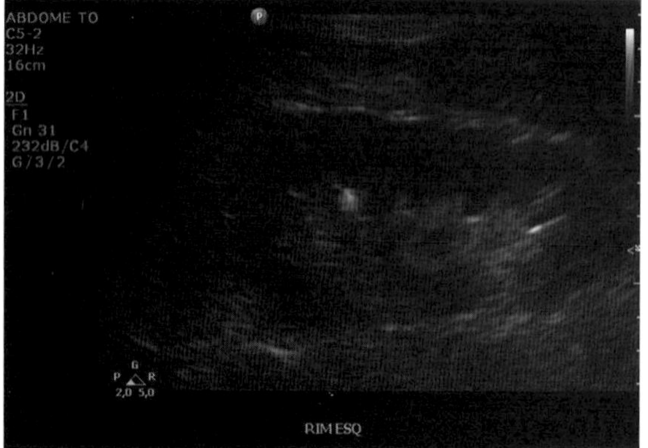

Figura 23.4 – Cálculo no grupamento calicinal médio.

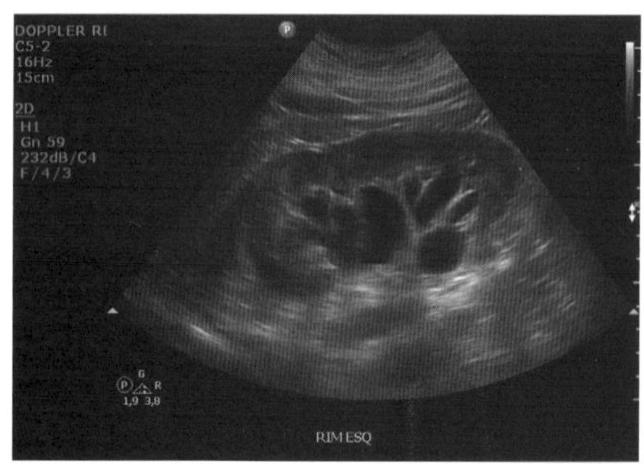

Figura 23.6 – Múltiplos cistos parapiélicos.

são as doenças renais policísticas e as nefropatias diabéticas, nas quais os rins podem são estar com dimensões reduzidas.

DOPPLER RENAL

A hipertensão renovascular afeta entre 15 e 30% dos pacientes que apresentam critérios sugestivos de doença renovascular[7]. Estudos não invasivos são muito importantes antes de eventual avaliação por angiografia. Outras modalidades de avaliação da vasculatura renal incluem a angiotomografia, a angiorressonância e a cintilografia[8-10].

Nesse panorama, a ultrassonografia Doppler (Figs. 23.7 a 23.10) apresenta as vantagens de ser um exame não invasivo, de baixo custo e amplamente difundido, que permite o estudo das artérias e veias renais, vascularização intraparenquimatosa. A avaliação arterial permite a detecção de ateromatose parietal, fibrodisplasia, estenoses hemodinamicamente significativas ou não e aneurimas. O estudo venoso permite a avaliação de eventuais tromboses e de extensões venosas de tumores renais. O Doppler intraparenquimatoso evidencia alterações de fluxo nos infartos, fístulas arteriovenosas, defeitos de perfusão, tumores renais, entre outras.

Quatro critérios são utilizados para o diagnóstico de estenose significante ou oclusão da artéria renal[9]: a) aumento do pico de velocidade de pico sistólico (acima de 180-200cm/s); b) índice entre os picos de velocidade sistólica da aorta e renal maior que 3,5; c) fluxo turbulento na área pós-estenótica; e d) visibilização da artéria renal sem fluxo no seu interior (obstrução). Além disso, o aumento dos tempos de aceleração das artérias segmentares ou acessórias (*tardus parvus*) constitui sinal indireto de estenose da artéria renal.

ALTERAÇÕES RENAIS CÍSTICAS

Cistos são definidos como estruturas esféricas preenchidas por fluidos, com paredes definidas, que podem ser únicos ou múltiplos. Podem ser observados desde a embriogênese até a vida adulta[11]. O ultrassom preenche os requisitos como um método de diagnóstico ideal desde a infância, pois não expõe o paciente à radiação ou meios de contraste, pode ser repetido facilmente, não depende de nenhum preparo muito elaborado e oferece boas sensibilidade e especificidade. Além disso, o ultrassom permite realizar o *screening* familiar, quando indicado. Por apresentarem interfaces bem definidas com os

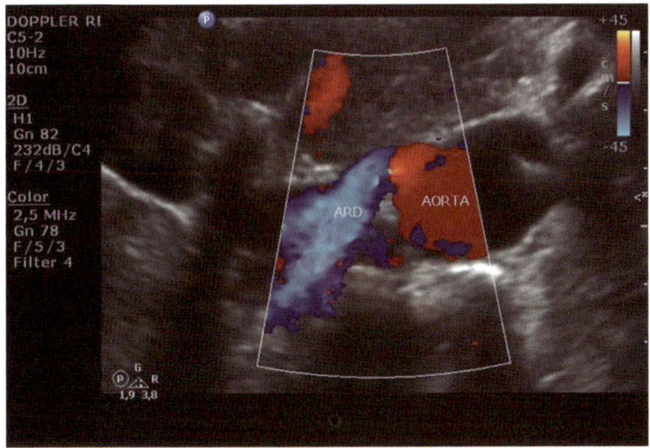

Figura 23.7 – Avaliação da artéria renal direita.

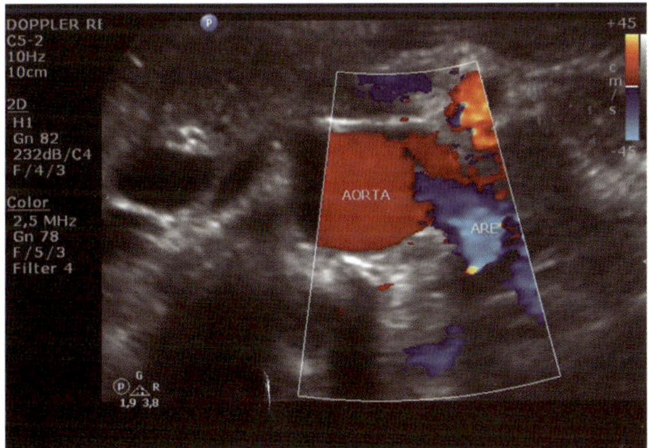

Figura 23.8 – Avaliação da artéria renal esquerda.

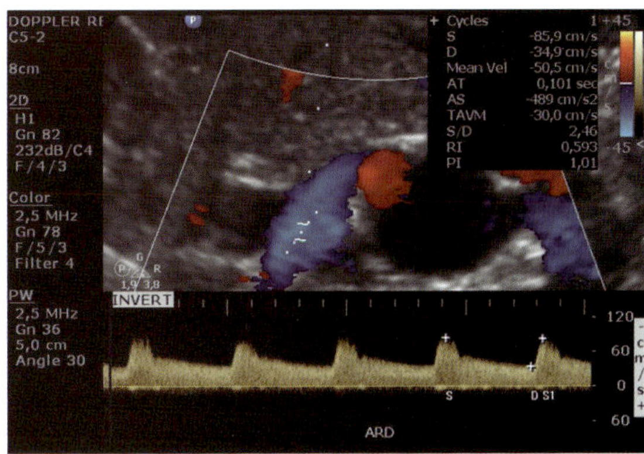

Figura 23.9 – Doppler espectral com medida da velocidade na artéria renal direita.

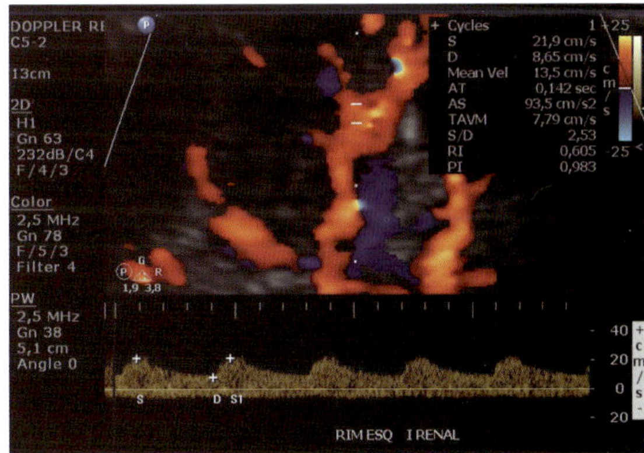

Figura 23.10 – Estudo do padrão de fluxo nas artérias segmentares.

tecidos adjacentes, o ultrassom permite a visibilização de lesões císticas tão pequenas quanto 1mm[12].

O achado de cistos isolados e benignos na população geral com idade superior a 50 anos é de 50%. Há, entretanto, doenças císticas, hereditárias ou não, encontradas em crianças e adultos, aqui listadas:

Crianças – displasia renal multicística (malformação cística mais comum em crianças), displasia renal com cistos, doença autossômica recessiva policística (ARPKD), doença policística autossômica dominante (ADPKD) – forma mais comum de doença cística, nefronoftise, doença renal medular cística e doença cística renal adquirida (pacientes em diálise).

Adultos – doença policística autossômica dominante, doença medular cística, doença de von Hippel-Lindau, complexo esclerose tuberosa, doença cística renal adquirida, rim esponjomedular, rim multicístico displásico[13].

O achado de cistos renais ao ultrassom deve levar em conta localização (cortical ou parapiélico), tamanho, espessura parietal, presença de septos, calcificações ou vegetações internas. Os estudos complementares com outros métodos de imagem (tomografia computadorizada ou ressonância magnética) contam também com parâmetros bem definidos para a avaliação de eventuais sinais de malignidade das lesões císticas, sendo a classificação de Bosniak a mais utilizada para esse fim.

TUMORES RENAIS

O diagnóstico de tumor renal pode decorrer de investigação direcionada para esse fim ou ser um achado do exame de imagem (ultrassonografia ou outro) eventualmente realizado com outra finalidade. Quando os achados ultrassonográficos são compatíveis com lesões neoplásicas, a investigação deve prosseguir com tomografia computadorizada ou ressonância magnética, devendo-se levar em conta as características da lesão, como tamanho, localização, realce, calcificações, extensão para o seio renal, presença de comprometimento vascular, entre outras, para que se estabeleçam parâmetros que permitam a classificação do tipo histológico e programação terapêutica.

BIÓPSIAS RENAIS

Desde o relato feito em 1951 por Iversen e Brun, a biópsia renal percutânea tem fornecido importantes contribuições para o diagnóstico e acompanhamento de pacientes com doenças renais[14,15]. O impacto do procedimento foi tão significativo que a ele se atribui também responsabilidade no estabelecimento da nefrologia como especialidade médica[16]. Os avanços técnicos ao longo do tempo propiciaram melhora nos diagnósticos e redução das complicações. Alguns estudos sugerem que os dispositivos automáticos de biópsia conseguem maior número de glomérulos, ao mesmo tempo que promovem menores complicações[17].

O nefrologista deve considerar o risco do procedimento na sua indicação. Características anatômicas como cistos no polo renal inferior, rins atróficos com espessura cortical reduzida ou rins em ferradura podem contraindicar o procedimento em alguns pacientes. Nesses casos, técnicas alternativas devem ser consideradas (biópsias guiadas por tomografia computadorizada ou por via cirúrgica, por exemplo). Outras contraindicações incluem discrasias sanguíneas, hipertensão (pressão arterial maior que 160 × 90mmHg), infecção do trato urinário ou abscesso/infecção perirrenal.

A prática comum envolve a realização de hemograma e coagulograma antes da biópsia, bem como avaliação de eventuais medicações em uso que possam prejudicar a hemostasia (anticoagulantes, antiagregantes plaquetários, anti-inflamatórios não esteroides). Acesso venoso adequado é obtido e, em casos de extrema ansiedade ou falta de cooperação, pode-se proceder à sedação para a realização do procedimento.

Para a realização da biópsia, o paciente é posicionado em decúbito ventral, o rim é avaliado e medido ao ultrassom e feita a marcação na pele visando à localização do polo renal inferior (Fig. 23.11). Procede-se à degermação da pele e à anestesia local com lidocaína a 1%. Utilizamos em nosso serviço agulha de 16 gauge acoplada ao dispositivo de disparo automático, guiada por ultrassom em tempo real, para obtenção dos fragmentos. Terminado o procedimento, o paciente é mantido em repouso durante 6 horas, sendo que nas duas primeiras horas é feita compressão sobre a região biopsiada. Controles de pulso e pressão arterial são realizados a intervalos de 30 minutos, bem como a avaliação de ocorrência ou não de hematúria. Ao final das 6 horas, realizamos ultrassom de controle para avaliação de eventual hematoma perirrenal (Fig. 23.12).

Considerações especiais devem ser feitas antes da indicação de biópsias em populações idosas (maiores que 60 anos), gestantes, cirróticos, portadores de amiloidose, pacientes com rim único ou rim em ferradura, pois podem apresentar maior risco e incidência de complicações.

Quanto aos rins transplantados, os cuidados e técnicas para a realização do procedimento são semelhantes, ressaltando-se que a técnica cortical-tangencial (Fig. 23.13)[18] tem sido descrita para a obtenção de melhores fragmentos nos terços médio/superior do enxerto com reduzido índice de complicações (Fig. 23.14).

TRANSPLANTES RENAIS

O ultrassom é geralmente o método de escolha para a avaliação por imagem dos transplantes renais no período perioperatório e no seguimento[19].

Avaliações do espaço perirrenal evidenciam a presença de coleções em cerca de 50% dos transplantes[20]. Tais coleções podem conter sangue, urina, pus ou linfa. O ultrassom é um método bastante sensível na detecção dessas alterações, porém só a aspiração do líquido pode definir sua origem.

Infelizmente, o estudo do parênquima renal evidencia diversas anormalidades que não são específicas, incluindo necrose tubular aguda, rejeição aguda ou crônica e toxicidade relacionada à terapia imunossupressora. Aumento difuso do rim, espessamento cortical, perda relativa da diferenciação corticomedular, acentuação das pirâmides renais e espessamento do urotélio são achados comuns em diversas situações em que a função renal está prejudicada.

O Doppler apresenta sensibilidade limitada na avaliação da perfusão cortical. Nesse sentido, o uso de contrastes para o ultrassom parece ser uma alternativa promissora.

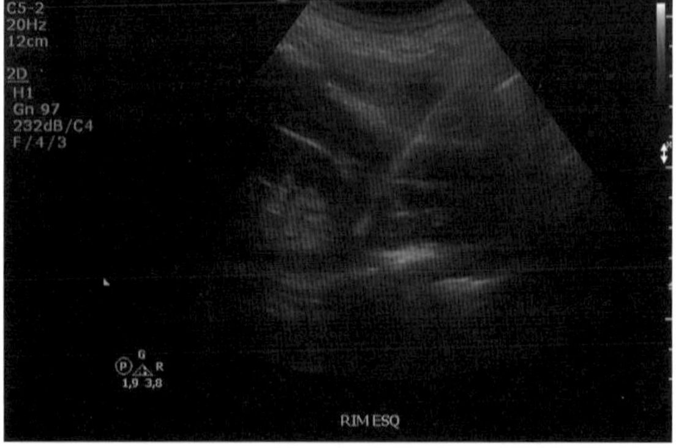

Figura 23.11 – Biópsia renal realizada no polo inferior.

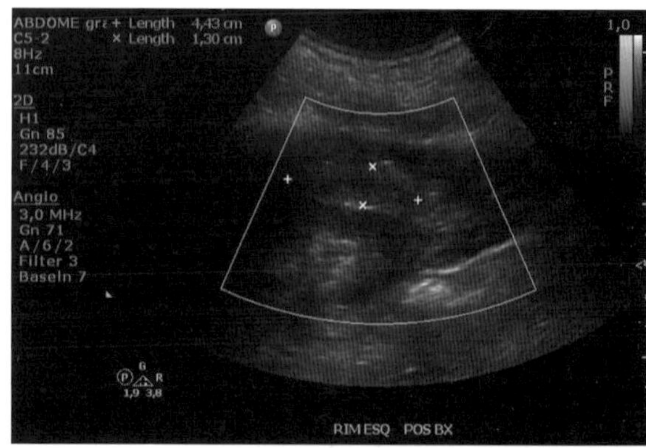

Figura 23.12 – Ultrassom de controle evidenciando hematoma perirrenal.

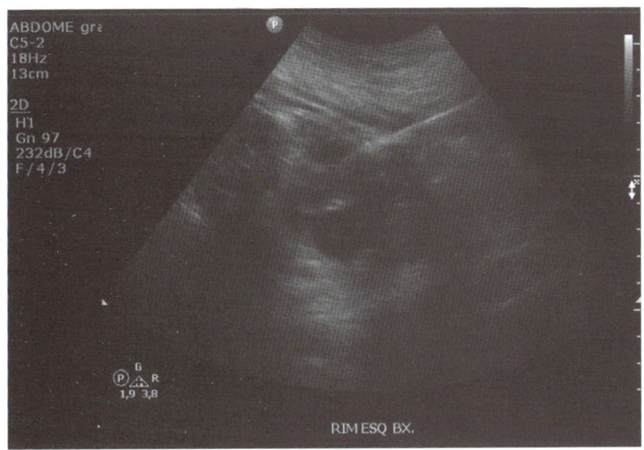

Figura 23.13 – Biópsia renal realizada segundo a técnica cortical--tangencial.

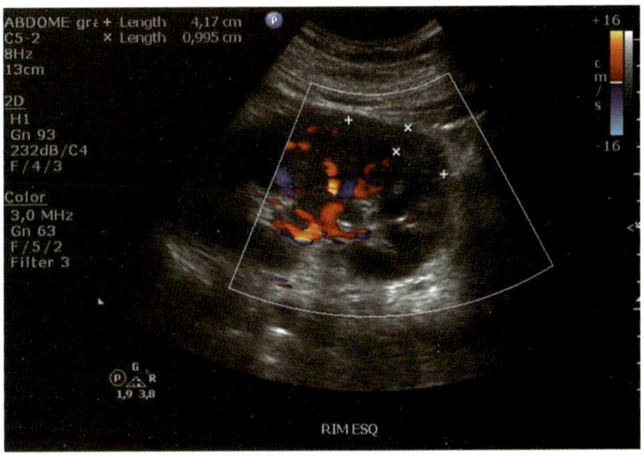

Figura 23.14 – Pequeno hematoma perirrenal após a realização de biópsia do enxerto renal.

As complicações urológicas ocorrem em 4 a 8% dos pacientes e incluem fístulas, urinomas, obstrução e cálculos[21].

Complicações vasculares ocorrem em 1 a 10% dos pacientes[22,23]. A oclusão da artéria renal e a trombose da veia renal ocorrem no pós-operatório recente e podem levar à perda do enxerto. A estenose da artéria renal é a complicação vascular mais frequente[24]; o ultrassom Doppler evidencia área de fluxo turbulento, com velocidades de pico sistólico elevadas (superior a 180cm/s), podendo haver um padrão de fluxo *tardus parvus* (aumento dos tempos de aceleração) nas artérias arqueadas e interlobares do parênquima renal.

Fístulas e pseudoaneurismas são complicações atribuíveis às biópsias renais e são, em sua maioria, pequenas e clinicamente irrelevantes.

CONSIDERAÇÕES FINAIS

De modo geral, o exame ultrassonográfico é fundamental na avaliação de pacientes com doenças renais as mais diversas, tendo como vantagens a multiplicidade de informações relevantes para a condução dos casos, a disponibilidade do exame, o baixo custo e a ausência de necessidade de contrastes ou outras substâncias nefrotóxicas, que se constituem em limitação importante de outros métodos na avaliação de pacientes com doença renal.

A biópsia renal guiada por ultrassonografia é hoje uma realidade na prática médica, permitindo que se realize o procedimento com baixo risco de complicações. Nesse caso, é um recurso extremamente importante para fins diagnósticos em Nefrologia, estando acessível para orientar a realização da biópsia ao pé do leito ou no Setor de Imagem.

Nota: As figuras apresentadas são provenientes de coleção particular do primeiro autor.

REFERÊNCIAS BIBLIOGRÁFICAS

1. Schlegel JU, Diggdon P, Cuellar J. The use of ultrasound for localizing renal calculi. *J Urol* 1961; **86**: 367-369.
2. Brennan RE, Curtis JA, Kurtz AB, Dalton JR. Use of tomography and ultrasound in the diagnosis of nonopaque renal calculi. *JAMA* 1980; **244**: 594-596.
3. Pollack HM, Arger PH, Goldberg BB, Mulholland SG. Ultrasonic detection of nonopaque renal calculi. *Radiology* 1978; **127**: 233-237.
4. Fowler KA, Locken JA, Duchesne JH, Williamson MR. US for detecting renal calculi with nonehanced CT as reference standard. *Radiology* 2002; **222**: 109-113.
5. Hofer M (ed). *Ultrasound Teaching Manual*, 6th ed. Revinter: Rio de Janeiro, 2011, pp 47-64.
6. Françolin P, Saito OC, Oliveira IRS, Cerri GG. Rim. In Chammas MC, Cerri GG (eds). *Abdominal Ultrasound*, 2nd ed. Revinter: Rio de Janeiro, 2009, pp 400-479.
7. Mann SJ, Pickering TG. Detection of renovascular hypertension: state of the art – 1992. *Ann Intern Med* 1992; **117**: 845-853.
8. Kaplan NM (ed). *Clinical Hypertension*. Williams & Wilkins: Baltimore, 1990, pp 303-324.
9. Soulez G, Oliva VL, Turpin S *et al.* Imaging of renovascular hypertension: respective values of renal scintigraphy, renal Doppler US, and MR angiography. *Radiographics* 2000; **20**: 1355-1368.
10. Borelli FAO, Pinto IMF, Amodeo C *et al.* Avaliação da sensibilidade e especificidade dos exames não invasivos no diagnóstico da estenose de artéria renal. *Arq Bras Cardiol* 2013; **101**: 423-433.
11. Liapis H, Winyard P. Cystic diseases and developmental kidneys defects. In Jennette JC, Olson JL, Schwartz MM, Silva FG (eds). *Heptinstall's Pathology of the Kidney*, 6th ed. Lippincott Williams & Wilkins: Philadelphia, 2007, pp 1257-1306.
12. Vester U, Kranz B, Hoyer PF. The diagnostic value of ultrasound in cystic kidney diseases. *Pediatr Nephrol* 2010; **25**: 231-240.
13. Katabathina VS, Kota G, Dasyam A *et al.* Adult renal cystic disease: a genetic, biological, and developmental primer. *Radiographics* 2010; **30**: 1509-1523.
14. Iversen P, Brun C. Aspiration biopsy of the kidney. *Am J Med* 1992; **11**: 324-330.
15. Ishikawa E, Nomura S, Hamaguchi T, ObeT *et al.* Ultrasonography as a predictor of overt bleeding after renal biopsy. *Clin Exp Nephrol* 2009; **13**: 325-331.
16. Cameron JS, Hicks J. The introduction of renal biopsy into nephrology from 1901 to 1961: a paradigm of the forming of nephrology by technology. *Am J Nephrol* 1997; **17**: 347-358.
17. Hogan JJ, Mocanu M, Berns JS. The Native Kidney Biopsy: Update and Evidence for Best Practice. *Clin J Am Soc Nephrol* 2015.
18. Patel MD, Phillips CJ, Young SW *et al.* US-guided renal transplant biopsy: efficacy of a cortical tangencial approach. *Radiology* 2010; **256**: 290-296.

19. *United Network for Sharing and Scientific Registry Data*. Data from the Organ Procurement and Transplantation Network. Available online: http//unos.org.
20. Silver T, Campbell D, Wicks J *et al.* Peri-transplant fluid collections. *Radiology* 1981; **138**: 145-151.
21. Kocak T, Nane I, Ander H *et al.* Urological and surgical complications in 362 consecutive living related donor kidney transplantations. *Urol Int* 2004; 72: 252-256.
22. Bennet LN, Voegeli DR, Crummy AB *et al.* Urological complications following renal transplantation: role of interventional radiologic procedures. *Radiology* 1986; **160**: 531-536.
23. Akbar S, Jafri S, Amendola M *et al.* Complications of renal transplantation. *Radiographics* 2005; **25**:1335-1356.
24. Gray DW. Graft renal artery stenosis in the transplanted kidney. *Transplant Rev* 1994; **8**:15-21.

BIBLIOGRAFIA CONSULTADA

Neves RFCA. Diagnóstico por imagem. Freitas TVS, Tedesco H, Medina-Pestana JO (eds). *Transplante Renal: Manual Prático.* Balieiro: São Paulo, 2013, pp. 383-402.

Block B (ed). *Guia de Ultra-Sonografia: Diagnóstico por Imagem.* Artmed: Porto Alegre, 2005.

Brant WE (ed). *The Core Curriculum, Ultrasound.* Lippincott Williams & Wilkins: Philadelphia, 2001.

Chammas MC, Cerri GG (eds). *Ultra-Sonografia Abdominal*, 2ª ed. Revinter: Rio de Janeiro, 2009.

Keats TE (ed). *Atlas of Radiologic Measurement*, 7th ed. Mosby: Philadelphia, 2001.

Palmer PES (ed). *Manual de Diagnóstico em Ultra-Sonografia.* Revinter: Rio de Janeiro, 1999.

Rumack CM (ed). *Tratado de Ultra-Sonografia Diagnóstica*, 3ª ed. Elsevier: Rio de Janeiro, 2003.

Sandra LHA (ed). *Tratado de Ultras-Sonografia Diagnóstica*, 5ª ed. Guanabara Koogan: Rio de Janeiro, 2003.

William D, Middleton AB, Kurtz S, Barbara SH (eds). *Requisitos em Ultra-Sonografia.* 2ª ed. Elsevier: Rio de Janeiro, 2005.

Polito MG, Kirsztajn GM. Indicações de biópsia renal. In Cruz J, Cruz HMM, Kirsztajn GM, Barros RT (eds). *Atualidades em Nefrologia 12.* Sarvier: São Paulo, 2012, pp 159-167.

24

DISMORFISMO ERITROCITÁRIO

Marila Gaste Martinez
Luiz Cuadrado Martin

◆

Hematúria e proteinúria são sinais de doenças renais ou do trato urinário. A acessibilidade dos testes de urina e a natureza insidiosa da doença renal enfatizam a importância clínica da urinálise, pois muitos pacientes desenvolvem essas doenças com poucos sintomas evidentes ou ocorrem de maneira assintomática, porém podem ser detectadas em um simples exame de urina[1].

A detecção precoce da doença renal desempenha um papel fundamental para impedir sua progressão para um estágio final da doença. A história médica e o exame físico podem fornecer indícios que apontam para o diagnóstico. Para complementar esses dados, testes laboratoriais e exames regulares de urina são realizados.

O exame do sedimento urinário é uma ferramenta simples, disponível, acessível e indispensável na abordagem diagnóstica de pacientes. A microscopia pode detectar as seguintes anormalidades: hematúria, leucocitúria, presença de cilindros, cristais, leveduras e outros micro-organismos[2], contribuindo para o esclarecimento dos diagnósticos diferenciais.

Nesse sentido, para a mensuração dos elementos celulares utiliza-se a amostra isolada de urina, em geral analisando-se o sedimento de uma alíquota de 10 a 15mL, centrifugada a 1.500-3.000 rotações por minuto (rpm), durante 3 a 10 minutos.

O grau de hematúria pode ser medido quantitativamente por determinação do número de hemácias por mililitro de urina excretada, pelas fitas reagentes de urina e pela análise do sedimento urinário (contagem dos sedimentos)[3].

A pesquisa semiquantitativa é uma técnica mais simplificada, que se baseia na contagem de eritrócitos por campo de grande aumento. Em indivíduos sadios, o número habitual de eritrócitos é menor que 1 por campo. Em geral, é necessário percorrer 3 ou 4 campos para que seja identificada uma hemácia[4]. Consideram-se normais limites de até 2[5,6] ou 3 hemácias por campo[7].

Devido a sua complexidade, a hematúria apresenta diversas propostas de classificação[8]. Quanto a sua localização, as hematúrias podem ser classificadas em glomerulares, de origem nefrológica, ou não glomerulares, de origem urológica.

Quanto à intensidade do sangramento, são identificadas como macroscópicas quando a coloração da urina sugere a presença de sangue, ou microscópicas, quando as hemácias são detectadas somente pela sedimentoscopia urinária. Quanto à frequência, podem-se apresentar de forma permanente (presença constante de hemácias no sedimento urinário), isolada (episódio único de hematúria), ou recorrente, quando há períodos de remissão do episódio hematúrico. Finalmente, quanto à repercussão clínica, são referidas como sintomáticas e assintomáticas[9].

A hematúria é um sinal comum a muitas doenças, de diferentes pontos do aparelho urinário. Por esse motivo, a detecção de seu local de origem reveste-se de grande importância. Pode originar-se no parênquima renal, em suas estruturas glomerulares, vasculares ou intersticiais ou outras regiões do trato urinário, pelve renal, ureteres, bexiga, próstata ou uretra[10,11]. Investigar a procedência da hematúria significa, muitas vezes, avaliar toda a anatomia do trato urinário e, frequentemente, é necessária a pesquisa de doenças sistêmicas para esclarecer sua etiologia[10,12,13].

Assim, a investigação da hematúria requer anamnese e exame físico detalhado, bem como a utilização de exames complementares adequados, sejam eles laboratoriais ou de imagem. A observação clínica e os exames complementares simples devem ser realizados de maneira adequada para evitar procedimentos agressivos, onerosos e muitas vezes desnecessários. A hemorragia glomerular é classicamente acompanhada pela presença de proteinúria e cilindros hemáticos. Entretanto, nem todos os portadores de glomerulonefrite apresentam tais alterações[8,9,14].

Diante disso, a existência de meios de investigação que permitam distinguir a hematúria glomerular da não glomerular com antecipação aos exames invasivos é muito útil para orientar mais precocemente a abordagem[13,15].

Valorizam-se achados na sedimentoscopia urinária, principalmente aqueles baseados na morfologia das hemácias[15-17], que dirigem os exames complementares posteriores, biópsia renal, especialmente em pacientes com proteinúria associada à hematúria dismórfica e, caso contrário, tomografia helicoidal e cistoscopia que podem ser indicadas para confirmar ou afastar litíase, neoplasias de bexiga ou outras causas de hematúria não glomerular (Fig. 24.1), as quais, na maioria das vezes, firmam o diagnóstico etiológico da hematúria[9].

Em 1979, Birch e Fairley[18] publicaram um editorial onde foi sugerido que a hematúria glomerular poderia ser distinguida das demais por meio da análise da forma dos eritrócitos em microscopia de contraste de fase e demonstraram a possibilidade de distinção entre hematúrias glomerulares e não glomerulares, baseando-se não apenas no encontro de proteinúria e cilindrúria, mas também na diferenciação morfológica das diversas populações de hemácia na urina. Nesse ponto, a urinálise é fundamental, pois é uma propedêutica simples, de baixo custo e não invasiva e que pode ser repetida quantas vezes forem necessárias.

Segundo esses autores, a hematúria não glomerular caracterizar-se-ia por hemácias urinárias isomórficas, com tamanho uniforme, conteúdo de hemoglobina e morfologia semelhantes às encontradas na circulação sanguínea. Por outro lado, na hematúria glomerular, as hemácias apresentar-se-iam dismórficas, com alterações em forma, cor, volume e conteúdo de hemoglobina, podendo-se encontrar diversas projeções em suas membranas celulares, bem como heterogeneidades citoplasmáticas em forma bicôncava ou esférica. Assim, entre as diversas formas de hemácias observadas, os acantócitos e as células glomerulares *shapes* (G1) são os mais específicos para lesões glomerulares[19-21].

As células glomerulares *shapes* (G1) foram descritas inicialmente por Tomita *et al*[22] que consistem em dividir os eritrócitos em morfologias glomerulares "G" e não glomerulares ou normais "N". Esses se subdividem em números, sendo G1 a forma mais importante de eritrócito glomerular, que as caracterizavam como hemácias em forma de rosca e com uma ou mais projeções vesiculares na superfície celular (o correspondente ao acantócito da classificação de Bessis[23]. Kitamoto *et al*[24] observaram que a presença de ≥ 5% das células G1 em pacientes com hematúria é altamente sugestiva de hematúria

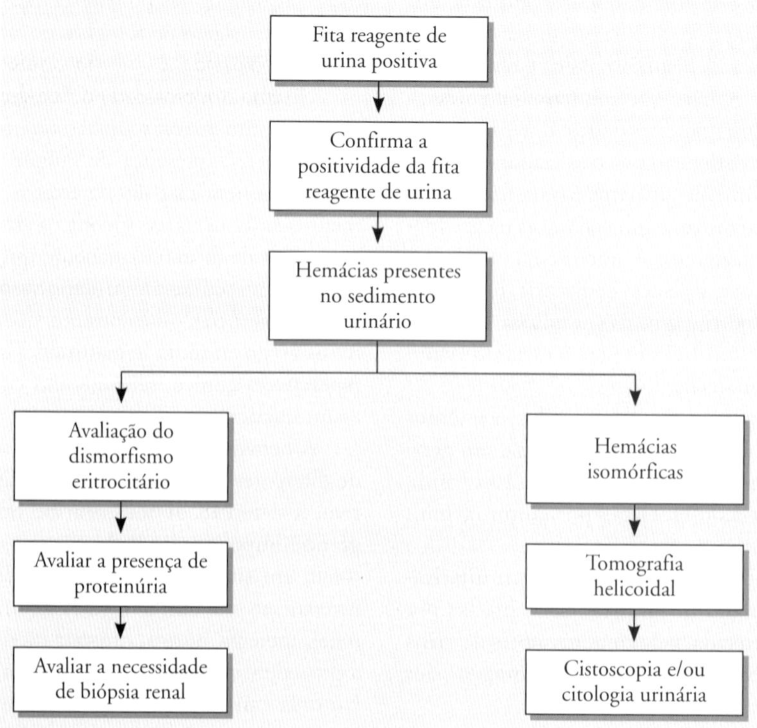

Figura 24.1 – Algoritmo para o diagnóstico da hematúria.

glomerular. Nos estudos desses autores, o método mostrou-se altamente sensível (100%) e específico (100%), principalmente em urinas ácidas e concentradas.

Outro padrão de hemácias é o acantócito ou hemácia em forma de anel e com protrusões citoplasmáticas vesiculiformes na superfície[21,23]. Essas células são muito semelhantes às células G1 e a identificação de 5% ou mais dessas células na urina de pacientes com hematúria glomerular apresenta especificidade de 98% e sensibilidade de 53%. Assim, a presença de um percentual $\geq$ 5% de hemácias G1 ou de acantócitos na urina de pacientes com hematúria é altamente sugestiva da origem glomerular[25].

Os codócitos são hemácias em "alvo" (*doughnut-like cells*) que, vistas lateralmente, assumem aspecto de sino. Além desses padrões, Bessis[23] classifica as outras formas de hemácias dismórficas na urina da seguinte forma: discócito – apresenta uma forma discoide com duas cavidades concêntricas; anulócito – como forma discoide plana com uma membrana densa; esquizócito – forma fragmentada, frequentemente se mostrando com a forma de meio disco com duas ou três extremidades pontiagudas, podendo apresentar-se com um fragmento pequeno e irregular; estomatócito – com uma forma tubular; nizócito – com aspecto tricôncavo.

Em urinas hipertônicas que foram armazenadas por tempo excessivo, encontram-se hemácias crenadas (equinócitos). Em urinas hipotônicas, em que ocorre a lise osmótica das hemácias com o vazamento da hemoglobina, encontram-se as chamadas "células fantasmas"[1,19,20]. Essas alterações não têm necessariamente significado de lesão glomerular.

Dessa forma, mesmo aceito que as alterações morfológicas das hemácias constituem útil recurso diagnóstico na investigação da causa da hematúria, uma padronização metodológica não é universalmente seguida. Nem mesmo a etiopatogênese das transformações estruturais das hemácias glomerulares não é suficientemente esclarecida, e fatores como traumatismo mecânico, alterações osmóticas, influência de enzimas e fagocitose eritrocitária podem estar envolvidos nas deformidades dos eritrócitos[26].

Quando o dismorfismo ocorre devido a traumatismo mecânico, as modificações da forma da hemácia ocorreriam durante sua transposição pela membrana basal glomerular. Os eritrócitos impulsionados pela pressão hidrostática no capilar glomerular passariam por diapedese através de poros da parede glomerular. Como resultados dessa passagem surgiriam as deformações da membrana celular, de natureza lipoproteica e, consequentemente, "amoldável"[10].

As alterações osmóticas ocorrem em consequência da hipotonicidade do néfron distal (estresse hipotônico). Esse efeito poderia ser anulado em situações de hematúria maciça, ainda que glomerular, nas quais eritrócitos poderiam ser eliminados na urina de forma isomórfica[26,27].

A fagocitose de hemácias, papel que seria exercido por células epiteliais tubulares, também é considerada possível fator na gênese das alterações morfológicas. Scuetz *et al*[28] observaram que o aumento do volume urinário por diuréticos ou ingestão hídrica forçada promove significativa porcentagem de eritrócitos dismórficos. Entendem por isso que "forças tubulares" causam deformações, mas não concluem quais são os fatores em questão. As alterações ocorreriam durante a passagem das hemácias pelos túbulos, consequentes aos efeitos osmóticos, enzimáticos ou mecânicos.

Essa deformidade também pode ocorrer sob influência de enzimas, que liberadas dos lisossomos das células inflamatórias glomerulares atuam na membrana celular[29]. Considera-se que o processo inflamatório glomerular possa promover alterações na parede capilar com formação de "poros" que permitam a transposição de eritrócitos dos capilares para o interior do espaço de Bowman e consequentemente aos túbulos[30].

Ainda que, desde a descrição original do dismorfismo eritrocitário, muitos estudos tenham sido realizados, algumas questões permanecem polêmicas. Uma das controvérsias refere-se à quantidade de hemácias dismórficas em relação às normais que seria considerada indicativa de hematúria glomerular. Alguns autores citam como necessário encontrar 60%[31], 75%[32], 80%[33,34] ou outras proporções de hemácias "dismórficas", cuja descrição também varia conforme o pesquisador para assegurar a origem glomerular da hematúria. Na definição de dismorfismo eritrocitário, Birch e Fairley[18] consideraram o limite para a caracterização de hemorragia glomerular a presença de quatro ou mais diferentes agrupamentos de hemácias. Mesmo não definindo um valor percentual limítrofe de normalidade, esses autores já haviam observado que, quanto maior fosse esse percentual, maior seria a probabilidade de lesão glomerular.

No entanto, estudo posterior, do sedimento urinário de 107 pacientes, com causas urológicas e nefrológicas conhecidas, observou que um valor de 40% de hemácias dismórficas era um ponto de corte confiável para diferenciar hematúria glomerular e não glomerular[35]. A sensibilidade para o diagnóstico de uma causa de hematúria urológica foi de 100% e a especificidade de 66,7%, e, incluindo a ausência de eritrócitos ou cilindros hematúricos como parâmetro adicional, a especificidade subiu para 88,1%.

Quanto ao valor limítrofe para o encontro de acantócitos[21], relataram especificidade de 98% e sensibilidade de 52% para hematúria glomerular, considerando a presença de pelo menos 5% na urina. Catala *et al*[36], adotando esse mesmo limite, também evidenciaram bons resultados, com sensibilidade de 88% e especificidade de 100% para lesão glomerular. Com essas análises, a maioria dos autores prefere adotar o valor de $\geq$ 5% de acantócitos ou de células G1 como referência para a caracterização da hematúria de origem glomerular, obtendo melhores resultados em relação ao percentual de 80% de dismorfismo[16,18].

Para resumir, hematúria glomerular é caracterizada, na maioria dos trabalhos, pela presença de cilindros eritrocitários com mais de 40% dos eritrócitos dismórficos em um padrão polimórfico, enquanto na hematúria não glomerular menos de 40% de hemácias dismórficas são encontradas, um padrão monomórfico existe e cilindros eritrocitários estão ausentes. Entretanto, apenas três trabalhos avaliaram o melhor ponto de corte para hematúria glomerular utilizando-se do tratamento estatístico apropriado, que é a curva ROC (*receiver operating characteristcs*)[13,37,38]. Esse trabalho mostrou que o melhor ponto de corte para microscópio de contraste de fase foi de 30% e para microscópio óptico comum foi de 40%, divergindo da literatura previamente apresentada no corrente projeto. E Pillsworth *et al*[13] adotaram um ponto de corte de 14%, com sensibilidade de 88% e especificidade de 94%. Assim, evidencia-se a necessidade de mais estudos que avaliem o melhor ponto de corte do dismorfismo eritrocitário no diagnóstico da hematúria glomerular. Trabalho de nossa autoria[38] evidenciou, ao utilizar a curva ROC, um ponto de corte de 22% para o diagnóstico de hematúria glomerular pela análise do dismorfismo eritrocitário em microscópio de contraste de fase. Esse ponto de corte apresentou sensibilidade de 90% e especificidade de 88%, com valor preditivo positivo de 92% e valor preditivo negativo de 89% (Fig. 24.2 e Tabela 24.1).

Rotineiramente, o sedimento é analisado por microscopia óptica convencional e baseia-se no princípio de que o material interposto no microscópio para observação promove modificações nessas propriedades da onda luminosa e são, dessa forma, perceptíveis. Chang[26] e Roth *et al*[39] validaram o estudo do dismorfismo com a microscopia óptica convencional ao adotarem colorações (corante de Wright e Papanicolaou, respectivamente) para destacar os elementos figurados da sedimentoscopia urinária. Esses autores sustentam a possibilidade de execução em qualquer laboratório e também menor custo, já que dispensa a necessidade de microscópio de contraste de fase, além de fornecer uma lâmina que pode ser revista sempre que se desejar.

Não realizada rotineiramente, o uso da microscopia de contraste de fase é uma estratégia bastante útil para a

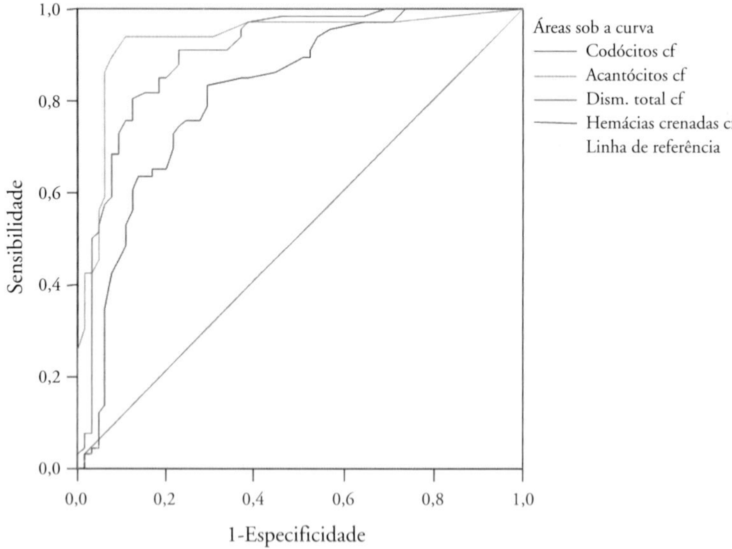

Figura 24.2 – Curvas ROC referentes ao dismorfismo eritrocitário total no microscópio de contraste de fase (dism. total cf), codócitos (codócitos cf), acantócitos (acantócitos cf) e hemácias crenadas (hemácias crenadas cf).

Tabela 24.1 – Áreas sob curva do dismorfismo eritrocitário total no microscópio de contraste de fase (dism. total cf), codócitos (codócitos cf), acantócitos (acantócitos cf) e hemácias crenadas (hemácias crenadas cf). Intervalo de confiança (IC) de 95% e $p < 0,05$.

Variável teste	Área	Erro padrão	p	Intervalo de confiança 95%	
				Limite inferior	Limite superior
Codócitos cf	0,816	0,038	0,000	0,742	0,891
Acantócitos cf	0,931	0,025	0,000	0,882	0,980
Dism. total cf	0,902	0,028	0,000	0,848	0,956
Hemácias crenadas cf	0,507	0,051	0,887	0,408	0,606

observação de detalhes estruturais dos elementos presentes no sedimento urinário.

Esse tipo de microscopia, na qual a imagem se propaga sob a forma de ondas eletromagnéticas, foi idealizado em 1934 por Zernicke[40]. O princípio desse tipo de microscopia é transformar as alterações de fase em alterações de amplitude que são visíveis e podem ser interpretadas como diferenças de brilho, por meio da combinação de lentes que despolarizam a onda, acelerando ou retardando a relação de fase e produzindo contraste positivo (escuro) ou negativo (brilhante)[41]. Com isso, esse sistema de contraste de fase oferece melhor detalhamento das estruturas apresentadas, é hoje considerado o melhor método para a análise da sedimentoscopia e n permite dispensar o uso de colorações especiais na urinálise[42,43].

As primeiras referências sobre o uso da microscopia de contraste de fase na análise da rotina laboratorial de exame de urina datam de 1968. Outro estudo[42] descreveu que a microscopia de contraste de fase permite a visualização e melhor definição de objetos transparentes à microscopia óptica convencional, frequentes na urina não corada.

Assim, para a diferenciação entre hematúrias urológica e nefrológica, a microscopia de contraste de fase parece ser o melhor método de análise do sedimento urinário, principalmente para o estudo do dismorfismo eritrocitário[2,18,19,22,44]. Dessa maneira, outra controvérsia diz respeito ao equipamento para análise do sedimento urinário. O microscópio óptico convencional é o método mais acessível e disponível. Porém a análise por meio de microscópio de contraste de fase é classicamente considerada a mais indicada para a determinação do dismorfismo eritrocitário, tendo em vista que a visualização da morfologia das hemácias nesse método parece ser mais fácil e clara. Entretanto, o custo desse equipamento é maior que o microscópio óptico convencional e não está disponível em grande parte dos serviços de urinálise.

Mais de 40% dos eritrócitos dismórficos em microscopia de contraste de fase foram diagnósticos para hematúria glomerular, principalmente quando o padrão dismórfico foi acompanhado pela descoberta dos cilindros eritrocitários[2]. Nesse mesmo estudo, o ponto de corte para microscopia de luz foi de 20% de hemácias dismórficas.

Estudo de Dinda *et al*[45] observou que o microscópio de contraste de fase mostrou sensibilidade de 90% e especificidade de 100% na detecção de hematúria glomerular, comparado com 82 e 100% com microscópio óptico comum, quando o ponto de corte para o dismorfismo eritrocitário de 20% foi utilizado como indicador de hematúria glomerular e a biópsia renal utilizada como padrão-ouro para diagnosticar a doença glomerular. Trabalho de nosso grupo, que adotou o mesmo padrão--ouro, apresentou sensibilidade e especificidade de 82% como indicador de hematúria glomerular[38].

Em nosso estudo, Martinez *et al*[38] avaliaram a porcentagem de dismorfismo eritrocitário total, a porcentagem de codócitos e acantócitos tanto em microscópio óptico convencional como em microscópio de contraste de fase. No citado trabalho, adotou-se o método estatístico de curva ROC e verificou-se que é possível identificar a origem da hematúria, se glomerular ou não glomerular pelos dois tipos de microscópio. Em outro trabalho de nossa autoria, Martinez[46] também forneceu pontos de corte para a avaliação de cada tipo de eritrócito dismórfico em cada microscópio e verificou a frequência de hematúria dismórfica que pôde predizer em 100% dos casos o diagnóstico ou de doença glomerular ou de doença não glomerular, sendo que não foi encontrado na literatura nenhum trabalho que descrevesse esses resultados.

Em nosso trabalho[46], analisando os melhores pontos de corte pelo índice de Youden, a porcentagem de dismorfismo eritrocitário total do sedimento fresco avaliado ao microscópio de contraste de fase apresentou ponto de corte de 41%, com sensibilidade de 80% e especificidade de 88%, e área sob a curva (ASC) e intervalo de confiança (IC 95%) de 0,90 (0,85-0,96), valor preditivo positivo (VPP) de 87% e valor preditivo negativo (VPN) de 82%. Os codócitos apresentaram um ponto de corte de 27%, com sensibilidade de 73% e especificidade de 78%, e ASC (IC 95%) de 0,81 (0,74-0,90) com VPP de 77% e VPN de 74%. Nos acantócitos, observou-se um ponto de corte de 8%, com sensibilidade de 94% e especificidade de 89%, com ASC (IC 95%) de 0,93 (0,88-0,98) com VPP de 90% e VPN de 94%. As hemácias crenadas não apresentaram área sob a curva estatisticamente significante com ASC (IC 95%) de 0,50 (0,41-0,60). Com um ponto de corte de 13% na avaliação do dismorfismo eritrocitário total, a sensibilidade foi de 100% e a especificidade de 31% no diagnóstico de hematúria glomerular. Com um ponto de corte acima de 89% houve sensibilidade de 3% e especificidade de 100% no diagnóstico de hematúria glomerular.

Para os codócitos, em nosso trabalho[46], verificou-se que o ponto de corte abaixo de 9% demonstrou sensibilidade de 100% e especificidade de 26% para o diagnóstico da hematúria glomerular e apresentou ponto de corte de 82% com sensibilidade de 0% e especificidade de 100% no diagnóstico da hematúria glomerular. Já com os acantócitos, a ausência total, ou seja, com um ponto de corte de 0%, apresentou sensibilidade de 100% e especificidade de 0% no diagnóstico da hematúria glomerular e ponto de corte acima de 29% apresentou sensibilidade de 26% e especificidade de 100% na avaliação da hematúria glomerular.

Analisando os melhores pontos de corte para o dismorfismo eritrocitário total em sedimento fresco no microscópio óptico convencional para diferenciar hematúria glomerular e não glomerular pelo índice de Youden, verificou-se que um ponto de corte de 26% teve sensibilidade de 82% e especificidade de 94%, com ASC e IC 95% de 0,93 (0,89 -0,97), VPP de 93% e VPN de 84%. Os codócitos apresentaram ponto de corte de 15%, com sensibilidade de 88% e especificidade de 82%, e ASC (IC 95%) de 0,90 (0,85-0,95), VPP de 83% e VPN de 87%. Os acantócitos apresentaram ponto de corte de 6%, com sensibilidade de 85% e especificidade de 83%, com ASC (IC 95%) de 0,87 (0,80-0,94), VPP de 84% e VPN de 84%. Já as hemácias crenadas não apresentaram uma área sob a curva estatisticamente significante com ASC (IC 95%) de 0,50 (0,41-0,60) (Fig. 24.3 e Tabela 24.2).

Com um ponto de corte de 9% na avaliação do dismorfismo eritrocitário total, houve sensibilidade de 100% e especificidade de 25% no diagnóstico de hematúria glomerular e com ponto de corte de 58% houve sensibilidade de 16% e especificidade de 100% no diagnóstico de hematúria glomerular. Para os codócitos, verificou-se que um ponto de corte abaixo de 8% apresentou sensibilidade de 100% e especificidade de 42% para o diagnóstico de hematúria glomerular e um ponto de corte de 32% apresentou sensibilidade de 30% e especificidade de 100% no diagnóstico da hematúria glomerular. Nos acantócitos, a ausência total, ou seja, com um ponto de corte de 0% verificou-se sensibilidade de 100% e especificidade de 0% no diagnóstico da hematúria glomerular e em um ponto de corte de 36% verificou-se sensibilidade de 4% e especificidade de 100% na avaliação da hematúria glomerular.

Além disso, também evidenciamos que esse tipo de análise foi eficaz nos diferentes tipos de glomerulopatias (nefropatia por IgA, nefropatia membranosa, doença dos podócitos e glomerulopatia difusa), como podemos ver na tabela 24.3[38].

TÉCNICAS DE COLORAÇÃO

Rotineiramente, o sedimento é analisado por microscopia óptica convencional que se baseia no princípio de que o material interposto no microscópio para observação promove modificações nas propriedades da onda luminosa que são, dessa forma, perceptíveis. Alguns estudos[26,39] validaram o estudo do dismorfismo com a microscopia óptica convencional em lâminas fixadas e coradas (coran-

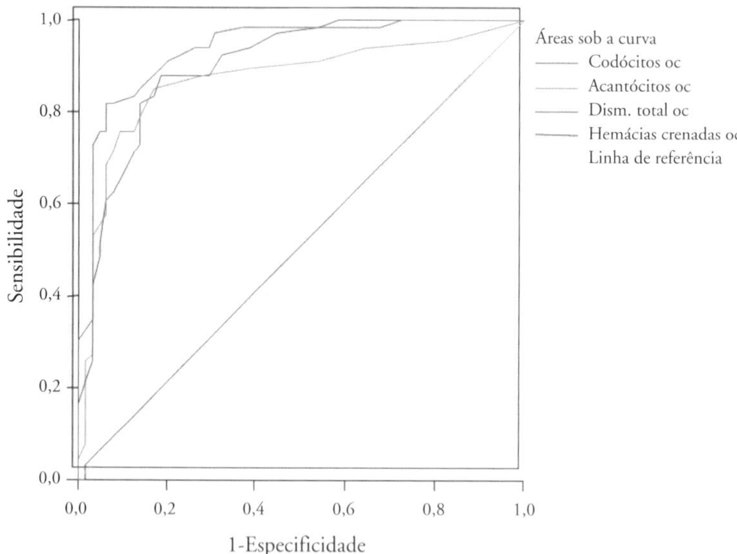

Figura 24.3 – Curvas ROC referentes ao dismorfismo eritrocitário total no microscópio óptico convencional a fresco (dism. total oc), codócitos (codócitos oc) acantócitos (acantócitos oc) e hemácias crenadas (hemácias crenadas oc).

Tabela 24.2 – Áreas sob curva do dismorfismo eritrocitário total no microscópio óptico convencional a fresco do total de células dismórficas (dism. total oc), codócitos (codócitos oc), acantócitos (acantócitos oc) e hemácias crenadas (hemácias crenadas oc). Intervalo de confiança (IC) de 95% e p < 0,05.

Variável teste	Área	Erro padrão	p	Intervalo de confiança 95%	
				Limite inferior	Limite superior
Codócitos oc	0,905	0,025	0,000	0,856	0,955
Acantócitos oc	0,871	0,034	0,000	0,806	0,937
Dism. total oc	0,934	0,022	0,000	0,890	0,978
Hemácias crenadas oc	0,507	0,051	0,887	0,408	0,606

Tabela 24.3 – Comparação das glomerulopatias em diferentes métodos em relação às áreas sobre a curva (curva ROC) e a porcentagem de dismorfismo eritrocitário[38].

Patologia	Método	Variável teste	Área	Intervalo de confiança 95%		p
				Limite inferior	Limite superior	
Nefropatia membranosa	Óptico	Codócitos	0,92	0,807	1,043	0,001
		Acantócitos	0,94	0,834	1,056	0,001
		Dismorfismo total	0,99	0,958	1,022	0,000
	Fase	Codócitos	0,90	0,756	1,044	0,002
		Acantócitos	1,00	1,000	1,000	0,000
		Dismorfismo total	0,99	0,958	1,022	0,000
Nefropatia por IGA	Óptico	Codócitos	0,90	0,794	1,007	0,000
		Acantócitos	0,92	0,806	1,029	0,000
		Dismorfismo total	0,94	0,846	1,033	0,000
	Fase	Codócitos	0,90	0,798	1,007	0,000
		Acantócitos	0,92	0,811	1,031	0,000
		Dismorfismo total	0,94	0,849	1,034	0,000
Glomerulopatia difusa	Óptico	Codócitos	0,91	0,832	0,988	0,000
		Acantócitos	0,82	0,684	0,946	0,000
		Dismorfismo total	0,92	0,843	0,999	0,000
	Fase	Codócitos	0,76	0,629	0,900	0,002
		Acantócitos	0,96	0,897	1,021	0,000
		Dismorfismo total	0,87	0,769	0,973	0,000
Doença de podócito	Óptico	Codócitos	0,76	0,574	0,937	0,002
		Acantócitos	0,86	0,728	1,001	0,001
		Dismorfismo total	0,83	0,671	0,983	0,017
	Fase	Codócitos	0,89	0,779	1,008	0,000
		Acantócitos	0,86	0,716	1,013	0,001
		Dismorfismo total	0,92	0,799	1,032	0,000

te de Wright e Papanicolaou, respectivamente) para destacar os elementos figurados da sedimentoscopia urinária. Esses autores sustentam como vantagens desse método a possibilidade de execução em qualquer laboratório e também menor custo, já que dispensa a necessidade de microscópio de contraste de fase, além de fornecer uma lâmina que pode ser revista sempre que se desejar.

Bottini[47], em estudo com 56 pacientes, fixou o sedimento urinário em uma solução tampão de sódio fosfato de formaldeído a 3% e analisou essa lâmina no mesmo dia, depois no sétimo dia e após 90 dias. A análise estatística desses resultados não mostrou diferença entre as células vistas no primeiro dia ate o 90º dia de armazenamento com conservação da amostra. O mesmo ocorreu com Anpalahan *et al*[48], que mostraram também que o sedimento fixado em solução de glutaraldeído ou formaldeído se manteve inalterado durante três meses. Essas observações corroboram a ideia de que o sedimento fixado pode ser usado na avaliação do dismorfismo eritrocitário.

Em nosso estudo[46], quando avaliado o dismorfismo eritrocitário em microscópio óptico convencional com sedimento urinário fixado submetido à coloração de Papanicolaou, o dismorfismo eritrocitário total apresentou a melhor associação com a origem da hematúria (melhor área sob a curva ASC), tendo como ponto de corte o achado de 20% de dismorfismo eritrocitário total, com sensibilidade de 82% e especificidade de 85%. O achado de mais de 48% do dismorfismo eritrocitário total, nesse estudo, confirmou a hematúria glomerular, pois apresentou especificidade de 100%, assim como o achado de menos de 6% de hemácias dismórficas excluiu o diagnóstico de hematúria glomerular, pois apresentou nesse ponto sensibilidade de 100% (Fig. 24.4 e Tabela 24.4).

A porcentagem de dismorfismo eritrocitário do sedimento fixado avaliado no microscópio óptico convencional submetido à coloração de Papanicolaou pelo índice de Youden apresentou ponto de corte de 20%, com sensibilidade de 92% e especificidade de 85%, com ASC (IC 95%) de 0,91 (0,86-0,96), VPP de 86% e VPN de 92%. Os codócitos apresentaram em um ponto de corte de 15% sensibilidade de 75% e especificidade de 92%, com ASC (IC 95%) de 0,88 (0,82-0,93), VPP de 79% e VPN de 80%. Os acantócitos apresentaram um ponto de corte de 9% com sensibilidade de 73% e especificidade de 92%, com ASC (IC 95%) de 0,88 (0,81-0,94), VPP de 90% e VPN de 77%.

Esses dados corroboram os achados de Singbal *et al*[49], que adotaram em 80 pacientes a coloração de Wright's na avaliação do dismorfismo eritrocitário em lâminas fixadas e também encontraram um ponto de corte de 20% com sensibilidade de 90%, e diferem de Mehta *et al*[50], que adotaram a mesma coloração, porém um ponto de corte de 40% com sensibilidade de 82% na avaliação da hematúria glomerular. Outros trabalhos[2,35] adotaram um método de fixação diferente do presente estudo, esses autores utilizaram CelFix, um formaldeído como fixador. Os autores do primeiro estudo, em 107 pacientes, observaram um ponto de corte similar ao presente estudo, sendo esse de 20%, com sensibilidade de 82% e especificidade de 100%. O padrão-ouro do estudo de Huussen *et al*[2] foi a biópsia renal. Os autores do segundo estudo utilizaram um ponto de corte de 40% de hemácias dismórficas, incluindo a presença de cilindros eritrocitários e observaram sensibilidade de 88% e especificidade de 100% na diferenciação da hematúria glomerular.

Em nosso trabalho[46], quando avaliada a porcentagem de codócitos, na coloração de Papanicolaou, observados em microscópio óptico convencional foi obtido um ponto de corte de 15%, sensibilidade de 92%, especificidade de 75%. A adoção de ponto de corte acima de 31% de codócitos confirmou a hematúria glomerular, pois apresentou especificidade de 100%. Assim como um ponto de corte inferior a 5% da porcentagem de codócitos excluiu o diagnóstico de hematúria glomerular, pois apresentou sensibilidade de 100%. Não há na literatura trabalhos que

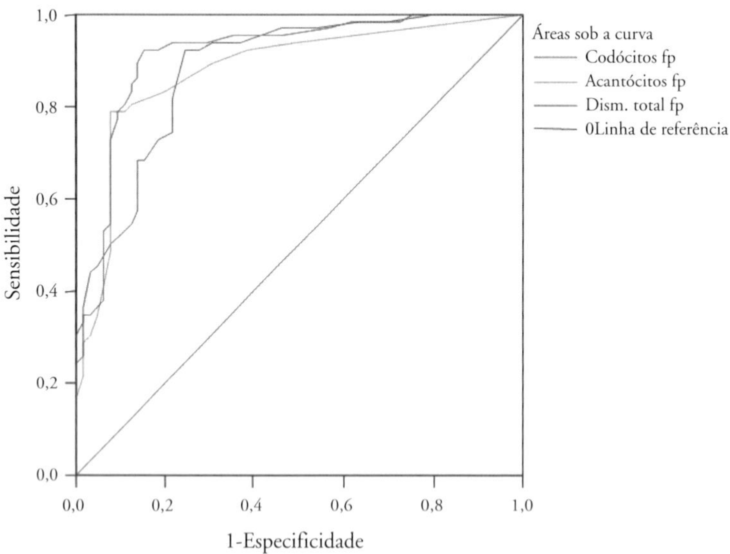

Figura 24.4 – Curvas ROC referentes ao dismorfismo eritrocitário total do sedimento fixado na coloração de Papanicolaou observado no microscópio óptico convencional (dism. total fp), codócitos (codócitos fp), acantócitos (acantócitos fp).

Tabela 24.4 – Áreas sob curva referentes ao dismorfismo eritrocitário total do sedimento fixado na coloração de Papanicolaou observado no microscópio óptico convencional (dism. total fp), codócitos (codócitos fp), acantócitos (acantócitos fp). Intervalo de confiança (IC) de 95% e p menor 0,05.

Variável teste	**Área**	**Erro padrão**	**p**	**Intervalo de confiança 95%**	
				Limite inferior	**Limite superior**
Codócitos fp	0,882	0,029	0,000	0,826	0,939
Acantócitos fp	0,880	0,031	0,000	0,819	0,942
Dism. total fp	0,914	0,026	0,000	0,863	0,965

tratem especificamente da porcentagem de codócitos na coloração de Papanicolaou para possíveis comparações.

Para os acantócitos submetidos a essa coloração neste trabalho, o melhor ponto de corte foi de 9%, neste ponto a sensibilidade foi de 73% e a especificidade de 92%. O achado de mais de 22% da porcentagem de acantócitos, neste estudo, confirmou a hematúria glomerular (especificidade de 100%). Assim como a ausência de acantócitos excluiu o diagnóstico de hematúria glomerular (sensibilidade de 100%).

Esses dados diferem de Chang *et al*[26] que, utilizando o corante de Wright's em seu estudo, fixaram um ponto de corte de 20-25% na avaliação dos acantócitos e verificaram que esse método de coloração foi mais sensível que o microscópio óptico convencional.

Em nosso estudo[46], quando avaliado o dismorfismo eritrocitário em microscópio óptico convencional com sedimento urinário submetido à coloração de Panótico rápido LB, o dismorfismo eritrocitário total apresentou a melhor associação com a origem da hematúria (melhor área sob a curva), tendo como ponto de corte o achado de 20% das hemácias totais, com sensibilidade de 86% e especificidade de 85%. O achado de mais de 73% do dismorfismo eritrocitário total, neste estudo, confirmou a hematúria glomerular, pois apresentou especificidade de 100%. Assim como o achado de menos de 7% de hemácias dismórficas excluiu o diagnóstico de hematúria glomerular, pois apresentou neste ponto sensibilidade de 100% (Fig. 24.5 e Tabela 24.6).

A porcentagem de dismorfismo eritrocitário do sedimento fixado avaliado pelo índice de Youden ao microscópio óptico convencional submetido à coloração de Panótico rápido LB apresentou ponto de corte de 20%, com sensibilidade de 86% e especificidade de 85%, com ASC (IC 95%) de 0,90 (0,84 -0,95), VPP de 85% e VPN de 86%. Os codócitos apresentaram um ponto de corte de 16%, com sensibilidade de 80% e especificidade de 85% e ASC (IC 95%) de 0,87 (0,80-0,93) com VPP de 84% e VPN de 81%. Os acantócitos apresentaram um ponto de corte de 8%, com sensibilidade de 67% e especificidade de 93%, com ASC (IC 95%) de 0,88 (0,81-0,94), VPP de 90% e VPN de 73%. Esses dados também corroboram os dados de Singbal *et al*[49], que também encontraram um ponto de corte de 20% com sensibilidade de 90%.

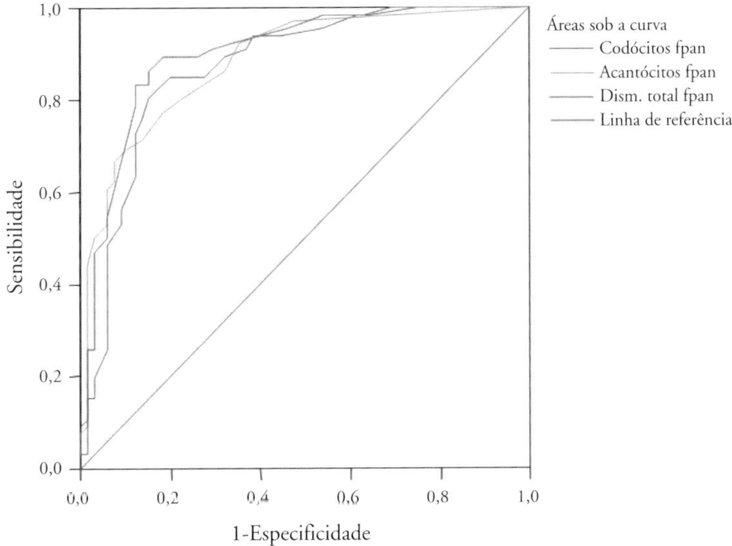

Figura 24.5 – Curvas ROC referentes ao dismorfismo eritrocitário total do sedimento fixado na coloração de Panótico rápido LB observado no microscópio óptico convencional (dism. total fpan), codócitos (codócitos fpan), acantócitos (acantócitos fpan).

Tabela 24.5 – Áreas sob curva referentes ao dismorfismo eritrocitário total do sedimento fixado na coloração de Panótico rápido LB observado no microscópio óptico convencional (dism. total fpan), codócitos (codócitos fpan), acantócitos (acantócitos fpan). Intervalo de confiança (IC) de 95% e p menor 0,05.

Variável teste	**Área**	**Erro padrão**	**p**	**Intervalo de confiança 95%**	
				Limite inferior	**Limite superior**
Codócitos fpan	0,871	0,032	0,000	0,808	0,934
Acantócitos fpan	0,883	0,029	0,000	0,826	0,940
Dism. total fpan	0,902	0,028	0,000	0,848	0,956

Em nosso estudo[46], quanto à porcentagem de codócitos na coloração de Panótico rápido LB, observado em microscópio óptico convencional, apresentou um ponto de corte de 16%, sensibilidade de 80%, especificidade 85%. O achado de um ponto de corte acima de 46% da porcentagem de codócitos confirmou a hematúria glomerular, pois apresentou especificidade de 100%. Assim como um ponto de corte inferior a 5% excluiu o diagnóstico de hematúria glomerular, pois apresentou sensibilidade de 100%. Também não há na literatura trabalhos que tratem especificamente da porcentagem de codócitos na coloração de Panótico rápido LB para possíveis comparações.

Em nosso trabalho[46], os acantócitos também submetidos a essa coloração apresentaram um ponto de corte de 8%, sensibilidade de 67% e especificidade de 93%. Um ponto de corte acima de 24% da porcentagem de acantócitos confirmou a hematúria glomerular, pois apresentou especificidade de 100%. Assim como a ausência de acantócitos no sedimento urinário excluiu o diagnóstico de hematúria glomerular, pois apresentou sensibilidade de 100%.

Os achados do nosso trabalho[46] diferem dos de outros estudos[2,18,19,22,44] que relataram que, para a diferenciação entre hematúria urológica e nefrológica, a microscopia de contraste de fase parece ser o melhor método de análise do sedimento urinário, principalmente para o estudo do dismorfismo eritrocitário. Em nossa experiência[46], os métodos avaliados em microscópio de contraste de fase e em microscópio óptico convencional foram equivalentes quanto ao dismorfismo eritrocitário total, com discreta vantagem para a avaliação dos codócitos ao microscópio óptico convencional, contrabalançada por discreta vantagem para avaliação dos acantócitos no microscópio de contraste de fase.

Diante desses resultados, podemos afirmar que é possível avaliar o dismorfismo eritrocitário ao microscópio óptico convencional, com urina fresca, bem como com urina fixada, mas com pontos de corte diferentes: dessa maneira, é necessário considerar o melhor ponto de corte para cada avaliação, como preditor de hematúria glomerular. Nas figuras 24.6 a 24.11 estão ilustradas as técnicas de coloração supracitadas.

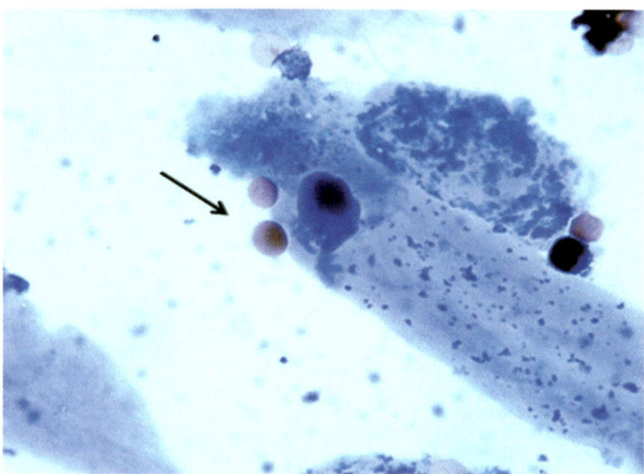

Figura 24.6 – Hemácias isomórficas: sedimento fixado, coloração de Papanicolaou.

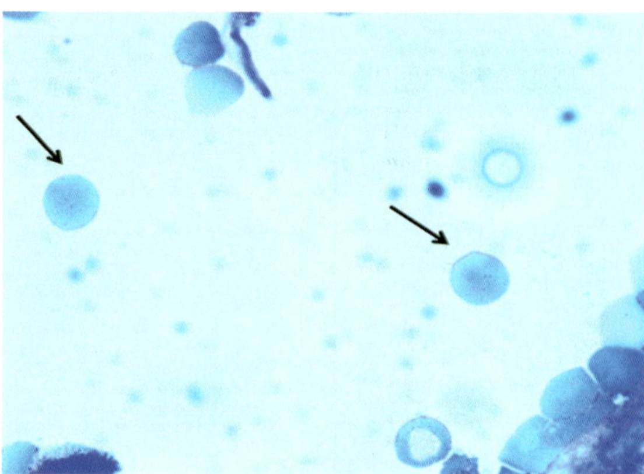

Figura 24.7 – Hemácias isomórficas: sedimento fixado, coloração de Panótico rápido LB.

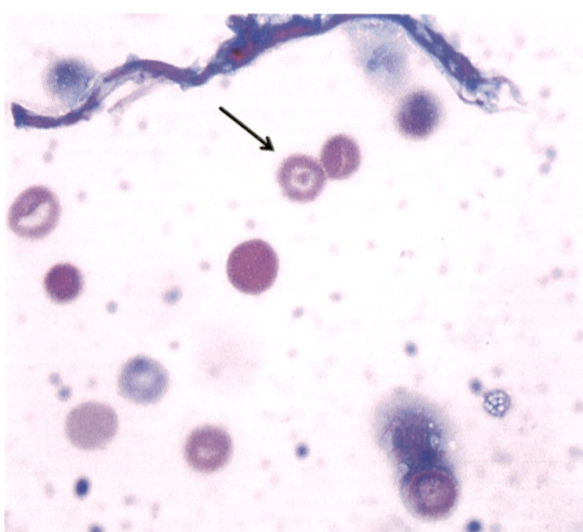

Figura 24.8 – Codócitos: sedimento fixado, coloração de Papanicolaou.

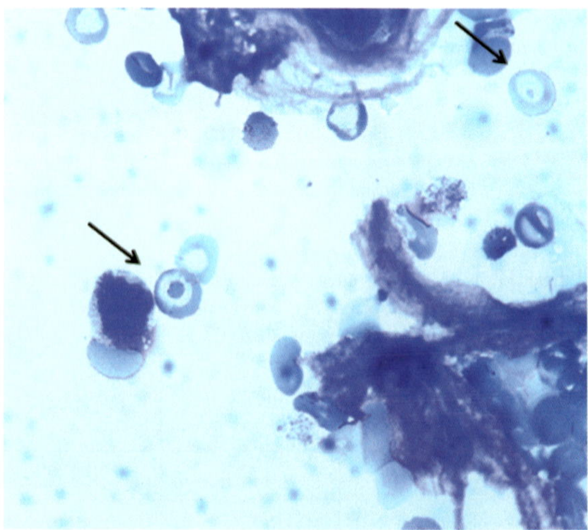

Figura 24.9 – Codócitos: sedimento fixado, coloração de Panótico rápido LB.

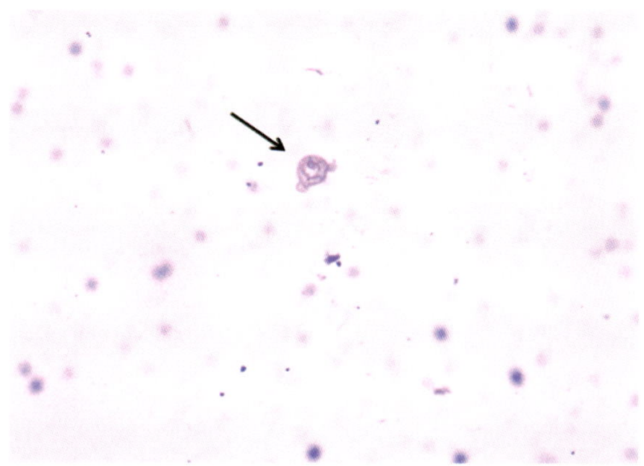

Figura 24.10 – Acantócito: sedimento fixado, coloração de Papanicolaou.

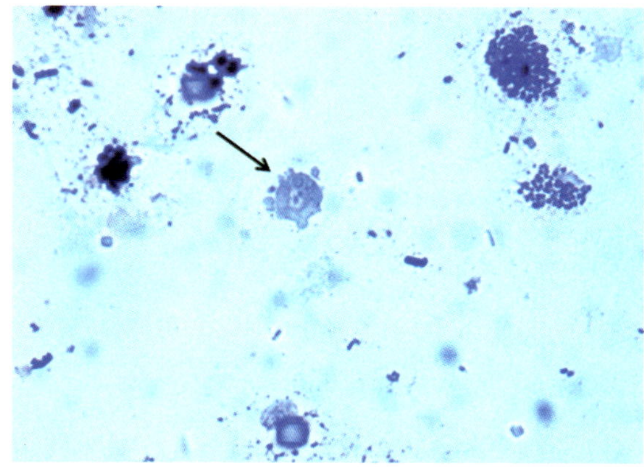

Figura 24.11 – Acantócito: sedimento fixado, coloração de Panótico rápido LB.

Agradecimento

À Professora Doutora Vanessa dos Santos Silva, que foi parte integrante deste trabalho em todas as suas fases e só não consta sua autoria neste capítulo por haver limitação do número de autores.

REFERÊNCIAS BIBLIOGRÁFICAS

1. Jayne D. Hematúria and proteinuria. In Greenberg A (ed). *Primer on Kidney Diseases*, 5th ed. Saunders Elsevier: Philadelphia, 2009, pp 33-42.
2. Huussen J, Koene RAP, Hilbrands LB. The (fixed) urinary sediment, a simple and useful diagnostic tool in patients with haematuria. *Neth J Med* 2004; **62**: 4-9.
3. Grossfeld GD, Litwin MS, Wolf S Jr *et al.* Evaluation of asymptomatic microscopic hematúria in adults: the American Urological Association best practice policy – part I: definition, detection, prevalence, and etiology. *Urology* 2001; **57**: 599-603.
4. Fogazzi GB, Passerine P, Bazzi E *et al.* Use of high Power Field in the evaluation of formed elements of urine. *J Nephrol* 1989; **2**: 107-112.
5. Larcom RC Jr, Carter GH. Erythrocytes in urinary sediment: identification and normal limits. *J Lab Clin Med* 1948; **33**: 875-883.
6. Schuemann GB, Schweitzer MS. Examination of the urine. In Henri JB (ed). *Clinical and Diagnosis Management by Laboratory Methods.* Saunders: Philadelphia, 1991, p 421.
7. Sayer J, Mccarthy MP, Scmidt JD. Identification and significance of dysmorphic versus isomorphic hematuria. *J Urol* 1990; **143**: 545-548.
8. Kesson AM, Talbott JM, Györy AZ. Microscopic examination of urine. *Lancet* 1978; 2(8094): 809-812.
9. Bastos MG, Martins GA, Paula RB. Diagnóstico diferencial na hematúria. *J Bras Nefrol* 1998; **20**: 425-440.
10. Stapleton FB. Morphology of urinary red blood cells: a simple guide in localizing the site of hematuria. *Pediatr Clin North Am* 1987; **34**: 561-569.
11. Mohammad KS, Bdesha AS, Snell ME *et al.* Phase contrast microscopy examination of urinary eytrocytes to localize source of bleeding: an overlooked technique? *J Clin Pathol* 1993; **46**: 642-645.
12. Fairley KF, Birch DF. Hematuria: a simple method for identifying glomerular bleeding. *Kidney Int* 1982; **21**: 105-108.
13. Pillsworth TJ Jr, Haver VM, Abrass CK *et al.* Differentiation of renal from non-renal hematuria by microscopic examination of erythrocytes in urine. *Clin Chem* 1987; **33**: 1791-1795.
14. Penido MG. Estudo da excreção urinária de cálcio, ácido úrico e citrato em pré-escolares, escolares e adolescentes utilizando-se amostras colhidas em 24 horas, em tempo determinado e em micção matinal única com e sem jejum. Tese de Doutorado. Minas Gerais/FMUMG 1995.
15. Birch DF, Fairley KF, Whitworth JA *et al.* Urinary erythrocyte morphology in the diagnosis of glomerular hematúria. *Clin Nephrol* 1983; **20**: 78-84.
16. Grossfeld GD, Litwin MS, Wolf JS Jr *et al.* Evaluation of asymptomatic microscopic hematúria in adults: the American Urological Association best practice policy – part II: patient evaluation, cytology, voided markers, imaging, cytoscopy, nephrology evaluation, and follow-up. *Urology* 2001; **57**: 604-610.
17. Cohen RA, Brow RS. Microscopic hematuria. *N Engl J Med* 2003; **348**: 2330-2338.
18. Birch DF, Fairley KF. Hematúria: glomerular or nonglomerular? *Lancet* 1979; **2**(8147): 845-846.
19. Nagahama D, Yoshiko K, Watanabe M *et al.* A useful new classification of dismorphic urinary erythrocytes. *Clin Exp Nephrol* 2005; **9**: 304-309.
20. Heine GH, Sester U, Girndt M, Köhler H. Acanthocytes in the urine: useful tool to differentiate diabetic nephropathy from glomerulonephritis? *Diabetes Care* 2004; **27**: 190-194.
21. Köhler H, Wandel E, Brunck B. Acanthocyturia: a characteristic marker for glomerular bleeding. *Kidney Int* 1991; **40**: 115-120.
22. Tomita M, Kitamoto Y, Nakayama M, Sato T. A new morphological classification of urinary erythrocytes for differential diagnosis of glomerular hematuria. *Clin Nephrol* 1992; **37**: 84-89.
23. Bessis M. Red cell shapes. An illustrated classification and its rationale. *Nouv Rev Fr Hematol* 1972; **12**: 721-746.
24. Kitamoto Y, Tomita M, Akamine M *et al.* Differentiation of hematuria using a uniquely shaped red cells. *Nephron* 1993; **64**: 32-36.
25. Singala JF, Biava CG, Hulter HN. Red blood cell casts in acute intersticial nephritis. *Arch Intern Med* 1978; **138**: 1419-1421.
26. Chang BS. Red cell morphology as diagnostic ad in hematuria. *JAMA* 1984; **252**: 1747-1749.
27. Van Iseghem P, Hauglustaine D, Bollens W, Michielsen P. Urinary erythrocyte morphology in acute glomerulonephrits. *Br Med J* (Clin Res Ed) 1983; **287**: 1183.
28. Scuetz E, Scaefer RM, Heidbreder E, Heidland A. Effect of dieresis on erythrocyte morphology in glomerulonephritis. *Klin Wochenschr* 1985; **63**: 575-577.
29. Roth S, Renner E, Rathert P. Microscopic hematuria: advances in identification of glomerular dysmorphic erythrocytes. *J Urol* 1991; **146**: 680-684.

30. Jai-trug L, Hiroyoshi W, HIroshi M *et al.* Mechanism of hematuria in glomerular disease. *Nephron* 1983; **35**: 68-72.
31. Lópes Verde L, Ramo MC, Sánchez BM, Otero DB. Utilidad del microscopio de contraste de fase en el diagóstico de la hematuria em pacientes pediátricos. *Rev Clin Esp* 1988; **182**: 403-406.
32. Dantas M, Silva M, Oliveira PC, Ferreira SR. Diagnóstico diferencial das hematúrias através da microscopia de contraste de fase. *J Bras Nefrol* 1985; 7: 91-94.
33. Fasset RG, Horgan BA, Mathew TH. Detection of glomerular bleeding by phase-contrast microscopy. *Lancet* 1982; **1**: 1432-1434.
34. Raman GV, Pead L, Lee HA, Maskell R. A blind controlled trial of phase-contrast microscopy by two observer for evaluating the source of hematuria. *Nephron* 1986; **44**: 304-308.
35. Van der Snoek BE, Hoitsma AJ, van Weel C, Koene RA. (Dysmorphic erythrocytes in urinary sediment in differentiating urological from nephrological causes of hematuria). *Ned Tijdschr Geneeskd* 1994; **138**: 721-726.
36. Catala JL, Fabregas MB. Acanthocyturia is more efficient in to differentiate glomerular from non-glomerular hematuria then dysmorphic erythrocytes. *Arch Esp Urol* 2002; **55**: 164-166.
37. Barros Silva GE, Costa RS, Ravinal RC *et al.* Evaluation of erythrocyte dysmorphism by light microscopy with lowering of the condenser lens: a simple and efficient method. *Nephrology* (Carlton) 2010; **15**: 171-177.
38. Martinez MG, dos S Silva V, do Valle AP *et al.* Comparison of different methods of erythrocyte dysmorphism analysis to determine the origin of hematuria. *Nephron Clin Pract* 2014; **128**: 88-94.
39. Roth S, Renner E, Rathert P. Microscopic hematuria: advances in identification of glomerular dysmorphic erythrocytes. *J Urol* 1991; **146**: 680-684.
40. Zernike F. How I discovered phase contrast. *Science* 1955; **121**: 345-349.
41. Davis LG, Sonnenwyrth AC, Jarrett L (eds). *Métodos y Diagnósticos del Laboratório Clínico.* Eds Médica Panamericana AS: Buenos Aires, 1983, pp 7-16.
42. Brody L, Webster MC, Karl RM. Identification of elements of urinary sediment with phase contrast microscopy. *JAMA* 1968; **206**: 1777-1778.
43. Birch DF, Fairley KF, Becker GJ, Kincaid S (eds). *A Color Atlas of Urine Microscopy.* Chapman & Hall: London, 1994.
44. Osmani MH, Wu AY, Lim CH. Quantitation of urinary red blood cells by phase-contrast microscopy: its relationship to severity of glomerular damage. *Singapore Med J* 1987; 5: 406-409.
45. Dinda AK, Saxena GS, Tiwari SC *at al.* Diagnosis of glomerular hematuria: role of dysmorphic red cell, G1 cell and bright-field microscopy. *Scand J Clin Invest* 1997; 57: 203-208.
46. Martinez MG. Avaliação dos diferentes métodos de análise do dismorfismo eritrocitário, assim como a quantificação da proteinúria e a albuminúria na determinação da origem de hematúria. Dissertação de Mestrado. Botucatu FMB/UNESP, 2013.
47. Bottini PV, Garlipp CR, Lauand JR *et al.* Glomerular and nonglomerular haematuria: preservation of urine sediment *Lab Med* 2005; **36**: 647-649.
48. Anpalhan M, Birch D, Becker G. Chemical preservation of urine sediment for phase-contrast microscopic examination. *Nephron* 1994; **68**: 180-183.
49. Singbal R, Mittal BV. Haematuria: glomerular or non-glomerular? *Indian J Pathol Microbiol* 1996; **39**: 281-286.
50. Metha K, Tirthani D, Ali U. Urinary red cell morphology to detect site of hematuria. *Indian Pediatr* 1994; **46**: 642-645.

25

ULTRASSONOGRAFIA APLICADA AO *SCREENING* DE EVENTOS TROMBOEMBÓLICOS EM PACIENTES COM SÍNDROME NEFRÓTICA

Gustavo Ferreira da Mata
Gianna Mastroianni Kirsztajn

◆

INTRODUÇÃO

A ultrassonografia como método de imagem em Medicina foi incorporada à prática clínica após a Segunda Guerra Mundial. Em especial nos últimos 10 anos, sua utilização tem alcançado as mais diversas especialidades médicas e sua aplicação permite agregar eficácia e segurança à avaliação semiótica, à execução de procedimentos e ao diagnóstico de diversas doenças[1]. Assim, constitui-se em instrumento valioso para a melhor acurácia diagnóstica e segurança do paciente[1,2].

O método integra-se ao contexto da avaliação inicial aplicada, principalmente no caso de pacientes que se encontram em situações de urgência e emergência, com doença renal crônica e fístula arteriovenosa ou necessidade de avaliação de volemia, cardiopatas e aqueles com risco de eventos tromboembólicos (ETE), entre outras possibilidades. Portanto, a ultrassonografia perde a conotação de prática de propedêutica armada e assume a denotação de instrumento para uma avaliação clínica segura e eficaz, integrante do exame físico de abordagem.

Com o advento do modo Doppler colorido, a ultrassonografia avança como instrumento diagnóstico dos ETE, principalmente na análise de vasos não compressíveis, sendo considerada o exame fundamental para pacientes com baixo risco e com D-dímero positivo e para aqueles de alto risco ou elevada probabilidade clínica[3].

Vale salientar que, mesmo em populações específicas e de alto risco para ETE, a aplicação da ultrassonografia como método de *screening* ainda não possui embasamento na literatura e necessita de validação para esse fim[3]. Todavia, considerando-se que a ultrassonografia possui sensibilidade de 73-96% e especificidade de 94-99% para a detecção de trombose venosa profunda[4]; que este evento comumente antecede o tromboembolismo pulmonar – o que aumenta de sobremaneira a morbimortalidade[5]; que os ETE são prevalentes em populações e doenças específicas; que a ultrassonografia apresenta facilidade de execução e baixo custo; é possível conceber a aplicação desse método como eventual ferramenta para *screening* em determinadas situações da prática médica.

Ainda que careça de evidências, o emprego sistemático da ultrassonografia para avaliação de ETE em pacientes nefróticos, em especial a ocorrência de trombose venosa profunda (TVP) e trombose de veia renal (TVR), pode ser de grande valia na avaliação clínica desses pacientes.

FATORES DE RISCO E FISIOPATOLOGIA

A síndrome nefrótica[6] caracteriza-se pela presença de hipoalbuminemia, hiperlipidemia, lipidúria, edema e proteinúria > 3,5g/24h/1,73m^2. Compreende um estado de hipercoagulabilidade, caracterizado pela ativação do sistema hemostático, que determina risco aumentado de eventos tromboembólicos[7-11]. As primeiras observações acerca da relação entre síndrome nefrótica e eventos tromboembólicos (ETE) datam de mais de 50 anos[12]. Populações como idosos, trombofílicos, gestantes, pacientes com ETE prévios compartilham com pacientes nefróticos o maior risco de ETE, notadamente em território venoso, pois apresentam em graus variados elementos da tríade de Virchow: estase, lesão endotelial e estado de hipercoagulabilidade[3,4].

Os ETE podem manifestar-se comumente como trombose venosa profunda de membros inferiores (TVP), trombose de veia renal (TVR) e tromboembolismo pulmonar (TEP). Podem ocorrer, mais raramente, trombose arterial e trombos em sítios diversos (átrios, ventrículos, seios)[8,9]. A taxa de incidência de ETE nesse grupo específico de nefróticos é ampla e alta, variando de 9 a 70% entre adultos e de 1,5 a 66% entre crianças[12,13]. Mahamoodi *et al* evidenciaram risco absoluto para ETE oito vezes maior para a população com síndrome nefrótica quando comparada com a incidência anual para a população geral, corrigida para sexo, idade e peso corporal[12]. O mesmo estudo evidenciou que, ao longo dos primeiros seis meses de observação, o risco de ETE em território venoso em nefróticos chegou a, aproximadamente, 140 vezes o risco da população geral; já o risco de ETE em território arterial elevou-se a 50 vezes quando comparado com a população geral[12].

Inúmeros fatores estão envolvidos na fisiopatologia dos ETE, entre eles, uma complexa interrelação entre o aumento da síntese hepática dos fatores de coagulação, seu consumo intravascular, a acelerada geração de trombina e a perda urinária de antitrombina III[7,10]. O estado de hipercoagulabilidade resulta do desequilíbrio entre fatores pró-coagulantes e anticoagulantes, caracterizado por diminuição dos fatores antitrombóticos (antitrombina III, atividade da proteína C e nível da proteína S), comprometimento da atividade trombolítica e aumento da atividade do fibrinogênio, do fator V e do fator VIII[10].

Em estudo caso-controle, com exclusão de pacientes previamente nefróticos, Kato *et al*[10] demonstraram que a detecção de proteinúrias em método semiquantitativo apresenta relação independente com ETE, notadamente proteinúrias com +2 ou +3[10]. Trabalhos prévios[11] já demonstraram a relação entre microalbuminúria e ETE, sendo que a microalbuminúria pode ser interpretada como reflexo da disfunção sistêmica do endotélio vascular, da hemostasia e da fibrinólise – especialmente em pacientes hipertensos e diabéticos[10,11].

Htike *et al*[14] analisaram retrospectivamente a presença de proteinúria em 316 pacientes com diagnóstico de ETE (TVP ou TEP). Eles constataram prevalência de proteinúria superior a 50% nessa amostra, sendo a maioria dos casos em faixas não nefróticas, com apenas 5,2% dos pacientes com níveis acima de 3,5g/24h/1,73m^2.

Entretanto, a despeito de conceber a proteinúria em níveis não nefróticos como fator de risco, a ocorrência de síndrome nefrótica *per se* aumenta em duas vezes o risco de TVP quando comparada com a população não nefrótica[8,10]. Alguns fatores de risco para ETE são descritos especificamente para pacientes com síndrome nefrótica: o padrão histológico – notadamente, glomerulonefrite membranosa e glomeruloesclerose segmentar e focal, sexo masculino, presença de neoplasias associadas, nível de albumina sérica < 2,5mg/dL, hipercolesterolemia, episódio prévio de ETE, nível de proteinúria[9,10,11], bem como tratamento com corticoides e diuréticos [12]. Além disso, a razão entre proteinúria e albumina sérica tem-se mostrado forte preditor de ETE, superior inclusive à albumina sérica isolada, como foi sugerido por diversos estudos, pois se relaciona com a gravidade da síndrome nefrótica; quanto maior a razão, maior o risco[12]. Estados que favorecem a hemoconcentração e a recorrência da síndrome nefrótica também são apontados como fatores de risco[15]. Esses e outros fatores de risco são descritos na tabela 25.1[16].

Tabela 25.1 – Fatores de risco para eventos tromboembólicos[16].

Terapia de reposição hormonal ou anticoncepcionais orais	**Antecedente de evento tromboembólico**
Tabagismo	Mielodisplasia
Insuficiência respiratória	Diabetes
Pneumonia	Veias varicosas e insuficiência venosa crônica
Insuficiência cardíaca	Acesso venoso central
Obesidade	Neoplasia
Policitemia e plaquetose	Idade > 70 anos
Acidente vascular encefálico isquêmico	Sexo masculino
Desidratação e estados de hemoconcentração	Hipercoagulabilidade
Paraplegia	Sepse
Síndrome nefrótica	Infarto agudo do miocárdico
Cirurgia de grande porte recente	Condições inflamatórias reumatológicas

APLICAÇÃO

Mesmo considerando-se que a utilização de testes laboratoriais não invasivos, como a dosagem do D-dímero, que tem alto valor preditivo negativo, possa contribuir para uma triagem de ETE, a ultrassonografia associa-se como ferramenta para confirmação diagnóstica ao permitir definir o território acometido e a extensão do evento. Além disso, a elevação do D-dímero tem especificidade decrescente em pacientes idosos e acometidos por variadas condições agudas e crônicas – como infecções e neoplasias –, mesmo na ausência de trombose[17,18]. Em pacientes com síndrome nefrótica, os níveis de D-dímero são comumente elevados, mesmo na ausência de ETE, consequente ao aumento do fibrinogênio sérico e, por vezes, à diminuição da filtração glomerular[18]. Assim, a ultrassonografia – associada ou não ao modo Doppler e à análise do fluxo colorido – constitui-se no método mais útil e mais largamente utilizado para o diagnóstico de ETE em membros inferiores, apresentando alta sensibilidade e especificidade[17]. Sua utilização como triagem, prévia ao uso de D-dímero, em pacientes nefróticos pode reduzir os custos, diminuir o tempo necessário para o diagnóstico e para a instituição da terapia[17-20].

As diretrizes do Instituto Americano de Ultrassom em Medicina recomendam avaliação de veia femoral comum, veia femoral superficial, seguimento proximal da veia femoral profunda, veia poplítea e veia safena magna por meio de análise de compressibilidade e Doppler[19]. Entretanto, o *American College of Emergency Physicians* orienta o uso da ultrassonografia *point-of-care* por meio de técnica de compressão focada na avaliação das veias femoral comum e poplíteas, abdicando da necessidade da análise do modo Doppler[20]. Essa orientação facilita o uso do método, reduz o tempo de treinamento do operador, direciona rapidamente a instituição da terapia e apresenta equivalência quando comparada com avaliações com uso de Doppler em pacientes sintomáticos com suspeita de ETE em membros inferiores[20,21].

O acometimento da veia renal é menos frequente, porém não menos importante. Ocorre principalmente em recém-nascidos e em estados de desidratação grave na população infantil, ao passo que, em adultos, incide fundamentalmente em pacientes com síndrome nefrótica, síndrome antifosfolipídio, neoplasias, traumas e secundária a distúrbios da coagulação[22]. A trombose de veia renal pode ser aguda ou crônica e, comumente, apresenta-se oligossintomática ou assintomática, porém pode apresentar-se como dor em flancos e hematúria[22,23]. Aproximadamente 10% dos casos são sintomáticos[24]. O diagnóstico ultrassonográfico é possível, no entanto requer treinamento específico, principalmente com uso do modo Doppler e da fluxometria. Observa-se veia renal com conteúdo ecogênico e com ausência de fluxo, alta resistência das artérias intrarrenais e fluxo arterial com alta resistência, com presença de diástole reversa em U. A utilização da tomografia computadorizada contrastada pode ser necessária para a avaliação da extensão do trombo e planejamento para intervenção[23].

CONCLUSÃO

A ultrassonografia aplicada aos ETE apresenta algumas vantagens: custo relativamente baixo, rapidez na execução, segurança, fácil aplicabilidade, identificação anatômica do sítio acometido e favorecimento de tomada de decisão clínica. Contudo, tem limitações, em particular por ser um método examinador-dependente.

Seu uso rotineiro como método de *screening* não está estabelecido, mesmo em populações específicas. Todavia, conhecendo o alto risco de ETE na população de pacientes com síndrome nefrótica, espera-se que seja um método eficiente na detecção precoce de ETE e possa contribuir para a redução da morbimortalidade dessa condição.

REFERÊNCIAS BIBLIOGRÁFICAS

1. Levin DC, Rao VM, Parker L, Frangos AJ. Noncardiac point-of-care ultrassound by nonradiologist physicians: how widespread is it? *J Am Coll Radiol* 2011; **8**: 772-775.
2. Moore CL, Copel JA. Point-of-care ultrasonography. *N Engl J Med* 2011; **364**: 749-757.
3. Le Gal G, Righini M. Controversies in the diagnosis of venous thromboembolism. *J Thromb Haemost* 2015; **13**(Suppl. 1): S259-S265.
4. Needleman L. Update on the lower extremity venous ultrasonography examination. *Radiol Clin North Am* 2014; **52**: 1359-1374.
5. Becattini C, Cohen AT, Agnelli G *et al.* Risk stratification of patients with acute symptomatic pulmonary embolism based on presence or absence of lower extremity deep vein thrombosis: systematic review and meta-analysis. *Chest* 2015; Doi: 10.1378/chest.15-0808.
6. Macé C, Chugh SS. Nephrotic syndrome: components, connections, and angiopoietin-like 4–related therapeutics. *J Am Soc Nephrol* 2014; **25**: 2393-2398.
7. Sahin M, Ozkurt S, Degirmenci NA *et al.* Assessment of genetic risk factors for thromboembolic complications in adults with idiopathic nephrotic syndrome. *Clin Nephrol* 2013; **79**: 454-462.
8. Yang Y, Lv J, Zhou F *et al.* Risk factors of pulmonary thrombosis/embolism in nephrotic syndrome. *Am J Med Sci* 2014; **348**: 394-398.
9. Kayali F, Najjar R, Aswad F *et al.* Venous thromboembolism in patients hospitalized with nephritic syndrome. *Am J Med* 2008; **121**: 226-230.
10. Kato S, Chernyavsky S, Tokita JE *et al.* Relationship between proteinuria and venous thromboembolism. *J Thromb Thrombolysis* 2010; **30**: 281-285.
11. Mahmoodi BK, Gansevoort RT, Veeger NJ *et al.* Microalbuminuria and risk of venous thromboembolism. *JAMA* 2009; **301**: 1790-1797.
12. Mahmoodi BK, Kate MKT, Waanders F *et al.* High absolute risks and predictors of venous and arterial thromboembolic events in patients with nephrotic syndrome results from a large retrospective cohort study. *Circulation* 2008; **117**: 224-230.
13. Citak A, Emre S, Sirin A *et al.* Hemostatic problems and thromboembolic complications in nephrotic children. *Pediatr Nephrol* 2000; **14**: 138-142.
14. Htike N, Superdock K, Thiruveedi S *et al.* Evaluating proteinuria and nephritic syndrome in patients with venous thromboembolism. *Am J Med Sci* 2012; **343**: 124-126.
15. Li SJ,Tu YM, Zhou CS *et al.* Risk factors of venous thromboembolism in focal segmental glomerulosclerosis with nephrotic syndrome. *Clin Exp Nephrol* 2015; DOI 10.1007/s10157-015-1149-4.
16. Woller SC, Stevens SM, Jones JP *et al.* Derivation and validation of a simple model to identify venous thromboembolism risk in medical patients. *Am J Med* 2011; **124**: 947-954.

17. Adhikari S, Zeger W, Thom C, Fields JM. Isolated deep venous thrombosis: implications for 2-point compression ultrasonography of the lower extremity. *Ann Emerg Med* 2015; **6**: 62-266.
18. Sexton DJ, Clarkson MR, Mazur MJ *et al.* Serum D-dimer concentrations in nephrotic syndrome track with albuminuria, not estimated glomerular filtration rate. *Am J Nephrol* 2012; **36**: 554-560.
19. American Institute of Ultrasound in Medicine. Practice guidelines. Available at: http://www.aium.org/resources/guidelines/peripheralVenous.pdf.Published 2010. Accessed October 23, 2015.
20. American College of Emergency Physicians. Emergency ultrasound guidelines. *Ann Emerg Med* 2009; **53**: 550-570.
21. Bernardi E, Camporese G, Buller HR *et al.* Serial 2-point ultrasonography plus D-dimer vs. whole-leg color-coded Doppler ultrasonography for diagnosing suspected symptomatic deep vein thrombosis: a randomized controlled trial. *JAMA* 2008; **300**: 1653-1659.
22. Shumei S, Ling X, Yanxia W *et al.* Acute kidney injury as the first signo of spontaneous renal vein thrombosis: report of 2 cases. *J ThrombThrombolysis* 2012; **33**: 129-132.
23. Wu ZL, Zhou KR, Liao LT. Renal vein thrombosis and selective arterial or venous thrombolytic therapy. *J Thromb Thrombolysis* 1996; **3**: 67-70.
24. Yang SH, Lee CH, Ko SF *et al.* The sucessful treatment of renal-vein thrombosis by low-molecular-weight heparina in a steroid-sensitive nephrotic patient. *Nephrol Dial Transplant* 2002; **17**: 2017-2019.

26

VITAMINA D: PERSPECTIVAS ATUAIS E PAPEL NA PROGRESSÃO DA DOENÇA RENAL

Janaina Garcia Gonçalves
Rildo Aparecido Volpini

◆

INTRODUÇÃO

Até recentemente, o tema vitamina D sempre esteve relacionado ao perfil clássico desse hormônio na manutenção do metabolismo ósseo. Entretanto, várias linhas de evidências têm demonstrado que a vitamina D está implicada no exercício de funções de extrema importância em diferentes órgãos-alvo, incluindo os sistemas cardiovascular e renal, além da sua participação na regulação do sistema imune. O reconhecimento da importância da vitamina D na homeostase sistêmica tem sido evidenciado pelo expressivo número de estudos nos últimos anos sobre os aspectos moleculares da fisiologia da vitamina D e o impacto dos distúrbios do sistema hormonal que envolve a vitamina D na saúde dos indivíduos. Nesse âmbito, uma série de avaliações epidemiológicas mostra que uma parcela significativa da população mundial, independente da idade, etnia e da localização geográfica, apresenta baixos níveis de vitamina D[1-3]. No Brasil, os estudos mostram prevalência de baixos níveis de vitamina D em cerca de 60% dos adolescentes[1,4], 40 e 58% entre adultos jovens[1,5] e entre 42 e 83% em idosos[1,5-7]. As doenças renais, mesmo nas fases iniciais, são acompanhadas pela diminuição dos níveis de vitamina D. Ao longo da última década, tem-se destacado o aumento no interesse sobre os fatores de risco relacionados à progressão da doença renal crônica (DRC). Tal fato deve-se à alta prevalência da DRC, seus custos elevados e ao risco de progressão para um estágio terminal com suas complicações cardiovasculares e risco de morte[8]. Entretanto, os riscos tradicionais como doenças cardiovasculares e infecções explicam apenas metade das causas de mortalidade em pacientes com DRC, existindo no momento interesse em outros fatores de riscos não convencionais, como, por exemplo, a vitamina D[9]. Atualmente, os esforços têm-se concentrado para entender o verdadeiro papel fisiopatológico e a interconexão entre metabolismo do fósforo, eixo fator de crescimento de fibroblasto-23 (FGF-23)/klotho, vitamina D e sistema renina-angiotensina-aldosterona (SRAA) no desenvolvimento da DRC.

FISIOLOGIA DA VITAMINA D: PRODUÇÃO E METABOLISMO

Na natureza, a vitamina D pode ser obtida de duas formas: ingestão ou síntese endógena induzida por luz solar na pele. O termo vitamina D engloba um grupo de moléculas secosteroides derivadas do 7-deidrocolesterol (7-DHC ou pró-vitamina D_3) interligadas através de uma cascata de reações fotolíticas e enzimáticas que acontecem em células de diferentes tecidos. Sob essa ampla denominação encontram-se tanto o metabólito ativo, a 1α,25-di-hidroxivitamina D (calcitriol), como seus precursores, tais como vitamina D_3 (colecalciferol) de origem animal, vitamina D_2 (ergosterol) produzida por fungos e plantas e a 25-hidroxivitamina D (calcidiol), além dos produtos de degradação, os quais ainda podem manter alguma atividade metabólica[1,10,11]. Entretanto, estudos realizados desde a metade do século XX demonstraram que o colecalciferol e o ergosterol são na verdade pró-hormônios[1,12,13], regulados por um mecanismo complexo de *feedback*, envolvendo enzimas e receptores, o que sugere uma regulação mais semelhante à dos esteroides do que à dos nutrientes[14]. Além disso, com o entendimento de vários aspectos da fisiologia da vitamina D a partir de estudos bioquímicos e moleculares, a forma ativa da vitamina D, a 1α,25-di-hidroxivitamina D ($1,25(OH)_2D$), foi reconhecida como um hormônio esteroide integrante de um fascinante eixo metabólico: o sistema endocrinológico vitamina D[1,10,11]. Esse sistema é formado pelas várias moléculas que compõem o grupo vitamina D, entre elas a sua proteína carreadora (DBP, *vitamin D binding protein* – proteína ligante da vitamina D), seu receptor (VDR, *vitamin D receptor* – receptor de vitamina D) e pelas diversas enzimas que participam da cascata de reações de ativação e inativação[1].

Nos seres humanos, apenas 10 a 20% da vitamina D necessária à função adequada do organismo provêm da dieta. As principais fontes dietéticas são a vitamina D_3 (colecalciferol, de origem animal), presente nos peixes gordurosos como atum, sardinha, cavala e salmão[15] e a vitamina D_2 (ergosterol, de origem vegetal), presente principalmente em cereais e fungos comestíveis[16,17]. Os restantes 80 a 90% são sintetizados por via endógena[1,18].

Em mamíferos, o início da síntese fotoquímica endógena da vitamina D ocorre nas camadas mais profundas da epiderme (estratos espinhoso e basal), onde está armazenada a substância precursora, o 7-deidrocolesterol (7-DHC), conhecida também como pró-vitamina D_3. Os queratinócitos são expostos à radiação solar UVB, que cliva a pró-vitamina D_3 em pré-vitamina D_3, uma forma inativa da vitamina D[1,19]. A pré-vitamina D_3 é um composto termicamente instável e sofre uma reação de isomerização induzida pelo calor, dando origem à forma mais estável da vitamina D_3. A vitamina D_3 é posteriormente secretada para o meio extracelular, alcançando o leito capilar epidérmico provavelmente por difusão. Ao entrar na circulação sanguínea, a vitamina D_3 liga-se a uma α1-globulina, a DBP[1,20,21].

Ambas as vitaminas, D_2 e D_3, são transportadas pela DBP até o fígado, onde sofrem ação da enzima 25-hidroxilase, formando o composto 25-hidroxivitamina D [25(OH)D], conhecido também comocalcidiol. A produção da 25(OH)D no fígado, além de rápida, sofre pouca regulação. Posteriormente, a 25(OH)D, ligada à DBP, é transportada principalmente para o rim e para outros tecidos cujas células apresentem a enzima 1α-hidroxilase (CYP27B1). No rim, o principal órgão ativador da 25(OH)D, esse composto é metabolizado em 1α, 25-di-hidroxivitamina D [$1,25(OH)_2D$ ou calcitriol], que é a molécula metabolicamente ativa[11,22]. Essa conversão final ocorre nas mitocôndrias dos túbulos contornados proximais do rim e, ao contrário da hepática, é estreitamente regulada por vários fatores. Entre eles se destacam a estimulação pelo paratormônio (PTH) e a supressão promovida pelo fósforo, pelo FGF-23 e pela proteína klotho[1,23,24].

Os efeitos biológicos da $1,25(OH)_2D$ são mediados pelo VDR, um fator de transcrição que pertence à família de receptores hormonais nucleares 1. Como vários outros membros dessa família, o VDR age por meio da heterodimerização com uma das três isoformas do receptor do retinoide X (RXR)[1,25,26]. O heterodímero $1,25(OH)_2D$-VDR-RXR atua sobre as regiões promotoras de genes-alvo, denominadas elementos-resposta da vitamina D (VDRE, *vitamin D response elements*). Dessa maneira, inicia-se uma cascata de interações moleculares que regulam a transcrição, bem como a supressão de genes específicos, conhecida como resposta genômica da vitamina D[27,28]. O VDR também apresenta respostas rápidas não genômicas, que ocorrem através da ligação da $1,25(OH)_2D$ com o VDR localizado em invaginações das membranas celulares ricas em esfingolipídios e colesterol[29].

O processo de inativação da 25(OH)D e da $1,25(OH)_2D$ é catalisado pela 24-hidroxilase (CYP24A1), uma enzima mitocondrial integrante do complexo do citocromo P450. Essa enzima está presente em maiores quantidades nos rins e intestino e sua expressão é regulada pela $1,25(OH)_2D$ e pelo PTH[1,30].

AÇÕES EXTRARRENAIS DA VITAMINA D

Estudos sugerem que a importância fisiológica da vitamina D está além da regulação clássica do eixo cálcio-fósforo-PTH[9,31]. Várias linhas de evidência têm demonstrado a expressão da enzima 1α-hidroxilase em tecidos e órgãos que não os rins, sugerindo a síntese de $1,25(OH)_2D$ em áreas extrarrenais. É provável que a $1,25(OH)_2D$ produzida *in situ* sirva para mediar os efeitos biológicos locais no ambiente celular[1,31]. Além disso, o receptor VDR é encontrado em vários tecidos do organismo, assim como em células imunológicas circulantes, indicando que a $1,25(OH)_2D$ tem a função de regular a atividade gênica de vários tecidos além dos rins, tais como cérebro, ossos, intestino, fígado, pâncreas, entre outros[32]. Estima-se que a dimensão do espectro de ações da $1,25(OH)_2D$ na fisiologia sistêmica influencie aproximadamente mais de 900 genes-alvo potenciais, correspondendo a cerca de 3% do genoma humano[1,33].

A vitamina D está envolvida na homeostase de vários processos celulares, entre eles: a) síntese de antibióticos naturais pelas células de defesa dos mamíferos[22]; b) modulação da autoimunidade e síntese de interleucinas inflamatórias[34]; c) no controle da pressão arterial através do SRAA[35]; d) participação na regulação da proliferação, diferenciação celular e morte celular[36]; e) modulação no controle do sistema nervoso central[37]; f) regulação da hipertrofia de cardiomiócitos e secreção de insulina[38]; g) participação no controle da esteroidogênese local e da foliculogênese/espermatogênese, ou seja, nos processos relacionados à fertilidade do indivíduo[1,39].

FGF-23, KLOTHO E VITAMINA D

As descobertas recentes do FGF-23 e klotho trouxeram um novo entendimento sobre a regulação e homeostase da vitamina D e revelaram uma relação até então desconhecida entre envelhecimento e fósforo[40]. FGF-23 é uma proteína de 32kDa, pertencente à família dos FGF, nesse caso específico à subfamília FGF-19, com composição de 251 aminoácidos. Ele é produzido principalmente no tecido ósseo pelos osteócitos e osteoblastos, diante da elevação nos níveis séricos de fósforo e sendo também produzida por tecidos como fígado e rim. A atividade fosfatúrica do FGF-23 deve-se a sua propriedade de reduzir o número de co-transportadores sódio-fósforo do tipo 2 (NaPi-2a) na borda em escova dos túbulos proximais, promovendo a excreção renal de fósforo. Além disso, o FGF-23 suprime a síntese e promove a degradação da 1,25$(OH)_2$D, estando relacionado com a *downregulation* do gene *Cyp27b1* que codifica a 1α-hidroxilase, enzima que sintetiza a 1,25$(OH)_2$D e a *upregulation* da expressão do gene *Cyp24* que codifica a 24-hidroxilase, enzima que inativa 1α,25$(OH)_2$D[41-43].

Originalmente, o nome klotho foi dado a um gene descoberto fortuitamente em 1997 e que estava relacionado ao processo de envelhecimento e à calcificação vascular[44]. Desde então, muitos estudos foram realizados e sabe-se que o gene α-klotho codifica uma proteína transmembrana de passagem única altamente expressa no tecido renal e uma forma solúvel – proteína pleiotrópica com efeitos renais e extrarrenais[42,45]. O gene α-klotho é expresso predominantemente no túbulo distal renal, assim como nas células da glândula paratireoide e no plexo coroide. Há uma interação dos túbulos proximal e distal para facilitar as funções mediadas por FGF-23 e klotho, que se constitui em uma área em estudo no momento. A proteína klotho forma complexos binários com os receptores de FGF (FGFR), aumentando sua afinidade e seletividade pelo FGF-23[46]. É importante ressaltar que a proteína klotho não age apenas como co-receptor para o FGF-23, atuando também como fator humoral, exercendo funções independentes do FGF-23 que incluem regulação de múltiplos canais iônicos e transportadores[40].

Durante os estágios iniciais da DRC, o FGF-23 e seu co-receptor obrigatório klotho evitam o desenvolvimento de hiperfosfatemia e do hiperparatireoidismo secundário devido a sua capacidade de aumentar a excreção de fósforo e inibir diretamente a produção do PTH. Com o declínio da função renal associada à redução na expressão de klotho, os níveis progressivamente elevados de FGF-23 não são mais suficientes para normalizar a fosfatemia, comportando-se como marcador de perda de massa renal e sobrecarga de fósforo[41]. Os níveis urinários reduzidos da proteína klotho têm sido identificados como um dos biomarcadores mais precoces de progressão da doença renal crônica[40].

DEFICIÊNCIA DE VITAMINA D, DRC E MORTALIDADE

A deficiência/insuficiência de vitamina D tem ampla prevalência na população geral e em especial nos portadores de DRC. Essa alta prevalência em pacientes com DRC pode ser parcialmente explicada pela falta de exposição solar em pacientes com doenças crônicas, redução na síntese cutânea de colecalciferol em resposta à luz solar, menor ingestão de alimentos, que são fontes naturais da vitamina D, e perda urinária de 25(OH)D em nefropatias proteinúricas. Outro achado se refere à megalina, proteína de ligação da 25(OH)D no túbulo proximal, que tem sua expressão reduzida à medida que há queda no ritmo de filtração glomerular, reduzindo, assim, a reabsorção tubular de 25(OH)D[31,47,48].

A DRC é um conhecido fator de risco independente para mortalidade por todas as causas e mortalidade cardiovascular em diversas populações[49]. Nessa população, os estudos epidemiológicos apontam para um potencial benefício da suplementação de vitamina D nos resultados de sobrevida em pacientes com DRC, independentemente do seu estado dialítico[50,51]. Corroborando essa informação, uma meta-análise recente conduzida por Pilz *et al*[52] de 10 estudos prospectivos, com amostragem total de 6.853 portadores de DRC, estimou redução significativa de 14% [RR 0,86; 95% IC (0,82-0,91)] no risco de mortalidade com níveis de 25(OH)D mais elevados em 10ng/mL.

Embora não haja evidência direta dos benefícios na sobrevida associados à vitamina D, dados indiretos podem ser obtidos a partir desses estudos que mostram associação de baixos níveis de 25(OH)D e 1,25$(OH)_2$D a fatores de riscos cardiovasculares, incluindo aumento da atividade do SRAA, hipertensão arterial, hipertrofia ventricular esquerda, marcadores inflamatórios, resistência insulínica, *diabetes mellitus* e albuminúria[53-56].

VITAMINA D, DRC E RISCO CARDIOVASCULAR

Como já citado previamente, a disfunção renal está associada com o aumento pronunciado da morbimortalidade cardiovascular, independente de outros fatores de risco. Também há evidência sugerindo que fatores de risco não tradicionais decorrentes da DRC estariam associados à lesão vascular com consequente ativação de vias inflamatórias[57].

Na última década, grande número das contribuições científicas se concentrou na natureza do podócito e como sua alteração estrutural poderia levar ao surgimento de proteinúria e doenças renais associadas. Contudo, mais recentemente, a disfunção endotelial vem sendo considerada elemento-chave no desenvolvimento de doenças metabólicas e renais, incluindo hipertensão arterial sistêmica, nefropatia diabética e DRC[58]. Essa disfunção pode desempenhar papel importante na iniciação da patogênese da doença vascular e é um evento precoce na arteriosclerose, sendo observada mesmo nos estágios iniciais da DRC[59].

A doença na microvasculatura renal envolve comprometimento da permeabilidade da barreira endotelial, inflamação exagerada e déficit no relaxamento dependente do endotélio, envolvendo o sistema do óxido nítrico, aumento no estresse oxidativo e perda de fatores angiogênicos. Todos esses fatores levam à redução no fluxo sanguíneo capilar e na densidade microvascular com consequências deletérias sobre a função renal no curto e longo prazos. Essa microcirculação comprometida e a hipóxia crônica subsequente seriam, portanto, fatores determinantes para DRC, haja vista sua contribuição na indução de fibrose renal[60]. Tais resultados devem estimular o desenvolvimento de futuros ensaios clínicos que avaliem o impacto da suplementação de vitamina D sobre a função endotelial, para estabelecer um mecanismo biológico[31].

VITAMINA D E PROGRESSÃO DA DOENÇA RENAL CRÔNICA

Na última década, houve aumento notório no interesse sobre os fatores de risco relacionados à progressão da DRC. Tal fato se justifica pela importância desse tema em virtude da alta prevalência da DRC, seus custos elevados e risco de progressão para estágios mais avançados com suas complicações já conhecidas e risco de morte[8].

Independentemente da doença renal primária, os mecanismos fisiopatológicos que causam a destruição progressiva do parênquima renal convergem para uma via comum caracterizada pela fibrose intersticial progressiva, perda de capilares peritubulares causando hipóxia e destruição de néfrons funcionantes devido à atrofia tubular[61]. A fibrose intersticial é característica da lesão renal crônica e está intimamente correlacionada com a deterioração da função renal. Várias citocinas parecem estar envolvidas na gênese e progressão do processo fibrótico, tais como o TGF-β1 (fator de crescimento transformador-β1), PDGF (fator de crescimento derivado de plaquetas), FGF (fator de crescimento de fibroblastos), angiotensina II (Ang II) e outras interleucinas[61,62].

Os fatores de risco tradicionais envolvidos na progressão da DRC são idade, gênero, etnicidade, história familiar de DRC, presença de *diabetes mellitus*, síndrome metabólica, proteinúria e hipertensão arterial. Contudo, o real papel de cada um desses fatores ainda é incerto[8]. Há evidência pelos estudos clínicos disponíveis que a hipertensão arterial sistêmica e a proteinúria teriam papel-chave na fisiopatologia da progressão da DRC[63]. A taxa de progressão da DRC mostra-se consideravelmente variável entre os indivíduos e é afetada tanto pelos fatores de riscos tradicionais já descritos como por novas variáveis em estudo, como FGF-23, metabolismo do cálcio e fósforo e adiponectina. A habilidade para reconhecer os preditores e os mecanismos envolvidos, assim como seu papel na progressão da DRC, permitirá a identificação de pacientes de alto risco e melhor vigilância, possibilitando tratamento diferenciado e direcionado para reduzir a taxa de progressão da doença.

Como já descrito, o rim é o órgão principal envolvido na produção de formas bioativas de vitamina D a partir de seus respectivos precursores. Consequentemente, a DRC é um importante fator de risco para o desenvolvimento de deficiência de vitamina D[31,64]. Há vários mecanismos por meio dos quais os níveis de $1{,}25(OH)_2D$ ficam reduzidos durante o curso de DRC, começando com a diminuição da disponibilidade do substrato 25(OH)D, visto que uma redução no ritmo de filtração glomerular (RFG) limita o fornecimento de 25(OH)D para a enzima 1α-hidroxilase no túbulo renal proximal, limitando a capacidade de produção da $1{,}25(OH)_2D$[65-67]. A progressão da doença acarreta acúmulo de fosfato e elevação do FGF-23. O FGF-23, produzido pelos osteócitos, promove excreção renal de fosfato, suprimindo a produção de $1{,}25(OH)_2D$ via inibição da 1α-hidroxilase e estimulação da 24-hidroxilase. Além desses fatores, há a contribuição adicional de potenciais efeitos supressores do PTH na síntese de $1{,}25(OH)_2D$[65-67]. Outro fator que contribui para a perda urinária do complexo DBP-25(OH)D é a proteinúria, que reduz a captura desse agrupamento pela megalina nas células do túbulo proximal. A queda da recaptação do complexo DBP-25(OH)D prejudica a formação de 25(OH)D e $1{,}25(OH)_2D$, levando à redução dos níveis séricos de vitamina D.

Estudos têm demonstrado que a hipovitaminose D está associada ao aumento da prevalência da proteinúria na população adulta em geral[9,68,69]. É sabido que baixos níveis de vitamina D podem desencadear proteinúria por fatores diretos e indiretos. Diretamente, baixos níveis de vitamina D induzem a perda de podócitos e desenvolvimento de glomerulosclerose, prejudicando a integridade da membrana de filtração glomerular[9]. Ao mesmo tempo, algumas linhas de evidência mostram que a vitamina D exerce efeitos antiproteinúricos, promovendo a indução da expressão de nefrina e podocina (moléculas associadas ao filtro glomerular), atribuindo, dessa maneira, efeito renoprotetor exercido pela vitamina D na integridade estrutural e funcional dos podócitos[70-72]. Por outro lado, de maneira indireta, a vitamina D suprime a transcrição de renina, contribuindo para a redução da proteinúria através de efeitos hemodinâmicos[9,73]. Há mais de duas décadas, a relação inversa entre níveis de vitamina D e pressão arterial/atividade da renina plasmática foi documentada[74]. Em 1998, foi demonstrado que o receptor VDR estava envolvido na regulação do SRAA, funcionando como um *downregulator* desse sistema[75]. Estudos realizados em camundongos *knockout*, tanto para o receptor VDR como para a enzima 1α-hidroxilase, mostram que esses animais apresentam aumento da expressão de RNAm e de níveis proteicos para renina[54,76]. Em contrapartida, o tratamento de camundongos *knockout* para 1α-hidroxilase com vitamina D ativa restabelece os níveis plasmáticos de renina e sugere-se que esse efeito seja independente de cálcio e PTH[77]. Além disso, há observações que mostram que camundongos *knockout* para VDR e ratos com deficiência de vitamina D desenvolvem hipertensão provavelmente pela ativação do SRAA[9,71]. Nesse caso, os níveis de Ang II estariam elevados como consequência dos altos níveis de renina, uma vez que não há diferença na expressão de angiotensinogênio no fígado entre animais *knockout* e selvagens, sugerindo supressão direta da expressão de renina *in vivo*[71]. Mais ainda, na tentativa de se restabelecer os níveis pressóricos, camundongos *knockout* para VDR foram tratados com inibidores da enzima conversora de angiotensina (IECA) e/ou bloqueadores dos receptores do tipo 1 da Ang II (AT1R), o que resultou na reversão do fenótipo de hipertensão, porém com níveis elevados de renina[71,74,78]. Esses achados mostram que a influência da vitamina D na modulação da expressão de renina é independente da alça de *feedback* da Ang II. Do ponto de vista molecular, a $1,25(OH)_2D$ regula negativamente a expressão de renina ao se ligar no receptor VDR e, subsequentemente, bloquear a formação dos complexos da proteína ligante do elemento de resposta do AMPc (CREB) na região promotora do gene da renina, reduzindo seus níveis de expressão[74,79].

Devido às múltiplas alças de *feedback* e vias alternativas dentro do próprio SRAA, a inibição desse sistema apenas em um nível pode resultar em respostas compensatórias em outros níveis, prejudicando a eficiência terapêutica[71]. É importante destacar que, além da Ang II, a aldosterona e também a própria renina, esta última atuando possivelmente via receptores (pró)-renina (PPR), exercem efeitos pró-inflamatórios e pró-fibróticos[80,81]. Além disso, resultados obtidos a partir de modelos experimentais mostraram dissociação entre a melhora da pressão arterial e da proteinúria e a piora da fibrose intersticial durante o bloqueio intensificado do SRAA[82]. Provavelmente tais achados se devem aos níveis elevados de renina durante o bloqueio do SRAA, que, interessantemente, são acompanhados pelo aumento da expressão dos receptores PPR nas áreas fibróticas intersticiais[71,83]. Esses resultados sugerem que qualquer intervenção que atenue ou previna o aumento dos níveis de renina durante o bloqueio do SRAA poderia promover melhor renoproteção[71]. Entretanto, é importante destacar que enquanto inibidores diretos da renina, como o alisquireno, inibem somente a atividade enzimática da renina sem afetar sua produção ou sua interação com o receptor PPR, a $1,25(OH)_2D$ inibe diretamente a produção de renina reprimindo a transcrição do seu respectivo gene[84], como já descrito anteriormente.

Outras interações entre a vitamina D e componentes do SRAA, como a aldosterona, também foram estudadas. Sabe-se que esse hormônio se liga ao receptor mineralocorticoide, que pertence à mesma superfamília de receptores nucleares do VDR, o que sugere um potencial *crosstalk* entre esses receptores e seus agonistas[74]. A aldosterona também pode influenciar vários processos biológicos, incluindo o transporte epitelial, alterando a resposta de tecidos-alvo diante da estimulação pela $1,25(OH)_2D$[74,85].

TRATAMENTO DA DEFICIÊNCIA DE VITAMINA D NA DRC

Os principais indicadores das reservas corporais de vitamina D são os níveis plasmáticos de 25(OH)D, entretanto, as concentrações plasmáticas ideais desse hormônio para a manutenção das funções fisiológicas normais ainda são motivos de discussão na literatura. Holick *et al*[23] discutem que, apesar de não existir consenso sobre o nível ótimo de 25(OH)D, a maioria dos especialistas define deficiência como níveis plasmáticos menores que 20ng/mL; insuficiência como níveis plasmáticos entre 21 e 29ng/mL e suficiência de 25(OH)D como níveis plasmáticos maiores que 30ng/mL. Esses valores são baseados na observação de que a absorção intestinal de cálcio é maximizada com níveis de 25(OH)D acima de 32ng/mL em mulheres pós-menopausadas e que a concentração de PTH atinge o ponto mais baixo com concentrações de 25(OH)D entre 30 e 40ng/mL[23]. Em geral, a intoxicação ocorre com níveis de 25(OH)D superiores a 150ng/mL[23,86]. Não há dados para selecionar um nível apropriado de 25(OH)D que otimize os efeitos não clássicos da vitamina D, como saúde cardiovascular, função imune ou prevenção de câncer[87].

As orientações da *2010 US Dietary* recomendam ingestão diária de vitamina D para adultos americanos de 600-800U para aqueles com exposição solar mínima e alertam quanto aos riscos de dosagem acima de 4.000U/dia. Na população em diálise, os dados disponíveis na literatura mostram que a dose necessária para atingir o nível sérico de 25(OH)D acima de 30ng/mL ainda é desconhecida e que 2.900U/dia de colecalciferol é frequentemente insuficiente. Além disso, os pacientes em diálise peritoneal e aqueles com proteinúria maciça têm perdas aumentadas de vitamina D, dificultando a estimativa de dose para sua reposição[87].

Segundo as *Diretrizes Brasileiras de Prática Clínica para o Distúrbio Mineral e Ósseo na Doença Renal Crônica* (2ª edição, revisada em 2011), há indicação para suplementação com vitamina D_2 ou D_3 caso os níveis de 25(OH)D sejam inferiores a 30ng/mL (Quadro 26.1), visto que tanto a deficiência como a insuficiência de vitamina D podem levar a danos nos portadores de DRC, agravando o hiperparatireoidismo secundário. Durante essa reposição, é sugerida a monitorização dos níveis séricos de cálcio e fósforo a cada dois meses, com os devidos ajustes de terapia (dose do quelante, por exemplo)

Quadro 26.1 – Suplementação com ergocalciferol (vitamina D_2) ou colecalciferol (vitamina D_3) com base nos níveis séricos de 25(OH)D (baseado nas *Diretrizes Brasileiras de Prática Clínica para o Distúrbio Mineral e Ósseo na Doença Renal Crônica – 2011*).

Nível sérico (ng/mL)	Dose de vitamina D_2/D_3	Tempo de suplementação
< 5	50.000U/12 semanas Após 50.000U/mês	6 meses e repetir dosagem de 25(OH)D
5-15	50.000U/4 semanas Após 50.000U/mês	6 meses e repetir dosagem de 25(OH)D
16-30	50.000U/mês	6 meses e repetir dosagem de 25(OH)D

ou suspensão da reposição se necessário. Caso os níveis séricos de PTH ainda permaneçam elevados a despeito da correção dos níveis de vitamina D com níveis séricos normais de cálcio e fósforo, indica-se o tratamento com $1,25(OH)_2D$ ou análogo de vitamina D[88].

PERSPECTIVAS FUTURAS

É importante destacar que os resultados obtidos de vários estudos envolvendo a vitamina D apresentam muita variação em termos de seus efeitos pleiotrópicos não clássicos, como nas doenças cardiovasculares, mas também no tratamento tradicional da homeostase mineral na população geral[89]. Essas variações normalmente estão relacionadas com níveis basais de vitamina D, suscetibilidade a fatores de risco, doses da suplementação nutricional de vitamina D e períodos de dosagem deste hormônio e aderência do paciente ao tratamento. Entretanto, os polimorfismos genéticos do receptor VDR e da proteína ligante DBP têm surgido como uma nova influência na biodisponibilidade de vitamina D[90,91]. Esses diferentes fenótipos que os indivíduos podem apresentar em relação à homeostase da vitamina D resultam em particularidades genéticas relacionadas à regulação da expressão dos vários componentes desse eixo hormonal. Inclusive, algumas linhas de evidências sugerem que seria inapropriado determinar o *status* da vitamina D de cada indivíduo pela concentração sérica total de 25(OH)D sem a comparação com o exame do fenótipo de afinidade da DBP[89-95]. Esses polimorfismos da DBP podem explicar as diferenças étnicas e também a resposta prejudicada diante da suplementação nutricional de vitamina D em pacientes com baixas concentrações séricas de 25(OH)D. Além disso, é sabido que algumas variantes genéticas identificadas até agora, que contribuem com cerca de 30 a 50% da variação na pressão arterial em humanos, podem interagir com fatores ambientais para produzir o fenótipo de hipertensão. Alguns estudos mostram importante participação do VDR do endotélio na regulação da função endotelial e da pressão arterial[74,96], e que os polimorfismos do VDR podem estar associados com a hipertrofia do ventrículo esquerdo, aterosclerose e hipertensão essencial[74,97-100]. Entretanto, estudos mais profundos e mais bem elaborados são necessários para o melhor entendimento da relação entre esses polimorfismos e a vitamina D, principalmente no que diz respeito ao desenvolvimento e prevenção da hipertensão[74,89].

O SRAA é o principal mediador da lesão renal progressiva na DRC, e a Ang II e a aldosterona são consideradas os componentes mais relevantes desse sistema, promovendo inflamação renal, fibrose e lesão podocitária[101]. Aliada a isso, a reação inflamatória nas regiões glomerulares e intersticiais com o envolvimento de macrófagos e linfócitos está comumente presente nas doenças renais[102]. Como já descrito anteriormente, há uma relação entre a vitamina D e o SRAA, uma vez que a forma hormonal da vitamina D age como regulador endócrino negativo desse sistema, suprimindo a biossíntese de renina[84,101]. O bloqueio do SRAA com inibidores da ECA ou com bloqueadores dos receptores AT1R da Ang II é considerado o pilar de tratamento na DRC. Essas drogas retardam a perda da função renal, e reduzindo principalmente a pressão arterial e a proteinúria, apesar de que, em muitos casos, a renoproteção completa não seja observada. Manobras de bloqueio duplo, combinando um inibidor da ECA com um bloqueador do receptor AT1R, ou até mesmo utilizando um inibidor da renina associado a um bloqueador da aldosterona, também não oferecem renoproteção total e podem, inclusive, piorar os efeitos colaterais, tais como hipercalemia, hipotensão e lesão renal aguda[103].

Muitas estratégias têm sido aplicadas para potencializar a eficácia do bloqueio simples do SRAA, entre elas, a recomendação do uso restrito de sódio, demonstrando melhora significativa na proteção cardiorrenal[104]. Recentemente, um estudo experimental mostrou que a restrição sódica potencializa os efeitos renoprotetores de um análogo da vitamina D associado ou não a um inibidor da ECA, reduzindo a proteinúria e a inflamação glomerular e tubulointersticial, independente dos níveis pressóricos[104]. Esse achado sugere que a combinação de um análogo do VDR com uma dieta restrita em sódio pode melhorar os efeitos renoprotetores do bloqueio do SRAA em portadores de DRC.

A relação entre os componentes do SRAA, receptor do fator de crescimento epidermal (EGFR) e vitamina D na evolução da doença renal também tem sido tema de interesse na progressão da doença renal[102]. Estudos experimentais têm demonstrado que o bloqueio genético ou farmacológico do EGFR pode desacelerar a progressão da doença renal, principalmente pela redução da formação de fibrose renal[101]. Em relação ao SRAA, ambas Ang II e aldosterona, após se ligarem aos seus respectivos receptores, podem transativar o EGFR via "uma desintegrina e metaloproteinases" (ADAMs), regulando as funções celulares, tais como proliferação, hipertrofia e migração[105-107]. ADAMs são metaloproteases que atravessam a membrana citoplasmática envolvidas na clivagem de substratos extracelulares (*shedding*, ou deslizamento), incluindo a família de ligantes do EGF, sendo que essa clivagem pode ser tanto constitutiva como em resposta a algum estímulo regulatório[101,108]. No rim, a ADAM17, também conhecida como enzima conversora do fator de necrose tumoral alfa (TACE), participa do processo de "deslizamento" dos ligantes do EGFR, e entre os 12 descritos atualmente apenas a anfiregulina, o fator de crescimento do tecido conjuntivo (CTGF), o fator de crescimento epidérmico ligado à heparina (HB-EGF) e o fator de crescimento transformador alfa (TGF-α) apresentam relevância na doença renal[101]. Os ligantes HB-EGF e TNF-α, por exemplo, estão envolvidos na transativação do EGFR induzida pela Ang II nos rins, regulando a hipertrofia e a fibrose[101]. Recentemente foi demonstrado que a aldosterona também pode ativar o EGFR via "deslizamento" do eixo TACE/TGF-α, promovendo o aumento da produção de fatores pró-inflamatórios, além da regulação da proliferação celular e fibrose renal[101]. Estudos anteriores mostraram relação entre a vitamina D e as vias de sinalização do EGFR. Tais achados mostraram que a vitamina D ou seus análogos podem promover alterações no tráfego do EGFR na membrana celular e consequente declínio na via de sinalização, sugerindo que o efeito antiproliferativo resultante possa ser mediado pela modulação do ciclo de crescimento autócrino do eixo TGF-α/EGFR. Essa modulação parece ser devida principalmente à estabilização da enzima TACE, que deixaria de "liberar" o TGF-α, evitando seu "deslizamento" para o EGFR, inibindo sua ativação[102]. Inclusive, a própria inibição da ativação do EGFR termina por diminuir a expressão de TACE nas células[102]. Como consequência, há interferência na ativação das vias proliferativas da quinase ERK e STAT-1[101]. Portanto, as propriedades anti-inflamatórias da vitamina D e de seus análogos podem ser mediadas pela inibição do eixo TACE/TGF-α/EGFR e das subsequentes vias de sinalização, tais como ERK e STAT-1, relacionadas a crescimento, proliferação e migração celular[101]. Dessa maneira, acredita-se atualmente que a ativação do EGFR via TACE pelos componentes do SRAA (Ang II e aldosterona) seja a principal causa da progressão da doença renal e não a pressão arterial *per se* resultante da ativação do SRAA, como se pensava até pouco tempo atrás[102].

Agradecimentos

À Doutora Daniele Canale, Bióloga Especialista em Laboratório da Unidade LIM12 (FMUSP), pela preciosa revisão final das referências bibliográficas.

REFERÊNCIAS BIBILIOGRÁFICAS

1. Castro LC. [The vitamin D endocrine system]. *Arq Bras Endocrinol Metabol* 2011; **55**: 566-575.
2. Hagenau T, Vest R, Gissel TN *et al.* Global vitamin D levels in relation to age, gender, skin pigmentation and latitude: an ecologic meta-regression analysis. *Osteoporos Int* 2009; **20**: 133-140.
3. van Schoor NM, Lips P. Worldwide vitamin D status. *Best Pract Res Clin Endocrinol Metab* 2011; **25**: 671-680.
4. Peters BS, Verly E Jr., Marchioni DM *et al.* The influence of breakfast and dairy products on dietary calcium and vitamin D intake in postpubertal adolescents and young adults. *J Hum Nutr Diet* 2012; **25**: 69-74.
5. Premaor MO, Paludo P, Manica D *et al.* Hypovitaminosis D and secondary hyperparathyroidism in resident physicians of a general hospital in southern Brazil. *J Endocrinol Invest* 2008; **31**: 991-995.
6. Bandeira F, Griz L, Freese E *et al.* Vitamin D deficiency and its relationship with bone mineral density among postmenopausal women living in the tropics. *Arq Bras Endocrinol Metabol* 2010; **54**: 227-232.
7. Silva BC, Camargos BM, Fujii JB *et al.* [Prevalence of vitamin D deficiency and its correlation with PTH, biochemical bone turnover markers and bone mineral density, among patients from ambulatories]. *Arq Bras Endocrinol Metabol* 2008; **52**: 482-488.
8. Yuste C, Barraca D, Aragoncillo-Sauco I *et al.* Factors related with the progression of chronic kidney disease. *Nefrologia* 2013; **33**: 685-691.
9. Goncalves JG, de Braganca AC, Canale D *et al.* Vitamin D deficiency aggravates chronic kidney disease progression after ischemic acute kidney injury. *PLoS One* 2014; **9**: e107228.
10. Bouillon R, Okamura WH, Norman AW. Structure-function relationships in the vitamin D endocrine system. *Endocr Rev* 1995; **16**: 200-257.
11. Norman AW. From vitamin D to hormone D: fundamentals of the vitamin D endocrine system essential for good health. *Am J Clin Nutr* 2008; **88**: 491S-499S.
12. Feldman D, Pike JW, Adams JS. *Vitamin D*. United States: Academic Press Elsevier, 2011.
13. Martins e Silva J. [Brief history of rickets and of the discovery of vitamin D]. *Acta Reumatol Port* 2007; **32**: 205-229.
14. Waterhouse JC, Perez TH, Albert PJ. Reversing bacteria-induced vitamin D receptor dysfunction is key to autoimmune disease. *Ann N Y Acad Sci* 2009; **1173**: 757-765.
15. LoPiccolo MC, Lim HW. Vitamin D in health and disease. *Photodermatol Photoimmunol Photomed* 2010; **26**: 224-229.
16. Tsiaras WG, Weinstock MA. Factors influencing vitamin D status. *Acta Derm Venereol* 2011; **91**: 115-124.
17. Unger MD, Cuppari L, Titan SM *et al.* Vitamin D status in a sunny country: where has the sun gone? *Clin Nutr* 2010; **29**: 784-788.
18. Holick MF. Vitamin D: a D-Lightful health perspective. *Nutr Rev* 2008; **66**: S182-S194.
19. Roider E, Ruzicka T, Schauber J. Vitamin d, the cutaneous barrier, antimicrobial peptides and allergies: is there a link? *Allergy Asthma Immunol Res* 2013; **5**: 119-128.
20. Godar DE, Pope SJ, Grant WB *et al.* Solar UV doses of young Americans and vitamin D3 production. *Environ Health Perspect* 2012; **120**: 139-143.
21. Holick MF. Sunlight and vitamin D for bone health and prevention of autoimmune diseases, cancers, and cardiovascular disease. *Am J Clin Nutr* 2004; **80**: 1678S-1688S.
22. Hewison M. Vitamin D and the intracrinology of innate immunity. *Mol Cell Endocrinol* 2010; **321**: 103-111.
23. Holick MF. Vitamin D deficiency. *N Engl J Med* 2007; **357**: 266-281.
24. Wohrle S, Bonny O, Beluch N *et al.* FGF receptors control vitamin D and phosphate homeostasis by mediating renal FGF-23 signaling and regulating FGF-23 expression in bone. *J Bone Miner Res* 2011; **26**: 2486-2497.

25. Bouillon R, Carmeliet G, Verlinden L *et al.* Vitamin D and human health: lessons from vitamin D receptor null mice. *Endocr Rev* 2008; **29**: 726-776.
26. Dusso AS, Brown AJ, Slatopolsky E. Vitamin D. *Am J Physiol Renal Physiol* 2005; **289**: F8-F28.
27. Yu S, Cantorna MT. Epigenetic reduction in invariant NKT cells following in utero vitamin D deficiency in mice. *J Immunol* 2011; **186**: 1384-1390.
28. Zhang X, Ho SM. Epigenetics meets endocrinology. *J Mol Endocrinol* 2011; **46**: R11-R32.
29. Huhtakangas JA, Olivera CJ, Bishop JE *et al.* The vitamin D receptor is present in caveolae-enriched plasma membranes and binds 1 alpha,25(OH)2-vitamin D3 in vivo and in vitro. *Mol Endocrinol* 2004; **18**: 2660-2671.
30. Zierold C, Mings JA, DeLuca HF. Regulation of 25-hydroxyvitamin D3-24-hydroxylase mRNA by 1,25-dihydroxyvitamin D3 and parathyroid hormone. *J Cell Biochem* 2003; **88**: 234-237.
31. Inda Filho AJ, Melamed ML. Vitamin D and kidney disease: what we know and what we do not know. *J Bras Nefrol* 2013; **35**: 323-331.
32. Lanske B, Razzaque MS. Vitamin D and aging: old concepts and new insights. *J Nutr Biochem* 2007; **18**: 771-777.
33. Wang TT, Tavera-Mendoza LE, Laperriere D *et al.* Large-scale in silico and microarray-based identification of direct 1,25-dihydroxyvitamin D3 target genes. *Mol Endocrinol* 2005; **19**: 2685-2695.
34. Cantorna MT, Mahon BD. D-hormone and the immune system. *J Rheumatol Suppl* 2005; **76**: 11-20.
35. Li YC, Qiao G, Uskokovic M *et al.* Vitamin D: a negative endocrine regulator of the renin-angiotensin system and blood pressure. *J Steroid Biochem Mol Biol* 2004; **89-90**: 387-392.
36. Deeb KK, Trump DL, Johnson CS. Vitamin D signalling pathways in cancer: potential for anticancer therapeutics. *Nat Rev Cancer* 2007; 7: 684-700.
37. Holmøy T, Moen SM. Assessing vitamin D in the central nervous system. *Acta Neurol Scand Suppl* 2010; **190**: 88-92.
38. Carvalho LS, Sposito AC. Vitamin D for the prevention of cardiovascular disease: Are we ready for that? *Atherosclerosis* 2015; **241**: 729-740.
39. Blomberg Jensen M, Nielsen JE, Jorgensen A *et al.* Vitamin D receptor and vitamin D metabolizing enzymes are expressed in the human male reproductive tract. *Hum Reprod* 2010; **25**: 1303-1311.
40. John GB, Cheng CY, Kuro-o M. Role of Klotho in aging, phosphate metabolism, and CKD. *Am J Kidney Dis* 2011; **58**: 127-134.
41. Gutierrez O, Isakova T, Rhee E *et al.* Fibroblast growth factor-23 mitigates hyperphosphatemia but accentuates calcitriol deficiency in chronic kidney disease. *J Am Soc Nephrol* 2005; **16**: 2205-2215.
42. Kuro-o M. Overview of the FGF23-Klotho axis. *Pediatr Nephrol* 2010; **25**: 583-590.
43. Quarles LD. Role of FGF23 in vitamin D and phosphate metabolism: implications in chronic kidney disease. *Exp Cell Res* 2012; **318**: 1040-1048.
44. Kuro-o M, Matsumura Y, Aizawa H *et al.* Mutation of the mouse klotho gene leads to a syndrome resembling ageing. *Nature* 1997; **390**: 45-51.
45. Wang Y, Sun Z. Current understanding of klotho. *Ageing Res Rev* 2009; **8**: 43-51.
46. Kuro-o M. Klotho, phosphate and FGF-23 in ageing and disturbed mineral metabolism. *Nat Rev Nephrol* 2013; **9**: 650-660.
47. Holick MF. Vitamin D and the kidney. *Kidney Int* 1987; **32**: 912-929.
48. Takemoto F, Shinki T, Yokoyama K *et al.* Gene expression of vitamin D hydroxylase and megalin in the remnant kidney of nephrectomized rats. *Kidney Int* 2003; **64**: 414-420.
49. Tonelli M, Wiebe N, Culleton B *et al.* Chronic kidney disease and mortality risk: a systematic review. *J Am Soc Nephrol* 2006; **17**: 2034-2047.
50. Melamed ML, Eustace JA, Plantinga L *et al.* Changes in serum calcium, phosphate, and PTH and the risk of death in incident dialysis patients: a longitudinal study. *Kidney Int* 2006; **70**: 351-357.
51. Shoben AB, Rudser KD, de Boer IH *et al.* Association of oral calcitriol with improved survival in nondialyzed CKD. *J Am Soc Nephrol* 2008; **19**: 1613-1619.
52. Pilz S, Iodice S, Zittermann A *et al.* Vitamin D status and mortality risk in CKD: a meta-analysis of prospective studies. *Am J Kidney Dis* 2011; **58**: 374-382.
53. Bucharles S, Barberato SH, Stinghen AE *et al.* Hypovitaminosis D is associated with systemic inflammation and concentric myocardial geometric pattern in hemodialysis patients with low iPTH levels. *Nephron Clin Pract* 2011; **118**: c384-c391.
54. Li YC, Kong J, Wei M *et al.* 1,25-Dihydroxyvitamin D(3) is a negative endocrine regulator of the renin-angiotensin system. *J Clin Invest* 2002; **110**: 229-238.
55. Scragg R, Sowers M, Bell C *et al.* Serum 25-hydroxyvitamin D, diabetes, and ethnicity in the Third National Health and Nutrition Examination Survey. *Diabetes Care* 2004; **27**: 2813-2818.
56. Xiang W, Kong J, Chen S *et al.* Cardiac hypertrophy in vitamin D receptor knockout mice: role of the systemic and cardiac renin-angiotensin systems. *Am J Physiol Endocrinol Metab* 2005; **288**: E125-E132.
57. Stenvinkel P, Heimburger O, Paultre F *et al.* Strong association between malnutrition, inflammation, and atherosclerosis in chronic renal failure. *Kidney Int* 1999; **55**: 1899-1911.
58. Johnson RJ, Nangaku M. Endothelial dysfunction: the secret agent driving kidney disease. *J Am Soc Nephrol* 2016; **27**: 3-5.
59. Zhang K, Yin F, Lin L. Circulating endothelial cells and chronic kidney disease. *Biomed Res Int* 2014; **2014**: 364738.
60. Zafrani L, Ince C. Microcirculation in acute and chronic kidney diseases. *Am J Kidney Dis* 2015; **66**: 1083-1094.
61. Eddy AA, Neilson EG. Chronic kidney disease progression. *J Am Soc Nephrol* 2006; **17**: 2964-2966.
62. Zhang Y, Kong J, Deb DK *et al.* Vitamin D receptor attenuates renal fibrosis by suppressing the renin-angiotensin system. *J Am Soc Nephrol* 2010; **21**: 966-973.
63. Shroff R, Wan M, Rees L. Can vitamin D slow down the progression of chronic kidney disease? *Pediatr Nephrol* 2012; **27**: 2167-2173.
64. Echida Y, Mochizuki T, Uchida K *et al.* Risk factors for vitamin D deficiency in patients with chronic kidney disease. *Intern Med* 2012; **51**: 845-850.
65. Andress DL. Vitamin D in chronic kidney disease: a systemic role for selective vitamin D receptor activation. *Kidney Int* 2006; **69**: 33-43.
66. Li YC. Podocytes as target of vitamin D. *Curr Diabetes Rev* 2011; 7: 35-40.
67. Perwad F, Azam N, Zhang MY *et al.* Dietary and serum phosphorus regulate fibroblast growth factor 23 expression and 1,25-dihydroxyvitamin D metabolism in mice. *Endocrinology* 2005; **146**: 5358-5364.
68. de Boer IH, Ioannou GN, Kestenbaum B *et al.* 25-Hydroxyvitamin D levels and albuminuria in the Third National Health and Nutrition Examination Survey (NHANES III). *Am J Kidney Dis* 2007; **50**: 69-77.
69. Lee DR, Kong JM, Cho KI *et al.* Impact of vitamin D on proteinuria, insulin resistance, and cardiovascular parameters in kidney transplant recipients. *Transplant Proc* 2011; **43**: 3723-3729.
70. Matsui I, Hamano T, Tomida K *et al.* Active vitamin D and its analogue, 22-oxacalcitriol, ameliorate puromycin aminonucleoside-induced nephrosis in rats. *Nephrol Dial Transplant* 2009; **24**: 2354-2361.
71. Mirkovic K, van den Born J, Navis G *et al.* Vitamin D in chronic kidney disease: new potential for intervention. *Curr Drug Targets* 2011; **12**: 42-53.

72. Yamauchi K, Takano Y, Kasai A *et al.* Screening and identification of substances that regulate nephrin gene expression using engineered reporter podocytes. *Kidney Int* 2006; **70**: 892-900.
73. Freundlich M, Quiroz Y, Zhang Z *et al.* Suppression of renin-angiotensin gene expression in the kidney by paricalcitol. *Kidney Int* 2008; 74: 1394-1402.
74. Santoro D, Caccamo D, Lucisano S *et al.* Interplay of vitamin D, erythropoiesis, and the renin-angiotensin system. *Biomed Res Int* 2015; **2015**: 145828.
75. Dusso AS, Brown AJ. Mechanism of vitamin D action and its regulation. *Am J Kidney Dis* 1998; **32**: S13-S24.
76. Zhou C, Lu F, Cao K *et al.* Calcium-independent and 1,25(OH)2D3-dependent regulation of the renin-angiotensin system in 1alpha-hydroxylase knockout mice. *Kidney Int* 2008; **74**: 170-179.
77. Kong J, Qiao G, Zhang Z *et al.* Targeted vitamin D receptor expression in juxtaglomerular cells suppresses renin expression independent of parathyroid hormone and calcium. *Kidney Int* 2008; **74**: 1577-1581.
78. Kong J, Li YC. Effect of ANG II type I receptor antagonist and ACE inhibitor on vitamin D receptor-null mice. *Am J Physiol Regul Integr Comp Physiol* 2003; **285**: R255-R261.
79. Yuan W, Pan W, Kong J *et al.* 1,25-dihydroxyvitamin D3 suppresses renin gene transcription by blocking the activity of the cyclic AMP response element in the renin gene promoter. *J Biol Chem* 2007; **282**: 29821-29330.
80. Hollenberg NK. Aldosterone in the development and progression of renal injury. *Kidney Int* 2004; **66**: 1-9.
81. Nguyen G, Delarue F, Burckle C *et al.* Pivotal role of the renin/prorenin receptor in angiotensin II production and cellular responses to renin. *J Clin Invest* 2002; **109**: 1417-1427.
82. Hamming I, Navis G, Kocks MJ *et al.* ACE inhibition has adverse renal effects during dietary sodium restriction in proteinuric and healthy rats. *J Pathol* 2006; **209**: 129-139.
83. Krebs C, Hamming I, Sadaghiani S *et al.* Antihypertensive therapy upregulates renin and (pro)renin receptor in the clipped kidney of Goldblatt hypertensive rats. *Kidney Int* 2007; **72**: 725-730.
84. Batenburg WW, de Bruin RJ, van Gool JM *et al.* Aliskiren-binding increases the half life of renin and prorenin in rat aortic vascular smooth muscle cells. *Arterioscler Thromb Vasc Biol* 2008; **28**: 1151-1157.
85. Good DW, George T, Watts BA 3rd. Aldosterone potentiates 1,25-dihydroxyvitamin D3 action in renal thick ascending limb via a nongenomic, ERK-dependent pathway. *Am J Physiol Cell Physiol* 2003; **285**: C1122-C1130.
86. Holick MF, Chen TC. Vitamin D deficiency: a worldwide problem with health consequences. *Am J Clin Nutr* 2008; **87**: 1080S-1086S.
87. Singer RF. Vitamin C supplementation in kidney failure: effect on uraemic symptoms. *Nephrol Dial Transplant* 2011; **26**: 614-620.
88. de Carvalho AB. [Foreword. Brazilian clinical practice guidelines for mineral and bone disorders in chronic renal disease]. *J Bras Nefrol* 2011; **33**: 191.
89. Obi Y, Hamano T, Isaka Y. Prevalence and prognostic implications of vitamin D deficiency in chronic kidney disease. *Dis Markers* 2015; **2015**: 868961.
90. Levin GP, Robinson-Cohen C, de Boer IH *et al.* Genetic variants and associations of 25-hydroxyvitamin D concentrations with major clinical outcomes. *JAMA* 2012; **308**: 1898-1905.
91. Powe CE, Evans MK, Wenger J *et al.* Vitamin D-binding protein and vitamin D status of black Americans and white Americans. *N Engl J Med* 2013; **369**: 1991-2000.
92. Arnaud J, Constans J. Affinity differences for vitamin D metabolites associated with the genetic isoforms of the human serum carrier protein (DBP). *Hum Genet* 1993; **92**: 183-188.
93. Bikle DD, Gee E. Free, and not total, 1,25-dihydroxyvitamin D regulates 25-hydroxyvitamin D metabolism by keratinocytes. *Endocrinology* 1989; **124**: 649-654.
94. Braun A, Bichlmaier R, Cleve H. Molecular analysis of the gene for the human vitamin-D-binding protein (group-specific component): allelic differences of the common genetic GC types. *Hum Genet* 1992; **89**: 401-406.
95. Safadi FF, Thornton P, Magiera H *et al.* Osteopathy and resistance to vitamin D toxicity in mice null for vitamin D binding protein. *J Clin Invest* 1999; **103**: 239-251.
96. Schulz E, Steven S, Munzel T. Is at least one vitamin helping our vasculature? Evidence for an important role of the endothelial vitamin d receptor in regulating endothelial function and blood pressure. *Hypertension* 2014; **64**: 1187-1188.
97. El-Shehaby AM, El-Khatib MM, Marzouk S *et al.* Relationship of BsmI polymorphism of vitamin D receptor gene with left ventricular hypertrophy and atherosclerosis in hemodialysis patients. *Scand J Clin Lab Invest* 2013; **73**: 75-81.
98. Santoro D, Gagliostro G, Alibrandi A *et al.* Vitamin D receptor gene polymorphism and left ventricular hypertrophy in chronic kidney disease. *Nutrients* 2014; **6**: 1029-1037.
99. Solak Y, Covic A, Kanbay M. What do we know and do not know about vitamin D?: a causal association between vitamin D receptor genetic polymorphism and hypertension. *J Clin Hypertens (Greenwich)* 2014; **16**: 627-628.
100. Testa A, Mallamaci F, Benedetto FA *et al.* Vitamin D receptor (VDR) gene polymorphism is associated with left ventricular (LV) mass and predicts left ventricular hypertrophy (LVH) progression in end-stage renal disease (ESRD) patients. *J Bone Miner Res* 2010; **25**: 313-319.
101. Morgado-Pascual JL, Rayego-Mateos S, Valdivielso JM *et al.* Paricalcitol inhibits aldosterone-induced proinflammatory factors by modulating epidermal growth factor receptor pathway in cultured tubular epithelial cells. *Biomed Res Int* 2015; **2015**: 783538.
102. de Brito Galvao JF, Nagode LA, Schenck PA *et al.* Calcitriol, calcidiol, parathyroid hormone, and fibroblast growth factor-23 interactions in chronic kidney disease. *J Vet Emerg Crit Care (San Antonio)* 2013; **23**: 134-162.
103. Lambers Heerspink HJ, de Borst MH, Bakker SJ *et al.* Improving the efficacy of RAAS blockade in patients with chronic kidney disease. *Nat Rev Nephrol* 2013; **9**: 112-121.
104. Mirkovic K, Frenay AS, van den Born J *et al.* Sodium restriction potentiates the renoprotective effects of combined vitamin D receptor activation and angiotensin-converting enzyme inhibition in established proteinuric nephropathy. *Nephrol Dial Transplant* 2015, Aug 25. Pii gfv304.
105. Blobel CP. ADAMs: key components in EGFR signalling and development. *Nat Rev Mol Cell Biol* 2005; **6**: 32-43.
106. Dreymueller D, Pruessmeyer J, Groth E *et al.* The role of ADAM-mediated shedding in vascular biology. *Eur J Cell Biol* 2012; **91**: 472-485.
107. Ohtsu H, Dempsey PJ, Eguchi S. ADAMs as mediators of EGF receptor transactivation by G protein-coupled receptors. *Am J Physiol Cell Physiol* 2006; **291**: C1-C10.
108. Le Gall SM, Bobe P, Reiss K *et al.* ADAMs 10 and 17 represent differentially regulated components of a general shedding machinery for membrane proteins such as transforming growth factor alpha, L-selectin, and tumor necrosis factor alpha. *Mol Biol Cell* 2009; **20**: 1785-1794.

27

USO DE RITUXIMABE EM NEFROLOGIA

Grace Tamara Moscoso-Solorzano
Gianna Mastroianni Kirsztajn

◆

INTRODUÇÃO

Em 26 de novembro de 1996, o *United States Food and Drud Administration* (FDA) aprovou o primeiro anticorpo monoclonal anti-CD20, chamado de rituximabe (RTX). Atualmente, esse agente está indicado, em combinação com outros fármacos, para o tratamento de linfomas não Hodgkin, leucemia linfocítica crônica e artrite reumatoide[1]. A maioria dos estudos de farmacocinética e farmacodinâmica foi desenvolvida nos pacientes com linfoma de células B[1-4].

O CD20 é uma proteína transmembrana hidrófoba, com peso molecular de 35kDa, localizado nos linfócitos B maduros e pré-B[1-4]. Ele regula algumas etapas no processo de ativação, início e diferenciação do ciclo celular[2,3]. Esse antígeno não é internalizado ao unir-se com o anticorpo e não se desprende da superfície celular. Além disso, o CD20 não circula no plasma como antígeno livre e, por essa razão, não compete pela união com anticorpos[4].

O RTX é um anticorpo monoclonal quimérico murino/humano, obtido por engenharia genética. É composto por duas cadeias pesadas de 451 aminoácidos e duas cadeias leves de 213 aminoácidos, com peso molecular de 145kDa. O RTX tem afinidade de união com o antígeno CD20 (de aproximadamente 8nM), o qual é similar ao anticorpo murino 2B8[3-6].

MECANISMOS DE AÇÃO

Três mecanismos diferentes têm sido propostos para a eliminação das células B pelo RTX, quais sejam citotoxicidade dependente do complemento, citotoxicidade dependente de anticorpos e indução de apoptose[1-6].

O RTX une-se especificamente ao antígeno de membrana CD20. O domínio FAb do RTX une-se ao antígeno CD20 dos linfócitos B e restabelece funções efetoras imunes para mediar a lise das células via domínio Fc[1-9]. Os possíveis mecanismos de lise celular incluem, como já comentado, citotoxicidade complemento-dependente (CDC), como resultado da união do C1q, e a citotoxicidade celular anticorpo-dependente (ADCC) mediada por um ou mais receptores Fc da superfície dos granulócitos, macrófagos e células *natural killer* (NK)[1-9].

O polimorfismo do receptor Fc gama RIIIa (CD16) e gama RIIa (CD32) tem sido associado com a eficácia no tratamento de tumores e do lúpus[8-9].

Após serem completadas as primeiras doses, a mediana da contagem das células B periféricas fica abaixo do normal, começando sua recuperação depois de seis meses. A depleção das células B geralmente persiste por 6 a 9 meses em 80% dos pacientes[1-10], embora o grau de depleção seja altamente variável. A contagem de células B volta ao seu estado normal entre 9 e 12 meses depois de finalizado o tratamento.

FUNDAMENTAÇÃO PARA O TRATAMENTO COM RTX NAS DOENÇAS RENAIS

As células B têm papel central na resposta imune. No contexto da autoimunidade, a autorreatividade T-dependente depende das células B, por meio de seu papel como apresentadoras de antígeno ou como coestimuladoras.

A produção de anticorpos é a característica principal de numerosas doenças sistêmicas que afetam os rins. O RTX tem sido usado em glomerulopatia membranosa, crioglobulinemia, lúpus eritematoso, vasculites associadas a ANCA (anticorpos anticitoplasma de neutrófilos), glomerulosclerose segmentar e focal (GESF) e, no contexto do transplante renal, para o tratamento da rejeição humoral, transplante ABO incompatível, entre outros[6-25]. As séries publicadas até o momento são em geral pequenas; mas, estudos mais amplos estão em andamento e alguns resultados são aqui apresentados.

RTX NAS DOENÇAS GLOMERULARES

Imunidade inata, *toll-like receptor*, células dentríticas, vias do complemento, células B e produção de anticorpos têm sido envolvidos no desenvolvimento do dano glomerular[5-7].

O uso do RTX vem ganhando popularidade no tratamento das doenças glomerulares; no entanto, como já introduzido, estudos randomizados ainda são necessários para desenvolver as diretrizes de tratamento dessas doenças, avaliando a eficácia econômica e terapêutica, assim como definindo os critérios de seleção dos pacientes. Feitas tais ressalvas, apresentaremos a seguir a experiência já publicada para o tratamento de diferentes doenças glomerulares com RTX.

SÍNDROME NEFRÓTICA

A corticorresistência e a corticodependência representam o principal problema no que tange ao tratamento da síndrome nefrótica por doença de lesões mínimas (DLM) e GESF. Na DLM, tem-se postulado um fator circulante de células T que causa a desorganização do citoesqueleto dos podócitos. Recentemente, tem-se sugerido que a expressão persistente do CD80, induzida pelo *toll-like receptor*, é um fator causal dessa doença[6-13].

Em estudo multicêntrico de 22 casos com síndrome nefrótica dependente de ciclosporina (16 DLM, 6 GESF), o tratamento com RTX resultou na melhora do quadro. Outros estudos têm relatado que uma dose de RTX pode ser efetiva na síndrome nefrótica corticodependente, reduzindo a frequência das recidivas e aumentando o intervalo entre elas. O efeito foi transitório na maioria dos pacientes[9-10].

Ravani *et al*[9], em estudo multicêntrico e randomizado, demonstraram a eficácia do RXT ao reduzir o risco de recidiva na síndrome nefrótica idiopática dependente de corticoide. Ao ser adicionado à corticoterapia, houve diminuição na proteinúria aos três meses e aumento significativo do período livre de recidivas. Ruggenenti *et al*[10], no estudo NEMO, mostraram que o RXT foi seguro na prevenção da recorrência e redução da necessidade de imunossupressão na síndrome nefrótica dependente do corticoide.

GLOMERULOSCLEROSE SEGMENTAR E FOCAL

A patogenia da GESF ainda não foi completamente esclarecida, mas a maioria dos dados clínicos e experimentais leva a pensar que um fator circulante seja responsável por parte dos casos da doença.

Induziu-se acidentalmente com o RTX remissão da proteinúria em duas crianças com GESF tratadas com esse medicamento por doença linfoproliferativa. Nenhum dos dois pacientes tinha recebido tratamento prévio com plasmaférese ou ciclosporina[6]. O RTX foi utilizado em dose de 375mg/m^2 por semana durante 4 e 6 semanas, em cada um dos casos, mantendo-se a remissão 4 e 7 meses após o tratamento, respectivamente[13-15]. Em série retrospectiva publicada em adultos com síndrome nefrótica corticorresistente por GESF em rins nativos, como iniciativa do grupo GLOSEN (Grupo Espanhol para o Estudo das Doenças Glomerulares)[14], oito pacientes foram estudados e os laudos de biópsia foram confirmados, pois os pacientes não tinham respondido aos tratamentos imunossupressores. Foi administrado RTX em 4 doses de 375mg/m^2, repetindo-se a dose em três pacientes. Só três dos oito pacientes apresentaram efeito positivo; mas não se alcançou remissão completa em qualquer um dos casos[14,21]. Mais estudos são necessários para caracterizar a utilidade e o benefício do RTX nessa doença.

GLOMERULOPATIA MEMBRANOSA

A identificação de células CD20 positivas nas biópsias de pacientes com glomerulopatia membranosa constitui-se em explicação para a indicação de RTX nessa doença[16].

Na maioria dos estudos, utilizou-se RTX como tratamento de segunda linha. Os dados disponíveis sugerem que o RTX consegue levar a 15-20% de remissões completas e 35-40% de remissões parciais[6,7,16-24].

Mostrou-se, em estudo prospectivo com seguimento de dois anos, que o uso de RTX resultou em depleção efetiva de células B, mas a redução da proteinúria foi similar nos grupos que usaram o RTX ou a terapia convencional [16]. A quantificação basal da subpopulação de linfócitos não foi capaz de prever a resposta à terapia com RTX. Remuzzi *et al*[17] e Ruggenenti *et al*[18], em estudos consecutivos, descreveram pacientes que receberam uma dose semanal de 375mg/m^2 durante 4 semanas, constatando-se redução importante da proteinúria (de 8,6 para 3,8g/dia). A terapia em geral foi bem tolerada. Em estudo piloto, Fervenza *et al*[19] usaram RTX em regime similar ao da artrite reumatoide (1g nos dias 1 e 15), tratando 15 pacientes com glomerulopatia membranosa que tinham proteinúria importante (média de 13g/dia). A metade dos pacientes não tinha respondido aos tratamentos prévios. Aos seis meses de tratamento, quatro pacientes alcançaram remissão parcial. Dez pacientes foram tratados com um segundo ciclo de RTX, por continuar com proteinúria nefrótica, e tinham aumentado de novo as células B. Aos 12 meses, dos 14 pacientes que completaram o estudo, 14% tinham conseguido remissão completa, e 43%, parcial. Os resultados preliminares parecem ser alentadores, mas ainda é preciso pesquisar e realizar estudos clínicos randomizados para que se possa recomendar o uso de RTX, sobretudo como medicação de primeira linha.

Em estudo multicêntrico, controlado e randomizado do uso de RTX *versus* ciclosporina (CsA) no tratamento da glomerulopatia membranosa idiopática (MENTOR), os pacientes foram randomizados quanto ao uso de RXT 1g durante um ano (duas infusões por via IV, a cada 14 dias, repetidas a cada seis meses, caso houvesse redução substancial de proteinúria – igual ou maior que 25% – aos seis meses), ou ciclosporina por via oral (VO) 3,5-5mg/kg/dia durante 6 meses (continuamente durante 6 meses se houvesse redução substancial na proteinúria – igual ou maior que 25%). A eficácia do tratamento foi avaliada pela remissão presente 24 meses após a randomização. Esse estudo mostrou que o RXT não foi inferior à ciclosporina em induzir remissão (completa ou parcial) da proteinúria no longo prazo em pacientes com glomerulopatia membranosa idiopática[20].

Em estudo multicêntrico, controlado e randomizado para avaliar aos 24 meses a eficácia do tratamento sequencial com tacrolimus-RXT *versus* esteroides e ciclofosfamida (CFF), em pacientes com glomerulopatia membranosa primária (STARMEN, *TAcrolimus-Rituximab versus steroids plus cyclophosphamide in patients with primary MEmbranous Nephropathy*) para alcançar a remissão completa ou parcial com função renal estável, a dose do tacrolimus inicial era do 0,05mg/kg/dia, por VO, ajustada conforme níveis sanguíneos de 5-7ng/mL durante seis meses; ao final do sexto mês, a dose do tacrolimus era reduzida 25% por mês e, no nono mês, o tacrolimus era retirado. O RXT era usado em uma só dose de 1g, por via intravenosa (IV), no sexto mês, quando iniciada a redução da dose do tacrolimus[21].

As doses ótimas e a frequência da administração do RTX para o tratamento da glomerulopatia membranosa ainda precisam ser definidas. Os esquemas que estão em uso atualmente foram adaptados do tratamento de linfoma ou artrite reumatoide, mas a farmacocinética do RTX poderia ser diferente nos pacientes com glomerulopatia membranosa. A proteinúria não seletiva e tão elevada desses pacientes poderia teoricamente, por exemplo, levar à perda do RTX pela urina e assim diminuir a eficácia do fármaco[24].

GLOMERULONEFRITE CRIOGLOBULINÊMICA

A crioglobulinemia essencial ou associada ao vírus da hepatite C (HCV) é uma doença mediada por imunocomplexos, que leva à glomerulonefrite membranoproliferativa, geralmente acompanhada de vasculite[25-30]. Em revisão de 119 casos de vasculite crioglobulinêmica, em que o RTX foi utilizado, após falha de resposta com outros tratamentos, observou-se redução significativa de fator reumatoide, criogloglobulinemia e IgM, assim como respostas completa (60%), parcial (23%) e ausente (17%). Em estudo prospectivo, o uso de RTX foi mais efetivo que o de interferon alfa peguilado e ribavirina na crioglobulinemia associada a HCV[30].

Fabrizi *et al*[26] publicaram uma revisão de toda a literatura para analisar a eficácia e segurança do RTX nas vasculites crioglobulinêmicas. Identificaram um total de 57 casos, dos quais 75,4% eram secundários ao HCV e o resto à crioglobulinemia mista essencial, com acometimento renal em 31%. O motivo do tratamento foi a ausência de resposta aos esquemas terapêuticos prévios (n = 50), intolerância aos tratamentos (n = 3) ou utilização como primeira linha (n = 2). A maioria dos pacientes recebeu quatro doses de 375mg/m^2 de RTX. O tratamento com esse fármaco teve grande eficácia nas principais manifestações das vasculites, com resposta clínica parcial ou completa bastante favorável. Entre os pacientes com acometimento glomerular, 15 de 18 apresentaram resposta. Recidivas ocorreram em 39%, os quais, em alguns casos, responderam a um segundo ciclo de RTX. Em estudo multicêntrico retrospectivo, demonstrou-se melhora na função renal e na proteinúria em crioglobulinemia com ou sem HCV tratada com RTX[27-28].

Quartuccio *et al*[27] avaliaram a eficácia e segurança no longo prazo de novo tratamento com RXT, administrado na recidiva clínica da crioglobulinemia. Ainda são necessários mais estudos prospectivos de longo prazo para avaliar o risco-benefício desse tratamento.

VASCULITES SISTÊMICAS

As vasculites sistêmicas de pequenos vasos geralmente se associam à ocorrência de ANCA. Existem evidências suficientes que apoiam seu papel patogênico e que podem justificar o uso do RTX[31-38].

Depois de pequenos estudos em que se observou alta taxa de remissão com RXT[31-35], dois estudos clínicos randomizados (RAVE e RITUXVAS) demonstraram que o RTX não foi inferior a CFF na indução de remissão em granulomatose com poliangeíte e poliangeíte microscópica, que são vasculites associadas ao ANCA[36,37].

O estudo RAVE (*Rituximab in ANCA-Associated Vasculitis*) mostrou que a terapia com RTX junto com corticoide não foi inferior à terapia convencional com CFF em pacientes com novo episódio de vasculite grave associada a ANCA; de fato, foi melhor que a terapia convencional nos pacientes com vasculite grave recidivante. Foi mais frequente a indução de remissão quando usado RTX junto com corticoide em vez de CFF com corticoide[35].

Assim, nos pacientes com vasculite renal associada ao ANCA, o RTX não foi superior à CFF[33-38], embora sejam necessários estudos mais amplos para confirmar esses resultados.

O estudo MAINRITSAN, que foi um estudo randomizado e controlado, comparou o uso de RXT *versus* azatioprina na terapia de manutenção em granulomatose com poliangeíte, poliangeíte microscópica ou vasculite renal associada a ANCA e mostrou que o RTX teve eficácia superior[38].

NEFRITE LÚPICA

O lúpus eritematoso sistêmico (LES) é uma doença autoimune multissistêmica caracterizada por depósito de imunocomplexo se presença de autoanticorpos anti-DNA[39-47]. As manifestações clínicas são variadas e incluem o acometimento renal em uma porcentagem elevada de pacientes. Os linfócitos B têm papel importante na patogenia do LES, por meio da produção de anticorpos, assim como do processamento e apresentação de autoantígenos, entre outros mecanismos.

A experiência clínica com RTX no LES é extensa. No estudo LUNAR, não se evidenciou melhora nos pacientes que usaram o RTX *vs.* terapia habitual. Ainda assim, nas diretrizes atuais, cite-se o RTX como tratamento alternativo na nefrite lúpica quando os medicamentos de primeira linha não dão resultado[40]. Os estudos LUNAR e EXPLORER não foram capazes de provar a superioridade do RTX *vs.* placebo em pacientes com LES, mas é possível que o uso concomitante de esteroide e o tratamento imunossupressor contínuo tenham mascarado os eventuais benefícios do RTX[40-46].

No estudo Rituxilup, que utilizou o esquema de metilprednisolona 500mg e RTX 1g nos dias 1 e 15 e manutenção com micofenolato mofetil (MMF), 52% dos pacientes (n = 50) conseguiram remissão completa após um ano[45].

O estudo RING (*Rituximab for Lupus Nephritis with Remission*) está avaliando a adição do RTX no caso de pacientes que usaram terapia padrão durante seis meses sem alcançar a remissão completa[46].

OUTRAS GLOMERULONEFRITES

A nefropatia por C1q está associada a infiltrados tubulointersticiais ricos em células T e B. Assim, tem-se usado o RTX em alguns casos, quando o tratamento imunossupressor habitual não leva à diminuição da proteinúria[47,48].

Também em pacientes com glomerulonefrite fibrilar e proteinúria de nível nefrótico tratados com RTX, observaram-se diminuição na proteinúria e preservação da função renal em seguimento de 27 meses[49]. Há relatos de que o uso do RXT em glomerulonefrites fibrilares tem sido efetivo e associado com a ausência de progressão da doença renal[49-52].

O uso do RTX na púrpura trombocitopênica trombótica (PTT) deve-se à presença de autoanticorpos anti-ADAMTS 13. Em estudo de fase 2, constatou-se melhor resposta ao tratamento com RTX em pacientes com apresentação aguda, mesmo naqueles com fenótipos graves da doença que tiveram resposta ruim com a terapia padrão para PTT grave[53].

O quadro 27.1 mostra os protocolos com RTX utilizados no tratamento das glomerulopatias.

USO DO RTX NO TRANSPLANTE RENAL

As células B têm papel importante na apresentação de antígeno e na produção de anticorpos que levam à rejeição do enxerto. Tem-se explorado, em nossos dias, uma variedade de novos tratamentos, inclusive RTX, com vistas a depletar as populações de células B, para reduzir episódios de rejeição e preservar o enxerto no longo prazo[54-59].

Seguem-se algumas das situações em que se tem usado o RTX em trasplante renal:

- Tratamento de doença linfoproliferativa pós-transplante (PTLD).
- Prevenção de rejeição.
- Tratamento de rejeição humoral.
- Transplante ABO incompatível.
- Dessensibilização em pacientes HLA sensibilizados.

Exceto no caso da rejeição humoral, não existem estudos randomizados de RTX nessas condições.

O estudo RIACT (*RItiximab in Acute Cellular Tubulointerstitial rejection*) é um estudo multicêntrico randomizado, controlado com placebo, duplo-cego, desenhado para demonstrar se o tratamento adicional da rejeição com RTX é mais eficaz que o tratamento padrão com pulsoterapia. Revelou que o RTX tem benefícios na rejeição aguda que tenha infiltrado de células B. Ocorreu melhora da função do enxerto no longo prazo, sem aumento significativo de eventos adversos. Assim, esse recurso pode ser incorporado aos protocolos futuros para o tratamento da rejeição aguda, adotando-se o conceito de células B-alvo[59].

Tydén *et al*[60] mostraram que, em transplantes renais ABO-incompatíveis, uma dose de RTX evita a esplenectomia, com sobrevida do enxerto aos 3 anos de 86,7%.

Quadro 27.1 – Protocolos de tratamento com rituximabe utilizados em glomerulopatias.

Tratamento	Dose	Doença
Tratamento padrão	375mg/m² semanal, 4 doses	Crioglobulinemia, LES, glomerulopatia membranosa
Tratamento prolongado	375mg/m² semanal, 8 doses	Crioglobulinemia
Tratamento estendido	Dose padronizada 2 ou 3 doses mensais de 375g/m²	Síndrome nefrótica e glomerulopatia membranosa
Tratamento curto modificado	1g nos dias 1 e 15	Vasculite associada ao ANCA e LES

Têm sido publicados muitos casos de dessensibilização de pacientes transplantados renais ABO incompatíveis com imunoabsorção antígeno específico e RTX no longo prazo. As sobrevidas do paciente e do enxerto, assim como o risco de rejeição foram semelhantes aos de pacientes com transplantes renais com doador vivo ABO incompatíveis; o risco de complicações por infecção não foi maior e seu uso foi considerado seguro[59-63].

Estudo recente comparou uma única dose de RTX *vs.* daclizumabe em pacientes transplantados renais não sensibilizados (n = 120), mas foi interrompido devido ao aumento de episódios de rejeição aguda no braço RTX (RTX *vs.* daclizumabe: 83% *vs.* 14%, p = 0,01)[62-65].

Embora existam apenas relatos de casos, pode-se depreender que o RTX depleta os anticorpos antidoador específicos[65].

DOENÇA GLOMERULAR REDICIVANTE OU DE NOVO NO TRANSPLANTE RENAL

As glomerulopatias *de novo* ou redicivantes no transplante renal são a terceira causa de perda do enxerto[66-68].

Todas as formas de glomerulopatias primárias podem recidivar no transplante renal, afetando a sobrevida do enxerto. Em estudo que incluiu pacientes transplantados renais, o tempo médio de recorrência foi 475, 594, 664 e 846 dias para GESF, glomerulonefrite membranoproliferativa, glomerulopatia membranosa e nefropatia por IgA, respectivamente[66,67]. Como nos casos de glomerulopatias que acometem os rins nativos, o RTX, quando administrado como terapia imunomoduladora, tem reduzido a proteinúria e prevenido a progressão da doença glomerular recorrente[68,69].

A falta de estudos prospectivos randomizados envolvendo essas doenças no transplante renal faz com que as recomendações sejam baseadas apenas em séries de casos ou na experiência de alguns centros[66-69].

CONCLUSÃO

O uso de RTX oferece importante opção para o tratamento das glomerulopatias refratárias a outras terapias. Sua eficácia e segurança são variáveis, de acordo com o tipo de doença. A maioria dos estudos tem utilizado as doses de RTX preconizadas nos linfomas, ainda que a biologia das células B no linfoma e nas doenças autoimunes seja diferente. Pode-se dizer que as células B são anormais, mas não são malignas; assim, o objetivo do tratamento com o RTX nas doenças autoimunes é diferente daquele do linfoma. Estudos randomizados e controlados são necessários, para que se possam fazer protocolos e diretrizes para uso de RTX nas diferentes doenças renais, avaliando a efetividade e segurança do tratamento com RTX em pacientes com glomerulopatias primárias e secundárias, tanto no rim nativo como no enxerto renal, assim como em outras possíveis indicações no transplante renal. Será preciso ainda avaliar no longo prazo possíveis efeitos adversos, mortalidade e progressão da doença renal, assim como a relação entre a depleção das células B de sangue periférico, os níveis séricos de RTX e a atividade da doença renal.

REFERÊNCIAS BIBLIOGRÁFICAS

1. Cheson B, Leonard J. Monoclonal antibody therapy for B-cell non-Hodgkin's lymphoma. *N Engl J Med* 2008; **359**: 613-626.
2. Pescovitz MD. Rituximab, an anti-cd20 monoclonal antibody: history and mechanism of action. *Am J Transplant* 2006; **6**: 859-866.
3. Perry DK, Burns JM, Pollinger HS *et al.* Proteasome inhibition causes apoptosis of normal human plasma cells preventing alloantibody production. *Am J Transplant* 2009; **9**: 201-209.
4. Edwards JC, Szczepanski L, Szechinski J *et al.* Efficacy of B-cell-targeted therapy with rituximab in patients with rheumatoid arthritis. *N Engl J Med* 2004; **350**: 2572-2581.
5. Gottenberg JE, Guillevin L, Lambotte O *et al.* Tolerance and short term efficacy of rituximab in 43 patients with systemic autoimmune diseases. *Ann Rheum Dis* 2005; **64**: 913-920.
6. Fernandez-Fresnedo G, Lopez-Hoyos M, Arias M *et al.* Rituximab en el tratamiento de las enfermedades glomerulares. *Nefroplus* 2009; **2**: 24-33.
7. Jayne D. Role of rituximab in the glomerulonephritis. *J Am Soc Nephrol* 2008; **21**: 14-17.
8. Kattah AG, Fervenza FC, Roccatello D. Rituximab-based novel strategies for the treatment of immune-mediated glomerular diseases. *Autoimmun Rev* 2013; **12**: 854-859.
9. Ravani P, Rossi R, Bonanni A *et al.* Rituximab in children with steroid-dependent nephrotic syndrome: amulticenter, open-label, no inferiority, randomized controlled trial. *J Am Soc Nephrol* 2015; **26**: 2259-2266.
10. Ruggenenti P, Ruggiero B, Cravedi P *et al.* Rituximab in steroid-dependent or frequently relapsing idiopathic nephrotic syndrome. *J Am Soc Nephrol* 2014; **25**: 850-863.
11. Cara-Fuentes G, Kairalla JA, Ishimoto T *et al.* Rituximab in idiopathic nephrotic syndrome: does it make sense? *Pediatr Nephrol* 2014; **29**: 1313-1319.
12. Munyentwali H, Bouachi K, Audard V *et al.* Rituximab is an efficient and safe treatment in adults with steroid-dependent minimal change disease. *Kidney Int* 2013; **83**: 511-516.
13. Ponticelli C, Graziani G. Current and emerging treatments for idiopathic focal and segmental glomerulosclerosis in adults. *Expert Rev Clin Immunol* 2013; **9**: 251-261.
14. Fernandez-Fresnedo G, Segarra A, González E *et al.* Rituximab treatment of adult patients with steroid-resistant focal segmental glomerulosclerosis. Trabajo de Enfermedades Glomerulares de la Sociedad Española de Nefrología (GLOSEN). *Clin J Am Soc Nephrol* 2009; **4**: 1317-1323.
15. Kumar N, Faguer S, Esposito L *et al.* Treatment of focal segmental glomerular sclerosis with rituximab: 2 case reports. *Clin Nephrol* 2007; **67**: 250-254.
16. Fervenza FC, Cosio FG, Erickson SB *et al.* Rituximab treatment of idiopathic membranous nephropathy. *Kidney Int* 2008; **73**: 117-125.
17. Remuzzi G, Chiurchiu C, Abbate M *et al.* Rituximab for idiopathic membranous nephropathy. *Lancet* 2002; **360**: 923-924.
18. Ruggenenti P, Chiurchiu C, Brusegan V. Rituximab in idiopathic membranous nephropathy: a one year prospect study. *J Am C Soc Nephol* 2003; **14**: 1851-1857.
19. Fervenza FC, Abraham RS, Erickson SB, Irazabal M. Rituximab therapy in idiopathic membranous nephropathy: a 2-year study. *Clin J Am Soc Nephrol* 2010; **5**: 2188-2198.

20. Fervenza FC, Canetta PA, Barbour SJ *et al.* A Multicenter Randomized Controlled Trial of Rituximab versus Cyclosporine in the Treatment of Idiopathic Membranous Nephropathy (MENTOR). *Nephron* 2015; **130**: 159-168.
21. Rojas-Rivera J, Fernández- Juárez G, Ortiz A *et al.* A European multicentre and open-label controlled randomized trial to evaluate the efficacy of Sequential treatment with TAcrolimus-Rituximab versus steroids plus cyclophosphamide in patients with primary MEmbranous Nephropathy: the STARMEN study. *Clin Kidney J* 2015; 8: 503-510.
22. Bomback A, Derebail V, Mcgregor J *et al.* Rituximab therapy for membranous nephropathy: a systematic review. *J Am Soc Nephrol* 2009; 4: 734-744.
23. Ponticelli C. What is the role of rituximab in idiopathic membranous nephropathy? *Expert Rev Clin Immunol* 2013; **9**: 13-16.
24. Segarra A, Praga M, Ramos M. Succesful treatment of membranous glomerulonephritis with rituximab in calcineurin inhibitor-dependen patients. *Clin J Am Soc Nephrol* 2009; **9**: 1083-1088.
25. Petrarca A, Rigacci L, Caini P *et al.* Safety and efficacy of rituximab in patients with hepatitis C virus-related mixed cryoglobulinemia and severe liver disease. *Blood* 2010; **116**: 335-342.
26. Fabrizi F, Plaisier E, Saadoun D *et al.* Hepatitis C virus infection, mixed cryoglobulinemia, and kidney disease. *Am J Kidney Dis* 2013; **61**: 623-637.
27. Quartuccio L, Zuliani F, Corazza L *et al.* Retreatment regimen of rituximab monotherapy given at the relapse of severe HCV-related cryoglobulinemic vasculitis: long-term follow up data of a randomized controlled multicentre study. *J Autoimmun* 2015; **63**: 88-93.
28. Terrier B, Krastinova E, Marie I *et al.* Management of noninfectious mixed cryoglobulinemia vasculitis: data from 242 cases included in the CryoVas survey. *Blood* 2012; **119**: 5996-6004.
29. Terrier B, Launay D, Kaplanski G *et al.* Safety and efficacy of rituximab in nonviral cryoglobulinemia vasculitis: data from the French Autoimmunity and Rituximab registry. *Arthritis Care Res (Hoboken)* 2010; **62**: 1787-1795.
30. Terrier B, Saadoun D, Sène D *et al.* Efficacy and tolerability of rituximab with or without PEGylated interferon alfa-2b plus ribavirin in severe hepatitis C virus-related vasculitis: a long-term followup study of thirty-two patients. *Arthritis Rheum* 2009; **60**: 2531-2540.
31. Jones RB, Tervaert JW, Hauser T *et al.* Rituximab versus cyclophosphamide in ANCA-associated renal vasculitis. *N Engl J Med* 2010; **363**: 211-220.
32. Melander C, Sallee M, Trolliet P *et al.* Rituximab in severe lupus nephritis: early B-cell depletion affects long-term renal outcome. *Clin J Am Soc Nephrol* 2009; 4: 579-587.
33. Eriksson P. Nine patients with anti-neutrophil cytoplasmic antibody-positive vasculitis successfully treated with rituximab. *J Intern Med* 2005; **257**: 540-548.
34. Keogh K, Ytteberg S, Fervenza F *et al.* Rituximab for refractory Wegener's granulomatosis: report of a prospective, open-label pilot trial. *Am J Respir Crit Care Med* 2006; **173**: 180-187.
35. Keogh K, Wylam M, Stone H, Specks H. Induction of remission by B lymphocyte depletion in eleven patients with refractory. *Arthritis Rheum* 2005; **52**: 262-268.
36. Stone JH, Merkel PA, Spiera R *et al.* Rituximab versus cyclophosphamide for ANCA-associated vasculitis. *N Engl J Med* 2010; **363**: 221-232.
37. Specks U, Merkel PA, Seo P *et al.* RAVE-ITN Research Group. Efficacy of remission-induction regimens for ANCA-associated vasculitis. *N Engl J Med* 2013; **369**: 417-427.
38. Guillevin L, Pagnoux C, Karras A *et al.* Rituximab or azathioprine maintenance in ANCA-associated vasculitis. *N Engl J Med* 2014; **371**: 1771-1780.
39. Weidenbusch M, Römmele C, Schröttle A, Anders HJ. Beyond the LUNAR trial. Efficacy of rituximab in refractory lupus nephritis. *Nephrol Dial Transplant* 2013; **28**: 106-111.
40. Rovin BH, Furie R, Latinis K *et al.* Efficacy and safety of rituximab in patients with active proliferative lupus nephritis: the lupus nephritis assessment with rituximab (LUNAR) study. *Arthritis Rheum* 2012; **64**: 1215-1226.
41. Bosch X. Inflamation: rituximab in ANCA vasculitis and lupus bittersweet results. *Nat Rev Nephrol* 2010; **6**: 137-139.
42. Arce-Salinas CA, Rodriguez-Garcia F, Gomez-Vargas JI. Long-term efficacy of anti-CD20 antibodies in refractory lupus nephritis. *Rheumatol Int* 2011; **32**: 1245-1249.
43. Boletis JN, Marinaki S, Skalioti C *et al.* Rituximab and mycophenolatemofetil for relapsing proliferative lupus nephritis: a long-term prospective study. *Nephrol Dial Transplant* 2009; **24**: 2157-2160.
44. Catapano F, Chaudhry AN, Jones RB *et al.* Long-term efficacy and safety of rituximab in refractory and relapsing systemic lupus erythematosus. *Nephrol Dial Transplant* 2010; **25**: 3586-3592.
45. Condon MB, Ashby D, Pepper RJ *et al.* Prospective observational single-centre cohort study to evaluate the effectiveness of treating lupus nephritis with rituximab and mycophenolate mofetil but no oral steroids. *Ann Rheum Dis* 2013; **72**: 1280-1286.
46. Beckwith H, Lightstone L. Rituximab in systemic lupuserythematosus and lupus nephritis. *Nephron Clin Pract* 2014; **128**: 250-254.
47. Sinha A, Nast C, Hristea I *et al.* Resolution of clinical and pathologic features of C1q nephropathy after rituximab therapy. *Clin Exp Nephrol* 2011; **15**: 164-170.
48. Bitzan M, Ouahed JD, Krishnamoorthy P, Bernard C. Rituximab treatment of collapsing C1q glomerulopathy: clinical and histopathological evolution. *Pediatr Nephrol* 2008; **23**: 1355-1361.
49. Collins M, Navaneethan SD, Chung M *et al.* Rituximab treatment of fibrillary glomerulonephritis. *Am J Kidney Dis* 2008; **52**: 1158-1162.
50. Chaudhary A, Gyamlani G, Cossey NL *et al.* Successful use of rituximab in fibrillary glomerulopathy. *Renal Fail* 2014; **36**: 1151-1154.
51. Giaime P, Daniel L, Burtey S. Remission of C3 glomerulopathy with rituximab as only immunosuppressive therapy. *Clin Nephrol* 2015; **83**: 57-60.
52. Hogan J, Restivo M, Canetta PA *et al.* Rituximab treatment for fibrillary glomerulonephritis. *Nephrol Dial Transplant* 2014; **29**: 1925-1931.
53. Foley SR, Webert K, Arnold DM *et al.* A Canadian phase II study evaluating the efficacy of rituximab in the management of patients with relapsed/refractory thrombotic thrombocytopenic purpura. *Kidney Int Suppl* 2009;**112**: S55-S58.
54. Jordan SC, Glotz D. Is rituximab safe to use in kidney transplant patients? *Am J Transpl* 2010; **10**: 8-9.
55. Barnett AN, Hadjianastassiou VG, Mamode N. Rituximab in renal transplantation. *Transpl Int* 2013; **26**: 563-575.
56. Schiffer L, Schiffer M, Merkel S *et al.* Rationale and design of the RIACT-study: a multi-center placebo controlled double blind study to test the efficacy of Rituximab in Acute Cellular tubulointerstitial rejection with B-cell infiltrates in renal Transplant patients: study protocol for a randomized controlled trial. *Trials* 2012; **26**: 13-199.
57. Zhao YG, Shi BY, Qian YY *et al.* Clinical efficacy of rituximab for acute rejection in kidney transplantation: a meta-analysis. *Int Urol Nephrol* 2014; **46**: 1225-1230.
58. Marfo K, Lu A, Ling M, Akalin E. Desensitization protocols and their outcome. *Clin J Am Soc Nephrol* 2011; **6**: 922-936.
59. Squifflet JP, De Meyer M, Malaise J *et al.* Lessons learned from ABO-incompatible living donor kidney transplantation: 20 years later. *Exp Clin Transplant* 2004; **2**: 208-213.
60. Tydén G, Kumlien G, Genberg H *et al.* ABO incompatible kidney transplantations without splenectomy, using antigen-specific immunoadsorption and rituximab. *Am J Transplant* 2005; **5**: 145-148.

61. Vo AA, Lukovsky M, Toyoda M *et al.* Rituximab and intravenous immune globulin for desensitization during renal transplantation. *N Engl J Med* 2008; **359**: 242-251.
62. Jochen W, Fischer J, Przemyslaw P *et al.* Long-term outcome of ABO-incompatible living donor kidney transplantation based on antigen-specific desensitization. An observational comparative analysis. *Nephrol Dial Transplant* 2010; **25**: 3778-3786.
63. Donauer J, Wilpert J, Geyer M *et al.* ABO-incompatible kidney trans- plantation using antigen-specific immunoadsorption and rituximab: a single center experience. *Xenotransplantation* 2006; **13**: 108-110.
64. Tydén G, Donauer J, Wadström J. Implementation of a protocol for ABO-incompatible kidney transplantation – a three center experience with 60 consecutive transplantations. *Transplantation* 2007; **83**: 1153-1155.
65. Lobashevsky AL, Higgins NG, Rosner KM *et al.* Analysis of anti-HLA antibodies in sensitized kidney transplant candidates subjected to desensitization with intravenous immunoglobulin and rituximab. *Transplantation* 2013; **27**: 182-190.
66. Zimmerhackl LB, Hofer J, Cortina G *et al.* Prophylactic eculizumab after renal transplantation in atypical hemolytic-uremic syndrome. *N Engl J Med* 2010; **362**: 1746-1748.
67. Damodar A, Mustafa R, Bhatnagar J *et al.* Use of anti-CD20 antibody in the treatment of post-transplant glomerulonephritis. *Clin Transplant* 2011; **25**: 375-379.
68. Kamar N, Milioto O, Puissant-Lubrano B *et al.* Incidence and predictive factors for infectious diseases after rituximab therapy in kidney transplant patients. *Am J Transplant* 2010; **10**: 89-98.
69. Spinner ML, Bowman LJ, Horwedel TA *et al.* Single-dose rituximab for recurrent glomerulonephritis post-renal transplant. *Am J Nephrol* 2015; **41**: 37-47.

28

TERAPIA CELULAR NAS DOENÇAS RENAIS

Erika Bevilaqua Rangel
Samirah Abreu Gomes

◆

INTRODUÇÃO

O processo de regeneração renal é complexo e envolve provavelmente mais de um mecanismo. Esses mecanismos não são, portanto, exclusivos e incluem:

a) Células renais epiteliais diferenciadas que reentram no ciclo celular (desdiferenciação).
b) Diferenciação tubular a partir de uma população de progenitoras/células-tronco específicas do tecido renal ou progenitoras residentes no rim.

A regeneração renal pode ocorrer também a partir de células extrarrenais:

c) Estímulo ao reparo renal por meio de mecanismos parácrinos e endócrinos a partir da infusão de células-tronco da medula óssea ou do tecido adiposo: 1. promove proliferação e rediferenciação das células epiteliais tubulares ou mesangiais e 2. age em células progenitoras/células-tronco específicas do tecido renal. O efeito das células-tronco da medula óssea e do tecido adiposo ocorre a partir da sua administração, não havendo, portanto, evidências de sua mobilização para o sítio de lesão renal.
d) Diferenciação tubular/glomerular/vascular a partir de uma população de células-tronco provenientes do líquido amniótico.
e) Diferenciação tubular/glomerular/vascular a partir de células embrionárias e *inducible pluripotent stem cells* (iPSCs) ou células-tronco pluripotentes induzíveis.

MECANISMOS DE REGENERAÇÃO RENAL: DESDIFERENCIAÇÃO E/OU REPARO INDUZIDO PELAS CÉLULAS-TRONCO/PROGENITORAS ESPECÍFICAS DO TECIDO RENAL

Recentemente, vários trabalhos têm documentado as controvérsias dos dois principais mecanismos de reparo renal: 1. desdiferenciação, consiste basicamente no reparo renal intrínseco e baseia-se no conceito de que qualquer célula epitelial que tenha sobrevivido à lesão renal pode desdiferenciar-se em célula mesenquimal e depois dar origem a uma nova célula epitelial; e 2. reparo epitelial a partir da mobilização de células-tronco/pregenitoras renais residentes, que poderia dar origem a novas estruturas renais e/ou poderia ter efeito parácrino/endócrino nas células renais remanescentes.

As ferramentas que têm sido empregadas para avaliar esses mecanismos incluem[1,2]: a) uso de análogos da timidina (*bromodeoxyuridine* ou BrdU, *iododeoxyuridine* ou IdU e *clorodeoxyuridine* ou CldU), que refletem a síntese de DNN, e de acordo com sua incorporação e tempo de seguimento após sua administração permitem diferenciar as células desdiferenciadas ou *transit amplifyng cells* (tem ciclo celular rápido e "diluem" rapidamente o análogo da timidina) e as células-tronco/progenitoras ou *label retaining cells* (LRCs; tem ciclo celular mais lento e incorporam o análogo da timidina por mais tempo);

b) *genetic lineage tracing* utilizando camundongos transgênicos, nos quais o *promoter* pode ser endógeno ou exógeno, o *switch* pode ser constitutivo ou induzível pela administração de tamoxifeno ou doxiciclina e o *promoter* pode incluir uma proteína fluorescente ou a β-galactosidade (*LacZ*). Os camundongos transgênicos incluem a tecnologia da *Cre recombinase* associada ao receptor de estrógeno e ao transativador reverso controlado pela tetraciclina (rtTA). A partir da recombinação gênica induzida pela enzima *Cre*, é possível avaliar se as células proliferaram, migraram, se transformaram, ficaram quiescentes ou sofreram apoptose[3].

DESDIFERENCIAÇÃO: O REPARO RENAL OCORRE A PARTIR DE CÉLULAS RENAIS QUE SOBREVIVERAM À LESÃO RENAL

Estudos datados de 2001-2005 documentaram o envolvimento das células extrarrenais na regeneração renal, incluindo a incorporação de células-tronco da medula óssea de camundongos machos em células epiteliais tubulares e em podócitos de camundongos fêmeas usando o cromossomo Y como marcador, mesmo 7 semanas após o transplante[4]; a capacidade de as células-tronco hematopoiéticas se diferenciarem em células renais epiteliais[5] e mesangiais[6,7]; a integração e a diferenciação das células-tronco hematopoiéticas em diferentes tipos celulares renais também no modelo de insuficiência renal aguda[8,9]. Estudos em animais transgênicos usando *GFP e LacZ gene* demonstraram que apenas 8,3% das células integradas ao tecido renal foram de origem hematopoiética, sendo que a grande maioria das células em proliferação correspondeu às próprias células do animal hospedeiro[8]. Além disso, camundongos irradiados e infundidos com células da medula óssea marcadas com *GFP* ou *LacZ* ou camundongos que receberam a infusão de células do camundongo macho para fêmea apresentaram a proteína *GFP* ou *X-gal* ou cromossomo Y predominantemente na região intersticial, sendo que mais de 99% eram leucócitos e apenas 0,06% foram detectadas nos túbulos renais[10]. Dessa forma, esses estudos sugerem que um número baixo de células extrarrenais é retido e/ou incorporado aos túbulos renais, sugerindo que as células da medula óssea participem da regeneração renal por meio de mecanismos parácrinos/endócrinos e não por diferenciação direta em estruturas renais. Esses resultados sugerem, portanto, que o reparo tubular renal ocorre por meio do mecanismo de desdiferenciação e proliferação das células epiteliais renais que sobreviveram à lesão renal.

Em concordância com a ideia de autorreparo renal, Humphreys *et al* utilizaram camundongos transgênicos, nos quais 94-95% das células tubulares epiteliais foram marcadas com β-galactosidade (*LacZ*) ou com a *red fluorescent protein* (RFP), e demonstraram que, dois dias após a lesão de isquemia-reperfusão, 50,5% das células da medula externa coexpressam Ki67 e RFP, sugerindo proliferação celular[11]. Após o reparo estar completo, 66,9% das células epiteliais tubulares incorporaram o BrdU (*versus* 3,5% do rim controle). Outro trabalho do mesmo grupo demonstrou que as células que proliferam na medula externa e no córtex após a lesão de isquemia-reperfusão correspondem a células desdiferenciadas, pois expressam Kim-1 (*kidney injury molecular-1*), apresentam localização aberrante da bomba Na^+-K^+-ATPase e proliferam rapidamente[12]. Em relação a esta última observação, quando foram injetados dois análogos de timidina, as células da medula externa e do córtex dividiram rapidamente e apenas incorporaram um dos análogos. Em outras palavras, essas células não apresentaram retenção dos dois análogos e não corresponderiam, portanto, a células-tronco/progenitoras renais ou *label retaining cells* (LRCs).

Estudos paralelos identificaram as células parietais epiteliais (*parietal epitelhial cells* ou PECs) presentes na cápsula de Bowman como uma população candidata a células-tronco/progenitoras no rim de seres humanos[13]. As PECs podem ser isoladas por meio de marcadores $CD133^+CD24^+PDX^-$ e são capazes de reduzir a proteinúria no modelo de glomerulosclerose segmentar e focal por adriamicina em camundongos, podendo também ser incorporadas aos glomérulos e apresentar colocalização com marcadores podocitários (sinaptopodina, WT-1, nefrina e podocina)[13]. Os marcadores $CD133^+CD24^+CD106^+$ e $CD133^+CD24^+CD106^-$ são também identificados de modo disperso ao longo dos túbulos proximais (identifica as células conhecidas como *scattered tubular cells* ou STCs) e nas PECs do polo tubular do glomérulo, respectivamente, e apresentam potencial regenerativo na lesão de isquemia-reperfusão[14]. As STCs também são caracterizadas pela alta atividade da aldeidodesidrogenase (ALDH) nos túbulos proximais e exibem marcação também para CD24, CD133, KRT7, KRT19, BCL2 e vimentina, formam esferas celulares *in vitro* e associam-se ao carcinoma renal papilar[15].

No entanto, evidências mais recentes sugerem que essa população de STCs nos túbulos proximais representa uma população de células desdiferenciadas e não uma população de células-tronco/progenitoras renais[16]. Dessa forma, em rins de ratos saudáveis, as STCs $CD24^+$ não são detectadas e, após a lesão por obstrução ureteral unilateral, essa população de células aumenta significativamente, sugerindo que qualquer célula epitelial tubular renal que tenha sobrevivido à lesão pode expressar CD24. Em rins humanos, as STCs $CD24^+$ dos túbulos proximais apresentam citoplasma menor, menos mitocôndrias e não exibem borda em escova e invaginação da membrana basolateral. Além disso, tanto nos rins humanos normais quanto nos rins humanos com necrose tubular aguda, cerca de 85% das células que proliferam são $CD24^+$, indicando que essas células desdiferenciadas participam da regeneração renal[16].

Outras evidências de que as PECs representam uma população de células desdiferenciadas que repopulam as estruturas renais em diferentes modelos de lesão renal foram baseadas na utilização do camundongo transgênico PEC-*reverse-tetracycline activator* (rtTA) cruzado com o *LacZ* e com a histona 2B (H2B)-EGFP[17,18]. Quando os camundongos foram injetados com tetraciclina no momento em que diferentes lesões foram estabelecidas (obstrução ureteral unilateral, isquemia-reperfusão e glomerulonefrite por Thy-1), houve grande proliferação de células em relação ao grupo controle, confirmando que qualquer célula epitelial tubular renal, identificada como PECs, que tenha sobrevivido à lesão, pode proliferar[17]. Da mesma forma, quando as PECs foram marcadas 3 semanas antes da lesão de isquemia-reperfusão, não houve proliferação dessa população de células. No modelo de hipertrofia glomerular por nefrectomia 5/6 no camundongo adulto, também não foi observada migração das PECs da cápsula de Bowman para a formação de novos podócitos[18].

No entanto, em camundongos adolescentes as PECs proliferam nos túbulos proximais com maior frequência do que nos camundongos adultos[17] e migram da cápsula de Bowman para formar novos podócitos em camundongos até a 12ª semana pós-natal, mas não na fase adulta[19].

Recentemente, foi demonstrado também que novos podócitos podem ser formados a partir da intervenção farmacológica com a glicogênio sintase quinase 3 (GSK3), a qual aumentou o número de podócitos regenerados de ~7% para ~30% no modelo de proteinúria por adriamicina em camundongos e contribuiu para a melhora funcional renal[20].

CÉLULAS-TRONCO/PROGENITORAS ESPECÍFICAS DO RIM EM DESENVOLVIMENTO E DO RIM ADULTO

Existe um conceito emergente de que os órgãos em formação e os tecidos adultos apresentam células precursoras específicas que podem promover a homeostase do tecido. Vários candidatos a células-tronco/progenitores renais já foram descritos na literatura[21,22]. A seguir, discutiremos alguns aspectos importantes, que estão também resumidos no quadro 28.1.

O rim de mamíferos é formado a partir do mesênquima metanéfrico (MM) e do broto ureteral. O MM origina os néfrons, os túbulos proximais, as alças de Henle e os túbulos distais, enquanto o broto ureteral origina os ductos coletores e ureteres. Em seres menos evoluídos, como a mosca *Drosophila melanogaster* e o *zebrafish*, ocorre a neonefrogênese e novos néfrons são formados na vida adulta e após a lesão por gentamicina[23]. Uma população de células-tronco/progenitores renais parece estar presente na região de transição entre os sis-

Quadro 28.1 – Métodos utilizados para isolar progenitores renais do rim adulto (adaptado de Bussolati e Camussi)[22].

Ferramentas para identificação	**Localização**	**Função**	**Propriedades quando cultivadas *in vitro***
Tecido de camundongo ou rato			
Scattered tubular cells (STCs) em camundongos PEC-rtTA	Cápsula de Bowman, túbulos proximais e distais	Proliferação após a lesão	Desconhecidas
Sca-1 (*Stemcell antigen-1*)	Interstício	Desconhecida	Multipotencialidade
Label retaining cells (LRCs) – retenção do BrdU durante 2 semanas	Túbulos proximais, alça ascendente espessa de Henle, túbulos distais, ductos conectores	Proliferação após a lesão	Diferenciação em células epiteliais
Label retaining cells (LRCs) – retenção do BrdU durante 2 meses	Papila	Proliferação e migração após a lesão	Multipotencialidade
*Side population**	Túbulos proximais	Desconhecida	Multipotencialidade
Lgr5 (*Leucin-rich-repeat-containing receptor 5*)	Alça ascendente espessa de Henle, túbulos distais	Desconhecida	Desconhecidas
nFATc1 (*nuclear factor of activated T-cells, cytoplasmic, calcineurin-dependent 1*)	Túbulos proximais	Resistência à apoptose, proliferação e reparo	Desconhecidas
c-Kit (CD117)	Alça ascendente espessa de Henle, túbulos distais	Desconhecida	Multipotencialidade
Tecido humano			
CD24 e CD133	Cápsula de Bowman, túbulos proximais, alças de Henle e distais	Resistência à apoptose, proliferação	Multipotencialidade

**Side population* é definida como uma população de células residentes não hematopoiéticas localizadas no túbulo proximal.

temas de filtração/rebasorção e o de excreção nesses animais, o que equivaleria à região de conexão entre os túbulos distais e os ductos coletores em mamíferos.

Existem duas populações de células-tronco/progenitoras renais presentes nos *S-shaped bodies* (corpos em forma de S) do MM de mamíferos, identificadas a partir do uso de camundongos transgênicos, nos períodos embrionário/fetal e neonatal (entre o dia 3 e 7 pós-natal), mas que não são mantidas na fase adulta, a população Six2[24,25] e a população Lgr5 (*leucine-rich repeat-containing receptor-5*)[26], respectivamente.

Além da população Six2$^+$ de progenitores dos néfrons, é descrita a população Foxd1$^+$ de progenitores estromais, representando, portanto, compartimentos mutuamente exclusivos de progenitores. A população Foxd1$^+$ é mais simples de isolar, cultivar, adere ao plástico e diferencia-se nas linhagens mesodérmicas; no entanto, não é capaz de dar origem ao epitélio do néfron e não tem potencial nefrogênico[21]. Recentemente, foi demonstrada que a população intersticial de células, os pericitos, que residem no rim adulto é originária daquela população Foxd1$^+$ embrionária renal e contribui para a formação de miofibroblastos envolvidos no processo de fibrose renal[27].

No rim fetal humano (15-19 semanas de gestação), o MM corresponde a menos de 10% das células e exibe uma população de progenitores que pode ser definida como NCAM$^+$/Epcam$^+$FZD7$^+$ *(neural cell adhesion molecule, epithelial cell adhesion molecule, frizzled* 7, respectivamente), uma população de células-tronco como NCAM$^+$Epcam$^-$FZD7$^+$ ou uma população mista de progenitores/células-tronco como NCAM$^+$FZD7$^+$[28]. Nesse mesmo período fetal, a população de células CD24$^+$CD133$^+$ corresponde a mais de 50% das células do rim fetal humano, expressa Epcam e representa, na verdade, uma população das células renais epiteliais já diferenciadas[28]. Outros marcadores do MM incluem Six2, Wt1, Cited1 e Sall1. Vale ressaltar que as células do estroma renal são NCAM$^+$/Epcam$^-$, enquanto as células do broto ureteral e dos ductos coletores são FZD7$^+$/NCAM$^-$/Epcam^{bright} e FZD7$^-$/NCAM$^-$/Epcam^{brigh} respectivamente.

Além do MM, o broto ureteral é responsável pelo desenvolvimento renal por meio da ramificação sucessiva de brotos preexistentes, de modo que as células da ponta (*tips*) do broto ureteral expressam Wnt11, Sox9 e apresentam alta capacidade proliferativa e diferem das células da haste (*stalks*), as quais expressam colágeno 18 e *Dolichos biflorus agglutinin*[29]. Além disso, novos ramos podem ser formados a partir tanto dos *tips* quando das *stalks*, ou seja, a transição *tip-stalk* é reversível, de modo que a plasticidade do broto ureteral apresenta, portanto, grande implicação para a medicina regenerativa[29]. A interação entre o MM e o broto ureteral é também importante para o desenvolvimento renal, sendo as principais sinalizações descritas a seguir: GDNF (*glial-derived neurothrophic fator*)-RET/GFRα1; FGF10-FGF2 e HGF-MET[30].

A principal interação daquelas duas estruturas consiste na produção de GDNF pelo MM, que age, por sua vez, no receptor RET do broto ureteral, estimulando a expressão dos genes Ret, Wnt11 e Crlf1 e inibição dos genes Dusp6 e Sprouty1 (Spry1) e, consequentemente, há estímulo para a nefrogênese. A interação GDNF-RET também ativa os fatores Etv4/Etv5, via PI3K, que ativam os genes Met, Mmp14, Cxcr4 e Myb, levando à degradação da matriz extracelular, à migração celular e à proliferação e, consequentemente, à morfogênese por ramificação dos brotos. Corroborando essas informações, a depleção dos progenitores renais nos camundongos GDNF-*Cre*, DTA (as células que expressam o gene GDNF são depletadas quando recombinadas com o gene DTA da toxina diftérica), leva a menos ramificações do broto ureteral, o que, por sua vez, leva à formação de menos néfrons[31]. Dessa forma, o entendimento das vias de sinalização envolvidas no desenvolvimento renal tem implicação terapêutica.

Recentemente, foi descrita uma população de progenitores/células-tronco presente no ducto coletor de camundongos Hoxb7-GFP adultos e que, quando isolada, apresenta características semelhantes a células-tronco mesenquinais, além de clonogenicidade, autorrenovação e incorporação a células do ducto coletor quando injetadas aos rins de camundongos neonatais em desenvolvimento[32]. Tais achados confirmam estudos anteriores que descreveram uma população de progenitores/células--tronco na papila renal de rins adultos[33-35].

Em relação ao rim embrionário/fetal, três abordagens terapêuticas são possíveis: transplante de todo o rim embrionário ou tecido embrionário, transplante de células fetais heterogêneas e transplante de população de células progenitoras/células-tronco do rim embrionário. Resultados encorajadores foram obtidos com células de rato fetais heterogêneas obtidas entre os dias embrionários E14.5 e E17.5 após o transplante na cápsula renal, quando foi observada a formação de várias estruturas renais *in vivo* e efeito benéfico na função renal no modelo de nefrectomia 5/6[36]. Similarmente, o transplante singênico de estruturas renais metanéfricas embrionárias (E15) demonstrou a formação de túbulos e glomérulos, aumento da proliferação celular e da densidade vascular, redução do estresse oxidativo e apoptose em ratos com nefropatia progressiva[37].

Ao contrário dos órgãos que apresentam células que entram rapidamente no ciclo celular, como a pele, o intestino e o sistema hematopoiético, o rim apresenta células epiteliais que entram lentamente no ciclo celular, sugerindo que o rim apresenta baixo *turnover*, mas é capaz de substituir as células epiteliais tubulares em condições tanto normais quanto patológicas, conforme já relatado na sessão anterior. Dessa forma, as estratégias para caracterizar candidatos a células-tronco/progenitoras na fase pós-natal incluem[1]:

Ensaios *in vitro* – necessários para a demonstração de autorrenovação e diferenciação.

Ensaios *in vivo* – incluem o isolamento das células-tronco/progenitoras candidatas, expansão e demonstração do potencial regenerativo em modelos de lesão renal após a infusão dessas células; e estudos de *lineage tracing* em camundongos multicoloridos para a demonstração do papel clonogênico das células-tronco/progenitoras durante a homeostasia tecidual e a lesão renal.

Outra abordagem para investigação de células-tronco/progenitores renais é a administração de BrdU e seguimento por longos períodos para identificação das células que têm ciclo celular mais lento e identificadas como *label retaining cells* (LRCs). Dessa forma, a administração de BrdU em camundongos demonstrou distribuição temporoespacial das LRCs durante a fase adulta (córtex = medula externa > papila), período neonatal tardio (córtex < medula externa < papila) e período neonatal precoce (córtex < medula externa < papila)[38]. Os nichos dessas células são epiteliais no córtex, na medula externa e na papila e incluem túbulos proximais, distais, alças de Henle e ductos coletores.

Por outro lado, a injeção de EdU (*5-ethynyl-2-deoxyuridine*) em camundongos neonatais no dia pós-natal 1 e com seguimento de até 6 semanas mostrou que apenas 5% das células renais retêm o EdU e a distribuição dessas células também variou de acordo com o período avaliado, embora com resultados opostos aos dados anteriormente descritos: 1 dia pós-natal (córtex > papila), 3 dias pós-natal (córtex = medula) e ≥ 1 semana-6 semanas (papila > córtex)[39]. Com 6 semanas, houve colocalização discreta nos glomérulos do EdU com nestina, sinaptopodina, CD34 e RECA-1, na região periglomerular com Stro-1 (conhecido com marcador *mesenchymal stem cell*) e com actina do músculo liso nas artérias, não havendo correlação com nenhum desses marcadores em túbulos renais. A interpretação desses dados apresenta limitações, desde que nenhum marcador tubular renal foi utilizado, não houve administração do EdU na fase adulta e pode ter ocorrido diluição do EdU com o tempo devido às altas taxas de proliferação no tecido renal neonatal.

Recentemente, nosso grupo identificou uma população de células-tronco específicas do tecido renal, caracterizada pelo receptor c-Kit ou CD117, e demonstrou que essa população preenche todos os critérios de uma célula-tronco/progenitora específica do tecido renal[40]. As células c-Kit$^+$ foram detectadas e isoladas da alça ascendente espessa de Henle (AAEH) e exibiram clonogenicidade, autorrenovação e multipotencialidade com capacidade de diferenciação nas linhagens mesodérmica e neuroectodérmica, conforme demonstrado pelas colorações imuno-histoquímicas e modulação da expressão gênica. Mesmo as células c-Kit$^+$ em passagens mais tardias (> 50 passagens) mantiveram a capacidade de diferenciar nas diferentes linhagens celulares. Depois de 1 semana no meio de cultura endotelial, as células c-Kit$^+$ começaram a expressar o receptor tipo 1a (AT1a) da angiotensina II (Ang II) e sua expressão aumentou significativamente com o tempo. Por outro lado, o receptor do tipo 2 da Ang II não foi detectado após a diferenciação endotelial. Posteriormente, realizamos estudos eletrofisiológicos envolvendo o cálcio (Ca^{2+}). A análise do gradiente de Ca^{2+} demonstrou que, nas células diferenciadas, houve maior concentração do Ca^{2+} intracelular em condições basais, bem como resposta mais pronunciada ao Ca^{2+} extracelular em comparção às células c-Kit$^+$ indiferenciadas. As células diferenciadas apresentaram maior despolarização após a administração de Ang II, de forma dose-dependente, sendo que essa resposta foi bloqueada seletivamente pela losartana, mas não pelo PD123319, confirmando o envolvimento do receptor tipo 1a da Ang II e não do receptor tipo 2 da Ang II. A fim de confirmarmos o mecanismo de ação da Ang II, administramos o antagonista do IP_3 (inositol-1,4,5-trifosfato), conhecido como *2-aminoethoxydiphenylborane* (2-APB), e confirmamos que a ação da Ang II nas células c-Kit positivas é mediada pelo IP_3[40].

Além disso, as células c-Kit$^+$ foram capazes de formar nefroesferas quando cultivadas em densidade clonal e em condições não aderentes, expressando não apenas marcadores de células-tronco e de progenitores, mas também de células renais diferenciadas. Quando isoladas e expandidas, as células c-Kit$^+$ foram integradas a vários compartimentos do rim, incluindo túbulos, vasos e glomérulos, contribuindo não apenas para a melhora morfológica do rim, mas também funcional, no modelo de lesão aguda de isquemia-reperfusão em ratos. Dessa forma, as células-tronco/progenitoras c-Kit$^+$ isoladas do rim podem ser ideais para a regeneração do tecido renal devido à sua identidade específica no rim, o que evitaria a necessidade de diferenciação a partir de células-tronco embrionárias ou células-tronco pluripotentes induzidas.

As células c-Kit$^+$ podem ser induzidas no aparelho justaglomerular quando os camundongos são alimentados com dieta hipossódica ou o sistema renina-angiotensina-aldosterona é bloqueado pela administração do captopril[41].

Progenitores da linhagem de renina podem também ser induzidos no modelo de depleção de podócitos secundária à administração de anticorpo antipodócito (modelo de glomerulosclerose segmentar e focal) nos camundongos Ren1cCreER e podem dar origem às PECs e aos podócitos (apresetam colocalização com WT-1, nefrina e podocina)[42]. E de grande importância foi a detecção das células da linhagem da renina dando origem a podócitos em camundongos jovens e velhos, sendo significativamente maior a porcentagem em camundongos com 64 semanas (38,8%) em comparação aos de 12 semanas (27,7%)[43]. Tais achados requerem, no entanto, comprovação em seres humanos.

São descritos também outros candidatos a células-tronco/progenitores renais, como as células NCAM-1 (*neural cell adhesion molecule* ou CD56) isoladas do rim adulto humano[44]. Apesar de o NCAM-1 ser expresso apenas no mesênquima metanéfrico, quando as células no rim humano são cultivadas, o NCAM-1 passa a ser expresso nas células do rim adulto, bem como outros marcadores de progenitor renais (PAX2, SALL1, Six2 e WT1). Além disso, apresentam clonogenicidade, formam esferas, diferenciam-se em linhagens mesenquimais e são incorporadas ao rim em desenvolvimento e contribuem para a melhora da lesão renal aguda induzida pelo glicerol e na doença renal crônica por nefrectomia 5/6[44,45].

Outro conceito em debate na literatura é o mecanismo de reparo autócrino, que é baseado no fato de as células presentes no compartimento medular ou papilar poderem mudar de localização e migrar para os túbulos proximais em modelos de lesão aguda, como descrito para as células nestina-positivas[46] e c-Kit (ou CD117)-positivas[47]. No entanto, estudo recente demonstrou que a papila renal de camundongos adultos, previamente descrita como um nicho de células-tronco, apresenta níveis elevados da transcriptase reversa da enzima telomerase (Tert), que controla o tamanho dos telômeros[48]. No modelo de isquemia-reperfusão no camundongo transgênico mTert-GFP, foi observado que as células da papila não dividiram e tampouco migraram para o local da lesão, sugerindo que essas células não representam progenitores renais nem contribuem diretamente para o reparo renal.

Outro exemplo de células renais residentes inclui as células-tronco mesenquimais (CTMs), que atualmente são definidas como uma subpopulação de células perivasculares ou pericitos, residindo em quase todos os tecidos. Conforme discutido anteriormente, as CTMs podem ser recrutadas do seu nicho perivascular para os locais da lesão e contribuir para a regeneração renal. Dessa forma, sugere-se que todos os tecidos tenham suas populações de CTMs residentes, incluindo o rim[49].

A utilização de camundongos multicoloridos tem a vantagem de demonstrar a distribuição temporoespacial de células-tronco individualmente e comparar seu comportamento tanto durante a homeostasia quanto durante a lesão renal[50]. Em outras palavras, os camundongos multicoloridos permitem a identificação clonal em alta resolução e oferecem a possibilidade de estudar a distribuição relativa, contatos, arranjos clonais e interações competitivas entre células ou grupos de células do mesmo tipo. Recentemente, foi demonstrado que a tubulogênese que ocorre durante o período pós-natal em camundongos é determinada pela presença de células clonais unipotentes, ou seja, essas células teriam um único destino no rim, de modo que clones do túbulo distal dariam origem exclusivamente a células do túbulo distal, clones da alça de Henle dariam origem exclusivamente a células da alça de Henle e assim sucessivamente[51]. As células clonais multipotentes corresponderiam a menos de 20% das células clonais e sua identidade é ainda assunto de investigação.

Dessa forma, alguns aspectos devem ser cautelosamente analisados quando se tentar isolar uma população de células-tronco/progenitoras renais, pois não infrequentemente pode ocorrer o isolamento de células epiteliais diferenciadas ou progenitores residentes com algumas propriedades de células-tronco ou de progenitores renais[21]:

- Células epiteliais adultas diferenciadas podem apresentar clonogenicidade e capacidade de autorrenovação.
- As condições *ex-vivo* de crescimento das células podem favorecer uma mudança no fenótipo das células epiteliais diferenciadas durante a transição epitélio-mesenquimal. Dessa forma, células mesenquimais-símiles e fibroblastos podem proliferar facilmente em cultura e não apresentar relevância clínica.
- O isolamento das células baseado em receptores de superfície, como CD133, CD24, Sca-1 (*stem cell antigen-1*) e c-Kit (CD117) pode favorecer a seleção de células epiteliais diferenciadas.
- A falta de controles apropriados pode levar também a conclusões equivocadas. Dessa forma, os estudos de clonogenicidade, multipotencialidade, diferenciação *in vivo* e *in vitro* são irrelevantes se não comparados a células que não expressam os receptores em questão.
- Não há até o momento testes robustos *in vitro* para avaliar a capacidade nefrogênica de um progenitor renal, célula-tronco ou progenitor residente. Dessa forma, muitas vezes os testes para avaliar a multipotencialidade das células-tronco derivadas da medula óssea (adipócitos, osteócitos e condrócitos) são extrapolados de modo inadequado para aquelas outras células.
- Em relação aos modelos *in vivo*, a exclusão do mecanismo de fusão celular nos modelos de lesão renal aguda e doença renal crônica deve ser analisada, pois só assim o efeito benéfico das células em questão poderá ser avaliado.

CONTRIBUIÇÃO DOS DIFERENTES TIPOS CELULARES NOS PARÂMETROS FUNCIONAIS E MORFOLÓGICOS DURANTE A REGENERAÇÃO RENAL

CÉLULAS-TRONCO DERIVADAS DA MEDULA ÓSSEA: CÉLULAS-TRONCO HEMATOPOIÉTICAS E CÉLULAS-TRONCO MESENQUIMAIS DERIVADAS DA MEDULA ÓSSEA (CTMS-MO OU MSCS, *MESENCHYMAL STEM CELLS*)

As CTMs-MO humanas podem ser integradas a estruturas renais e contribuir para seu desenvolvimento, conforme demonstrado após sua transfecção com o fator de crescimento GDNF (*glial-derived neurothrophic factor*) em um sistema de cultura *in vitro* de embriões de rato em desenvolvimento[52].

Outros estudos também demonstraram que a administração de CTMs-MO expandidas *in vitro*, no modelo de lesão renal aguda, pode ser terapeuticamente benéfica[53-57]. Após serem injetadas, um número bem baixo de CTMs-MO é detectado na área tubular que sofreu dano no modelo de isquemia-reperfusão e também no local em que as células epiteliais tubulares estão proliferando, o que sugere um efeito estimulatório das CTMs-MO na sobrevivência das células tubulares residentes[56]. Em outro estudo, que também utilizou o modelo de isquemia-reperfusão, observou-se que as CTMs-MO foram benéficas apenas quando se diferenciaram em células endoteliais[10]. Nesse mesmo estudo, os autores não detectaram CTMs-MO integradas ao túbulo renal. Embora existam problemas na comparação dos estudos em relação à gravidade da lesão renal, há forte evidência de que o transplante de CTMs-MO após lesão de isquemia-reperfusão renal tem efeito benéfico na regeneração renal por meio de mecanismos parácrinos. Entre esses mecanismos, destaca-se a produção de vários fatores de crescimento, como fator de crescimento endotelial vascular (*vascular endothelial growth factor*), fator de crescimento hepatocitário (*hepatocyte growth factor – HGF*) e fator de crescimento derivado da insulina (*insulin growth factor*)[55,58].

Interessantemente, foi demonstrado que o sobrenadante do meio de cultura das CTMs-MO, quando injetado, pode também trazer benefícios na regeneração tubular, sugerindo um mecanismo endócrino adicional das CTMs-MO[59].

Em relação aos efeitos imunomodulatórios das CTMs-MO, destaca-se a inibição da proliferação dos linfócitos T e B, das células NK (*natural killer*) e das células da imunidade inata[60]. As CTMs-MO não expressam a molécula classe II do sistema maior de histocompatibilidade e as proteínas envolvidas na coestimulação. Podem ainda suprimir a proliferação de linfócitos T pela produção de fatores solúveis, como HGF, TGF-β (*transforming growth factor*-β), interleucina-10, prostaglandina E_2, óxido nítrico, depleção do triptofano mediado pela IDO (*indoleamine 2,3-deoxygenase*), HLA-5 (uma forma solúvel da molécula do sistema maior de histocompatibilidade classe I) e galectina-3, além de estimular a população de linfócitos T regulatórios (Tregs $CD4^+CD25^{high}FoxP3^+$) envolvidos no mecanismo de tolerância imunológica[60].

Na tentativa de desvendar qual o tipo celular da medula óssea que poderia estar envolvido no mecanismo da regeneração dos glomérulos, Berh *et al*[61] isolaram CTMs-MO e as injetaram diretamente na artéria renal, em um modelo de isquemia unilateral em ovinos. Houve integração de 10% das CTMs-MO no compartimento glomerular, em contraste com outros estudos que acharam apenas um pequeno número de células integradas ao glomérulo após o transplante de CTMs-MO. Entretanto, apesar da integração das CTMs-MO ao tecido renal, os autores não demonstraram melhora funcional e histológica após o tratamento. Em contrapartida, vários estudos da literatura demonstraram resultados promissores após a injeção de células da medula óssea, tais como os progenitores endoteliais e as próprias CTMs-MO para o tratamento das glomerulonefrites agudas em modelos experimentais[62-65]. Especificamente, as células endoteliais progenitoras provenientes da medula óssea foram injetadas no modelo de glomerulonefrite (Thy-1) e promoveram não apenas aumento da vascularização, mas também melhora da lesão glomerular[64]. Resultados semelhantes foram obtidos com as CTMs-MO[62]. Por outro lado, experimentos a longo prazo com CTMs-MO realizados no modelo de glomerulonefrite aguda mostraram resultados opostos, sendo observada progressão da glomerulosclerose[65]. Tal evento pode ser explicado pela má diferenciação das CTMs-MO após sua infusão, como, por exemplo, em adipócitos, o que contribuiria para a piora morfológica e funcional.

Existem evidências que, em modelos crônicos de lesão renal, as células hematopoiéticas da medula óssea podem fundir-se às células epiteliais renais[66]. No modelo experimental da síndrome de Alport, o tratamento com CTMs-MO reduziu a fibrose intersticial, porém não impediu a progressão para a doença renal crônica em estágio terminal[67]. Em outro estudo usando o modelo de nefrectomia 5/6, a injeção das CTMs-MO não demonstrou melhora da função renal, entretanto, houve redução da proteinúria[68].

Da mesma forma, diferentes grupos de pesquisadores no Brasil[69-72] demonstraram resultados também promissores em relação ao tratamento doença renal crônica em estágio avançado, em diferentes modelos experimentais, usando células-tronco da medula óssea (células-tronco hematopoiéticas ou células-troncomesenquimais). O benefício dessa administração incluiu redução e estabilização da progressão da doença renal após injeção de células mononucleares da medula óssea diretamente no parênquima[69] ou por via intravenosa em ratos com doença renal crônica estágio avançado[71]. Quando injetadas por via subcapsular renal, as CTMs-MO promoveram redução da pressão arterial, proteinúria e albuminúria, além dos níveis de creatinina no modelo de nefrectomia 5/6[70]. Redução da inflamação e da fibrose renais também foi descrita após a injeção por via intravenosa de CTMs-MO[72].

No modelo de hipertensão renovascular, as CTMs-MO injetadas por via intravenosa melhoraram os parâmetros funcionais e morfológicos renais por meio de efeitos anti-inflamatórios e antifibróticos, além de suprimirem a atividade do sistema renina-angiotensina-aldosterona e da hiperatividade simpática e reduzirem a rarefação microvascular[73]. Quando infundidas por via intrarrenal combinadas com células endoteliais progenitoras, as CTMs-MO atenuaram também a miocardiopatia hipertensiva no mesmo modelo de hipertensão renovascular por meio de mecanismos anti-inflamatórios[74]. Similarmente, as CTMs-MO injetadas por via intrarrenal, no modelo de doença renal policística renal, melhoraram a pressão arterial, o *clearance* de creatinina e a osmolaridade urinária, o que foi atribuído à preservação da densidade vascular e do diâmetro glomerular, à redução da fibrose e à expressão de moléculas pró-angiogênicas, embora as CTMs-MO não tenham interferido com o tamanho dos cistos renais[75].

Similarmente aos estudos em animais, vários avanços têm sido relatados em relação aos ensaios clínicos com CTMs-MO nas doenças renais em seres humanos:

De acordo com o banco de dados oficial do *US National Institute of Health*, 493 ensaios clínicos com base em CTMs-MO foram relatados até 15 de junho de 2015. A maioria desses estudos foi realizada para avaliar o potencial terapêutico das CTMs-MO no tratamento de doenças hematológicas, como doença do enxerto contra o hospedeiro, além de *diabetes mellitus*, doenças inflamatórias intestinais, hepáticas, renais e pulmonares, bem como doenças cardiovasculares, neurológicas, autoimunes e para reparo de ossos e cartilagens. Esses estudos são em geral ensaios clínicos de fase I, I/II ou II, o que demonstra que a eficácia terapêutica das CTMs-MO necessita ser mais bem investigada. Além disso, a segurança a longo prazo de terapias celulares com CTMs-MO permanece pouco estabelecida e ainda representa grande limitação para a prática clínica.

Em relação às doenças renais, apesar de existirem resultados promissores pré-clínicos baseados em modelos animais que apontem para a eficácia das CTMs-MO na redução das lesões renais agudas e crônicas, ensaios clínicos ainda se encontram nas fases iniciais e, em grande parte, visam estudar a segurança e a eficácia de infusão das CTMs-MO alogênicas[76,77].

Recentemente, foi completado um Ensaio Clínico de Fase I (NCT00733876) no qual pacientes com alto risco de desenvolverem lesão renal aguda (LRA) associada à cirurgia cardíaca receberam CTMs-MO alogênicas no momento da cirurgia[78]. Os objetivos foram prevenir a ocorrência de LRA e evitar a piora da função renal naqueles pacientes que já apresentavam algum grau de declínio da função renal. A análise preliminar desse estudo demonstrou que a administração das CTMs-MO alogênicas, via aorta suprarrenal, no pós-operatório, foi segura e não apresentou efeito adverso grave, sendo sua eficácia, portanto, bastante promissora. Em comparação aos controles históricos na mesma instituição, os pacientes que receberam CTMs-MO alogênicas tiveram incidência de LRA reduzida em 20%, tempo de internação reduzido em 40% e necessidade de readmissão reduzida em 40%. Além disso, as propriedades imunomodulatórias das CTMs-MO também contribuíram em grande parte para a segurança do procedimento, sendo essa uma nova abordagem terapêutica na LRA.

Os estudos clínicos envolvendo terapia celular com CTMs-MO realizados em pacientes com lúpus eritematoso sistêmico refratário resultaram na remissão clínica da doença e melhora na função de diversos órgãos e de marcadores sorológicos[79-81].

Recentemente, 6 ensaios clínicos usando CTMs-MO em transplante de órgãos estão registrados nos EUA (www.clinicaltrials.gov), sendo que 3 desses envolvem receptores renais. Outros importantes centros de pesquisa clínica utilizaram CTMs-MO em transplantes de rim e fígado, como é o caso da Itália (NCT00752479), Holanda (NCT00733496), Bélgica (NCT01429038) e China (NCT00659620).

A primeira descrição dos efeitos imunomoduladores das CTMs-MO autólogas em dois pacientes submetidos a transplante renal foi publicada em 2011, descrevendo resultados que comprovaram segurança, viabilidade clínica e aumento dos linfócitos Tregs no sangue periférico, além do controle da função dos linfócitos T $CD8^{+}$[82]. Outro estudo publicado recentemente analisou o efeito da administração das CTMs-MO autólogas em pacientes submetidos a transplante renal e demonstrou menor incidência e gravidade de rejeição aguda, diminuição de infecções oportunísticas e melhor estimativa da função renal após um ano de transplante[83]. Finalmente, a segurança e a eficácia das CTMs-MO no tratamento da rejeição e/ou fibrose intersticial/atrofia tubular no primeiro ano do transplante renal foi confirmada em estudo de fase I, que incluiu seis pacientes[84]. Portanto, as CTMs-MO podem, potencialmente, exercer um papel importante na prevenção e tratamento da rejeição aguda e crônica do transplante renal[85]. O uso dessas células pode ainda contribuir para a redução do uso de drogas imunossupressoras, que sabidamente possuem efeitos adversos indesejáveis e desvantajosos para o paciente transplantado. Entretanto, mais estudos clínicos ainda são necessários para validarem esses achados.

Em última análise, o fato de as CTMs-MO não serem imunogênicas sugere que pacientes não relacionados possam ser doadores de CTMs-MO para o tratamento de pacientes com nefrite lúpica e de rejeição do enxerto renal.

CÉLULAS-TRONCO HUMANAS DO LÍQUIDO AMNIÓTICO (CTHLA)

As células-tronco humanas do líquido amniótico (CTHLA) apresentam potencial terapêutico para a terapia celular renal e seu potencial tem sido testado em diferentes modelos de lesão renal aguda e doença renal crônica. As CHTLA são clonogênicas, apresentam telômeros longos em passagens tardias e podem ser diferenciadas nas três camadas de células germinativas embrionárias, incluindo as diferenciações adipogênica, osteogênica, miogênica, endotelial, neuronal e hepática[86]. Experimentos *in vitro* demonstraram que a cultura das CTHLA com fatores de crescimento específicos permitiu a diferenciação em células mesenquimais (*epidermal growth factor* e *platelet-derived growth factor*), epiteliais e podócitos (*fibroblast growth factor-4* e HGF), o que foi documentado pela expressão dos marcadores CD29/CD44, CD51/ZO-1 e CD2AP/NPHS2, respectivamente[87]. Após a diferenciação, houve diminuição dos marcadores de pluripotencialidade, como Oct4 e c-Kit (CD117). As células c-Kit⁺ (CD117⁺) isoladas do líquido amniótico são incorporadas ao rim embrionário de camundongos e contribuem para o desenvolvimento de estruturas renais primordiais, como as vesículas renais e os corpos em forma de S e C, e para aumentar a expressão de marcadores renais, como a *zona occludens* (ZO-1), claudina e o *glial-derived neurothrophic factor*[88].

A administração por via intravenosa de CTHLA em camundongos imunocomprometidos com lesão renal aguda (induzida por glicerol) promoveu melhora funcional e morfológica renal, de modo que essas células foram detectadas nos capilares peritubulares e no interstício, além de contribuírem para o reparo endógeno (aumento da proliferação das células epiteliais tubulares e inibição da apoptose)[89]. Redução da fibrose tubulointersticial também foi observada após a infusão intra-arterial das CTHLA em ratos submetidos à isquemia-reperfusão[90] e com a infusão por via intravenosa das CTHLA em camundongos submetidos à obstrução ureteral unilateral[91].

Quando as células c-Kit⁺ (CD117⁺) foram isoladas do líquido amniótico humano e testadas no modelo de isquemia-reperfusão, foi observado também aumento da proliferação das células epiteliais tubulares, redução da apoptose e modulação da produção de citocinas[92]. As células injetadas foram detectadas no rim lesado durante até 3 semanas após a lesão renal, tanto por imunofluorescência quanto pela atividade da luciferase (proteína utilizada para a análise de bioluminescência).

No modelo de doença renal crônica avançada, as CTHLA promoveram melhora da pressão arterial, proteinúria e da glomerulosclerose, contribuindo para a redução do número de miofibroblastos, macrófagos e linfócitos infiltrando o tecido renal[70]. No camundongo geneticamente modificado Col4a5 (–/–), que desenvolve doença renal crônica avançada similar à síndrome de Alport em seres humanos, a infusão das CTHLA reduziu a glomerulosclerose e a fibrose tubulointersticial por meio da diminuição do depósito de colágeno I e TGF-β e promoveu a polarização dos macrófagos M2 anti-inflamatórios (indução de IL 1 RII) com redução dos macrófagos M1 pró-inflamatórios (redução de TNF-α, CCL2 e CXCL2)[93]. Dessa forma, as CTHLA não apenas reduziram a fibrose tubulointersticial, mas também preservaram o número de podócitos, inibiram a ativação do sistema renina-angiotensina (menor expressão de ANGTR1 nos podócitos) e, de modo importante, prolongaram a sobrevida dos animais.

Em estudos pré-clínicos, a infusão das CTHLA nas artérias renais promoveu melhora funcional em porcos submetidos à isquemia-reperfusão, além de aumentar fatores de crescimento pró-angiogênicos e reduzir a fibrose tubulointersticial por meio da inibição do TGF-β[94].

Dessa forma, a utilização das CTHLA é bastante promissora, uma vez que a amniocentese pode ser realizada em larga escala e contribuir para a formação de um banco de células. Além disso, as CTHLA podem ser uma alternativa para estudos de doenças genéticas, uma vez que elas representam a recapitulação tanto dos processos normais de diferenciação quanto dos processos patológicos[95]. As quinases mTORC1 e mTORC2 (*mammalian target of rapamycin*) estão envolvidas na regulação da diferenciação e no desenvolvimento de uma grande variedade de doenças genéticas que podem comprometer o rim, como, por exemplo, a doença renal policística[95]. Consequentemente, a modulação endógena da via mTOR pela tecnologia de *knockdown* gênica em CTHLA representa uma plataforma atrativa para estudos futuros, uma vez que pode permitir a correlação entre o envolvimento da via mTOR e o desenvolvimento renal tanto normal quanto anormal[96]. Outras possibilidades terapêuticas das CTHLA incluem o cultivo dessas células com células renais embrionárias para a geração de organoides tridimensionais que podem ser incorporados *in vivo* ao rim e gerar estruturas glomerulares vascularizadas e tubulares, conforme documentado em camundongos[97], e o pré-condicionamento *in vitro* das CTHLA em hipóxia para aumentar sua capacidade regenerativa endotelial *in vivo*[98].

INDUCIBLE PLURIPOTENT STEM CELLS (IPSCS) OU CÉLULAS-TRONCO INDUZÍVEIS PLURIPOTENTES (CTIPS)

A transformação de células somáticas em CTIPs é realizada a partir do uso de fatores exógenos e foi inicialmente descrita a partir da transdução com os 4 retrovírus, Oct4, Sox2, Klf4 e c-myc, embora outras combinações sejam descritas atualmente na literatura. Essa nova metodologia é também conhecida por reprogramação e representa uma plataforma atrativa e promissora para a terapia regenerativa renal e testes de novos fármacos. As CTIPs humanas já foram geradas a partir de vários tecidos, incluindo a pele (fibroblastos e queratinócitos) e funículo umbilical. Recentemente, CTIPs foram geradas com sucesso a partir de queratinócitos da pele de pacientes com história prévia de doença renal crônica avançada, doença renal policística com mutação do gene *PKD1*, lúpus eritematoso sistêmico, tumor de Wilms e até mesmo de pacientes transplantados em uso de drogas imunossupressoras[99]. As vantagens das CTIPs em relação às células humanas embrionárias incluem o não envolvimento de questões éticas e a não necessidade do uso de drogas imunossupressoras, já que as células reprogramadas são da própria pessoa. Além disso, há evidências de que as CTIPs geradas a partir da reprogramação de células específicas do tecido retêm as características epigenéticas das células-mãe originais, ou seja, é descrita memória epigenética[100]. Dessa forma, as CTIPs geradas a partir de células renais podem diferenciar-se mais eficazmente em células renais maduras em comparação com as células embrionárias ou CTIPs geradas a partir de células extrarrenais. Em outras palavras, não seria necessário retornar a um estado pluripotente para realizar a diferenciação quando as CTIPs fossem geradas de células do próprio tecido renal. Recentemente, um protocolo rápido (5 dias), eficiente (80% de taxa de indução) e de baixo custo demonstrou que o uso de dois retinoides, AM580 e TTNPB, associado a um ativador da via Wnt (CHIR99021), foi capaz de induzir a diferenciação do mesênquima intermediário (consiste na camada germinativa que dá origem aos rins), a partir de CTIPs humanas, em células do rim adulto humano e em estruturas tubulares-símiles[101]. Dessa forma, a reprogramação em células renais pode ser realizada sem passar pelo estágio da diferenciação mesoendodérmica, o que representa uma plataforma altamente atrativa e poderosa para a medicina regenerativa.

As aplicações das CTIPs incluem também a formação de organoides renais que recapitulam estruturas semelhantes ao broto ureteral[102] ou ao mesênquima metanéfrico[103], que, por sua vez, recapitulam também a organogênese em 3D, o que permite, portanto, entender melhor o desenvolvimento renal, o estabelecimento de modelos de doença, avaliar as estratégias de medicina regenerativa e estabelecer uma plataforma para estudos toxicológicos[104]. As CTIPs, quando injetadas em camundongos com lesão renal aguda por cisplatina, foram incorporadas ao tecido renal e contribuíram para a melhora funcional e morfológica renais[105].

No entanto, ao adquirir potencial de crescimento ilimitado, as CTIPs podem apresentar características semelhantes às células cancerígenas. Esse efeito foi documentado em camundongos geneticamente modificados, nos quais as células somáticas foram reprogramadas após administração de doxiciclina, e apresentaram alterações displásicas e mudanças na metilação do DNA[106]. No rim, por exemplo, a recombinação *in vivo* das células somáticas levou à formação de tumores com características semelhantes ao tumor de Wilms, sugerindo que a regulação epigenética associada à geração de CTIPs pode levar ao desenvolvimento de algumas neoplasias em particular.

Song *et al* demonstraram que as CTIPs podem também ser geradas a partir da repogramação das células mesangiais humanas, as quais passaram a expressar proteínas classicamente encontradas em células-tronco, como fosfatase alcalina, Oct3/4, TRA-1-60 e TRA-1-81[107]. Além disso, as células mesangiais reprogramadas deram origem às três camadas de células germinativas embrionárias, formaram corpos embrioides (esses representam o principal estágio na diferenciação das células-tronco pluripotentes) e, quando injetadas no camundongo imunocomprometido, formaram teratoma, refletindo o potencial pluripotente.

As CTIPs podem ser também induzidas a partir de células presentes no sedimento urinário, conforme descrito em 13 doadores adultos, apresentando eficiência de reprogramação dependente diretamente da idade e que variou de 0,01 a 4%[108]. Da mesma forma que as células mesangiais reprogramadas, houve diferenciação nas três camadas de células germinativas, formação de corpos embrioides e de teratoma no camundongo imunocomprometido.

No entanto, estudos subsequentes são necessários para avaliar o real potencial das CTIPs originadas do rim. Uma desvantagem do uso das células mesangiais reprogramadas seria a realização de biópsia renal para a obtenção das células, o que envolve não somente o risco do procedimento, mas também a aquisição de células viáveis quando a fibrose é extensa. No caso das CTPIs derivadas do sedimento urinário, as vantagens são inúmeras, incluindo a simplicidade, o fato de ser um procedimento não invasivo e a não necessidade de haver um banco de células, uma vez que a urina pode ser coletada a qualquer momento. Outro aspecto que requer comprovação, mas que parece bastante razoável, inclui o fato de as células da urina terem menos mutações somáticas em comparação aos fibroblastos da pele, uma vez que a pele está exposta à radiação ultravioleta.

CONCLUSÕES

As células hematopoiéticas apresentam pequena taxa de incorporação ao epitélio tubular em diferentes modelos de lesão renal e não são mobilizadas para o sítio da lesão. As células-tronco mesenquimais (CTMs) apresentam resultados promissores e estão associadas à melhora da função renal por meio principalmente de mecanismos parácrinos, incluindo efeitos anti-inflamatórios, antifibróticos, antiapoptóticos, imunomodulatórios e neoangiogênicos, embora sejam também descritas evidências de mecanismos diretos mediados pela incorporação tubular renal em proporção desprezível. Dessa forma, a utilização das CTMs em ensaios clínicos em seres humanos é justificável e tem suporte em dados obtidos em animais de pequeno e grande portes. As células-tronco do líquido amniótico são também bastante promissoras, mas requerem ainda avaliação de segurança e eficácia em seres humanos.

Existe grande entusiasmo para a identificação de diferentes populações de células-tronco/progenitoras específicas do tecido renal em roedores e seres humanos. A utilização de plataformas inovadoras, como o emprego de análogos da timidina e o *genetic lineage tracing* utilizando camundongos transgênicos para a identificação daquelas populações, apresenta implicações biológicas e terapêuticas. No entanto, tais populações devem preencher efetivamente as funções cardinais de células-tronco/progenitoras, ou seja, clonogenicidade, capacidade de autorrenovação e diferenciação nos tipos celulares presentes nos néfrons e contribuição para o reparo renal por meio da integração tubular/glomerular, além da diferenciação nos sítios de lesão.

Os estudos envolvendo as células-tronco induzíveis pluripotentes melhoraram o entendimento do desenvolvimento renal, permitiram o estabelecimento de modelos de doença genéticas e de uma plataforma para estudos toxicológicos, além de representarem uma fonte adicional de células para o tratamento de doenças renais. No entanto, sua segurança, principalmente em relação ao potencial neoplásico, dever ser exaustivamente investigada antes que ensaios em seres humanos sejam desenvolvidos.

O século XXI será brilhante com o desenvolvimento dessas pesquisas. No entanto, aspectos éticos devem ser também discutidos amplamente e estudos multicêntricos devem ser desenhados para a validação da terapia celular em diferentes doenças renais.

REFERÊNCIAS BIBLIOGRÁFICAS

1. Lombardi D, Becherucci F, Romagnani P. How much can the tubule regenerate and who does it? An open question. *Nephrol Dial Transplant* 2015; Epub ahead of print.
2. Romagnani P, Rinkevich Y, Dekel B. The use of lineage tracing to study kidney injury and regeneration. *Nat Rev Nephrol* 2015; **11**: 420-431.
3. Humphreys BD, DiRocco DP. Lineage-tracing methods and the kidney. *Kidney Int* 2014; **86**: 481-488.
4. Poulsom R, Forbes SJ, Hodivala-Dilke K *et al.* Bone marrow contributes to renal parenchymal turnover and regeneration. *J Pathol* 2001; **195**: 229-235.
5. Gupta S, Verfaillie C, Chmielewski D *et al.* A role for extrarenal cells in the regeneration following acute renal failure. *Kidney Int* 2002; **62**: 1285-1290.
6. Imasawa T, Utsunomiya Y, Kawamura T *et al.* The potential of bone marrow-derived cells to differentiate to glomerular mesangial cells. *J Am Soc Nephrol* 2001; **12**: 1401-1409.
7. Ito T, Suzuki A, Imai E *et al.* Bone marrow is a reservoir of repopulating mesangial cells during glomerular remodeling. *J Am Soc Nephrol* 2001; **12**: 2625-2635.
8. Lin F, Cordes K, Li L *et al.* Hematopoietic stem cells contribute to the regeneration of renal tubules after renal ischemia-reperfusion injury in mice. *J Am Soc Nephrol* 2003; **14**: 1188-1199.
9. Fang TC, Alison MR, Cook HT *et al.* Proliferation of bone marrow-derived cells contributes to regeneration after folic acid-induced acute tubular injury. *J Am Soc Nephrol* 2005; **16**: 1723-1732.
10. Duffield JS, Park KM, Hsiao LL *et al.* Restoration of tubular epithelial cells during repair of the postischemic kidney occurs independently of bone marrow-derived stem cells. *J Clin Invest* 2005; **115**: 1743-1755.
11. Humphreys BD, Valerius MT, Kobayashi A *et al.* Intrinsic epithelial cells repair the kidney after injury. *Cell Stem Cell* 2008; **2**: 284-291.
12. Humphreys BD, Czerniak S, DiRocco DP *et al.* Repair of injured proximal tubule does not involve specialized progenitors. *Proc Natl Acad Sci U S A* 2011; **108**: 9226-9231.
13. Ronconi E, Sagrinati C, Angelotti ML *et al.* Regeneration of glomerular podocytes by human renal progenitors. *J Am Soc Nephrol* 2009; **20**: 322-332.
14. Angelotti ML, Ronconi E, Ballerini L *et al.* Characterization of renal progenitors committed toward tubular lineage and their regenerative potential in renal tubular injury. *Stem Cells* 2012; **30**: 1714-1725.
15. Lindgren D, Bostrom AK, Nilsson K *et al.* Isolation and characterization of progenitor-like cells from human renal proximal tubules. *Am J Pathol* 2011; **178**: 828-837.
16. Smeets B, Boor P, Dijkman H *et al.* Proximal tubular cells contain a phenotypically distinct, scattered cell population involved in tubular regeneration. *J Pathol* 2013; **229**: 645-659.
17. Berger K, Bangen JM, Hammerich L *et al.* Origin of regenerating tubular cells after acute kidney injury. *Proc Natl Acad Sci U S A* 2014; **111**: 1533-1538.
18. Berger K, Schulte K, Boor P *et al.* The regenerative potential of parietal epithelial cells in adult mice. *J Am Soc Nephrol* 2014; **25**: 693-705.
19. Appel D, Kershaw DB, Smeets B *et al.* Recruitment of podocytes from glomerular parietal epithelial cells. *J Am Soc Nephrol* 2009; **20**: 333-343.
20. Lasagni L, Angelotti ML, Ronconi E *et al.* Podocyte regeneration driven by renal progenitors determines glomerular disease remission and can be pharmacologically enhanced. *Stem Cell Reports* 2015; **5**: 248-263.
21. Pleniceanu O, Harari-Steinberg O, Dekel B. Concise review: Kidney stem/progenitor cells: differentiate, sort out, or reprogram? *Stem Cells* 2010; **28**: 1649-1660.
22. Bussolati B, Camussi G. Therapeutic use of human renal progenitor cells for kidney regeneration. *Nat Rev Nephrol* 2015; **11**: 695-706.
23. Zhou W, Boucher RC, Bollig F *et al.* Characterization of mesonephric development and regeneration using transgenic zebrafish. *Am J Physiol Renal Physiol* 2010; **299**: F1040-F1047.
24. Kobayashi A, Valerius MT, Mugford JW *et al.* Six2 defines and regulates a multipotent self-renewing nephron progenitor population throughout mammalian kidney development. *Cell Stem Cell* 2008; **3**: 169-181.
25. Hendry C, Rumballe B, Moritz K *et al.* Defining and redefining the nephron progenitor population. *Pediatr Nephrol* 2011; **26**: 1395-1406.
26. Barker N, Rookmaaker MB, Kujala P *et al.* Lgr5(+ve) stem/progenitor cells contribute to nephron formation during kidney development. *Cell Rep* 2012; **2**: 540-552.
27. Humphreys BD, Lin SL, Kobayashi A *et al.* Fate tracing reveals the pericyte and not epithelial origin of myofibroblasts in kidney fibrosis. *Am J Pathol* 2010; **176**: 85-97.
28. Metsuyanim S, Harari-Steinberg O, Buzhor E *et al.* Expression of stem cell markers in the human fetal kidney. *PLoS One* 2009; **4**: e6709.
29. Sweeney D, Lindstrom N, Davies JA. Developmental plasticity and regenerative capacity in the renal ureteric bud/collecting duct system. *Development* 2008; **135**: 2505-2510.
30. Costantini F. GDNF/Ret signaling and renal branching morphogenesis: From mesenchymal signals to epithelial cell behaviors. *Organogenesis* 2010; **6**: 252-262.
31. Cebrian C, Asai N, D'Agati V *et al.* The number of fetal nephron progenitor cells limits ureteric branching and adult nephron endowment. *Cell Rep* 2014; **7**: 127-137.
32. Li J, Ariunbold U, Suhaimi N *et al.* Collecting duct-derived cells display mesenchymal stem cell properties and retain selective in vitro and in vivo epithelial capacity. *J Am Soc Nephrol* 2015; **26**: 81-94.
33. Oliver JA, Maarouf O, Cheema FH *et al.* The renal papilla is a niche for adult kidney stem cells. *J Clin Invest* 2004; **114**: 795-804.
34. Ward HH, Romero E, Welford A *et al.* Adult human CD133/1(+) kidney cells isolated from papilla integrate into developing kidney tubules. *Biochim Biophys Acta* 2011; **1812**: 1344-1357.
35. Bussolati B, Moggio A, Collino F *et al.* Hypoxia modulates the undifferentiated phenotype of human renal inner medullary CD133+ progenitors through Oct4/miR-145 balance. *Am J Physiol Renal Physiol* 2012; **302**: F116-F128.
36. Kim SS, Park HJ, Han J *et al.* Improvement of kidney failure with fetal kidney precursor cell transplantation. *Transplantation* 2007; **83**: 1249-1258.

37. Imberti B, Corna D, Rizzo P *et al.* Renal primordia activate kidney regenerative events in a rat model of progressive renal disease. *PLoS One* 2015; **10**: e0120235.
38. Rangarajan S, Sunil B, Fan C *et al.* Distinct populations of label-retaining cells in the adult kidney are defined temporally and exhibit divergent regional distributions. *Am J Physiol Renal Physiol* 2014; **307**: F1274-F1282.
39. Wang J, Lin G, Alwaal A *et al.* Kinetics of label retaining cells in the developing rat kidneys. *PLoS One* 2015; **10**: e0144734.
40. Rangel EB, Gomes SA, Dulce RA *et al.* C-kit(+) cells isolated from developing kidneys are a novel population of stem cells with regenerative potential. *Stem Cells* 2013; **31**: 1644-1656.
41. Wang H, Gomez JA, Klein S *et al.* Adult renal mesenchymal stem cell-like cells contribute to juxtaglomerular cell recruitment. *J Am Soc Nephrol* 2013; **24**: 1263-1273.
42. Pippin JW, Sparks MA, Glenn ST *et al.* Cells of renin lineage are progenitors of podocytes and parietal epithelial cells in experimental glomerular disease. *Am J Pathol* 2013; **183**: 542-557.
43. Pippin JW, Glenn ST, Krofft RD *et al.* Cells of renin lineage take on a podocyte phenotype in aging nephropathy. *Am J Physiol Renal Physiol* 2014; **306**: F1198-F1209.
44. Buzhor E, Omer D, Harari-Steinberg O *et al.* Reactivation of NCAM1 defines a subpopulation of human adult kidney epithelial cells with clonogenic and stem/progenitor properties. *Am J Pathol* 2013; **183**: 1621-1633.
45. Harari-Steinberg O, Metsuyanim S, Omer D *et al.* Identification of human nephron progenitors capable of generation of kidney structures and functional repair of chronic renal disease. *EMBO Mol Med* 2013; **5**: 1556-1568.
46. Patschan D, Michurina T, Shi HK *et al.* Normal distribution and medullary-to-cortical shift of Nestin-expressing cells in acute renal ischemia. *Kidney Int* 2007; **71**: 744-754.
47. Stokman G, Stroo I, Claessen N *et al.* Stem cell factor expression after renal ischemia promotes tubular epithelial survival. *PLoS One* 2010; **5**: e14386.
48. Song J, Czerniak S, Wang T *et al.* Characterization and fate of telomerase-expressing epithelia during kidney repair. *J Am Soc Nephrol* 2011; **22**: 2256-2265.
49. Bruno S, Bussolati B, Grange C *et al.* Isolation and characterization of resident mesenchymal stem cells in human glomeruli. *Stem Cells Dev* 2009; **18**: 867-880.
50. Roy E, Neufeld Z, Livet J *et al.* Concise review: understanding clonal dynamics in homeostasis and injury through multicolor lineage tracing. *Stem Cells* 2014; **32**: 3046-3054.
51. Rinkevich Y, Montoro DT, Contreras-Trujillo H *et al.* In vivo clonal analysis reveals lineage-restricted progenitor characteristics in mammalian kidney development, maintenance, and regeneration. *Cell Rep* 2014; **7**: 1270-1283.
52. Yokoo T, Ohashi T, Shen JS *et al.* Human mesenchymal stem cells in rodent whole-embryo culture are reprogrammed to contribute to kidney tissues. *Proc Natl Acad Sci U S A* 2005; **102**: 3296-3300.
53. Herrera MB, Bussolati B, Bruno S *et al.* Mesenchymal stem cells contribute to the renal repair of acute tubular epithelial injury. *Int J Mol Med* 2004; **14**: 1035-1041.
54. Morigi M, Imberti B, Zoja C *et al.* Mesenchymal stem cells are renotropic, helping to repair the kidney and improve function in acute renal failure. *J Am Soc Nephrol* 2004; **15**: 1794-1804.
55. Togel F, Hu Z, Weiss K *et al.* Administered mesenchymal stem cells protect against ischemic acute renal failure through differentiation-independent mechanisms. *Am J Physiol Renal Physiol* 2005; **289**: F31-F42.
56. Lange C, Togel F, Ittrich H *et al.* Administered mesenchymal stem cells enhance recovery from ischemia/reperfusion-induced acute renal failure in rats. *Kidney Int* 2005; **68**: 1613-1617.
57. Herrera MB, Bussolati B, Bruno S *et al.* Exogenous mesenchymal stem cells localize to the kidney by means of CD44 following acute tubular injury. *Kidney Int* 2007; **72**: 430-441.
58. Imberti B, Morigi M, Tomasoni S *et al.* Insulin-like growth factor-1 sustains stem cell mediated renal repair. *J Am Soc Nephrol* 2007; **18**: 2921-2928.
59. Bi B, Schmitt R, Israilova M *et al.* Stromal cells protect against acute tubular injury via an endocrine effect. *J Am Soc Nephrol* 2007; **18**: 2486-2496.
60. Casiraghi F, Noris M, Remuzzi G. Immunomodulatory effects of mesenchymal stromal cells in solid organ transplantation. *Curr Opin Organ Transplant* 2010; **15**: 731-737.
61. Behr L, Hekmati M, Fromont G *et al.* Intra renal arterial injection of autologous mesenchymal stem cells in an ovine model in the postischemic kidney. *Nephron Physiol* 2007; **107**: 65-76.
62. Rookmaaker MB, Smits AM, Tolboom H *et al.* Bone-marrow-derived cells contribute to glomerular endothelial repair in experimental glomerulonephritis. *Am J Pathol* 2003; **163**: 553-562.
63. Uchimura H, Marumo T, Takase O *et al.* Intrarenal injection of bone marrow-derived angiogenic cells reduces endothelial injury and mesangial cell activation in experimental glomerulonephritis. *J Am Soc Nephrol* 2005; **16**: 997-1004.
64. Rookmaaker MB, Verhaar MC, de Boer HC *et al.* Met-RANTES reduces endothelial progenitor cell homing to activated (glomerular) endothelium in vitro and in vivo. *Am J Physiol Renal Physiol* 2007; **293**: F624-F630.
65. Wong CY, Cheong SK, Mok PL *et al.* Differentiation of human mesenchymal stem cells into mesangial cells in post-glomerular injury murine model. *Pathology* 2008; **40**: 52-57.
66. Held PK, Al-Dhalimy M, Willenbring H *et al.* In vivo genetic selection of renal proximal tubules. *Mol Ther* 2006; **13**: 49-58.
67. Ninichuk V, Gross O, Segerer S *et al.* Multipotent mesenchymal stem cells reduce interstitial fibrosis but do not delay progression of chronic kidney disease in collagen4A3-deficient mice. *Kidney Int* 2006; **70**: 121-129.
68. Choi S, Park M, Kim J *et al.* The role of mesenchymal stem cells in the functional improvement of chronic renal failure. *Stem Cells Dev* 2009; **18**: 521-529.
69. Caldas HC, Fernandes IM, Gerbi F *et al.* Effect of whole bone marrow cell infusion in the progression of experimental chronic renal failure. *Transplant Proc* 2008; **40**: 853-855.
70. Cavaglieri RC, Martini D, Sogayar MC *et al.* Mesenchymal stem cells delivered at the subcapsule of the kidney ameliorate renal disease in the rat remnant kidney model. *Transplant Proc* 2009; **41**: 947-951.
71. Alexandre CS, Volpini RA, Shimizu MH *et al.* Lineage-negative bone marrow cells protect against chronic renal failure. *Stem Cells* 2009; **27**: 682-692.
72. Semedo P, Correa-Costa M, Antonio CM *et al.* Mesenchymal stem cells attenuate renal fibrosis through immune modulation and remodeling properties in a rat remnant kidney model. *Stem Cells* 2009; **27**: 3063-3073.
73. Oliveira-Sales EB, Maquigussa E, Semedo P *et al.* Mesenchymal stem cells (MSC) prevented the progression of renovascular hypertension, improved renal function and architecture. *PLoS One* 2013; **8**: e78464.
74. Eirin A, Zhu XY, Ferguson CM *et al.* Intra-renal delivery of mesenchymal stem cells attenuates myocardial injury after reversal of hypertension in porcine renovascular disease. *Stem Cell Res Ther* 2015; **6**: 7.
75. Franchi F, Peterson KM, Xu R *et al.* Mesenchymal Stromal Cells Improve Renovascular Function in Polycystic Kidney Disease. *Cell Transplant* 2015; **24**: 1687-1698.
76. Gaspari F, Cravedi P, Mandala M *et al.* Predicting cisplatin-induced acute kidney injury by urinary neutrophil gelatinase-associated lipocalin excretion: a pilot prospective case-control study. *Nephron Clin Pract* 2010; **115**: c154-c160.
77. Monsel A, Zhu YG, Gennai S *et al.* Cell-based therapy for acute organ injury: preclinical evidence and ongoing clinical trials using mesenchymal stem cells. *Anesthesiology* 2014; **121**: 1099-1121.

78. Westenfelder C, Togel FE. Protective actions of administered mesenchymal stem cells in acute kidney injury: relevance to clinical trials. *Kidney Int Suppl* 2011; **1**: 103-106.
79. Sun L, Akiyama K, Zhang H *et al.* Mesenchymal stem cell transplantation reverses multiorgan dysfunction in systemic lupus erythematosus mice and humans. *Stem Cells* 2009; **27**: 1421-1432.
80. Liang J, Zhang H, Hua B *et al.* Allogenic mesenchymal stem cells transplantation in refractory systemic lupus erythematosus: a pilot clinical study. *Ann Rheum Dis* 2010; **69**: 1423-1429.
81. Wang D, Zhang H, Liang J *et al.* Allogeneic mesenchymal stem cell transplantation in severe and refractory systemic lupus erythematosus: 4 years of experience. *Cell Transplant* 2013; **22**: 2267-2277.
82. Perico N, Casiraghi F, Introna M *et al.* Autologous mesenchymal stromal cells and kidney transplantation: a pilot study of safety and clinical feasibility. *Clin J Am Soc Nephrol* 2011; **6**: 412-422.
83. Tan J, Wu W, Xu X *et al.* Induction therapy with autologous mesenchymal stem cells in living-related kidney transplants: a randomized controlled trial. *JAMA* 2012; **307**: 1169-1177.
84. Reinders ME, de Fijter JW, Roelofs H *et al.* Autologous bone marrow-derived mesenchymal stromal cells for the treatment of allograft rejection after renal transplantation: results of a phase I study. *Stem Cells Transl Med* 2013; **2**: 107-111.
85. Reinders ME, Rabelink TJ, de Fijter JW. The role of mesenchymal stromal cells in chronic transplant rejection after solid organ transplantation. *Curr Opin Organ Transplant* 2013; **18**: 44-50.
86. De CP, Bartsch G Jr., Siddiqui MM *et al.* Isolation of amniotic stem cell lines with potential for therapy. *Nat Biotechnol* 2007; **25**: 100-106.
87. Siegel N, Valli A, Fuchs C *et al.* Induction of mesenchymal/epithelial marker expression in human amniotic fluid stem cells. *Reprod Biomed Online* 2009; **19**: 838-846.
88. Perin L, Giuliani S, Jin D *et al.* Renal differentiation of amniotic fluid stem cells. *Cell Prolif* 2007; **40**: 936-948.
89. Hauser PV, De FR, Bruno S *et al.* Stem cells derived from human amniotic fluid contribute to acute kidney injury recovery. *Am J Pathol* 2010; **177**: 2011-2021.
90. Monteiro Carvalho Mori da Cunha MG, Zia S, Oliveira AF *et al.* Amniotic fluid derived stem cells with a renal progenitor phenotype inhibit interstitial fibrosis in renal ischemia and reperfusion injury in rats. *PLoS One* 2015; **10**: e0136145.
91. Sun D, Bu L, Liu C *et al.* Therapeutic effects of human amniotic fluid-derived stem cells on renal interstitial fibrosis in a murine model of unilateral ureteral obstruction. *PLoS One* 2013; **8**: e65042.
92. Perin L, Sedrakyan S, Giuliani S *et al.* Protective effect of human amniotic fluid stem cells in an immunodeficient mouse model of acute tubular necrosis. *PLoS One* 2010; **5**: e9357.
93. Sedrakyan S, Da SS, Milanesi A *et al.* Injection of amniotic fluid stem cells delays progression of renal fibrosis. *J Am Soc Nephrol* 2012; **23**: 661-673.
94. Baulier E, Favreau F, Le CA *et al.* Amniotic fluid-derived mesenchymal stem cells prevent fibrosis and preserve renal function in a preclinical porcine model of kidney transplantation. *Stem Cells Transl Med* 2014; **3**: 809-820.
95. Rosner M, Schipany K, Gundacker C *et al.* Renal differentiation of amniotic fluid stem cells: perspectives for clinical application and for studies on specific human genetic diseases. *Eur J Clin Invest* 2012; **42**: 677-684.
96. Siegel N, Rosner M, Unbekandt M *et al.* Contribution of human amniotic fluid stem cells to renal tissue formation depends on mTOR. *Hum Mol Genet* 2010; **19**: 3320-3331.
97. Xinaris C, Benedetti V, Novelli R *et al.* Functional human podocytes generated in organoids from amniotic fluid stem cells. *J Am Soc Nephrol* 2015; Epub ahead of print.
98. Schiavo AA, Franzin C, Albiero M *et al.* Endothelial properties of third-trimester amniotic fluid stem cells cultured in hypoxia. *Stem Cell Res Ther* 2015; **6**: 209.
99. Thatava T, Armstrong AS, De Lamo JG *et al.* Successful disease-specific induced pluripotent stem cell generation from patients with kidney transplantation. *Stem Cell Res Ther* 2011; **2**: 48.
100. Polo JM, Liu S, Figueroa ME *et al.* Cell type of origin influences the molecular and functional properties of mouse induced pluripotent stem cells. *Nat Biotechnol* 2010; **28**: 848-855.
101. Araoka T, Mae S, Kurose Y *et al.* Efficient and rapid induction of human iPSCs/ESCs into nephrogenic intermediate mesoderm using small molecule-based differentiation methods. *PLoS One* 2014; **9**: e84881.
102. Xia Y, Sancho-Martinez I, Nivet E *et al.* The generation of kidney organoids by differentiation of human pluripotent cells to ureteric bud progenitor-like cells. *Nat Protoc* 2014; **9**: 2693-2704.
103. Morizane R, Lam AQ, Freedman BS *et al.* Nephron organoids derived from human pluripotent stem cells model kidney development and injury. *Nat Biotechnol* 2015; **33**: 1193-1200.
104. Takasato M, Er PX, Chiu HS *et al.* Kidney organoids from human iPS cells contain multiple lineages and model human nephrogenesis. *Nature* 2015; **526**: 564-568.
105. Imberti B, Tomasoni S, Ciampi O *et al.* Renal progenitors derived from human iPSCs engraft and restore function in a mouse model of acute kidney injury. *Sci Rep* 2015; **5**: 8826.
106. Ohnishi K, Semi K, Yamamoto T *et al.* Premature termination of reprogramming in vivo leads to cancer development through altered epigenetic regulation. *Cell* 2014; **156**: 663-677.
107. Song B, Niclis JC, Alikhan MA *et al.* Generation of induced pluripotent stem cells from human kidney mesangial cells. *J Am Soc Nephrol* 2011; **22**: 1213-1220.
108. Zhou T, Benda C, Duzinger S *et al.* Generation of induced pluripotent stem cells from urine. *J Am Soc Nephrol* 2011; **22**: 1221-1228.

Seção 5

Nefrologia Pediátrica

◆

29

ENURESE NOTURNA: AVALIAÇÃO MULTIDISCIPLINAR

Simone Nascimento Fagundes
Vera Hermina Kalika Kock

◆

INTRODUÇÃO

A Sociedade Internacional de Continência em Criança, *International Children's Continence Society* (*ICCS*), define enurese noturna como uma perda involuntária de urina durante o sono, por uma criança normal, sem alterações do trato geniturinário, em idade que deveria ter atingido controle esfincteriano, o qual ocorre em indivíduos com 5 ou mais anos de idade. Desde a normatização da *ICCS* de 2014, essa condição clínica passa a ser denominada unicamente de "enurese" (EN) e pode ter sintomas diurnos associados (enurese não monossintomática, ENNM) ou exclusivamente noturnos (enurese monossintomática, ENM). A ENM primária manifesta-se por episódios de enurese sem nenhum período de aquisição do controle vesical, enquanto a ENM secundária caracteriza-se por perda urinária durante o sono, após aquisição de controle vesical completo durante pelo menos seis meses[1-3].

A ENM é um problema comum na infância, com predominância do sexo masculino, e afeta aproximadamente 5 a 10% das crianças de 7 anos de idade, e 1 a 2% dos adolescentes. Frequentemente afeta vários membros de uma família, com prevalência de 77% e 15%, em indivíduos com ambos os pais enuréticos, e em nenhum progenitor, respectivamente. Sugere-se que a EN se constitua em entidade geneticamente heterogênea com influências de fatores ambientais, somáticos, psicossociais[4,5].

Os fatores de risco para EN também incluem a associação com estresse psicológico, como baixo nível socioeconômico, desemprego, famílias numerosas, separação dos pais, troca de escola, nascimento de irmãos. Essas causas, quando incidentes no período de aquisição do controle esfincteriano, podem interferir com o estudo da regulação central sobre o funcionamento vesical[6].

ASPECTOS FISIOPATOGÊNICOS DA ENURESE MONOSSINTOMÁTICA

O conjunto de eventos promotores do episódio da enurese ocorre quando a criança enche a bexiga durante o sono e deflagra o esvaziamento vesical involuntário sem acordar, podendo ocorrer várias vezes à noite. Pode haver associação com baixa capacidade funcional vesical e/ou com instabilidade da musculatura detrusora da bexiga durante o sono[7].

A dificuldade da criança enurética para acordar foi relacionada à ocorrência dos episódios de perda urinária predominantemente durante o sono de ondas lentas, durante o qual o limiar para despertar é mais alto. Contudo, estudos de polissonografia (PSG) nesses pacientes verificaram sono polissonograficamente normal[8].

A falta de liberação de hormônio antidiurético (HAD) durante o sono, instabilidade e/ou diminuição da capacidade da bexiga e da incapacidade de despertar do sono pela sensação da bexiga cheia[7] integram a tríade patogênica da enurese. A essa tríade somam-se, em alguns pacientes, sintomas de incoordenação motora com dificuldades nas atividades diárias e escolares que foram atribuídos à imaturidade dos núcleos do tronco cerebral, *locus coeruleus* e região lateral do centro pontino da micção. Os fatores mais associados a essa aquisição tardia do controle central sobre o funcionamento vesical são:

baixo peso ao nascer, baixa estatura, atraso no desenvolvimento motor e de coordenação motora fina, atraso na fala e desenvolvimento da linguagem e deficiência na percepção espacial e visomotora[9].

O déficit na maturação dessas áreas corticais pode interferir diretamente no controle postural, visto que ele emerge da interação dinâmica entre os sistemas musculoesquelético, neural e sensorial, e envolve controlar a posição do corpo no espaço para manter a estabilidade e orientação. Todos esses dados abrem caminho para condutas terapêuticas que reestruturam a funcionalidade das estruturas que contribuem para a continência urinária e tornam importantes as avaliações da postura estática e dinâmica com enfoque em pelve e tronco[10].

ENURESE E COMORBIDADES

A enurese é uma entidade multifatorial[2,4] cujo curso pode ser afetado por outros fatores, como a presença de hipercalciúria[11], transtornos do déficit de atenção e hiperatividade (TDAH)[12], apneia do sono[13], constipação e incontinência fecal[14], obesidade[15], cefaleia e psicológicos[12].

Há conhecida correlação entre EN primária e ronco. Eventos respiratórios obstrutivos associam-se com oscilações de pressão intratorácica negativa e pressão abdominal positiva. Elevações da pressão abdominal afetam diretamente a função da bexiga por compressão abdominal, enquanto a negativação da pressão intratorácica promove distensão atrial e resulta em secreção aumentada de peptídeo natriurético atrial, com aumento da excreção urinária de sódio, contribuindo para o episódio enurético. A EN nessas crianças manifesta-se por poliúria associada ao sono profundo secundário a repetidos estímulos de hipóxia[8,13].

A associação da enurese com um distúrbio no mecanismo do acordar leva a sua inclusão no grupo das parassonias, definidas como comportamento anormal durante o sono, com prejuízo das atividades cotidianas, por alterações no padrão do sono *non rapid eye movement* (NREM), juntamente com despertar confusional, terror noturno e sonambulismo[16].

A associação entre distúrbios miccionais e constipação é conhecida e ocorre em cerca de 50% dos pacientes com disfunções do trato geniturinário inferior. A *ICCS*, recentemente, propôs o termo disfunção vesicointestinal ou *bladder and bowel dysfunction (BBD)*, como uma combinação funcional da bexiga e intestino, incluindo hiperatividade da bexiga, com aumento ou diminuição da micção, hipoatividade da bexiga e ritmo intestinal diminuído. Em longo prazo, a constipação pode evoluir com incontinência fecal por diminuição da sensação evacuatória, pela compressão das fibras nervosas com a presença de fezes endurecidas e fecalomas, perpetuando assim o sintoma enurético[2,14].

Hipercalciúria tem sido considerada um fator patogênico importante de EN. Há correlação significativa entre excreção de cálcio, natriurese e poliúria noturna, desregulação da excreção de prostaglandinas, baixa osmolaridade urinária, aumento da excreção de sódio e osmolaridade e disfunção da aquaporina-2[11].

Crianças e adolescentes portadores de TDAH têm cerca de 2,7 vezes maior risco de apresentar episódios de enurese. A relação entre as duas doenças mostra que a não resolução ou tratamento de uma desordem aumenta o risco para o outro distúrbio[12].

A criança ou adolescente obeso tem risco seis vezes maior em apresentar EN, devido a uma relação de diversos fatores, como metabolismo da glicose e aumento da produção de urina, sofrimento psicológico pelas duas condições, dieta pouco saudável com consequente poliúria noturna, apneia do sono por compressão mecânica das vias aéreas durante o sono e flacidez das estruturas do assoalho pélvico[15].

ENURESE E TRATAMENTO

Em geral, o prognóstico da ENM é bom, com taxa de cura espontânea de 10 a 15% a cada ano, contudo a prevalência em adultos jovens é de 1 a 2%, com enorme impacto na autoestima, qualidade do sono, desempenho na escola e na vida social e familiar[1,2,5,9].

Recomenda-se que se inicie o tratamento da ENM entre 6 e 8 anos de idade, quando o problema começa a interferir nas atividades sociais da criança, e essa tem interesse em solucioná-lo. A abordagem das comorbidades, previamente à terapia escolhida, pode levar à cura da ENM antes da instituição terapêutica específica[17,18]. A análise individualizada de cada paciente facilita a escolha do tratamento mais eficiente, cuja instituição depende da motivação da família e do paciente.

As propostas terapêuticas existentes para a ENM englobam o uso da terapia comportamental, por meio da uroterapia e alarme, e o tratamento medicamentoso, com a desmopressina, como análogo do hormônio antidiurético. A uroterapia baseia-se na conscientização dos hábitos miccionais, intestinais, alimentares e de restrição hídrica, utilizado antes e/ou concomitante às outras opções terapêuticas. Outras opções farmacológicas, como oxibutinina e imipramina, não são indicadas como primeira linha na ENM[18-21].

O alarme funciona por meio de um dispositivo que produz som e/ou sensação vibratória quando a primeira gota de urina entra em contato com o sensor justaposto à roupa íntima do paciente. Supõe-se que o alarme produza, além do efeito no despertar do paciente, aumento na capacidade vesical noturna e conscientização da sensação de plenitude vesical. Trata-se de metodologia segura. Falha terapêutica ocorre em 10 a 30% dos casos, principalmente no contexto de um ambiente familiar desfavorável e instável[19].

Os enuréticos poliúricos beneficiam-se com uso do análogo sintético do hormônio antidiurético, acetato de desmopressina. É considerado seguro e de baixo risco quando realizado com restrição hídrica cerca de 1 hora antes da tomada da medicação, para minimizar o risco de hiponatremia dilucional. A cura permanente está relacionada a uma adaptação e descontinuidade da droga no final do período de tratamento[20,21].

ESTUDO "ENURESE E MULTIFATORIEDADE"

Como descrito, a EN é uma condição clínica de etiologia multifatorial. Essa pesquisa estuda o impacto de uma avaliação completa multidisciplinar e integral do indivíduo com ENM sobre a eficácia terapêutica dos métodos tradicionalmente utilizados (alarme, desmopressina e a combinção alarme e desmopressina)[22]. Trata-se de estudo de coorte prospectivo conduzido por pesquisadores das Unidades de Nefrologia e Fisiologia do Sono do Instituto da Criança (ICr) do Hospital das Clínicas (HC) da Faculdade de Medicina (FM) da Universidade de São Paulo (USP), da Divisão de Fisioterapia da FMUSP e do Departamento de Psicologia da USP, com inclusão de pacientes de 6 a 17 anos de idade incompletos, com diagnóstico de ENM, ao menos um episódio ao mês, de acordo com os critérios da *International Children's Continence Society* (*ICCS*)[1-3], durante 15 meses (2011-2012), com aprovação da ética (0649/10), assinatura do termo de consentimento e apoio financeiro FAPESP (2011/17589-1).

Após a divulgação do projeto por meios de comunicação, os inscritos com queixa de EN foram inicialmente avaliados por meio de cadastro completo, questionário para determinação do nível socioeconômico (Critério de Classificação Econômica Brasil)[23] e inventário de avaliação de comportamentos de crianças (*Child Behavior Checklist, CBCL*)[24]. Sequencialmente, foram encaminhados para avaliação clínica detalhada em um único dia, avaliada em sequência, pelo nefrologista pediátrico, neuropediatra, fisioterapeuta e psicólogos por meio de anamnese estruturada e exame clínico completo com base nas recomendações do *ICCS*[1-3], avaliação de possíveis distúrbios do sono por questionários validados[25-27] e avaliação de postura e equilíbrio[28]. Nos intervalos entre as atividades supracitadas, os pacientes e seus responsáveis responderam, sob orientação dos psicólogos, ao questionário de qualidade de vida *PEDSQL* 4.0[29].

O exame clínico neurológico incluiu história pré e perinatal, com elucidação de potenciais fatores de risco para condições neurológicas, avaliação cognitiva (adequação de respostas e cálculos simples, abstração), equilíbrio estático e dinâmico, coordenação axial e apendicular, força muscular, reflexos osteotendíneos e avaliação de pares de nervos cranianos.

A avaliação fisioterapêutica incluiu o estudo do controle postural por meio de uma plataforma de força, na qual se considerou a oscilação corporal em condições estáticas ou dinâmicas. Avaliou-se a área de oscilação do centro de pressão (COP) na condição de postura ereta quieta, com manipulação dos sistemas sensoriais, por meio de plataformas estáveis e instáveis, de olhos abertos e fechados[28].

Ao final da primeira consulta, os ingressantes foram orientados para o preenchimento domiciliar de um diário, sobre hábitos de ingestão de líquidos, padrão miccional e intestinal durante sete dias, frequência de EN por 30 dias[1-3,22], e padrão de sono pela Academia Americana de Medicina do Sono (*AASM*)[30]. A PSG foi realizada em ambiente hospitalar seguindo normas e variáveis da *AASM* de 2012[30]. Durante a PSG, utilizou-se fralda em todos os pacientes, a fim de caracterizar o volume urinário noturno por meio do seu peso[1].

A realização de exames complementares ocorreu na manhã seguinte ao exame de PSG noturna, sendo coletado no sangue, hemograma, ureia, creatinina, gasometria venosa e, na urina, inicialmente urina tipo I e relação cálcio/creatinina em amostra isolada. Procedeu-se à coleta de urocultura e calciúria de 24 horas se urina tipo I e relação cálcio/creatinina urinária alterada, respectivamente.

Por meio da ultrassonografia (US), avaliaram-se morfologia de rins e vias urinárias, capacidade vesical (CV) pré-miccional, espessura vesical (normal até 3mm), presença de resíduo pós-miccional (normal até 20mL). A CV pré-miccional foi comparada à CV estimada para idade de acordo com a *ICCS* 2006[1]. Concomitantemente, efetuou-se avaliação do diâmetro transverso da ampola retal (considerado normal abaixo de 30mm) como apoio diagnóstico à constipação oculta[2].

Utilizaram-se os critérios da *ICCS* para caracterizar "poliúria noturna", a saber, volume urinário noturno superior a 130% da capacidade vesical estimada[1] e "episódios frequentes" de EM, como presença de quatro ou mais molhadas por semana[2]. Definiu-se constipação, por meio da anamnese, como a eliminação de fezes endurecidas, com esforço, dor ou dificuldade, associada ou não a aumento do intervalo entre as evacuações, escape fecal e sangramento em torno das fezes[14]. Os instrumentos utilizados para corroborar essa situação clínica foram o questionário ROMA III, escala de observação fecal de Bristol, e a medida do diâmetro transverso do reto pela US da pelve[2,14,22].

Após a realização da investigação acima referida, ingressantes com diagnóstico de EN complicada por distúrbio miccional (ENNM) e/ou infecção urinária, EN associada a síndromes genéticas, EN secundária a doenças de base como hipercalciúria, *diabetes mellitus* e *insipidus*, anemia falciforme, apneia do sono grave, hipertensão arterial, doença renal crônica, retardo de desenvolvimento neuropsicomotor, síndrome convulsiva e transtorno hiperatividade/déficit de atenção (TDAH) foram encaminhados para avaliação especializada[22].

ACOMPANHAMENTO CLÍNICO E INTERVENÇÃO TERAPÊUTICA

Após o 30º dia de preenchimento dos diários (eliminações/sono), os pacientes retornavam em consulta médica e aqueles classificados como monossintomáticos, livres de comorbidades tratáveis, foram randomizados aleatoriamente por sorteio para os três grupos de intervenção: alarme, desmopressina e associação de alarme e desmopressina, completando-se pelo menos 20 pacientes em cada grupo. A análise desse estudo foi realizada em três momentos distintos, a saber: período pré-intervenção, pós-intervenção imediata e pós-intervenção tardia (após 12 meses de finalizada a terapêutica).

Em todos os grupos de tratamento, os pacientes receberam orientação comum para ser seguida rigorosamente durante as terapias propostas, a saber: manutenção de hábito intestinal diário, ingestão diária adequada de fibras e líquidos, restrição hídrica após período vespertino, esvaziamento completo da bexiga antes de dormir, preenchimento diário do calendário de estrelas e o diário da evacuação.

Durante toda a fase de aplicação da terapêutica, os pacientes mantiveram contato direto com a pesquisadora (correio eletrônico/telefone semanal) e consulta presencial nos meses, um, três, quatro e seis após instituição do tratamento ou, excepcionalmente, nos casos que necessitassem de reajuste medicamentoso ou qualquer outra condição percebida no acompanhamento à distância.

O grupo alocado para alarme seguiu um protocolo de atendimento que incluiu uma sessão inicial para capacitação dos familiares e um período de exposição ao alarme de cerca de 4 a 7 meses e/ou até que o paciente conseguisse atingir 14 noites consecutivas sem EN[22]. Os modelos de alarme utilizados foram o de "campainha e tapete", produzidos pelo Laboratório de Terapia Comportamental do Instituto de Psicologia da USP, e o de contato com a roupa íntima *Wet-Stop3*® produzido pela PottyMD.

Os pacientes alocados para a desmopressina foram orientados para cessar a ingestão de água 1 a 2 horas antes da administração da desmopressina, evitando efeito colateral de hiponatremia dilucional. Os pacientes usaram o medicamento durante quatro meses, com redução gradativa da dose, ao fim do tratamento. Nos pacientes que não obtiveram redução acima de 50% do número de episódios de EN, após 30 dias de uso, prescreveu-se dose dobrada da medicação. Nesse grupo, a prevenção de recaída estendeu-se por um tempo total de 60 dias após os quatro meses de terapia. Todo grupo de pacientes alocados nessa terapia foi encaminhado para coleta de sangue e urina (dosagem de sódio, potássio, osmolaridade urinária) nas 72 horas subsequentes do início ou mudança de dose da medicação[20,21].

O grupo alocado para desmopressina e alarme (grupo combinado) seguiu o protocolo dos grupos do alarme e desmopressina descritos acima, com orientação aos pacientes de iniciar concomitante às duas terapias. Em ambos os grupos submetidos ao tratamento com desmopressina, as condições para suspensão precoce do protocolo do estudo foram: hiponatremia, hipertensão arterial, episódio convulsivo e/ou opção do paciente.

A resposta ao tratamento foi classificada utilizando critérios da *ICCS*[2] para sucesso inicial e estendendo o período de observação para classificação do sucesso contínuo, de seis meses preconizados pela *ICCS*, para 12 meses. Classificou-se como sucesso inicial: não resposta (NR) – como redução dos episódios enuréticos abaixo de 50%; resposta parcial (RP) – redução entre 50 e 99% dos episódios enuréticos; resposta completa (RC) – redução em 100% dos episódios enuréticos.

A prevenção de recaídas, também chamado de teste de superaprendizagem[22], foi realizada após a obtenção de 14 noites consecutivas sem EN. Os pacientes em uso de desmopressina só realizaram esse procedimento 30 dias após sua suspensão.

Em sequência, realizaram-se por mais 12 meses acompanhamento mensal à distância e consultas trimestrais até conclusão do estudo, sendo finalizado com alta ao paciente após consulta médica completa. Caracterizou-se sucesso em longo prazo de acordo com a *ICCS*[2] como: sucesso contínuo (SC) – ausência de recaída por doze meses após tratamento; recidiva – recorrência de mais de um episódio enurético por mês.

A análise descritiva foi realizada com o R versão 3.2.2, no Mac OS X Yosemite (10.10.5). Na fase anterior à intervenção terapêutica foram realizadas: análise descritiva de dados demográficos, realizada através do cálculo de frequência para as variáveis categóricas e a mediana, média e cálculos de desvio padrão para as variáveis contínuas. Na fase após a intervenção terapêutica: teste de qui-quadrado de Pearson (análise comparativa da resposta terapêutica imediata e tardia dos grupos de tratamento, associação entre os fatores etiológicos reconhecidos na abordagem clínica inicial e resposta do tratamento nos períodos pós-intervenções imediata e tardio), teste "t" de Student pareado (análise dos efeitos dos tratamentos na redução da enurese dependendo dos fatores etiológicos reconhecidos na abordagem clínica inicial), teste de Wilcoxon com intervalo de confiança de 95% (análise comparativa do efeito das intervenções terapêuticas e gravidade da enurese). Na interpretação dos resultados, utilizou-se determinação do p, fixando a significância estatística a 0,05.

DADOS DEMOGRÁFICOS E CARACTERÍSTICAS DA ENURESE

Foram excluídos 52/140 ingressantes por ENNM em 27/140 casos (19,3%), hipercalciúria em 4/140 casos (2,9%), acidose tubular renal em 3/140 casos (2,1%), um caso de TDAH (0,7%), 17/140 casos (12,1%) por não completarem a investigação diagnóstica. Dos 88/140 (62,8%) ingressantes remanescentes, um evoluiu com cura espontânea enquanto aguardava exame de PSG. A

PSG foi realizada em 87 ingressantes, 6/87 (6,9%) tiveram diagnóstico de apneia, sendo encaminhados para seguimento especializado. Dos 82/140 (58,6%) pacientes diagnosticados com ENM: 62/82 eram do sexo masculino (75,6%), idade média de 9,5 anos (± 2,66), 72/82 (85,2%) EN do tipo primário, episódios enuréticos foram relatados como frequentes (≥ 4 episódios/semana) em 65/82 (79,2%) dos pacientes com média 5,9 (±1,93) noites, cerca de 70% dos pacientes molhavam a cama uma a duas vezes por noite. A poliúria noturna foi relatada em 21% dos casos, com significância estatística ($p < 0,001$) em relação aos não poliúricos.

Em relação a dados da anamnese, a presença de prematuridade ocorreu em 14/82 pacientes (18,7%). Outros antecedentes pessoais relatados foram doenças respiratórias (rinite e/ou asma/bronquite) em 34/82 pacientes (41,5%), infecção urinária há mais de 12 meses da data do ingresso no projeto em 11/82 pacientes (13,4%) e 9/82 (11%) pacientes já haviam sido submetidos ao tratamento cirúrgico da hipertrofia adenoamigdaliana. A presença de EN em familiares de primeiro e segundo graus foi confirmada em 72/78 (91,1%) respondentes, em 15%, ambos os pais relataram história familiar positiva para EN.

A tabela 29.1 resume os principais achados de anamnese e exame clínico dos ingressantes no protocolo de crianças e adolescentes com ENM.

AVALIAÇÃO FISIOTERAPÊUTICA PRÉ-INTERVENÇÃO TERAPÊUTICA

Os 82 pacientes foram divididos em dois grupos de acordo com a faixa etária para análise das variáveis: um grupo entre 6 e 11 anos, e outro grupo com idade entre 12 e 16 anos, mostrando que o grupo EN de menor idade (6 a 11 anos) apresentou maior área de deslocamento do centro de pressão nas quatro condições sensoriais, além de maior velocidade média do centro de pressão com atraso na recuperação da estabilidade no ajuste postural compensatório, quando comparado ao grupo controle. Os participantes do grupo entre 12 e 16 anos apresentaram maior área de deslocamento do centro de pressão em duas condições e sem diferenças no ajuste postural compensatório, quando comparados ao grupo controle[31]. A figura 29.1 demonstra esses achados de um paciente enurético quando comparado a um controle normal.

Tabela 29.1 – Distribuição dos pacientes com ENM segundo dados demográficos e parâmetros clínicos.

			n	(%)
Anamnese	Sexo	Masculino	62	75,6
		Feminino	20	24,4
	Tipo	Primário	72	85,2
		Secundário	10	12,2
	Número de episódios/semana	Frequente (≥ 4 vezes)	65	79,2
	Número de episódios/noite	Até 2 episódios/noite	57	69,5
	Nível sócio econômico	A e B	59	72,8
	Tratamento prévio	Sim	34	41,4
	Antecedentes pessoais	Prematuridade	14	18,7
		Doenças respiratórias	34	41,5
		Infecção urinária	11	13,4
	Antecedentes familiares	Antecedente familiar (pais/parentes de 1º e 2º graus)	71	91
	Comorbidades	Constipação	37	45,1
		Incontinência fecal funcional	6	7,3
	Apneia	Leve	30	37
		Moderada	3	3,7
Exame clínico		Sobrepeso e obesidade	35	42,6
		Baixo IMC para a idade	3	3,7

IMC = índice de massa corpórea.

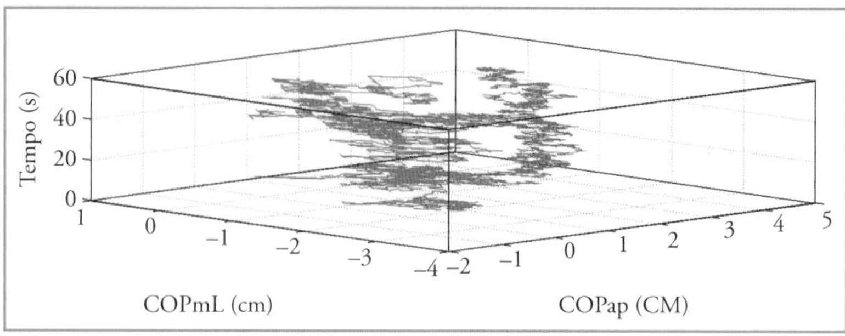

Figura 29.1 – Representação da área de um paciente do grupo enurese (cinza escuro) e um indivíduo do grupo controle (cinza claro) na condição de olhos abertos em superfície estável. COP = centro de pressão.

AVALIAÇÃO COMPLEMENTAR PRÉ-INTERVENÇÃO

DIÁRIO DE ELIMINAÇÕES

A adesão ao preenchimento do diário de eliminações ocorreu em 100% dos casos, com concordância de informações sobre o número de micções diurnas relatadas pelos pais durante a anamnese e aquelas anotadas no diário. A mesma concordância não foi notada à anamnese em relação ao relato de noites molhadas que superou o número de episódios anotados no diário ($p < 0{,}001$), sugerindo supervalorização da queixa pela busca ao tratamento e/ou pelo impacto psicossocial que o sintoma EN provoca nos pacientes/família.

ULTRASSONOGRAFIA

O exame de US de rins e vias urinárias demonstrou normalidade na grande maioria e aqueles que se mostraram com espessura de parede vesical alterada e presença de resíduo pós-miccional acima de 20mL não se verificaram após confirmação do achado inicial.

A avaliação do diâmetro transverso do reto pela US pélvica demonstrou que, em 27/82 (32,9%) pacientes, o diâmetro do reto foi maior que 30mm, sugerindo constipação oculta.

CONSTIPAÇÃO E INCONTINÊNCIA FECAL FUNCIONAL

Em 67/82 (89,3%) pacientes pelo menos um dos critérios diagnósticos para constipação (anamnese, Bristol, Roma e US) foi positivo. Houve necessidade de tratamento farmacológico em 68/82 (82,9%) pacientes, sendo que em 57,4% (39/68) pacientes a utilização de monoterapia com lactulose foi suficiente.

DIÁRIO E ESTUDO DO SONO

Com relação à hora de dormir, verificou-se que 49/82 (64,9%) crianças iam para a cama após as 22 horas, em dias de semana, e 66/82 (80,5%) no fim de semana. Os dados do questionário estruturado utilizando-se a escala de distúrbio de sono na infância (*SDSC*) evidenciaram roncos durante o sono em 31/82 (37,8%) pacientes, sonambulismo em 4/82 (4,9%), pesadelos em 8/82 (9,9%) e bruxismo em 25/82 (30,9%) das crianças. Nenhum dos pacientes apresentou resultados anormais na escala de sonolência de Epworth, bem como no questionário de Berlim[32].

Cura espontânea ocorreu antes da realização de PSG em um dos pacientes com ENM antes do término da investigação. A determinação do índice de apneia e hipopneia avaliado durante a PSG mostrou-se normal em 48/81 (59,3%), leve (entre 1 e 5 eventos por hora) em 30/81 (37%) e de grau moderado (5 a 10 eventos/h) em 3/81 (3,7%) pacientes[22].

INTERVENÇÃO TERAPÊUTICA

Foram selecionados para intervenção terapêutica 82 pacientes com ENM que foram randomizados nos três grupos de tratamento, sete dos quais (8,5%) apresentaram cura antes da randomização. Entre os pacientes que evoluíram para cura na fase pré-intervenção, seis o fizeram após tratamento para constipação e um paciente após aplicação de medidas comportamentais, como diminuição da ingestão de líquido, 2 horas antes de dormir, micção antes de dormir, entre outras já descritas[22].

Os demais 75 pacientes foram randomizados por sorteio com a seguinte distribuição: 30/75 pacientes (40%) para o grupo alarme, 20/75 (26,6%) para o grupo desmopressina e 25/75 (33,4%) para o grupo combinado (alarme e desmopressina). Houve distribuição homogênea entre os grupos nos dados relativos à anamnese e aos exames clínico e laboratorial. A osmolaridade urinária dos pacientes que utilizaram a desmopressina elevou-se após uso da droga, demonstrando aderência ao tratamento preconizado ($p < 0{,}001$).

A tabela 29.2 demonstra a resposta evolutiva nos três grupos de intervenção. Dos 75 pacientes, 14/75 (18,6%) desistiram da terapia ao longo desse período e principal-

Tabela 29.2 – Distribuição dos pacientes com ENM, nos grupos de tratamento, de acordo com a resposta terapêutica imediata caracterizada como resposta completa, resposta parcial, não resposta e desistência.

Fase pós-intervenção imediata	A (%)	D (%)	A + D (%)	Total	X^2	p
RC	10 (33,3)	6 (30)	11 (44)	27 (36)	7,65	0,26
RP	7 (23,3)	8 (40)	5 (20)	20 (26,8)		
NR	4 (13,4)	5 (25)	5 (20)	14 (18,6)		
DT	9 (30)	1 (5)	4 (16)	14 (18,6)		
Total	30 (100)	20 (100)	25 (100)	75 (100)		

RC = resposta completa; RP = resposta parcial; NR = não resposta; DT = desistência; A = alarme; D = dsesmopressina; A + D = alarme e desmopressina (combinado).

mente no grupo alarme (p = 0,00). Algum tipo de resposta, completa e parcial, ocorreu em 56,6% do grupo alarme, 70% do grupo desmopressina e 64% do grupo combinado (p = 0,26).

A tabela 29.3 demonstra a resposta dos pacientes após o período de observação clínica de 12 meses. O sucesso contínuo (SC) ocorreu em 70% do grupo alarme, 84,2% do grupo desmopressina e 100% do grupo combinado (alarme e desmopressina). A recidiva ocorreu em 3/20 (15%) pacientes do grupo alarme e 1/19 (5,2%) do grupo desmopressina. Não houve recidivas no grupo combinado (p = 0,21).

A associação entre os fatores reconhecidos na abordagem clínica inicial e a gravidade da enurese (% números de episódios/mês) na fase pré-intervenção foi avaliada para apneia prévia (leve e moderada), bruxismo, capacidade vesical normal para a idade, constipação prévia, doença respiratória prévia, frequência de episódios de EN (por mês e por noite), faixa etária, hereditariedade, idade adequada de retirada das fraldas (≥ 30 meses de vida), frequência miccional normal (3 a 7 micções/dia), pesadelos, poliúria noturna, prematuridade, roncos, sexo, obesidade/sobrepeso e sonambulismo com presença de significância somente para prematuridade (p = 0,03).

A associação entre os fatores reconhecidos na abordagem clínica inicial e a resposta (completa e parcial) nos períodos pós-intervenção imediato e tardio foi avaliada para apneia prévia (leve e moderada), bruxismo, capacidade vesical normal para a idade, constipação prévia, doença respiratória prévia, frequência de episódios de EN (por mês e por noite), faixa etária, hereditariedade, idade adequada de retirada das fraldas (≥ 30 meses de vida), frequência miccional normal (3 a 7 micções/dia), pesadelos, poliúria noturna, prematuridade, roncos, sexo, obesidade/sobrepeso e sonambulismo, só resultando significativo o número normal de micções ao dia (p = 0,01) na fase pós-intervenção imediata.

Observa-se na tabela 29.4 o efeito das intervenções terapêuticas sobre o número de episódios enuréticos/mês em que todos os tratamentos resultaram em diminuição significativa da porcentagem de episódios ao mês, não foi possível afirmar a superioridade de um método em relação ao outro.

AVALIAÇÃO PSICOLÓGICA

Após instituição da terapêutica, os problemas de comportamento dos pacientes avaliados pelo CBCL[24] sob a

Tabela 29.3 – Distribuição dos pacientes com ENM nos grupos de tratamento, de acordo com a resposta terapêutica tardia caracterizada como sucesso contínuo, recidiva e não resposta.

Fase pós-intervenção tardia	A (%)	D (%)	A + D (%)	Total (%)	X^2	p
SC	14 (70)	16 (84,2)	22 (100)	52 (85,3)	8,87	0,21
NR	3 (15)	2 (10,5)	–	5 (8,2)		
R	3 (15)	1 (5,3)	–	4 (6,5)		
Total	20 (100)	19 (100)	22 (100)	61 (100)		

SC = sucesso contínuo; NR = não resposta; R = recidiva; A = alarme; D = desmopressina; A + D = alarme e desmopressina.

Tabela 29.4 – Efeito das intervenções terapêuticas sobre o número de episódios enuréticos ao mês.

	T0	T1	T2	Pré x pós (T0 x T1)		Pré x observação (T0 x T2)	
	Mediana			p	(IC 95%)	p	(IC 95%)
A	78,3	6,45	0	0,001	25,03-59,98	0,001	33,30-66,65
D	66,6	3,33	0	0,001	23,55-50,15	0,001	26,60-55,00
A + D	63,3	16,66	0	0,001	34,97-66,65	0,001	36,60-68,30

A = alarme; D = desmopressina; A + D = alarme e desmopressina; T0 = período pré-tratamento; T1 = período pós-tratamento imediato; T2 = período pós-tratamento tardio; IC = intervalo de confiança.

visão de seus pais foram reduzidos nas três esferas analisadas (índices internalizante, externalizantes e total) e nos três grupos de tratamento, como demonstrado na tabela 29.5.

Da mesma forma, houve melhora da qualidade de vida, segundo a opinião dos pacientes e também de seus pais, após a intervenção terapêutica em todos os escores do questionário *PedsQL* 4.0 com $p < 0,05$ (Tabela 29.6).

COMENTÁRIOS FINAIS

No melhor do nosso conhecimento, esse foi o primeiro estudo brasileiro que avaliou prospectivamente pacientes com ENM. Os dados demográficos descritos assemelham-se a estudos internacionais, como faixa etária média de 9,6 anos (± 2,7), maior prevalência de sexo masculino (75,6%), enurese primária em 87,8%, poliúria noturna em 21%, episódios múltiplos de perdas urinárias por noite, frequência de episódios de EN superior a três noites por semana, hereditariedade e prematuridade[4,5,33-36].

Demonstrou-se que uma avaliação clínica criteriosa permite boa eficácia terapêutica em curto e longo prazo. Os critérios rigorosos de seleção de nossos pacientes, com exclusão de pacientes com ENNM, doenças neurológicas, genéticas, nefrourológicas e o diagnóstico das comorbidades, promoveram a seleção de uma casuística mais homogênea para randomização e tratamento[22,33].

Apesar de os consensos não recomendarem que os pacientes com ENM sejam inicialmente avaliados por exames subsidiários[1-3], este estudo apresenta dados que

Tabela 29.5 – Distribuição dos pacientes em relação aos resultados do CBCL antes e após intervenção terapêutica de acordo com os grupos de tratamento de alarme, desmopressina e alarme com desmopressina.

	A		p	D		p	A + D		p
	Pré	Pós		Pré	Pós		Pré	Pós	
IT	57,2	53,2	0,001	54,67	52,69	0,56	61,83	55,89	0,001
ET	53,5	51,7	0,02	50,72	52,38	0,98	56,75	53,06	0,28
TT	58,2	52,8	0,001	55,94	52	0,001	59,75	55,94	0,06

A = alarme; D = desmopressina; A + D = alarme e desmopressina; IT = índice internalizante; ET = índice externalizante; TT = índice total.

Tabela 29.6 – Comparação dos escores de qualidade de vida dos pacientes com ENM, em quatro domínios, pela média da avaliação individual e da visão dos pais, utilizando o *PedsQL* 4.0 nas fases pré e pós-intervenção.

	PedsQL pré-tratamento		*PedsQL* pós-tratamento		
	Média	DP	Média	DP	p
Esfera física	77,31	16,35	88,22	12,04	0,001
Esfera emocional	65,52	20,83	81,08	18,36	0,001
Esfera social	80,84	21,54	94,77	9,62	0,001
Esfera escolar	72,39	19,20	82,23	15,28	0,001
Escore sumário psicossocial	72,92	15,29	86,02	10,65	0,001
Escore total	74,01	14,30	86,58	9,90	0,001

permitem sugerir que, após avaliação clínica completa e realização de diários das eliminações, realização de alguns exames não invasivos como sumário de urina, amostra urinária para a determinação da relação cálcio/creatinina e US de rins e vias urinárias, podem complementar a avaliação de pacientes com EN[22,33].

As opções terapêuticas para EN que oferecem melhora e/ou cura descrita até o momento são o alarme e a desmopressina[18-21]. Neste estudo, nos 82 pacientes estudados, ambos foram utilizados isoladamente e combinados, modalidade essa proposta em alguns estudos como promovedora de melhor taxa de cura[18-21,37,38]. O tratamento incluiu uma combinação de medidas comportamentais simples durante todo o período de observação clínica, ou seja, de pelo menos 18 meses.

A randomização dos pacientes foi realizada por sorteio, sendo que o grupo alarme foi o de maior número de desistentes, 9/30 (30%) pacientes. As outras desistências ocorreram em 1/20 (5%) pacientes do grupo desmopressina e 4/25 (16%) do grupo combinado. A frequência de desistência é semelhante à ocorrida no estudo brasileiro de Silvares *et al*, que abordou o tratamento de EN com alarme e apresentou taxa de abandono de 19,6%[39]. Outros estudos clínicos de EN também descrevem desistência significativa, de grau ascendente, com o aumento do tempo de tratamento[39,40]. A terapia com alarme depende diretamente da participação familiar e, sendo o alarme motivo de disrupção na rotina do sono familiar, a manutenção dessa terapia é um grande desafio.

A resposta terapêutica, considerando os pacientes que chegaram ao fim do período de tratamento, mostrou-se homogênea. A eficácia dessas três modalidades de tratamento é abordada em dois outros estudos[37,38], que, à semelhança deste estudo, demonstram eficácia das três intervenções terapêuticas analisadas, mas que, por utilizarem metodologias diferentes de definição de cura e de tempo de seguimento, não podem ser comparados numericamente entre si.

O tratamento com desmopressina promove, em geral, resposta de início rápido com resultado pós-intervenção imediata em 40 a 60% dos pacientes, e recidiva da EN após a suspensão do medicamento em cerca de 30 a 80% dos casos[18,20,21]. O tratamento com alarme, em geral, apresenta início de reposta mais tardio com resposta pós-intervenção imediata em dois terços dos pacientes (cerca de 70%), sendo que metade desses se mantém sem episódios após sua suspensão[18,19]. O tratamento combinado alia o efeito rápido da desmopressina ao tratamento mais gradual com alarme e resulta em resposta imediata de 40 a 78,1% e recidiva de 33 a 48%[37,38,41], sugerindo-se que sua eficácia possa ser maior do que a verificada com utilização isolada de cada uma dessas intervenções[41]. Em nossa casuística, não foi possível diferenciar a eficácia do tratamento imediato e tardio nos três grupos de tratamento. Esse achado pode ser devido ao tamanho amostral ou significar que o sucesso terapêutico com as opções terapêuticas disponíveis é de fato semelhante, quando as intervenções são precedidas de uma avaliação criteriosa e o seguimento clínico do paciente é mantido ao longo do período de intervenção para a identificação e tratamento precoce de comorbidades.

Por outro lado, chama a atenção neste estudo a baixa taxa de recaída nos três grupos de tratamento (5,3%), quando comparada aos demais estudos da literatura[37,38]. Entre as possibilidades que explicam esses resultados podemos citar o descalonamento da dose da desmopressina, o período de superaprendizagem e a manutenção ao longo de todo o período de observação das medidas de monitoramento de ingestão hídrica, estímulo à dieta rica em fibras, esvaziamento vesical antes de dormir, monitoramento do padrão de eliminação fecal, que na literatura tem recebido o nome de terapia comportamental simples, à qual aliamos o suporte emocional do paciente e sua família durante todo o período[17,19].

O estudo da associação entre fatores pesquisados na análise clínica inicial e os parâmetros de apresentação da EN demonstra unicamente influência da prematuridade sobre a porcentagem de noites molhadas/mês. Não se confirmou, no entanto, efeito dessa variável sobre a resposta ao tratamento dos pacientes. Outros estudos da literatura também apontam a associação da prematuridade com EN, não havendo associação com sua intensidade e gravidade[5,35,36,42].

A triagem de problemas comportamentais por meio do instrumento *CBCL* assegurou que nenhum dos pacientes incluídos apresentasse condições psicológicas que impedissem o sucesso terapêutico, o que garantiu a qualidade dos resultados obtidos. A realização do *PedsQL* 4.0 foi fator importante para o reconhecimento da necessidade de acolhimento emocional do paciente e dos familiares pela equipe ao longo de todo o processo de tratamento. Esse suporte contínuo, como descrito por Perrin *et al*[18], pode ter influenciado positivamente na obtenção do sucesso terapêutico dos pacientes.

As três modalidades terapêuticas utilizadas mostraram-se eficazes, com maior porcentagem de desistência no grupo alarme e baixa taxa de recidiva em todos os grupos, o que diferencia este trabalho de outros semelhantes na literatura. Uma limitação do estudo foi o pequeno tamanho amostral final que eventualmente interferiu na discriminação da eficácia entre os tipos propostos de intervenção terapêutica.

Agradecimentos

A todos que contribuíram para a execução deste estudo direta e indiretamente, em especial, Adrienne Surri Lebl, Leticia Azevedo Soster, Rita Pavione, Rodrigo Pereira, Guilherme Jorge Sousa e Silva, Lisa Suzuki, Elisa Ribeiro, Ina Zuncher, Renata Di Francesco, Marcos Lopes, Mariza Kazue, Professoras Clarice Tanaka e Edwiges Silvares.

REFERÊNCIAS BIBLIOGRÁFICAS

1. Nevéus T, von Gontard A, Hoebeke P *et al.* The standardization of terminology of lower urinary tract function in children and adolescents: report from the Standardisation Committee of the International Children's Continence Society. *J Urol* 2006; **176**: 314-324.
2. Austin PF, Bauer SB, Bower W *et al.* The Standardization of terminology of lower urinary tract function in children and adolescents: Update Report from the Standardization Committee of the International Children's Continence Society. *J Urol* 2014; **191**: 1863-1865.
3. Neveus T, Eggert P, Evans J *et al.* International Children's Continence Society. Evaluation of and treatment for monosymptomatic enuresis: a standardization document from the International Children's Continence Society. *J Urol* 2010; **183**: 441-447.
4. Butler RJ, Heron J. The prevalence of infrequent bedwetting and nocturnal enuresis in childhood. A large British cohort. *Scand J Urol Nephrol* 2008; **42**: 257-264.
5. Yeung CK, Sihoe JD, Sit FK *et al.* Characteristics of primary nocturnal enuresis in adults: an epidemiological study. *B J U Int* 2004; **93**: 341-345.
6. Nevéus T, Sillén U. Lower urinary tract function in childhood; normal development and common functional disturbances. *Acta Physiol (Oxford)* 2013; **207**: 85-92.
7. Butler RJ, Holland P. The three systems: a conceptual way of understanding nocturnal enuresis. *Scand J Urol Nephrol* 2000; **34**: 270-277.
8. Nevéus T. The role of sleep and arousal in nocturnal enuresis. *Acta Paediatr* 2003; **92**: 1118-1123.
9. von Gontard A, Freitag CM, Seifen S *et al.* Neuromotor development in nocturnal enuresis. *Dev Med Child Neurol* 2006; **48**: 744-750.
10. Hodges PW, Sapsford R, Pengel LH. Postural and respiratory functions of the pelvic floor muscles. *Neurourol Urodyn* 2007; **26**: 362-371.
11. Pace G, Aceto G, Cormio L *et al.* Nocturnal enuresis can be caused by absorptive hypercalciuria. *Scand J Urol Nephrol* 1999; **33**: 111-114.
12. von Gontard A, Equit M. Comorbidity of ADHD and incontinence in children. *Eur Child Adolesc Psychiatry* 2015; **24**: 127-140.
13. Weider DJ, Hauri PJ. Nocturnal enuresis in children with upper airway obstruction. *Int J Pediatr Otorhinolaryngol* 1985; **9**: 173-182.
14. Burgers RE, Mugie SM, Chase J *et al.* Management of functional constipation in children with lower urinary tract symptoms; Report from the Standardization Committee of the International Children's Continence Society. *J Urol* 2013; **190**: 29-36.
15. Erdem E, Lin A, Kogan BA *et al.* Association of elimination dysfunction and body mass index. *J Pediatr Urol* 2006; **2**: 364-367.
16. Mason TB, Pack AI. Pediatric parasomnias. *Sleep* 2007; **30**: 141-151.
17. Caldwell PH, Nankivell G, Sureshkumar P. Simple behavioural interventions for nocturnal enuresis in children. *Cochrane Database Syst Rev* 2013; **19**: 7-CD003637.
18. Perrin N, Sayer L, While A. The efficacy of alarm therapy versus desmopressintherapy in the treatment of primary mono-symptomatic nocturnal enuresis: a systematic review. *Prim Health Care Res Dev* 2015; **16**: 21-31.
19. Glazener CMA, Evans JH, Peto RE. Alarm interventions for nocturnal enuresis in children. *Cochrane Database of Syst Rev* 2005; **18**: CD002911.
20. Glazener CMA, Evans JH, Peto RE. Drugs for nocturnal enuresis in children (other than desmopressin and tricyclics). *Cochrane Database of Syst Rev* 2003; 4:CD002238.
21. Glazener CM, Evans JH. Desmopressin for nocturnal enuresis in children. *Cochrane Database Syst Rev* 2002; **3**: CD002112.
22. Sammour, SNF. Avaliação comparativa da eficácia do uso isolado e combinado de alarme noturno e desmopressina no tratamento da enurese noturna monossintomática [Tese]. São Paulo: Faculdade de Medicina da Universidade de São Paulo; 2015.
23. BRASIL. Ministério da Saúde. Incorporação das curvas de crescimento da Organização Mundial da Saúde de 2006 e 2007 no SISVAN. Disponível em: http://189.28.128.100/nutricao/docs/geral/curvas_oms_2006_2007.pdf. Acessado em 14 abril 2015.
24. Achenbach TM, Rescorla LA. Manual for the ASEBA school-age forms and profiles. Burlington, VT: University of Vermont, Research Center for Children, Youths, and Families. 2001.
25. Ferreira VR, Carvalho LB, Ruotolo F *et al.* Sleep Disturbance Scale for Children: translation, cultural adaptation, and validation. *Sleep Medicine* 2009; **10**: 457-463.
26. Vaz AP, Drummond M, Mota PC *et al.* Translation of Berlin Questionnaire to Portuguese language and its application in OSA identification in a sleep disordered breathing clinic. *Rev Port Pneumol* 2011; **17**: 59-65.
27. Bertolazi AN, Fagondes SC, Hoff LS *et al.* Portuguese-language version of the Epworth sleepiness scale: validation for use in Brazil. *J Bras Pneumol* 2009; **35**: 877-883.
28. Duarte M, Freitas SMSF. Revisão sobre posturografia baseada em plataforma de força para avaliação do equilíbrio. *Rev Bras Fisioter* 2010; **14**: 183-192.
29. Klatchoian DA, Len CA, Terreri MT *et al.* Quality of life of children and adolescents from São Paulo: reliability and validity of the Brazilian version of the Pediatric Quality of Life Inventory version 4.0 Generic Core Scales. *J Pediatr* 2008; **84**: 308-315.
30. Berry RB, Brooks R, Gamaldo CE *et al.* American Academy of Sleep Medicine: The AASM manual for the scoring of sleep and associated events: rules, terminology and technical specifications; 2012.
31. Pereira RPR. Avaliação do controle postural em crianças e adolescentes com incontinência urinária. [Tese]. São Paulo: Programa de Pós-Graduação em Ciências Médicas. Área de Concentração: Fisioterapia – Hospital das Clínicas da Faculdade de Medicina da USP; 2015.
32. Azevedo SL, Alves R, Fagundes SN *et al.* Sleep disturbances associated with sleep enuresis: A questionnaire study. *Eur J Paediatr Neurol* 2016; **20**: 282-285.
33. Fagundes SN, Azevedo SL, Lebl AS *et al.* Impact of a multidisciplinary evaluation in pediatric patients with nocturnal monosymptomatic enuresis. *Pediatr Nephrol* 2016. Epub ahead of print.
34. Naseri M, Hiradfar M. Monosymptomatic and non-monosymptomatic nocturnal enuresis: a clinical evaluation. *Arch Iran Med* 2012; **15**: 702-706.
35. Fockema MW, Candy GP, Kruger D *et al.* Enuresis in South African children: prevalence, associated factors and parental perception of treatment. *BJU Int* 2012; **110**: E1114-E1120.
36. Mota DM, Barros AJ, Matijasevich A *et al.* Prevalence of enuresis and urinary symptoms at age 7 years in the 2004 birth cohort from Pelotas, Brazil. *J Pediatr (Rio J)* 2015; **91**: 52-58.
37 Fai-Ngo Ng C, Wong SN. Hong Kong Childhood Enuresis Study Group. Comparing alarms, desmopressin, and combined treatment in Chinese enuretic children. *Pediatr Nephrol* 2005; **20**: 163-169.
38 Ahmed AF, Amin MM, Ali MM *et al.* Efficacy of an enuresis alarm, desmopressin, and combination therapy in the treatment of saudi children with primary monosymptomatic nocturnal enuresis. *Korean J Urol* 2013; **54**: 783-790.
39 Silvares EFM, Pereira RF. Adesão em saúde e psicoterapia: conceituação e aplicação na enurese noturna. *Psicologia USP São Paulo* 2012; **23**: 539-557.
40 Baeyens D, Lierman A, Roeyers H *et al.* Adherence in children with nocturnal enuresis. *J Pediatr Urol* 2009; **5**: 105-109.
41 Leebeek-Groenewegen A, Blom J, Sukhai R *et al.* Efficacy of desmopressin combined with alarm therapy for monosymptomatic nocturnal enuresis. *J Urol* 2001; **166**: 2456-2458.
42 Toktamis A, Demirel Y, Ozkan KU *et al.* Prevalence and associated factors of day wetting and combined day and night wetting. *Urol Int* 2008; **81**: 54-59.

30

ALTERAÇÕES RENAIS E INFECÇÃO PELO HIV EM CRIANÇAS E ADOLESCENTES

Flávia Vanesca Felix Leão
Regina Célia de Menezes Succi

◆

INTRODUÇÃO

Nas últimas décadas houve um declínio na morbidade e mortalidade de adultos e crianças infectados pelo vírus da imunodeficiência humana (HIV), como consequência do aumento do uso da terapia antirretroviral altamente ativa (HAART). Enquanto a taxa de mortalidade vem declinando, a proporção de mortes atribuídas às complicações não relacionadas à síndrome da imunodeficiência adquirida (AIDS) aumenta, incluindo falência terminal dos órgãos e efeitos metabólicos adversos relacionados ao tratamento da infecção pelo HIV[1].

A taxa de mortalidade caiu de 7,2 na era pré-HAART para 0,8 morte por 100 habitantes/ano, todavia essa taxa permanece estável desde 2000, variando de 0,5 a 0,9 morte por 100 habitantes/ano nos EUA e Europa[2-4]. A proporção de mortes por infecções oportunistas, pneumonia e doenças do sistema nervoso central diminuiu, enquanto houve aumento por "estágio final da AIDS" (12-24%), sepses (10-15%) e lesão renal terminal (0,7-5%) entre 1994-1996 e 2001-2006, respectivamente[1].

O diagnóstico do estágio final da AIDS é dado para as crianças que morrem com falência de múltiplos órgãos, seguida de evolução clínica prolongada, com deterioração grave e sem identificação de doença específica como causa do óbito.

No Centro de Atendimento da Disciplina de Infectologia Pediátrica (CEADIPe) da Escola Paulista de Medicina/Universidade Federal de São Paulo (EPM/UNIFESP), uma amostra com 123 pacientes acompanhados de outubro de 2009 a agosto de 2015 evidenciou 12 óbitos (9,7%): 6 devido ao "estágio final da AIDS", 3 por pneumonia, 1 por doença oncológica e 2 por causas externas.

A explicação sugerida por alguns autores para o aumento da mortalidade não relacionada à AIDS deve-se ao fato de a HAART prevenir o comprometimento imunológico, mas não ser capaz de reverter ou prevenir alguns outros componentes da desregulação imune associada ao HIV. Outra explicação para a estabilização da taxa de mortalidade é o desenvolvimento de resistência aos medicamentos antirretrovirais ou à má aderência devido ao tempo prolongado de tratamento[1].

No Brasil, até o final da década de 1990, não se conhecia bem o impacto do tratamento na sobrevida das crianças com AIDS. Em 2011, foi observado que a sobrevida em 5 anos das crianças com AIDS diagnosticadas entre 1999 e 2007 foi de 88,3%[5].

A HAART mudou dramaticamente o prognóstico dos pacientes infectados pelo HIV, mas com o tempo vêm sendo descritos alguns efeitos não desejados, como toxicidade mitocondrial, lipodistrofia, dislipidemia, resistência periférica à insulina, aumentando o risco cardiovascular e cerebrovascular nas crianças, e baixo ganho de massa óssea[6-8].

A evolução da doença renal associada à infecção pelo HIV na era pré-HAART tinha caráter agressivo e evoluía rapidamente para doença renal terminal, com mortalidade de 50% um ano após o início da diálise[9,10]. A estratégia de um esquema terapêutico mais agressivo mudou o curso da doença renal, que passou a ser insidiosa e progressiva, evoluindo para cronicidade, podendo ser exacerbada por agentes nefrotóxicos, como o antirretroviral tenofovir (associado à tubulopatia renal) e outros aspectos do metabolismo (ósseo, cardiovascular etc.)[11].

O estado inflamatório permanente, causado pelo próprio HIV, pode iniciar um processo aterosclerótico, por meio dos mediadores inflamatórios como o fator de necrose tumoral-alfa (TNF-α) e a interleucina-1β (IL-1β), os quais induzirão estresse oxidativo, síntese de colagenase e ativação das lipoproteínas no endotélio vascular[12].

No rim, o comprometimento glomerular é frequentemente irreversível, em comparação com as manifestações tubulares. Hematúria, hipertensão arterial, hiponatremia, edema e acidose metabólica estão presentes em graus variáveis[13].

As complicações renais secundárias à infecção pelo HIV e ao tratamento com drogas antirretrovirais são preocupações que surgiram com o aumento da sobrevida. A possibilidade de óbito devido à doença renal terminal aumentou de 0,7% para 5% nas últimas décadas e tornou-se importante causa de mortalidade nos indivíduos infectados no período perinatal[1].

Os estágios precoces de disfunção renal são silenciosos e detectados por análises de laboratório e fórmulas para calcular o ritmo de filtração glomerular estimado (RFGe). Em adultos, o RFGe correlaciona-se com a gravidade da doença renal e diminui antes do surgimento dos sintomas de doença renal terminal[14].

Ainda não dispomos de equações validadas para medir o RFGe em crianças infectadas pelo HIV. Existe a preocupação de que elas não expressem corretamente a função renal nesses pacientes. As equações são limitadas em valores extremos de massa muscular e não sabemos se a lipodistrofia interfere de alguma forma, mesmo sem apresentar comprometimento importante da massa magra[15].

Vários métodos utilizados para estimar a função renal em pacientes adultos infectados pelo HIV foram analisados, sendo que a fórmula MDRD (do inglês, *modification of diet in renal disease*), completa ou simplificada, já foi validada para essa população. A equação CKD-EPI *(*do inglês, *chronic kidney disease epidemiology collaboration)* pode ser usada e apresenta maior acurácia quando comparada com a equação de Cockcroft-Gault. *O clearance* de creatinina na urina de 24 horas também se mostrou como bom método para avaliar a função renal[15-17].

A diminuição no ritmo de filtração glomerular (RFG) ocorre em 3% dos pacientes adultos infectados pelo HIV em um período de dois a três anos de seguimento e está associada com o grau de imunodeficiência e com os fatores de risco tradicionais para lesão renal (*diabetes mellitus*, hipertensão arterial, dislipidemia etc.)[14].

No CEADIPe-UNIFESP, um protocolo para avaliar a função renal dos pacientes infectados pelo HIV foi iniciado em outubro de 2009 e, até o momento, apenas um paciente apresentou RFGe < 60mL/min/m^2. O comprometimento grave da função renal foi atribuído à nefrotoxicidade ao tenofovir. Nesse paciente, outras alterações renais estavam presentes: proteinúria, glicosúria, hipercalciúria, elevação da proteína transportadora do retinol urinária e hipertensão arterial. Todas essas alterações foram normalizadas um ano após a suspensão da droga.

Um estudo com 367 adultos infectados pelo HIV, com média de idade de 50 anos, observou hiperfiltração (RFG > 140mL/min/m^2) em 25% dos pacientes[18]. Na nossa amostra de 115 pacientes, com média de idade 12,6 anos, foi observada hiperfiltração em 82% e 7% dos pacientes, quando foram utilizadas as fórmulas de Schwartz padrão[19] e atualizada[20], respectivamente. Essa discrepância entre os métodos utilizados para calcular o RFGe em pediatria exemplifica a dificuldade no acompanhamento da função renal nesses pacientes.

A nova constante utilizada na fórmula de Schwartz não é bem aplicada para os extremos de função renal[21], e a população infectada pelo HIV é considerada hiperfiltrante quando se utilizam métodos de medida do RFG mais sensíveis; logo, é preciso ter cautela para interpretar esses dados.

A fórmula de Filler, que usa a cistatina C sérica em crianças desnutridas, também foi utilizada na população infectada pelo HIV[22], mas, em pediatria, ainda não dispomos de fórmulas validadas para calcular o RFGe.

Estudos pediátricos mostraram que 30 a 55% dos pacientes com AIDS apresentam doença renal ou anormalidades urinárias e eletrolíticas relacionadas. A existência de alterações renais mais evidentes varia de 3 a 30%[23,24]. Disfunção tubular aguda com anormalidades hidroeletrolíticas e/ou lesão renal causada por infecções e drogas nefrotóxicas são relativamente frequentes em pacientes hospitalizados.

Proteinúria é um marcador de nefropatia em crianças, principalmente quando aparece em níveis nefróticos. Proteinúria transitória pode ser encontrada em 40% das crianças infectadas pelo HIV, tornando-se persistente em até 20% dos casos[24]. Pacientes com proteinúria nefrótica apresentam comprometimento clínico mais grave, carga viral (CV) do HIV elevada e diminuição dos linfócitos TCD4+[25]. O estudo PACTG 219c demonstrou pequena taxa de proteinúria (8%) nas crianças infectadas pelo HIV[26]. Nesse estudo foram encontrados os seguintes fatores associados com maior risco de desenvolver comprometimento renal no curso da infecção pelo HIV: uso de tenofovir, crianças de mais idade, sexo masculino, hispânicos e afrodescendentes.

Em uma coorte de 115 crianças e adolescentes acompanhados no CEADIPe-UNIFESP no período de outubro de 2009 a janeiro de 2011[27], encontramos proteinúria em 7% dos pacientes sem queixas urinárias/renais, sendo mais frequente em pacientes com TCD4+ < 200 células/mm^3. Nenhum paciente apresentou proteinúria nefrótica.

A presença de proteinúria e/ou diminuição da função renal está relacionada com pior prognóstico e aumento da mortalidade. A investigação das doenças renais e as intervenções precoces podem reduzir a morbimortalidade e a progressão da doença renal.

A avaliação renal adequada para investigação das crianças infectadas pelo HIV não é padronizada e o cálculo do RFGe utilizando a fórmula de Schwartz é um método limitado mas muito usado na prática clínica.

NEFROPATIA ASSOCIADA AO HIV (NAHIV)

Em 1984 foram descritas proteinúria maciça e rápida progressão para doença renal terminal em um paciente infectado pelo HIV. A necropsia e o material da biópsia renal mostraram a presença de edema renal volumoso e combinação de alterações histológicas glomerulares e tubulointersticiais. Os glomérulos renais apresentavam extremo colapso capilar, células endoteliais com inclusões tubulorreticulares e pronunciadas hipertrofia e hiperplasia das células do epitélio visceral, associados a esclerose focal e segmentar e global. A doença tubulointersticial incluía a presença de infiltrado mononuclear, dilatação microcística dos túbulos renais e fibrose intersticial. Essa síndrome, chamada NAHIV, foi achada predominantemente em pacientes afro-americanos[28,29]. Com a reformulação dos critérios identificadores da AIDS, verificou-se que a maioria dos pacientes desenvolve a NAHIV em fases avançadas da infecção, quando a contagem de células TCD4+ já é inferior a 250 células/mm^3, mesmo que o paciente esteja assintomático[23].

Foi observado um gene comum variante entre afrodescendentes com glomerulosclerose segmentar e focal (GESF), sem levar em consideração a infecção pelo HIV. Acredita-se que mais de um *loci* genético possa contribuir para a entrada do HIV na célula do parênquima renal ou facilite que proteínas virais perpetuem a lesão renal[12].

A infecção pelo HIV apresenta papel direto na patogênese da NAHIV na criança, afetando parcialmente o crescimento e a diferenciação glomerular e também as células do epitélio tubular, aumentando o recrutamento renal de infiltrado mononuclear e citocinas. A autorregulação renal do proteoglicano heparan sulfato parece ter papel relevante nesse processo, por aumentar o recrutamento dos fatores de crescimento do receptor de heparan, por exemplo: fator de crescimento de fibroblasto-2 (FGF-2), quimiocinas, células infectadas pelo HIV e proteína viral (gp 120, tat). Essas mudanças aumentam a infectividade do vírus no rim e induz a lesão e proliferação renal de células intrínsecas. O esquema HAART aparece como o tratamento mais promissor para prevenir a progressão da NAHIV na criança[30].

Doença glomerular, como a NAHIV, manifesta-se com microalbuminúria nos estágios precoces. Estudos iniciais em adultos infectados pelo HIV mostravam taxas de microalbuminúria de 19-34% e estudos mais recentes mostram taxas de 9-11%[31,32]. Observamos taxa de 15% de microalbuminúria em 115 crianças e adolescentes com RFGe, média de 161mL/min/m^2, seguidas por um período de 16 meses[26].

A incidência da NAHIV em adultos situa-se entre 7 e 10%, podendo chegar a 30%[33]. Nas crianças nascidas de mães infectadas, a incidência está entre 0,5 e 16%[25].

A prevalência real da NAHIV na infância é desconhecida, já que a biópsia renal não é realizada de rotina em crianças com proteinúria. Em muitos estudos, o diagnóstico é sugerido baseado em critérios clínicos[34]:

- Proteinúria persistente (*dipsticks* 1+ ou relação proteína/creatinina urinária maior que 0,1) por mais de dois meses na ausência de episódios de infecção aguda.
- Análise do sedimento urinário com anormalidade microscópica, como microcistos, sem evidência de doença aguda.
- Ultrassonografia mostrando aumento da ecogenicidade renal, no mínimo em dois exames realizados em momentos diferentes nos últimos dois meses.
- Raça negra ou história clínica consistente com NAHIV típica (proteinúria nefrótica sem edema significativo ou hipertensão grave).

No seguimento clínico foram observadas alterações renais pouco comuns da NAHIV.

- Hematúria macroscópica.
- Hematúria microscópica sem proteinúria.
- Aumento sérico da ureia e creatinina sem proteinúria significante.
- Hematúria e/ou proteinúria em crianças caucasianas ou hispânicas infectadas pelo HIV.

Todavia, a biópsia renal continua sendo o único meio para realizar o diagnóstico definitivo de NAHIV[30,34,35].

Poucos estudos mostram a análise do exame de urina em crianças e adultos com NAHIV mais detalhada. Todos os tipos de células epiteliais foram encontrados na urina de crianças infectadas pelo HIV, incluindo células escamosas, transicionais, podócitos e células do epitélio tubular. Frequentemente, as células do epitélio tubular apresentam a forma de microcistos na urina não submetida à centrifugação[30].

Uma das características consideradas típicas de NAHIV é a presença de glomerulopatia colapsante focal associada ao aumento renal. Essas alterações contrastam com o rim atrofiado e fibrótico encontrado em pacientes com doença renal crônica terminal de outras etiologias[34]. Modelos experimentais mostraram que esse aumento renal é devido à elevação da proliferação de células do epitélio tubular. A expressão do gene do HIV nas células do epitélio tubular foi associada com o desenvolvimento de lesões multicísticas. O acúmulo renal do fator de crescimento de fibroblasto básico/fator de crescimento de fibroblasto-2 (bFGF/FGF-2) foi responsabilizado parcialmente por essas transformações. A desregulação no fenótipo do podócito está associada com a proliferação podocitária e desenvolvimento da glomerulopatia colapsante do HIV e outras formas de GESF colapsante[30,34].

Outras características da NAHIV na infância é a presença de hiperplasia mesangial. A evolução clínica das crianças infectadas pelo HIV que se apresentam com hiperplasia mesangial à biópsia renal é diferente daquelas com GESF. Estudo mostrou que todas as crianças infectadas pelo HIV e que apresentavam GESF não anatomopatológico desenvolveram doença renal grave, com falência do órgão, ao contrário daquelas que apresentaram hiperplasia mesangial. Os autores especularam que a hiperplasia mesangial poderia ser um sinal precoce da GESF[24]. O que se observa é que as crianças infectadas pelo HIV que apresentam hiperplasia mesangial evoluem lentamente para doença renal terminal[34].

Tanto as células epiteliais quanto as endoteliais glomerulares produzem uma substância endógena heparina-*like,* que inibe o crescimento das células mesangiais. Essa indução da lesão glomerular endotelial/epitelial produzida pelo HIV pode diminuir a produção desse fator inibidor e facilitar a proliferação de células mesangiais em resposta à liberação de citocinas das células infiltradas pelo HIV.

A criança infectada não adequadamente tratada com drogas antirretrovirais ou as que não respondem a HAART geralmente morrem de outras causas, antes de desenvolver doença renal terminal. O tratamento da infecção pelo HIV deve ser prioridade no tratamento da doença renal.

Anochie *et al* descreveram o quadro clínico de 10 crianças com NAHIV, sendo que 90% delas apresentavam doença renal terminal. A lesão renal foi a primeira manifestação da infecção pelo HIV em 6 delas. Edema generalizado foi observado em 60%, hipertensão em 50% e todos os pacientes apresentaram proteinúria ao exame de urina, sendo 40% em níveis nefróticos[23].

Desde o início do protocolo de avaliação da função renal em nosso ambulatório, em outubro de 2009, nenhum paciente apresentou proteinúria em níveis nefróticos, todos apresentaram creatinina dentro dos valores de normalidade para a idade e dois pacientes evoluíram com hipertensão arterial sistêmica, ambos com idade superior a 20 anos e proteinúria discreta. A biópsia renal não foi realizada.

Apesar de o esquema HAART melhorar o resultado da NAHIV por diminuir a CV, não é possível estabelecer correlação definitiva entre a regressão da NAHIV e a supressão da CV do HIV ou recuperação das células TCD4+.

Alguns antirretrovirais, como os inibidores da protease, podem ter outros efeitos benéficos que são independentes da supressão da CV. Estudos mostram que o indinavir ou saquinavir tem potente efeito antiangiogênico que promove a regressão da lesão renal por inibição da angiogênese[36,37], mas não são drogas de primeira escolha em pediatria.

O uso de captopril em pacientes adultos infectados pelo HIV com NAHIV e lesão renal apresentou efeito protetor na progressão da NAHIV[16].

Estudo prospectivo com 44 pacientes com NAHIV, confirmado com biópsia renal no episódio agudo de lesão renal, mostrou que o fosinopril pode oferecer, em longo prazo, benefícios na sobrevida renal nos adultos com NAHIV[38].

Altas taxas da enzima conversora da angiotensina I (ECA) são detectadas na circulação de pacientes com HIV, mas essas alterações podem ser observadas em lesão endotelial pulmonar decorrente da ativação sistêmica do sistema renina-angiotensina-aldosterona. Todavia, a redução da proteinúria ou da hipertensão arterial durante os estágios avançados de NAHIV pode ser o efeito mais relevante dessas drogas[38,39].

Crianças com infecção pelo HIV e proteinúria, em uso de IECA, podem desenvolver contração do volume intravascular corroborado pela ingestão de líquidos limitada ou devido às perdas hidroeletrolíticas que ocorrem durante as intercorrências da doença[11]. Strauss *et al* descreveram 11 crianças com NAHIV em uso de captopril, sendo que três delas apresentaram hiponatremia[24]. O tratamento com IECA deve ser cuidadosamente monitorizado em crianças infectadas pelo HIV com proteinúria maciça.

GLOMERULOPATIA ASSOCIADA AO HIV RELACIONADA A ANORMALIDADES IMUNOLÓGICAS

Enquanto a lesão glomerular mais comum na infecção pelo HIV é a glomerulosclerose segmentar e focal (GESF) colapsante, a glomerulonefrite por imunocomplexo vem sendo descrita cada vez mais e inclui glomerulonefrite pós-infecciosa, nefropatia membranosa, nefropatia por IgA, glomerulonefrite fibrilar, glomerulopatia imunotactoide e glomerulonefrite membranoproliferativa[11,40,41].

Quantidades excessivas de imunocomplexos circulantes levam a seu depósito em vários órgãos, especialmente no glomérulo renal. A patogênese imunomediada é reforçada pelo achado de complexo antígeno-anticorpo, IgA, IgM e IgG com o antígeno p24 do HIV nos tecidos de biópsia renal. O papel da incorporação celular de produtos do genoma do HIV na patogênese da doença renal não é conhecido[11,41].

MICROANGIOPATIA TROMBÓTICA INCLUINDO FORMAS ATÍPICAS DA SÍNDROME HEMOLÍTICO-URÊMICA (SHU) ASSOCIADA AO HIV

A SHU, causa importante de lesão renal na criança, é caracterizada por trombocitopenia, anemia hemolítica e lesão renal aguda. Tanto a forma clássica quanto a atípica são descritas em crianças infectadas pelo HIV e se caracterizam por pobre prognóstico em relação à função renal[34].

NEFROLITÍASE

A prevalência de nefrolitíase varia de 3-27% nos pacientes adultos infectados pelo HIV que receberam indinavir. Independente do uso do indinavir, a infecção pelo HIV é considerada fator de risco para nefrolitíase na era HAART[42,43]. Estudo pediátrico descreve a presença de nefrolitíase e nefrite tubulointersticial (NTI) em quatro de sete pacientes que iniciaram a terapia com indinavir[44].

Em nosso estudo, apenas 13/115 pacientes realizaram ultrassonografia de abdome, sendo que litíase renal foi observada em 3 pacientes, confirmada por ultrassonografia de rins e vias urinárias. Apenas um deles apresentou sintomas durante a evolução (hematúria microscópica e dor lombar). Todos estavam em TARV, mas nunca usaram indinavir[27].

O estudo metabólico na urina de 24 horas de pacientes infectados pelo HIV com nefrolitíase mostrou hipercalciúria (35%), hipocitratúria (29%), hipernatriúria (18%), hiperuricosúria (12%) e hiperfosfatúria (6%). A média do pH urinário nesse grupo foi 6,2[43].

Na criança, a coleta de urina de 24 horas nem sempre é viável. Para avaliar a excreção de eletrólitos urinários da amostra de 115 crianças e adolescentes infectados pelo HIV, utilizamos a relação eletrólitos urinários/creatinina urinária e encontramos hipercalciúria (8%), hipernatriúria (10%), hipermagnesiúria (15%) e hiperfosfatúria (16%). A média de pH urinário foi de 5,5.

CONSIDERAÇÕES FINAIS

A estratégia para o tratamento efetivo da doença renal depende da patogenia da enfermidade, que vem, aos poucos, sendo mais bem compreendida. Trata-se de uma infecção sistêmica, em que há envolvimento de múltiplos órgãos e sistemas, imunodeficiência e numerosas infecções por germes oportunistas. Ocorre o temor de aplicar terapias imunossupressoras em algumas lesões glomerulares. Na década de 1990 começaram a surgir os primeiros relatos de tratamento relativamente bem-sucedido, inclusive em crianças submetidas a transplante renal.

Algumas normas recentes sugerem que a função renal seja monitorizada em crianças e adolescentes com o RFGe, por meio de fórmulas apropriadas para a faixa etária, pelo menos duas vezes por ano, como realizar exame de urina tipo I ou quantificar a proteinúria antes do início da terapia antirretroviral (TARV), ou quando ela for alterada. Deve-se ainda manter a avaliação anual, se a função renal estiver estável. A monitorização será mais frequente caso o paciente tenha fatores de riscos adicionais para doença renal. É sugerido evitar o uso do tenofovir como primeira escolha no esquema antirretroviral em pré-púberes (Tunner 1-3), devido às alterações tubulares com repercussão na densidade mineral óssea nesse grupo. O uso de corticosteroides e imunossupressores é desencorajado em crianças com NAHIV[16].

Na monitorização de indivíduos expostos a agentes nefrotóxicos, é indicada a determinação urinária de no mínimo duas proteínas, uma de alto peso molecular (PM) e outra de baixo PM. Esse cuidado possibilita avaliar tanto as alterações glomerulares quanto as tubulares resultantes da exposição.

Utilizamos a dosagem urinária da proteína transportadora do retinol (RBPu) em 123 pacientes do ambulatório de infectologia pediátrica – UNIFESP, 8 pacientes apresentaram alteração. Em um paciente a dosagem da RBPu estava muito elevada (> 60mg/L, normal até 0,4mg/L) e o paciente evoluiu para óbito 1 mês após a coleta, por falência de múltiplos órgãos. Outro paciente apresentou RBPu persistentemente alterada, contribuindo, junto com outras alterações renais, para o diagnóstico de nefrotoxicidade pelo tenofovir. Nos outros pacientes houve normalização da RBPu e a relação de causa e efeito não ficou clara.

A biópsia renal até o momento tem a mesma indicação em pacientes infectados pelo HIV em relação a qualquer outra causa de comprometimento renal, que é progressivo, agressivo ou que não responde a terapia. Não existem dados para tratar a doença renal nesses pacientes, ao contrário dos indícios que apontam para a supressão da replicação viral, que seria o tratamento inicial da doença[35].

Evidências sugerem que existem múltiplas vantagens e limitadas desvantagens no tratamento empírico e precoce da terapia HAART em pacientes com doença renal. Infelizmente, a TARV não é o tratamento definitivo para todos os tipos de comprometimento renal nos indivíduos infectados pelo HIV.

Szczech sugere um algoritmo; devido à redução na morbidade e mortalidade produzida pela terapia antirretroviral, principalmente entre afro-americanos, a supressão da replicação viral deve ser iniciada antes da indicação da biópsia. Controle da pressão arterial e da glicemia, terapia empírica com IECA ou bloqueadores do receptor da ECA e controle do perfil lipídico devem ser considerados para as doenças renais, independentemente da etiologia. Caso não se tenha melhora na função renal (visto pela melhora da proteinúria e/ou no *clearance* de creatinina) em no mínimo três meses, a biópsia renal poderá ser indicada[35].

Aumentar a sobrevida e prevenir doenças oportunistas foram os principais objetivos do tratamento de crianças infectadas pelo HIV por transmissão vertical no início da epidemia. Com as novas estratégias de tratamento e as recomendações específicas para a imunização desses pacientes, esses adolescentes e adultos jovens têm como objetivo conquistar melhor qualidade de vida, obter sucesso escolar, escolher uma carreira, planos para casamento e família, prevenir a transmissão da doença e transição para o tratamento em centros de adultos.

Apesar das limitações na interpretação do RFGe, devemos insistir na avaliação renal desses pacientes. A presença de proteinúria é sinal de mau prognóstico e a intervenção precoce pode retardar a progressão da doença renal crônica.

REFERÊNCIAS BIBLIOGRÁFICAS

1. Brady MT, Oleske JM, Williams PL *et al.* Declines in mortality rates and changes in causes of death in HIV--infected children during the HAART era. *J Acquir Immune Defic Syndr* 2010; **53**: 6-94.
2. Patel K, Hernán MA, Williams PL *et al.* Pediatric AIDS Clinical Trials Group 219/219C Study Team. Long-term effectiveness of highly active antiretroviral therapy on the survival of children and adolescents with HIV infection: a 10-year follow-up study. *Clin Infect Dis* 2008; **46**: 507-515.

3. De Martino M, Tovo PA, Balducci M *et al.* Reduction in mortality with availability of antiretroviral therapy for children with perinatal HIV-1 infection. Italian Register for HIV Infection in Children and Italian National AIDS Registry. *JAMA* 2000; **284**: 190-197.
4. Mocroft A, Ledergerber B, Katlama C *et al.* Decline in the AIDS and death rates in EuroSIDA Study: in a observational study. *Lancet* 2003; **362**(9377): 22-29.
5. Ramos NA Jr, Matida LH, Hearst N, Heukelbach J. Mortality in Brazilian children with HIV/AIDS: the role of non-AIDS-related conditions after highly active antiretroviral therapy introduction. *AIDS Patient Care STDS* 2011; **25**: 713-718.
6. Dapena M, Jiménez B, Noguera-Julian A *et al.* Metabolic disorders in vertically HIV-infected children: future adults at risk for cardiovascular disease. *J Pediatr Endocrinol Metab* 2012; **25**: 529-535.
7. Hazra R, Hance LF, Monteiro JP *et al.* Insulin resistence and glucose and lipid concentrations in a cohort of perinatally HIV-infected Latin American children. *Pediatr Infect Dis J* 2013; **32**: 757-759.
8. Fortuny C, Deyà-Martínez Á, Chiappini E *et al.* Metabolic and renal adverse effects of antiretroviral therapy in HIV-infected children and adolescents. *Pediatr Infect Dis J* 2015; **34**(5 Suppl 1): S36-S43.
9. Hazra R, Siberry GK, Mofenson LM. Growing up with HIV: children, adolescents, and young adults with perinatally acquired HIV infection. *Annu Rev Med* 2010; **61**: 169-185.
10. Carbone L, D'Agati V, Cheng JT *et al.* Course and prognosis of human immunodeficiency virus-associated nephropathy. *Am J Med* 1989; **87**: 389-395.
11. Bhimma R, Purswani MU, Kala U. Kidney disease in children and adolescents with perinatal HIV-1 infection. *J Int AIDS Soc* 2013; **16**: 18596.
12. Miller TL, Orav EJ, Lipshultz SE *et al.* Risk factors for cardiovascular disease in children infected with human immunodeficiency vírus-1. *J Pediatr* 2008; **153**: 491-497.
13. Emem CP, Arogundade F, Sanusi A *et al.* Renal disease in HIV-seropositive patients in Nigeria: an assessment of prevalence, clinical features and risk factors. *Nephrol Dial Transplant* 2008; **23**: 741-746.
14. Mocroft A, Reiss P, Gasiorowski J *et al.* Serious fatal and nonfatal non-AIDS-defining illnesses in Europe. *J Acquir Immune Defict Syndr* 2010; **55**: 262-270.
15. Barraclough K, Er L, Ng F *et al.* A comparison of the predictive performance of different methods of kidney function estimation in a well-characterized HIV-infected population. *Nephron Clin Pract* 2009; **111**: c39-c48.
16. Lucas GM, Ross MJ, Stock PG *et al.* Executive Summary: Clinical Practice Guideline for the management of Chronic kidney Disease in Patients Infected with HIV: 2014 update by the HIV Medicine Association of the Infection Diseases Society of America. *Clin Infect Dis* 2014; **59**: 1203-1207.
17. Eppenga WL, van Luin M, Richter C *et al.* The validity of the modification of diet in renal disease formula in HIV-infected patients: a systematic review. *J Nephrol* 2014; **27**: 11-18.
18. Ng DK, Jacobson LP, Brow TT *et al.* HIV therapy, metabolic and cardiovascular health are associated with glomerular hyperfiltration among men with and without HIV infection. *AIDS* 2014; **28**: 377-386.
19. Schwartz GJ, Haycock GB, Edelmann CM Jr, Spitzer A. A simple estimate of glomerular filtration rate in children derived from body length and plasma creatinine. *Pediatrics* 1976; **58**: 259-263.
20. Schwartz GJ, Work DF. Measurement and estimation of GFR in children and adolescents. *Clin J Am Soc Nephrol* 2009; **4**: 1832-1843.
21. Gao A, Cachat F, Faouzi M *et al.* Comparison of the glomerular filtration rate in children by the new revised Schwartz formula and a new generalized formula. *Kidney Int* 2003; **83**: 524-530.
22. Esezobor CI, Iroha E, Onifade E *et al.* Prevalence of proteinuria among HIV-infected children attending a tertiary hospital in Lagos, Nigeria. *J Trop Pediatr* 2010; **56**: 187-190.
23. Anochie IC, Eke FU, Okpere AN. Human immunodeficiency virus-associated nephropathy (HIVAN) in Nigerian children. *Pediatr Nephrol* 2008; **23**: 117-122.
24. Strauss J, Abitbol C, Zilleruelo G *et al.* Renal disease in children with the acquired immunodeficiency syndrome. *N Engl J Med* 1989; **321**: 625-630.
25. Chaparro AI, Mitchell CD, Abitbol CL *et al.* Proteinuria in children infected with the human immunodeficiency virus. *J Pediatr* 2008; **152**: 844-849.
26. Andiman WA, Chernoff MC, Mitchell C *et al.* Incidence of persistente renal dysfunction in HIV-infected children: associations with the use of antiretrovirals, and others nephrotoxic medications and risk factors. *Pediatr Infect Dis J* 2009; **28**: 619-25.
27. Leão FV, de Menezes Succi RC, Machado DM *et al.* Renal abnormalities in a cohort of HIV-infected children and adolescents. *Pediatr Nephrol* 2015; Out 27; Doi: 10.1007/s00467-015-3260-x. epud ahead of print.
28. Rao TK, Filippone EJ, Nicastri AD *et al.* Associated focal and segmental glomerulosclerosis in the acquired immunodeficiency syndrome. *N Engl J Med* 1984; **310**(11): 669-673.
29. D'Agati V, Appel GB. HIV infection and the kidney. *J Am Soc Nephrol* 1997; **8**: 138-152.
30. Ray PE, Xu L, Rakusan T, Liu XH. A 20-year history of childhood HIV-associated nephropathy. *Pediatr Nephrol* 2004; **19**: 1075-1092.
31. Baekken M, Os I, Sandvik L *et al.* Microalbuminuria associated with indicators of in inflammatory activity in an HIV-positive population. *Nephrol Dial Transplant* 2008; **23**: 3130-3137.
32. Szczech LA, Grunfeld C, Scherzer R *et al.* Microalbuminuria in HIV infection. *AIDS* 2007; **21**: 1003-1009.
33. Bourgoignie JJ. Renal complications of human immunodeficiency virus type 1. *Kidney Int* 1990; **37**: 1571-1584.
34. Ray PE, Liu XH, Xu L, Rakusan T. Basic fibroblast growth factor in HIV-associated hemolytic uremic syndrome. *Pediatr Nephrol* 1999; **13**: 586-593.
35. Szczech LA. HIV-related renal disease and the utility of empiric therapy-not everyone needs to be biopsied. *Nat Clin Pract Nephrol* 2009; **5**: 20-21.
36. Sgadari C, Barillari G, Toschi E *et al.* HIV protease inhibitors are potent anti-angiogenic molecules and promote regression of Kaposi sarcoma. *Nat Med* 2002; **8**: 225-232.
37. Ryom L, Mocroft A, Lundgren J. HIV therapies and the kidney: some good, some not so good? *Curr HIV/AIDS Rep* 2012; **9**: 111-120.
38. Wei A, Burns GC, Williams BA *et al.* Long-term renal survival in HIV-associated nephropathy with angiotensin-converting enzyme inhibition. *Kidney Int* 2003; **64**: 1462-1471.
39. Ouellette DR, Kelly JW, Anders GT. Serum angiotensin-converting enzyme level is elevated in patients with human immunodeficiency virus infection. *Arch Intern Med* 1992; **152**: 321-324.
40. Ramsuran D, Bhimma R, Ramdial PK *et al.* The spectrum of HIV-related nephropathy in children. *Pediatr Nephrol* 2012; **27**: 821-827.
41. Chandran S, Jen KY, Laszik ZG. Recurrent HIV-associated immune complex glomerulonephritis with lupus-like features after kidney transplantation. *Am J Kidney Dis* 2013; **62**: 335-338.
42. Huynh J, Hever A, Tom T *et al.* Indinavir-induced nephrolithiasis three and one-half years after cessation of indinavir therapy. *Int Urol Nephrol* 2011; **43**: 571-573.
43. Raheem OA, Mirheydar HS, Palazzi K *et al.* Prevalence of nephrolithiasis in human immunodeficiency virus infected patients on the highly active antiretroviral therapy. *J Endourol* 2012; **26**: 1095-1098.
44. Steel-Duncan J, Miller M, Pierre RB *et al.* Kingston Paediatric and Perinatal HIV/AIDS Study Group. Renal manifestations in HIV-infected Jamaican children. *West Indian Med J* 2008; **57**: 246-252.

31

DIÁLISE NO PERÍODO NEONATAL

Ana Paula Brecheret
Maria Cristina de Andrade

◆

Nas últimas décadas, a incidência de lesão renal aguda tem aumentado nas unidades de tratamento intensivo neonatais, principalmente entre populações específicas, com os recém-nascidos (RN) de muito baixo peso e os pacientes submetidos a cirurgias cardíacas[1-3]. Constitui-se em importante fator de morbidade e mortalidade, com incidência de 3,4 a 24% de todas as crianças que são admitidas aos cuidados de terapia intensiva neonatal.

Lesão renal aguda (LRA) é, dessa forma, um dos principais fatores de risco para mortalidade em pacientes pediátricos sob tratamento intensivo. Para os pacientes da unidade de terapia intensiva, a incidência de LRA em RN com Apgar de 5 minutos menor que 7 alcança valores de 47 a 61%. Além disso, inibidores da enzima conversora de angiotensina, antibióticos nefrotóxicos e anti-inflamatórios não esteroides compõem 0,5 a 22% de todos os episódios de LRA relacionados com drogas que são utilizadas de forma rotineira nas unidades de terapia intensiva. Há também outros fatores desencadeantes como a hipovolemia que pode resultar em hipoperfusão e hipóxia, os processos inflamatórios e trombóticos da sepse, traumatismo, grandes cirurgias e circulação extracorporal. Dessa forma, a LRA apresenta etiologia frequentemente multifatorial e possui como causas mais frequentes uso de medicações, isquemia acompanhada de hipóxia perinatal e cirurgia cardiovascular.

Particularmente em RN, a incidência de LRA está correlacionada com fatores fundamentais como idade gestacional, peso ao nascimento, número e gravidade de complicações e acessibilidade à terapia intensiva neonatal. Em comparação com RN a termo, os prematuros possuem risco maior de LRA devido a nefrogênese incompleta e menor número de néfrons, vasorregulação imatura com alto nível de resistência vascular renal, baixo ritmo de filtração glomerular, alta atividade da renina plasmática, menor perfusão cortical e menor reabsorção do sódio pelos túbulos proximais, o que proporciona elevada suscetibilidade à hipoperfusão renal. Além disso, o curso pós-natal pode ser agravado pela necessidade de suporte cardiorrespiratório, presença de hipotensão e hipóxia.

Uma análise dos RN submetidos à diálise peritoneal na Unidade de Terapia Intensiva do Hospital São Paulo (UNIFESP-EPM) revelou que cerca de 62,5% correspondem ao sexo masculino, possuem idade gestacional com média em semanas de 31 ± 5; peso ao nascimento em gramas de 1.744 ± 974; estatura em centímetros de 39 ± 7. Em relação ao tipo de parto, em 75% ocorreu cesárea em detrimento de 25% via parto vaginal. Em 66,7% havia algum tipo de doença materna, sendo as do tipo infecciosas, como infecção do trato urinário e corioamnionite, as mais prevalentes (33,3%), seguida de descolamento prematuro da placenta (DPP) com 16,7%. O etilismo materno esteve presente em 12,5% e o tabagismo em 20,8%. Quanto à LRA, 45,8% teve como etiologia insuficiência respiratória grave; 29,2%, asfixia; e 25%, malformações congênitas renais. Quanto ao quadro clínico dos pacientes, 79,2% dos RN evoluíram com sepse e 70,8% deles apresentavam síndrome malformativa. Durante a internação, 33,3% foram submetidos a procedimentos cirúrgicos, 95,8% necessitaram de ventilação mecânica e 100% desses pacientes utilizaram cateteres umbilicais ou em outros locais tais como veia jugular. Além disso, 100% dos pacientes que apresentaram quadro de LRA usaram drogas nefrotóxicas, diuréticos e drogas vasoativas (dobutamina em 87,5%, dopamina em 75%, noradrenalina em 62,5% e adrenalina em 75%).

Considerando-se a classificação do pRIFLE ao diagnóstico com a presença de oligúria maior que 12 horas, observa-se que, nos pacientes com critério de lesão renal, 55,6% eram oligúricos, enquanto nenhum paciente com pRIFLE de lesão renal era oligúrico. Dessa forma, a diurese parece não ser um bom índice para a avaliação do comprometimento da função renal nos pacientes no período neonatal.

Em 2004, foram publicados os critérios diagnósticos de LRA pela Iniciativa de Qualidade de Diálise Aguda (ADQI) para adultos, denominado RIFLE (*riskof renal dysfunction* – risco para lesão renal, *injury to the kidney* – lesão renal, *failure of kidney function* – falência da função renal, *loss of kidney function* – perda da função renal, *end-stage kidney disease* – doença renal terminal). Foram definidos estágios de gravidade (risco para lesão renal, lesão renal, lesão da função renal) e de evolução clínica (perda da função renal e doença renal terminal), o que, dessa forma, confere à LRA característica de síndrome clínica com diferentes níveis de gravidade de disfunções agudas renais, desde alterações do débito urinário até doença terminal que requer terapia renal substitutiva.

Akcan-Arikan *et al*[4] desenvolveram uma versão modificada do critério RIFLE para pacientes pediátricos (pRIFLE). Esse critério utiliza a redução do *clearance* de creatinina estimado (eCCL) calculado a partir da fórmula de Schwartz ou a diminuição da diurese por kg/horas para classificar o grau de lesão renal. Dessa forma, o pRIFLE é uma ferramenta para identificar precocemente o risco para lesão renal antes do seu progresso para falência ou perda de função. Os detalhes encontram-se sintetizados na tabela 31.1.

O que se tem observado também é um aumento do diagnóstico e da sobrevida de pacientes com doença renal crônica nos berçários, em consequência do aperfeiçoamento e da ampliação do atendimento da medicina fetal[5,6].

Quando o tratamento conservador da LRA, como correção dos distúrbios hidroeletrolíticos, da acidose e manutenção do balanço de fluidos, não é suficiente, a opção passa a ser a indicação de diálise. Na população neonatal a indicação principal de diálise é a LRA, podendo, porém, a diálise ser indicada também nos casos de pacientes que foram submetidos a cirurgias cardíacas, assim como naqueles que apresentam hipervolemia. Os pacientes com erros inatos do metabolismo, assim como aqueles com diagnóstico de doença renal crônica já ao nascimento, também podem ser beneficiados por essa terapêutica. A modalidade de diálise de escolha para esses pacientes recém-nascidos é a diálise peritoneal, podendo também, em alguns casos, haver a necessidade de se utilizar a hemodiálise intermitente e a terapia hemodialítica[7-10].

O tratamento dialítico consiste na troca de solutos e de água entre duas soluções, o sangue e o dialisato, através de uma membrana.

Os mecanismos da diálise são:

- Difusão – na difusão ocorre troca de solutos entre duas soluções através de uma membrana semipermeável. A troca depende do gradiente de concentração, do tamanho e carga do soluto, da permeabilidade da membrana para cada soluto e da área efetiva de troca da membrana.
- Ultrafiltração – ocorre movimento da água através da membrana, proporcionado pela diferença de pressão osmótica ou hidrostática.
- Convecção – ocorre movimento do soluto através da membrana durante a ultrafiltração, independente do gradiente de concentração.

Habitualmente, as indicações para o tratamento dialítico no RN são:

- Aumento progressivo da ureia sanguínea.
- Acidose grave refratária ao tratamento conservador.
- Edema generalizado com edema agudo de pulmão.
- Hipercalemia refratária.
- Hiponatremia refratária ao tratamento conservador.
- Oligúria não responsiva aos diuréticos.
- Balanço hídrico muito positivo, principalmente após cirurgias cardíacas.
- Intoxicação exógena e hiperamonemia.
- Doença renal crônica.

Tabela 31.1 – Critério RIFLE modificado para pacientes pediátricos (pRIFLE).

Critério RIFLE	CCL estimado (eCCL)	Débito urinário
Risco para lesão renal	eCCL reduz 25%	< 0,5mL (kg/h) por 8h
Lesão renal	eCCL reduz 50%	< 0,5mL (kg/h) por 16h
Lesão da função renal	eCCL reduz 75% ou eCCL < 35mL/min/1,73m²	< 0,5mL (kg/h) por 24h ou anúrico por 12h
Perda da função renal	Falha persistente > 4 semanas	
Doença renal terminal	Doença renal terminal (falha persistente > 3 meses)	

eCCL = *clearance* de creatinina estimado; pRIFLE = risco, lesão, falência, perda, doença renal terminal em crianças.

DIÁLISE PERITONEAL

A diálise peritoneal é a modalidade de diálise mais frequentemente utilizada em pediatria e principalmente no RN. Nos RN com peso inferior a 2.000g, a diálise peritoneal é a modalidade de escolha de diálise, pois a realização de circulação extracorpórea nesses pacientes muitas vezes não é factível. O peritônio é uma membrana de troca que deve preferivelmente ser utilizada na diálise peritoneal, sendo essa eficiente tanto na difusão quanto na ultrafiltração, o que é proporcionado pelo gradiente osmótico gerado pela concentração de glicose na solução da diálise. Sua realização é simples quando comparada com as modalidades extracorporais (hemodiálise intermitente e terapia renal substitutiva contínua) e de fácil acesso[11-13].

O acesso para a diálise peritoneal é uma manobra rápida e relativamente fácil de ser obtida, até mesmo naqueles pacientes que estejam hemodinamicamente instáveis, podendo ser realizado no próprio leito, caso necessário. O cateter mais utilizado é o de Tenckhoff, geralmente implantado pelo cirurgião pediátrico, sendo que, caso haja necessidade urgente e não se tenha ainda o acesso através do Tenckhoff, pode-se utilizar provisoriamente um cateter temporário, a ser implantado através de inserção percutânea[14,15].

As soluções de diálise disponíveis no mercado apresentam concentração de dextrose 1,5% (346mOs/L), 2,5% (396mOs/L) e 4,25% (485mOs/L), sem adição de potássio e com lactato. Para evitar obstrução do cateter com fibrina ou coágulos, utiliza-se heparina 500u/L na solução de diálise.

O volume inicialmente utilizado é baixo (10mL/kg) para se evitar o risco de vazamento pericateter, podendo ser lenta e progressivamente aumentado até 35 a 50mL/kg.

A diálise aguda geralmente é realizada com trocas contínuas durante 24 horas e, no período neonatal, o tempo de permanência do banho na cavidade abdominal deve ser curto. Se for necessária maior retirada de fluidos, a diálise deve ser realizada sem tempo de permanência e, para maior troca de solutos, o banho de diálise pode ficar até 30 minutos. O tempo de drenagem do banho depende das necessidades e condições de cada paciente e deve ser avaliado durante o procedimento.

Em nossa experiência, a indicação de diálise em prematuros extremos, com peso corporal em torno de 500g, deve-se à sepse e à persistência do canal arterial. Quando indicada precocemente, a diálise peritoneal pode auxiliar na recuperação do paciente, por sua ação de diminuição do edema, facilitando a ventilação pulmonar e controlando os distúrbios hidroeletrolíticos, além de diminuir as escórias nitrogenadas. Nos casos de RN com persistência do canal arterial com repercussão hemodinâmica, o que se observa é que, após a correção cirúrgica, percebe-se nítida regressão do quadro de lesão renal, havendo então maior possibilidade de suspender a diálise peritoneal.

Os RN com erro inato do metabolismo são raros, mas requerem diálise de emergência para a correção da hiperamonemia, uma vez que o pico e a duração da elevação da amônia se correlacionam com o comprometimento neurológico e com a sobrevida do paciente.

De acordo com Bunchman, a diálise peritoneal é de fácil instalação e pode ser realizada na maioria dos centros hospitalares, sendo muitas vezes a única opção de terapia renal substitutiva. Embora o *clearance* e a queda de amônia sejam maiores com hemodiálise intermitente (HD), menor com terapia hemodialítica contínua e menor ainda com diálise peritoneal, a intervenção precoce com diálise peritoneal *versus* intervenção mais tardia com terapia extracorporal (HD e hemodiálise contínua) parecem ter o mesmo prognóstico neurológico.

Além da facilidade de realização, a diálise peritoneal nos RN com hiperamonemia parece ter outros benefícios potenciais. A glicose da solução dialítica pode diminuir o estado catabólico e esse fato é particularmente importante, uma vez que o catabolismo favorece a produção de amônia. Além disso, nas crianças em diálise peritoneal pode haver clareamento de aminoácidos e de albumina e esse balanço negativo de nitrogênio pode ser benéfico para esses pacientes ao diminuir a possibilidade da produção de amônia.

De maneira geral, as contraindicações para a realização da diálise peritoneal são as seguintes:

- Relativas – cirurgias abdominais recentes, derivação ventriculoperitoneal, síndrome de Prune Belly.
- Absolutas – como contraindicações absolutas, temos os defeitos diafragmáticos (exemplo, hérnia diafragmática), os defeitos de parede abdominal (exemplo, gastrosquise, onfalocele, extrofia de bexiga) e a enterocolite necrosante grave ou complicada.

As complicações da diálise peritoneal são classificadas em infecciosas e não infecciosas e as mais frequentes estão descritas a seguir.

COMPLICAÇÕES NÃO INFECCIOSAS

- Vazamento pericateter – está associado à diálise com grande volume e a pacientes com parede abdominal frágil (exemplo, cirurgias anteriores).
- Obstrução de cateter: costuma ocorrer devido a dobras, mau posicionamento, obstrução por epiplon ou fibrina.
- Sangramento.
- Perfuração intestinal.
- Hérnias abdominais.

COMPLICAÇÕES INFECCIOSAS

- Infecções pericateter e/ou de túnel.
- Peritonites.

PERITONITES

A peritonite, embora indesejável, é uma complicação que ocorre com relativa frequência na diálise peritoneal e está associada à alta morbidade, podendo ainda ocasionar diminuição ou perda da ultrafiltração, perda do cateter e possível perda definitiva da membrana peritoneal. Os agentes etiológicos mais frequentes geralmente são os germes provenientes da pele adjacente ao local de inserção do cateter, ou de uma infecção pericateter, podendo, entretanto, em alguns casos, ser também proveniente de germes do trato gastrintestinal[16,17].

No RN o diagnóstico clínico da peritonite é feito por meio do quadro de infecção, acompanhado de alterações na diálise, como turvamento do banho, dificuldades na infusão ou na drenagem e dos líquidos de diálise, e sinais de dor abdominal. A cultura do líquido da diálise, bacterioscopia e celularidade devem ser realizadas sempre que houver suspeita de infecção.

Os agentes etiológicos das peritonites costumam variar muito, de acordo com cada unidade neonatal, sendo, porém, o estafilococo coagulase-negativa e o *Staphylococcus aureus* os agentes considerados os mais frequentes. A peritonite por pseudomonas tende a ser de difícil tratamento, estando, em muitos casos, associada à infecção do cateter e pode provocar danos definitivos à membrana peritoneal. A peritonite fúngica é mais rara e, uma vez diagnosticada, recomenda-se sua remoção do cateter peritoneal.

Inicialmente, a antibioticoterapia deve cobrir organismos gram-positivos e gram-negativos, até que se obtenha o resultado da cultura, quando se pode prescrever o antibiótico com mais segurança, baseado no resultado da cultura do líquido peritoneal. A antibioticoterapia intraperitoneal pode, em alguns casos, também ser utilizada como coadjuvante ou, em alguns casos, até mesmo como terapia principal. As doses dos antibióticos utilizados devem ser corrigidas de acordo com a evolução da função renal e, no caso de utilização da vancomicina, sua dosagem deverá ser monitorada por meio da avaliação dos níveis séricos, corrigindo-se as doses quando necessário. O quadro 31.1 apresenta os antibióticos mais comumente utilizados para o tratamento por via intraperitoneal e a orientação usual é a instituição de uma dose inicial, que deve ser realizada por um período de 3 a 6 horas, para depois introduzirmos a dose de manutenção[16].

Quadro 31.1 – Antibióticos mais utilizados para o tratamento da peritonite.

Antibióticos	Dose inicial (mg/L)	Dose de manutenção (mg/L)
Vancomicina	1.000	30
Cefalotina	500	125
Cefuroxima	200	125
Ceftazidima	250	125
Amicacina	25	12
Ciprofloxacino	50	25

TERAPIAS HEMODIALÍTICAS

As terapias hemodialíticas podem ser contínuas ou intermitentes. A hemodiálise intermitente proporciona troca de solutos e ultrafiltração eficiente e rápida, sendo por esse motivo indicada quando ocorre a necessidade de remoção rápida de um soluto, como nas intoxicações exógenas ou na síndrome da lise tumoral. No período neonatal, suas principais indicações são a hiperamonemia e no pós-operatório de cirurgias abdominais ou hérnia diafragmática. Na última década, as terapias contínuas têm sido cada vez mais utilizadas na população pediátrica, apresentam grande eficiência na difusão, convecção e ultrafiltração, e por serem lentas apresentam maior estabilidade hemodinâmica quando comparadas com a hemodiálise intermitente[17,18].

A hemodiálise, seja a intermitente, seja a contínua, é realizada utilizando circulação extracorpórea e promove difusão, ultrafiltração e convecção, realizadas por meio de uma membrana artificial semipermeável. A principal limitação dos métodos hemodialíticos no período neonatal é o volume de sangue necessário para preencher o circuito extracorpóreo, que muitas vezes ultrapassa 10% do volume sanguíneo corporal total[10,17,18].

Acesso venoso adequado é essencial para o sucesso da terapia. O cateter de hemodiálise deve ser o mais calibroso possível, considerando a segurança do paciente. Entre as complicações relacionadas ao cateter estão: trombose, sangramentos, embolia gasosa e infecções.

HEMODIÁLISE INTERMITENTE

A realização da hemodiálise convencional no período neonatal tem, ultimamente, sido substituída aos poucos pela hemodiálise contínua, pois, apesar de remover o fluido e os solutos rapidamente, pode evoluir para complicações importantes como hipotensão intradialítica, volume extracorporal proporcional grande, havendo, por esse motivo, necessidade de acompanhamento presencial do nefrologista pediátrico durante todo o tempo do procedimento. Sua indicação é mais frequente nos casos de intoxicação exógena, hiperamonemia, ou na impossibilidade de utilização do peritônio em serviços onde a hemodiálise contínua não está disponível[17-20].

Os componentes da prescrição da hemodiálise são composição do dialisato, tipo e tamanho do dialisador e da linha do circuito, fluxo de sangue, fluxo do dialisato, volume da ultrafiltração, anticoagulação e tempo do procedimento.

TERAPIA HEMODIALÍTICA CONTÍNUA

Em casos em que a diálise peritoneal não pode mais ser utilizada, em consequência da perda de efetividade do peritônio, ou de a ultrafiltração não estar sendo suficiente ou também quando se tem uma contraindicação absoluta, a hemodiálise contínua tem-se tornado uma opção terapêutica viável para esses pacientes.

A hemodiálise contínua no período neonatal, apesar de efetiva para a retirada de volume, controle das escórias nitrogenadas e de substâncias tóxicas como a amônia, apresenta muitas complicações durante a terapia, principalmente nos pequenos pacientes com menos de 3kg de peso. Nesses pacientes, a dificuldade do controle da temperatura corporal devida à sua imaturidade, a obtenção de um acesso vascular efetivo e seguro, a utilização de um circuito extracorpóreo maior que 10% e a realização de anticoagulação adequada sem causar sangramento são os grandes desafios[19,21].

As modalidades existentes para a prescrição da terapia hemodialítica contínua são:

- Ultrafiltração lenta contínua (SCUF) – faz remoção de fluidos por ultrafiltração, com *clearance* mínimo de solutos por convecção.
- Hemofiltração venovenosa contínua (CVVH) – faz remoção de fluidos e solutos por convecção.
- Hemodiálise venovenosa contínua (CVVHD) – faz a depuração de solutos por difusão, podendo fazer remoção de fluidos por ultrafiltração.
- Hemodiafiltração venovenosa contínua (CVVHDF) – faz a remoção de solutos por ambos os processos, convecção e difusão, podendo fazer remoção de fluidos por ultrafiltração.

Em nossa experiência, para a realização da hemodiálise contínua o cateter para acesso vascular deve ser de no mínimo 7F. Utilizamos a Prismaflex e o kit HF 20, que apresenta superfície de 0,2m^2 e volume de circulação extracorpórea de 60mL. O fluxo de sangue mínimo deve ser de 20 a 30mL/kg/min e a anticoagulação pode ser conseguida com heparina ou citrato. Pelo fato de ser o circuito muito fino e o fluxo lento, a coagulação do circuito vem a ser uma complicação muito frequente e que aumenta a morbidade e o custo do procedimento.

Para que a terapia hemodialítica contínua possa ter sucesso, interação próxima entre a equipe de nefrologia pediátrica, de intensivistas pediátricos e de enfermagem é essencial. O controle cuidadoso dos parâmetros prescritos, eletrólitos do paciente, anticoagulação e balanço hídrico, principalmente nas primeiras 24 horas, é fundamental no sucesso da terapia.

REFERÊNCIAS BIBLIOGRÁFICAS

1. Walker MW, Clark RH, Spitzer AR. Elevation in plasma creatinine and renal failure in premature neonates without major anormalies: terminology, occurrence and factors associated with increase risk. *J Perinatol* 2011; **31**: 199-205.
2. Blinder JJ, Goldstein SL, Lee VV *et al.* Congenital heart surgery in infants: effects of acute kidney injury on outcomes. *J Thorac Cardiovasc Surg* 2012; **143**: 368-374.
3. Ricci Z, Stazi GV, Di Chiara L *et al.* Fenoldopam in newborn patients undergoing cardiopulmonary bypass: controlled clinical trial. Interact *Cardiovasc Thorac Surg* 2008; **7**: 1049-1053.
4. Akcan-Arikan A, Zappitelli M, Loftis LL *et al.* Modified RIFLE criteria in critically ill children with acute injury. *Kidney Int* 2007; **71**: 1028-1035.
5. Smith-Harrison LI, Hougen HY, Timberlake MD, Corbett ST. Current applications of in utero intervention for lower urinary tract obstruction. *J Pediatr Urol* 2015; **11**: 341-347.
6. Ruano R, Sananes N, Sangi-Haghpeykar H *et al.* Fetal intervention for severe lower urinary tract obstruction: a multicenter case-control study comparing fetal cystoscopy with vesicoamniotic shuting. Ultrasound Obstet Gynecol 2015; **45**: 452-458.
7. Carey WA, Talley LI, Sehring SA *et al.* Outcomes of dialysis initiated during the neonatal period for treatment of end-stage renal disease: a North American Pediatric Renal Trials and Collaborative Studies special analysis. *Pediatrics* 2007; **119**: e468-e473.
8. Sutherland SM, Alexander SR. Continuous renal replacement therapy in children. *Pediatr Nephrol* 2012; **27**: 2007-2016.
9. Belsha CW, Kohaut EC, Warady BA. Dialytic management of childhood acute renal failure: a survey of North American pediatric nephrologists. *Pediatr Nephrol* 1995; **9**: 361-363.
10. Warady BA, Bunchman T. Dialysis therapy for children with acute renal failure: survey results. *Pediatr Nephrol* 2000; **15**: 11-13.
11. Goldstein SL. Overview of pediatric renal replacement therapy in acute renal failure. *Artif Organs* 2003; **27**: 781-785.
12. Shaheen IS, Watson AR, Harvey B. Acute renal failure in children: etiology, treatment and outcome. *Saudi J Kidney Dis Transpl* 2006; **17**: 153-158.
13. Fischbach M, Haraldsson B. Dynamic changes of the total pore area available for peritoneal exchange in children. *J Am Soc Nephrol* 2001; **12**: 1524-1529.
14. Kaddourah A, Goldstein SL. Renal replacement therapy in neonates. *Clin Perinatol* 2014; **41**: 517-527.
15. Yu JE, Park MS, Pai KS. Acute peritoneal dialysis in very low birth weight neonates using a vascular cateter. *Pediatr Nephrol* 2010; **25**: 367-371.
16. Warady BA, Schaefer F, Holloway M *et al.* Consensus guidelines for the treatment of peritonitis in pediatric patients receiving peritoneal dialysis. *Perit Dial Int* 2000; **20**: 610-624.
17. Bunchman TE, Barletta GM, Winters JW *et al.* Phenylacetate and benzoate clearance in a hyperammonemic infant on sequential hemodialysis and hemofiltration. *Pediatr Nephrol* 2007; **22**: 1062-1065.
18. Spinale JM, Laskin BL, Sondheimer N *et al.* High-dose continuous renal replacement therapy for neonatal hyperammonemia. *Pediatr Nephrol* 2013; **28**: 983 986.
19. Sadowski RH, Harmon WE, Jabs K. Acute hemodialysis of infants weighing less than five kilograms. *Kidney Int* 1994; **45**: 903-906.
20. Bunchman TE, Barletta GM, Winters JW. Phenilacetate and benzoate clearance in a hyperammonemic infant on sequential hemodialysis and hemofiltration. *Pediatr Nephrol* 2007; **22**: 1062-1065.
21. Young BS, Kyung HP, Hee YC *et al.* Continuous renal replacement therapy in neonates weighing less than 3 kg. *Jorean J Pediatr* 2012; **55**: 286-292.

32

DOENÇA DE BARTTER NA INFÂNCIA

Marta Liliane de Almeida Maia
Maria Cristina de Andrade

◆

INTRODUÇÃO

As tubulopatias hereditárias crônicas representam um conjunto heterogêneo de doenças genéticas que cursam com alterações bioquímicas variáveis, determinadas por disfunção de canais iônicos localizados nas membranas celulares. Entre as alterações mais comumente encontradas no rim temos a hipocalemia e a hipocloremia, que podem ter inúmeras causas, sendo as mais comuns as doenças de Bartter, Gitelman e Lidlle[1,2].

A síndrome de Bartter engloba um grupo de tubulopatias caracterizado por redução do transporte de cloro no néfron distal[3,4], sendo uma das tubulopatias perdedoras de cloro, de transmissão, geralmente, autossômica recessiva[2]. A identificação precoce dessa doença constitui importante estratégia de prevenção da morbimortalidade, principalmente no que se refere aos fatores que são potencialmente contornáveis, como alcalose metabólica, hipocalemia e hipocloremia, com repercussão sistêmica, principalmente no ganho pôndero-estatural.

SÍNDROME DE BARTTER

A síndrome de Bartter foi descrita em 1962[5] como uma doença genética rara causada por um defeito no mecanismo de absorção renal de cloreto no ramo ascendente espesso da alça de Henle (AEAH). Caracteriza-se por alcalose metabólica, hipocalemia, hiperreninemia, hiperaldosteronismo com pressão arterial normal ou baixa, perda renal de sal e hiperplasia do aparelho justaglomerular e, em alguns casos, hipomagnesemia[6]. Pode ser classificada quanto à apresentação e gravidade ou quanto às mutações envolvidas.

MANIFESTAÇÕES CLINICOLABORATORIAIS

Desde a descrição inicial da síndrome de Bartter, as várias apresentações clínicas demonstram a heterogeneidade fenotípica dessa doença, como demonstradas a seguir.

SÍNDROME DE BARTTER PRÉ-NATAL/ SÍNDROME DE BARTTER NEONATAL (SBNN)

A forma mais grave de síndrome de Bartter é a neonatal, inicialmente descrita em 1974[7,8]. Essa síndrome, antes denominada síndrome de hiperprostaglandinemia E, tem incidência de 1,2:100.000 e prevalência de 1:50.000-1:100.000, de acordo com estudos realizados na Costa Rica[9,10]. As manifestações clínicas iniciam-se antes do nascimento, com placenta espessa e polidrâmnio, resultante de poliúria intraútero, que pode ser observada entre 23 e 30 semanas de gestação e que algumas vezes necessita de amniocentese isolada ou sequencial[9,11,12]. Apresenta-se com quadro clínico grave, com perda intensa de sal, e prosglandinúria, às vezes com risco de morte para o feto ou recém-nascido. Nos primeiros dias de vida, os recém-nascidos apresentam intensa poliúria, variando de 12-50mL/kg/h (diurese normal: 1-2mL/kg/h), que diminui com quatro a seis semanas de vida. Esse fato pode ser atribuído à maturação do mecanismo de reabsorção do túbulo proximal[13].

Logo após o nascimento, com intensa depleção do volume, ocorre aumento da concentração de renina e de aldosterona plasmática, assim como de prostaglandina (PG) E_2 urinária. Entretanto, nos primeiros três meses de vida geralmente não ocorrem a hipocalemia e a alcalose metabólica. A concentração urinária de potássio é inicialmente baixa e aumenta gradualmente, coincidindo com a diminuição do volume urinário[14].

A imaturidade do túbulo distal é responsável pela menor capacidade de secretar hidrogênio e potássio nas primeiras semanas de vida, o que pode causar hipercalemia e acidose metabólica, retardando o diagnóstico de pacientes com SBNN[7].

A hipercalciúria tem frequência elevada nas crianças com SBNN desde o nascimento, tendo como consequência a nefrocalcinose, que é caracterizada por depósitos difusos de cálcio na medula renal. Geralmente, pacientes de mais idade apresentam osteopenia[14,15].

Cerca de 25% da reabsorção de cálcio filtrado é devida à atividade da bomba de Na^+-K^+-Cl^- na alça de Henle (AH). A hipercalciúria é atribuída à diminuição da reabsorção de cálcio nesse segmento do túbulo renal. Além disso, ocorre diminuição do transporte de cloro, reduzindo a voltagem de transporte paracelular de cálcio e de magnésio[11].

Associadas ao defeito da reabsorção renal, há evidências de atividade de reabsorção óssea e de estímulo da absorção gastrintestinal de cálcio. Esses pacientes apresentam elevação plasmática de 1,25-di-hidroxivitamina D_3 [$1{,}25(OH)_2D_3$]. Esse achado pode ser resultante do escape renal de cálcio, com hiperparatireoidismo secundário e consequente aumento da atividade da 1α-hidroxilase com conversão da 25-OH-vitamina D para sua forma mais ativa. Entretanto, a maioria dos pacientes constitui-se de euparatireoideos[11].

Foi demonstrado que a maior parte do cálcio urinário é derivada da reabsorção óssea e uma pequena fração provém da dieta recente. Sabendo-se que a PGE_2 é osteolítica, foram realizados estudos após inibição da síntese de PGs com indometacina, um anti-inflamatório inibidor de PG, mostrando importante redução da concentração de $1{,}25(OH)_2D3$ plasmática e da absorção de cálcio da dieta, mas não houve mudança no cálcio urinário derivado do osso. Por esses achados, pressupõe-se que exista outro mecanismo responsável pelo aumento da reabsorção óssea associada à hipercalciúria em crianças com SBNN, além da ação da PGE_2[7].

Depois das primeiras semanas de vida, o paciente desenvolve hipocalemia e alcalose metabólica[17]. Sem terapia medicamentosa, a concentração de potássio varia de 2-2,5mEq/L, e a de bicarbonato, de 28-36mEq/L. Os pacientes diagnosticados tardiamente têm grave atraso de crescimento, deficiência de concentração urinária e, algumas vezes, hipomagnesemia[11]. Adolescentes e adultos jovens podem desenvolver doença renal crônica terminal, porém a característica fundamental da biópsia renal é a hipertrofia do aparelho justaglomerular. Achado similar ocorre em pacientes hiperreninêmicos crônicos[11].

Em pacientes de diversas etnias têm sido descritas características faciais semelhantes: *facies* triangular, testa proeminente, olhos largos, orelhas protrusas e, quase sempre, estrabismo e surdez neurossensorial[16,17].

SÍNDROME DE BARTTER CLÁSSICA (SBC)

O início da sintomatologia da SBC ocorre no período de lactente a pré-escolar, com alta variabilidade de manifestações clínicas, desde fraqueza muscular a hipovolemias fatais. Os sintomas típicos começam antes dos seis anos de vida e consistem de poliúria (que pode manifestar-se como enurese noturna), polidipsia, vômitos, obstipação, falência de crescimento, fadiga e tendências à hipovolemia, sendo as manifestações clínicas muito semelhantes às da SBNN[12].

Existem complicações gestacionais, como polidrâmnio e prematuridade, com história ou não de consanguinidade. O desenvolvimento neurointelectual pode ser prejudicado na ausência de terapia adequada[9].

Devido à perda de cloreto de sódio e de volume, há aumento de renina e aldosterona plasmáticas e de PG urinária, sem alterações dos níveis pressóricos. Ocorre relativa resistência vascular aos efeitos exógenos de angiotensina II, associada à alcalose metabólica hipocalêmica[11].

Foi relatado que a nefrocalcinose era incomum nesses pacientes[18], porém foram descritos 25 pacientes, dos quais quatro tinham nefrocalcinose e nove apresentavam hipomagnesemia, evidenciando que a expressão fenotípica da SBC é altamente variável[9].

Relatou-se que a indometacina, um inibidor de PG, diminui a atividade plasmática de renina, os níveis de aldosterona, a perda renal de sódio e de potássio, aumenta o potássio sérico e diminui a resistência vascular à angiotensina II[9]. Tal achado foi ratificado por Gill *et al*[19] em 1976 ao constatar que a indometacina reduz em mais de 65% a excreção renal de PG e diminui renina e aldosterona plasmáticas.

A falência renal é observada em pacientes com SBC, incluindo crianças pré-adolescentes. As principais alterações anatomopatológicas renais dessas crianças são inflamação tubulointersticial e eventual fibrose[9,11]. Além disso, as características faciais típicas, com forma triangular, olhos grandes, orelhas protrusas e estrabismo, observados em alguns pacientes com SBNN, são também evidenciadas na SBC[11,20].

FISIOLOGIA TUBULAR RENAL

Sob circunstâncias normais, o rim mantém um controle rigoroso de sódio e de água corporal total, sendo que o sódio, o cloro e o bicarbonato são os principais determinantes do volume extracelular. Essa regulação começa no túbulo proximal, depois da filtração glomerular, com mecanismos ativos e passivos de reabsorção de sódio, através das bombas Na^+-K^+-ATPase e Na^+-H^+, resultando em reabsorção isosmótica de 50-70% do filtrado glomerular[11].

Aproximadamente 30% do filtrado de sódio e de cloro que não foi reabsorvido no túbulo proximal é reabsorvido na parte ascendente da alça de Henle. O sódio e o cloro entram na célula tubular da alça de Henle pela face apical através do co-transportador eletroneutro Na^+-K^+-Cl^-. A atividade dessa bomba só ocorre devido à baixa concentração de sódio intracelular gerada pela atividade da proteína Na^+-K^+-ATPase e dos canais de cloro basolaterais[6,11]. O canal transportador de potássio Kir1.1 (ROMK), presente na alça de Henle e túbulo contorcido distal, recicla potássio da célula para o lúmen tubular. Esse mecanismo é essencial para a reabsorção normal de sódio e cloro[11,21]. A reabsorção de sódio e cloro na alça de Henle mantém a hipertonicidade no interstício da medula renal. Essa hipertonicidade cria um gradiente osmótico para a reabsorção de água livre nos túbulos coletores. Sua falência reduz a capacidade de concentração urinária[11].

A seguir o filtrado glomerular se dirige para o túbulo contorcido distal. Aproximadamente 5% do filtrado de sódio e cloro é reabsorvido na parte apical do túbulo distal através da ação do co-transportador NaCl tiazídico-sensível[11].

O ajuste final do filtrado glomerular ocorre no túbulo coletor. O túbulo coletor geralmente reabsorve 5-7% do filtrado de sódio e cloro. Esse segmento é responsável pela variação da excreção de sódio em indivíduos normais[11].

O sódio é reabsorvido no túbulo coletor por um canal de sódio (ENaC), criando voltagem negativa no lúmen tubular e consequente excreção de hidrogênio e potássio[11].

ALTERAÇÕES GENÉTICAS

Mutações genéticas, resultando em alterações de proteínas tubulares que atuam com os co-transportadores de sódio, cloro e potássio na alça de Henle, são sugeridas como causas prováveis da síndrome de Bartter (Fig. 32.1).

Existem seis genes conhecidos que definem cinco tipos de síndrome de Bartter, que serão detalhados a seguir.

SÍNDROME DE BARTTER NEONATAL

Os recentes achados clínicos de pacientes com SBNN sugerem que o mecanismo patogênico primário envolve um defeito transepitelial na reabsorção de cloro na alça de Henle. Além disso, pacientes com SBNN não respondem com o aumento da excreção de cloro à administração de furosemida. A ausência de diminuição significativa da fração de reabsorção de cloro foi avaliada nesses pacientes para comprovar esse defeito no transporte de cloro na alça de Henle[17,22].

Outros estudos têm mostrado que a SBNN é devida a uma heterogeneidade genética. Foram evidenciadas mutações em vários genes causando essa síndrome, que serão detalhadas a seguir.

1. Mutações no gene *SLC*12A1/NKCC2 (co-transportador Na^+-K^+-$2Cl^-$/ // OMIM: 601678): síndrome de Bartter tipo I

O gene NKCC2 expresso na membrana das células apicais da parte ascendente da alça de Henle em ratos e coelhos codifica a proteína do co-transportador Na^+-K^+-$2Cl^-$. Para investigar esse cotransporte que causa tubulopatia hipocalêmica, o gene homólogo humano foi clonado (*SLC*12A1)[23]. O *locus* genômico *SLC*12A1 é encontrado no cromossomo 15q21.1[13].

Diferentes mutações foram identificadas com o fenótipo da SBNN, resultando em perda ou redução significativa da função do co-transportador[10]. Os resultados de estudos moleculares demonstraram que o defeito no gene *SLC*12A1, que codifica a proteína NKCC2 bumetanida-sensível, causa SBNN. A perda da função co-

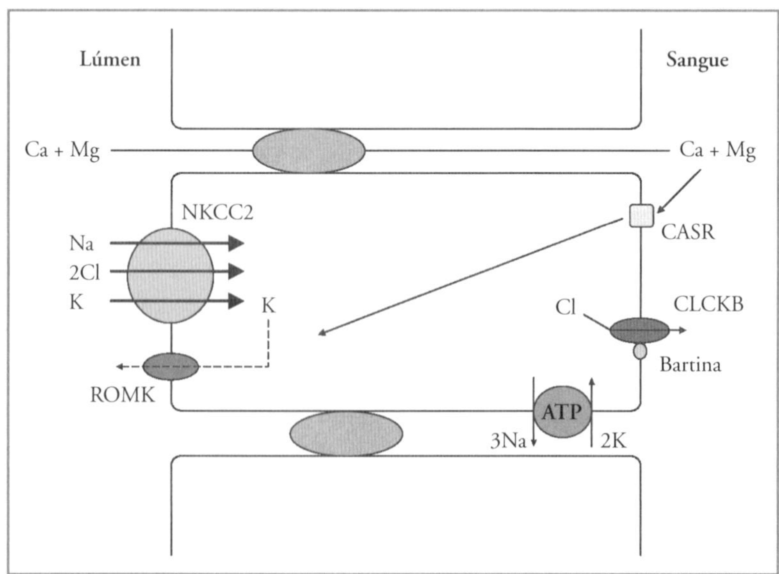

Figura 32.1 – Principais canais envolvidos na síndrome de Bartter.

-transportadora dessa proteína leva à diminuição da reabsorção de potássio, sódio e cloro na parte ascendente da alça de Henle. Esses achados são ratificados pela resposta inadequada à administração de furosemida observada em pacientes afetados com essa doença[10].

No gene NKCC2 de coelhos, ratos e camundongos, três isoformas de diferentes localizações no néfron foram descritas. Essas isoformas diferem apenas pelo fragmento único de 96 pares de bases correspondentes ao éxon quatro. Isso sugere que cada variante contenha uma versão diferente para o éxon quatro. Esse éxon de 96 pares de bases pode formar parte do íon translocado perdido. Se essas isoformas têm diferentes localizações no néfron, esses dados podem explicar as diferenças nas características do transporte e na regulação do transporte de sal ao longo no néfron[24].

As crianças com síndrome de Bartter podem apresentar surdez neurossensorial. A furosemida reduz o potencial endococlear, podendo seu uso crônico resultar em perda auditiva. O mecanismo pelo qual a furosemida induz à ototoxicidade não está claro, mas pode ter ação nas estrias vasculares[25]. Isso sugere que o co-transporte Na^+-K^+-$2Cl^-$ existe nas células marginais das estrias vasculares e que a Na^+-K^+-ATPase mantém o gradiente iônico do cloro e potássio nas células. Entretanto, se a furosemida pode alterar a regulação desses íons no rim e no ouvido, levando a alcalose metabólica, hipocalemia e surdez neurossensorial, um defeito genético no gene que codifica essa proteína reguladora do transporte de ambos os íons nas células marginais das estrias vasculares e no rim, no qual a furosemida age, pode levar a essas alterações fenotípicas. Essa proteína pode regular direta ou indiretamente o cotransporte de Na^+-K^+-$2Cl^-$ na alça de Henle[26].

2. Mutações no gene *KCNJ1* (canal de K^+, Kir1.1 // OMIM: 241200:): síndrome de Bartter tipo II

A heterogeneidade genética da SBNN tem sido demonstrada pela análise de famílias afetadas, evidenciando-se novos genes associados à causa dessa doença[10].

A absorção de sódio e cloro na parte ascendente da alça de Henle via NKCC2 depende do fornecimento adequado de potássio para o lúmen tubular. A proteína regulada por ATP, conhecida como canal de potássio Kir1.1, recicla o potássio de volta para o lúmen tubular. A mutação no gene *KCNJ1* que codifica esse canal é outra candidata a possível ação causal na SBNN[10,27].

Simon *et al* descreveram cinco crianças com SBNN que não apresentavam alterações no *locus* NKCC2 do cromossomo 15, porém apresentavam modificações no *locus* ROMK no cromossomo 11[26,28].

O gene ROMK, clonado da medula renal de ratos, faz parte de formas Kir de canais de potássio, que são passagens citoplasmáticas que aumentam o potencial de membrana. Esse canal de potássio voltagem-dependente[29], localizado na face apical da membrana basal, promove a recirculação de potássio no lúmen tubular, que é essencial para reabsorção de NaCl pelo co-transportador NKCC2[27].

Em humanos, o gene que codifica o canal Kir1.1 (ROMK) é o *KCNJ1* e foi localizado no cromossomo 11q24-11q25[10,30]. Ele contém cinco éxons com apresentação de cinco transcrições distintas[10].

Essas transcrições produzem três proteínas ROMK com uma parte central de 372 aminoácidos. A estrutura central dessa proteína ROMK caracteriza dois domínios transmembrana atravessados, formando um poro[10].

Em ratos, as isoformas ROMK são expressas de maneira diferente na mácula densa, no túbulo coletor e na alça de Henle. No túbulo contorcido distal, as isoformas ROMK provavelmente participam da secreção de potássio.

A perda da função da proteína do canal Kir1.1 (ROMK) prejudica a reciclagem do potássio para o lúmen tubular no segmento espesso da alça de Henle ascendente, dificultando a atividade da proteína NKCC2, resultando em defeito na reabsorção de sódio e cloro neste segmento do néfron e consequente perda de sal[10,28,30].

As proteínas ROMK e *CLCNK*β regulam o co-transportador Na^+-K^+-$2Cl^-$ e, portanto, a perda de função dessas proteínas irá produzir fenótipo semelhante. A interação entre NKCC2 e ROMK é muito importante para a reabsorção de cloro na alça de Henle[12,28,31].

Inicialmente, dados sugerem que pacientes com SBNN e defeito no canal Kir1.1 (ROMK) têm hipopotassemia mais leve do que pacientes com defeito no gene NKCC2. Isso pode ser explicado assumindo-se que a inibição da secreção de potássio no néfron distal via Kir1.1 causa menor perda de potássio ou que a reciclagem de potássio na alça de Henle é parcialmente mantida por outros canais de potássio[28].

3. Mutação no gene *BSND* (síndrome de Bartter tipo IVA // OMIM: 602522)

A inativação no gene *CLCNK*β, que é responsável pelo canal de cloro na porção basolateral do túbulo renal (CLC-Kb), foi identificada em pacientes com fenótipo neonatal grave e também naqueles com forma moderada de síndrome de Bartter. O gene *BSND* codifica o gene Bartina, que é a subunidade β do canal de cloro CLC-Ka e CLC-Kb[32], e a alteração dessa é responsável pelo fenótipo. Diferente do que ocorre nos pacientes com SBNN com outras mutações, os pacientes com mutações no gene Bartina não apresentam nefrocalcinose, embora a hipercalciúria esteja presente[24].

Este terceiro gene (*BSND*) envolvido na SBNN foi mapeado no cromossomo1p31-1p36 e está associado a surdez neurossensorial e progressiva doença renal crônica[32,33]. Ambas as subunidades beta do canal de cloro CLC-Ka e CLC-Kb são co-expressas na membrana basolateral da alça de Henle e nas estrias vasculares da orelha interna. A perda da função do gene bartina, abolindo a atividade do canal de cloro basolateral da célula marginal da orelha interna, resulta na inabilidade da secreção do íon potássio para a endolinfa, causando a surdez neurossensorial. Provavelmente, a ocorrência dessas duas doenças deriva de um efeito pleiotrópico de um único defeito genético[10,34,35].

4. Síndrome de Bartter tipo IVB // OMIM: 613090)
Mutações associadas nos genes *CLCNKA* e *CLCNKβ*, que ocasionam inativação da função do canal de cloro de CLC-Ka e CLC-Kb, podem imitar o fenótipo de mutações exclusivamente no gene Bartina[36,37].

Estes dois canais estão presentes desde a alça fina ascendente até as células intercaladas do ducto coletor. A expressão dessas proteínas (ClC-Ka e ClC-Kb) é restrita à membrana basolateral, exceto para a porção fina ascendente da alça de Henle, onde os canais de cloro estão presentes na membrana apical e basolateral[38].

A inibição da reabsorção de NaCl parece estender-se para os segmentos distais do néfron, podendo explicar a magnitude da perda de cloreto de sódio na SB tipo IV. Isso também justificaria a leve hipercalciúria e consequentemente a ausência de nefrocalcinose nessa tubulopatia[6,38,39].

SÍNDROME DE BARTTER CLÁSSICA

1. Mutação no gene *CLCNKβ* (Síndrome de Bartter tipo III // OMIM: 607364)
A mutação no gene *CLCNKβ* do canal de cloro foi demonstrada em pacientes com alcalose metabólica hipocalêmica com hiper ou normocalciúria e sem nefrocalcinose[10]. Essas mutações compreendem largas deleções, bem como mutações *missense* ou *nonsense* no cromossomo 1p36. Essas mutações estão associadas ao transporte deficiente do cloro nas células epiteliais ao longo da membrana basolateral via canal de cloro CLC-Kb no néfron distal[10,13].

Em humanos, existem dois canais de voltagem do cloro (CLC-Ka e CLC-Kb), que são proteínas de 687 aminoácidos especificamente expressos em rins de mamíferos e que são produzidos por dois genes (*locus CLCNKA* e *CLCNKβ*) localizados no cromossomo 1p36, onde eles são separados somente por 11kb[13].

Pacientes com alterações no CLC-Kb têm uma variabilidade fenotípica. A maioria apresenta mutações graves com hipocalemia e poliúria. Esses achados têm sido atribuídos à diminuição da reabsorção de cloreto de sódio no túbulo contorcido distal e alça de Henle. Entretanto, pacientes com *CLCNKβ* mutante apresentam nefrocalcinose detectada pela microscopia óptica em biópsia renal[40]. A transcrição do *CLCNKβ* é encontrada em células epiteliais tubulares da porção ascendente da alça Henle (medular e cortical), do túbulo contorcido distal e do túbulo coletor. O CLC-Kb é expresso estritamente na membrana basolateral, tornando possível a passagem de cloro da célula para o sangue[26].

Essas alterações causam a síndrome de Bartter clássica e existem evidências de que também essa síndrome tem transmissão autossômica recessiva[13].

2. Mutação no gene do receptor cálcio-sensível (CaSR) (síndrome de Bartter tipo V)
Descrita inicialmente com um fenótipo Bartter-*like*, atualmente conhecida como síndrome de Bartter tipo V, é uma doença com herança autossômica dominante que se caracteriza por apresentar hipocalcemia associada a hipocalemia, hipercalciúria e baixos níveis de PTH plasmático. É causada por mutações do gene do receptor cálcio-sensível (CaSR) presente no segmento espesso da alça de Henle. Mutações no gene CaSR (localizado no cromossomo 3q13.3-21) podem resultar em ganho ou perda da função do receptor. Mutações com ganho de função são associadas a hipocalcemia autossômica dominante e síndrome de Bartter tipo V[41,42].

A apresentação clínica do fenótipo da síndrome de Bartter difere com o tipo de mutação[43].

Essa mutação ativa o receptor da proteína G acoplada, inibindo o transporte de sal nesse segmento[34,36]. Esse gene é expresso na paratireoide e células tubulares renais, sendo considerado o fator-chave na regulação da secreção do PTH e da reabsorção tubular distal do cálcio. Então, sua função é manter a concentração extracelular de cálcio dentro dos níveis de normalidade[42,44].

O aumento da concentração de cálcio plasmático estimula a proteína do canal CaSR, resultando em modulação de inúmeras vias de sinais intracelulares, dependendo do tecido-alvo, inibindo a secreção de PTH e a reabsorção tubular de cálcio através da ativação da proteína G. O oposto ocorre quando a concentração plasmática de cálcio diminui[41]. O CaSR também modula a reabsorção de sódio na porção ascendente da alça de Henle, devido à inibição da reciclagem do íon potássio para o interior do lúmen tubular, através do canal ROMK (Kir1.1). A reciclagem do potássio mediada pelo ROMK é essencial para a função da NKCC2, e sua inibição diminui a reabsorção de cloreto de sódio na parte espessa da porção ascendente da alça de Henle dependente da NKCC2. Portanto, a ativação do gene CaSR pode induzir a síndrome de Bartter-*like* pela amplificação do efeito inibitório do CaSR sobre a reabsorção de sódio na porção espessa da alça de Henle ascendente[41,44]. Os portadores da síndrome de Bartter tipo V podem apresentar resposta positiva à furosemida, sugerindo a manutenção da função do NKCC2 nesses pacientes[41].

EVOLUÇÃO

A síndrome de Bartter pode apresentar características fenotípicas semelhantes com defeitos em qualquer um dos canais de AEAH envolvidos no mecanismo de reabsorção tubular renal de sódio-cloreto, ou seja, o co-transportador de Na^+-K^+-$2Cl^-$, ROMK ou canais de K, que operam no lado luminal do AEAH, e os canais de cloro localizados na membrana basolateral. Mutações no CaSR também têm sido implicadas. Um defeito em qualquer dessas proteínas dificulta a reabsorção eletrolítica normal, com o aumento da perda de sódio, potássio, cloreto, cálcio e água para os túbulos distais. Por sua vez, essas perdas resultam em maior reabsorção distal de sódio e cloreto, em troca pelo potássio, que é excretado na urina. Essa fisiopatologia resulta em hipocalemia, alcalose metabólica, hipercalciúria e níveis elevados de PGE_2 no plasma e urina, bem como nefrocalcinose secundária à hipercalciúria.

Na evolução de 10 pacientes com síndrome de Bartter seguidos no ambulatório de tubulopatias da UNIFESP-EPM, por um período médio de 44 meses (3-76 meses), dois pacientes (20%) tinham pais consanguíneos e dois (20%) irmãos afetados, ratificando o predomínio da transmissão autossômica recessiva[29,34,45,46]. Um paciente iniciou os sintomas no período neonatal, associado a hipoacusia e hipercalciúria sem nefrocalcinose, sete como lactentes e dois como pré-escolares[47]. Embora não tenha sido possível a avaliação molecular, clinicamente é possível classificarmos nossos pacientes em SBNl (um paciente) e síndrome de Bartter clássica (nove pacientes). Apesar de existir correlação entre os diferentes genes descritos com síndrome de Bartter clássica e neonatal, existem alguns relatos referindo discordância entre fenótipo e genótipo[48].

Entre as alterações perinatais relatadas, houve apenas um caso de polidrâmnio e presença de placenta com aumento de volume. As alterações faciais, como o estrabismo, são descritas em pacientes com síndrome de Bartter clássica e SBNN. A associação entre as características faciais e as anormalidades no transporte de cloro na alça de Henle ainda é desconhecida. São de fundamental importância exame físico minucioso e valorização de fácies característico[17], como fácies triangular, orelhas protrusas, olhos largos, testa proeminente, identificadas em oito dos pacientes estudados (80%). Dados semelhantes também foram demonstrados por Madrigal, em 1997, em uma descrição de 20 casos

O desenvolvimento da doença renal crônica tem sido descrito em pacientes com síndrome de Bartter e atribuído a mudanças nos glomérulos e interstícios, secundárias ao longo período de hipocalemia, hipoperfusão renal e lesão renal aguda pré-renal secundária à hipovolemia crônica[17,49].

Em média, não foi observada piora da depuração de creatinina dos pacientes com síndrome de Bartter acompanhados. Entre os três pacientes que no final do estudo apresentaram piora da função renal, dois deles já iniciaram o acompanhamento com algum grau de comprometimento de função, provavelmente secundário a episódios de lesão renal aguda pré-renal e distúrbio metabólico antes do diagnóstico.

Como consequência da síndrome de Bartter, os pacientes apresentam características clínicas que incluem perda de sal, alcalose metabólica hipocalêmica, hiperaldosteronismo hiperreninêmico, compressão arterial normal e pH urinário alcalino[5,12]. Os níveis de bicarbonato, potássio, pH sérico, sódio e cloro melhoraram durante o acompanhamento, provavelmente devido à introdução de medicações específicas (anti-inflamatórios não hormonais, reposição de potássio, eventualmente de magnésio, diuréticos poupadores de potássio como espironolactona e, em alguns casos, inibidores da enzima conversora da angiotensina).

A microalbuminúria é um parâmetro laboratorial relevante para a avaliação da progressão da doença renal crônica[50,51]. Durante o acompanhamento ambulatorial, sete dos dez pacientes foram avaliados quanto a esse parâmetro após a introdução de medicações. Desses, cinco apresentavam albuminúria patológica, mesmo em uso de dieta normoproteica, anti-inflamatórios e/ou inibidores da enzima conversora da angiotensina. Foi observada melhora dos níveis de microalbuminúria no final do estudo, porém não estatisticamente significante.

Os problemas clínicos de pacientes com síndrome de Bartter provavelmente são causados pelo elevado nível de PGs. Os anti-inflamatórios não hormonais representam, dessa forma, a melhor solução terapêutica na síndrome de Bartter, sendo que geralmente o mais utilizado é a indometacina, um inibidor não seletivo da ciclo-oxigenase[14,15]. Foi observado que houve tendência à normalização do perfil metabólico no final do acompanhamento após a introdução da terapêutica, sendo apenas significante a melhora do potássio. Essa diferença não foi estatisticamente significante, talvez devido ao pequeno número de pacientes, mas reforça a hipótese de que a melhora dos resultados nos exames laboratoriais e, consequentemente, das manifestações clínicas esteja relacionada com o uso de medicações específicas.

A toxicidade gastrintestinal é um efeito colateral bem conhecido dos inibidores da síntese de PGs[4,52]. Dos pacientes estudados, 50% apresentaram algum tipo de queixa gastrintestinal.

O anti inflamatório mais utilizado foi a indometacina (70%), provavelmente por ser o anti-inflamatório mais estudado como terapêutica da síndrome de Bartter, devendo ser utilizado com cautela no período neonatal, pelo risco de enterocolite necrotizante. Os pacientes que utilizaram outra classe de anti-inflamatórios o fizeram devido aos efeitos colaterais da indometacina (epigastralgia ou hemorragia digestiva alta). A média da dose de indometacina (2,2mg/kg/dia) corresponde à relatada por outros autores[9,11,53].

Os anti-inflamatórios podem diminuir o ritmo de filtração glomerular pela inibição de PG, que é um potente vasodilatador[57,60]. São poucos os estudos envolvendo a avaliação dos anti-inflamatórios com a depuração de creatinina na síndrome de Bartter. Esse estudo fez uma comparação entre os anti-inflamatórios utilizados pelos pacientes (indometacina, nimesulida, rofecoxibe e diclofenaco) e a depuração de creatinina. O rofecoxibe foi mais deletério à função renal que os demais anti-inflamatórios. O uso de ciclo-oxigenase seletivo causou redução da depuração de creatinina, ao se analisar o grupo como um todo. A melhor correlação entre dose de anti-inflamatório e depuração renal foi observada com o uso de indometacina, sugerindo que entre os anti-inflamatórios ela deve ser sempre a primeira escolha.

A maioria dos estudos refere tratamento básico com suplementação de potássio e/ou inibidor de PGs[11-29,31-61]. A espironolactona pode também ser uma opção, assim como o uso de enzimas conversoras de angiotensina[49,62-65]. A espironolactona foi utilizada em cinco pacientes na dose média de 2,4mg/kg/dia e o captopril em quatro pacientes, sem que fossem demonstrados efeitos colaterais. Apesar do uso de várias medicações poupadoras de potássio, todos os nossos pacientes necessitaram de algum tipo de reposição de potássio por via oral (0,1 a 44mEq/kg/dia, com média de 5mEq/kg/dia). Seis pacientes fizeram reposição de magnésio em algum momento do acompanhamento, com doses de 1,7 a 24,9mg/kg/dia e média de 10,2mg/kg/dia. Ocorreu melhora dos níveis séricos de potássio durante o acompanhamento, apesar de a literatura referir que o tratamento pode não ser tão efetivo, e poucos pacientes alcançam normocalemia[49].

A desnutrição continua a ser uma das causas de morbidade e mortalidade mais comuns entre crianças de todo o mundo. Estudos sobre crescimento e desenvolvimento de pacientes com síndrome de Bartter indicam que retardo de crescimento grave ocorre durante o período de lactente e pré-escolar. De acordo com Rudin, os pacientes com síndrome de Bartter podem apresentar o peso abaixo do esperado para a idade e raramente atingem altura normal[49,66].

Em nosso ambulatório observamos que tais alterações podem ser amenizadas ou recuperadas após a introdução de terapêutica específica, ratificando o estudo de Brochard[53]. De forma interessante, houve tendência ao encontro de maiores valores de peso e altura corrigidos para a idade nos indivíduos que usavam medicações, sugerindo que essas permitiram obter algum grau de correção no retardo de crescimento. O exato mecanismo pelo qual a indometacina melhora o crescimento linear é incerto, não havendo relação demonstrada com a dose, porém é evidente que, apesar do retardo do crescimento, a estatura pode ser recuperada com a terapia[9].

A associação da deficiência do hormônio de crescimento com a síndrome de Bartter clássica, descrita pela primeira vez em 1977, tem sido esporadicamente relatada e pode ser causa da persistência da falência de crescimento, frequentemente observada nesses pacientes. Entretanto, os graus de deficiência desse hormônio são diversos, não se conseguindo incluí-lo como uma complicação bem definida da síndrome de Bartter[67].

Com relação às alterações auditivas, um único paciente apresentou hipoacusia durante o seguimento, e esse iniciou os sintomas de síndrome de Bartter precocemente.

A avaliação ultrassonográfica costuma ser realizada rotineiramente em pacientes com síndrome de Bartter, já que os pacientes podem apresentar alterações renais, como nefropatia parenquimatosa, nefrocalcinose e cistos renais, que podem elevar o risco de pielonefrite e de progressão para nefropatia tubulointersticial e doença renal crônica terminal[9,68-70].

Em nosso serviço, apenas um paciente apresentou nefrocalcinose durante seguimento ambulatorial (10%). Trata-se de um paciente que não fez uso da terapêutica[71] adequada durante um período do acompanhamento. Os demais que apresentaram alteração ao exame final de ultrassom já possuíam certo grau de doença renal crônica desde o início do acompanhamento. Esse dado diverge um pouco da literatura que refere até 90% de alterações renais detectadas à ultrassonografia, observando a progressão para a nefrocalcinose em até 60% dos casos[9]. Possivelmente isso se deve ao acompanhamento precoce dos pacientes com intervenção terapêutica adequada.

Dessa forma, o diagnóstico de síndrome de Bartter deve ser suspeitado com base nas alterações clínicas e bioquímicas acima descritas, podendo ser confirmado com os testes genéticos. Atualmente, relatos de análise do exoma na urina têm sido descritos como promissores, melhorando a acurácia diagnóstica dos casos atípicos[48-72].

Justifica-se a postura de alerta para o diagnóstico precoce e para o estabelecimento de medidas terapêuticas com vistas a melhorar os níveis séricos dos eletrólitos e do estado nutricional dos pacientes acometidos, sem comprometer a depuração da creatinina[47].

REFERÊNCIAS BIBLIOGRÁFICAS

1. Kim JB. Channelopathies. *Korean J Pediatr* 2014; **57**: 1-18.
2. Ariceta G, Rodriguez-Soriano J. Inherited renal tubulopathies associated with metabolic alkalosis: effects on blood pressure. *Sem Nephrol* 2006; **26**: 422-433.
3. Rodriguez-Soriano J, Vallo A, Aguirre M. Bone mineral density and bone turnover in patients with Bartter syndrome. *Pediatr Nephrol* 2005; **20**: 1120-1125.
4. Garcia-Nieto V, Ferrandez C, Monge M *et al.* Bone mineral density in pediatric patients with idiopathic hypercalciuria. *Pediatr Nephrol* 1997; **11**: 578-583.
5. Veizis IE, Cotton CU. Role of kidney chloride channels in health and disease. *Pediatr Nephrol* 2007; **22**: 770-777.
6. Al Shibli A, Narchi H. Bartter and Gitelman syndromes: spectrum of clinical manifestations caused by different mutations. *World J Methodol* 2015; **5**: 55-61.
7. Ammenti A, Montali S. "Neonatal variant" of Bartter syndrome presenting with acidosis. *Pediatr Nephrol* 1996; **10**: 79-80.
8. Mackie FE, Hodson EM, Roy LP, Knight JF. Neonatal Bartter syndrome--use of indomethacin in the newborn period and prevention of growth failure. *Pediatr Nephrol* 1996; **10**: 756-758.
9. Shaer AJ. Inherited primary renal tubular hypokalemic alkalosis: a review of Gitelman and Bartter syndromes. *Am J Med Sci* 2001; **322**: 316-332.

10. Karolyi L, Koch MC, Grzeschik KH, Seyberth HW. The molecular genetic approach to "Bartter's syndrome". *J Mol Med* (Berl) 1998; **76**: 317-325.
11. Schurman SJ, Shoemaker LR. Bartter and Gitelman syndromes. *Advances Pediat* 2000; **47**: 223-248.
12. Amirlak I, Dawson KP. Bartter syndrome: an overview. *QJM* 2000; **93**: 207-215.
13. Rodriguez-Soriano J. Bartter and related syndromes: the puzzle is almost solved. *Pediatr Nephrol* 1998; **124**: 315-327.
14. Mourani CC, Sanjad SA, Akatcherian CY. Bartter syndrome in a neonate: early treatment with indomethacin. *Pediatr Nephrol* 2000; **14**: 143-145.
15. Craig JC, Falk MC. Indomethacin for renal impairment in neonatal Bartter's syndrome. *Lancet* 1996; **347**: 550.
16. Sacco M, Dell'Olio L, Castrotia Scanderbeg A. [Bartter's syndrome: a case report of nephrocalcinosis]. *Minerva Pediatr* 1996; **48**: 155-158.
17. Madrigal G, Saborio P, Mora F *et al.* Bartter syndrome in Costa Rica: a description of 20 cases. *Pediatr Nephrol* 1997; 11: 296-301.
18. Simon DB, Bindra RS, Mansfield TA *et al.* Mutations in the chloride channel gene, CLCNKB, cause Bartter's syndrome type III. *Nat Genet* 1997; **17**: 171-178.
19. Gill JR Jr., Frolich JC, Bowden RE *et al.* Bartter's syndrome: a disorder characterized by high urinary prostaglandins and a dependence of hyperreninemia on prostaglandin synthesis. *Am J Med* 1976; **61**: 43-51.
20. Marchini G, Tosi R, Parolini B *et al.* Choroidal calcification in Bartter syndrome. *Am J Ophthalmol* 1998; **126**: 727-729.
21. Kamel KS, Oh MS, Halperin ML. Bartter's, Gitelman's, and Gordon's syndromes. From physiology to molecular biology and back, yet still some unanswered questions. *Nephron* 2002; **92** Suppl 1: 18-27.
22. Kockerling A, Reinalter SC, Seyberth HW. Impaired response to furosemide in hyperprostaglandin E syndrome: evidence for a tubular defect in the loop of Henle. *J Pediatr* 1996; **129**: 519-528.
23. Guay-Woodford LM. Bartter syndrome: unraveling the pathophysiologic enigma. *Am J Med* 1998; **105**: 151-161.
24. Vargas-Poussou R, Feldmann D, Vollmer M *et al.* Novel molecular variants of the Na-K-2Cl cotransporter gene are responsible for antenatal Bartter syndrome. *Am J Human Genet* 1998; **62**: 1332-1340.
25. Rybak LP. Ototoxicity of loop diuretics. *Otolaryngol Clin North Am* 1993; **26**: 829-844.
26. Brennan TM, Landau D, Shalev H *et al.* Linkage of infantile Bartter syndrome with sensorineural deafness to chromosome 1p. *Am J Human Genet* 1998; **62**: 355-361.
27. Peters M, Jeck N, Reinalter S *et al.* Clinical presentation of genetically defined patients with hypokalemic salt-losing tubulopathies. *Am J Med* 2002; **112**: 183-190.
28. Simon DB, Karet FE, Rodriguez-Soriano J *et al.* Genetic heterogeneity of Bartter's syndrome revealed by mutations in the K+ channel, ROMK. Nat *Genet* 1996; **14**: 152-156.
29. Schwalbe RA, Bianchi L, Accili EA, Brown AM. Functional consequences of ROMK mutants linked to antenatal Bartter's syndrome and implications for treatment. *Hum Mol Genet* 1998; **7**: 975-980.
30. Schulte U, Hahn H, Konrad M*et al.* pH gating of ROMK (K(ir)1.1) channels: control by an Arg-Lys-Arg triad disrupted in antenatal Bartter syndrome. *Proc Nat Acad Sci U S A* 1999; **96**: 15298-15303.
31. Vollmer M, Koehrer M, Topaloglu R *et al.* Two novel mutations of the gene for Kir 1.1 (ROMK) in neonatal Bartter syndrome. *Pediatr Nephrol* 1998;1 **2**: 69-71.
32. Nozu K, Inagaki T, Fu XJ *et al.* Molecular analysis of digenic inheritance in Bartter syndrome with sensorineural deafness. *J Med Genet* 2008; **45**: 182-186.
33. Shalev H, Ohali M, Kachko L, Landau D. The neonatal variant of Bartter syndrome and deafness: preservation of renal function. *Pediatrics* 2003; **112**: 628-633.
34. Garcia-Nieto V, Flores C, Luis-Yanes MI *et al.* Mutation G47R in the BSND gene causes Bartter syndrome with deafness in two Spanish families. *Pediatr Nephrol* 2006; **21**: 643-648.
35. Hebert SC. Bartter syndrome. *Curr Opin Nephrol Hyperten* 2003; **12**: 527-532.
36. Rodriguez-Soriano J, Vallo A, Perez de Nanclares G *et al.* A founder mutation in the CLCNKB gene causes Bartter syndrome type III in Spain. *Pediatr Nephrol* 2005; **20**: 891-896.
37. Kramer BK, Bergler T, Stoelcker B, Waldegger S. Mechanisms of Disease: the kidney-specific chloride channels ClCKA and ClCKB, the Barttin subunit, and their clinical relevance. *Nat Clin Pract Nephrol* 2008; **4**: 38-46.
38. Andrini O, Keck M, Briones R *et al.* ClC-K chloride channels: emerging pathophysiology of Bartter syndrome type 3. *Am J Physiol Renal Physiol* 2015; **308**: F1324-F1334.
39. Zaffanello M, Taranta A, Palma A *et al.* Type IV Bartter syndrome: report of two new cases. *Pediatr Nephrol* 2006; **21**: 766-770.
40. al-Ghamdi SM, Cameron EC, Sutton RA. Magnesium deficiency: pathophysiologic and clinical overview. *Am J Kidney Dis* 1994; **24**: 737-752.
41. Vezzoli G, Arcidiacono T, Paloschi V *et al.* Autosomal dominant hypocalcemia with mild type 5 Bartter syndrome. *J Nephrol* 2006; **19**: 525-528.
42. Spurr NK. Genetics of calcium-sensing--regulation of calcium levels in the body. *Curr Opin Pharmacol* 2003; **3**: 291-294.
43. Choi KH, Shin CH, Yang SW, Cheong HI. Autosomal dominant hypocalcemia with Bartter syndrome due to a novel activating mutation of calcium sensing receptor, Y829C. *Korean J Pediatr* 2015; **58**: 148-153.
44. Vargas-Poussou R, Huang C, Hulin P *et al.* Functional characterization of a calcium-sensing receptor mutation in severe autosomal dominant hypocalcemia with a Bartter-like syndrome. *J Am Soc Nephrol* 2002; **13**: 2259-2266.
45. Liaw LC, Banerjee K, Coulthard MG. Dose related growth response to indometacin in Gitelman syndrome. *Arch Dis Child* 1999; **81**: 508-510.
46. Kleta R, Basoglu C, Kuwertz-Broking E. New treatment options for Bartter's syndrome. *N Engl J Med* 2000; **343**: 661-662.
47. Maia MLA, Val MLDM, Andrade MC *et al.* Síndrome de Bartter: avaliação do desenvolvimento estatural e perfil metabólico. *Rev Paulista Pediatr* 2011; **29**: 146-151.
48. Gross I, Siedner-Weintraub Y, Simckes A, Gillis D. Antenatal Bartter syndrome presenting as hyperparathyroidism with hypercalcemia and hypercalciuria: a case report and review. *JPEM* 2015; **28**: 943-946.
49. Rudin A. Bartter's syndrome. A review of 28 patients followed for 10 years. *Acta Med Scand* 1988; **224**: 165-171.
50. Jensen JS, Clausen P, Borch-Johnsen K *et al.* Detecting microalbuminuria by urinary albumin/creatinine concentration ratio. *Nephrol Dial Transplant* 1997;**12** Suppl 2: 6-9.
51. Diabetic nephropathy. *Diabetes Care* 2000; **23** Suppl 1: S69-S72.
52. Vaisbich MH, Fujimura MD, Koch VH. Bartter syndrome: benefits and side effects of long-term treatment. *Pediatr Nephrol* 2004; **19**: 858-863.
53. Brochard K, Boyer O, Blanchard A *et al.* Phenotype-genotype correlation in antenatal and neonatal variants of Bartter syndrome. *Nephrol Dial Transplant* 2009; **24**: 1455-1464.
54. D'Souza-Li L. The calcium-sensing receptor and related diseases. *Arq Bras Endocrinol Metab* 2006; **50**: 628-639.
55. Faivre-Defrance F, Marcelli-Tourvieille S, Odou MF *et al.* [Calcium sensing receptor: physiology and pathology]. *Ann Endocrinol* (Paris) 2006; **67**: 45-53.

56. Komhoff M, Jeck ND, Seyberth HW *et al.* Cyclooxygenase-2 expression is associated with the renal macula densa of patients with Bartter-like syndrome. *Kidney Int* 2000; **58**: 2420-2424.
57. Reinalter SC, Jeck N, Brochhausen C *et al.* Role of cyclooxygenase-2 in hyperprostaglandin E syndrome/antenatal Bartter syndrome. *Kidney Int* 2002; **62**: 253-260.
58. Nusing RM, Reinalter SC, Peters M *et al.* Pathogenetic role of cyclooxygenase-2 in hyperprostaglandin E syndrome/antenatal Bartter syndrome: therapeutic use of the cyclooxygenase-2 inhibitor nimesulide. *Clin Pharmacol Therap* 2001; **70**: 384-390.
59. McCredie DA. Variants of Bartter's syndrome. *Pediatr Nephrol* 1996; **10**: 419-421.
60. Schachter AD, Arbus GS, Alexander RJ, Balfe JW. Non-steroidal anti-inflammatory drug-associated nephrotoxicity in Bartter syndrome. *Pediatr Nephrol* 1998; **12**: 775-777.
61. Bartter FC, Rodriguez JA. Bartter's syndrome. *Erg Inn Med Kinderheilkund* 1982; **50**: 79-103.
62. Wong W, Hulton SA, Taylor CM *et al.* A case of neonatal Bartter's syndrome. *Pediatr Nephrol* 1996; **10**: 414-418.
63. Dunn MJ. Prostaglandins and Bartter's syndrome. *Kidney Intern* 1981; **19**: 86-102.
64. Scherling B, Verder H, Nielsen MD *et al.* Captopril treatment in Bartter's syndrome. *Scand J Urol Nephrol* 1990; **24**: 123-125.
65. Proesmans W. Bartter syndrome and its neonatal variant. *Eur J Pediatr* 1997; **156**: 669-679.
66. Simopoulos AP, Bartter FC. Growth characteristics and factors influencing growth in Bartter's syndrome. *J Pediatr* 1972; **81**: 56-65.
67. Adachi M, Tajima T, Muroya K, Asakura Y. Classic Bartter syndrome complicated with profound growth hormone deficiency: a case report. *J Med Case Rep* 2013; 7: 283.
68. Proesmans W. Threading through the mizmaze of Bartter syndrome. *Pediatr Nephrol* 2006; **21**: 896-902.
69. Al-Rasheed SA, Patel PJ, Kolawole TM *et al.* Renal sonographic patterns in Bartter's syndrome. *Pediatr Radiol* 1996; **26**: 116-119.
70. Shoemaker LR, Bergstrom W, Ragosta K, Welch TR. Humoral factor in children with neonatal Bartter syndrome reduces bone calcium uptake in vitro. *Pediatr Nephrol* 1998; **12**: 371-376.
71. Clive DM. Bartter's syndrome: the unsolved puzzle. *Am J Kidney* 1995; **25**: 813-823.
72. Corbetta S, Raimondo F, Tedeschi S *et al.* Urinary exosomes in the diagnosis of Gitelman and Bartter syndromes. *Nephrol Dial Transplant* 2015; **30**: 621-630.

33

FENÔMENOS TROMBOEMBÓLICOS EM CRIANÇAS E ADOLESCENTES COM SÍNDROME NEFRÓTICA

Emília Maria Dantas Soeiro
Clarice Assis Sahade

◆

EPIDEMIOLOGIA

Os fenômenos tromboembólicos em crianças, embora considerados eventos relativamente raros, são complicações graves que, além de prolongar o tempo de internação[1] e aumentar os custos hospitalares[2], estão associados a aumento da morbidade e mortalidade[3]. Estudos recentes mostram que a incidência do tromboembolismo em crianças aumentou na última década, em especial em hospitais pediátricos de atendimento terciário. As estimativas mais recentes referem incidência de 580 casos por 100.000 admissões hospitalares. É possível que este aumento esteja relacionado aos avanços no tratamento de crianças gravemente doentes[3].

O tromboembolismo é uma complicação de causa multifatorial, comumente visto em condições médicas complexas e com fatores predisponentes associados. Em crianças com síndrome nefrótica (SN), essa complicação ocorre em cerca de 3% dos casos[4], e a forma predominante é a trombose venosa, com 97% de incidência[5]. As estimativas de prevalência de tromboembolismo em SN, no entanto, estão sujeitas a limitações metodológicas, incluindo desenhos de estudos retrospectivos com pequenas amostras, definições de tromboembolismo, métodos de imagem usados para o diagnóstico e achados histopatológicos da SN[6]. É possível que a incidência esteja subestimada por não haver suspeita clínica, nem investigação diagnóstica em muitos desses eventos, os quais, portanto, não são reconhecidos[7].

Estudo retrospectivo em crianças com SN recidivante frequente e corticorresistente, avaliadas por cintilografia pulmonar ventilação-perfusão, constatou que 26,9% das crianças apresentaram evidências de tromboembolismo prévio, sugerindo que os fenômenos tromboembólicos clinicamente silenciosos podem ser muito mais comuns do que anteriormente estimado por estudos que avaliaram somente crianças sintomáticas[8]. Em outro estudo por angiotomografia pulmonar, 20% de 80 crianças com síndrome nefrótica sem sintomas respiratórios apresentaram achados de embolia pulmonar subclínica[9].

FISIOPATOLOGIA DO TROMBOEMBOLISMO NA SÍNDROME NEFRÓTICA

Apesar do debate sobre causa e/ou efeito, sabe-se que pacientes com síndrome nefrótica apresentam um estado de hipercoagulabilidade. As alterações na barreira de filtração que à perda de proteínas e as respostas inflamatórias que acompanham a lesão imune dentro do glomérulo podem gerar substâncias pró-coagulantes e induzir a expressão de moléculas que prejudicam a fibrinólise[10].

Em uma revisão de literatura, Loscalzo relatou que as alterações hemostáticas descritas nos pacientes com síndrome nefrótica incluem: 1. diminuição dos níveis circulantes de antitrombina e plasminogênio devido a perdas urinárias; 2. redução dos níveis séricos da proteína C e da proteína S, embora esses achados não tenham sido consistentemente observados; 3. aumento da ativação das plaquetas. A hiper-reatividade plaquetária é multifatorial e pode ser atribuída ao aumento dos níveis do fator de von Willebrand, à hiperfibrinogenemia, à hipercolesterolemia e à hipoalbuminemia. A hipoalbuminemia leva a aumento da biodisponibilidade do ácido araquidônico liberado pelas plaquetas e aumenta o recrutamento de outras plaquetas para o crescimento do trombo. A hipercolesterolemia aumenta a sensibilidade agonista-dependente para ativação plaquetária. A hiperfibrinogenemia é uma resposta à síntese hepática de albumina, devido à hipoalbuminemia da nefrose. Esse aumento de fibrinogênio promove agregação plaquetária, substrato para a formação de fibrina, aumenta a viscosidade do sangue e promove a agregação de eritrócitos; 4. a ativação da coagulação nesses pacientes com síndrome nefrótica é acompanhada por aumento da síntese dos níveis de fatores V e VIII, fator de von Willebrand, fibrinogênio e α_2-macroglobulina; 5. com relação à fibrinólise, há decréscimo nos níveis de plasminogênio circulante, acompanhado por aumento nos níveis do inibidor de ativação do plasminogênio 1 e do inibidor α_2 da plasmina, favorecendo a persistência do trombo[10].

As observações clínicas que mostram a associação entre trombose e síndrome nefrótica evoluíram consideravelmente no último século. Embora ainda existam questões não compreendidas em relação aos mecanismos que desencadeiam as ativações endotelial e plaquetária, sabe-se hoje que o estado trombofílico é multifatorial e dependente da perda urinária de fatores endógenos antitrombóticos[10].

FATORES DE RISCO

Considerando os fenômenos tromboembólicos em pacientes com síndrome nefrótica na faixa etária pediátrica, é possível estabelecer-se uma estratificação de risco.

Esses eventos parecem ser mais prováveis em crianças com SN congênita (aproximadamente 10%)[11]. As razões para isso não são claras, embora seja possível que alterações fisiopatológicas específicas da doença possam contribuir para essa maior frequência. É provável também que o risco aumentado possa ser devido ao fato de essas crianças requererem mais frequentemente a utilização de cateter venoso central ou, ainda, por permanecerem por longos períodos em estado de proteinúria nefrótica e, portanto, em estado de hipercoagulabilidade[12].

Após o primeiro ano de vida, o risco de desenvolver fenômeno tromboembólico na SN se correlaciona bem com a idade. Crianças com idade superior a 12 anos apresentam maior risco. A razão para o risco aumentado ainda não está claro, mas as mudanças fisiológicas durante a puberdade podem desempenhar um papel importante. A síndrome nefrótica secundária também é mais comum durante a adolescência, levantando a possibilidade de que a idade, nesses casos, possa ser um fenômeno de confusão. No entanto, análise multivariada em estudo recente demonstrou que a idade é um fator de risco independente para o desenvolvimento de tromboembolismo[5,12].

Com relação ao tempo de doença, os eventos tromboembólicos parecem ser mais frequentes na fase precoce da doença. Estudo em crianças com SN e tromboembolismo concluiu que o tempo médio entre o diagnóstico da SN e o primeiro fenômeno tromboembólico foi de 70 dias[5]. De forma semelhante, estudo anterior em crianças revelou que 61% dos eventos ocorreram três meses após o diagnóstico da SN[13].

O risco é também maior em crianças com SN secundária (17,1%), como pode ser observado nos casos secundários a vasculites. Estudo retrospectivo demonstrou que crianças com SN secundária, incluindo as glomerulopatias autoimunes, foram mais propensas a desenvolver tromboembolismo do que aquelas com SN primária. Sugere-se que essa maior predisposição possa ser biologicamente mediada pela síndrome antifosfolipídio e/ou pela inflamação associada com a doença primária[5].

Entre as glomerulopatias, a nefropatia membranosa está associada à elevada incidência de eventos trombóticos. Embora esses achados estejam bem descritos em adultos, há muito poucos relatos em crianças. O tromboembolismo em crianças é comumente associado com a síndrome nefrótica congênita, SN por lesões mínimas e glomerulosclerose segmentar e focal. A menor incidência de nefropatia membranosa em crianças (< 5% dos casos) pode justificar a escassez de relatos de casos de complicações trombóticas[14-16].

A gravidade da SN também parece desempenhar um papel importante no risco trombótico. O estado de proteinúria nefrótica está diretamente correlacionado com o aumento da probabilidade de evento tromboembólico[5]. Na verdade, mesmo a proteinúria não nefrótica foi identificada como marcador de risco trombótico[17].

Diferente de estudos em adultos com SN, que apontam a hipoalbuminemia como marcador de risco significativo para tromboembolismo[18], estudo em uma grande coorte pediátrica recente não confirma esse achado[5].

O tratamento da síndrome nefrótica pode também, em parte, contribuir para o maior risco de tromboembolismo nessas crianças, como, por exemplo, no caso de uso de cateter venoso central. Os cateteres podem irritar a parede do vaso por meio de meios mecânicos, interrompendo o fluxo sanguíneo laminar, ou infectar, ocorrendo inflamação local, que ativa o sistema de coagulação[12,19]. Os corticosteroides e os diuréticos utilizados no tratamento da SN também têm sido associados ao risco de tromboembolismo venoso. No entanto, quase todas as crianças nefróticas utilizam tais agentes terapêuticos, sendo difícil confirmar se esses medicamentos desempenham um papel na fisiopatologia do tromboembolismo. É importante ressaltar que essas drogas não foram identificadas como fator de risco importante para tromboembolismo em coortes pediátricas de pacientes não nefróticos[12].

No tromboembolismo relacionado à SN, deve-se considerar a predisposição genética a trombofilias hereditárias, incluindo deficiências de proteínas anticoagulantes (proteínas C e S ou antitrombina), mutações e polimorfismos associados com trombofilia, por exemplo, deficiência congênita de antitrombina ou fator V de Leiden [F5 R506Q]. No entanto, a influência genética relacionada ao tromboembolismo em crianças com SN ainda é pouco estudada[12,20].

APRESENTAÇÃO CLÍNICA

Os sintomas clínicos (edema, palidez ou pletora, perda de patência do cateter venoso central, desconforto respiratório, cefaleia, hematúria macroscópica) estarão presentes de acordo com o local de acometimento. Em crianças com síndrome nefrótica, o embolismo pulmonar e a trombose da veia renal apresentam morbidade significativa. Muitos casos de embolia pulmonar são silenciosos e devem ser suspeitados em crianças com síndrome nefrótica com sintomas pulmonares ou cardiovasculares. A trombose da veia renal é mais frequente em crianças com síndrome nefrótica congênita. Algumas crianças desenvolvem oclusão venosa aguda completa, que é caracterizada clinicamente pelo aparecimento súbito de hematúria macroscópica, dor em flanco e, quando o acometimento é bilateral, lesão renal aguda[21]. Outros locais de acometimento incluem veia cava inferior, veias ilíacas, veias profundas de membro inferior, mesentérica, veias hepáticas, artérias femoral, cerebrais e meníngeas[8].

De 38 eventos tromboembólicos em uma coorte pediátrica, 29 pacientes apresentaram trombose venosa profunda; oito, tromboembolismo pulmonar; um, trombo arterial; e uma, trombose de fístula arteriovenosa (um paciente apresentou tromboembolismo pulmonar e trombose venosa profunda)[5]. Em outro estudo com 34 e 35 eventos, a trombose venosa cerebral foi a complicação mais comum vista em 11 crianças, seguida pelo tromboembolismo pulmonar e pela trombose venosa profunda em nove e seis crianças, respectivamente. Sete crianças apresentaram trombose arterial, resultando em infartos no sistema nervoso central, e duas crianças, trombose em artérias periféricas[7].

DIAGNÓSTICO

A suspeita clínica, associada aos fatores de risco, leva à investigação diagnóstica com estudos de imagem. A angiotomografia é considerada o padrão-ouro para o diagnóstico de tromboembolismo em crianças. No entanto, as características do método relacionadas à injeção de contraste intravenoso podem dificultar a realização do exame. Por esse motivo, o ultrassom com Doppler é muitas vezes indicado no estudo inicial, por ser um exame não invasivo[12,21].

Estudos em adultos sugerem que a venografia por ressonância magnética (RM) com gadolínio é um procedimento confiável, com excelentes resultados, para a detecção e determinação da extensão da doença tromboclusiva em veias torácicas. Extrapola-se que esse exame pode oferecer vantagens significativas para o diagnóstico de trombose venosa profunda relacionada com cateter venoso central em crianças[12,21].

Com relação à cintilografia ventilação-perfusão, estudos em adultos demonstram sensibilidade de 41-83% e especificidade de 52-97% e, com relação à angiotomografia, sensibilidade de 77-81% e melhor especificidade (91-98 %), para o diagnóstico de tromboembolismo pulmonar[22,23].

Os exames laboratoriais incluem: contagem de plaquetas, tempo de protrombina (TP), tempo de trombina (TT), tempo de tromboplastina parcial ativado (TTPA), fibrinogênio e D-dímero quantitativo. As dosagens de atividade da proteína e da proteína C e a antitrombina podem ser reservadas para os casos mais graves[5].

TRATAMENTO E PROFILAXIA

Os objetivos do tratamento do tromboembolismo são evitar a extensão local do trombo e a embolização, ajudar na resolução do trombo existente, evitar a recorrência e minimizar complicações no longo prazo, como a síndrome pós-trombótica[24].

A anticoagulação é geralmente iniciada com heparina de baixo peso molecular (HBPM), que oferece vantagens com relação à heparina não fracionada (HNF), pois apresenta melhor biodisponibilidade, meia-vida mais longa e a depuração independe da dose, o que resulta em uma resposta anticoagulante mais previsível. Pode ser administrada por via subcutânea e exige monitorização laboratorial mínima. A atividade antitrombótica da HBPM é mediada por catálise da antitrombina, por atividade específica contra o fator X ativado (fator Xa) e tem menor atividade *in vitro* contra a trombina. Devido a essa propriedade, o monitoramento se faz com dosagem do fator anti-Xa. Para a enoxaparina, a dose deve ser de 1 a 3mg/kg de 12 em 12 horas, para manter níveis de fator anti-Xa entre 0,5 e 1,0 unidades/mL em amostras colhidas de 4 a 6 horas após a última injeção por via subcutânea. O risco de sangramento é relativamente baixo, mas se ocorrer hemorragia pode-se utilizar o sulfato de protamina. Uma dose de 1mg de sulfato de protamina pode inativar 100 unidades de HBPM recebidas nas últimas 3 a 4 horas[12,24-26].

A HNF é um glicosaminoglicano que catalisa a antitrombina, que inibe a ação de várias serina-proteases na cascata de coagulação, especialmente a trombina e o fator Xa. Ao contrário da HBPM, a HNF mostra atividade equivalente contra a trombina e o fator Xa. Tem meia-vida curta e é facilmente reversível com sulfato de protamina, tornando-a o anticoagulante de escolha para as crianças com alto risco de complicações hemorrágicas ou que podem precisar de intervenções. A dose sugerida é de 75UI/kg de HNF por via intravenosa durante 10 minutos e uma dose de manutenção de 18 a 20UI/kg/h. A dose deve ser monitorada para um alvo de fator anti-Xa entre 0,35 e 0,7UI/mL. A monitorização da terapêutica em adultos é realizada por meio do TTPa. Para crianças, em especial os lactentes, o TTPa não é um marcador confiável para níveis terapêuticos da HNF por causa de variações no mecanismo de ação da droga, dependentes da idade[12,24-26].

A atividade anticoagulante dos antagonistas da vitamina K (AVK) por via oral (warfarina) é mediada pela inibição da síntese de proteínas coagulantes dependentes da vitamina K biologicamente ativas (fatores II, VII, IX e X). A dose terapêutica para o tromboembolismo em crianças é extrapolada a partir de recomendações para adultos e consiste em monitorar o tempo de protrombina e manter uma relação normatizada internacional (INR) entre 2,0 e 3,0. A dose inicial é de 0,2mg/kg (máximo de 5mg de warfarina) e uma dose de manutenção de 0,1mg/kg. O principal efeito colateral dos AVK é a hemorragia. Nesses casos, pode-se utilizar a vitamina K e/ou transfusão com plasma fresco congelado, concentrados complexos de protrombina inativada (complexo de fator IX), ou fator VIIa recombinante humano[12,24-26].

Os agentes trombolíticos catalisam a conversão de plasminogênio em plasmina endógena. O ativador do plasminogênio tecidual recombinante (tPA), alteplase, é um polipeptídeo de cadeia única produzido por células endoteliais, que é convertido a uma molécula de duas cadeias. A alta afinidade do tPA com o plasminogênio na presença de fibrina permite a ação no coágulo, o que resulta em fibrinólise. Os dados sobre eficácia, dose e segurança dos agentes trombolíticos em crianças são limitados, e as indicações para terapia trombolítica são altamente individualizadas. A trombólise sistêmica deve ser reservada para lactentes e crianças com oclusão de grande vaso causando comprometimento de órgãos ou membros[12,24-26].

Com relação à profilaxia primária, as indicações em crianças sem episódio anterior de tromboembolismo não estão bem estabelecidas. Em geral, recomenda-se estímulo à deambulação, hidratação adequada, evitar cateter venoso central se possível, meias elásticas e aparelhos de compressão em crianças acamadas. O uso de anticoagulante profilático é limitado. Para o primeiro episódio de tromboembolismo, recomendam-se três meses de anticoagulação ou até a remissão da SN, e para tromboembolismo recorrente, anticoagulação permanente. As crianças podem completar seu curso de anticoagulação com HBPM ou pode-se trocar para um antagonista da vitamina K (warfarina). O seguimento desses pacientes deve ser em conjunto com hematologista, principalmente dos casos recorrentes que necessitam de anticoagulação crônica[12,24-26].

Vários novos anticoagulantes, tais como inibidores do fator Xa (fondaparinux, rivaroxaban e apixaban) e inibidores diretos da trombina (argatroban, bivalirudina e dabigatrano), foram testados e, em parte, aprovados para uso em adultos. No entanto, em crianças os dados ainda são limitados e restritos a pequenos ensaios clínicos. Por essa razão, a utilização desses agentes em crianças não é recomendada até que os resultados de ensaios clínicos em curso se tornem disponíveis[12,24-26].

No Hospital Infantil Darcy Vargas, em uma análise retrospectiva dos últimos 15 anos, observamos 10 episódios de tromboembolismo em oito crianças com síndrome nefrótica (um paciente com síndrome nefrótica congênita, um paciente com síndrome nefrótica secundária ao lúpus eritematoso sistêmico e seis pacientes com SN primária). A biópsia renal revelou seis casos de glomerulosclerose segmentar e focal (GESF), um caso de esclerose mesangial difusa (EMD) e outro de glomerulonefrite proliferativa difusa (GNPD). Um paciente com GESF e o paciente com SN congênita (EMD) apresentaram dois episódios de tromboembolismo. Com relação à localização tivemos: tromboembolismo pulmonar (7), trombose de cava inferior (1), trombose em átrio direito (1), seio venoso sagital (1), artéria pulmonar (1) e jugular (1). Um paciente apresentou concomitantemente trombose em veias jugular e cava inferior, e outro, tromboembolismo pulmonar e de artéria pulmonar. Com relação à idade de acometimento, o paciente com SN congênita apresentou eventos trombóticos aos 4 meses e aos 5 anos de idade. Um paciente com GESF apresentou o episódio aos 3 anos de idade. Os demais casos aconteceram entre 11 e 16 anos de idade. Em três pacientes, o quadro ocorreu até quatro meses após o diagnóstico de síndrome nefrótica (um paciente com SN congênita, um com SN secundária ao lúpus e um com SN primária). Os demais episódios ocorreram após cinco anos do diagnóstico de síndrome nefrótica (60 a 120 meses). Todos os pacientes eram corticorresistentes e encontravam-se em estado de descompensação, com proteinúria nefrótica e em uso de corticosteroide e imunossupressor. Apenas um paciente estava sem diurético. Os sintomas mais frequentes foram dispneia, taquipneia, taquicardia e dor torácica. O paciente com trombose de seio venoso sagital apresentou cefaleia, vômitos, náuseas e evoluiu com estrabismo. Nesse paciente, a tomografia de crânio foi normal e o diagnóstico foi feito por meio da angiorressonância. Os casos mais antigos de TEP foram diagnosticados por cintilografia pulmonar ventilação-perfusão. Para os mais recentes, foi realizada a tomografia de tórax nas suspeitas de TEP, além do ecocardiograma, US Doppler ou angiotomografia, a depender da indicação. Em três pacientes, foi realizado o estudo das proteínas C, S, fator V e protrombina, que apresentaram resultados normais. Apenas o paciente com SN secundária ao lúpus foi avaliado para síndrome do anticorpo antifosfolipídio, que resultou negativa. O tratamento dos pacientes foi feito com heparina não fracionada nos casos mais antigos e, nos casos mais recentes, utilizamos a HBPM de preferência. Exceto aqueles pacientes com quadros recorrentes, que se mantiveram com esquema contínuo de profilaxia com warfarina, os demais receberam a profilaxia por três meses. Apenas um paciente com recorrência do quadro, apresentando tromboembolismo pulmonar e um grande trombo em artéria pulmonar, necessitou de alteplase e intervenção para a remoção do trombo, com boa evolução clínica. Todos os pacientes evoluíram com boa resposta ao tratamento do tromboembolismo. O paciente com SN congênita necessitou de transplante renal e os demais seguem em tratamento da síndrome nefrótica.

CONCLUSÃO

Considerando o tromboembolismo em crianças com síndrome nefrótica um evento grave, que pode ter início de forma assintomática ou com sintomas inespecíficos, é necessário criar estratégias para melhorar o diagnóstico e a profilaxia, com base nos fatores clínicos de risco, além da possibilidade de se utilizar biomarcadores[12]. Paralelamente, muitas questões sobre o papel da ativação endotelial e plaquetária na fisiopatologia da hipercogulabilidade da SN da infância ainda permanecem indefinidas. Os estudos futuros devem estar centrados na patogênese das alterações de plaquetas, no desenvolvimento de biomarcadores relacionados com o risco de tromboembolismo na SN e de novos alvos terapêuticos[27].

Agradecimentos

A toda a equipe de nefrologia pediátrica do Hospital Infantil Darcy Vargas, Dra. Natalia Andrea Cruz, Dra. Paula Rossen Nussenzveig, Dra. Marta Liliane Almeida Maia, Dra. Fernanda Pilan Souza, Dra. Tais Helena Mastrocinque, Dra. Bruna Branco pelo trabalho em grupo na tentativa de conseguirmos melhores resultados para os nossos pacientes.

REFERÊNCIAS BIBLIOGRÁFICAS

1. Raffini L, Yuan-Shung H, Witmer C *et al.* A dramatic increase in venous thromboembolism in US Children's Hospitals from 2001 to 2007. *Pediatrics* 2009; **124**: 1001-1008.
2. Boulet SL, Amendah D, Grosse SD *et al.* Health care expenditures associated with venous thromboembolism among children. *Thromb Res* 2012; **129**: 583-587.
3. Setty BA, O'Brien SH, Kerlin BA. Pediatric venous thromboembolism in the United States: a tertiary care complication of chronic diseases. *Pediatr Blood Cancer* 2012; **59**: 258-264.
4. Niaudet P. Steroid resistant nephrotic syndrome. In Niaudet P, Aver ED, Harmon WE (eds). *Pediatric Nephrology.* Philadelphia: Lippincott Williams and Wilkins, 2004, pp 557-574.
5. Kerlin BA, Blatt NB, Fuh B *et al.* Epidemiology and risk factors for thromboembolic complications of childhood nephrotic syndrome: a Midwest Pediatric Nephrology Consortium (MWPNC) study. *J Pediatr* 2009; **155**: 105-110.
6. Singhal R, Brimble KS. Thromboembolic complications in the nephrotic syndrome: pathophysiology and clinical management. *Thromb Res* 2006; **118**: 397-407.
7. Suri D, Ahluwalia J, Saxena AK. Thromboembolic complications in childhood nephrotic syndrome: a clinical profile *Clin Exp Nephrol.* 2014; **8**: 803-813.
8. Hoyer PF, Gonda S, Barthels M *et al.* Thromboembolic complications in children with nephrotic syndrome. Risk and incidence. *Acta Paediatr Scand* 1986; **75**:804-810.
9. Zhang LJ, Zhang Z, Li SJ *et al.* Pulmonary embolism and renal vein thrombosis in patients with nephrotic syndrome: prospective evaluation of prevalence and risk factors with CT. *Radiology* 2014; **273**: 897-906.
10. Loscalzo J. Venous thrombosis in the nephrotic syndrome. *N Engl J Med* 2013; **368**: 956-958.
11. Hamed RM, Shomaf M. Congenital nephrotic syndrome: a clinico-pathologic study of thirty children. *J Nephrol* 2001; **14**: 104-109.
12. Kerlin BA, Haworth K, Smoyer WE. Venous thromboembolism in pediatric nephrotic syndrome. *Pediatr Nephrol* 2014; **29**: 989-997.
13. Andrew M, Brooker LA. Hemostatic complications in renal disorders of the young. *Pediatr Nephrol* 1996; **10**: 88-99.
14. Burri S, Yadla M, Deshpande P, Enaganti. R *et al.* An unusual presentation of venous thrombosis in a child with idiopathic membranous nephropathy. *Saudi J Kidney Dis Transpl* 2015; **26**: 355-358.
15. Suto M, Aviles DH. Treatment of inferior vena cava and renal vein thrombosis with low molecular weight heparin in a child with Idiopathic membranous nephropathy. *Clin Pediatr (Phila)* 2004; **43**: 851-853.
16. Louis CU, Morgenstern BZ, Butani L. Thrombotic complications in childhood onset idiopathic membranous nephropathy. *Pediatr Nephrol* 2003; **18**: 1208-1300.
17. Htike N, Superdock K, Thiruveedi S *et al.* Evaluating proteinuria and nephrotic syndrome in patients with venous thromboembolism. *Am J Med Sci* 2012; **343**: 124-126.
18. Kato S, Chernyavsky S, Tokita JE *et al.* Relationship between proteinuria and venous thromboembolism. *J Thromb Thrombolysis* 2010; **30**: 281-285.
19. Linnemann B, Lindhoff-Last E. Risk factors, management and primary prevention of thrombotic complications related to the use of central venous catheters. *VASA Zeitschrift fur Gefasskrankheiten* 2012; **41**: 319-332.
20. Bryce A, Kerlin BA, Ayoob KR *et al.* Epidemiology and pathophysiology of nephrotic syndrome–associated thromboembolic disease. *Clin J Am Soc Nephrol* 2012; **3**: 513-520.
21. http://uptodate.com Complications of nephrotic syndrome in children. Acessado em 21/10/2015.
22. Cueto SM, Cavanaugh SH, Benenson RS *et al.* Computed tomography scan versus ventilation-perfusion lung scan in the detection of pulmonary embolism. *J Emerg Med* 2001; **21**: 155-164.
23. Zhang LJ, Wang ZJ, Zhou CS *et al.* Evaluation of pulmonary embolism in pediatric patients with nephrotic syndrome with dual energy CT pulmonary angiography. *Academ Radiol* 2012; **19**: 341-348.
24. www.uptodate.com Diagnosis and treatment of venous thrombosis and thromboembolism in infants and children. Acessado em 26/10/2015.
25. Kelin BA. Current and future management of pediatric venous thromboembolism. *Am J Hematol* 2012; **87** Suppl 1: S68-S74.
26. Monagle P, Chan AK, Goldenberg NA *et al.* Antithrombotic therapy in neonates and children: antithrombotic therapy and prevention of thrombosis. American *College of Chest Physicians Evidence-Based Clinical Practice Guidelines.* 9th ed. American College of Chest Physicians. *Chest* 2012; **141**(Suppl 2): S737-S801.
27. Eneman B, Levtchenko E, van den Heuvel B *et al.* Platelet abnormalities in nephrotic syndrome. *Pediatr Nephrol* 2016; **32**: 1267-1279.

Seção 6

Lesão Renal Aguda

◆

34

LESÃO RENAL AGUDA NO PÓS-TRANSPLANTE DE CÉLULAS-TRONCO HEMATOPOIÉTICAS (TCTH)

Vinicius de Oliveira
Carlos Alberto Balda

◆

INTRODUÇÃO

Desde seu início, em meados de 1950, o transplante de células-tronco hematopoiéticas (TCTH) – antigamente denominado transplante de medula óssea (TMO) – tem sido amplamente utilizado e considerado procedimento curativo no tratamento de malignidades hematológicas[1], como, por exemplo, linfomas, leucemias e mieloma múltiplo, bem como opção na abordagem de anemia aplásica, β-talassemia e erros inatos do metabolismo[2].

Um novo desafio surgiu para os nefrologistas, já que o acometimento renal se tornou frequente e repetitivo no pós-TCTH com inúmeras complicações. Entre elas, distúrbios hidroeletrolíticos, lesão renal aguda devido a exposição à grande dose de radiação, infecções oportunistas, respostas imunológicas exacerbadas, necessidade de uso de antibióticos, imunossupressores e quimioterápicos nefrotóxicos, doença enxerto contra hospedeiro (DECH) e microangiopatia trombótica. Não invariavelmente esses pacientes evoluem para doença renal crônica (DRC)[1,2].

Entender alguns conceitos e saber um pouco mais dos procedimentos aos quais o paciente é submetido na fase pré-transplante é fundamental para compreender os riscos individualizados de cada paciente, bem como as complicações esperadas no pós-transplante[3,4].

O período pré-transplante ocorre em três fases:

1ª Fase – o paciente é submetido ao pré-condicionamento no qual é realizada irradiação corporal total e/ou realização de quimioterapia para parcial ou completa ablação da medula óssea e erradicação da doença de base. O condicionamento pode ser mieloablativo ou não, dependendo das condições clínicas do paciente, idade e comorbidades envolvidas.

2ª Fase – infusão de células-tronco (medula óssea, sangue periférico ou funículo umbilical), seja ela autóloga (células do próprio paciente) ou alogênica (células doadas por compatibilidade HLA).

3ª Fase – introdução de imunossupressores, geralmente inibidores da calcineurina (tacrolimus e ciclosporina) e/ou metotrexato, a fim de promover tolerância do enxerto e prevenção de DECH.

A exposição e a combinação das possíveis lesões renais ocorrem em todas as fases, tornando complexa a abordagem do diagnóstico e da fisiopatologia da lesão renal aguda pós-transplante de células-tronco hematopoiéticas[5].

INCIDÊNCIA DE LESÃO RENAL AGUDA PÓS-TCTH

A lesão renal aguda (LRA) apresenta-se geralmente nos primeiros três meses. Alguns autores preferem falar em primeiros 100 dias que se seguem ao transplante, variando sua incidência de acordo com o perfil do paciente e do procedimento submetido.

A LRA aumenta consideravelmente a mortalidade desses pacientes, podendo atingir uma taxa de 80% de óbito naqueles com necessidade de terapia renal substitutiva[6].

É fato que a maior incidência se encontra nos pacientes submetidos ao transplante de células-tronco hematopoiéticas alogênico e mieloablativo, com taxa que varia entre 21 e 73%. A lesão renal aguda geralmente se instala nos primeiros 40 dias pós-transplante, sendo considerada de apresentação "precoce". Esse valor cai bruscamente para 12-19% em pacientes submetidos ao transplante autólogo mieloablativo. Isso é observado porque tais pacientes recebem menor dose de quimioterápicos e não são expostos à utilização de inibidores de calcineurina como terapia imunossupressora[7].

Já pacientes submetidos ao transplante não mieloablativo possuem taxa menor de LRA, variando entre 29 e 56% ao todo, com característica de manifestação maior no segundo mês pós-transplante, ou seja, perto dos 60 dias[5].

Essa diferença não é nenhuma surpresa, pois os pacientes submetidos à não ablação recebem menor dose de radioterapia e quimioterapia, com taxas de complicações infecciosas mais baixas e doses de agentes nefrotóxicos menores[5-7].

ETIOLOGIA DA LESÃO RENAL AGUDA PÓS-TCTH

No pós-TCTH, as causas de LRA são muito amplas, podendo ocorrer LRA pré-renal/isquêmica, renal intrínseca e em algumas ocasiões pós-renal/obstrutiva, conforme apresentado no quadro 34.1.

É considerado fator de risco independente para o desenvolvimento de LRA no pós TCTH o paciente ser submetido a um transplante mieloablativo e alogênico[8]. Além disso, outros fatores podem contribuir fortemente para a instalação da LRA e são diretamente relacionados ao aumento de sua incidência[9].

Em pacientes submetidos ao transplante mieloablativo alogênico, os fatores de risco associados são: toxicidade pulmonar, sexo feminino, história de hipertensão arterial sistêmica, admissão em unidade de terapia intensiva, doença enxerto contra hospedeiro agudo, síndrome de obstrução sinusoidal e necessidade de uso de anfotericina. Já nos pacientes submetidos ao regime mieloablativo autólogo, foi de relevância a dose de melfalano, o acometimento da função cardíaca e a presença de bacteriemia[1,9].

Nos pacientes com o regime não ablativo, o que se destaca parece ser baixa função renal basal, *diabetes mellitus* e necessidade de ventilação mecânica[1,9].

Neste capítulo detalharemos apenas as causas específicas e sua abordagem terapêutica, deixando de lado a LRA séptica, tóxica por antibióticos, distúrbios hidroeletrolíticos e LRA obstrutiva mecânica.

Quadro 34.1 – Etiologia da lesão renal aguda pós-TCTH[7].

Pré-renal
- Hipovolemia – baixa ingestão de líquidos, vômitos, diarreia
- Sepse – hipoperfusão
- Drogas – anti-inflamatórios, inibidores da calcineurina
- Síndrome hepatorrenal – síndrome de obstrução sinusoidal (SOS)
- *Capillary-leak syndrome* – capilarite, intenso extravasamento plasmático
- Baixo débito cardíaco – derrame pericárdico e tamponamento

Renal
- Necrose tubular aguda (NTA)
  - Isquêmica – sepse, hipoperfusão
  - Agentes nefrotóxicos – contraste iodado, aminoglicosídeos, anfotericina B, ciclofosfamida, ifosfamida, platinas, metotrexato
- Nefrite intersticial aguda
  - Polifarmácia – antibióticos, alopurinol, anti-inflamatórios, diuréticos, inibidores da bomba de prótons
- Infecções associadas – pielonefrite, citomegalovírus, infecções sistêmicas
- Vascular
  - Microangiopatia trombótica SHU/PTT – gencitabina, mitomicina C
  - Trombose de veia renal

Pós-renal
- Obstrução intratubular
  - Síndrome da lise tumoral/nefropatia obstrutiva por urato
  - Nefropatia obstrutiva por cristais – aciclovir, metotrexato
- Obstrução extrarrenal
  - Obstrução ureteral ou na saída da bexiga – cistite hemorrágica, bola fúngica, coágulos.

Fonte: Modificado e reproduzido de Humphreys *et al*[7].

SÍNDROME DE OBSTRUÇÃO SINUSOIDAL

Antes conhecida como doença veno-oclusiva, a síndrome de obstrução sinusoidal (SOS) é observada principalmente nas primeiras três semanas de pós-TCTH. Sua incidência pode atingir até cerca de 54% dos pacientes no pós-transplante e não raramente ocasionar LRA devido ao desenvolvimento de uma síndrome hepatorrenal-*like*. Sua ocorrência está intimamente relacionada ao regime de condicionamento utilizado, sendo as drogas de destaque o bussulfano isolado ou em associação com ciclofosfamida, além de aparente toxicidade dose-dependente[10].

Outros fatores descritos como aumento de risco para SOS são: idade avançada, sexo feminino, transaminases basais elevadas, leucemia como doença de base e até mesmo o tratamento de infecções e a utilização da anfotericina[1,10].

A SOS é considerada uma complicação caracterizada por obstrução seguida de fibrose dos capilares e sinusoides hepáticos, mais especificamente na região centrolobular, conhecida como zona 3.

A fisiopatologia da doença está baseada na ocorrência de lesão endotelial dos sinusoides hepáticos, gerando ativação da cascata de coagulação e das citocinas pró-inflamatórias, provocando um estado de hipercoagulabilidade com consequente trombose da microvasculatura hepática[11].

A apresentação clínica usual da SOS é marcada com os achados de icterícia (hiperbilirrubinemia), hepatomegalia dolorosa e anasarca (retenção de fluidos). Em casos graves, pode ocorrer falência de mais de um sistema, como cardíaco, pulmonar e/ou renal[1].

O diagnóstico geralmente é clínico e os critérios mais utilizados são baseados no grupo de Baltimore, no qual, obrigatoriamente, inclui icterícia ou hiperbilirrubinemia $\geq$ 2mg/dL e presença de mais dois dos seguintes achados: hepatomegalia (normalmente dolorosa), ascite ou ganho ponderal $\geq$ 5% do peso basal. O diagnóstico definitivo é dado apenas com biópsia hepática, no entanto, dificilmente realizada devido à trombocitopenia frequente nesse período[12].

O desenvolvimento de LRA nos pacientes com SOS geralmente é precedido pela presença de febre e/ou hemocultura positiva. Tal fato possui origem desconhecida, mas talvez o aumento da polifarmácia possa contribuir com a instalação da disfunção renal[5].

A instalação da LRA é puramente hemodinâmica: ocorrem vasodilatação esplâncnica e consequente baixo fluxo renal ocasionando LRA isquêmica. O paciente apresenta intensa retenção hidrossalina expressa com baixa fração de excreção de sódio, hiponatremia e tendência à redução do volume urinário. O sedimento urinário, na maioria das vezes, é inocente, podendo ocorrer achados de cilindros granulares tardiamente. A biópsia renal não traz achados específicos, sendo indistinguível de uma síndrome hepatorrenal propriamente dita[11].

A LRA nesses doentes não é somente um fator agravante, mas também um fator prognóstico muito importante. A taxa de mortalidade nos pacientes com quadro de SOS sem LRA atinge cerca de 17%. Nos pacientes em que ocorre a dobra da creatinina basal, a mortalidade passa a ser 37%. Já nos pacientes que necessitam de terapia renal substitutiva, esse valor pode atingir até 84%[5,12].

Em algumas situações, o diagnóstico de SOS pode não ser tão fácil, possuindo grande variedade de diagnósticos diferenciais: hepatites virais, doença hepática fúngica, colangite lenta, pancreatite, pericardite constritiva, hepatite medicamentosa e até mesmo DECH aguda. Esta última apresenta aumento intenso e característico da fosfatase alcalina sérica, o que pode ser fundamental na diferenciação com a SOS[5].

Caracteriza-se SOS grave aquela que possui perpetuação por mais de 100 dias do pós-transplante, alta velocidade de instalação da hiperbilirrubinemia e do ganho ponderal.

Infelizmente nenhuma estratégia de profilaxia da SOS se mostrou eficiente. Os resultados são conflitantes quanto ao uso da heparina, da pentoxifilina e prostaglandina E_1, porém acredita-se que o ácido ursodeoxicólico possa ser a medida mais promissora.

Devido à alta taxa de resolução espontânea nos casos sem acometimento renal, o tratamento na maioria das vezes é apenas de suporte. No entanto, a utilização da ultrafiltração não é incomum devido à refratariedade do tratamento com diuréticos e controle volêmico, mesmo sem LRA. A precocidade da instalação dessas medidas de suporte parece ter efeito benéfico na redução da mortalidade e complicação desses doentes[12].

Mais recentemente, o defibrotide, considerado um polideoxirribonucleotídeo com efeito fibrinolítico, antitrombótico e anti-isquêmico, tem-se mostrado promissor no desfecho desses pacientes. Talvez seja interessante considerar seu uso em pacientes com alto risco de evolução desfavorável[5,11,12].

NEFROTOXICIDADE AGUDA POR INIBIDORES DA CALCINEURINA

Essa classe de drogas é utilizada tanto em transplantes mieloablativos alogênicos, como em não mieloablativos, para prevenir o aparecimento da doença enxerto contra hospedeiro (DECH). Seu uso geralmente é iniciado antes mesmo do transplante.

Os inibidores da calcineurina são utilizados isoladamente ou em associação com outros fármacos nesse período peritransplante, ocasionando invariavelmente aumento da sua nefrotoxicidade[5].

São a causa principal de LRA em transplantes não mieloablativos, e esse acometimento renal é considerado a mais comum e grave complicação dessa classe de drogas[13]

A lesão renal pode ser aguda e geralmente está relacionada ao efeito dose-dependente do vasoconstritor da arteríola aferente e eferente dos capilares glomerulares, o qual gera LRA isquêmica e potencialmente reversível ou até mesmo dano crônico, caracterizado por faixas de infiltrado inflamatório no parênquima renal ocasionando progressão para doença renal crônica irreversível e/ou disfunção tubular[5,13].

Além disso, quadros de LRA por microangiopatia trombótica são descritos após o uso do tacrolimus ou da ciclosporina. Na evolução do paciente é notado o aparecimento de anemia microangiopática associada a trombocitopenia e disfunção renal. O diagnóstico definitivo é conseguido apenas com a biópsia renal[14].

DOENÇA ENXERTO CONTRA HOSPEDEIRO (DECH) AGUDO

Considerada a maior complicação no pós-transplante de células hematopoiéticas alogênico. Pode ser dividida basicamente em aguda ou crônica, de acordo com a manifestação temporal, ou seja, considerada aguda aquela de manifestação nos primeiros 100 dias que sucederam o transplante; e crônica aquela que superar essa data limite[15].

Apesar de essa classificação basear-se em precoce ou tardia, a apresentação clínica e a fisiopatologia da doença são extremamente diferentes entre elas.

Dentro da DECH aguda pode ocorrer manifestação rápida dos sintomas, isso quer dizer, dentro dos primeiros 20-40 dias após o transplante; e tardia, a qual é caracterizada por instalação gradual e lenta[5,15].

A fisiopatologia da doença baseia-se no não reconhecimento do receptor do transplante pelos linfócitos T citotóxicos do doador, gerando lesão celular direta e amplificação da resposta pelas células apresentadoras de antígeno[15].

A DECH aguda classicamente acomete a pele, o trato digestório e o fígado. O acometimento da pele é marcado pela presença de *rash* micropapular, geralmente com início na região da face, palma das mãos e face plantar dos pés. Em casos graves, o acometimento pode ser difuso pelo corpo, podendo haver áreas de necrose.

No trato digestório, os principais achados são dor abdominal e diarreia e os casos mais graves podem cursar com hemorragia digestiva.

As transaminases elevadas são o sinal mais comum do comprometimento hepático em DECH. Em casos graves, podem ocorrer ascite e distúrbios da coagulação[5,15,16].

Apesar dessa resposta inadvertida do sistema imune, essa situação gera um estado de incompetência imunológica, deixando o paciente mais suscetível às infecções virais, bacterianas e fúngicas, frequentemente levando o indivíduo à morte[15].

Disparidade no HLA é o principal fator de risco para o desenvolvimento do DECH agudo e crônico. Outros fatores também são relacionados como: doador do sexo feminino para receptor masculino, sorologia positiva para herpes-vírus e alguns tipos específicos de alelos HLA[17].

A presença do desenvolvimento da DECH aguda ou crônica é fator independente de aumento de risco de LRA. A DECH pode ser causa direta da LRA por ativação de citocinas inflamatórias, bem como sua ação indireta provocada por desidratação decorrente de diarreias volumosas, quadro de sepse por suscetibilidade a infecções, exposição a agentes nefrotóxicos como os inibidores da calcineurina e metotrexato usados na profilaxia, reativação do citomegalovírus, tubulite e síndrome nefrótica por depósitos glomerulares[5,15].

É fato que a profilaxia da DECH aguda e crônica pode ser realizada com sucesso por meio da introdução de inibidores da calcineurina e o uso do metotrexato, aumentando a sobrevida desses pacientes[17].

O tratamento de escolha é o uso de altas doses de corticoide. Caso haja falha na terapêutica inicial, a timoglobulina é considerada. Em casos graves, a associação de timoglobulina com corticoides é realizada.

Atualmente, outros esquemas terapêuticos têm sido implementados para a DECH aguda como o uso de anticorpos anti-IL2, rapamicina, IL-1 recombinante e imunobiológico contra o receptor de CD3[18].

DOENÇA ENXERTO CONTRA HOSPEDEIRO (DECH) CRÔNICA E SÍNDROME NEFRÓTICA

Apesar de ser uma complicação por definição que ocorre após 100 dias da realização do transplante de células-tronco hematopoiéticas, a DECH pode também ser causa de acometimento renal no período pós-transplante[15].

É considerada uma das principais complicações no pós-transplante de células-tronco hematopoiéticas. Sendo encontrada em até 80% dos transplantes alogênicos, sua incidência é muito variável por ser dependente dos estudos e fatores de risco associados[5].

Diferente da fisiopatologia da DECH aguda, a DECH crônica é considerada uma doença imunomediada com geração de autoanticorpos a partir dos linfócitos T provindos do doador[15].

Sua apresentação clínica é muito variável, com diversas possibilidades de acometimento, multiplicidade de órgãos atingidos, tornando a realização de seu diagnóstico um desafio. Devemos sempre tentar distinguir da DECH aguda, afastar infecções ou efeitos relacionados a drogas[16].

Por ter na sua fisiopatologia a presença de autoanticorpos, sua manifestação clínica pode atingir praticamente todos os órgãos e sua gravidade é definida pelo grau desse acometimento[5].

Antigamente, sua classificação era dada como doença "restrita" ou "extensa". Atualmente é utilizada pontuação em escores para definir sua gravidade. Podemos resumir essa classificação em leve, moderada ou grave, dependendo da pontuação dos escores e número de órgãos envolvidos[12].

O acometimento renal envolvido na DECH é basicamente o aparecimento de síndrome nefrótica nesses doentes. Eles apresentam taxa de acometimento glomerular maior do que a população não transplantada, podendo atingir até 8% dos pacientes pós-TCTH e em até 62% seu aparecimento está relacionado com a troca dos imunossupressores ou sua redução[5,17].

A glomerulopatia membranosa é a mais frequente, atingindo cerca de 60% dos casos estudados. Em segundo lugar aparece a glomerulopatia de lesões mínimas (aproximadamente 25% dos pacientes) e o restante passa a ser muito variável, tendo como representantes presença de microangiopatia trombótica, amiloidose e outros[5,15,16].

A glomerulopatia membranosa é encarada como secundária, já que nesses casos não é identificada a fosfolipase A_2 presente em mais de 75% das glomerulopatias membranosas primárias. Já na imunofluorescência encontra-se depósito granular glomerular com predomínio de IgG_1 e IgG_4[20].

Foi observado que aproximadamente 52% dos pacientes com nefropatia membranosa também apresentavam diagnóstico de DECH crônico, e até 88% dos pacientes acometidos tinham história de DECH em algum momento, sendo defendido por diversos autores que talvez a nefropatia membranosa seja um tipo de manifestação de DECH crônico restrito ao rim[5,19,20].

Na abordagem do paciente com síndrome nefrótica no pós-TCTH deve ser considerada obrigatoriamente a realização da biópsia renal para que o diagnóstico do tipo de acometimento seja realizado[5].

O tratamento dos pacientes diagnosticados com nefropatia membranosa em biópsia renal no período do pós-TCTH é controverso. O tratamento habitual da nefropatia membranosa geralmente envolvendo corticosteroides e ciclofosfamida é desaconselhado. A maioria dos autores defende que a nefropatia membranosa pós-TCTH deve ser encarada como uma forma de apresentação ou complicação da DECH crônica, assim o uso de corticoides isolados são considerados de primeira linha para o tratamento. Além disso, o retorno e a titulação dos inibidores da calcineurina devem ser considerados em uma fase onde essas medicações estão sendo desmamadas[5,19,20].

CONCLUSÃO

A presença de LRA no período do pós-TCTH é uma complicação frequente nos pacientes, geralmente nos três primeiros meses após o transplante, acometendo mais pacientes submetidos ao regime mieloablativo em relação ao não mieloablativo. Sua causa é diversificada, possuindo extensa possibilidade de diagnósticos diferenciais.

A identificação precoce dos fatores de risco e as intervenções necessárias mostraram-se efetivas na menor taxa de complicação desses pacientes, principalmente naqueles acometidos com SOS e DECH aguda. Sem dúvida, a abordagem e o tratamento da síndrome nefrótica relacionada à DECH crônica permanecem como um desafio a ser superado.

REFERÊNCIAS BIBLIOGRÁFICAS

1. Hahn T, Rondeau C, Shaukat A *et al.* Acute renal failure requiring dialysis after allogeneic blood and marrow transplantation identifies very poor prognosis patients. *Bone Marrow Transplant* 2003; **32**: 405-410.
2. Zager RA. Acute renal failure in the setting of bone marrow transplantation. *Kidney Int* 1994; **46**:1443-1458.
3. Childs R, Chernoff A, Contentin N *et al.* Regression of metastatic renal-cell carcinoma after nonmyeloablative allogeneic peripheral-blood stem-cell transplantation. *N Engl J Med* 2000; **343**: 750-758.
4. Childs R, Srinivasan R. Advances in allogeneic stem cell transplantation: directing graft-versus-leukemia at solid tumors. *Cancer J* 2002; **8**: 2-11.
5. Lopes JA, Jorge S. Acute kidney injury following HCT: incidence, risk factors and outcome. *Bone Marrow Transplant* 2011; **46**: 1-10.
6. Fadia A, Casserly LF, Sanchorawala V *et al.* Incidence and outcome of acute renal failure complicating autologous stem cell transplantation for AL amyloidosis. *Kidney Int* 2003; **63**: 1868-1873.
7. Humphreys BD, Soiffer RJ, Magee CC. Renal failure associated with cancer and its treatment: an update. *J Am Soc Nephrol* 2005; **16**: 151-161.
8. Lopes JA, Jorge S, Silva S *et al.* Acute renal failure following myeloablative autologous and allogeneic haematopoietic cell transplantation. *Bone Marrow Transplant* 2006; **38**: 707.
9. Liu H, Li Y-F, Liu B-C *et al.* A multicenter, retrospective study of acute kidney injury in adult patients with nonmyeloablative hematopoietic SCT. *Bone Marrow Transplant* 2010; **45**: 153-158.
10. McDonald GB, Hinds MS, Fisher LD. Veno-occlusive disease of the liver and multiorgan failure after bone marrow transplantation: a cohort study of 355 patients. *Ann Intern Med* 1993; **118**: 255-267.
11. Wadleigh M, Ho V, Momtaz P *et al.* Hepatic veno-occlusive disease: Pathogenesis, diagnosis and treatment. *Curr Opin Hematol* 2003; **10**: 451-462.
12. http://medsv1.einstein.br/diretrizes/hematologia
13. Parikh CR, Sandmaier BM, Storb RF *et al.* Acute renal failure after nonmyeloablative hematopoietic cell transplantation. *J Am Soc Nephrol* 2004; **15**: 1868-1876.
14. Pinãna JL, Valcarcel D, Martino R *et al.* Study of kidney function impairment after reduced-intensity conditioning allogeneic hematopoietic stem cell transplantation. A single-center experience. *Blood Marrow Transplant* 2009; **15**: 21-29.
15. Tyndall A, Dazzi F. Chronic GVHD as an autoimmune disease. *Best Pract Res Clin Haematol* 2008; **21**: 281-289.
16. Ringdén O. Introduction to graft-versus-host disease. *Blood Marrow Transplant* 2005; **11**: 17-20.
17. Kersting S, Dorp SV, Theobald M *et al.* Acute renal failure after nonmyeloablative stem cell transplantation in adults. *Blood Marrow Transplant* 2008; **14**: 125-131.
18. Spitzer TR, McAfee S, Sackstein R *et al.* Intentional induction of mixed chimerism and achievement of antitumor responses after nonmyeloablative conditioning therapy and HLA-matched donor bone marrow transplantation for refractory hematologic malignancies. *Blood Marrow Transplant* 2000; **6**: 309-320.
19. Oliveira JSR, Bahia D, Franco M *et al.* Nephrotic syndrome as a clinical manifestation of graft-versus-host disease (GVHD) in a marrow transplant recipient after cyclosporine withdrawal. *Bone Marrow Transplant* 1999; **23**: 99-101.
20. Humphreys BD, Sanders PW. Kidney disease in hematopoietic cell transplantation. In Goldfarb S, Townsend RR (eds). *Nephrology Self-Assessment Program. Cancer and the Kidney.* American Society of Nephrology: Am Soc Nephrol, 2013, vol 12, n.1, pp 10-18.

35

NEFRITE INTERSTICIAL AGUDA

Victor Galvão Moura Pereira
Rodolfo Balogh Junior

◆

INTRODUÇÃO

A nefrite intersticial aguda (NIA) é definida por perda aguda da função renal (diminuição do ritmo de filtração glomerular) secundária à inflamação e edema do interstício renal[1]. As causas mais frequentes são exposição a drogas, infecções e dano associado a doenças imunes ou neoplásicas (Quadros 35.1 e 35.2). A NIA secundária ao uso de medicações não depende da dose utilizada e pode tornar-se evidente após duas semanas ou mais após o início da exposição[2,3].

A NIA desencadeada por fármacos representa causa crescente de lesão renal aguda (LRA) na prática clínica[4], sendo particularmente difícil determinar a causa especí-

Quadro 35.1 – Etiologia da nefrite intersticial aguda[2].

Fármacos (> 75% dos casos)	Antibióticos/anti-inflamatórios não esteroides/diuréticos/ anticonvulsivantes/outros
Infecções (10% dos casos)	Difteria/sífilis/hanseníase/legionela/toxoplasmose/sarampo/ tuberculose/febre tifoide/leptospirose/rickettsias/brucelose
Doenças sistêmicas (< 10%)	Sarcoidose/lúpus/Sjögren/infiltração tumoral
Idiopática (5-10%)	Síndrome NIA-uveíte/doença antimembrana basal tubular

Quadro 35.2 – Fármacos associados à NIA[3].

Antibióticos	Aciclovir/amoxacilina/ampicilina/aztreonam/cefalexina/ cefalotina/cefepima/ciprofloxacino/ colistina/bentamicina/ indinavir/nitrofurantoína/norfloxacino/oxacilina/penicilinas/ piperacilina/polimixina/rifampicina/teicoplamina/vancomicina
Anti-inflamatórios Não esteroides	Ibuprofeno/piroxicam/naproxeno/ ácido acetilsalicílico/cetoprofeno/diclofenaco
Anticonvulsivantes	Fenitoína/carbamazepina/diazepam/ fenobarbital/ácido valproico
Diuréticos	Furosemida/tiazídicos/indapamida/triantereno
Outros	Alopurinol/azatioprina/anlodipino/captopril/ciclosporina/ clorpropamida/cocaína/diltiazem/estreptoquinase/fenofibrato/ metildopa/omeprazol/ propranolol/ranitidina/sais de ouro/warfarina

fica da lesão em doentes com múltiplas doenças de base, especialmente quando sob diversos tipos de tratamentos.

A presença de inflamação intersticial no rim foi descrita pela primeira vez por Biermer[5] em 1860 e definida como nefrite intersticial aguda apenas em 1898[6]. A maioria desses casos relatados à época ocorreu em doenças infecciosas de crianças, principalmente com escarlatina e difteria. Após a forte queda na prevalência de doenças infecciosas no século XX e a introdução de antibióticos para uso médico na década de 1940, esses se tornaram a causa mais comum de NIA[6,7]. Desde então, todas as classes de antibióticos têm sido implicadas na sua causa, além disso, os anti-inflamatórios não esteroides (AINEs) têm sido apontados entre as principais causas de NIA e superaram os antibióticos como a principal causa em alguns estudos[8]. Mais recentemente, os inibidores da bomba de prótons (IBPs) cada vez mais têm sido relatados como causa de NIA[9]. Em pequena porcentagem dos casos, nenhuma causa óbvia pode ser identificada.

FISIOPATOLOGIA

A nefrite intersticial aguda caracteriza-se por infiltrado inflamatório no interstício renal, tipicamente constituído de mononucleares e linfócitos T, com número variável de plasmócitos e eosinófilos, e ocorre várias semanas a meses de exposição a eles. Edema difuso também se encontra presente[9,10]. Os glomérulos e os vasos renais não são afetados, embora a lesão secundária ao uso de anti-inflamatórios não esteroides (AINEs) esteja associada a dano glomerular[11]. Infiltrado peritubular e invasão da membrana basal tubular podem ocorrer, dificultando o diagnóstico diferencial com necrose tubular aguda. A fibrose, inicialmente esparsa, é descrita como evento mais tardio no curso da doença, podendo tornar-se difusa[12].

A patogênese envolve mecanismos imunológicos, provavelmente desencadeados por antígenos, sendo quatro mecanismos diferentes responsáveis por induzir NIA (Fig. 35.1)[13]. A imunidade mediada por células é a hipótese principal, já que a avaliação histológica não apresenta depósitos imunes, além do que o infiltrado inflamatório é composto por células T e pode haver formação de granulomas[14].

Acredita-se que os agentes microbianos e os medicamentos que causam a NIA liberem antígenos que sinalizam para o sistema imunológico a produção de anticorpos que reagem com esses antígenos no espaço intersticial (mimetismo molecular)[14,15]. Além disso, como a maioria dos casos é secundária a fármacos e/ou infecções, esses funcionam por meio de pequenas proteínas microbianas como haptenos e ligam-se às proteínas

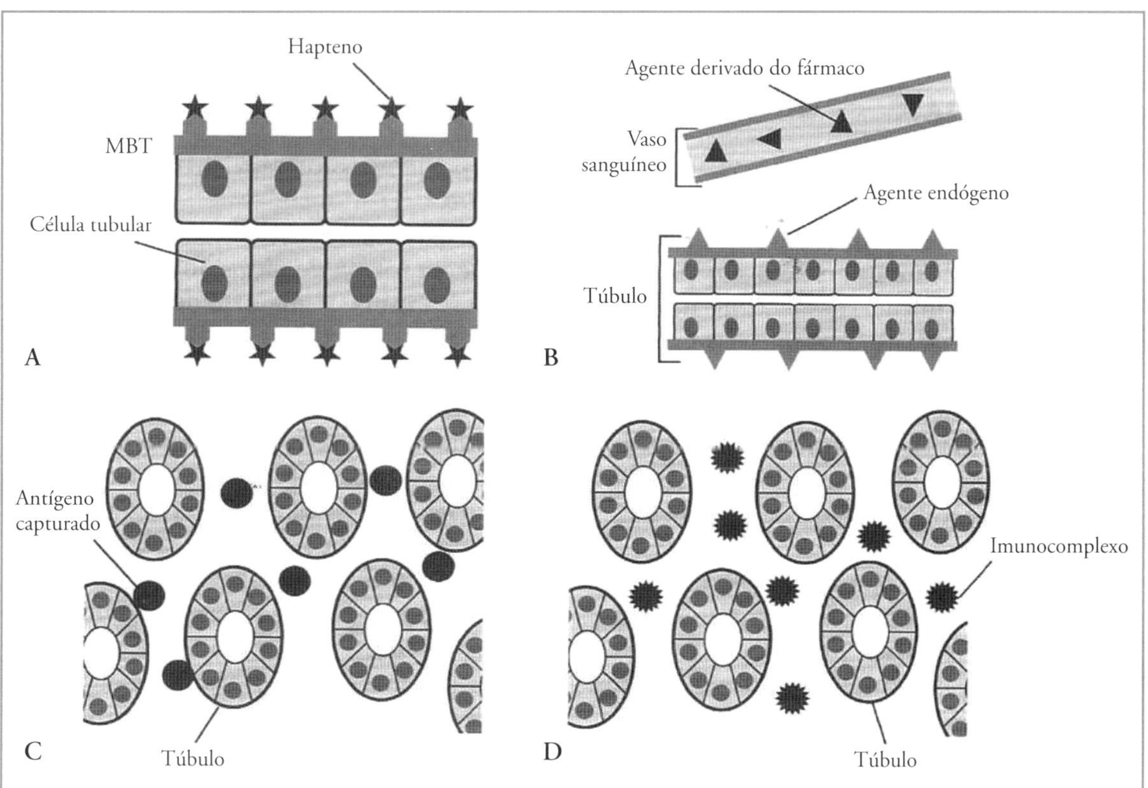

Figura 35.1 – **A**) Atuação como hapteno ao ligar-se ao componente da membrana basal tubular (MBT). **B**) Resposta imune desencadeada por mimetismo molecular. **C**) Ligação e depósito no interstício como antígeno capturado. **D**) Depósito no interstício como imunocomplexo circulante por indução da produção de anticorpos[13].

renais endógenas, as quais promovem resposta imune amplificada por linfócitos T infiltrativos, que liberam citocinas provocando lesão intersticial e inflamação tubular (tubulite)[15].

NIA INDUZIDA POR ANTIBIÓTICOS

A nefrite induzida por medicamentos, também chamada de alérgica ou de hipersensibilidade, vem sendo cada vez mais reconhecida como importante causa de lesão renal aguda[16]. O exemplo clássico é a meticilina e, como hoje não é mais tão utilizada, a lista de antibióticos que promovem nefrite aumenta cada vez mais[17].

Os antibióticos β-lactâmicos (penicilinas e cefalosporinas) podem induzir NIA em até 10 a 20 dias após a primeira exposição, até um intervalo de apenas 2 a 3 dias após reexposição a um fármaco ao qual o indivíduo foi anteriormente sensibilizado[18]. Na maioria das vezes, apresenta-se como LRA oligúrica, evoluindo com recuperação de função renal após suspensão do seu uso. Também pode ocorrer com a administração de antibióticos não β-lactâmicos, sendo um exemplo comum a rifampicina, quando interrompida no tratamento da tuberculose[19]. Além disso, a lesão pela rifampicina é dose-dependente e está associada com a produção de anticorpos antirrifampicina, sendo geralmente associada com oligúria e evidência de anemia hemolítica, trombocitopenia e hepatite. A lesão tubular proximal manifesta-se como glicosúria renal, e aproximadamente dois terços dos pacientes afetados pela rifampicina evoluíram com necessidade de terapia renal substitutiva[20]. Já a NIA pelas sulfonamidas (Bactrim®) pode ser associada com reações de hipersensibilidade típicas, tais como febre, exantema e eosinofilia. Os pacientes infectados com o vírus HIV, transplantados e pacientes com doença renal preexistente tendem à maior incidência de NIA do que outros grupos de pacientes[21].

Os antibióticos de fluoroquinolona, em especial o ciprofloxacino, também podem causar NIA, em contraste com rifampicina e antibióticos de sulfonamida, síndrome de hipersensibilidade associada com as fluoroquinolonas é rara[22]. O ciprofloxacino é o agente mais comum nessa classe de antibióticos não β-lactâmicos, mas casos com outros antibióticos, como norfloxacino, ofloxacino e levofloxacino, também têm sido descritos[23].

NIA INDUZIDA POR ANTI-INFLAMATÓRIOS

Os anti-inflamatórios não esteroides, incluindo os inibidores seletivos da ciclo-oxigenase (COX), são comumente utilizados para tratar dor, febre e inflamação, sua ação terapêutica envolve a inibição da COX-2, bloqueando assim a conversão do ácido araquidônico em prostaglandinas, tromboxano e prostaciclina[24]. As principais limitações para o uso dos AINEs são seus efeitos adversos renais, sendo o mais comum a LRA hemodinâmica, que se assemelha à necrose tubular aguda isquêmica[25].

A NIA associada aos AINEs não é geralmente acompanhada de febre, erupção cutânea, ou eosinofilia, e ocorrem várias semanas a meses de exposição a esses. Caracteriza-se por presença de síndrome nefrótica, mais comum em pacientes idosos (maior incidência de doenças musculoesqueléticas e artropatias), e tem como achado em biópsia renal a presença de doença de lesões mínimas[26].

Apesar de lesão renal grave, a maioria dos pacientes recupera a função renal após a retirada da droga e, em alguns casos, é necessário o tratamento com prednisona[27]. Os inibidores COX-2 também têm sido associados à nefropatia membranosa[28].

NIA INDUZIDA POR INIBIDORES DE BOMBA DE PRÓTONS

Os inibidores de bomba de prótons recentemente foram identificados como indutores de nefrite interticial aguda[29]. O intervalo de tempo entre o uso inicial e a ocorrência de lesão é, em média, de 9 a 10 semanas, sendo que a reexposição à droga após sua suspensão resulta em início mais rápido de lesão renal. A biópsia renal mostra tipicamente infiltrado intersticial com ou sem tubulite, os glomérulos são preservados e os eosinófilos são achados comuns na maioria dos casos[30].

Em 2007, em revisão da literatura sobre os IBPs e doença renal, foram identificados 73 casos de NIA induzida por inibidores de bomba de prótons, 64 dos quais foram comprovados por biópsia[31]. Todas as cinco classes de IBPs disponíveis foram implicados, incluindo 59 casos atribuídos ao omeprazol. Em contraste com NIA induzida por antibióticos betalactâmicos, esses pacientes raramente apresentam os sintomas clássicos da síndrome de hipersensibilidade. Aproximadamente 10% dos pacientes têm a tríade de hipersensibilidade clássica, enquanto menos de 50% dos pacientes restantes têm febre, menos de 10% têm prurido e cerca de 33% têm eosinofilia[31]. Queixas como fraqueza, fadiga, mal-estar e anorexia foram os sintomas mais frequentemente observados em pacientes com NIA induzida por IBPs. Geevasinga *et al*[32] demonstraram em seu estudo que a NIA por IBPs geralmente tem bom prognóstico quando detectada precocemente e raramente é necessário terapia renal substitutiva, mas que muitos pacientes evoluíram para doença renal crônica. Mesmo assim, após a interrupção da droga, a depuração da creatinina calculada foi reduzida em comparação com os valores basais após 3 meses (–15,9mL/min) e 6 meses (–11,5mL/min)[32].

CARACTERÍSTICAS CLÍNICAS

A apresentação clínica da NIA é não específica. Pode haver sintomas de LRA, como oligúria, mal-estar, anorexia, náuseas e vômitos, os quais geralmente iniciam em três semanas após o início da medicação[33]. Sintomas de hipersensibilidade como *rash*, febre e artralgias são descritos, porém essa tríade clássica está presente, com os três sintomas, em apenas 5% dos casos, sendo que tais sintomas isoladamente são encontrados mais frequentemente[34]. Febre é o sintoma extrarrenal mais frequente, presente em torno de 80% dos pacientes[35]. Elevação dos níveis pressóricos e presença de edema são incomuns. Dor lombar pode ocorrer, devido à distensão da cápsula renal.

A apresentação laboratorial inclui elevação dos níveis de ureia e creatinina séricos, anemia e eosinofilia. Aproximadamente 33% dos pacientes podem necessitar de diálise[36]. Também pode haver elevação dos níveis séricos de imunoglobulina E (IgE). Hiper ou hipocalemia podem ocorrer em decorrência da insuficiência renal e distúrbios hidroeletrolíticos associados[37]. A acidose metabólica hiperclorêmica sugere lesão tubulointersticial.

O exame de urina apresenta proteinúria menor que 1g/24h (exceto nos casos associados aos anti-inflamatórios, que podem apresentar-se como síndrome nefrótica), piúria, hematúria, eosinofilúria e fração de excreção de sódio maior que 1%[38]. Eosinofilúria não é uma ferramenta útil para o diagnóstico de NIA, já que o valor preditivo positivo é de 38%, e o negativo, de 74%[39]. Cistite, pielonefrite, prostatite, necrose tubular aguda, glomerulonefrite e doença aterosclerótica renal também podem estar associadas à presença de eosinófilos na urina[40].

DIAGNÓSTICO E TRATAMENTO

A suspensão da medicação suspeita é a principal medida terapêutica para NIA. A maioria dos pacientes apresenta melhora espontânea após essa conduta. Medidas de suporte como manejo de distúrbios hidroeletrolíticos e hidratação, além de evitar o uso de drogas nefrotóxicas, são recomendados[41].

Exames de imagem não contribuem para o diagnóstico, a ecografia renal pode demonstrar aumento de volume renal e da ecogenicidade cortical, porém tais achados não confirmam ou excluem NIA[42]. A cintilografia com gálio-67 não é sensível nem específica para o diagnóstico[43] e tem sido usada de maneira não invasiva, mas não tem validação. Em processos inflamatórios como a NIA, os rins captam e retêm o citrato de gálio, portanto cintilografia normal indica processos não inflamatórios (necrose tubular aguda ou obstrução urinária). O gálio assemelha-se ao íon do ferro e liga-se a transferrina, ferritina e membrana de linfócitos, criando a possibilidade de resultados falso-positivos em situações de sobrecarga de ferro, ou doenças hepáticas crônicas[44].

A retirada da medicação nas primeiras duas semanas de exposição é fator prognóstico importante. Infiltrado inflamatório difuso, presença abundante de neutrófilos, granulomas e fibrose extensa são fatores prognósticos adversos detectados na avaliação histológica[45], porém o fator mais relevante parece ser a duração da perda de função renal, já que a média da creatinina sérica é de 3,4mg/dL naqueles pacientes cuja insuficiência renal durou mais que três semanas[46].

A biópsia renal é o método diagnóstico definitivo. Geralmente é indicada quando há dúvida diagnóstica (diferenciar NIA da necrose tubular aguda – NTA), ausência de melhora com a suspensão da medicação suspeita e indicação ao uso de corticoterapia[3]. As indicações são a presença de proteinúria > 2g/24h ou síndrome nefrótica, hematúria e/ou proteinúria persistente, lesão renal aguda que não resolve em 3-4 semanas, LRA de origem indefinida ou com cilindros hemáticos e doença renal crônica (DRC) com rins de dimensões conservadas[47]. Caso a biopsia seja contraindicada, o doente poderá fazer um teste terapêutico com corticoides se a suspeita clínica for forte. As contraindicações para a realização de biópsia são presença de diátese hemorrágica, rim único, incapacidade de o doente cooperar no procedimento percutâneo, rins de dimensões reduzidas, hipertensão não controlada, recusa do doente e infecção urinária ativa[48].

Em uma série de casos que incluiu 133 pacientes com nefrite intersticial aguda comprovada por biópsia, foi avaliada, como desfecho, a recuperação da função renal com seis meses em completa, parcial ou nenhuma[49]. A recuperação completa foi definida como melhora no nível de creatinina sérica em 25% da linha de base (ou < 1,4mg/dL), e recuperação parcial, como uma diminuição igual a 50% no nível de creatinina sérica a partir do seu valor de pico, mas não chegando a até 25% do seu valor basal[49].

Entre os casos estudados, as causas de NIA em termos de frequência foram drogas (70%), doenças autoimunes (20%) e infecções (4%)[50]. A nefrite induzida por drogas foi devido a antibióticos em 49% dos casos, por inibidores da bomba de prótons (IBPs) em 14% dos casos, e os medicamentos anti-inflamatórios não esteroides (AINEs) em 11%[51]. Quando isolados os medicamentos, as três principais causas por drogas foram omeprazol (12%), amoxicilina (8%) e ciprofloxacino (8%)[52]. Os pacientes com doença induzida por drogas, em comparação com os casos não induzidos, eram de mais idade e tinham função renal maior na linha de base, além de lesão renal aguda mais grave[51,52]. Os pacientes com NIA induzida por IBPs eram de mais idade, menos sintomáticos, tiveram maiores tempos de exposição à droga, mais atrasos na obtenção de biópsia renal e maior uso de esteroides do que em casos de NIA induzida por antibiótico ou anti-inflamatórios[50].

Com seis meses pós-biópsia, 49% dos pacientes com NIA induzida por drogas tratados com esteroides alcançaram recuperação completa; 39%, recuperação parcial; e 12% não tiveram recuperação[51]. Alguns fatores foram identificados como correlacionados com má recuperação, como maior duração da exposição à droga (15 *vs.* 30 *vs.*

130 dias para recuperação completa, parcial e ausência de recuperação, respectivamente) e maior demora em começar o tratamento com esteroides (8 *vs.* 11 *vs.* 35 dias, respectivamente)[52].

O uso de corticoide durante duas semanas é recomendado conforme o curso clínico da função renal após a suspensão da medicação inicial, já que há divergência na literatura quanto aos seus benefícios[53]. Rossert *et al* sugerem a administração de corticoide para aqueles que não recuperam a função renal após uma semana de suspensão da droga, desde que o diagnóstico de NIA seja confirmado por biópsia[13]. A recuperação da função renal ocorre em algumas semanas para a maioria dos pacientes. Embora as manifestações extrarrenais, hematúria e leucocitúria desapareçam em duas semanas, a recuperação da função renal pode levar de 1 a 5 meses.

Os estudos retrospectivos e as pequenas séries de casos sugerem que a terapia de corticosteroides pode ser benéfica para alguns pacientes, mas não há estudos prospectivos, randomizados controlados disponíveis para verificar sua eficácia. Dois deles examinaram a utilidade de esteroides para NIA, sendo que ambos chegaram a resultados divergentes, Clarkson *et al* identificaram 67 pacientes com NIA comprovada por biópsia, que receberam esteroides ou foram tratados de forma conservadora e acompanhou sua função renal durante doze meses. Não foi observada diferença na concentração de creatinina sérica entre os dois grupos em 1, 6 e 12 meses, e apenas dois pacientes (de 35) eram dependentes de diálise, embora muitos pacientes de ambos os grupos desenvolverem doença renal crônica (estágios iniciais)[54].

Por outro lado, Gonzalez *et al* encontraram efeito benéfico de esteroides em pacientes com NIA induzida por drogas, comprovada por biópsia[55]. Apesar da função renal de base semelhante e concentrações de creatinina sérica de pico entre dois grupos de pacientes, os tratados com esteroides apresentaram melhor função renal após uma média de 19 meses de acompanhamento e, além disso, apenas dois pacientes tratados estavam em diálise (3,8%), em comparação com 4 pacientes (44,4%) que foram tratados de forma conservadora[55]. Nesse estudo, o tratamento precoce com corticoide (em 7-14 dias do diagnóstico de NIA) foi associado com maior chance de recuperação renal do que o tratamento conservador.

Outros fármacos imunossupressores têm também sido utilizados para tratar a nefrite intersticial aguda, na maioria das vezes para poupar os pacientes dos efeitos adversos dos corticosteroides. O micofenolato mofetil, por exemplo, foi usado no tratamento de oito pacientes (com NIA induzida por drogas confirmada) que eram dependentes de esteroides ou resistentes. Em seis pacientes, o uso de micofenolato mofetil (500 a 1.000mg duas vezes por dia) demonstrou melhora na função renal, enquanto outros dois tiveram estabilização da função renal, mas ainda sem evidência suficiente para seu uso na prática diária[56].

A recuperação renal, no entanto, pode ser incompleta, evoluindo com uremia persistente com valores acima do limite superior. Nesses pacientes, a presença de infiltrado intersticial difuso, uma resposta demorada ao corticoide e lesão renal aguda (> 3 semanas) são sugestivas de lesão renal irreversível. As alterações histológicas geralmente são reversíveis se a causa for detectada e removida; no entanto, alguns casos graves progridem para a fibrose e doença renal crônica[57].

A abordagem racional na evolução da NIA induzida por drogas deve ser, em primeiro lugar, considerada no diagnóstico diferencial de lesão renal aguda de etiologia indefinida. Se não houver melhora na função renal observada em 5-7 dias, a biópsia renal deve ser considerada para fazer um diagnóstico conclusivo. Se a duração da lesão renal aguda for menor que três semanas, com presença de fibrose intersticial mínima à biópsia, e não existirem maiores contraindicações, o uso de corticosteroides é necessário. Se a função renal melhora, a terapia esteroide deve ser mantida durante quatro a seis semanas e, em seguida, a dosagem reduzida ao longo das próximas quatro semanas[58]. Os esteroides devem ser interrompidos se nenhuma melhoria significativa da função renal for alcançada após três a quatro semanas de uso em altas doses. O manejo do paciente com nefrite intersticial aguda é mostrado na figura 35.2.

CONCLUSÃO

A nefrite intersticial aguda representa uma causa frequente de lesão renal aguda, sendo que a nefrite induzida por drogas é atualmente a etiologia mais comum de NIA, sendo os antimicrobianos e os AINEs os agressores mais frequentes, entretanto, as causas de NIA podem estar mudando, sendo que os inibidores de bomba de prótons ("azóis") estão emergindo como importante contribuinte para a doença, e isso deve ser levado em conta, uma vez que tendem a ser prescritos muitas vezes com pouco critério ou mantidos também sem necessidade[59].

Achados clássicos de febre, erupção cutânea e artralgia podem estar ausentes em até dois terços dos pacientes. Estudos de diagnóstico, como eosinófilos na urina e cintilografia com gálio-67, fornecem evidências sugestivas, mas são incapazes de confirmar de forma confiável ou excluir o diagnóstico de nefrite intersticial aguda. A biópsia renal continua sendo o padrão-ouro para o diagnóstico, mas pode não ser necessária em casos leves ou quando a melhora clínica é rápida após a remoção de um agente agressor ou medicação.

A patogênese da doença baseia-se em uma resposta imunitária mediada por células e, na maioria dos pacientes, a remoção da droga causadora é o pilar do tratamento. No entanto, atrasos na descontinuação da droga culpada e no início do tratamento com esteroides afetam negativamen-

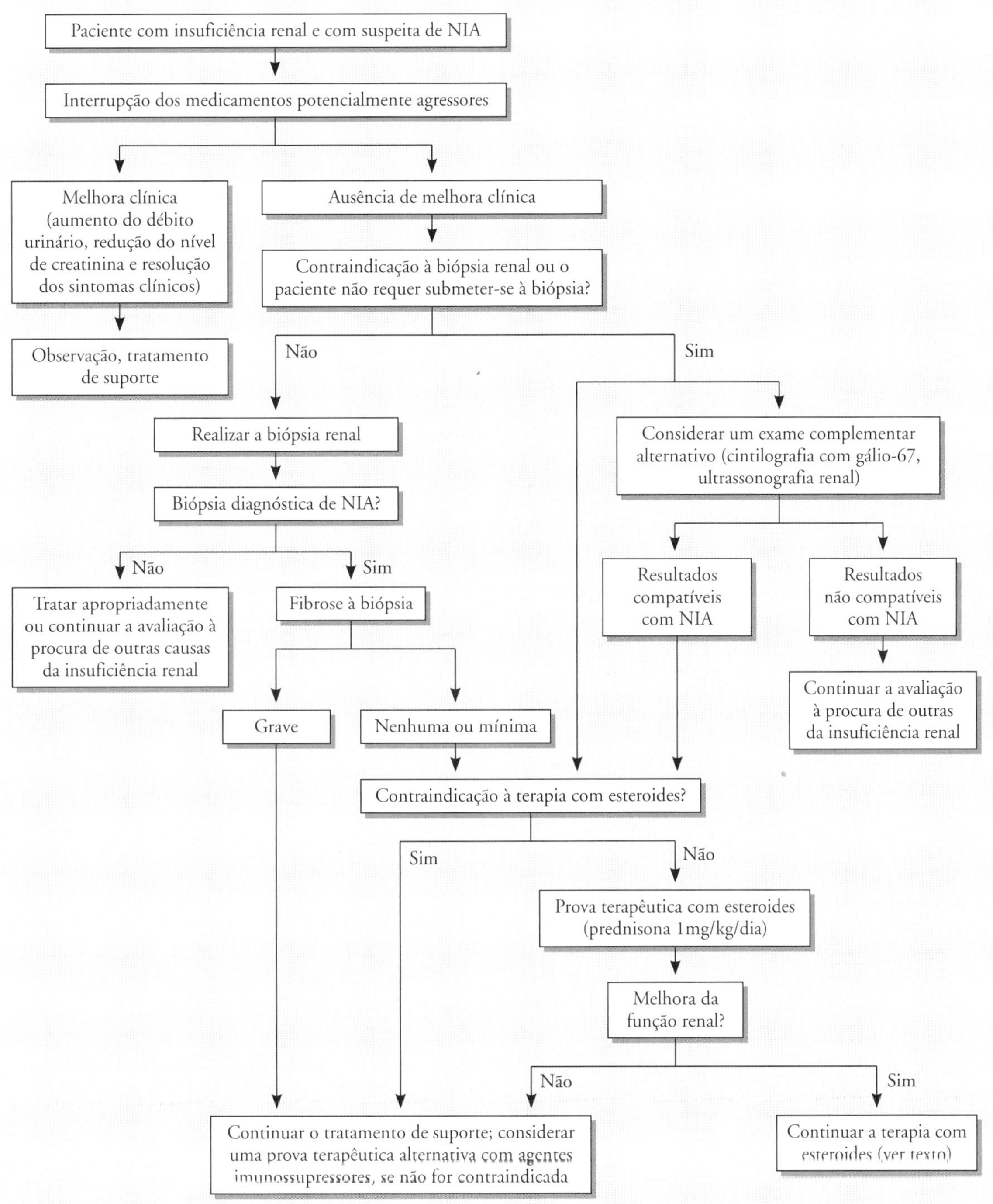

Figura 35.2 – Manejo do paciente com suspeita de nefrite intersticial aguda[34].

te a recuperação da função renal, assim, essas são medidas que devem ser rapidamente tomadas em casos suspeitos. Na suspeita de nefrite intersticial aguda, o tratamento empírico deve ser prontamente instituído, pois tem correlação com o desfecho do paciente. Corticosteroides parecem fornecer algum benefício em termos de melhora clínica e retorno da função renal, mas não há ensaios clínicos controlados para confirmar isso.

A avaliação do prognóstico também pode fornecer informações úteis que podem afetar a decisão de usar a terapia imunossupressora, como idade e persistência da lesão renal, mas não a gravidade da lesão renal, a qual está associada com pior desfecho em longo prazo. A gravidade da fibrose intersticial encontrada à biópsia renal ainda é provavelmente o melhor indicador histopatológico de prognóstico ruim.

REFERÊNCIAS BIBLIOGRÁFICAS

1. Raghavan R, Eknoyan G. Acute intersticial nephritis – a reappraisal and update. *Clin Nephrol* 2014; **82**: 149-162.
2. Praga M, Gonzales E. Acute intersticial nephritis. *Kidney Inter* 2010; 77: 956-961.
3. Kodner CM, Kudrimoti A. Diagnosis and management of acute interstitial nephritis. *Am Fam Physician* 2003; **67**: 2527-2534.
4. Baker RJ, Pusey CD. The changing profile of acute tubulointerstitial nephritis. *Nephrol Dial Transplant* 2004; **19**: 8-11.
5. Biermer A. Ein ungervohnlicher Fall von Scharlach. *Virch Arch Pathol Anat* 1860; **19**: 537-545.
6. Councilman WT. Acute interstitial nephritis. *J Exp Med* 1898; **3**: 393-420.
7. Ooi BS, Jao W, First M *et al.* Acute interstitial nephritis. *Am J Med* 1975; **59**: 614-629.
8. Toto RD. Acute tubulointerstitial nephritis. *Am J Med Sci* 1990; **299**: 392-410.
9. Brewster, UC, Perazella MA. Proton pump inhibitors and the kidney: critical review. *Clin Nephrol* 2007; **68**: 65-72.
10. Michel DM, Kelly CJ. Acute interstitial nephritis. *J Am Soc Nephrol* 1998; **9**: 506-515.
11. Buysen JG, Houtlhoff HJ, Krediet RT *et al.* Acute interstitial nephritis: a clinical and morphological study in 27 patients. *Nephrol Dial Transplant* 1990; **5**: 94-99.
12. Davison AM, Jones CH. Acute interstitial nephritis in the elderly: a report from the UK MDC glomerulonephritis register and a review of the literature. *Nephrol Dial Transplant.* 1998; **13** (Suppl 7): 12-16.
13. Rossert J. Drug-induced acute interstitial nephritis. *Kidney Int* 2001; **60**: 804-817.
14. Bijol V, Mendez GP, Nose V *et al.* Granulomatous interstitial nephritis: a clinicopathologic study of 46 cases from a single institution. *Int J Surg Pathol* 2006; **14**: 57-63.
15. Farrington K, Levison DA, Greenwood RN *et al.* Renal biopsy in patients with unexplained renal impairment and normal kidney size. *Q J Med* 1989; **70**: 221-233.
16. Alexopoulos E. Drug-induced acute interstitial nephritis. *Ren Fail* 1998; **20**: 809-819.
17. Baldwin D, Levine BB, McCluskey RT *et al.* Renal failure and interstitial nephritis due to penicillin and methicillin. *N Engl J Med* 1968; **279**: 1245-1252.
18. D'Agati VD, Theise ND, Pirani CL *et al.* Interstitial nephritis related to nonsteroidal anti-inflammatory agents and β-lactam antibiotics: a comparative study of the interstitial infiltrates using monoclonal antibodies. *Modern Pathol* 1989; **2**: 390-396.
19. Perazella MA. Drug-induced renal failure: update on new medications and unique mechanisms of nephrotoxicity. *Am J Med Sci* 2003; **325**: 349-362.
20. Baker SB, Williams RT. Acute interstitial nephritis due to drug sensitivity. *Br Med J* 1963; **1**: 1655-1658.
21. Cameron JS. Allergic interstitial nephritis: clinical features and pathogenesis. *Q J Med* 1998; **66**: 97-115.
22. Linton A, Clark WF, Driedger AA *et al.* Acute interstitial nephritis due to drugs. *Ann Intern Med* 1980; **93**: 735-741.
23. Kosel JM, Kveder R, Bren AF *et al.* Acute renal failure in patients with drug-induced acute interstitial nephritis. *Ren Fail* 1993; **15**: 69-72.
24. Pirani CL, Valeri A, D'Agati V *et al.* Renal toxicity of nonsteroidal anti-inflammatory drugs. *Contr Nephrol* 1987; **55**: 159-175.
25. Porile JL, Bakris GL, Garella S. Acute interstitial nephritis with glomerulopathy due to nonsteroidal anti-inflammatory agents: a review if its clinical spectrum and effects of steroid therapy. *J Clin Pharmacol* 1990; **30**: 468-475.
26. Bhaumik SK, Kher V, Arora P *et al.* Evaluation of clinical and histological prognostic markers in drug-induced acute interstitial nephritis. *Ren Fail* 1996; **18**: 97-104.
27. Simenhoff ML, Guild WR, Dammin GJ. Acute diffuse intersitial nephritis: review of the literature and case report. *Am J Med* 1968; **44**: 618-625.
28. Neilson EG. Pathogenesis and therapy of interstitial nephritis. *Kidney Int* 1989; **35**: 1257-1270.
29. Sierra F, Suarez M, Rey M *et al.* Systematic review: proton pump inhibitorassociated acute interstitial nephritis. *Aliment Pharmacol Ther* 2007; **26**: 545-553.
30. Simpson IJ, Marshall MR, Pilmore H *et al.* Proton pump inhibitors and acute interstitial nephritis: report and analysis of 15 cases. *Nephrology* (Carlton) 2006; **11**: 381-385.
31. Torpey N, Barker T, Ross C. Drug-induced tubulo-interstitial nephritis secondary to proton pump inhibitors: experience from a single UK renal unit. *Nephrol Dial Transplant* 2004; **19**: 1441-1446.
32. Geevasinga N, Coleman PL, Webster AC *et al.* Proton pump inhibitors and acute interstitial nephritis. *Clin Gastroenterol Hepatol* 2006: **4**: 597-604.
33. Rastegar A, Kashgarian M. The clinical spectrum of tubulointerstitial nephritis. *Kidney Int* 1998; **54**: 313-327.
34. Cruz DN, Perazella MA. Drug-induced acute tubule interstitial nephritis: the clinical spectrum. *Hosp Pract* 1998; **33**: 151-152, 157-158, 161-164.
35. Shibasaki T, Ishimoto F, Sakai O. Clinical characterization of drug-induced allergic nephritis. *Am J Nephrol* 1991; **11**: 174-180.
36. Kida H, Abe T, Tomosugi N *et al.* Prediction of the long-term outcome in acute interstitial nephritis. *Clin Nephrol* 1984; **22**: 55-60.
37. Laberke HG, Bohle A. Acute interstitial nephritis: correlations between clinical and morphological findings. *Clin Nephrol* 1980; **14**: 263-273.
38. Nolan CR, Anger MS, Kelleher SP. Eosinophiluria: a new detection and definition of the clinical spectrum. *N Engl J Med* 1986; **315**: 1516-1519.
39. Corwin HL, Bray RA, Haber MH. The detection and interpretation of urinary eosinophils. *Arch Pathol Lab Med* 1989; **113**: 1256-1258.
40. Ruffing KA, Hoppes P, Blend D *et al.* Eosinophils in urine revisited. *Clin Nephrol* 1994; **41**: 163-166.
41. Corwin HL, Korbet SM, Schwartz MM. Clinical correlates of eosinophiluria. *Arch Intern Med* 1985; **145**: 1097-1099.
42. Hiroaka M, Hori C, Tsochida S *et al.* Ultrasonographic findings of acute interstitial nephritis. *Am J Nephrol* 1996; **16**: 154-158.
43. Linton AL, Richmond JM, Clark WF *et al.* Gallium 67 scintigraphy in the diagnosis of acute renal disease. *Clin Nephrol* 1985; **24**: 84-87.
44. Graham GD, Lundy MM, Moreno JJ. Failure of 67 Gallium scintigraphy to identify reliably non-infectious interstitial nephritis. *J Nucl Med* 1983; **24**: 568-570.
45. Schwarz A, Krause PH, Kunzendorf U *et al.* The outcome of acute interstitial nephritis: risk factors for the transition from acute to chronic interstitial nephritis. *Clin Nephrol* 2000; **54**: 179-190.
46. Pusey CD, Saltissi D, Bloodworth L *et al.* Drug associated acute interstitial nephritis: clinical and pathological features and the response to high dose steroid therapy. *Q J Med* 1983; **52**: 194-211.
47. Goicoechea M, Rivera F, Lopez-Gomez JM. Spanish Registry of Glomerulonephritis. Increased prevalence of acute tubulointerstitial nephritis. *Nephrol Dial Transplant* 2013; **28**: 112-115.
48. Muriithi AK, Leung N, Valeri AM. Clinical characteristics, causes and outcomes of acute intersticial nephritis in the elderly. *Kidney Intern* 2015; **87**: 458-464.
49. Muriithi AK, Leung N, Nasr SH. Biopsy-proven acute intersticial nephritis, 1993-2011: a case series. *Am J Kidney Dis* 2014; **64**: 558-566.

50. Baum M, Piel CF, Goodman JR. Antibiotic-associated intersticial nephritis and nephrotic syndrome. *Am J Nephrol* 1986; **6**: 149-151.
51. Garella S, Matarese RA. Renal effects of prostaglandins and clinical adverse effects of nonsteroidal antiinflammatory agents. *Medicine* 1984; **63**: 165-181.
52. Helmink R, Benediktsson H. Ciprofloxacin-induced allergic intersticial nephritis. *Nephron* 1990; **55**: 432-433.
53. Rossert JA, Fischer EA. Acute interstitial nephritis. In Johnson RJ, Feehally J (eds). *Comprehensive Clinical Nephrology*, 2. Elsevier Limited: Philadelphia, 2003, vol 1, PP 769.
54. Clarkson MR, Giblind L, O'Connell FP *et al.* Acute interstitial nephritis: clinical features and response to corticosteroid therapy. *Nephrol Dial Transplant* 2004; **19**: 2778-2783.
55. Gonzalez E, Gutiérrez E, Galeano C *et al.* Early steroid treatment improves the recovery of renal function in patients with drug-induced acute interstitial nephritis. *Kidney Int* 2008; **73**: 940-946.
56. Preddie DC, Markowitz GS, Radhakrishnan J *et al.* Mycophenylate mofetil for the treatment of interstitial nephritis. *Clin J Am Soc Nephrol* 2006; **1**: 718-722.
57. Esteve JB, Launay-Vacher V, Brocheriou I *et al.* COX-2 inhibitors and acute interstitial nephritis: case report and review of the literature. *Clin Nephrol* 2005; **63**: 385-389.
58. Reddy S, Salant DJ. Treatment of acute intersticial nephritis. *Ren Fail* 1998; **20**: 829-838.
59. Ray S, Delaney M, Muller AF. Proton pump inhibitors and acute interstitial nephritis. *BMJ* 2010; **341**: c4412.

36

LESÃO RENAL AGUDA COMO FATOR DE RISCO PARA DOENÇA RENAL CRÔNICA

Erik Sementilli Cortina
Victor Galvão Moura Pereira

◆

INTRODUÇÃO

A lesão renal aguda (LRA) é uma doença grave que afeta pacientes em todo o mundo e está associada com alta morbidade e mortalidade[1]. Tem sido tradicionalmente considerado que os pacientes que sobrevivem a um episódio de LRA têm recuperação da função renal[2], no entanto, novos dados sugerem que grande porcentagem desses pacientes necessitam de terapia renal substitutiva (TRS) permanente ou não recuperam totalmente a função renal[3], e que essa população tem impacto importante e crescente sobre a epidemiologia da doença renal crônica (DRC)[4].

A DRC e, mais recentemente, a LRA são bem reconhecidas como questões de saúde pública globais e com impactos econômicos expressivos[5]. Há sobreposição considerável e interação entre a fisiopatologia, a definição, os fatores de risco e os resultados a longo prazo dessas duas condições[6]. A gravidade da LRA está associada à recuperação da função renal no momento da alta hospitalar e à progressão para DRC[7].

Este capítulo visa discutir a correlação entre as duas doenças, os fatores de risco para ambas e seus desfechos em longo prazo.

EPIDEMIOLOGIA

DOENÇA RENAL CRÔNICA

A definição de doença renal crônica é baseada na presença de lesão renal (ou seja, albuminúria) ou diminuição da função renal (ou seja, o ritmo de filtração glomerular < 60mL/min por 1,73m²) durante três meses ou mais, independentemente de diagnóstico clínico[8]. Devido à importância do ritmo de filtração glomerular (RFG) na fisiopatologia das complicações, a doença é classificada em cinco fases, de acordo com o RFG (Quadros 36.1 e 36.2)[9].

A prevalência de DRC e de lesão renal aguda aumentam conforme a idade[10]. Entre um quarto e um terço de todos os adultos com idade superior a 64 anos apresentam DRC. A incidência de lesão renal aguda é 50 vezes maior em pessoas com idade superior a 80 anos do que em pessoas com menos de 50 anos de idade[11]. *Diabetes mellitus*, hipertensão, obesidade e proteinúria são fatores de risco independentes para lesão renal aguda[12]. Indivíduos com *diabetes mellitus* e doença renal crônica coexistentes estão em maior risco de desenvolver LRA[13]. Os idosos, aqueles com mobilidade reduzida e pacientes com desidratação também têm risco aumentado de LRA[14]. Quando isso é combinado com polifarmácia, incluindo medicamentos nefrotóxicos, a probabilidade de agudização de DRC é maior[15].

LESÃO RENAL AGUDA

Apesar dos avanços terapêuticos, a lesão renal aguda é uma doença multifatorial, extremamente frequente em contexto hospitalar, principalmente em unidade de terapia intensiva[16]. Classicamente, são descritas três fases na

Quadro 36.1 – Estadiamento da DRC proposta pelo KDOQI e atualizado pelo *National Collaborating Centre for Chronic Condition*.

Estágio da DRC	RFG (mL/min/1,73^2)	Proteinúria	Sintomas mais comuns
0	≥ 90	Ausente	Fatores de risco
1	≥ 90	Presente	Anemia, HAS
2	60-89	Presente	Anemia, HAS
3A	45-59	Presente ou ausente	Anemia, HAS
3B	30-44	Presente ou ausente	Anemia, HAS, ↑ P
4	15-29	Presente ou ausente	Anemia, HAS, síndrome urêmica
5	< 15	Presente ou ausente	Anemia, HAS, síndrome urêmica

Quadro 36.2 – Prognóstico da DRC pelo RFG e classificação de albuminúria (KDIGO CKD 2012)[9]. Cinza escuro: baixo risco (se nenhum outro marcador de doença renal, sem IRC); branco: risco moderadamente elevado; cinza claro: risco alto; preto: risco muito elevado.

Prognóstico da DRC por RFG e classificação da albuminúria: KDIGO 2012				A1 Normal a levemente elevada < 30mg/g < 3mg/mmol	A2 Moderadamente elevada 30-300mg/g 3-30mg/mmol	A3 Severamente elevada > 300mg/g > 30mg/mmol
Classificação da albuminúria persistente Descrição e variação	G1	Normal ou elevado	≥ 90			
	G2	Levemente reduzido	60-89			
	G3a	Leve e moderadamente reduzido	45-59			
	G3b	Moderado a severamente reduzido	30-44			
	G4	Severamente reduzido	15-29			
	G5	Falência renal	< 15			

LRA: instalação, manutenção/estado e recuperação[17]. Com uma janela terapêutica crítica, apenas a detecção precoce permite uma intervenção adequada. Os biomarcadores tradicionais, como ureia e creatinina, são insensíveis e inespecíficos para a detecção de LRA em estágios precoces, o que limita as opções terapêuticas[18].

A LRA, anteriormente designada por insuficiência renal aguda (IRA), é classicamente definida como uma queda rápida, abrupta e sustentada do RFG, em curto intervalo de tempo[19]. Conforme a gravidade e a duração, pode traduzir-se em distúrbios hidroeletrolíticos e acidobásico e no acúmulo de toxinas urêmicas. Nas últimas décadas, mais de 20 termos e 35 definições diferentes foram utilizados na literatura científica, sendo que essa variedade de definições constitui um obstáculo para melhorias na investigação epidemiológica, terapêutica e preventiva da LRA[20].

Bellomo *et al*[21] e Kellum *et al*[22] reconheceram a impossibilidade de uma definição perfeita e reforçaram a necessidade de uma definição consensual aplicável na prática clínica. Em 2004, o grupo internacional *Acute Dialysis Quality Initiative (AQDI)* desenvolveu os critérios "RIFLE" baseados na gravidade do dano renal, que compreendem três estágios: *(R) Risco, (I) Injúria e (F) Falência*; e dois desfechos: *(L) Perda de função renal (Loss)* e *(E) DRC estágio 5 (end-stage kidney disease)*. Este sistema inclui dois parâmetros de avaliação: a elevação da creatinina sérica, a partir da linha de base, e o débito urinário. A gravidade da LRA é determinada pelo parâmetro mais grave. Os dois desfechos são definidos pela duração da perda da função renal: quatro semanas e três meses, respectivamente[23].

Essa classificação categórica abrange todo o espectro de lesão renal aguda, com elevada sensibilidade em um extremo *(R)* e alta especificidade no extremo oposto *(E)*. O estágio R tem mais falso-positivos, enquanto no estágio E os critérios de inclusão são mais rigorosos e mais específicos, com aumento dos falso-negativos. Estudos publicados validaram a aplicação dessa classificação, comprovando seu valor na detecção e estratificação da

LRA, bem como seu potencial prognóstico em curto prazo. Esse sistema apresenta algumas limitações. Os critérios estabelecidos para cada estágio não são baseados em evidência e é necessário um valor de creatinina sérica basal ou a estimativa do RFG por meio de equações matemáticas[24].

Chertow *et al*[25] reportaram que variações de creatinina sérica ≥ 0,5mg/dL estão associadas a aumento significativo da mortalidade intra-hospitalar, do tempo de internação e dos custos hospitalares. Nesse contexto, o grupo *Acute Kidney Injury Network* (AKIN)[23] propôs algumas modificações na classificação RIFLE para aumentar a sensibilidade diagnóstica. Essa nova classificação define LRA como o aumento de creatinina sérica ≥ 0,3mg/dL ou ≥ 26mmol/L, em 48 horas (Fig. 36.1). Ela também compreende três estágios: AKIN 1, 2 e 3, inclui os doentes em TRS no estágio AKIN 3 (RIFLE – *failure*) e exclui da classificação os *outcomes* (*loss* e *end-stage kidney disease*).

Na classificação de RIFLE, o diagnóstico é baseado nas mudanças ocorridas na creatinina sérica e no fluxo urinário no período de uma semana, enquanto pelo AKIN as mudanças devem ocorrer em 48 horas. Além disso, o critério RFG não foi incluído na classificação AKIN[23,26].

Recentemente, o *Kidney Disease: Improving Global Outcomes* (KDIGO) propôs alterações na classificação de LRA, gerando impacto importante no que diz respeito ao critério tempo[27]. O KDIGO abrange tanto os critérios AKIN como RIFLE, contemplando alterações de creatinina em 48 horas ou queda do ritmo de filtração glomerular em 7 dias (Quadro 36.3). Além disso, acrescentou ao estágio 3 do AKIN indivíduos menores de 18 anos com ritmo de filtração glomerular < 35mL/min e também aqueles com creatinina sérica > 4mg/dL (valor absoluto). Sabidamente, essas 3 classificações (RIFLE, AKIN e KDIGO) estão baseadas em mudanças relativas da creatinina sérica[28]. Além disso, evidências sugerem que pacientes com LRA têm risco aumentado de morte, doença renal crônica e cardiovascular.

De acordo com o KDIGO, pacientes com LRA devem ser considerados com risco aumentado para doença renal crônica e acompanhados de acordo com o *guideline* do *Kidney Foundation Disease Outcomes Quali-*

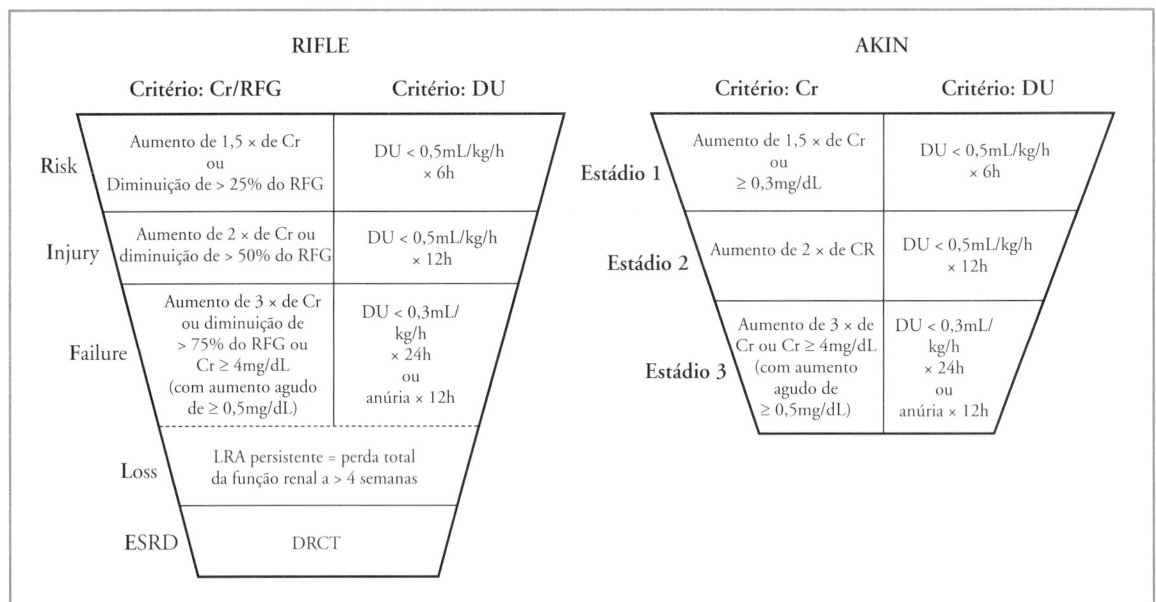

Figura 36.1 – Classificação de LRA: RIFLE e AKIN[24]. Cr = creatinina; DU = débito urinário; LRA = lesão renal aguda; DRCT = doença renal crônica terminal; RFG = ritmo de filtração glomerular.

Quadro 36.3 – Classificação KDIGO[27].

KDIGO	Critério: creatinina sérica	Critério: fluxo urinário
1	Aumento > 26,5µmol/L (0,3mg/dL) em ≤ 48 horas ou de 1,5 a 1,9 vezes a creatinina de base	< 0,5mL/kg/h por 6 horas
2	De 2 a 2,9 vezes a creatinina de base	< 0,5mL/kg/h por 12 horas
3	Aumento para >300% da creatinina de base (>3 vezes) ou a creatinina sérica ≥ 353,6µmol/L (4,0mg/dL) ou início de TRS	< 0,3mL/kg/h por 24 horas ou anúria por 12 horas

ty Initiative (KDOQI) para indivíduos com risco para DRC[29]. Outras recomendações incluem estratificação dos pacientes de risco para LRA e monitorização da creatinina sérica e do fluxo urinário para aqueles com risco, assim como aqueles com LRA estabelecida[30-33].

Há crescente reconhecimento de que mesmo pequena redução da função renal está associada com pior prognóstico, incluindo maior risco de complicações, tais como tempo de internação prolongado, elevada mortalidade e necessidade de TRS a longo prazo[34]. Embora não haja nenhuma terapia curativa para LRA, evidências científicas na última década identificaram vários meios para impedir ou limitar essa síndrome. Infelizmente, esses não são amplamente conhecidos e praticados, variam em todo o mundo, o que resulta em perda de oportunidades em otimizar o atendimento e os resultados de pacientes com LRA. É importante notar que não existe nenhuma abordagem unificadora para o cuidado desses pacientes. Há necessidade mundial em reconhecer pacientes em risco de LRA, com o propósito de intervir inicialmente e de contornar a necessidade da terapia renal substitutiva[34].

FISIOPATOLOGIA

A determinação da fisiopatologia da lesão renal aguda e da DRC ajuda a compreender sua sobreposição conceitual e como detectar com precisão suas definições (Fig. 36.2). Alterações na vasculatura renal ocorrem com a idade, assim como em outros leitos vasculares, muitas vezes devido à presença de comorbidades, mas também na sua ausência. Sugere-se que essas modificações, eventualmente, podem levar a glomerulosclerose, fibrose intersticial, atrofia tubular, hipertrofia compensatória do glomérulo e hiperfiltração na medula, contribuindo para o desenvolvimento de DRC[35]. Também tem sido sugerido que o baixo peso ao nascer está associado com DRC, consequência do baixo número de néfrons, hipertrofia e hiperfiltração glomerular[36].

Com o aumento da idade e DRC, as funções dos túbulos tanto proximal como distal são comprometidas, o que dificulta a capacidade de controlar o equilíbrio de fluidos e eletrólitos, afetando o *feedback* tubuloglomerular. Essas alterações podem aumentar os eventos clínicos, tais como desidratação e toxicidade de drogas, que carregam um risco aumentado de LRA[37].

Após um episódio de lesão renal aguda, o tecido renal tem a capacidade de se recuperar de danos celulares subletais ou letais[38]. No entanto, sua função pode não ser totalmente restaurada com o desenvolvimento de DRC. O dano às células epiteliais tubulares renais é mantido pela lesão endotelial vascular renal, a reparação endotelial é importante para a recuperação global e, assim, pode ter um impacto sobre a função renal em longo prazo. A intervenção precoce nas fases iniciais pode impedir a DRC (com ou sem necessidade de diálise),

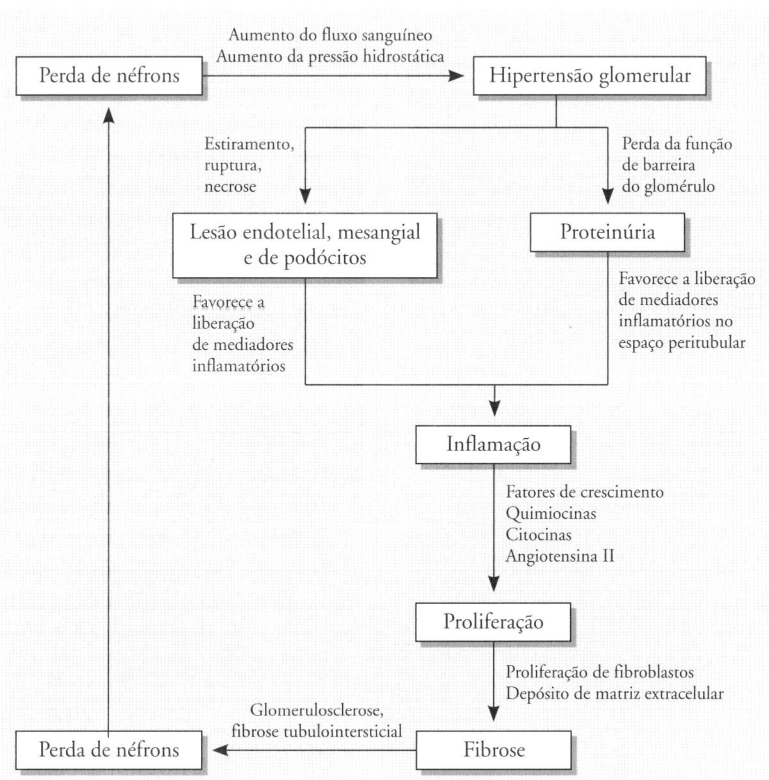

Figura 36.2 – Fisiopatologia da progressão da DRC.

enquanto a intervenção tardia, durante a fase de manutenção, só pode retardar a progressão, com o grau de atraso determinado pelo sucesso ou não da intervenção[39].

LESÃO RENAL AGUDA *vs.* DOENÇA RENAL CRÔNICA

A lesão renal aguda e a doença renal crônica apresentam fatores de risco e fatores modificadores da doença comuns. Quando a LRA ocorre sem doença renal preexistente, a doença renal crônica ainda pode desenvolver-se[40]. Por outro lado, a presença de DRC é um importante fator de risco para o desenvolvimento de lesão renal aguda, como demonstrado por Chawla *et al*[41]. De qualquer forma, lesão renal aguda ou doença renal crônica (e DRC agudizada) estão associadas com risco aumentado de morte e podem resultar em complicações, tais como doença cardiovascular, diminuição progressiva da função renal, diminuição da qualidade de vida, e para o desenvolvimento e progressão de incapacidade (Fig. 36.3).

A mortalidade após a alta hospitalar é muito comum nos pacientes que apresentaram um episódio de LRA. Apesar do tratamento utilizado e da modalidade de TRS utilizada (contínua ou intermitente), a mortalidade excede a 50% após o primeiro ano da alta hospitalar na população de doentes críticos[42].

Liaño *et al*[43] acompanharam 413 pacientes com um episódio de LRA sem nefropatia prévia, o critério de LRA utilizado foi a creatinina sérica > 2mg/dL, e o diagnóstico de NTA foi por exclusão de outras causas de LRA. Os sobreviventes (55%) foram seguidos entre 6 meses e 22 anos. A taxa de sobrevida em 10 anos para aqueles com idade < 31 anos, entre 31 e 50 anos, entre 50 e 70 anos e > 70 anos foi de 64%, 78%, 50% e 18%, respectivamente. Em 10 anos, 85% dos pacientes sem comorbidades quando houve episódio de LRA estavam vivos, em contraste a 42% dos pacientes com comorbidades. A sobrevida dos pacientes foi de 60% em 10 anos nos pacientes que na alta haviam recuperado a função renal (creatinina ≤ 1,4mg/dL), comparados a 42% naqueles que tiveram recuperação parcial (creatinina ≥ 1,4mg/dL), ou seja, a sobrevida em longo prazo de um episódio de LRA por NTA parece ter relação com idade, presença de comorbidades, causa da LRA e recuperação da função renal.

Alguns estudos que avaliaram episódios de LRA sem necessidade de TRS, ou seja, casos menos graves, também têm mostrado aumento da mortalidade em longo prazo e evolução para DRC. LaFrance *et al*[44] analisaram, retrospectivamente, dados de uma coorte de veteranos americanos de pacientes que sobreviveram mais de 90 dias após a alta. Foram utilizados os critérios AKIN para classificar a gravidade da LRA. Como esperado, a população com LRA apresentava mais comorbidades e maior tempo de internação, sendo que, dos pacientes que sobreviveram mais de 90 dias após a alta, 17,4% evoluíram para óbito durante o seguimento (LRA 29,8% e sem LRA 16,1%), com aumento progressivo do risco de morte conforme o estágio da LRA (AKIN).

Em recente publicação, Schiff *et al*[45], em uma coorte com 425 pacientes, descreveram a mortalidade em pacientes críticos com LRA e necessidade de TRS. Nenhum dos pacientes tinha sinais ou alterações funcionais de DRC. A taxa de mortalidade foi crescente conforme o tempo (1,5 e 10 anos), e a taxa de recuperação da função renal, definida com o RFG prévio à internação, de 56% à alta hospitalar. Na análise multivariada, idade, gênero, comorbidades, escore APACHE II e tipo de TRS foram preditores independentes de mortalidade em longo prazo. Cabe ressaltar que a sepse estava presente em 35% dos casos, e a maioria desses pacientes faleceu durante a internação hospitalar.

Estudos de coorte, avaliando grandes bancos de dados, comprovam que aqueles que sobrevivem a um episódio de LRA apresentam risco significativo de desenvolver DRC, de piora de função renal naqueles já com DRC prévia (agudização), ou necessidade de TRS permanente. Ishani *et al*[46] avaliaram uma amostra de pacientes idosos (> 65 anos) para determinar a incidência e o risco de necessidade de TRS, com ou sem DRC, em doentes que apresentaram LRA durante a internação hospitalar. O risco de TRS foi maior nos pacientes com LRA e DRC prévia do que naqueles com LRA e sem DRC, e menor nos pacientes com DRC e sem LRA. Os indivíduos idosos com LRA, portanto, particularmente os com DRC prévia, têm maior risco para TRS após a alta, sugerindo que esse episódio de LRA pode acelerar a progressão da DRC (Fig. 36.4).

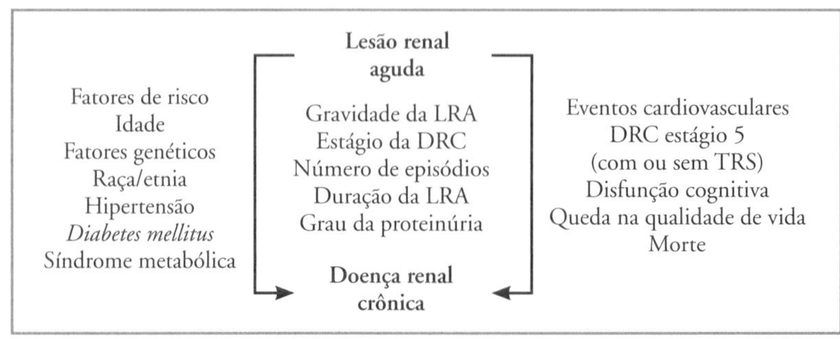

Figura 36.3 – Lesão renal aguda *vs.* doença renal crônica[41].

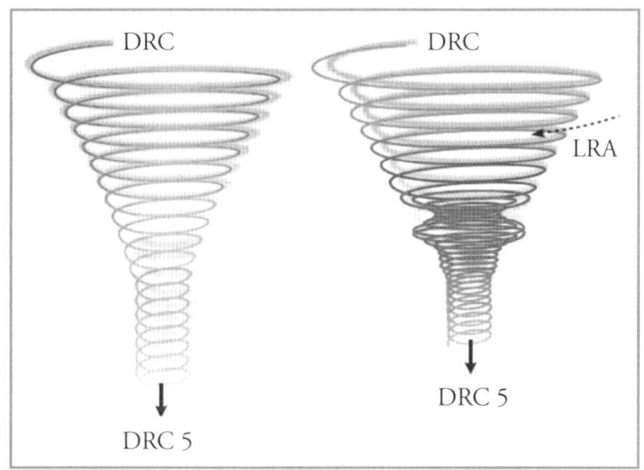

Figura 36.4 – Efeito da LRA na progressão da doença renal crônica. Piora da função renal durante a evolução para DRC pode ser precipitada por um episódio de LRA. Mesmo na DRC em estágio inicial, o risco de LRA é aumentado, e isso pode acelerar a espiral na direção descendente à doença renal estágio 5 (DRC5)[35].

Utilizando um banco de dados norte-americano, Lo *et al*[47] analisaram durante 8 anos, retrospectivamente, o risco progressivo de DRC em pacientes com RFG $\geq$ 45mL/min/1,73m^2 e mostraram que um episódio de LRA com necessidade de TRS está associado com um risco 28 vezes maior em desenvolver DRC avançada, porém sem necessidade de TRS, e mais que 10 vezes no aumento do risco de morte.

Bucaloiu *et al*[48] avaliaram o impacto de episódio de LRA hospitalar na mortalidade em longo prazo e na progressão de DRC. Os pacientes analisados não tinham disfunção renal prévia e apresentaram recuperação da função renal, definida como recuperação da creatinina sérica $\geq$ 90% da creatinina sérica basal. Durante um seguimento médio de 3,3 anos, a taxa de mortalidade foi aproximadamente 50% maior nos pacientes com LRA, comparada aos pacientes sem LRA. O risco de progressão para DRC foi maior nos pacientes com LRA (28,1% *vs.* 13,1%), sugerindo que episódios de LRA com recuperação da função renal estão associados ao aumento de risco de perda da função renal (DRC).

Embora a maior relação entre DRC e LRA venha de estudos em que exista função renal comprometida, novas evidências demonstram que a presença de hematúria e de proteinúria, com RFG $\geq$ 60mL/min, provocam aceleração na perda da função renal. James *et al*[49], estudando uma amostra de 920.985 pacientes, mostraram a associação entre RFG e proteinúria com risco de LRA. A incidência de LRA, independentemente da necessidade de TRS, aumentou com a elevação dos níveis de proteinúria com RFG normal.

Grams *et al*[50] estudaram a associação entre presença de proteinúria e hospitalizações por LRA. Houve aumento gradual do risco de LRA com a redução do RGF quando ajustado pela albuminúria, demonstrando associação contínua entre a proteinúria basal e o risco de LRA em pacientes com RFG $\geq$ 60mL/min/1,73m^2, mesmo nos pacientes com valores menores que a microalbuminúria.

Na interpretação da associação de proteinúria e LRA, algumas considerações precisam ser abordadas. Em primeiro lugar, a proteinúria (mais especificamente, albuminúria) pode ser um marcador para a disfunção endotelial, e sua presença pode identificar subgrupos de pacientes com dano microvascular aumentado. Em segundo lugar, medicações comumente usadas para tratar a hipertensão e/ou proteinúria (tais como os inibidores da enzima conversora da angiotensina ou bloqueadores dos receptores da angiotensina) podem impedir a autorregulação renal, aumentando assim o risco de LRA, embora as consequências clínicas da LRA imediatamente revertida neste cenário, ao contrário de outras causas de LRA, permanecem incertos. Além disso, até o momento, não temos estudos que demonstram que o tratamento ou redução da proteinúria afetam a incidência ou a magnitude da LRA[51].

CONCLUSÃO

A perda da função renal prévia tem sido constantemente considerada um fator de risco para o desenvolvimento de LRA em várias situações clínicas, como nefropatia do contraste, cirurgia cardíaca e sepse[52]. Os pacientes com DRC prévia ao episódio de LRA constituem uma parte considerável da amostra dos diversos estudos avaliando LRA.

A presença de DRC predispõe ao desenvolvimento de LRA com necessidade de TRS, sendo a recuperação da função renal menos provável quanto maior a gravidade e o tempo de LRA, e também menor o RFG prévio[53]. É quase intuitivo pensar que um órgão com sua função reduzida fique mais vulnerável a uma lesão aguda. A consequente perda da função renal está correlacionada com o aumento da morbidade e da mortalidade em longo prazo, bem como a necessidade de TRS[54]. Instabilidade hemodinâmica, falha na autorregulação nos pacientes com DRC, facilidade em detectar as pequenas mudanças no RFG quando a função renal está diminuída e predisposição para novas lesões em pacientes com déficit de função renal são as prováveis explicações para isso[55].

É fato que muitos pacientes que sobrevivem a um episódio de LRA não desenvolvem posteriormente DRC, e que o risco de DRC pode variar tanto com a etiologia como a gravidade da LRA[56]. Enquanto um estudo randomizado, com modelo de LRA induzida, forneceria prova definitiva da presença ou ausência de uma relação causal para DRC em pacientes sobreviventes, tal estudo seria antiético. No entanto, a demonstração de que uma intervenção que reduz significativamente o risco de LRA também diminui o risco para DRC seria impactante.

São necessários estudos mais rigorosos de sequelas em longo prazo da LRA, mas, com as evidências atuais, já se confirma a existência de uma via causal entre os episódios de LRA e o posterior desenvolvimento ou progressão para DRC[57]. A ênfase deve ser dada à prevenção da LRA, não só para atenuar a morbidade e mortalidade em curto prazo, mas também para diminuir as consequências em longo prazo sobre a função renal, evitando assim a agudização de DRC ou para sua evolução, independente da necessidade de TRS.

REFERÊNCIAS BIBLIOGRÁFICAS

1. Wang HE, Muntner P, Chertow GM *et al.* Acute kidney injury and mortality in hospitalized patients. *Am J Nephrol* 2012; **35**: 349-355.
2. Liaño F, Pascual J. Epidemiology of acute renal failure: a prospective, multicenter, community-based study. *Kidney Int* 1996; **50**: 811-818.
3. Hsu CY. Yes, AKI truly leads to CKD. *J Am Soc Nephrol* 2012; **23**: 967-969.
4. Hsu CY, Ordoñez JD, Chertow GM *et al.* The risk of acute renal failure in patients with chronic kidney disease. *Kidney Int* 2008; 74: 101-107.
5. Rewa O, Bagshaw SM. Acute kidney injury-epidemiology, outcomes and economics. *Nat Rev Nephrol* 2014; **10**: 193-207.
6. Chawla LS, Kimmel PL. Acute kidney injury and chronic kidney disease: an integrated clinical syndrome. *Kidney Int* 2012; **82**: 516-524.
7. Bagshaw SM, Laupland KB, Doig CJ *et al.* Prognosis for long-term survival and renal recovery in critically ill patients with severe acute renal failure: a population-based study. *Crit Care* 2005; **9**: 700-709.
8. Okusa MD, Chertow GM, Portilla D. The nexus of acute kidney injury, chronic kidney disease, and World Kidney Day. *Clin J Am Soc Nephrol* 2009; **4**: 520-522.
9. Kidney Disease: Improving Global Outcomes (KDIGO) CKD Work Group. KDIGO 2012 Clinical Practice Guideline for the Evaluation and Management of Chronic Kidney Disease. *Kidney Int Suppl* 2013; **3**: 1-150.
10. Silbiger S, Neugarten J. Gender and human chronic renal disease. *Gend Med* 2008; **5**(Suppl A): S3-S10.
11. Waikar SS, Liu KD, Chertow GM. Diagnosis, epidemiology and outcomes of acute kidney injury. *Clin J Am Soc Nephrol* 2008; **3**: 844-861.
12. Thakar CV, Christianson A, Himmelfarb J *et al.* Acute kidney injury episodes and chronic kidney disease risk in diabetes mellitus. *Clin J Am Soc Nephrol* 2011; **6**: 2567-2572.
13. Waikar SS, Curhan GC, Wald R *et al.* Declining mortality in patients with acute renal failure, 1988 to 2002. *J Am Soc Nephrol* 2006; **17**: 1143-1150.
14. Xue JL, Daniels F, Star RA *et al.* Incidence and mortality of acute renal failure in medicare beneficiaries, 1992 to 2001. *J Am Soc Nephrol* 2006; **17**: 1135-1142.
15. Bonventre JV, Weinberg JM. Recent advances in the pathophysiology of ischemic acute renal failure. *J Am Soc Nephrol* 2003; **14**: 2199-2210.
16. Liangos O, Wald R, O'Bell JW *et al.* Epidemiology and outcomes of acute renal failure in hospitalized patients: a national survey. *Clin J Am Soc Nephrol* 2006; **1**: 43-51.
17. Star RA. Treatment of acute renal failure. *Kidney Int* 1998; **54**: 1817-1831.
18. Uchino S, Kellum JA, Bellomo R *et al.* Acute renal failure in critically ill patients: a multinational, multicenter study. *JAMA* 2005; **294**: 813-818.
19. LaFrance JP, Miller DR. Defining acute kidney injury in database studies: the effects of varying the baseline kidney function assessment period and considering CKD status. *Am J Kidney Dis* 2010; **56**: 651-660.
20. Waikar SS, Winkelmayer WC. Chronic on acute renal failure: longterm implications of severe acute kidney injury. *JAMA* 2009; **302**: 1227-1229.
21. Bellomo R, Kellum J, Ronco C. Acute renal failure: time for consensus. *Intensive Care Med* 2001; **27**: 1685-1688.
22. Kellum JA, Levin N, Bouman C *et al.* Developing a consensus classification system for acute. *Curr Opin Crit Care* 2002; **8**: 509-514.
23. Bellomo R, Ronco C, Kellum JA *et al.* Acute renal failure–definition, outcome measures, animal models, fluid therapy and information technology needs: the Second International Consensus Conference of the Acute Dialysis Quality Initiative (ADQI) Group. *Crit Care* 2004; **8**: R204-R212.
24. Cruz DN, Ricci Z, Ronco C. Clinical review: RIFLE and AKIN – time for reappraisal. *Crit Care* 2009; **13**: 211.
25. Chertow GM, Burdick E, Honour M *et al.* Acute kidney injury, mortality, length of stay, and costs in hospitalized patients. *J Am Soc Nephrol* 2005; **16**: 3365-3370.
26. Mehta RL, Kellum JA, Shah SV *et al.* Acute Kidney Injury Network: report of an initiative to improve outcomes in acute kidney injury. *Crit Care* 2007; **11**: R31.
27. Kidney Disease: Improving Global Outcomes (KDIGO). Acute Kidney Injury Work Group. KDIGO clinical practice guidelines for acute kidney injury. *Kidney Int Suppl* 2012; **2**: 1-138.
28. Joslin J, Ostermann M. Care of the critically ill emergency department patient with acute kidney injury. *Emerg Med Int* 2012; **6**: 1-6.
29. K/DOQI clinical practice guidelines for chronic kidney disease: evaluation, classification and stratification. *Am J Kidney Dis* 2002; **39**(Suppl 2): S1-S246.
30. Wald R, Quinn RR, Luo J *et al.* University of Toronto Acute Kidney Injury Research Group: Chronic dialysis and death among survivors of acute kidney injury requiring dialysis. *JAMA* 2009; **302**: 1179-1185
31. Coca SG, Yusuf B, Shlipak MG *et al.* Long-term risk of mortality and other adverse outcomes after acute kidney injury: a systematic review and meta-analysis. *Am J Kidney Dis* 2009; **53**: 961-973.
32. Khwaja A. KDIGO clinical practice guidelines for acute kidney injury. *Nephron Clin Pract* 2012; **120**: 179-184.
33. Yehia M, Collins JF, Beca J *et al.* Acute renal failure in patients with pre-existing renal dysfunction following coronary artery bypass grafting. *Nephrology* (Carlton) 2005; **10**: 541-543.
34. Thakar CV, Yared JP, Worley S *et al.* Renal dysfunction and serious infections afteropen-heart surgery. *Kidney Int* 2003; **64**(1): 239-246.
35. Hsu RK, Hsu CY. Proteinuria and reduced glomerular filtration rate as risk factors for acute kidney injury. *Curr Opin Nephrol Hypertens* 2011; **20**: 211-217.
36. Oken DE. Hemodynamic basis for human acute renal failure (vasomotor nephropathy). *Am J Med* 1984; **76**: 702-710.
37. Humes HD, Lake EW, Liu S. Renal tubule cell repair following acute renal injury. *Miner Electrolyte Metab* 1995; **21**: 353-365.
38. Humes HD, Liu S. cellular and molecular basis of renal repair in acute renal failure. *J Lab Clin Med* 1994; **124**: 749-754.
39. Bonventre JV, Weinberg JM. Recent advances in the pathophysiology of ischemic acute renal failure. *J Am Soc Nephrol* 2003; **14**: 2199-2210.
40. Venkatachalam MA, Griffin KA, Lan R *et al.* Acute kidney injury: a springboard for progression in chronic kidney disease. *Am J Physiol Renal Physiol* 2010; **298**: F1078-F1094.
41. Chawla LS, Eggers PW, Star RA *et al.* Acute kidney injury and chronic kidney disease as interconnected syndromes. *N Engl J Med* 2014; **371**: 58-66.

42. Bagshaw SM, Mortis G, Doig CJ *et al.* One-year mortality in critically ill patients by severity of kidney dysfunction: a population-based assessment. *Am J Kidney Dis* 2006; **48**: 402-409.
43. Liaño F, Felipe C, Tenorio MT *et al.* Long-term outcome of acute tubular necrosis. A contribution to its natural history. *Kidney Int* 2007; **71**: 679-686.
44. LaFrance JP, Djurdjev O, Levin A. Incidence and outcomes of acute kidney injury in a referred chronic kidney disease cohort. *Nephrol Dial Transplant* 2010; **25**: 2203-2209.
45. Schiffl H, Fischer R. Five-year outcomes of severe acute kidney injury requiring renal replacement therapy. *Nephrol Dial Transplant* 2008; **23**: 2235-2241.
46. Ishani A, Xue JL, Himmelfarb J *et al.* Acute kidney injury increases risk of ESRD among elderly. *J Am Soc Nephrol* 2009; **20**: 223-228.
47. Lo LJ, Go AS, Chertow GM *et al.* Dialysis-requiring acute renal failure increases the risk of progressive chronic kidney disease. *Kidney Int* 2009; **76**: 893-899.
48. Bucaloiu ID, Kirchner HL, Perkins RM *et al.* Increased risk of death and de novo chronic kidney disease following reversible acute kidney injury. *Kidney Int* 2012; **81**: 477-485.
49. James MT, Hemmelgarn BR, Wiebe N *et al.* Glomerular filtration rate, proteinuria, and the incidence and consequences of acute kidney injury: a cohort study. *Lancet* 2010; **376**(9758): 2096-2103.
50. Grams ME, Astor BC, Bash LD *et al.* Albuminuria and estimated glomerular filtration rate independently associate with acute kidney injury. *J Am Soc Nephrol* 2010; **21**: 1757-1764.
51. Schiffl H. Renal recovery from acute tubular necrosis requiring renal replacement therapy: a prospective study in critically ill patients. *Nephrol Dial Transplant* 2006; **21**: 1248-1252.
52. Chawla LS, Amdur RL, Palant CE *et al.* The severity of acute kidney injury predicts progression to chronic kidney disease. *Kidney Int* 2011; **79**: 1361-1369.
53. Triverio PA, Martin PY, Saudan P *et al.* Long-term prognosis after acute kidney injury requiring renal replacement therapy. *Nephrol Dial Transplant* 2009; **24**: 2186-2189.
54. Singh P, Rifkin DE, Blantz RC. Chronic kidney disease: an inherent risk factor for acute kidney injury. *Clin J Am Soc Nephrol* 2010; **5**: 1690-1695.
55. Rifkin DE, Coca SG, Zadeh, KK. Does AKI truly lead to CKD? *J Am Soc Nephrol* 2012; **23**: 979-984.
56. Kline J, Rachoin JS. Acute kidney injury and chronic kidney disease: It's a two-way street. *Ren Fail* 2013; **35**: 452-455.
57. Coca SG, Singanamala S, Parikh CR. Chronic kidney disease after acute kidney injury: a systematic review and metaanalysis. *Kidney Int* 2012; **81**: 442-448.

37

LESÃO RENAL AGUDA NO RECÉM-NASCIDO

Saulo Brasil do Couto
Vera Hermina Kalika Koch

◆

A lesão renal aguda (LRA, anteriormente denominada insuficiência renal aguda) representa um problema complexo e subdiagnosticado na prática médica, caracterizada por manifestações clínicas que podem variar de disfunção leve até a falência renal completa e anúria, com consequências devastadoras imediatas e em longo prazo. Há evidências que sua incidência tem aumentado, com altas taxas de morbimortalidade apesar dos avanços tecnológicos na prática clínica. Não há tratamento específico para a LRA, o manejo se resume apenas a cuidados de suporte.

A incidência de LRA em crianças não é bem conhecida, mas relatos recentes sugerem níveis crescentes em crianças hospitalizadas. Em um estudo pediátrico, a incidência registrada foi de 0,8 por 100.000 de população total, enquanto em um estudo na faixa etária neonatal essa variou de 8 até 24%[1]. Nesses trabalhos, as causas mais frequentes de LRA foram asfixia grave e pós-operatório de cirurgia cardíaca. No período neonatal, destacam-se a lesão hipóxico-isquêmica e a prematuridade que elevam a incidência 4% a 56% e 31%, respectivamente[2,3]. Outros fatores de risco são: canal arterial pérvio, uso materno de anti-inflamatórios e de antibióticos[4].

Importante estudo realizado em adultos demonstrou que um incremento de 0,3mg/dL na creatinina sérica é um fator independente associado à mortalidade[5]. Esse mesmo parâmetro, posteriormente, foi confirmado em estudos pediátricos e no período neonatal[6,7].

Em 2001, para padronizar a definição e classificação da LRA, e possibilitar a intervenção em fases precoces, foi criado o critério de RIFLE (*Risk Injury, Failure, Loss, End-Stage Renal Disease*), iniciando um novo paradigma. Esse critério valoriza como marcadores a queda do ritmo de filtração glomerular (RFG) medida pela depuração de creatinina e oligúria. A vantagem do RIFLE é prover uma homogeneização da definição de LRA que, além de permitir comparação de resultados, apresenta correlação com morbimortalidade, mesmo se sabendo que ambos os marcadores utilizados por esse critério são de ocorrência tardia, no processo de lesão renal aguda. Em 2007, uma adaptação do RIFLE foi estabelecida para pediatria, com exceção do período neonatal[1,8-10].

Em 2004, foi elaborado o critério AKIN (*Acute Kidney Injury Network)*, que adotou a evolução em etapas do RIFLE, valorizando menores elevações séricas de creatinina (0,3mg/dL), quando ocorrem em 48 horas. À semelhança do RIFLE, o critério AKIN fornece uma padronização no diagnóstico de LRA que auxilia na realização de estudos comparativos e possibilita o desenvolvimento de pesquisas na área[11].

Entretanto, em recém-nascidos, o diagnóstico de LRA apresenta certas peculiaridades. A creatinina sérica é influenciada pela massa muscular, idade, sexo e estado de hidratação e pode-se manter inalterada até que ocorra perda de 50% da função renal. Ao nascimento, a creatinina reflete a concentração materna, em geral, menor que 1mg/dL, em seguida reduz-se gradativamente à medida que se eleva o RFG do recém-nascido e do lactente graças à maturação renal pós-natal. O RFG é diretamente dependente da idade gestacional. Em prematuros, o achado de RFG diminuído ao nascer pode ser decorrente tanto de alterações morfológicas renais (doença renal crônica), como de lesões perinatais agudas sobre rins normais; o diagnóstico diferencial entre essas condições depende da evolução temporal do RFG que se eleva com o tempo no caso da lesão aguda e permanece reduzido no caso da doença renal crônica[12-15]. O valor de creatinina considerado indicativo de lesão renal para recém-nascidos é acima de 1,5mg/dL, este, porém, é um marcador tardio para o diagnóstico da lesão renal nessa população, principalmente porque os recém-nascidos, com frequência, apresentam LRA não oligúrica, o que dificulta a determinação de lesão renal por meio do volume urinário[12-14].

O manejo de adultos com doenças graves inclui a monitorização diária de creatinina sérica, o que não é possível em recém-nascidos devido à preocupação com a perda de sangue nas múltiplas coletas, prejudicando o reconhecimento da instalação do processo.

Um novo critério de diagnóstico de LRA foi proposto por Jetton e Askenazi, em 2012 e revisado em 2014, e considera elevações menores de creatinina (0,3mg/dL) em 48 horas, aumento percentual acima de 50% da basal (1,5 vez maior) ou ainda a redução no débito urinário por mais de 6 horas (Quadro 37.1)[16,17].

A crença de que o RN apresente LRA não oligúrica[16] pode ser um erro devido à falta de conhecimento sobre o volume de urina normal em recém-nascidos criticamente enfermos. O conteúdo total de água corpórea no RN prematuro pode ser até 80% do peso corporal[18]. Essa diferença, somada à imaturidade do desenvolvimento tubular renal, pode explicar por que diurese < 0,5mL/kg/h não é um marcador sensível de LRA no recém-nascido. Um limite de produção de urina de 1,5mL/kg/h[19], tal como adotado no RIFLE neonatal[20], recentemente desenvolvido, pode ser mais adequado. Em estudo recente, comprovou-se que valores de diurese de até 1,5-2mL/kg/h se associaram a desfecho fatal em recém-nascido com baixo peso ao nascer[19].

A quadro 37.2 apresenta as diferenças entre os critérios adotados pelo RIFLE pediátrico e neonatal.

Em 2013 foram publicadas diretrizes do KDIGO (*Kidney Diseases: Improving Global Outcomes*) de lesão renal aguda, sugerindo uma nova forma de classificação e definição, que combina critérios do RIFLE e AKIN. Nessa nova classificação, foi mantida a ênfase de que pequenas variações na creatinina sérica (≥ 0,3mg/dL) podem determinar incremento na morbimortalidade. Todavia, a utilidade de quaisquer critérios de definição de LRA no período neonatal permanece incerta na literatura médica[21].

As figuras 37.1 e 37.2 mostram a evolução fisiológica da creatinina sérica e da fração de excreção de sódio em recém-nascido com idade gestacional inferior a 32 semanas[22]. Esses parâmetros podem servir de base para o seguimento e o diagnóstico da LRA neonatal.

Em nosso serviço, a partir de dados preliminares de estudo retrospectivo realizado em uma coorte de 406 recém-nascidos admitidos no Berçário Anexo à Maternidade – BAM-ICHC-FMUSP, e que colheram creatinina sérica, a aplicação dos critérios de Jetton e Askenazi[16] demonstrou prevalência de lesão renal aguda de 19,2%, que corrobora os dados epidemiológicos da literatura. Entretanto, se avaliarmos apenas os casos em que os níveis de creatinina se elevaram a 1,5mg/dL, como era proposto em estudos anteriores, o diagnóstico de lesão renal seria realizado em apenas 2,2% da população. As associações mais frequentes à LRA foram: doença hiper-

Quadro 37.1 – Proposta de definição e classificação de LRA neonatal[16].

Estágio	Creatinina sérica (Cr)	Diurese (mL/kg/h)
0	Cr sem variação ou < 0,3mg/dL	≥ 0,5
1	Aumento da Cr ≥ 0,3mg/dL ou ≥ 1,5-1,9 × o valor basal* em 7 dias	< 0,5 por 6-12h
2	Aumento da Cr ≥ 2-2,9mg/dL × o valor basal	< 0,5 por ≥ 12h
3	Aumento da Cr ≥ 3 vezes o valor basal ou Cr ≥ 2mg/dL ou diálise	< 0,3 por ≥ 24h ou anúria por 12h

*Valor basal: menor valor dosado previamente.

Quadro 37.2 – Diferenças entre os critérios adotados pelo RIFLE pediátrico (pRIFLE) e neonatal (nRIFLE).

	Creatinina sérica (Cr)	Diurese	
	pRIFLE e nRIFLE	**pRIFLE**	**nRIFLE**
Risco	↑ Cr × 1,5 ou ↓ RFG > 25%	≤ 0,5mL/kg/hora × 8 horas	< 1,5mL/kg/hora × 24 horas
Lesão	↑ Cr × 2 ou ↓ RFG > 50%	≤ 0,5mL/kg/hora × 16 horas	< 1mL/kg/hora × 24 horas
Falência L = F > 4 semanas E = F > 12 semanas	↑ Cr × 3 ou ↓ RFG > 75% ou RFG < 35mL/min/1,73m²	≤ 0,3mL/kg/hora × 24 horas ou anúria × 12 horas	< 0,7mL/kg/hora 24 horas ou anúria × 12 horas

RGF = ritmo de filtração glomerular; L = *loss* (perda); E = *end stage*; F = falência.

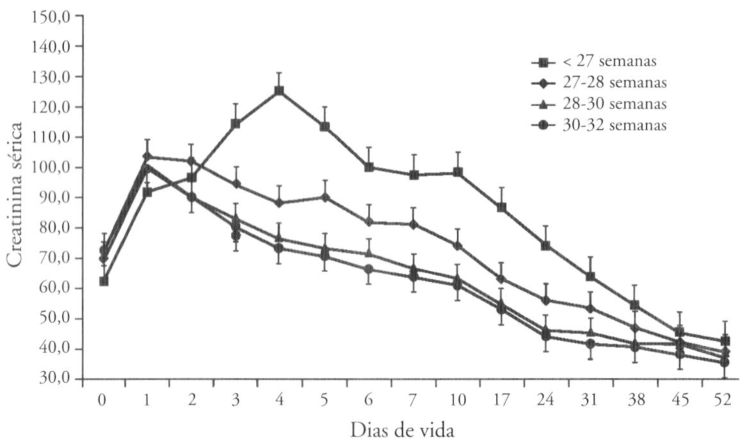

Figura 37.1 – Evolução fisiológica da creatinina sérica no recém-nascido com idade gestacional inferior a 32 semanas[22].

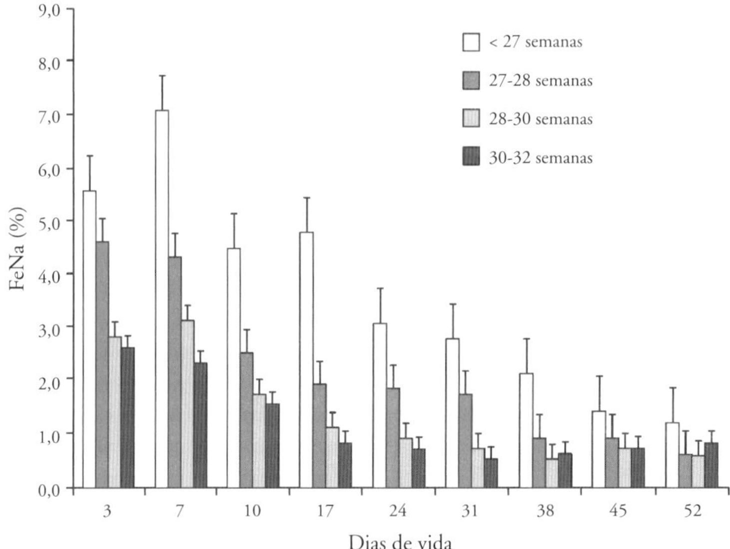

Figura 37.2 – Evolução fisiológica da fração de excreção de sódio (FeNa) em recém-nascido com idade gestacional inferior a 32 semanas[22].

tensiva específica da gravidez, tabagismo materno, boletim Apgar no quinto minuto menor que 7, necessidade de entubação orotraqueal ao nascimento, asfixia neonatal, sepse neonatal, choque séptico, necessidade de suporte inotrópico, persistência do canal arterial, hemorragia intraventricular grau III e tempo de ventilação pulmonar mecânica prolongado.

Como a população estudada é proveniente de maternidade de referência no atendimento de nível terciário, houve prevalência elevada de malformações congênitas, diagnosticadas em 38 dos 78 pacientes com LRA, sendo 33/38 (86,84%) casos detectados por ecografia antenatal. No sistema nervoso central, as malformações mais frequentes foram meningomielocele e hidrocefalia, no aparelho digestivo, onfalocele e gastrosquise, e no aparelho urinário, hidronefrose. Esse achado torna este estudo singular, pois a maior parte dos dados de literatura, relacionados à LRA no período neonatal, inclui predominantemente malformações cardiovasculares.

Além disso, nesta pesquisa a maior parte dos recém-nascidos com LRA apresentaram peso inferior a 2.500g (70,51%) e, desses, 26,92% peso inferior a 1.000g. Observou-se elevada taxa de restrição do crescimento intrauterino, ocorrendo em 26,92% dos casos.

Os recém-nascidos com baixo peso ao nascer, pré-termo e/ou com restrição de crescimento intrauterino apresentam alto risco para o desenvolvimento de LRA, devido à possibilidade de sofrimento fetal relacionado a infecções, insuficiência placentária ou uso materno de medicamentos, além disso, a evolução pós-natal desses lactentes é frequentemente complicada por hipovolemia, hipotensão, sepse e isquemia[23]. O seguimento em longo prazo de pacientes com LRA neonatal tem demonstrado que eles apresentam alto risco de lesão renal residual (doença renal crônica) e morte, portanto, a avaliação periódica após a agressão inicial é necessária[24].

Em resumo, a lesão renal aguda é uma importante complicação no suporte intensivo neonatal e ainda subdiagnosticada, apesar dos avanços atuais. O reconhecimento precoce é necessário para que se desenvolvam medidas para otimizar o manejo da volemia e a utilização de drogas nefrotóxicas nessa população específica, visando à redução da prevalência de doença renal crônica no adulto e suas comorbidades associadas.

REFERÊNCIAS BIBLIOGRÁFICAS

1. Andreoli SP. Acute kidney injury in children. *Pediatr Nephrol* 2009; **24**: 253-263.
2. Aggarwal A, Kumar P, Chowdhary G. Evaluation of renal functions in asphyxiated newborns. *J Trop Pediatr* 2005; **51**: 295-299.
3. Agras PI, Tarcan A, Baskin E *et al.* Acute renal failure in the neonatal period. *Ren Fail* 2004; **26**: 305-309.
4. Askenazi DJ, Ambalavanan N, Goldstein SL. Acute kidney injury in critically ill newborns: what do we know? what do we need to learn? *Pediatr Nephrol* 2009; **24**: 265-274.
5. Chertow GM, Burdick E, Honour M. Acute kidney injury, mortality, length of stay, and costs in hospitalized patients. *J Am Soc Nephrol* 2005; **16**: 3365-3370.
6. Price JF, Mott AR, Dickerson HA *et al.* Worsening renal function in children hospitalized with decompensated heart failure: evidence for a pediatric cardiorenal syndrome? *Pediatr Crit Care Med* 2008; **9**: 279-284.
7. Alkandari O, Eddington KA, Hyder A *et al.* Acute kidney injury is an independent risk factor for pediatric intensive care unit mortality, longer length of stay and prolonged mechanical ventilation in critically ill children: a two-center retrospective cohort study. *Crit Care* 2011; **15**: R146.
8. Devarajan P. Emerging urinary biomarkers in the diagnosis of acute kidney injury. *Expert Opin Med Diagn* 2008; **2**: 387-398.
9. Waikar SS, Betensky RA, Bonventre JV. Creatinine as the gold standard for kidney injury biomarker studies? *Nephrol Dial Transplant* 2009; **24**: 3263-3265.
10. Akcan-Arikan A, Zappitelli M, Loftis LL *et al.* Modified RIFLE criteria in critically ill children with acute kidney injury. *Kidney Int* 2007; **71**: 1028-1035.
11. Murray PT, Devarajan P, Levey AS *et al.* A framework and key research questions in AKI diagnosis and staging in different environments. *Clin J Am Soc Nephrol* 2008; **3**: 864-868.
12. Ronco C. N-GAL: diagnosing AKI as soon as possible. *Crit Care* 2007; **11**: 173.
13. Chevalier RL, Campbell F, Brenbridge AN. Prognostic factors in neonatal Acute renal failure. *Pediatrics* 1984; **74**: 265-272.
14. Grylack L, Medani C, Hultzen C *et al.* Nonoliguric acute renal failure in the newborn: a prospective evaluation of diagnostic indexes. *Am J Dis Child* 1982; **136**: 518-520.
15. Cuzzolin L, Fanos V, Pinna B *et al.* Postnatal renal function in preterm newborns: a role of diseases, drugs and therapeutic interventions. *Pediatr Nephrol* 2006; **21**: 931-938.
16. Jetton JG, Askenazi DJ. Update on acute kidney injury in the neonate. *Curr Opin Pediatr* 2012; **24**: 191-196.
17. Jetton JG, Askenazi DJ. Acute kidney injury in the neonate. *Clin Perinatol* 2014; **41**: 487-502.
18. Hartnoll G, Bétrémieux P, Modi N. Body water content of extremely preterm infants at birth. *Arch Dis Child Fetal Neonatal Ed* 2000; **83**: F56-F59.
19. Bezerra CT, Vaz Cunha LC, Libório AB. Defining reduced urine output in neonatal ICU: importance for mortality and acute kidney injury classification *Nephrol Dial Transplant* 2013; **28**: 901-909.
20. Ricci Z, Ronco C. Neonatal RIFLE. *Nephrol Dial Transplant* 2013; **28**: 2211-2214.
21. Kellum JA, Lameire N. Diagnosis, evaluation, and management of acute kidney injury: a KDIGO summary (Part 1). *Crit Care* 2013; **17**: 204.
22. Gallini F, Maggio L, Romagnoli C *et al.* Progression of renal function in preterm neonates with gestational age < or = 32 weeks. *Pediatr Nephrol* 2000; **15**: 119-124.
23. Bolat F, Comert S, Bolat G *et al.* Acute kidney injury in a single neonatal intensive care unit in Turkey. *World J Pediatr* 2013; **9**: 323-329.
24. Askenazi DJ, Feig DI, Graham NM *et al.* 3-5 year longitudinal follow-up of pediatric patients after acute renal failure. *Kidney Int* 2006; 69: 184-189.

38

AVALIAÇÃO DO METABOLISMO ENERGÉTICO DE PACIENTES CRÍTICOS COM LESÃO RENAL AGUDA

Cassiana Regina de Góes
Daniela Ponce

◆

A oferta adequada de nutrientes é parte indispensável para o tratamento global de doentes críticos e a adaptação das prescrições nutricionais às necessidades individuais dos pacientes é questão importante para a evolução clínica, pois tanto situações de hipoalimentação como de hiperalimentação podem contribuir para a elevada morbimortalidade dessa população[1,2]. Nesse contexto, a avaliação adequada do gasto de energia constitui a base do planejamento nutricional eficaz[3].

O gasto energético total (GET) é definido como a energia requerida pelo organismo diariamente, determinado pela soma dos componentes gasto energético basal (GEB), termogênese induzida pela dieta (TID) e atividade física (AF)[4].

O GEB reflete as necessidades de energia para a manutenção do ambiente intracelular, dos processos mecânicos, tais como a respiração e a função cardíaca, e dos mecanismos termorregulatórios responsáveis pela regulação da temperatura corporal[5,6] e é considerado o principal componente do GET, contribuindo para 60 a 75% do requisito diário de energia para a maioria dos indivíduos sedentários e cerca de 50% para aqueles fisicamente ativos. A energia correspondente ao efeito térmico dos alimentos refere-se ao gasto provocado pela digestão, absorção, transporte, transformação, assimilação e/ou armazenamento dos nutrientes, que varia de acordo com o substrato consumido, e representa de 5-15% do GET[4]. Considera-se que, em uma dieta mista habitual (com lipídios, carboidratos e proteínas), o efeito térmico do alimento é de aproximadamente 5 a 7% do seu conteúdo energético. Por fim, define-se como efeito da atividade física o gasto de energia referente à realização do trabalho mecânico externo, o que representa 15 a 30% do GET diário, e varia com o nível de atividade física, levando-se em conta a intensidade e a duração do esforço físico realizado[6].

O GEB é a energia medida em condições de termoneutralidade (a 20ºC), na ausência de administração de nutrientes recente (12-14 horas de jejum), de atividade física recente (ao menos 8 horas de sono) e de estresse psicológico. Além disso, durante a medição, o sujeito deve ser mantido totalmente desperto, deitado em silêncio, completamente relaxado e respirando normalmente. A necessidade de tais condições torna os níveis basais muitas vezes difíceis de ser obtidos. Assim, normalmente se mede o gasto energético de repouso (GER), que é muito próximo do GEB, quando o indivíduo está em repouso. O GER pode ser 3-10% maior do que o GEB devido à TID e à influência da AF mais recente[4,7].

Fatores como idade, sexo, composição corporal, hormônios e genética podem exercer influência sobre o GER, tanto em indivíduos saudáveis como nos doentes, e acredita-se que a composição corporal é um dos grandes determinantes do gasto metabólico, considerando que indivíduos com maior massa corporal magra apresentam maior gasto energético e a massa de gordura é metabolicamente menos ativa[8].

Determinadas situações clínicas também podem alterar o GER. O uso de suporte nutricional e de certos medicamentos pode elevar em até 10% esse gasto. As enfermidades clínicas e cirúrgicas, geralmente, elevam o GER como parte da resposta metabólica ao estresse desencadeado. Fraturas múltiplas, lesões abdominais extensas, traumatismos do sistema nervoso central e infecções graves podem elevar o GER 50 a 60%[9].

Faisy *et al*[10] identificaram que, em pacientes em ventilação mecânica, as variáveis peso, estatura, temperatura corporal, tipo de ventilação mecânica e de medicamentos recebidos influenciaram o GER desses pacientes. A febre é outro fator importante na alteração do GER, para cada 1°C, este aumenta em 11%[8]. Por outro lado, diferentes equipamentos e modalidades de ventilação mecânica, medicamentos como sedativos, analgésicos e relaxantes musculares parecem reduzir o estresse metabólico e sistêmico dos pacientes, com consequente redução no GER[10].

Entre as condições clínicas que podem cursar com alteração do GER, encontra-se a lesão renal aguda (LRA), distúrbio complexo, comumente observado em pacientes críticos, com manifestações que podem variar de mínimas elevações na creatinina sérica até insuficiência renal com necessidade de diálise[11]. Sua incidência em unidade de terapia intensiva (UTI) é de 20 a 40%[12] e está associada com altas taxas de mortalidade, podendo chegar a 60% naqueles que necessitam de diálise[13]. As necessidades nutricionais desses pacientes não são muito diferentes daquelas dos demais pacientes críticos, mas são mais complicadas, tendo em vista as alterações complexas metabólicas e nutricionais que ocorrem em caso de perda aguda da função renal[14]. Assim, o GEB pode estar alterado, levando a intenso catabolismo acompanhado de hiperglicemia com resistência à insulina, perda progressiva de massa corporal magra e lipólise acentuada[15].

Tais alterações metabólicas, associadas à falta de suporte nutricional adequado, podem levar à rápida e importante depleção da massa corporal magra e desnutrição[16,17], assim como tempo prolongado do uso de ventilação mecânica, hiperglicemia e disfunção hepática nos casos de hiperalimentação[18,19].

Dvir *et al*[20], em estudo observacional com 50 pacientes em UTI, mostraram associação entre maior déficit energético e síndrome de angústia respiratória do adulto (p = 0,0003), sepse (p = 0,0035), lesão renal (p = 0,0001), úlceras de pressão (p = 0,013), necessidade de cirurgia (p = 0,023) e taxa de complicações totais (p = 0,0001), mas não observaram associação com duração da ventilação mecânica, permanência na UTI ou tempo de internação hospitalar e mortalidade. Resultados semelhantes foram observados por Villet *et al*[1], que também observaram correlação entre balanço energético negativo e complicações clínicas, principalmente infecção (p < 0,001).

Em estudo realizado com um grupo pequeno de 38 pacientes críticos em uso prolongado de ventilação mecânica, identificou-se que um déficit de aproximadamente 1.200kcal/dia foi associado ao risco independente de morte em UTI (OR 6,12; IC 95% 1,33-28,2; p = 0,01)[20]. Em outra análise, Alberda *et al*[21] observaram que um acréscimo de 1.000kcal por dia foi associado à redução global na mortalidade de pacientes em cuidados intensivos (OR 0,76; IC 95% 0,61-0,95; p = 0,014).

Por outro lado, a hiperalimentação também apresenta repercussões negativas, como problemas respiratórios e metabólicos, tais como hipercapnia, necessidade de ventilação mecânica prolongada, hiperglicemia, esteatose hepática, azotemia, desidratação hipertônica, acidose metabólica, hipertrigliceridemia e síndrome de realimentação, além de conhecidos efeitos deletérios relacionados à infecção e à evolução dos pacientes[5,22]. Em estudo multicêntrico realizado em 40 UTIs espanholas, incluindo 725 pacientes, Grau *et al*[23] mostraram que a hiperalimentação (> 27kcal/kg) foi um dos determinantes de função hepática alterada. Segundo estudo de Dissanaike *et al*[24], o aumento do consumo calórico parenteral foi fator de risco para a infecção de corrente sanguínea e essa associação foi independente da ocorrência de hiperglicemia.

De acordo com o descrito, pacientes críticos apresentam uma série de alterações sistêmicas, metabólicas e hormonais, as quais podem afetar adversamente a condição nutricional, o que torna a determinação do GER essencial para o ajuste da oferta nutricional, permitindo, assim, o planejamento de uma nutrição adequada para assegurar que as necessidades energéticas sejam atingidas e evitando as complicações associadas à hiper ou hiponutrição[25].

MÉTODOS PARA DETERMINAÇÃO DO GASTO ENERGÉTICO

O cálculo das necessidades energéticas é parte integrante do cuidado nutricional dos pacientes críticos, sendo a determinação exata do GE uma das grandes dificuldades na prática clínica, visto que a doença aguda e seu tratamento alteram o metabolismo desses pacientes, aumentando ou diminuindo seu gasto energético[26].

Existem diversos métodos de avaliação do GE, porém todos apresentam limitações. Entre eles se destacam a calorimetria direta (CD), a água duplamente marcada (ADM), a calorimetria indireta (CI) e as diversas equações preditivas[27].

A CD é um método baseado na utilização de uma câmara com isolamento térmico para medir diretamente o calor gerado pelo organismo, considerado de alta precisão (1 a 2% de erro), porém com aplicabilidade pouco viável, pois requer uma câmara altamente sofisticada e que o avaliado permaneça na câmara por período igual ou superior a 24 horas[9,28]. Dessa forma, os estudos realizados favorecem a eficácia e a utilização do método indireto[29].

O método da ADM consiste na utilização de água duplamente marcada com 2H e 18O, que deve ser ingerida pelo indivíduo e sua taxa de desaparecimento do fluido corporal (água) monitorada por, aproximadamente, 7 a 21 dias[28]. A diferença entre a taxa de desaparecimento dos dois isótopos, corrigida pelo *pool* de água corporal, permite estimar a taxa de produção de dióxido de carbono que, por equações de calorimetria indireta, deriva o gasto energético total do indivíduo[30]. A acurácia do método é de 97 a 99% em relação à CI. No entanto, a ADM é mais utilizada para mensuração do gasto energético total em indivíduos fora de confinamento, em condições especiais, como lactação e práticas esportivas; na validação de instrumentos de avaliação da prática de atividades físicas e/ou do gasto energético; e na validação dos métodos de avaliação do consumo alimentar, não sendo comumente aplicada em âmbito hospitalar[31].

A CI é considerada o método padrão-ouro para medir o GER em pacientes em estado crítico[32,33], sendo a medição baseada nas trocas gasosas, com produção de energia a partir do consumo de oxigênio (O_2) e da produção de gás carbônico (CO_2). Estima-se que aproximadamente 80% do GE é devido ao consumo de O_2 e os restantes 20% atribuídos ao gasto de energia devido à produção de dióxido de carbono[34]. É considerada um método seguro, não invasivo, preciso, com erro inferior a 1%, com alta reprodutibilidade e quase isenta de complicações[4].

O calorímetro é um aparelho simples, portátil, do tipo "circuito aberto", que possibilita a respiração do paciente com ar ambiente ou pode ser conectado a um respirador. Em ambas as situações, amostras do gás inspirado/expirado são coletadas pelo aparelho para análise da fração do CO_2 no ar expirado, da fração de O_2 no ar inspirado e expirado e dos fluxos inspiratório e expiratório[35]. Por meio da análise desses parâmetros, o consumo de oxigênio (VO_2) e a produção de dióxido de carbono (VCO_2) são medidos e o GER obtido, por meio da transformação desses valores e da equação clássica de Weir[36,37]:

$$\text{Gasto energético (kcal)} = [3{,}941\ (VO_2) + 1{,}106\ (VCO_2)] \times 1.440$$

As unidades dos volumes respiratórios são em L/min e o fator 1.440 expressa o número de minutos em 24 horas.

Uma segunda determinação importante obtida a partir da CI é o quociente respiratório (QR), definido como a razão entre o VCO_2 emitido pelos tecidos corporais e o VO_2 absorvido por eles ($QR = VCO_2/VO_2$). O QR encontra-se em um intervalo bastante estreito em humanos (0,67-1,2)[38] e, dessa forma, valores fora desse intervalo sugerem a presença de erros técnicos na medição.

Alguns aspectos mecânicos, ambientais e metabólicos devem ser observados para garantir a acurácia do exame. O ambiente deve ser silencioso, com pouca iluminação e com temperatura em torno de 20°C, com o paciente em repouso há pelo menos 30 minutos e jejum prévio de 2 a 3 horas[39]. Naqueles que estiverem recebendo terapia nutricional ou mesmo solução glicosada por via intravenosa, a taxa de infusão das soluções deve ser mantida constante[40]. Os analisadores de O_2 e de CO_2 devem ser calibrados com gás de concentração conhecida antes de cada determinação e, periodicamente, validados conforme as especificações do fabricante. Para indivíduos em ventilação mecânica recomenda-se não modificar o regime ventilatório por 90 minutos antes da medição, para um regime cujo teor de umidade do ar e de oxigênio ofertados ao paciente seja constante[6]. O tubo coletor de amostra de gás inspirado deve estar o mais próximo possível do paciente e assegurar que não haja vazamentos nas conexões do circuito respiratório e, também, que o tubo traqueal esteja perfeitamente adaptado e sem vazamentos. Além disso, a fração inspirada de oxigênio (FiO_2) deve ser estável e abaixo de 60%, visto que valores acima aumentam a probabilidade de erros dos valores obtidos[40].

O tempo de duração do teste de calorimetria baseia-se na obtenção do *steady state*, considerado um período de equilíbrio metabólico onde as mudanças no VCO_2 e VO_2 forem < 10% durante 5 minutos consecutivos ou o coeficiente médio de variação (CV) para esses dois valores seja inferior a 5%[41-43]. Os calorímetros requerem tipicamente um período de teste de 30 minutos para que se alcance o *steady state*, em que os primeiros 5 minutos do teste são descartados[7,41]. Recomenda-se atingir esse equilíbrio metabólico a fim de reduzir erros e garantir a validade do exame[44,45].

As diretrizes internacionais que se aplicam ao ambiente de cuidados intensivos recomendam a obtenção de gasto energético real usando calorimetria indireta, se possível medir as necessidades calóricas sem tentar ajustar para comorbidades e complicações da doença[46].

Uso rotineiro da CI na UTI não é viável e pode ser limitado por causa da disponibilidade de equipamentos, pessoal e custo. Assim, as equações preditivas compõem um método alternativo comumente utilizado para determinar as necessidades energéticas segundo estimativa do GE, devido ao custo zero e facilidade na execução. Existem cerca de 190 equações publicadas que utilizam variáveis como peso, estatura, idade, sexo e superfície corporal[27]. As mais utilizadas são a equação de Harris-Benedict, Mifflin, Ireton-Jones, Penn State e equações Fayse. Essas equações estão descritas na tabela 38.1.

A acurácia desse método em pacientes hospitalizados tem sido questionada, particularmente em doentes críticos, desnutridos e idosos[52,53]. Além disso, qualquer erro do GER obtido por equações preditivas pode ser ainda maior quando são aplicados os fatores atividade e lesão para, empiricamente, ajustar as necessidades alteradas em pacientes com doença aguda[54].

Boullata *et al*[55] avaliaram a eficácia de sete equações preditivas, incluindo a de Harris-Benedict, equação de

Tabela 38.1 – Descrição das equações preditivas.

Nome da equação	Cálculo do GER
Harris-Benedict[38]	• Homens: [66,5 + (13,8 × P) + • (5 × altura) - (6,8 × idade)] × 1,5 • Mulheres: [655 + (9,6 × P) + • (1,8 × altura) – 4,7 × idade)] × 1,5
Mifflin[47]	• Homens: 5 + (10 × P) + (6,25 × altura) - (5 × idade) • Mulheres: 161 + (10 × P) + (6,25 × altura) - (5 × idade)
Ireton-Jones 1997[48]	• GER = (peso × 5) – (idade× 11) + (sexo × 244) + (trauma × 239) + (queimado × 840) + 1,784 Onde o sexo é masculino (1) ou feminino (0), o trauma é presença de lesão traumática (1) ou não (0), e queimado é presença de lesão por queimadura (1) ou não (0)
Penn State[49]	• GER = (GER calculado por Mifflin × 0,96) + (Tmax ×167) + (VE × 31) – 6.212
Penn State modificado[50]	• GER = (GER calculado por Mifflin × 0,71) + (Tmax × 85) + (VE × 64) – 3.085
Guideline da ACCP[51]	• IMC < 25: P × 25 • IMC ≥ 25: Pideal × 25
Faisy[10]	• GER = (8 × P) + (14 × altura) + (42 × VE) + (94 × Tmax) – 4.834

Pideal = peso corporal ideal (kg). P = peso corporal real (peso à admissão [kg]); altura = expressa em centímetros; Tmax = temperatura corporal máxima nas 24 horas anteriores (em graus Celsius); VE = volume exalatório por minuto (litros por minuto) no momento da medição, lido a partir do ventilador.

Mifflin-St Jeor, equação de Ireton-Jones e Penn State em predizer o GER em 365 pacientes hospitalizados, entre eles pacientes críticos e obesos. Nenhuma das equações previu com precisão o GER, independente da idade, sexo, raça, índice de massa corporal e estado ventilatório. Mesmo com a equação global de Harris-Benedict, 39% dos pacientes tiveram o GER impreciso, com erro de 400kcal acima ou abaixo do GER medido pela calorimetria indireta. Nos obesos, a equaçao de Harris-Benedict previu com maior precisão do que qualquer outra equação em 62% da amostra, porém apresentando ainda erro médio de 47kcal, com limites de concordância entre +534kcal e –440kcal.

Em um estudo observacional prospectivo envolvendo 40 pacientes adultos internados em UTI, observou-se que o GER estimado pela fórmula de Ireton-Jones superestimou o GER mensurado pela CI, obtendo-se uma média das diferenças entre a CI e a equação de –353,83kcal, com variação de –904,77kcal e 197,11kcal, havendo diferença significativa entre o gasto energético mensurado e estimado para o mesmo indivíduo ($p < 0,004$)[56].

Embora a inacurácia das equações preditivas seja mostrada em inúmeros estudos, a indisponibilidade do calorímetro em grande parte dos serviços faz com que tais equações sejam rotineiramente utilizadas para auxiliar na estimativa das necessidades energéticas, com base em publicações que demonstram maior concordância entre o gasto energético estimado e o medido pela CI.

Faisy *et al*[10] avaliaram o GE mensurado pela CI e compararam ao estimado pela equação de Harris-Benedict. Observou-se que, embora o gasto na CI tenha sido 25% maior, a diferença não foi estatisticamente significante quando o fator lesão foi aplicado. Em outro estudo realizado no ano anterior, Cheng *et al*[57] analisaram a acurácia de cinco equações preditivas em estimar o gasto energético de 46 pacientes em ventilação mecânica, entre elas a de Harris-Benedict, Kleiber e Liu, observando que o gasto energético pode ser estimado na maioria dos pacientes críticos por meio dessas equações, desde que seja utilizado um fator lesão.

A equação preditiva de Harris-Benedict é uma das mais antigas e utilizadas até o momento, no entanto não é recomendada em pacientes criticamente enfermos. A equação de Penn State University é o indicador mais exato e preciso de GER no doente crítico, devendo ser usada quando o uso da CI é inviável e pode ser utilizada em conjunto com a regra para melhorar a precisão[33,49,58].

A CI mostra-se a melhor técnica para garantir a determinação exata do gasto energético e, consequentemente, da oferta nutricional ideal e, dessa forma, deve ser utilizada sempre que possível no paciente grave.

GASTO ENERGÉTICO NA LESÃO RENAL AGUDA

Estudos observacionais apontam forte associação entre déficits cumulativos de energia e piores resultados renais e sobrevida, além de correlação entre desnutrição e aumento da morbimortalidade em pacientes em cuidados intensivos acometidos por LRA[59,60]. Assim, o suprimento adequado das necessidades nutricionais por meio da determinação do gasto energético real nessa população torna-se relevante.

Quando a LRA é monofatorial e não complicada, parece não alterar o GER, apesar de o rim ser responsável por aproximadamente 10% do GER[61]. Estudos mostraram que o metabolismo na LRA não complicada, medido por calorimetria, raramente excede 1,3 vez o GEB medido pela equação Harris-Benedict[61,62].

Como a LRA acomete até um terço dos pacientes admitidos em UTI, raramente ela é monofatorial e não complicada. Mais comumente, é parte de uma doença mais complexa como sepse, falência de múltiplos órgãos, choque, trauma ou cirurgias de alto risco, com resultante hipermetabolismo e hipercatabolismo[63]. Há evidências de que sepse grave e choque séptico são as causas mais importantes de LRA em pacientes críticos, correspondendo a 50% ou mais dos casos de LRA em UTI, e a ocorrência de LRA nessa população crítica, além do impacto significativo na morbidade e aumento do tempo de internação e custos hospitalares, representa fator de risco independente para a mortalidade dos pacientes acometidos[64].

Tão importante quanto à própria LRA para o prognóstico desses pacientes são as comorbidades, o estado nutricional pregresso, as complicações como infecção, inflamação e suporte ventilatório, os quais alteram o GE desses pacientes[61,65].

Schneeweiss *et al*[66] estudaram o metabolismo energético por CI em 86 pacientes com várias formas de lesão renal e em 24 indivíduos controle. Os grupos estudados foram LRA com sepse (n = 18), LRA sem sepse (n = 11), doença renal crônica (DRC) na fase pré-dialítica (n = 17), DRC em hemodiálise (n = 25) e pacientes com azotemia grave não tratada (n = 15). Eles observaram que o GER foi aumentado apenas em pacientes com LRA associada à sepse e não se correlacionou com a temperatura corporal (r = 0,359). Os pacientes com LRA sépticos apresentaram aumento do GER em 33%, enquanto na LRA não associada à sepse o tratamento dialítico e a uremia não alteraram o GER. Entretanto, neste estudo não foi avaliada a influência da terapia dialítica no GER em pacientes com LRA e da sepse na ausência da LRA.

Há grande escassez de estudos que avaliaram o GER em pacientes com LRA e, dessa forma, especialistas apontam para o seguimento dos protocolos utilizados para pacientes em cuidados intensivos na determinação da demanda energética e de outros aspectos envolvidos na terapia nutricional[67]. Há concordância na recomendação de obtenção do gasto energético real por meio da CI, se possível, naqueles indivíduos em ambiente de cuidados intensivos, mais especificamente na população com LRA[68,69].

Já é bem conhecido o impacto negativo resultante da hiperalimentação e da hipoalimentação no prognóstico desses pacientes. Diretrizes recomendam ingestão calórica diária de pelo menos 25 a 35kcal/kg/dia em pacientes com LRA, porém, os elementos que comprovam essas recomendações têm base em estudos pequenos e de centro único[14,69]. Nesse contexto, a determinação do GER e a oferta adequada de nutrientes mostram-se de suma importância por contribuir para a preservação da massa magra e reserva de energia, restabelecer a função imunológica, atenuar a resposta inflamatória e estresse oxidativo e reduzir as taxas de mortalidade nos pacientes com LRA.

EXPERIÊNCIA DO SERVIÇO

Conforme descrito em revisão narrativa realizada recentemente por nosso grupo[70], são escassos os estudos que descrevem o GER em pacientes críticos e até o momento não há estudos que avaliaram o GER de pacientes com LRA em terapia renal substitutiva. A determinação do GER nesses pacientes, assim como a identificação de fatores que influenciam seu metabolismo são importantes para guiar a prescrição da terapia nutricional, evitando subnutrição e hiperalimentação, condições que aumentam a morbimortalidade de pacientes críticos.

Ao estudar pacientes sépticos, nosso grupo realizou estudo tipo coorte prospectivo que avaliou o GER de pacientes admitidos em UTI do Hospital das Clínicas da Faculdade de Medicina de Botucatu (HC-FMB), durante 18 meses consecutivos[71]. Os objetivos foram, além de descrever o GER, analisar comparativamente o GER estimado pela equação de Harris-Benedict e o aferido pela CI e avaliar evolutivamente o GER. Foram incluídos pacientes sépticos, maiores de 18 anos, em ventilação mecânica, com e sem LRA definida pelos critérios de AKIN. O GER foi estimado pela equação de Harris-Benedict e determinado pela CI até 72 horas após o diagnóstico de sepse e após sete dias da primeira aferição. Resultados foram expressos em média e desvio padrão ou mediana com intervalo interquartílico. Para a comparação entre variáveis categóricas, utilizou-se o teste qui-quadrado, entre variáveis contínuas de distribuição normal o teste t e, na ausência de distribuição normal, foi utilizado o Mann-Whitney, com $p < 0,05$. A análise de regressão logística foi realizada pelo método *Stepwise*, considerando $p < 0,1$. Para a avaliação evolutiva do GER de toda a população e de acordo com a presença ou não de LRA, foi utilizada análise de medidas repetidas por meio do procedimento mixed.

Foram avaliados 68 pacientes, com idade de 62,49 ± 16,6, 64,7% do gênero masculino, presença de LRA em 63,2%, SOFA (*Sequencial Organ Failure Assessment Score*) de 9,8 ± 2,3 e creatinina sérica de 2,3 ± 1,7. O GER médio aferido foi de 1.857,5 ± 685,3, enquanto o GER médio estimado de 1.514,9 ± 356,7, com percentual médio de adequação de 123,5 ± 43,1%. Houve predomínio de pacientes hipermetabólicos (41,2%) e a presença de febre foi a única variável que interferiu no GER, estando significativamente maior no grupo de pacientes hipermetabólicos.

Os grupos sepse sem LRA (n = 25) e sepse com LRA (n = 43) apresentaram GER medido estatisticamente maior que o estimado [1.855,0 (1631,7-2.052,7) *vs.* 1.551 (1.349-1.719,2), p = 0,007 e 1.868 (1.219,5-2.364,7) *vs.* 1.388 (1.254-1.665,5), p = 0,026, respectivamente], conforme mostra a tabela 38.2. Não foi observada diferença significativa entre os grupos com e sem LRA com relação aos gastos medido (p = 0,6268) e estimado (p = 0,64).

Quanto à evolução do GER medido, não houve diferença estatisticamente significativa entre os momentos D1 e D7 (1.845,9 ± 658,3 *vs.* 1.809,5 ± 755,1, p = 0,86) (Tabela 38.3).

Como conclusão deste estudo, o GER aferido pela CI foi significativamente maior do que o estimado pela equação de Harris-Benedict tanto no grupo séptico sem LRA como no séptico com LRA. Não houve diferença estatisticamente significativa entre os grupos sépticos com e sem LRA quanto ao GER aferido e estimado, indicando que a LRA não influencia no metabolismo energético dos pacientes sépticos. Quanto à evolução do GER medido, essa não apresentou variação entre os momentos de avaliação.

Nosso grupo também tem avaliado o GER de pacientes críticos com LRA em suporte dialítico. Diretrizes para o uso da CI colocam que pacientes que tenham recebido recentemente hemodiálise ou qualquer procedimento que afeta as trocas gasosas não são candidatos adequados para CI[72,73]. Porém os dados são limitados e esse assunto merece mais investigação. Visto que as terapias dialíticas para pacientes críticos com LRA estão cada vez mais longas, não poder executar a medida de GER durante o procedimento poderá impedir sua utilização em um paciente que tem grande necessidade de oferta nutricional mais correta possível.

Estudos antigos mostraram que o VO_2 pode aumentar durante a hemodiálise, sem relação com temperatura ou pH do paciente, nem uso de acetato ou bicarbonato no dialisato[39,74].

Para avaliar o GER nos pacientes com LRA em diferentes modalidades dialíticas, durante o período de março de 2012 até outubro de 2014 foram realizadas 401 mensurações do GER com o aparelho de CI (QUARK RMR) em 77 pacientes submetidos a 222 sessões de hemodiálise [27 pacientes tratados por hemodiálise convencional (HDc) e 36 pacientes por hemodiálise estendida (HDe)] ou diálise peritoneal (DP)[75].

Foi observado que, quanto ao GER nas diferentes modalidades de diálise, não houve diferença significativa entre os GER sem diálise nos pacientes submetidos a HDe e HDc [2.069 (1.540-2.435) *vs.* 1.828 (1.486-2.467)kcal; p > 0,05] e HDe e DP [2.069 (1.540-2.435) *vs.* 1.891 (1752-3148)kcal p > 0,05], porém foi observada diferença entre HDc e DP [1.828 (1.486-2.467) *vs.* 1.891 (1.752-3.148)kcal; p = 0,038).

GER medido durante o método dialítico foi significativamente menor (quando comparado ao medido sem diálise) na análise com todos os métodos dialíticos

Tabela 38.2 – Gastos energéticos de repouso medido e estimado no momento inicial nos pacientes sépticos de acordo com a presença ou não de lesão renal aguda.

	Inicial		
	GER medido (kcal)	**GER estimado (kcal)**	p
Sépticos (n = 68)	1.857,000 (1.308-2.261,5)	1.449,000 (1.255,5-1.677,5)	< 0,001
Sepse sem LRA (n = 25)	1.855,0 (1.636,75-2.052,75)	1.551,0 (1.349,0-1.719,25)	0,007
Sepse com LRA (n = 43)	1.868,0 (1.219,5-2.364,75)	1.388,0 (1254,0-1.665,5)	0,026

Tabela 38.3 – Evolução do gasto energético de repouso medido de pacientes sépticos e de acordo com a presença ou não de lesão renal aguda.

	Após sete dias		
	GER medido D1 (kcal)	**GER medido D7**	p
Sépticos (n = 22)	1.845,955 ± 658,273	1.809,545 ± 755,083	0,865
Sepse com LRA (n = 16)	1.873,5 ± 718,43	1.610,500 ± 629,98	0,706
Sepse sem LRA (n = 6)	1.795,833 ± 557,734	1.915,000 ± 756,215	0,762

LRA = lesão renal aguda.

[1.946,5 (1.561-252)kcal *vs.* 2.016 (1.545-2.478,5)kcal; p = 0,003, respectivamente]. Quando avaliado cada um dos métodos dialíticos no momento sem e com diálise, o GER somente foi diferente no grupo submetido a HDe [GER 2.069 (1.540; 2.435)kcal no momento sem diálise e 1.980 (1.824; 2.137)kcal no momento com diálise; p = 0,02]. HDe teve duração variável de 6-10 horas, assim essa alteração no GER pode ser devida a mudanças na droga vasoativa, sedação, modalidade ventilatória, entre outros fatores. Mais estudos devem ser feitos para avaliar o efeito desses outros fatores, porém, até lá, durante o procedimento dialítico, o GER deve ser avaliado com cautela, tendo em vista que o procedimento pode estar alterando a medida.

Após categorizar os pacientes quanto ao gasto energético no momento de indicação de diálise, a maioria dos pacientes foi classificada como hipermetabólicos (GER medido pela CI excedendo 130% do GE basal estimado pela equação de Harris-Benedict) em todas as modalidades dialíticas. Avaliando as modalidades dialíticas entre si, a DP tem maior porcentagem de pacientes hipermetabólicos (85,7% em DP, 59,3% em HDc e 75% em HDe, p < 0,05).

A figura 38.1 mostra a evolução do GER, até o sexto dia de acompanhamento, de acordo com a modalidade dialítica. Não houve diferença estatística entre o GER medido até o sexto dia de acompanhamento.

Avaliando os fatores clínicos que poderiam influenciar o GER medido pela CI, observamos que o GER se correlacionou positivamente com a temperatura corporal (r = 0,14, p = 0,04), ureia e creatinina sérica (r = 0,15, p = 0,03; r = 0,17, p = 0,01), contagem total de leucócitos (r = 0,17, p = 0,03) e negativamente com BN (r = –0,21, p = 0,007), idade (r = –0,42, p < 0,001) e índice prognóstico ATN-ISS (r = –0,21, p = 0,002).

Foram feitas análises de sobrevida de Kaplan-Meier para avaliar se há diferença no tempo de sobrevida entre as categorias do GER, que estão apresentadas na figura 38.2. Não houve diferença significativa na sobrevida comparando categorias do GER (Fig. 38.2) (p = 0,413).

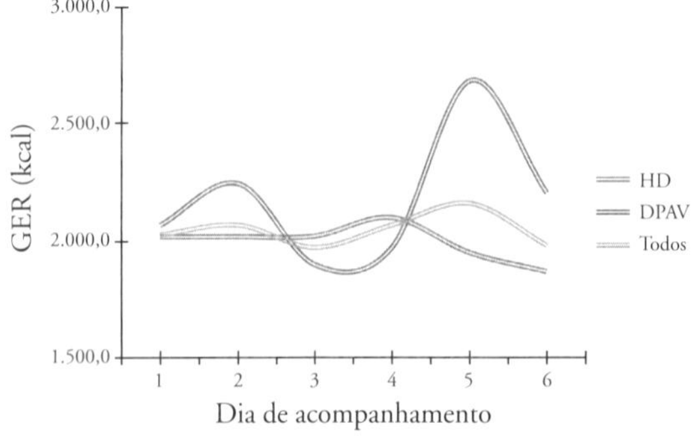

Figura 38.1 – Evolução do GER, nos dias de acompanhamento, em cada modalidade dialítica.

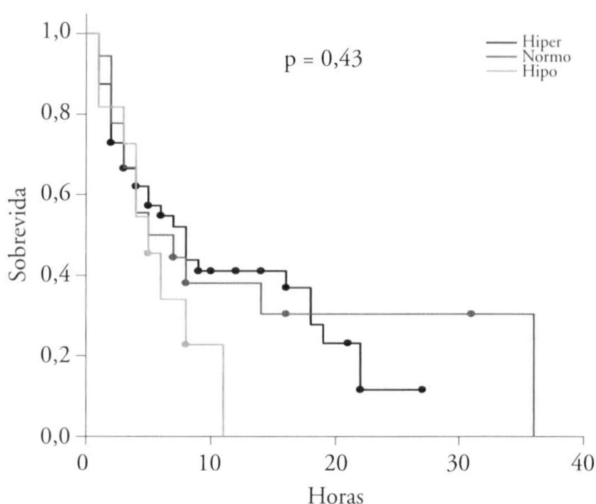

Figura 38.2 – Análise de sobrevida de Kaplan-Meier para diferentes categorias do GER.

CONCLUSÃO

A determinação das necessidades energéticas deve ser parte integrante dos primeiros cuidados ao paciente em estado crítico, considerando os benefícios ocasionados pela oferta adequada de nutrientes na redução de complicações e mortalidade. Apesar de suas limitações técnicas e financeiras, a CI mostra-se como o melhor método na avaliação do gasto energético nos indivíduos em cuidados intensivos. Pacientes dialíticos com LRA parecem ser hipermetabólicos em sua maioria, independente da modalidade dialítica. A diálise parece alterar a medição do GER, não sendo, portanto, o melhor momento para a medida, porém outros fatores podem estar influenciando os resultados, como medicações e modalidade ventilatória. O hipermetabolismo não parece estar associado com maior mortalidade nesses pacientes.

Agradecimentos

À nutricionista Ana Claudia Soncini Sanches e ao Professor Dr. André L. Balbi pelo auxílio na escrita deste capítulo.

REFERÊNCIAS BIBLIOGRÁFICAS

1. Villet S, Chiolero RL, Bollmann MD *et al.* Negative impact of hypocaloric feeding and energy balance on clinical outcome in ICU patients. *Clin Nutr Edinb Scotl* 2005; **24**: 502-5099.
2. Klein CJ, Stanek GS, Wiles CE. Overfeeding macronutrients to critically ill adults: metabolic complications. *J Am Diet Assoc* 1998; **98**: 795-806.
3. De Waele E, Spapen H, Honoré PM *et al.* Introducing a new generation indirect calorimeter for estimating energy requirements in adult intensive care unit patients: feasibility, practical considerations, and comparison with a mathematical equation. *J Crit Care* 2013; **28**: 884.e1-6.
4. Pinheiro Volp AC, Esteves de Oliveira FC *et al.* Energy expenditure: components and evaluation methods. *Nutr Hosp* 2011; **26**: 430-440.

5. Gariballa S, Forster S. Energy expenditure of acutely ill hospitalised patients. *Nutr J* 2006; **5**: 9.
6. Dias A, Silva Filho A, Cômodo A *et al.* Gasto Energético Avaliado pela Calorimetria Indireta. Projeto Diretrizes. Associação Médica Brasileira e Conselho Federal de Medicina, 2009.
7. Brandi LS, Bertolini R, Calafà M. Indirect calorimetry in critically ill patients: clinical applications and practical advice. *Nutr Burbank Los Angel Cty Calif* 1997; **13**: 349-358.
8. Pi-Sunyer FX. Overnutrition and undernutrition as modifiers of metabolic processes in disease states. *Am J Clin Nutr* 2000; **72**(2 Suppl): 533S-537S.
9. Diener JRC. Calorimetria indireta. *Rev Assoc Médica Bras* 1997; **43**: 245-253.
10. Faisy C, Guerot E, Diehl J-L *et al.* Assessment of resting energy expenditure in mechanically ventilated patients. *Am J Clin Nutr* 2003; **78**: 241-249.
11. Mehta RL, Kellum JA, Shah SV *et al.* Acute Kidney Injury Network: report of an initiative to improve outcomes in acute kidney injury. *Crit Care Lond Engl* 2007; **11**: R31.
12. Himmelfarb J, Ikizler TA. Acute kidney injury: changing lexicography, definitions, and epidemiology. *Kidney Int* 2007; **71**: 971-976.
13. Uchino S, Kellum JA, Bellomo R *et al.* Acute renal failure in critically ill patients: a multinational, multicenter study. *JAMA* 2005; **294**: 813-818.
14. Saxena A. Dietary management in acute kidney injury. *Clin Queries Nephrol* 2012; **1**: 58-69.
15. Plank LD, Hill GL. Sequential metabolic changes following induction of systemic inflammatory response in patients with severe sepsis or major blunt trauma. *World J Surg* 2000; **24**: 630-638.
16. Berger MM, Pichard C. Best timing for energy provision during critical illness. *Crit Care Lond Engl* 2012; **16**: 215.
17. Biffl WL, Moore EE, Haenel JB. Nutrition support of the trauma patient. *Nutrition* 2002; **18**: 960-965.
18. Osborne BJ, Saba AK, Wood SJ *et al.* Clinical comparison of three methods to determine resting energy expenditure. *Nutr Clin Pract Off Publ Am Soc Parenter Enter Nutr* 1994; **9**: 241-246.
19. Matamis D, Tsagourias M, Koletsos K, Riggos D, Mavromatidis K, Sombolos K *et al.* Influence of continuous haemofiltration-related hypothermia on haemodynamic variables and gas exchange in septic patients. *Intensive Care Med* 1994; **20**:431-436.
20. Faisy C, Lerolle N, Dachraoui F *et al.* Impact of energy deficit calculated by a predictive method on outcome in medical patients requiring prolonged acute mechanical ventilation. *Br J Nutr* 2009; **101**: 1079-1087.
21. Alberda C, Gramlich L, Jones N *et al.* The relationship between nutritional intake and clinical outcomes in critically ill patients: results of an international multicenter observational study. *Intensive Care Med* 2009; **35**: 1728-1737.
22. Japur CC, Monteiro JP, Marchini JS *et al.* Can an adequate energy intake be able to reverse the negative nitrogen balance in mechanically ventilated critically ill patients? *J Crit Care* 2010; **25**: 445-450.
23. Grau T, Bonet A, Rubio M *et al.* Liver dysfunction associated with artificial nutrition in critically ill patients. *Crit Care Lond Engl* 2007; **11**: R10.
24. Dissanaike S, Shelton M, Warner K, O'Keefe GE. The risk for bloodstream infections is associated with increased parenteral caloric intake in patients receiving parenteral nutrition. *Crit Care Lond Engl* 2007; **11**: R114.
25. Flancbaum L, Choban PS, Sambucco S *et al.* Comparison of indirect calorimetry, the Fick method, and prediction equations in estimating the energy requirements of critically ill patients. *Am J Clin Nutr* 1999; **69**: 461-466.
26. Basile-Filho A, Martins MA, Batiston MT, Vinha PP. Gasto energético em pacientes sépticos: Correlação entre a calorimetria indireta e as equações preditivas derivadas a partir de dados hemodinâmicos. *Rev Bras Ter Intensiva* 2003; **15**:101-107.
27. Melo CM de, Tirapegui J, Ribeiro SML. [Human energetic expenditure: concepts, assessment methods and relationship to obesity]. *Arq Bras Endocrinol Metabol* 2008; **52**: 452-464.
28. Kamimura MA, Avesani CM, Draibe SA, Cuppari L. Resting energy expenditure in patients with chronic kidney disease. *Rev Nutr* 2008; **21**: 75-84.
29. Daly JM, Heymsfield SB, Head CA *et al.* Human energy requirements: overestimation by widely used prediction equation. *Am J Clin Nutr* 1985; **42**: 1170-1174.
30. Schoeller DA, Ravussin E, Schutz Y *et al.* Energy expenditure by doubly labeled water: validation in humans and proposed calculation. *Am J Physiol* 1986; **250**: R823-R830.
31. Scagliusi FB, Júnior L, Herbert A. The study of energy expenditure through doubly labeled water: principles, use and applications. *Rev Nutr* 2005; **18**: 541-551.
32. Alves VGF, da Rocha EEM, Gonzalez MC *et al.* Assessement of resting energy expenditure of obese patients: comparison of indirect calorimetry with formulae. *Clin Nutr Edinb Scotl* 2009; **28**: 299-304.
33. Frankenfield DC, Ashcraft CM. Estimating energy needs in nutrition support patients. *JPEN J Parenter Enteral Nutr* 2011; **35**: 563-570.
34. McClave SA, Snider HL. Invited review: use of indirect calorimetry in clinical nutrition. *Nutr Clin Pract* 1992; **7**: 207-221.
35. Frayn KN. Calculation of substrate oxidation rates in vivo from gaseous exchange. *J Appl Physiol* 1983; **55**: 628-634.
36. Weir JB. New methods for calculating metabolic rate with special reference to protein metabolism. 1949. *Nutr Burbank Los Angel Cty Calif* 1990; **6**: 213-221.
37. Simonson DC, DeFronzo RA. Indirect calorimetry: methodological and interpretative problems. *Am J Physiol* 1990; **258**: E399-E412.
38. Harris JA, Benedict FG. A Biometric Study of Human Basal Metabolism. *Proc Natl Acad Sci U S A* 1918; **4**: 370-373.
39. Bartlett RH, Dechert RE, Mault JR *et al.* Measurement of metabolism in multiple organ failure. *Surgery* 1982; **92**: 771-779.
40. Nixon DW, Kutner M, Heymsfield S *et al.* Resting energy expenditure in lung and colon cancer. *Metabolism* 1988; **37**: 1059-1064.
41. McClave SA, McClain CJ, Snider HL. Should indirect calorimetry be used as part of nutritional assessment? *J Clin Gastroenterol* 2001; **33**: 14-19.
42. Wooley JA. Indirect calorimetry: applications in practice. *Respir Care Clin Noth Am* 2006; **12**: 619-633.
43. McClave SA, Spain DA, Skolnick JL *et al.* Achievement of steady state optimizes results when performing indirect calorimetry. *JPEN J Parenter Enteral Nutr* 2003; **27**: 16-20.
44. Matarese LE. Indirect calorimetry: technical aspects. *J Am Diet Assoc* 1997; **97**(10 Suppl 2): S154-S160.
45. Feurer ID, Crosby LO, Mullen JL. Measured and predicted resting energy expenditure in clinically stable patients. *Clin Nutr* 1984; **3**: 27-34.
46. McCarthy MS, Phipps SC. Special nutrition challenges: current approach to acute kidney injury. *Nutr Clin Pract Off Publ Am Soc Parenter Enter Nutr* 2014; **29**: 56-62.
47. Mifflin MD, St Jeor ST, Hill LA *et al.* A new predictive equation for resting energy expenditure in healthy individuals. *Am J Clin Nutr* 1990; **51**: 241-247.
48. Ireton-Jones C, Jones J. Why Use Predictive Equations for Energy Expenditure Assessment? *J Am Diet Assoc* 1997; **97**(9, Suppl): A44.
49. Frankenfield D, Smith JS, Cooney RN. Validation of 2 approaches to predicting resting metabolic rate in critically ill patients. *JPEN J Parenter Enteral Nutr* 2004; **28**: 259-264.
50. Frankenfield D. Validation of an equation for resting metabolic rate in older obese, critically ill patients. *JPEN J Parenter Enteral Nutr* 2011; **35**: 264-269.
51. Cerra FB, Benitez MR, Blackburn GL *et al.* Applied nutrition in ICU patients. A consensus statement of the American College of Chest Physicians. *Chest* 1997; **111**: 769-778.

52. Hoffer LJ. Protein and energy provision in critical illness. *Am J Clin Nutr* 2003; **78**: 906-911.
53. Compher C, Cato R, Bader J, Kinosian B. Harris-Benedict equations do not adequately predict energy requirements in elderly hospitalized African Americans. *J Natl Med Assoc* 2004; **96**: 209-214.
54. Reeves MM, Capra S. Variation in the application of methods used for predicting energy requirements in acutely ill adult patients: a survey of practice. *Eur J Clin Nutr* 2003; **57**: 1530-1535.
55. Boullata J, Williams J, Cottrell F *et al.* Accurate determination of energy needs in hospitalized patients. *J Am Diet Assoc* 2007; **107**: 393-401.
56. Santos LJ dos, Balbinotti L, Marques A y C *et al.* Energy expenditure in mechanical ventilation: is there an agreement between the Ireton-Jones equation and indirect calorimetry? *Rev Bras Ter Intensiva* 2009; **21**: 129-134.
57. Cheng C-H, Chen C-H, Wong Y *et al.* Measured versus estimated energy expenditure in mechanically ventilated critically ill patients. *Clin Nutr Edinb Scotl* 2002; **21**: 165-172.
58. Frankenfield DC, Ashcraft CM, Galvan DA. Longitudinal prediction of metabolic rate in critically ill patients. *JPEN J Parenter Enteral Nutr* 2012; **36**: 700-712.
59. Dvir D, Cohen J, Singer P. Computerized energy balance and complications in critically ill patients: an observational study. *Clin Nutr Edinb Scotl* 2006; **25**: 37-44.
60. Fiaccadori E, Lombardi M, Leonardi S *et al.* Prevalence and clinical outcome associated with preexisting malnutrition in acute renal failure: a prospective cohort study. *J Am Soc Nephrol JASN* 1999; **10**: 581-593.
61. Gervasio JM, Garmon WP, Holowatyj M. Nutrition support in acute kidney injury. *Nutr Clin Pract Off Publ Am Soc Parenter Enter Nutr* 2011; **26**: 374-381.
62. Cano NJM, Aparicio M, Brunori G *et al.* ESPEN Guidelines on Parenteral Nutrition: adult renal failure. *Clin Nutr Edinb Scotl* 2009; **28**: 401-414.
63. López Martínez J, Sánchez-Izquierdo Riera JA, Jiménez Jiménez FJ, Metabolism and Nutrition Working Group of the Spanish Society of Intensive Care Medicine and Coronary units. Guidelines for specialized nutritional and metabolic support in the critically-ill patient: update. Consensus SEMICYUC-SENPE: acute renal failure. *Nutr Hosp* 2011; **26** Suppl 2: 21-26.
64. Frithiof R. Sepsis-induced acute kidney injury—is there a lack of energy? *Intensive Care Med* 2012; **38**: 735-737.
65. Maursetter L, Kight CE, Mennig J, Hofmann RM. Review of the mechanism and nutrition recommendations for patients undergoing continuous renal replacement therapy. *Nutr Clin Pract Off Publ Am Soc Parenter Enter Nutr* 2011; **26**: 382-390.
66. Schneeweiss B, Graninger W, Stockenhuber F *et al.* Energy metabolism in acute and chronic renal failure. *Am J Clin Nutr* 1990; **52**: 596-601.
67. Casaer MP, Mesotten D, Schetz MRC. Bench-to-bedside review: metabolism and nutrition. *Crit Care Lond Engl* 2008; **12**: 222.
68. Brown RO, Compher C, American Society for Parental and Enteral Nutrition Board of Directors. ASPEN clinical guidelines nutrition support in adult acute and chronic renal failure. *J Parenter Enter Nutr* 2010; **34**: 366-377.
69. McClave SA, Martindale RG, Vanek VW *et al.* Guidelines for the Provision and Assessment of Nutrition Support Therapy in the Adult Critically Ill Patient: Society of Critical Care Medicine (SCCM) and American Society for Parenteral and Enteral Nutrition (ASPEN). *JPEN J Parenter Enteral Nutr* 2009; **33**:277-316.
70. Sanches ACS, Góes CR, Berbel MN *et al.* Gasto energético de repouso em pacientes críticos: métodos de avaliação e aplicações clínicas. *Rev Assoc Médica Bras* 2015; in press.
71. Sanches ACS, Xavier PS, Berbel MN *et al.* Avaliação do gasto energético de repouso em pacientes com diagnóstico de sepse associada ou não à lesão renal aguda. *J Bras Nefrol* 2015; **37**: 114.
72. Schlein KM, Coulter SP. Best practices for determining resting energy expenditure in critically ill adults. *Nutr Clin Pract Off Publ Am Soc Parenter Enter Nutr* 2014; **29**: 44-55.
73. Haugen HA, Chan L-N, Li F. Indirect calorimetry: a practical guide for clinicians. *Nutr Clin Pract Off Publ Am Soc Parenter Enter Nutr* 2007; **22**: 377-388.
74. Blumberg A, Keller G. Oxygen consumption during maintenance hemodialysis. *Nephron* 1979; **23**: 276-281.
75. Goes CR, Berbel MN, Sanches ACS *et al.* Avaliação do gasto energético de repouso em pacientes críticos com lesão renal aguda submetidos a diferentes modalidades de diálise. *J Bras Nefrol* 2015; **37**: 254.

39

LESÃO RENAL ASSOCIADA À MORDEDURA DE ANIMAIS PEÇONHENTOS

Polianna Lemos Moura Moreira Albuquerque
Carlos Tiago Martins Moura

◆

INTRODUÇÃO

Os venenos animais são compostos complexos constituindo-se principalmente de enzimas, proteínas e peptídeos, produzidos para predação, digestão e proteção; essas substâncias que compõem os venenos são denominadas de toxinas. Podem causar um vasto espectro de efeitos, de reação local com dor e sudorese até graves respostas sistêmicas com envolvimento de órgãos vitais, como sintomas hemodinâmicos e neuromusculares, dependendo da quantidade de veneno inoculado e da espécie envolvida[1,2].

Por definição, animais venenosos são aqueles que têm a capacidade de produzir venenos, não sendo necessariamente capazes de inocular o veneno produzido, por exemplo, os sapos e os peixes baiacu. Os animais peçonhentos são venenosos, porém possuem aparelho inoculador, dentes ou ferrões capazes de colocar em contato direto com o organismo de outro animal o veneno produzido. E, dessa forma, observa-se seu efeito.

A maioria das toxinas são derivados proteicos, desnaturam-se no trato digestório e não conseguem ser absorvidas pela pele integra. Por esse motivo, a cobra consegue se alimentar de sua presa e não se intoxicar com o próprio veneno. Da mesma forma, se um ser humano se alimenta de algum animal peçonhento como cobra, escorpião ou aranha, não se intoxica. Outra situação pode acontecer, se um animal qualquer for picado, ele não tem a capacidade de transmitir o veneno, por exemplo: uma vaca picada por uma jararaca não conseguirá intoxicar um humano que se alimentar de sua carne, ou um cachorro picado por uma cascavel não irá intoxicar um ser humano se esse vir a mordê-lo.

EPIDEMIOLOGIA DOS ACIDENTES ENVOLVENDO ANIMAIS PEÇONHENTOS

Aproximadamente 5 milhões de casos de picadas de cobra, escorpiões e reações anafiláticas a picadas de insetos ocorrem anualmente em todo o mundo, causando mais de 100.000 mortes em humanos por ano[3]. Estima-se que 30.000 mortes anuais na Ásia e 1.000 na África e América do Sul acontecem por picadas de serpentes, no entanto na Austrália e nos Estados Unidos o número de mortes é mínimo.

No Brasil, a Coordenação Nacional de Zoonoses e Animais Peçonhentos/MS define um perfil epidemiológico de em média 20.000 casos por ano para o País. Na publicação "Estatística Anual de Intoxicação e Envenenamento, Brasil 1999", o SINITOX (Sistema Nacional de Informações Tóxico-Farmacológicas) registrou 14.647 casos de acidentes com animais peçonhentos (22,0%); desses, os escorpiões contribuíram com 5.689 casos, as serpentes com 4.418, as aranhas com 2.266 e os demais animais peçonhentos com 2.274 casos; a demanda de informações por animais peçonhentos nesse mesmo período foi de 3.745 casos (27,2% do total de intoxicações e envenenamentos).

Foram notificados à FUNASA (Fundação Nacional de Saúde), no período de 1990 a 1993, 81.611 acidentes. A maioria das notificações procedeu das Regiões Sudeste e Sul, as mais populosas do País e que contam com melhor organização de serviços de saúde de informação.

A ocorrência dos acidentes, em geral, está relacionada a fatores climáticos e aumento da atividade nos trabalhos no campo. Com isso, nas Regiões Sul, Sudeste e Centro-Oeste, observa-se incremento do número de acidentes no período de setembro a março. Na Região Nordeste, os acidentes aumentam de janeiro a maio, enquanto na Região Norte não se observa sazonalidade marcante, ocorrendo os acidentes uniformemente durante todo o ano.

Quanto às espécies de animais envolvidas nos acidentes, observa-se que para serpentes o gênero *Bothrops* representa 73,1% dos casos (59.619), *Crotalus* 6,2% (5.072), *Lachesis* 1,1% (939), *Micrurus* 0,3% (281), não informados ou não peçonhentos 19,3% (15.700), para os escorpiões a ocorrência é de 8.000 acidentes por ano, e o principal gênero é o *Tityus*, que no Brasil possui três espécies principais: *T. serrulatus*, *T. bahiensis* e *T. stigmurus*. As aranhas possuem envolvimento em aproximadamente 4.500 acidentes por ano, os gêneros mais frequentes em acidentes com intoxicação são: *Loxosceles* 36,6%, *Phoneutria* 27,0% e *Latrodectus* 0,4%.

No Estado do Ceará, de 2002 a 2015, foram registrados 16.782 acidentes com animais peçonhentos, 86,7% (14.529) causados por escorpiões, 4,44% (744) por serpentes, 1,13% (189) por aranhas e 7,76% (1.300) por outros animais. Quanto aos gêneros de cobras envolvidos, 79,1% pertenciam ao gênero *Bothrops*, 11,9% ao *Crotalus*, 8,1% ao *Micrurus* e 0,9% ao *Lachesis*. O gênero *Tityus* entre os escorpiões é o mais frequente, sendo a espécie predominante a *Tityus stigmurus*. Entre os acidentes envolvendo aranhas apenas dois gêneros foram registrados: *Loxosceles* e *Latrodectus*. Não foram notificados acidentes com *Phoneutria* no Estado do Ceará.

LESÃO RENAL EM PICADAS DE ANIMAIS

A lesão renal aguda (LRA) é complicação renal mais grave relacionada a picadas de animais peçonhentos em humanos. Todas as estruturas do rim podem estar envolvidas, entretanto, a necrose tubular aguda (NTA) é a causa mais comum da LRA. A patogênese da NTA em picadas de animais pode ser relacionada a distúrbios hemodinâmicos, reações imunológicas e nefrotoxicidade direta, no entanto ainda são necessários mais estudos para maiores evidências desse ultimo fator[4,5].

A maioria dos envenenamentos envolvendo complicações renais na América do Sul é devida às espécies do gênero *Bothrops*, em especial a *Bothrops jararaca*[6,7]. Pacientes mordidos por essas serpentes apresentam dano tecidual local sério, que frequentemente desenvolvem necrose. Manifestações sistêmicas, tais como sangramento e instabilidade hemodinâmica, podem também ocorrer e evoluir para coagulação intravascular disseminada. Muitos fatores têm sido implicados na patogenia da LRA induzida por picadas de cobras, tais como vasoconstrição renal e consequente isquemia renal, hemólise, depósito de fibrina nos glomérulos e lesão vascular[7-10].

Lesão tubular renal pode resultar de isquemia renal, hemoglobinúria ou distúrbios de coagulação. Pode também resultar de efeito nefrotóxico direto[5,11]. Um modelo experimental utilizando veneno de *Bothrops jararaca* infundido por via intravenosa foi descrito[7]. Foi demonstrado que o veneno da *B. jararaca* causou prejuízo na filtração glomerular e no fluxo de sangue renal. Em adição, a perfusão de rins isolados de ratos com o veneno de *Bothops jararacussu* reduz a pressão de perfusão e a resistência vascular[12].

PRINCIPAIS MECANISMOS DE LESÃO RENAL ASSOCIADOS A VENENOS ANIMAIS

O rim é um órgão extremamente vascularizado e por esse motivo altamente vulnerável a lesões por toxinas. LRA por isquemia ocorre com frequência; e múltiplos fatores, incluindo mudanças hemodinâmicas, reações inflamatórias e efeitos nefrotóxicos de toxinas, estão envolvidos[13-16].

MUDANÇAS HEMODINÂMICAS

Hipotensão atribuída a vasodilatação periférica, cardiotoxicidade e hipovolemia são comuns entre as ações de toxinas animais, em especial de serpentes, abelhas e vespas. As alterações hemodinâmicas assemelham-se àquelas observadas na sepse: diminuição da resistência vascular periférica, consequente redução na pressão arterial, aumento no débito cardíaco e na resistência vascular renal com diminuição do fluxo renal e filtração glomerular. Aumento na permeabilidade vascular tardia ocorre devido à hipovolemia. O fluxo sanguíneo renal retorna ao normal em 24 horas, mas o ritmo de filtração glomerular mantém-se diminuído. Clinicamente, o choque anafilático é mais comum que a hipertensão, o qual pode ser observado em acidentes graves com abelhas[17,18]. Mesmo assim, aumento na resistência vascular renal, resultando na diminuição do fluxo sanguíneo renal e ritmo de filtração glomerular, é a chave para mudanças hemodinâmicas em envenenamentos com toxinas animais.

Dados com rim isolado de rato perfundido variam e podem diferir em envenenamentos animais. Estudos com veneno de *Bothrops moojeni*[18], *Bothrops jararaca*[19], *Bothrops jararacussu*[12] e *Crotalus durissus terrificus*[20] mostraram diminuição na resistência vascular renal. Possivelmente, o mecanismo para esse efeito seria o bloqueio de canais de sódio ou cálcio ou abertura de canais de potássio. Os venenos de *Crotalus durissus cascavella*[21], da vespa *Polybia paulista*[22] e do escorpião *Tityus serrulatus*[23], conhecidos em abrir canais de cálcio, aumentam a resistência vascular renal. O ritmo de filtração glomerular apresentou-se aumentado pela ação do veneno de *B. moojeni*, *B. jararacussu*, *C. durissus terrificus* e *P. paulista*, porém estava diminuído pela ação dos venenos de *T. serrulatus*, *B. jararaca* e *C. durissus cascavella*. O fluxo urinário variou, mas em muitos instantes acompanhou a variação do sódio urinário, que foi aumentado por todos os venenos, refletindo diminuição na reabsorção de sódio tubular. Portanto, enquanto a resistência vascular renal está sempre aumentada nos estudos animais, nos estudos de perfusão de rim isolado mudanças na resistência vascular renal podem variar devido a diferentes efeitos dos venenos no músculo liso vascular renal. Efeitos hemodinâmicos de toxinas em experimentos de rim isolado perfundido refletem seus efeitos reais nos vasos renais.

CANAIS IÔNICOS E TRANSPORTE ELETROLÍTICO

Os canais iônicos são vitais para as funções celulares. Os movimentos de íons para dentro ou para fora da célula são muito importantes para a atividade elétrica de músculos, nervos, órgãos sensórios e secretórios. Muitas das toxinas estudadas possuem efeitos no sistema neuromuscular por ações em canais iônicos. Os quais resultam em paralisia muscular e fasciculações[24].

Canais iônicos modulam a hemodinâmica no sistema cardiovascular por meio da contração e relaxamento do músculo liso[25-27]. Canais de cálcio do tipo L, os quais são abundantes no músculo liso vascular, estão entre os principais canais que regulam o fluxo sanguíneo[28,29]. Grande número de toxinas, tais como de escorpiões, viúvas-negras e cascavéis, atua ativando canais de cálcio[30,31]. Muitas toxinas animais causam o bloqueio de canais de cálcio e sódio, resultando em hipotensão. Por outro lado, abertura de canais de sódio causa a despolarização e abertura de outros canais, incluindo os de cálcio, aumentando a concentração intracelular de cálcio que leva à liberação de neurotransmissores e consequente vasoconstrição.

É interessante também como componentes do mesmo veneno podem ter ações antagônicas. Uma toxina do veneno da cascavel (*Crotalus durissus terrificus*) promove a abertura de canais de potássio, onde se observa um efeito hipotensor, e outra toxina causa a abertura de canais de cálcio com consequente efeito hipertensivo[31]. Achados hemodinâmicos em preparações de rim perfundido sugerem que a ação primária de toxinas é mediada por canais iônicos nos músculos lisos vasculares, sobretudo canais de cálcio do tipo L, canais de sódio e potássio.

O transporte renal tubular de eletrólitos, especialmente sódio e potássio, pode ser afetado por toxinas animais. A reabsorção tubular de sódio é inibida por muitas toxinas animais. Clinicamente, hiponatremia por diluição tem sido observada em pacientes vítimas de picadas por administração de volume. No paciente com lesão renal aguda devido a picadas de cobras, durante a fase diurética, hiponatremia associada à reposição inadequada de sódio é observada ocasionalmente.

PEPTÍDEOS E ENZIMAS

Concomitante aos efeitos em canais iônicos, efeitos hemodinâmicos de toxinas podem ser mediados por enzimas e peptídeos. A fosfolipase A2, importante enzima presente em venenos de cobra, gera ácido araquidônico que é metabolizado em prostaglandinas e leucotrienos através de ciclo-oxigenases. Esses, por sua vez, possuem um papel importante no processo inflamatório e também estimulam o eixo hipotálamo-pituitário-adrenal a produzir e liberar hormônio adrenocorticotrópico, corticosteroides, vasopressina e proteínas de fase aguda[32].

Citocinas pró-inflamatórias e mediadores, incluindo interleucinas, fator de necrose tumoral, óxido nítrico, fator ativador de plaquetas, catecolaminas, prostaglandinas, cininas, leucotrienos, angiotensina II e endotelinas, são encontrados em elevadas concentrações nos envenenamentos por cobras, aranhas e escorpiões[14-16,33-35].

Proteases séricas ou endopeptidases são produzidas por cobras da família Viperidae e abelhas (*A. mellifera*). A ativação de receptores ligados à ativação de proteinases causa vasodilatação e hipotensão por meio da guanililciclase dependente de óxido nítrico[36].

Finalmente, fatores associados, incluindo hemorragia, hipovolemia, coagulação intravascular, hemólise, rabdomiólise, ativação de complemento e radicais livres devido aos efeitos enzimáticos, frequentemente acompanham envenenamentos. Esses fatores, os quais complicam situações de envenenamento e inflamação grave, podem contribuir para mudanças hemodinâmicas, diminuição do fluxo renal e consequente lesão renal. Efeitos de proteases e fosfolipase A2 na ativação da cascata de coagulação, ao lado de interferências mecânicas de fluxo renal, podem causar vasoconstrição renal por ativação de trombina[36].

NEFROTOXICIDADE DIRETA E LRA

Clinicamente, lesão renal aguda é observada em envenenamentos animais sem hipotensão associada ou outros fatores, tais como rabdomiólise, hemólise ou coagulação intravascular; esses achados sugerem nefrotoxicidade direta[13]. Em muitos estudos, mesangiólise, glomerulonefrite e vasculite são observadas em envenenamentos por picada de cobras[37]. As evidências de nefrotoxicidade direta, a partir de estudos histopatológicos, não são conclusivas. As evidências convincentes são mais bem apresentadas por estudos de preparações de rim isolado e culturas de células. O veneno de *B. jararaca* causou lesão tubular proximal por peroxidação lipídica independente do cálcio extracelular[38].

Acredita-se que muitas enzimas encontradas em venenos animais, tais como fosfolipase A2, metaloproteinases e esfingomielinidase, contribuem para a toxicidade renal. A fosfolipase A2 de classe 2 é encontrada em venenos de cobras das famílias Viperidae e Crotalidae. A fosfolipase A2 de classe 3 é dependente de cálcio e encontrada no veneno de abelha (*A. mellifera*). A esfingomielinidase, por diminuição da esfingomielina e aumento de ceramidas, predispõe as células tubulares renais à depleção de ATP durante a hipóxia e estresse oxidativo[39]. A esfingomielina diminui a fluidez da membrana plasmática e seu efeito citoprotetor. A ceramida é um fator apoptótico, e essa combinação juntamente com o acúmulo de cálcio mitocondrial e o estresse oxidativo podem causar a morte celular.

Isquemia renal devido a aumento de resistência vascular é frequente em muitos pacientes vítimas de envenenamento por toxinas animais. A lesão renal é induzida pela isquemia renal, resposta inflamatória à toxina e toxicidade direta. Clinicamente, a lesão renal aguda por envenenamento é frequentemente acompanhada por outros eventos como hemólise, rabdomiólise, coagulação intravascular disseminada, icterícia hepática, hemorragia, hipovolemia e ativação de complemento. Hemoglobinúria, mioglobinúria, por tubotoxicidade direta, obstrução tubular renal e secundária à diminuição da filtração glomerular são causas comuns de falência renal induzida por pigmento em picadas de cobras cujos venenos têm ação miotóxica e hemotóxica[40-42].

A falência renal nos casos de picadas de animais peçonhentos é frequentemente oligúrica e hipermetabólica e pode ser associada com hipercalemia e acidose metabólica.

ANIMAIS PEÇONHENTOS E A AÇÃO DE SUAS TOXINAS

ESCORPIÕES

Os escorpiões estão entre os principais animais causadores de acidentes no Brasil e no mundo, sendo considerado problema de saúde pública[43]. Sua picada pode ser fatal, sobretudo em crianças, e as espécies mais frequentes no Brasil são: *Tityus stigmurus*, *Tityus serrulatos* e *Tityus bahiensis*[33,44-46]. As manifestações clínicas da picada do escorpião variam com a espécie, iniciando rapidamente com sintomas locais leves como dor e parestesia local, evoluindo mais tardiamente até sintomas sistêmicos, como náuseas, sialorreia, dor epigástrica, vômitos, diarreia, sudorese, agitação psicomotora e sintomas cardiorrespiratórios[45,47,48]. Os sintomas mais comuns em casos do escorpionismo grave incluem alterações na pressão arterial, taquicardia, taquipneia, hipotermia, pancreatite, dano miocárdico, desordens de coagulação, angústia respiratória e falência múltipla de órgãos[49-55].

Os sinais e sintomas observados no envenenamento por picada de escorpião são atribuídos à ativação de canais de cálcio com subsequente liberação de neurotransmissores das terminações dos nervos autonômicos[33]. Picadas de escorpião também produzem lesões teciduais que podem induzir a resposta inflamatória sistêmica com liberação de citocinas, catecolaminas, bradicinina e prostaglandinas[38]. Várias neurotoxinas polipeptídicas que atuam em canais de sódio e potássio e cloro têm sido isoladas dos venenos de escorpiões do gênero *Tityus*[56,57].

Os efeitos renais específicos observados para o veneno de *Tityus serrulatos* foram aumento na pressão de perfusão e resistência vascular renal; fluxo urinário e ritmo de filtração glomerular diminuíram sem alterações na porcentagem de transporte tubular de sódio ou potássio em experimentos com rim isolado e perfundido[23].

No Centro de Assistência Toxicológica do Instituto Dr. José Frota (CEATOX/IJF), referência do estado do Ceará, houve 2.367 notificações de acidentes com escorpiões de janeiro a dezembro de 2014, sendo em sua totalidade da espécie *Tityus stigmurus*, sem nenhum caso grave nem com desenvolvimento de LRA.

SERPENTES

As toxinas das cobras podem causar um espectro grande de efeitos, desde reação local como dor e sudorese até repostas graves como hemólise, coagulação disseminada, rabdomiólise, entre outros. No Brasil, cobras conhecidas em possuir toxinas miotóxicas pertencem à família Crotalidae (*Crotalus durissus*). O veneno possui fosfolipase A2 em sua composição, o qual é o principal responsável pela rabdomiólise. Os venenos também possuem neurotoxinas em sua composição, alguns com efeitos pré-sinápticos e em menor proporção efeitos pós-sinápticos, como é o caso de envenenamentos envolvendo a família Elapidae, que no Brasil é representada pelo gênero *Micrurus* (cobras corais verdadeiras). Por fim, alterações hematológicas, pela ação hemotóxica de algumas toxinas, são observadas em acidentes envolvendo o gênero *Bothrops* (jararacas), da família Viperidae. São os casos mais comuns em nosso país, correspondendo a mais de 80% dos acidentes envolvendo cobras.

Dor muscular e mioglobinúria são os sintomas mais comuns em vítimas de picadas de cobras. A mialgia inicia logo após a picada, apresenta-se com pico em poucos dias e pode persistir por mais de uma semana. Lesão renal aguda ocorre na maioria dos pacientes. Hipercalemia, hiperuricemia, hipocalcemia, hiperfosfatemia, aumento na concentração sérica de creatinina-fosfoquinase e baixa razão entre ureia sérica e concentração sérica de creatinina são achados laboratoriais comuns. Os níveis de lactatodesidrogenase são variáveis.

A LRA é a principal complicação por picadas de cobras na América do Sul, ocorrendo em 12% dos casos de picadas de cobras[39]. E o óbito ocorre em 72% dos casos não tratados[58].

Em dados coletados do CEATOX/IJF, de pacientes vítimas de serpentes peçonhentas, de janeiro de 2002 a junho de 2015, estão descritos abaixo aspectos clínicos e epidemiológicos, sendo comparados os grupos que desenvolveram e não desenvolveram LRA (Tabela 39.1).

Tabela 39.1 – Aspectos clinicoepidemiológicos de vítimas de acidentes com serpentes peçonhentas de janeiro de 2002 a junho de 2015, Fortaleza, Ceará, Brasil.

Características clinicoepidemiológicas			
	Lesão renal aguda (n = 51)	**Não lesão renal aguda (n = 269)**	**Valor P**
Idade (anos)	27 ± 25,5	33,8 ± 20,7	0,06
Dias de internamento	9 ± 7	3 ± 2,2	0,0001
Creatinina admissional	3,17 ± 3,3	0,92 ± 0,3	< 0,0001
Sódio sérico	138,3 ± 5,15	140,3 ± 3,5	0,0001
Potássio sérico	4,4 ± 0,8	4 ± 0,4	0,0001
Hemoglobina sérica	10,3 ± 2,9	13,0 ± 2,6	0,0001
Hematócrito sérico	30,4 ± 9,2	39,35 ± 9,0	0,0001
Leucócitos	8.514,7 ± 7.337,3	4.407,9 ± 16.112	0,07
Plaquetas	64.584 ± 7.9040	58.935 ± 106.494	0,71
RIFLE			
Risk	12 (23,5%)		
Injury	7 (13,7%)		
Failure	28 (54,9%)		
AKIN			
1	17 (33,3%)		
2	6 (11,8%)		
3	27 (52,9%)		
Tempo até o atendimento médico (h)	30,5 ± 24,7	13,7 ± 15,8	0,0001
Sexo (masculino)	41 (80,4%)	227 (84,4%)	0,53
Zona (rural)	47 (92,2%)	225 (83,6%)	0,13
Alterações neurológicas	12 (23,5%)	37 (13,8%)	0,08
Alterações hemorrágicas	22 (43,1%)	75 (27,9%)	0,04
Lesão local	32 (62,7%)	198 (73,6%)	0,12
Ptose ocular ou diplopia	7 (13,7%)	28 (10,4%)	0,46
Oligoanúria	19 (37,3%)	8 (3,0%)	0,0001
Mialgia generalizada	8 (15,7%)	27 (10,0%)	0,22
Cura	29 (56,7%)	238 (88,5%)	0,0001
Sequela (disfunção renal durante a alta hospitalar)	13 (25,5%)	10 (3,7%)	0,0001
Óbito	2 (3,9%)	2 (0,7%)	0,12
Hemodiálise	15 (29,%)		
Jararaca (*Bothrops* sp.)	38 (74,5%)	215 (79,9%)	0,45
Cascavel (*Crotalus* sp.)	10 (19,6%)	28 (10,4%)	0,09
Coral (*Micrurus*)	2 (0,7%)	22 (8,2%)	0,39
Surucucu	1 (2,0%)	2 (0,7%)	0,4
Ferimento em membro inferior somente	36 (70,6%)	174 (64,7%)	0,52

Um total de 320 pacientes foram vítimas de acidentes com serpentes peçonhentas e, desses, 51 (15,9%) desenvolveram LRA. Quatro pacientes (1,3%) evoluíram para óbito, dos quais 2 tinham LRA, pelos critérios de AKIN.

O grupo que desenvolveu LRA (n = 51) foi classificado de acordo com os critérios de AKIN: AKIN 1 – 17 (33,3%); AKIN 2 – 6 (11,8%); AKIN 3 – 27 (52,9%). A terapia dialítica foi necessária em 15 casos (29,4%). A idade média do grupo LRA foi 27 ± 25,5 anos, sendo 41 (80,4%) do sexo masculino, 47 (92,2%) eram procedentes da área rural. Doze pacientes (23,5%) apresentaram sintomas neurológicos, 32 (62,7%) tinham lesão no local da picada; 7 (13,7%), diplopia; e 8 (15,7%), mialgia.

O grupo que não desenvolveu LRA (n = 269) tinha idade média de 33,8 ± 20,7 anos, 227 (84,4%) eram do sexo masculino, 225 (83,6%) eram procedentes de áreas rurais, 37 (13,8%) tinham sintomas neurológicos, 198 (73,6%) apresentaram lesão local, 28 (10,4%) tinham diplopia e 27 (10%) tinham mialgia.

Os grupos diferiram significativamente na dosagem de potássio sérico (p = 0,0001), de sódio sérico (p = 0,0001), de hemoglobina (p = 0,0001), de medida do hematócrito (p = 0,0001), na presença de alterações hemorrágicas (p = 0,04) e no tempo decorrido entre a picada de cobra e o atendimento hospitalar (p = 0,0001). A análise multivariada é necessária para a definição dos fatores de risco associados ao desenvolvimento da LRA na população estudada.

ARANHAS

Existem aproximadamente 40.000 espécies conhecidas de aranhas, porém apenas uma pequena quantidade pode ser perigosa para o ser humano. No Brasil, apenas três gêneros possuem importância médica: *Loxosceles*, *Phoneutria* e *Latrodectus*. Loxoscelismo é atualmente considerado um problema de saúde pública. Nas Regiões Sul e Sudeste do País, há mais de 3.000 acidentes anuais, correspondendo à terceira causa de envenenamentos por animais peçonhentos[59]. As três espécies de *Loxosceles* comumente envolvidas são: *L. gaucho*, *L. laeta*, *L. intermedia*[60].

O veneno que as aranhas inoculam para paralisar e digerir suas presas podem também induzir lesão dermonecrótica, rabdomiólise, hemólise, coagulopatia, lesão renal aguda e síndrome da resposta inflamatória sistêmica em humanos[61-64]. Os envolvimentos sistêmicos são menos comuns que as lesões cutâneas, mas podem também ser a causa de complicações e morte.

O veneno é uma mistura de toxinas proteicas e moléculas de baixo peso molecular (5-40kDa)[60,62,65,66] que incluem fosfatase alcalina, fosfo-hidrolase, hialuronidase, proteases, metaloproteinases e esfingomielinidase-D[59,62,65,66]. Metaloproteinases nomeadas loxolisina A e loxolisina B atuam causando distúrbios hemostáticos, ocorrendo após o envenenamento, tais como lesões vasculares, hemorragias intradérmicas e alterações na adesão plaquetária[60,65]. A esfingomielinidase-D é a molécula mais bem caracterizada bioquimicamente do veneno, conhecida como toxina dermonecrótica, pode induzir, além da dermonecrose, alteração de agregação plaquetária e hemólise[67-69].

Um total de 42 pacientes foram vítimas de acidentes com aranhas marrons, de janeiro de 2010 a junho 2015 e, desses, 5 (11,9%) desenvolveram LRA (Tabela 39.2).

A idade média dos pacientes era de 32,8 ± 20,3 anos, 27 (64,3%) era do sexo feminino, 34 (81%) era da zona urbana e 17 (40,5%) foram atingidos somente em membros inferiores.

A presença de lesão necrótica foi observada em 40 (95,2%) dos pacientes, alterações da função hepática foram constatadas em 3 (7,1%) pacientes e alterações hemorrágicas em 1 (2,4%) paciente.

A LRA foi classificada como AKIN 1 (3 casos) e AKIN 3 (2 casos, 1 com necessidade de terapia dialítica). Porém, nenhum paciente apresentou mialgia ou oligoanúria. Em 23 (54%) casos houve quadro infeccioso associado, sendo o antibiótico empregado em 61,9% dos casos estudados.

A diferença nos aspectos epidemiológicos e clínicos entre os acidentes com serpentes e aranhas, bem como o desenvolvimento da LRA, sugere mecanismos diferentes de envolvimento renal.

ABELHAS

As abelhas causam acidentes em humanos em dois diferentes padrões. Picada única ou picadas múltiplas (enxame). Esses acidentes induzem reações inflamatórias locais e podem gerar reações alérgicas, às vezes graves ou fatais. Por outro lado, ataques de abelha em massa com centenas ou milhares de picadas causam graves efeitos sistêmicos, afetando múltiplos órgãos e com alta mortalidade[70,71].

Acidentes com múltiplas picadas de abelhas têm sido relatados de forma esporádica na Europa, África e Ásia, contudo, em 1957, um enxame de abelhas africanas escapou de uma pesquisa no Brasil, hibridizando de forma randômica com as locais, formando as chamadas abelhas "africanizadas"[71-73]. Esse acidente mudou dramaticamente o perfil de incidência de ataques, pelo fato de as abelhas africanizadas se comportarem de forma mais agressiva, atacando em enxames após mínima provocação[72,73]. Atualmente, essas abelhas africanizadas são encontradas em todo o continente americano, sendo conhecidas nos Estados Unidos como abelhas assassinas[70,72,73].

Os principais componentes do veneno da abelha são: melitina, apamina, peptídeo 401 (peptídeo de desgranulação de mastócitos), hialuronidase, fosfolipase A2, hialuronidase, histamina, dopamina e norepinefrina[71,74,75]. A melitina tem-se mostrado ser o principal componente letal do veneno[76].

Inoculação em grandes quantidades do veneno ocasionada por múltiplas picadas pode induzir LRA, síndrome da angústia respiratória, lesão hepática, dano

Tabela 39.2 – Aspectos clinicoepidemiológicos de vítimas de acidentes com aranhas marrons (*Loxoceles*) de janeiro de 2010 a junho de 2015, Fortaleza, Ceará, Brasil.

Características clinicoepidemiológicas	
	Total de pacientes (n = 42)
Idade (anos)	32,8 ± 20,3
Dias de internamento	6 ± 15,1
Creatinina admissional	1 ± 0
Sódio sérico	137,7 ± 5,7
Ureia admissional	32,1 ± 22,3
AST admissional	36,9 ± 30,1
ALT	47,4 ± 47,1
Hematócrito sérico	39 ± 5,3
Leucócitos	4.168,8 ± 42.366,1
Plaquetas	191.428 ± 118.684
Lesão renal aguda	5 (11,9%)
AKIN	
1	3
2	0
3	2
Tempo até o atendimento médico (h)	125,1 ±174,9
Sexo (feminino)	27 (64,3%)
Zona (urbana)	34 (81%)
Alterações hepáticas	3 (7,1%)
Alterações hemorrágicas	1 (2,4%)
Lesão necrótica local	40 (95,2%)
Icterícia	1 (2,4%)
Oligoanúria	0
Mialgia generalizada	0
Alterações de coagulação	8 (19%)
Infecção associada	23 (54,8%)
Ferimento em membro inferior somente	17 (40,5%)
Cura	4 (9,5%)
Óbito	1 (2,4%)
Hemodiálise	1 (2,4%)

miocárdico, pancreatite, necrose em pele, choque, hipotensão, sangramento, trombocitopenia, hemólise e rabdomiólise[77-88]. A patogênese da LRA induzida pelo veneno da abelha não está totalmente esclarecida. Choque, rabdomiólise, hemólise e nefrotoxicidade tubular direta têm sido apontados como possíveis fatores para lesão renal[82,89,90].

Há relatos clínicos de oligúria e aumento da creatinina sérica 2 horas após o ataque de abelhas[51]. Franca lesão tubular é observada em biópsias renais de pacientes com LRA após ataques de abelha[79,82,91-93]. A rabdomiólise é uma das causas bem definidas de LRA. Aumento da concentração de mioglobina tem sido associado à vasoconstrição renal, aumento da sobrecarga intraluminal e direta toxicidade hemeproteica[65]. Clinicamente, muitos casos de lesão renal induzida por veneno de abelha apresentam rabdomiólise evidenciada por aumento de enzimas, mioglobinemia e mioglobinúria[77,82,84,86,92,94].

Em 2014, foram atendidos no CEATOX/IJF 104 casos de acidentes com abelha, sendo 8 causados por enxame. Desses, 2 pacientes foram a óbito, um no local do acidente (dentro do apiário) e o outro com LRA, três dias após a internação com anafilaxia grave e sepse.

ABORDAGEM DO PACIENTE VÍTIMA DE ACIDENTE COM ANIMAIS PEÇONHENTOS

Ao atender um paciente vítima de acidente por animal peçonhento, primeiramente deve-se acalmá-lo. A identificação do animal peçonhento é realizada em muitos casos com o próprio animal, trazido pelos pacientes. No entanto, com o exame minucioso da lesão cutânea e a descrição do paciente é possível a identificação na grande maioria dos casos.

Lembrar que todo paciente vítima de agentes tóxicos, como a peçonha de animais venenosos, deve ser considerado potencialmente grave, requerendo avaliação cuidadosa.

No atendimento médico inicial, deve ser detalhado na anamnese o tempo decorrido da mordedura até o primeiro atendimento, bem como quais medidas foram realizadas por pessoas antes do atendimento por profissionais de saúde. Nesse momento, deve-se questionar se foi administrado leite, aguardente, ou realizado garrote do membro, ou qualquer outra medida.

Ainda deve-se questionar a existência de doenças prévias, história de alergia, uso contínuo de algum medicamento, principalmente anti-hipertensivos e antidiabéticos.

Na abordagem da LRA, temos medidas de suporte (atendimento inicial), medidas clássicas para LRA e medidas específicas.

O tratamento de suporte inclui: correção de hipovolemia, administração de antibióticos de amplo espectro em mordeduras de moderadas a graves, profilaxia do tétano, acompanhar a evolução do edema local, detecção precoce de complicações locais ou sistêmicas, procedimentos cirúrgicos e reabilitação (nos casos de graves complicações locais).

A abordagem precoce da hipovolemia é uma medida fundamental para a prevenção da LRA, independente do animal peçonhento envolvido. O emprego de soluções isotônicas (Ringer-lactato ou solução salina normal) é indicado para restabelecer o volume circulatório. Deve-se monitorar a diurese horária, principalmente em casos graves. Normalmente, adolescentes e adultos possuem débito urinário maior que 0,5mL/kg/h (30 a 40mL/h) e crianças mais que 1 a 2mL/kg/h.

Deve-se estar atento aos sinais sistêmicos de gravidade: sangramento persistente, sintomas neurológicos (ptose palpebral, parestesias, alterações visuais, vertigem etc.), anormalidades cardiovasculares (hipotensão, arritmia, choque) e alterações renais (LRA, hemoglobinúria, mioglobinúria etc.). Entre as alterações locais, principalmente em acidentes com serpentes e aranhas, a síndrome compartimental é clinicamente suspeita na presença de edema tenso, disestesia, alteração da propriocepção e limitação do movimento com ou sem enchimento capilar diminuído. A pronta intervenção é mandatória, seja pelo uso do manitol venoso, seja pela conduta cirúrgica (fasciotomia).

A medida clássica mais importante para o tratamento e prevenção da LRA inclui o manejo correto de fluidos e eletrólitos. Considerar o emprego de drogas diuréticas e vasoativas quando indicadas para manter um bom estado volêmico.

O uso da terapia dialítica não deve ser postergado diante de hipervolemia que não responda aos diuréticos, hipercalemia e acidose refratárias a medidas medicamentosas e estado urêmico.

Tratando-se de medidas específicas, o uso de antiveneno (imunoglobulina) é o único tratamento para o envenenamento por animais peçonhentos. O soro é produzido pela fração do plasma obtida de animais domésticos hiperimunizados contra os venenos. Quando administrado no homem, ele neutraliza o veneno responsável pelo acidente com animal peçonhento.

Um passo de extrema importância é a vigilância do surgimento de anafilaxia durante a administração, por se tratar de imunoglobulinas heterólogas.

No Brasil, os soros antiofídicos são produzidos na rede pública pelo Instituto Butantan (São Paulo), Fundação Ezequiel Dias (Minas Gerais) e Instituto Vital Brasil (Rio de Janeiro), sendo comercializados na forma líquida, devendo ser conservados à temperatura de 4 a 8° Celsius positivos.

É importante o conhecimento de reações precoces e tardias à administração dos soros e sua abordagem correta, a fim de evitar complicações fatais. Os efeitos adversos ao soro antiofídico são: reações agudas do tipo I em decorrência da imunoglobulina E circulante às proteínas do cavalo, reações anafilactoides em virtude da desgranulação direta de mastócitos e doença do soro (reação alérgica tardia causada por complexos imunes).

Além de as medidas terapêuticas (iniciais, clássicas e específicas) serem de suma importância na abordagem do paciente, a precocidade na administração do soro heterólogo na prevenção da LRA por animais peçonhentos é fundamental.

A existência de complicações clínicas secundárias a acidentes com animais peçonhentos, das quais se destaca a lesão renal aguda, que é um problema de saúde pública, sendo resultado de mecanismos fisiopatológicos complexos que poderiam ser minimizados se o tempo de atendimento médico após o acidente fosse pequeno e o sistema de saúde oferecesse condições ideais em todos os níveis de assistência, como o acesso ao soro antiveneno específico e pessoal capacitado. Outro fator de relevância é a educação da população, muitas vezes procedente de áreas rurais e que só busca atendimento se os sintomas foram limitantes.

Estes estudos devem fomentar outras pesquisas na área, a fim de que, ao conhecer os fatores relacionados ao desenvolvimento da LRA nos acidentes por animais peçonhentos, medidas de saúde pública possam ser elaboradas.

Agradecimentos

Ao Professor Dr. Geraldo Bezerra da Silva Junior, Nefrologista, da Faculdade de Medicina e do Programa de Pós-Graduação em Saúde Coletiva da Universidade de Fortaleza (UNIFOR), pela revisão e valiosa contribuição para a elaboração deste capítulo. Também a toda a equipe do Instituto Dr. José Frota e do Centro de Assistência Toxicológica, pela primorosa assistência prestada aos pacientes e pelo suporte técnico para a realização de nossas pesquisas.

REFERÊNCIAS BIBLIOGRÁFICAS

1. Karalliedde L. Animal toxins. *Br J Anaesth* 1995; **74**: 319-327.
2. Warrell DA. Snake bite. *Lancet* 2010; **375**: 77-88.
3. WHO. Poisonous animal bites and stings. *Wkly Epidemiol Rec* 1995; **70**: 315-316.
4. Ribeiro LA, Albuquerque MJ, de Campos VA *et al.* Deaths caused by venomous snakes in the state of São Paulo: evaluation of 43 cases from 1988 to 1993. *Rev Assoc Med Bras* 1998; **44**: 312-318.
5. Sitprija A, Chaiyabutr N. Nephotoxicity in snake envenomation. *J Nat Toxins* 1999; **85**: 198-200.
6. Belluomini HV. Conhecimentos sobre as serpentes brasileiras e medidas de prevenção de acidentes. *Rev Bras Saúde Ocup* 1984; **12**: 82-95.
7. Burdman EA, Woronik V, Prado EB *et al.* Snakebite-induced acute renal failure: an experimental model. *Am J Trop Med Hyg* 1999; **48**: 82-88.
8. Chaves F, Gutierrez JM, Lomonte B, Cerdas L. Histopathological and biochemical alterations induced by intramuscular injection of Bothrops asper (terciopelo) venom in mice. *Toxicon* 1989; **27**: 1085-1093.
9. Cruz Hofling MA, Paronetto CC, Cogo JC *et al.* Histopathological changes in avian kidney caused by Bothrops insularis (jararaca ilha) venom and phospholipase A2-containing fraction. *Histol Histopathol* 2001; **16**: 185-195.
10. Rezende NA, Amaral CF, Bambirram EA *et al.* Functional and histophatological renal changes in rats by Bothrops jararaca venom. *Braz J Med Biol Res* 1989; **22**: 407-416.
11. Boer-Lima PA, Gontijo JA, Cruz-Hofling MA. Bothrops moojeni snake venom-induced renal glomeruli changes in rat. *Am J Trop Med Hyg* 2002; **67**: 217-222.
12. Havt A, Fonteles MC, Monteiro HS. The renal effects of Bothrops jararacussu venom and the role of PLA(2) and PAF blockers. *Toxicon* 2001; **39**: 1841-1846.
13. Sitprija V. Animal toxins and the kidney. *Nat Clin Prat Nephrol* 2008; **4**: 616-627.
14. Petricevich VL. Scorpion venom and the inflammatory response. *Mediators Inflamm* 2010; 2010: 903295.
15. Petricevich VL, Teixeira CFP, Tambourgi DV, Gutierez JM. Increments in serum cytokine and nitric oxide levels in mice injected with Bothrops asper and Bothrops jararaca snake venoms. *Toxicon* 2000; **38**: 1253-1266.
16. Thamaree S, Sitiprija V, Leepipatpaiboon S. Mediators and renal hemodinamics in Russell's viper envenomation. *J Nat Toxins* 2000; **9**: 43-48.
17. Vetter RS, Visscher PK. Mass envenomations by honey bees and wasps. *West J Med* 1999; **170**: 223-227.
18. Barbosa PS, Havt A, Facó PE *et al.* Renal toxicity of Bothrops moojeni snake venom and its maisn myotoxins. *Toxicon* 2002; **40**: 1427-1435.
19. Serra H, Monteiro A, Fonteles MC. The effect of Bothrops jararaca venom on rat kidney after short-term exposure: preliminary results. *Pharmacol Toxicol* 1999; **85**: 198-200.
20. Monteiro HS, da Silva IM, Martins AM, Fonteles MC. Actions of Crotalus durissus terrificus venom and crootoxin on the isolated rat kidney. *Braz J Med Biol Res* 2001; **34**: 1347-1352.
21. Martins AM, Monteiro HS, Júnior EO *et al.* Effects of Crotalus durissus cascavella venom in the isolated rat kidney. *Toxicon* 1998; **36**: 1441-1450.
22. Vinhote JF, Torres AF, Dantas RT *et al.* Renal and calcium-dependent vascular effects of *Polybiapaulista* wasp venom. *J Venom Anim Toxins Incl Trop Dis* 2011; **17**: 199-208.
23. de Sousa Alves R, Nascimento NR, Barbosa PS *et al.* Renal effects and vascular reactivity induced by Tityus serrulatus venom. *Toxicon* 2005; **46**: 271-276.
24. Cunha RB, Barbaro KC, Muramatsu D *et al.* Purification and characterization of Loxnecrogin, a dermonecrotic toxin from Loxosceles gauchobrown spider venom. *J Protein Chem* 2003; **22**: 135-146.
25. Kalapothakis E, Araujo SC, Castro CS *et al.* Molecular cloning, expression and immunological proprieties of LiD1, a protein from dermonecrotic family of Loxosceles intermedia spider venom. *Toxicon* 2002; **40**: 1691-1699.
26. Pedrosa MFF, Azevedo ILMJ, Andrade RMG *et al.* Molecular cloning and expression of a dermonecrotic and haemolytic factor from Loxosceles laeta venom. *Biochem Biophys Res Commun* 2002; **298**: 638-645.
27. Wang F, Li H, Song H *et al.* Structural and functional analysis of natrin, a venom protein that targets various ion channels. *Biochem Biophys Res Commun* 2006; **3591**: 443-448.
28. Baker EM, Ion channels and the control of blood pressure. *Br J Clin Pharmacol* 2000; **49**: 185-198.
29. Jernigan NL, Drummond HA. Vascular EnaC proteins are required for renal myogenic constriction. *Am J Physiol Renal Physiol* 2005; **289**: F891-F901.
30. Nilius B, Droogmans G. Ion channels and their functional role in vascular endothelium. *Physiol Rev* 2001; **81**: 1415-1459.
31. Xiong Z, Sperelakis N. Regulation of L-type calcium channels in vascular smooth muscle cells. *J Mol Cell Cardiol* 1995; **27**: 75-91.
32. Zhang P, Lader AS, Etcheverry MA *et al.* Crotoxin potentiates L-type calcium currents and modulates the action potential of neonatal rat cardiomyocytes. *Toxicon* 2010; **55**: 1236-1243.
33. Fukuhara YD, Dellalibera-Joviliano R, Cunha FQ *et al.* The kinin system in the envenomation caused by the Tityus serrulatus scorpion sting. *Toxicol Appl Pharmacol* 2004; **196**: 390-395.
34. Gorio A, Rubin LL, Mauro A. Double mode of action of black widow spider venom on frog neuromuscular junction. *J Neurocytol* 1978; **7**: 193-205.
35. Chisari A, Spinedi E, Voirol MJ *et al.* A phospholipase A2 - related snake venom (from Crotalus durissus terrificus) stimulates neuroendocrine and immune function determination of different sites of action. *Endocrinology* 1998; **139**: 617-625.
36. Cruz AH, Garcia-Jimenez S, Mendonca RZ *et al.* Pro- and anti-inflammatory cytokines release in mice injected with Crotalus durissus terrificus venom. *Mediators Inflamm* 2008; 2008: 874962.
37. Tambourgi DV, Petricevich VL, Magnoli FC *et al.* Endotoxemic-like shock induced by Loxosceles spider venoms: pathological changes and putative cytokine mediators. *Toxicon* 1998; **36**: 391-403.

38. Voronov E, Apte RN, Sofer S. The inflammatory response syndrome related to the release of cytokines following severe envenomation. *J Venom Anim Toxins* 1999; **5**: 5-33.
39. Ponraj D, Gopalakrishnakone P. Renal lesions in rhabsomyolysis caused by *Pseudechis australis* snake myotoxin. *Kidney Int* 1997; **51**: 1956-1969.
40. Sitiprija V, Boopucknavig V. The kidney in tropical snake bite. *Clin Nephrol* 1977; **8**: 377-383.
41. Castro I, Burdmann EA, Seguro AC *et al.* Bothrops venom induces direct renal tubular injury: role for lipid peroxidation and prevention by antivenom. *Toxicon* 2004; **43**: 833-839.
42. Zager RA, Burkhart KM, Johnson A. Sphingomyelinase and membrane sphingomyelin content: determinants of proximal tubule cell susceptibility to injury. *J Am Soc Nephrol* 2000; **11**: 894-902.
43. Cupo P, Hering SE. Cardiac troponin I release after severe scorpion envenoming by Tityus serrulatus. *Toxicon* 2002; **40**: 823-830.
44. Lourenço WR, Cloudsley-Thompson JL, Cuellar O *et al.* The evolution of scorpionism in Brazil in recent years. *L Venon Anim Toxins* 1996; **2**: 2.
45. Freire-Maia L, Campos JA. Approaches to the treatment of scorpion envenoming. *Toxicon* 1994; **32**: 1009-1014.
46. Lira-Da-Silva RM, Amorin AM, Brazil TK. Envenenamento por Tityus stigmurus (Scorpiones Buthidae) no estado da Bahia, Brasil. *Rev Soc Bras Med Trop* 2000; **33**: 239-245.
47. Trocon LE, Santos AA, Garbacio VL *et al.* Inhibition of gastric emptying and intestinal transitin anesthetized rats by Tityus serrulatus scorpion toxin. *Braz J Med Res* 2000; **33**: 1053-1058.
48. Teixeira CE, Priviero FB, Okuyama CE *et al.* Pharmacological characterization of the presynaptic activity of Tityus serrulatus venom in the rat anococcygeus muscle. *Toxicon* 2003; **42**: 451-460.
49. Mota JV, Ghersy De Nieto MT, Bastardo MC *et al.* Emponzoñamiento escorpiónico, clínica y laboratório usando antivenina. *Bol Hosp Niños* 1994; **30**: 35-40.
50. D'Suze G, Sevcik C, Ramos M. Presence of curarizing polypeptide and pancreatitis-inducing fraction without muscarinc effects in the venom of the Venezuelan scorpions Tityus discrepans (Karsch). *Toxicon* 1995; **33**: 333-345.
51. Devi CS, Reddy CN, Devi SL *et al.* Defribination syndrome due to scorpion venom poisoning. *Br Med J* 1970; **1**: 345-347.
52. Reddy CRRM, Suvarnakumani G, Devi CS, Reddy CN. Pathology of scorpion venom poisoning. *J Trop Med Hyg* 1972; **75**: 98-100.
53. Robert AB. Envenomation by scorpion Cetruroides exilicauda sculpturus. Severe and unusual manifestations. *Pediatrics* 1991; **87**: 930.
54. Sofer S, Gueron M, White R *et al.* Interleukin-6 release following scorpion sting in children. *Toxicon* 1996; **43**: 389-392.
55. D'Suze G. Moncada S, Gonzalez C *et al.* Relationchip between plasmatic levels of various citokines, tumor necrosis factor, enzymes, glucose and venom concentration following *Tityus* scorpion sting. *Toxicon* 2003; **41**: 367-375.
56. De Lima ME, Martin-Euclaire MF. The toxins purified from Tityus serrulatus (Lutz and Mello) venom. *Toxicol Toxin Rev* 1995; **14**: 457-481.
57. Becerril B, Marangoni S, Possani LD. Toxins and genes isolated from scorpions of genus Tityus. *Toxicon* 1997; **35**: 821-835.
58. Sakwiwatkul K, Chaiyabutr N, Sitprija V. Renal function following sea snake venom (Lapemis hardwickii) administration in dogs treated with sodium bicarbonate solution. *J Nat Toxins* 2002; **11**: 111-121.
59. Swanson DL, Vetter RS. Bites of brown recluse spiders and suspected necrotic arachnidism. *N Engl J Med* 2005; **352**: 700-707.
60. Malaque CM, Ori M, Santos SA *et al.* Production of TNF-alpha by primary cultures of human keratinocytes challenged with Loxosceles gaucho venom. *Rev Inst Med Trop Sao Paulo* 2002; **41**: 179-182.
61. Barbaro KC, Cardoso JL. Mecanismo de ação do veneno de Loxosceles e aspectos clínicos do loxoscelismo. In Cardoso JL, Siqueira França FO, Wen FH *et al* (eds). *Animais Peçonhentos no Brasil.* Savier/FAPESP: São Paulo, 2003, pp 160-174.
62. da Silva PH, da Silveira RB, Appel MH *et al.* Brown spiders and loxoscelelism. *Toxicon* 2004; **44**: 693-709.
63. Hogan CJ, Barbaro KC, Winkel K. Loxoscelism: old obstacles, new directions. *Ann Emerg Med* 2004; **44**: 608-624.
64. Hostetler MA, Dribben W, Wilson DB *et al.* Sudden unexplained hemolysis occurring in an infant due to presumed *loxosceles* envenomation. *J Emerg Med* 2003; **25**: 277-282.
65. Mota I, Barbaro KC. Biological and biochemical-proerties of venoms from medically important Loxosceles (Araneae) species in Brazil. *J Toxin Rev* 1995; **14**: 401-421.
66. da Silveira RB, Filho JFS, Mangili OC *et al.* Identification of proteases in the extract of venom glands from brown spider. *Toxicon* 2002; **40**: 815-822.
67. Futrell J. Loxoscelism. *Am J Med Sci* 1992; **304**, 261-267.
68. Veiga SS, Zanetti VC, Franco CRC *et al.* In vivo and in vitro cytotoxicity of brown spider venom for blood vessel endothelial cells. *Thromb Res* 2001; **102**: 229-237.
69. Zanetti VC, da Silveira RB, Dreyfuss JL *et al.* Morphological and biochemical evidence of blood vessel damage and fibrinogenolysis triggered by brown spider venom. *Blood Coagul Fibrinolysis* 2002; **13**: 135-148.
70. Vetter RS, Visscher PK, Camazine S. Mass envenomations by honey bees and wasps. *West J Med* 1999; **170**: 223-227.
71. Schumacher MJ, Egen NB. Significance os Africanized bees for public health. A review. *Arch Intern Med* 1995; **155**: 2038-2043.
72. Winston ML. The Africanized "killer" bee: biology and public health. *Q J Med* 1994; **87**: 263-267.
73. Tunget CL, Clark RF. Invasion of the "killer" bees, separating fact from fiction. *Postgrad Med* 1993; **94**: 92-102.
74. Habermann E. Bee and wasp venoms. *Science* 1972; **177**: 314-322.
75. Han HJ, Lee JH, Pack SH *et al.* Effect of bee venom and its melitin on apical transporters of renal proximal tubule cells. *Kidney Blood Press Res* 2000; **23**: 564-568.
76. Schmidt JO. Toxinology of venoms from the honeybee genus Apis. *Toxicon* 1995; **33**: 917-927.
77. Meija G, Arbelaez M, Henao JE *et al.* Acute renal failure due to multiple stings by Africanized bees. *Ann Intern Med* 1986; **104**: 210-211.
78. Tumwine JK, Nkrumah FK. Acute renal failure and dermal necrosis due to bee stings: report of case in a child. *Cent Afr J Med* 1990; **36**: 302-204.
79. Mendes RP, Meira DA, Teixeira UA *et al.* Acidente por múltiplas picadas de abelhas. *Arq Bras Med* 1990; **64**: 81-88.
80. Muñoz-Arizpe R, Valencia-Espinoza L, Velasquez-Jones L *et al.* Africanized bee stings and pathogenesis of acute renal failure. *Nephron* 1992; **61**: 478.
81. Sert M, Tetiker T, Paydas S. Rhabdomyolysis and acute renal failure due to honeybee stings as an uncommon cause. *Nephron* 1993; **65**: 647.
82. Franca FO, Benvenuti LA, Fan HW *et al.* Severe and fatal mass attacks by "killer" bees (Africanized honey bees – Apis mellifera scutellara) in Brazil: clinicopathological studes with measurement of serum venom concentrations. *Q T Med* 1994; **87**: 269-282.
83. Daisley H. Acute haemorrhagic pancreatitis following multiple stings by Africanized bees in Thrinidad. *Trans R Soc Trop Med Hyg* 1998; **92**: 71-72.
84. Diaz-Sanchez CL, Lifshitz-Guinzberg A, Ignacio-Ibarra G *et al.* Survival after massive (> 2000) Africanized honeybee stings. *Arch Intern Med* 1998; **158**: 925-927.
85. Kolecki P. Delayed toxic reaction following massive bee envenomation. *Ann Emerg Med* 1999; **33**: 114-116.

86. Bresolin NL, Carvalho LC, Goes EC *et al.* Acute renal failure following massive attack by Africanized bee stings. *Pediatr Nephrol* 2002; **17**: 625-627.
87. Daher EF, Silva Junior GB, Bezerra GP *et al.* Acute renal failure after massive honeybee stings. *Rev Inst Med Trop Sao Paulo* 2003; **45**: 45-50.
88. Gabriel DP, Rodrigues Junior AG, Barsante RC *et al.* Severe acute renal failure after massive attack of Africanized bees. *Nephrol Dial Transplant* 2004; **19**: 2680.
89. dos Reis MA, Costa RS, Coimbra TM *et al.* Renal changes induced by envenomation with Africanized bee venom in female Wistar rats. *Kidney Blood Press Res* 1997; **20**: 271-277.
90. dos Rei sMA, Costa RS, Coimbra TM *et al.* Acute renal failure in experimental envenomation with Africanized bee venom. *Ren Fail* 1998; **20**: 39-51.
91. Beccari M, Castiglione A, Cavaleire G *et al.* Unusual case of anuria due to African bee stings. *Int J Artif Organs* 1992; **15**: 281-283.
92. Bourgain C, Pauti MD, Fillastre JP *et al.* Massive poisoning by African bee stings. *Press Med* 1998; **27**: 1099-1101.
93. Hommel D, Bollandard F, Hulin A. Multiple African honeybee stings and acute renal failure. *Nephron* 1998; **78**: 235-236.
94. Kolecki P. Delayed toxic reaction following massive bee envenomation. *Ann Emerg Med* 1999; **33**: 114-116.

SEÇÃO 7

Doença Renal Crônica

◆

40

EVOLUÇÃO DA DOENÇA RENAL CRÔNICA APÓS NEFRECTOMIA PARCIAL EM PACIENTES COM CÂNCER RENAL

Benedito Jorge Pereira
Germana Alves de Brito

◆

INTRODUÇÃO

A incidência global de carcinoma de células renais (CCR) aumentou durante os últimos 20 anos e particularmente a proporção de pacientes diagnosticados incidentalmente com tumores menores. Os tumores com menos de 4cm (T1a) atualmente representam a maior proporção de CCR, aumentando assim a proporção relativa inclusive de pacientes considerados candidatos a nefrectomia parcial (NP), preferível à nefrectomia radical (NR) que gera maiores índices de insuficiência renal, maior risco de eventos cardiovasculares e morte, com eficácia oncológica equivalente[1].

Weight *et al*[2] demonstraram que a NP oferece um tratamento equivalente à nefrectomia radical e parece ser tecnicamente viável em muitos pacientes com tumores cT1b. Também observaram que a perda média da função renal na NR foi associada com 25% (IC 95% 3-73) do risco de morte cardíaca e 17% (IC 95% 12-27) do aumento do risco de morte devido a qualquer causa. Sugeriram então que a prevenção da insuficiência renal no pós-operatório, juntamente com o controle do câncer, deve ser discutida com todos os pacientes que apresentam massas renais localizadas, expondo os riscos e benefícios das duas diferentes formas de intervenção[2]. Além disso, a NP demonstra equivalência oncológica semelhante à NR nos tumores pequenos, com maior preservação da função renal e sobrevida geral comparada com a NR em pacientes selecionados[3]. Sempre que possível e indicado, no Hospital AC Camargo é feita a opção pela NP. No último levantamento (n = 175 pacientes) foram realizadas 80% de cirurgias de NP abertas e 20% de NP laparoscópicas.

A disfunção renal no pré-operatório é mais comum do que se pensava e atualmente se enfatiza a importância das cirurgias poupadoras de néfrons na estratégia urológica de tratamento do CCR[4]. Nos pacientes com doença renal crônica (DRC), o acompanhamento da função renal após a NP é mais importante do que naqueles com função renal normal, uma vez que a redução da função é um dos fatores que prediz a mortalidade[5].

Os pacientes com indicação absoluta de NP incluem aqueles com DRC, tumores renais solitários ou tumores bilaterais, que são conhecidos fatores de alto risco para a disfunção renal após a nefrectomia. Logo, a NP é recomendada principalmente para os pacientes com morbidades que levem à DRC como a hipertensão arterial sistêmica (HAS) e o *diabetes mellitus* (DM). Entretanto, não foi estudado de maneira ampla o quanto esse e outros fatores clínicos contribuem com a magnitude da perda da função renal após NR ou NP, nem qual é o momento em que ocorrem as alterações da função renal após a NP[6]. Em levantamento realizado no Hospital AC Camargo com 175 pacientes portadores de câncer renal e submetidos à NP, observou-se a presença significativa de portadores de HAS (46%), DM (28%) e doença cardiovascular (20%), entre outras comorbidades.

Das equações com base na creatinina sérica (CrS) usadas para estimar a função renal, o CKD-EPI é a mais precisa, antes e após a nefrectomia, especialmente em pacientes com função renal normal ou quase normal. Apesar de mais de um terço dos pacientes com CrS normal terem DRC pelo menos moderada, o ritmo de filtração glomerular (RFG) estimado, usando o CKD--EPI, foi associado com uma redução de 42% desses diagnósticos não realizados. A disfunção renal é comum em pacientes que se submetem à nefrectomia, mas esses dados mostram que a medida direta do RFG pode ser evitada com base nas características de desempenho do CKD-EPI, o que torna tal forma de medida mais prática[3].

Segundo Aaron *et al*[7], a NP tem mínimo impacto na função renal no pós-operatório quando o RFG é medido por meio do *clearance* de creatinina urinário de 24 horas, enquanto a NR está associada à redução significativa da função renal e por isso ressalta a importância desse tipo de cirurgia para poupar néfrons na maioria dos pacientes[7,8].

NEFRECTOMIA POR CÂNCER EVOLUI DIFERENTE DA NEFRECTOMIA POR DOADOR DE ÓRGÃOS?

Já foi demonstrado que, independente da indicação, a nefrectomia leva à deterioração da função renal em aproximadamente 30% dos pacientes com algumas morbidades associadas. Isso foi mostrado por estudos em pacientes com CCR que tinham os mesmos critérios de doadores de rim e as mesmas alterações da função renal. Essa redução do RFG foi verificada em indivíduos saudáveis submetidos à nefrectomia unilateral por perda traumática, revelando que os mecanismos adaptativos levam a aumento em mais de 70% do RFG no rim remanescente comparado aos valores pré-nefrectomia[9].

Todavia, é importante reconhecer que, a despeito de parte da literatura não mostrar redução significativa da função renal dos doadores de rim[5-7] e do risco de doadores evoluírem para DRC, um número significativo de doadores vivos atinge, com o tempo, um limiar de redução da função renal[10-13] em 60mL/min/m^2.

Portanto, se a doação de rim não coloca os doadores em risco de DRC, o que se vê, em grande parte, é explicado pela forte seleção desses indivíduos. Em alguns estudos, não há doadores com MDRD-RFGe superior a 90mL/min/m^2 no período pré-doação e que tenham evoluído com DRC durante o período de acompanhamento, definido como RFG menor que 60mL/min/m^2. Alguns trabalhos com doadores afro-americanos, apresentando mais do que o mínimo de risco de desenvolver efeitos adversos no longo prazo, levantaram preocupações sobre o otimismo comum em relação ao desenvolvimento da DRC em doadores vivos[14]. Isso é realçado pela consciência de que, mesmo sem sintomas clínicos ou proteinúria, RFG inferior a 60mL/min/m^2 está independentemente associado com o aparecimento de doenças cardiovasculares, risco de hospitalização e morte, conforme relatado em uma população com base em grande comunidade[5].

Com isso, os pacientes com câncer renal comparados com doadores vivos selecionados podem apresentar diferença significativa no RFGe no pré-operatório e pode haver redução da função renal e resultar em prevalências diferentes de DRC no pós-operatório.

O risco aumentado para DRC é observado em uma seleta população de pacientes com câncer renal, mesmo coma prevalência de DM e HAS significativamente maior do que a de doadores vivos sem grandes morbidades associadas. Essa observação é consistente com a encontrada em 26% dos pacientes com tumor solitário pequeno e cortical renal (< 4cm) e com dois rins funcionantes e que já tinham DRC preexistente definida como RFG inferior[4] a 60mL/min/m^2.

No estudo de Timsit *et al*[13], a idade no momento da cirurgia foi um fator de risco independente para DRC após a nefrectomia em ambos os grupos (doadores e portadores de câncer renal)[13]. Esses resultados mostram que o uso de doadores vivos mais velhos pode levantar preocupações em relação à segurança dos doadores devido ao aumento da deterioração da função renal com a idade. O resultado de uma pesquisa de centros de transplante dos EUA revelou que 59% dos programas já não têm um limite máximo de idade para ser elegível para o transplante[15]. Também já se demonstrou que a idade elevada do doador prejudicou os resultados dos transplantes e a capacidade de reparação, levando à menor sobrevivência do enxerto[16].

Por outro lado, hipertensão arterial moderada, tabagismo e índice de massa corporal elevada não parecem ter efeito negativo sobre o resultado da função renal após a nefrectomia. Isso justifica a elegibilidade de alguns indivíduos com hipertensão tratada no programa de doadores e, em certa medida, esse resultado pode também ser levado em consideração ao escolher a opção de tratamento para câncer renal em pacientes com hipertensão ou IMC elevado e pode, erroneamente, orientar em direção à ablação (crioablação ou radiofrequência) em vez de excisão para garantir a preservação máxima da função renal[17].

Segundo Timsit *et al*[13], o CCR não é um fator de risco independente para insuficiência renal após a nefrectomia. Assim, pacientes com câncer renal selecionados com algumas morbidades enfrentam a mesma deterioração de quase 30% da função renal, em comparação com o observado em doadores. Porém, destaca-se que a doação é uma opção segura quando o RFG é superior a 90mL/min/m^2 e, por outro lado, o uso excessivo de NR pode ser prejudicial para pacientes com câncer renal, mesmo com o rim contralateral com função renal basal normal e poucas morbidades associadas. A medida do RFG pré-operatório deve ser defendida ao planejar o tratamento cirúrgico do CCR para avaliar com precisão a função renal de base[13].

FATORES DE RISCO NO PRÉ-OPERATÓRIO PARA DRC EM PACIENTES COM CÂNCER RENAL

Em grande porcentagem de pacientes submetidos à NP para tumores renais localizados, além de terem tumores nos estágios clínicos T1, como descrito anteriormente, até 20% dessas pequenas massas são benignas e até 30% dos CCR têm limitado potencial metastático[18]. Além disso, a maioria dos pequenos tumores renais localizados demonstra um potencial de crescimento lento, com taxa média de 2 a 3mm por ano[19]. Devido a essas características, as orientações da Associação Americana de Urologia sugerem vigilância ativa para pacientes com comorbidades e que têm risco aumentado de eventos adversos na intervenção cirúrgica. Portanto, para alguns doentes, particularmente aqueles com pequenas massas e com alto risco de agravamento da DRC, a vigilância ativa desde o período pré-operatório pode ser uma estratégia razoável, e mesmo preferida, uma vez que a cirurgia pode não ser associada com um benefício[20].

A redução da função renal é um risco previsível da NP e em grande parte é devida à ressecção do parênquima renal normal e lesão isquêmica do parênquima remanescente. Minimizar o impacto dessa redução da função renal e estabelecer fatores de risco modificáveis são imprescindíveis nesse período pré-cirúrgico. Estudo de Clark *et al* demonstrou que 29% dos pacientes com DRC estágios I ou II basais tiveram progressão para DRC estágio III ou maior no pós-operatório. Esse fato destaca a importância de ponderar os riscos da cirurgia e os eventos adversos relacionados à doença renal crônica, com os riscos da redução da massa renal e metástase, para determinar o tratamento adequado[21]. É lógico que a ênfase deve ser colocada sobre a avaliação de cada paciente com análise aprofundada do quadro clínico individual e estado de saúde. Segundo esses autores, os fatores associados de forma independente com um risco aumentado de evoluir com DRC estágio III ou maior no pós-operatório foram: maior tamanho do tumor, pacientes do sexo feminino, maior faixa etária, casos que exijam pinçamento da artéria e da veia renal e menor RFG estimado no pré-operatório[21].

Já se mostrou que idade e sexo são fatores que predizem o declínio funcional renal após NP[6]. A associação direta entre idade e função renal é realçada como sendo um componente de todas as principais fórmulas que estimam o RFG, incluindo MDRD, Cockroft-Gault e CKD-EPI. Já a equação CKD-EPI estima o RFG com base em raça, gênero e creatinina sérica[22]. Não está claro porque pacientes do sexo feminino foram mais propensos a ter diminuição da função renal após NP, mas essa observação também foi feita em outros estudos[23,24]. No levantamento realizado no Hospital AC Camargo entre os pacientes submetidos à NP, pacientes com 60 anos em média foram mais propensos a DRC e houve predomínio de homens (62%).

A localização exata dos tumores renais (por exemplo, endofítico, mesofítico, exofítico) e as estimativas de redução no volume renal também têm sido demonstradas como importante preditor da extensão do declínio da função renal após cirurgia[25,26].

É importante considerar que o RFGe pode não ser suficientemente sensível para detectar alterações significativas na função renal no pós-operatório, particularmente no contexto de um rim único contralateral funcionando normalmente[27]. Além disso, uma equação como a MDRD só é validada até a idade de 70 anos e foi originalmente destinada apenas aos pacientes com DRC III ou superior. Esses fatores contribuem para a variabilidade da equação MDRD, particularmente para aqueles pacientes com DRC I ou II, e pode explicar a observação de que 5% dos pacientes com DRC estágio pré-operatório II melhoraram a função renal após nefrectomia parcial[21].

Nos casos de idosos com mais de 70 anos, Yang *et al* reconheceram maior prevalência de DRC com estágio III não diagnosticado no pré-operatório, sugerindo que mais nefrectomias parciais poderiam ser feitas como uma abordagem eficiente para essa população, que seria vista como subutilizada de acordo com os seus dados[28].

FATORES DO PERÍODO INTRAOPERATÓRIO

Entre os fatores presentes no período intraoperatório, sugere-se que a isquemia quente durante NP está associada com risco aumentado de lesão renal aguda (LRA) no pós-operatório e aumento do risco de novos casos de DRC estágio IV no seguimento, em comparação com pacientes tratados sem o clampeamento hilar. Embora não se tenha observado aumento do risco de diálise (temporária ou permanente) nos doentes tratados com isquemia quente, deve notar-se que o declínio da função renal aumenta o risco de morbidade cardiovascular, hospitalização e morte por qualquer causa[5]. Para os tumores passíveis de enucleação, essas observações sustentam o fato de que se pode tentar não utilizar nenhuma isquemia ou compressão regional durante NP, especialmente no cenário de um rim único.

O córtex renal é extremamente sensível à isquemia quente, uma vez que as atividades metabólicas são predominantemente aeróbicas. Imediatamente após a oclusão da artéria renal, o trifosfato de adenosina começa a se quebrar em monofosfato de nucleotídeos, para manter o fornecimento de energia para a integridade celular estrutural e funcional. Como as fontes de energia tornam-se rapidamente esgotadas em um ambiente anaeróbico, os mecanismos de transporte da membrana celular falham, e um influxo de sal e água resulta em edema celular e morte. Embora a duração máxima segura de isquemia quente seja controversa, alguns grupos individualmente e em colaboração observaram que a isquemia quente deva ser limitada a 20 minutos, sempre que possível. No entanto, no momento ainda não se tem um tempo máximo durante o qual a interrupção do fluxo sanguíneo renal é mais bem tolerado. Sugerem com isso que em tumores passíveis de serem tratados sem nenhuma isquemia, a falta de clampeamento hilar pode reduzir o risco de LRA e DRC[29].

A interrupção do fluxo sanguíneo renal por meio do clampeamento do pedículo é muitas vezes necessária durante a NP, especialmente para tumores complexos com invasão profunda do parênquima. A fixação vascular ajuda na hemostasia e no fechamento cirúrgico; no entanto, os tumores predominantemente exofíticos sem invasão profunda do parênquima podem ser passíveis de enucleação, sem a necessidade de clampeamento hilar. A preocupação de hemorragia ou falta de visualização do vazamento da urina não foi observada em vários estudos e, na verdade, pacientes tratados com isquemia quente foram mais propensos a ter hemorragia intraoperatória (5% *vs.* 2%) e desenvolver vazamento de urina no pós-operatório (5% *vs.* 1%), em comparação com pacientes tratados sem clampeamento hilar, embora essas diferenças não tenham sido estatisticamente significativas[29].

Outros estudos foram realizados associando os fatores no momento cirúrgico com a evolução da função renal no pós-operatório. Godoy *et al*[30] analisaram a relação entre o tempo de isquemia quente e a função renal no pós-operatório precoce após NP laparoscópica. Foi demonstrado que o aumento desse tempo de isquemia estava associado com a insuficiência renal no pós-operatório imediato e sua redução poderia reduzir o risco de uma mudança clinicamente significativa no RFG[30].

Song *et al*[31] mostraram que a função dos rins submetidos à NP laparoscópica se recuperava progressivamente depois de uma queda significativa após a cirurgia. O padrão de recuperação variava de acordo com a idade do paciente, comorbidades e tamanho do tumor. Os fatores que predisseram independentemente a diminuição do RFG no pós-operatório foram: o RFG pré-operatório, a redução do volume do parênquima renal e a reparação do sistema pelvicalicinal[31].

Segundo Thompson *et al*[29], a ausência de isquemia quando tecnicamente viável em pacientes adequadamente escolhidos não leva a um excesso de risco de hemorragia ou vazamento da urina. É, no entanto, importante salientar que a maioria dos tumores renais não é passível de ser retirada sem nenhuma isquemia e, para esses pacientes, defende-se que o tempo de isquemia quente deve ser previsto para ser inferior a 20 minutos[29]. Para os casos laparoscópicos, uma técnica de pinçamento no início foi relacionada com redução significativa do tempo de isquemia, e a assistência robótica pode ainda reduzir mais os tempos de clampeamento. Além disso, a oclusão vascular seletiva por técnica angiográfica é considerada promissora. Logo, segundo Thompson *et al*[29], a isquemia quente durante NP está associada com risco aumentado de LRA e DRC. A NP sem isquemia deve ser usada quando tecnicamente viável em pacientes com rim único, e outras medidas de proteção contra a lesão isquêmica, incluindo hipotermia e manipulações farmacológicas, devem ser estudadas, em um esforço para melhorar os resultados funcionais renais nessa população.

Outras opiniões sobre o papel da isquemia quente na função renal do período pós-operatório foram mencionadas por alguns autores. Segundo Shikanov *et al*[32], o intervalo de tempo de isquemia durante a NP laparoscópica não tinha impacto significativo sobre a função renal global no longo prazo em pacientes com dois rins funcionantes. No entanto, essa conclusão não significa necessariamente que a isquemia quente seja inofensiva para a função renal individualmente[32].

Lifshitz *et al*[33] mostraram que os fatores de risco para um tempo de isquemia quente prolongado são maiores em indivíduos com maior IMC, maior tamanho do tumor e localização central do tumor. Com isso, usando pontos de corte específicos, é possível prever qual paciente é suscetível a ter tempo de isquemia quente prolongado e, assim, ajustar a estratégia de tratamento conforme a necessidade[34].

Segundo Chan *et al*[35], dos fatores de risco para LRA no intraoperatório, a avaliação visual do volume de parênquima renal preservado foi o indicador mais preciso da disfunção no pós-operatório do rim operado. Esse estudo contribui para mostrar uma relação volume-função direta no cenário pós-NP. A estimativa visual intraoperatória é viável e precisa em ambas NP aberta e laparoscópica e pode ser utilizada para prever razoavelmente a função pós-operatória em pacientes com um rim contralateral funcionante. Esses dados deveriam ser rotineiramente documentados, pois podem fornecer informações clínicas importantes para o pós-operatório, bem como para a pesquisa no assunto. A cintilografia renal ou outras medidas funcionais devem continuar a ser utilizadas nos casos em que a relação direta do volume renal entre função possa ser alterada por tempo de isquemia quente prolongada, ligadura de ramos da artéria renal maiores, ressecção de tumores localizados centralmente e reconstrução renal complexa, além de outros fatores[35].

Segundo Mitchell *et al*[36], a utilização criteriosa da isquemia na NP, mesmo nos tumores mais complexos, leva no curto prazo a função renal semelhante à da ablação percutânea.

Outro aspecto que também deve ser considerado é que há necessidade de repetir a NP em paciente com rim único solitário. Essa é uma alternativa de alto risco, a taxa de complicação é alta e há diminuição na função renal, apesar de a maioria dos pacientes permanecer livre de diálise, com resultados oncológicos aceitáveis no seguimento intermediário[37].

SEGUIMENTO PÓS-NEFRECTOMIA

A perda da função renal após NR e NP é bem documentada. Foi observado aumento na creatinina média de 1,5-1,8mg/dL no pós-operatório após a NP, em especial nos pacientes com rim único[38]. Lau *et al*[39] e Butler *et al*[40] mostraram achados semelhantes. Nesses estudos, os fatores que afetaram a função renal no longo prazo foram diferentes daqueles que afetaram a função no curto prazo. A função no curto prazo foi afetada pela duração da isquemia renal, porcentagem de parênquima ressecado, idade do paciente e momento da nefrectomia contralateral, enquanto a função renal no longo prazo foi principalmente devida à porcentagem de parênquima renal remanescente após cirurgia[30,40,41].

Algum tecido renal normal é removido com o tumor para criar uma margem cirúrgica quando os territórios vasculares são sacrificados para remover o tumor. Portanto, postula-se que deve haver um componente de diminuição da função renal após NP atribuível à perda de parênquima normal.

Foi realizado um estudo em pacientes com rim único, submetidos a NP com os dados medidos do RFG disponíveis no pré e pós-operatório, com imagens de TC para medir o volume renal e do tumor. Esse estudo mostrou uma correlação positiva significativa entre a variação percentual em volume e a porcentagem de alteração da função renal em 2 a 6 meses, tal como calculado pelo RFGe (r = 0,48). Essa correlação foi ainda maior em pacientes com função renal diminuída antes da cirurgia (r = 0,61). Portanto, a perda de volume renal é, pelo menos, um componente da disfunção renal após NP, embora não seja a única causa. A correlação foi melhor entre a perda de volume e a perda de função usando RFGe antes e 2 a 6 meses após a cirurgia, do que o RFG medido 2 a 3 dias após a cirurgia. A melhor correlação com estimativas de 2 a 6 meses do RFG era esperada, uma vez que existem vários fatores que podem afetar a função renal no pós-operatório imediato e que podem não estar presentes depois de 2 a 6 meses, incluindo estado de hidratação e necrose tubular aguda[40]. Os pacientes submetidos à NP no Hospital AC Camargo são acompanhados pela equipe de nefrologia durante a internação para a nefrectomia, caso apresentem algum grau de disfunção prévia e, se houver intercorrências, como surgimento de LRA no pós-operatório. Nesses casos, após a alta hospitalar, são encaminhados ao Ambulatório de Nefrologia para seguimento no longo prazo.

É possível que pacientes com função renal normal sejam capazes de compensar a perda de volume, aumentando a função renal dos néfrons remanescentes. Por outro lado, o grupo de pacientes com diminuição da função renal pode não compensar essa perda de parênquima e, portanto, a disfunção renal tem maior grau de correlação com a perda de volume retirado do rim[42].

Houve vários estudos para avaliar formas de preservar a função renal antes e depois da NP, mas poucos estimaram a função renal pós-operatória. Kobayashi *et al*[43] avaliaram a função renal usando a cintilografia renal com mercaptoacetil-triglicina-Tc^{99m}[43]. Gill *et al*[44] usaram uma técnica de hipotermia renal laparoscópica e descobriram que o resfriamento eficaz pode minimizar a diminuição da função renal em doentes com um longo tempo de isquemia[44]. No momento, não há estudos que avaliam diretamente a correlação entre a perda de parênquima renal e a diminuição da função renal após NP. Pode ser que não haja um meio, atualmente, que forneça uma medição reprodutível do impacto do parênquima renal remanescente e do volume de tumor renal retirado. Houve estudos correlacionando a perda de volume renal que sugeriram o uso de imagens pré-operatórias por TC pela estimativa da margem de ressecção com o volume renal pós-operatório reavaliado pela TC. Eles também relataram correlação da perda de volume renal com perda da função renal. Nesse estudo, o percentual de perda de volume do parênquima renal correlacionou-se significativamente com a porcentagem de perda de função renal 2 a 6 meses após a NP em rim único, especificamente em pacientes com diminuição da função renal antes da cirurgia. Isso pode ser utilizado para prever a perda da função renal no planejamento da NP, estimando o parênquima que poderia ser preservado no pré-operatório. Portanto, o planejamento cirúrgico para a NP deve incluir estimativas da função renal antes da cirurgia e prever o volume do parênquima no pós-operatório ao estimar as margens cirúrgicas[42].

CONCLUSÕES

A NP é recomendada principalmente aos pacientes com morbidades que levem à DRC como a hipertensão arterial sistêmica (HAS) e o *diabetes mellitus* (DM). Quase um quarto dos pacientes que serão submetidos à nefrectomia parcial com um rim normal contralateral, que têm DRC estágio III ou superior e podem desenvolver piora adicional no pós-operatório, tem como fatores preditores significativos do declínio na função renal o aumento da idade, o sexo feminino, maior tamanho do tumor e menor RFG basal.

Observa-se que a qualidade e a quantidade de rim preservado são importantes preditores no curto e longo prazos da função renal após a NP. O tempo de isquemia quente é um dos principais determinantes da lesão renal aguda e, quando prolongada por mais de 20 minutos, serve como outro preditor independente de redução da função renal final. A precisão da retirada do tumor e a reconstrução necessitam ainda de estudo prospectivo adicional e podem vir a ser importantes fatores modificáveis para otimizar o procedimento da NP.

No seguimento do pós-operatório, é importante verificar a função renal medida ou estimada pelo menos seis meses depois da cirurgia e deve-se atentar para as estimativas de volume retirado no ato cirúrgico para prever a função renal no pós-operatório, considerando as margens cirúrgicas.

Agradecimentos especiais: aos médicos da equipe de urologia e nefrologia do Hospital AC Camargo *Cancer Center*/SP, em especial Dr. Stênio Zequi e Dra. Marina Harume Imanishe, bem como aos acadêmicos do Curso de Medicina da Universidade Nove de Julho/SP: Juliana K Antiqueira, Larissa M. Fatel, Nathalia Soldi, Patrícia Jacob, Ariane S. Garcia e Beatriz N. Pinedo.

REFERÊNCIAS BIBLIOGRÁFICAS

1. Klarenbach S, Moore RB, Chapman DW *et al.* Adverse renal outcomes in subjects undergoing nephrectomy for renal tumors: a population-based analysis. *Euro Urol* 2011; **59**: 333-339.
2. Weight CJ, Larson BT, Fergany AF *et al.* Nephrectomy induced chronic renal insufficiency is associated with increased risk of cardiovascular death and death from any cause in patients with localized cT1b renal masses. *J Urol* 2010; **183**: 1317-1323.
3. Lane BR, Demirjian S, Weight CJ *et al.* Performance of the chronic kidney disease-epidemiology study equations for estimating glomerular filtration rate before and after nephrectomy. *J Urol* 2010; **183**: 896-902.
4. Huang WC, Levey AS, Serio AM *et al.* Chronic kidney disease after nephrectomy in patients with renal cortical tumours: a retrospective cohort study. *Lancet Oncol* 2006; 7: 735-740.
5. Go AS, Chertow GM, Fan D *et al.* Chronic kidney disease and the risks of death, cardiovascular events, and hospitalization. *N Engl J Med* 2004; **351**: 1296-1305.
6. Lane BR, Babineau DC, Poggio ED *et al.* Factors predicting renal functional outcome after partial nephrectomy. *J Urol* 2008; **180**: 2363-2369.
7. Aaron TD, Clark A, Rodney H *et al.* Preservation of renal function following partial or radical nephrectomy using 24-hour creatinine clearance. *Euro Urol* 2008; **54**: 143-152.
8. Montorsi F. Kidney cancer: highlights from 2006. *Euro Urol* 2007; Suppl 6: 745-753.
9. Krohn AG, Ogden DA, Holmes JH. Renal function in 29 healthy adults before and after nephrectomy. *JAMA* 1966; **196**: 322-324.
10. Grossmann J, Wilhelm A, Kachel HG *et al.* Long-term consequences of live kidney donation follow-up in 93% of living kidney donors in a single transplant center. *Am J Transplant* 2005; **5**: 2417-224.
11. Goldfarb DA, Matin SF, Braun WE *et al.* Renal outcome 25 years after donor nephrectomy. *J Urol* 2001; **166**: 2043-2047.
12. Fehrman-Ekholm I, Elinder G, Stenbeck M *et al.* Kidney donors live longer. *Transplantation* 1997; **64**: 976-978.
13. Timsit MO, Nguyen KN, Rouach Y *et al.* Kidney function following nephrectomy: similitude and discrepancies between kidney cancer and living donation. *Urol Oncol Sem Orig Invest* 2012; **30**: 482-486.
14. Nogueira JM, Weir MR, Jacobs S *et al.* A study of renal outcomes in African American living kidney donors. *Transplantation* 2009; **88**: 1371-1376.
15. Mandelbrot DA, Pavlakis M, Danovitch GM *et al.* The medical evaluation of living kidney donors: a survey of US. transplant centers. *Am J Transplant* 2007; 7: 2333-2343.
16. Pratschke J, Merk V, Reutzel-Selke A *et al.* Potent early immune response after kidney transplantation in patients of the European senior transplant program. *Transplantation* 2009; **87**: 992-1000.
17. Lehman DS, Landman J. Kidney cancer ablative therapy: indications and patient selection. *Curr Urol Rep* 2008; **9**: 4-43.
18. Lane BR, Babineau D, Kattan MW *et al.* A preoperative prognostic nomogram for solid enhancing renal tumors 7 cm or less amenable to partial nephrectomy. *J Urol* 2007; **178**: 429-434.
19. Crispen PL, Viterbo R, Boorjian SA *et al.* Natural history, growth kinetics, and outcomes of untreated clinically localized renal tumors under active surveillance. *Cancer* 2009; **115**: 2844-2852.
20. Lane BR, Abouassaly R, Gao T *et al.* Active treatment of localized renal tumors may not impact overall survival in patients aged 75 years or older. *Cancer* 2010; **116**: 3119-1326.
21. Clark MA, Shikanov S, Raman JD *et al.* Chronic kidney disease before and after partial nephrectomy. *J Urol* 2011; **185**: 43-48.
22. Levey AS, Stevens LA, Schmid CH *et al.* A new equation to estimate glomerular filtration rate. *Ann Intern Med* 2009; **150**: 604-612.
23. Kshirsagar AV, Bang H, Bomback AS *et al.* A simple algorithm to predict incident kidney disease. *Arch Intern Med* 2008; **168**: 2466-2473.
24. Glassock RJ. Estimated glomerular filtration rate: time for a performance review? *Kidney Int* 2009; **75**: 1001-1003.
25. Song C, Bang JK, Park HK *et al.* Factors influencing renal function reduction after partial nephrectomy. *J Urol* 2009; **181**: 48-54.
26. Chan AA, Wood CG, Caicedo J *et al.* Predictors of unilateral renal function after open and laparoscopic partial nephrectomy. *Urology* 2010; **75**: 295-302.
27. Porpiglia F, Renard J, Billia M *et al.* Is renal warm ischemia over 30 minutes during laparoscopic partial nephrectomy possible? One-year results of a prospective study. *Eur Urol* 2007; **52**: 1170-1178.
28. Yang KW, Xiong GY, Li XS *et al.* Prevalence of baseline chronic kidney disease in 2,769 Chinese patients with renal cancer: nephron-sparing treatment is still underutilized. *World J Urol* 2013; **13**: 1178.
29. Thompson RH, Lane BR, Lohse CM *et al.* Comparison of warm ischemia versus no ischemia during partial nephrectomy on a solitary kidney. *Eur Urol* 2010; **58**: 331-336.
30. Godoy G, Ramanathan V, Kanofsky JA *et al.* Effect of warm ischemia time during laparoscopic partial nephrectomy on early postoperative glomerular filtration rate. *J Urol* 2009; **181**: 2438-2445.
31. Song C, Park S, Jeong IG *et al.* Followup of unilateral renal function after laparoscopic partial nephrectomy. *J Urol* 2011; **186**: 53-58.
32. Shikanov S, Lifshitz D, Chan AA *et al.* Impact of ischemia on renal function after laparoscopic partial nephrectomy: a multicenter study. *J Urol* 2010; **183**: 1714-1718.
33. Lifshitz DA, Shikanov S, Jeldres C *et al.* Laparoscopic partial nephrectomy: predictors of prolonged warm ischemia. *J Urol* 2009; **182**: 860-865.
34. Gill IS, Eisenberg MS, Aron M *et al.* "Zero ischemia" partial nephrectomy: novel laparoscopic and robotic technique. *Eur Urol* 2011; **59**: 128-134.
35. Chan AA, Wood CG, Caicedo J *et al.* Predictors of unilateral renal function after open and laparoscopic partial nephrectomy. *Urology* 2010; **75**: 295-302.
36. Mitchell CR, Atwell TD, Weisbrod AJ *et al.* Renal function outcomes in patients treated with partial nephrectomy versus percutaneous ablation for renal tumors in a solitary kidney. *J Urol* 2011; **186**: 1786-1790.
37. Liu NW, Khurana K, Sudarshan S *et al.* Repeat partial nephrectomy on the solitary kidney: surgical, functional and oncological outcomes. *J Urol* 2010; **183**: 1719-1724.
38. Adkins KL, Chang SS, Cookson MS *et al.* Partial nephrectomy safely preserves renal function in patients with a solitary kidney. *J Urol* 2003; **169**: 79-81.
39. Lau WKO, Blute ML, Weaver AL *et al.* Matched comparison of radical nephrectomy vsnephron-sparing surgery in patients with unilateral renal cell carcinoma and a normal contralateral kidney. *Mayo Clin Proc* 2000; **75**: 1233-1235.
40. Butler BP, Novick AC, Miller DP *et al.* Management of small unilateral renal cell carcinomas: radical versus nephron-sparing surgery. *J Urol* 1995; **45**: 34-40.
41. Fergany AF, Saad IR, Woo L *et al.* Open partial nephrectomy for tumor in a solitary kidney: experience with 400 cases. *J Urol* 2006; **175**: 1630-1633.
42. Sharma N, O'Hara J, Novick AC *et al.* Correlation between loss of renal function and loss of renal volume after partial nephrectomy for tumor in a solitary kidney. *J Urol* 2008; **179**: 1284-1288.
43. Kobayashi Y, Usui Y, Shima M *et al.* Evaluation of renal function after laparoscopic partial nephrectomy with renal scintigraphy using 99mtechnetium-mercaptoacetyltriglycine. *Int J Urol* 2006; **13**: 1371-1374.
44. Gill IS, Abreu SC, Desai MM *et al.* Laparoscopic ice slush renal hypothermia for partial nephrectomy: the initial experience. *J Urol* 2003; **170**: 52-56.

41

CONTROLE GLICÊMICO NA DOENÇA RENAL CRÔNICA: OS NOVOS ANTIDIABÉTICOS

Victor Galvão Moura Pereira
Rodolfo Balogh Junior

◆

INTRODUÇÃO

O *diabetes mellitus* (DM) é a causa mais frequente de doença renal crônica (DRC) no mundo e a segunda etiologia mais comum entre os pacientes em diálise no Brasil[1]. Os diabéticos apresentam risco aumentado de eventos cardiovasculares e, além disso, a hiperglicemia é um fator de risco independente para nefrosclerose diabética[2]. A fisiopatologia da doença renal diabética é complexa, abrangendo fatores hemodinâmicos, concentração plasmática dos produtos finais de glicosilação avançada e disfunção endotelial, entre outros[2].

O envelhecimento da população, a elevação na prevalência e na sobrevida dos pacientes diabéticos são algumas das causas responsáveis pelo aumento da participação da nefropatia diabética como uma das causas mais frequentes de DRC, apesar da grande evolução no arsenal terapêutico para o tratamento da hiperglicemia, como os análogos de insulina, bomba de infusão e a grande variedade de agentes anti-hiperglicêmicos com diferentes mecanismos de ação e eficácia[3].

Com a evolução da nefropatia diabética, ocorre aumento na complexidade do tratamento, não apenas devido à alteração da farmacocinética da maioria dos medicamentos, mas sim pela maior ocorrência de outras complicações crônicas. Nos pacientes com redução significante do ritmo de filtração glomerular, é necessária a redução da dose de alguns dos agentes hipoglicemiantes, enquanto outros devem ser evitados, devido ao aumento da ocorrência de hipoglicemia[4]. O objetivo deste capítulo é revisar as seguintes classes de medicações: as gliptinas – conhecidas como inibidores da dipeptidilpeptidase-IV (DPP-IV); os incretinomiméticos – também chamados de agonistas de GLP-1 (*glucagon-like peptide-1*); e os inibidores da reabsorção tubular de glicose – as glifozinas ou iSGLT-2, no tratamento da hiperglicemia do paciente com DM e DRC nos seus diferentes estágios evolutivos.

GLICEMIA NA DOENÇA RENAL CRÔNICA

O rim é um órgão importante na manutenção da homeostase da glicose. Juntamente com o fígado, responde a um sistema comum de controle neuro-hormonal, mobilizando e armazenando nutrientes no organismo para manter a normoglicemia. O rim contribui com cerca de 15 a 20% da produção total de glicose e o fígado é o responsável pelo restante[5]. A DRC geralmente cursa com resistência à insulina, secundária ao aumento dos níveis plasmáticos dos hormônios contrarreguladores (glucagon, cortisol, hormônio do crescimento e as catecolaminas) causados pela excreção renal reduzida; a afinidade da insulina pelos receptores celulares está diminuída na presença de acidose metabólica e pela redução da captação de glicose pelas células musculares esqueléticas[6]. Por outro lado, com a evolução da insuficiência renal, ocorre redução da degradação da insulina, aliada à redução do metabolismo hepático de insulina induzida por toxinas urêmicas[7].

O bom controle da glicemia continua a ser prioridade quando o paciente com *diabetes mellitus* desenvolve DRC, já que pode retardar principalmente o desenvolvimento e a progressão das complicações microvasculares, limita a hipercalemia, previne o catabolismo e minimiza as infecções. Esse pode também ser associado a internações hospitalares mais curtas, melhora da gastroparesia, da hipotensão ortostática e a maiores valores de albumina sérica[8]. Nos pacientes com diabetes em hemodiálise, a hiperglicemia pode levar a maior ganho de peso entre as sessões, dificuldade no controle da hipertensão arterial, hipercalemia grave, anorexia, fraqueza e alterações no nível de consciência ou apenas sintomas vagos e inespecíficos. Pacientes com melhores níveis de hemoglobina glicada (HbA1c) no início da terapia renal substitutiva, indicando melhor controle glicêmico na fase de doença renal não dialítica, têm maior sobrevida[9].

A manutenção de um controle glicêmico estrito é difícil de ser mantida na presença de doença renal crônica e as oscilações entre hiper e hipoglicemia frequentes devem ser evitadas. Entre os fatores que contribuem para essas oscilações podem ser citados: diminuição no *clearance* da insulina, alterações na secreção de insulina por distúrbios do metabolismo do cálcio e pela uremia, aumento na resistência à ação da insulina, estado nutricional e metabólico, modo de diálise, complicações gastrintestinais como a gastroparesia, frequente nesses pacientes, comprometendo a alimentação e absorção enteral de glicose, e falta da gliconeogênese por insuficiência renal[10,11].

INCRETINOMIMÉTICOS E INIBIDORES DE DPP-IV

As incretinas são hormônios secretados instantes após a alimentação, por células enteroendócrinas, e uma de suas principais funções fisiológicas é a regulação da quantidade de insulina[12]. Entre esses os principais são o GLP-1 (*glucagon-like peptide-1*) e o GIP (peptídeo insulinotrópico dependente de glicose). Eles possuem várias ações em comum no pâncreas e ações distintas em outros tecidos.

O GIP foi o primeiro hormônio incretina a ser descrito, é um único peptídeo com 42 aminoácidos. Está circulante em baixos níveis no sangue, porém em resposta à ingestão de glicose ou gordura, os níveis aumentam consideravelmente, estimulando a produção de insulina endógena. O GLP-1 age estimulando a secreção de insulina, porém sua maior contribuição é a inibição da secreção do glucagon. O glucagon é um hormônio que tem como função regular a concentração entre glicose e insulina, inibindo a produção de insulina quando em excesso. Assim, sua inibição favorece o aumento na concentração de insulina[13].

GIP e GLP-1 atuam promovendo a homeostase entre insulina e glicose, reduzindo também o esvaziamento gástrico, diminuindo a ingestão de alimentos e a taxa de produção de glicose endógena. Porém, os hormônios incretinas ficam ativos por um curto espaço de tempo, rapidamente são degradados pela enzima DPP-IV. Esse mecanismo se tornou alvo das grandes indústrias farmacêuticas, na busca de novos fármacos para DM2. Surgiram então os novos medicamentos que atuam mimetizando a ação dos hormônios incretinas (incretinomiméticos) ou inibindo sua degradação (inibidores da DPP-IV). As gliptinas fazem parte dessa nova classe de medicamentos, tem sua ação sobre as enzimas DPP-IV, uma serina protease de ampla distribuição em todo o corpo, expressa como ectoenzima sobre as células endoteliais. Embora essa enzima possua inúmeros substratos potenciais, ela parece ser particularmente crítica para a inativação do GLP-1 e do GIP-2[14]. Com as gliptinas inibindo a DPP-IV, os hormônios conseguem atuar por muito mais tempo no controle da glicemia.

O GLP-1 é um dos principais responsáveis pelo "efeito incretina", denominação que se aplica ao fato de que a glicose, quando administrada por via oral, tem um poder 60% maior de estimular a secreção de insulina do que quando aplicada por via intravenosa[15]. Ele ocorre porque o GLP-1 estimula a secreção de insulina, além disso, o GLP-1 inibe a secreção do glucagon. Essas ações são glicose-dependentes e apenas observadas em condições de hiperglicemia.

Os efeitos fisiológicos do GLP-1 contribuem de modo importante para o controle da glicemia tanto no período pós-prandial quanto em jejum e estão diminuídos nos portadores de diabetes do tipo 2 (DM2). O aumento da concentração sérica do GLP-1 para níveis farmacológicos é capaz de corrigir a hiperglicemia de pacientes com DM2, o que motivou a formulação de estratégias para seu uso terapêutico[14-15].

O que inviabiliza o uso terapêutico do GLP-1 nativo é a sua vida média plasmática extremamente curta (menor que 3 minutos) devido a sua rápida degradação pela enzima dipeptidilpeptidase-IV. Para contornar essa limitação foram seguidas três estratégias: o desenvolvimento de agonistas do receptor do GLP-1, a síntese de análogos do GLP-1 resistentes à inativação enzimática (em conjunto conhecidos como incretinomiméticos) e a criação de agentes inibidores da DPP-IV (Fig. 41.1).

Todos esses agentes têm demonstrado sua eficácia na terapêutica sem causar hipoglicemia[14]. Os incretinomiméticos apresentam o inconveniente de serem drogas injetáveis, enquanto os inibidores da DPP-IV são ativos por via oral, e podem ter a ação adicional de potencializar o efeito de outros peptídeos que também são degradados por esta enzima[16].

Com o uso dos inibidores da DPP-IV, os níveis de GLP-1 ativo aumentam de 2 a 3 vezes. Esse aumento representa uma atividade biológica menor do que a obtida com o uso dos análogos ou dos agonistas do GLP-1 (7 a 20 vezes), por esse motivo, com o uso dos inibidores da DPP-IV, não há retardo significativo do esvaziamen-

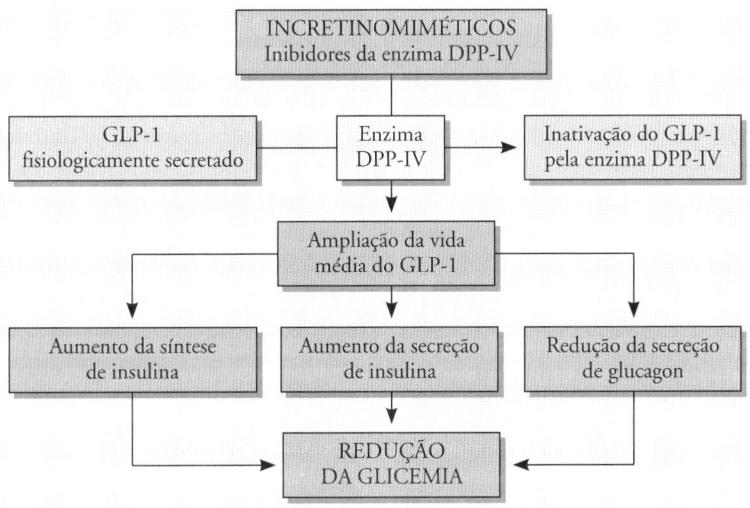

Figura 41.1 – Mecanismo de ação dos inibidores da DPP-IV.

to gástrico nem redução do peso[17]. Em conjunto, essas estratégias terapêuticas são consideradas "baseadas em incretinas" e constituem-se em um desenvolvimento promissor no tratamento do diabetes.

Os inibidores da DPP-IV são indicados para o tratamento do diabetes tipo 2 em monoterapia ou em terapia combinada com outros agentes por via oral/insulina. A utilização dos medicamentos dessa classe em combinação com a metformina como tratamento inicial do DM2 tem sido recomendada em alguns algoritmos. Os estudos clínicos mostram que a incidência de hipoglicemia quando se utiliza esses agentes em monoterapia é comparável ao grupo placebo. A associação dos inibidores da DPP-IV com medicações secretagogas ou com a própria insulina traz um risco potencial de hipoglicemias decorrente dessas últimas[17,18].

Estão aprovadas para uso clínico no Brasil as seguintes gliptinas: sitagliptina (Januvia®), vildaglipitina (Galvus®), saxaglipitna (Onglyza®), linagliptina (Trayenta®) e alogliptina (Nesina®).

A sitagliptina foi o primeiro inibidor de DPP-IV utilizado na prática clínica, licenciado em 2006, é altamente seletivo para a enzima DPP-IV, atingindo a concentração plasmática estável após três dias de administração. Os níveis máximos no plasma são alcançados entre 1 e 2 horas após a ingestão do comprimido, com tempo de meia-vida de 8 a 14 horas, sua biodisponibilidade é de 85%. O fármaco é eliminado praticamente inalterado e em grande parte por via renal, sem que haja influência sobre as enzimas do citocromo P450, tendo um potencial de interações com outros medicamentos relativamente baixo[19].

Quando utilizados em monoterapia, os inibidores da DPP-IV podem levar à redução da hemoglobina glicada (HbA1c) entre 0,6 e 1,8%, dependendo da população considerada. De modo geral, como ocorre com os outros agentes por via oral, a redução é maior nos pacientes que têm HbA1c inicial acima de 9%. Em combinação com a metformina, os inibidores da DPP-IV levam à redução da hemoglobina glicada entre 0,5 e 0,8%[20].

Tanto a glicemia de jejum quanto a glicemia pós-prandial contribuem para a redução da hemoglobina glicada. Na maioria dos estudos, a glicemia pós-prandial cai cerca de 50mg/dL, enquanto a glicemia de jejum apresenta queda de aproximadamente 20mg/dL[21].

Os eventos adversos mais comuns verificados nos ensaios clínicos foram faringite, náuseas e cefaleia. Não houve diferença na ocorrência de eventos adversos sérios entre os pacientes que receberam placebo ou inibidores da DPP-IV[21]. Do ponto de vista da eficácia, seu poder de reduzir a hemoglobina glicada é comparável ao de outros agentes por via oral; portanto, é no seu mecanismo de ação que está o maior atrativo para seu uso.

A dose preconizada para a sitagliptina (Januvia®) é de 100mg por dia em uma única tomada, da vildagliptina (Galvus®) é de 50mg, duas vezes ao dia, da saxagliptina (Onglyza®) 5mg uma vez ao dia e da alogliptina (Nesina®) 25mg uma vez ao dia. Essas doses devem ser reduzidas para a metade na presença de insuficiência renal com depuração de creatinina menor que 50mL/min e para um quarto da dose habitual se a depuração for menor que 30mL/min. No caso da linagliptina (Trayenta®), a dose é de 5mg uma vez ao dia sem necessidade de correção devido à lesão renal[22]. Não há experiência clínica na administração dessas drogas, assim como no caso dos incretinomiméticos, em crianças, gestantes ou lactantes. O uso em populações geriátricas foi estudado e nenhuma modificação da dose é necessária se a função renal permanecer normal[23].

Considerando que a redução da população de células beta é um dos mecanismos responsáveis tanto pelo estabelecimento quanto pela progressão do diabetes, se for demonstrado que a terapia baseada em incretinas é capaz de deter a progressão da doença no ser humano por meio da preservação das células beta dos pacientes no longo prazo, então essa classe de medicamentos poderá ser utilizada desde o estágio de pré-diabetes até as fases mais avançadas. As evidências de que isso de fato ocorre no ser humano são ainda escassas[24].

Outro aspecto interessante do mecanismo de ação dos incretinomiméticos e dos inibidores da DPP-IV é o fato de o aumento da secreção de insulina ser dependente da hiperglicemia, isto é, na ausência de aumento da glicose sanguínea, não haverá elevação da secreção de insulina, de tal maneira que não se espera que esse tipo de medicação induza hipoglicemia[25].

Recentemente foram publicados os estudos de segurança cardiovascular com a saxagliptina e com a alogliptina que demonstraram um efeito sobre o risco cardiovascular neutro. Um achado inesperado foi o aumento de internações por insuficiência cardíaca, fato que por ora permanece inexplicado[26].

A sitagliptina, a saxagliptina, a vildagliptina e a alogliptina são de excreção renal e necessitam de ajuste de dose em indivíduos com DRC[27]. As doses de sitagliptina e alogliptina devem ser reduzidas a 50% se o ritmo de filtração glomerular (RFG) cair abaixo de 50mL/min e a 25% se estiver abaixo de 30mL/min[28]. A linagliptina é eliminada, quase em sua totalidade, intacta nas fezes após ser excretada pela bile. Assim, é a única que pode ser utilizada em todas as fases da DRC sem necessitar de ajuste de dose (Quadro 41.1).

Os incretinomiméticos aprovados para uso clínico no Brasil são: o agonista do receptor de GLP-1 exenatida (Byetta®), o análogo do GLP-1 liraglutida (Victoza®) e o agonista do receptor de GLP-1 lixisenatida (Lyxumia®).

EXENATIDA (BYETTA®)

A exendina-4 é um composto natural encontrado na glândula salivar do lagarto *Heloderma suspectum* (monstro de gila), resistente à ação da DPP-IV de mamíferos[29]. A exenatida é um composto sintético análogo da exendina-4, também resistente à ação da DPP-IV e tem meia-vida mais longa (3,5 horas) do que o GLP-1 natural.

A exenatida tem ações glicorregulatórias semelhantes ao GLP-1, incluindo o retardo do esvaziamento gástrico e a indução de saciedade alimentar[30]. Além disso, a exenatida restaura a primeira fase de secreção de insulina, habitualmente reduzida ou ausente no diabetes tipo 2.

Nos estudos foram utilizadas as doses de 5 (apenas nas primeiras quatro semanas) ou 10µg duas vezes ao dia em injeções por via subcutânea[29,30]. A exenatida reduz a HbA1c em torno de 1% e, também, diminui a glicemia de jejum e as excursões glicêmicas pós-prandiais.

Como efeito benéfico adicional observa-se perda de peso de 1,6 a 2,8kg com a dose de 10µg. Nos estudos abertos com exenatida por 52 semanas houve redução de 1,1 ± 0,1% na HbA1c com 48% dos pacientes atingindo valores menores que 7%, enquanto os estudos abertos de extensão de 3 anos de duração revelam a durabilidade do controle glicêmico e redução progressiva do peso em média de 5,3kg[30].

Estudos farmacológicos indicam que a exenatida não deve ser utilizada após as refeições, nem em indivíduos com comprometimento intenso da função renal (depuração de creatinina < 30mL/min ou doença renal terminal). Por outro lado, não são necessários ajustes de dose quando associada a estatinas, digoxina, inibidores de enzima conversora da angiotensina ou anticoagulantes como a warfarina[31].

LIRAGLUTIDA (VICTOZA®)

A liraglutida é o primeiro análogo do GLP-1 humano a ser utilizado clinicamente. É constituída por duas modi-

Quadro 41.1 – Ajuste de dose das gliptinas conforme o RFG Adaptado de Abe *et al*[5] e bulas dos produtos. *Ainda não recomendado em bula.

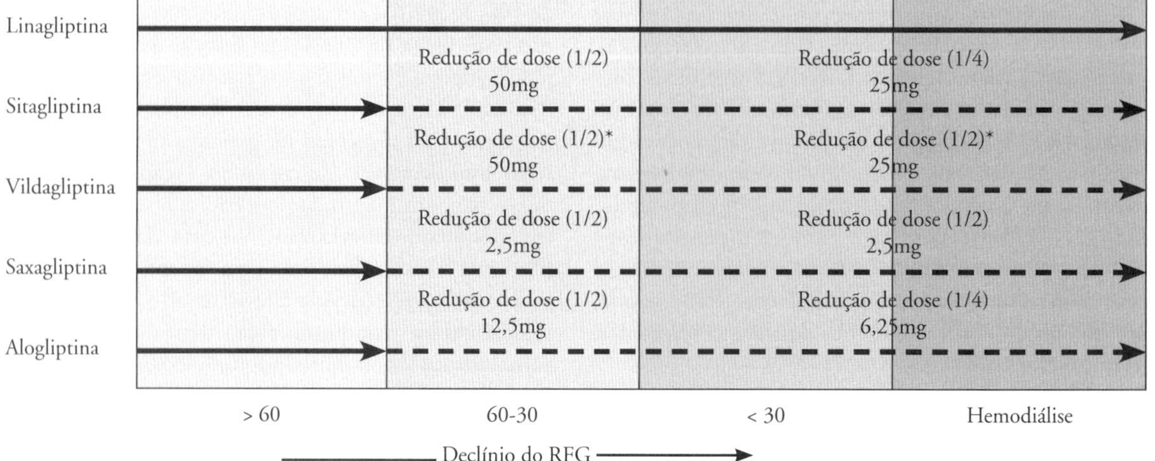

ficações na sequência de aminoácidos da molécula nativa e um acoplamento de um ácido graxo à cadeia peptídica[32]. O mecanismo de ação e seus efeitos são semelhantes ao GLP-1 nativo, com potência e vida média amplificadas, permitindo seu uso clínico com apenas uma injeção por via subcutânea ao dia.

Seu programa de desenvolvimento contemplou o uso em pacientes com DM2 em todas as fases da evolução natural da doença. Em monoterapia, a liraglutida nas doses de 1,2 ou 1,8mg diminuiu a HbA1c em 0,9-1,1% por um período de até 2 anos. No uso combinado com outros agentes por via oral houve diminuição da HbA1c de cerca 1,0-1,5%. A presença de insuficiência renal leve ou moderada não afeta o perfil farmacodinâmico do fármaco. A perda de peso e a diminuição da pressão arterial são da mesma magnitude que ocorre com a exenatida[33].

A incidência de anticorpos antiliraglutida ocorre em 8,6% dos pacientes contra 40% dos casos com a exenatida. Os efeitos colaterais gastrintestinais ocorrem da mesma forma com os dois incretinomiméticos[32,33].

Há vários outros análogos/agonistas do GLP-1 em desenvolvimento com efeito de longa duração, para uso em aplicações semanais, como a exenatida de liberação prolongada, a dulaglutida e a semaglutida[34].

A exenatida e a liraglutida são agentes que atuam aumentando a produção de insulina e reduzindo a produção de glucagon também na dependência dos níveis da glicemia. A exenatida é eliminada pelo rim e pode ser utilizada na DRC se o RFG estiver acima de 50mL/min. Em pacientes com RFG entre 30 e 50mL/min, a dose deve ser reduzida e não deve ser utilizada quando esse estiver abaixo de 30mL/min, segundo recomendação da FDA[35]. A liraglutida não necessita de ajuste de dose, mas deve ser utilizada com cuidado com RFG inferior a 60mL/min.

LIXISENATIDA (LYXUMIA®)

A lixisenatida é um agonista sintético do receptor do GLP-1 com alta afinidade e seletividade, com estrutura modificada a partir da exendina-4. A afinidade e a seletividade da lixisenatida pelo receptor GLP-1 humano apresenta uma ligação aproximadamente quatro vezes mais alta do que o GLP-1 nativo[36]. A lixisenatida estimula a secreção de insulina quando os níveis de glicemia estiverem altos, mas não em uma condição de normoglicemia, o que implica a vantagem de risco diminuído de hipoglicemia. Esse aumento da secreção e insulina leva à supressão da secreção de glucagon. Em pacientes com DM2, a lixisenatida administrada uma vez ao dia melhora o controle glicêmico através de efeitos imediatos e sustentados de redução dos níveis de jejum e pós-prandial de glicose[37,38]. O esvaziamento gástrico também fica mais lento com a lixisenatida[39,40], o que contribui para a redução da glicemia pós-prandial.

INIBIDORES DA SGLT2

RACIONAL E MECANISMO DE AÇÃO

A glicose presente no sangue é filtrada pelos rins, mas totalmente reabsorvida nos túbulos renais, de modo que pessoas normais não apresentam glicosúria[41]. Essa reabsorção tubular de glicose se deve à presença de moléculas que transportam tanto glicose quanto sódio, denominadas SGLT-1 e SGLT-2 (Figs. 41.2 e 41.3)[42]. A capacidade de transporte dessas moléculas é superada quando os níveis de glicose no sangue ultrapassam 180mg/dL, razão pela qual ocorre glicosúria. O diabetes é caracterizado pela hiperglicemia crônica com consequente aumento da carga de glicose filtrada pelos rins, mas, apesar disso, com o tempo, os pacientes com diabetes não apresentam glicosúria até que níveis de glicemia muito maiores que

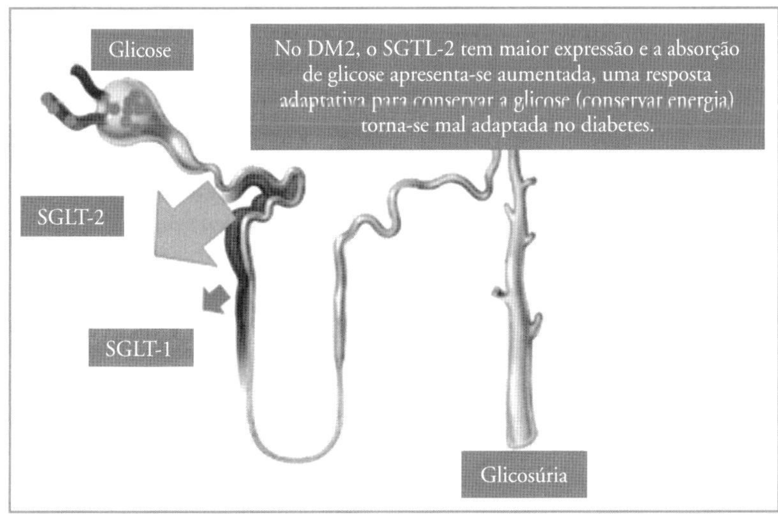

Figura 41.2 – Reabsorção renal de glicose aumentada em pacientes com DM2[42].

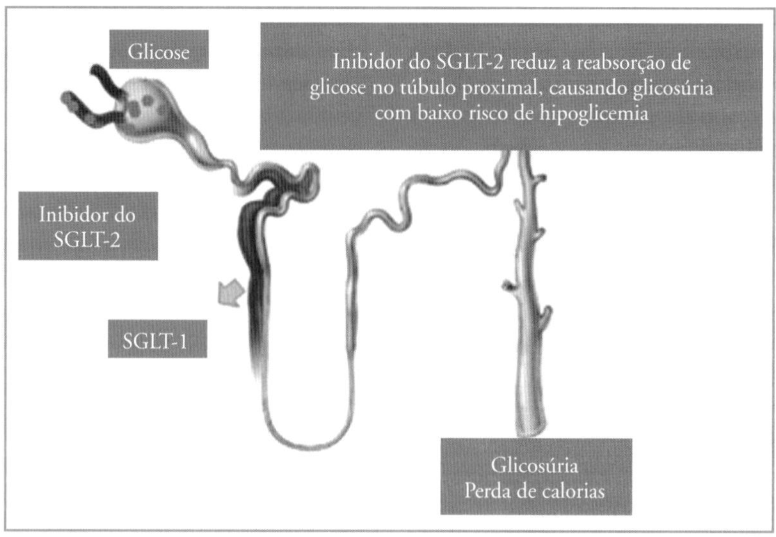

Figura 41.3 – Mecanismo de ação dos inibidores do SGLT-2[42].

180mg/dL ocorram. Isso se deve a um processo de adaptação que eleva a expressão dos transportadores que, ao aumentar a reabsorção da glicose, contribui para aumentar mais ainda a glicemia[43].

Os inibidores da SGLT-2 (responsável por 90% da reabsorção de glicose nos túbulos renais) provocam u aumento da glicosúria e assim promovem diminuição da glicemia de modo totalmente independente da ação da insulina[44]. Os já aprovados e comercializados no Brasil são os seguintes: a dapagliflozina (Forxiga®), a empagliflozina (Jardiance®) e a canagliflozina (Invokana®).

A dapaglifozina foi o primeiro fármaco dessa classe a ser aprovado, é um inibidor altamente potente e seletivo (> 1.000 vezes mais seletivo para SGLT2 comparando com SGLT1) e reversível do co-transportador sódio-glicose 2, que é responsável pela reabsorção da glicose do filtrado glomerular para o sangue. Uma vez inibida sua ação pelo fármaco, há um decréscimo do transporte tubular e da reabsorção com aumento da excreção de glicose (glicosúria). Por esse mecanismo a dapaglifozina reduz os níveis de glicose tanto do jejum como pós-prandial. A ação é verificada desde a primeira dose e continua por um período de 24 horas entre as doses até o final do tratamento. O metabolismo do fármaco ocorre principalmente por glucuronidação e em pequena parte pelas enzimas do citocromo P450. Tanto o fármaco como seus metabólicos não influenciam a ação do P450, assim o potencial de interações com outras drogas é mínimo[45]. Considerando-se que o fármaco pode aumentar o risco de depleção de volume, não é recomendado o uso concomitante com diuréticos. Pela glicosúria causada pela ingestão do medicamento, verificam-se perda calórica e redução de peso, que em grande parte são devidas à perda de gordura corporal, incluindo gordura visceral, e não pela perda de fluidos.

INDICAÇÕES E USO CLÍNICO DOS INIBIDORES DO SGLT-2

A inibição da reabsorção tubular de glicose que essas medicações promovem leva à diminuição da glicemia de jejum discreta (em torno de 20 a 30mg/dL) e à redução mais expressiva da hiperglicemia pós-prandial (em torno de 50 a 70mg/dL)[44]. A diminuição da HbA1c é de cerca de 0,9%, partindo de um basal inicial de 8% para as doses aprovadas de dapagliflozina de 10mg uma vez ao dia e de canagliflozina de 100mg uma vez ao dia. O uso da dose de 300mg/dia de canagliflozina leva à redução adicional da HbA1c de 0,3% (1,2%)[45]. Os inibidores da SGLT-2 podem ser usados no tratamento do DM2 em monoterapia ou em terapia combinada com outros agentes por via oral ou com insulina[46].

PERFIL DE SEGURANÇA DOS INIBIDORES DA SGLT-2

A principal preocupação ao utilizar uma estratégia terapêutica que aumenta e mantém a glicosúria é com eventual prejuízo da função renal e essa foi acompanhada rigorosamente durante todos os estudos clínicos. A medida do ritmo de filtração glomerular após 6 meses de administração do medicamento e após 2 anos foi semelhante com o uso dos iSGLT-2 e com as medicações comparadoras[47].

Como esperado, há aumento de infecções do trato urinário nas mulheres e nas infecções genitais tanto em homens quanto nas mulheres. As características desses episódios foram semelhantes aos quadros que estamos habituados a observar em pacientes diabéticos muito descontrolados que também apresentam glicosúria persistente[48]. As infecções foram mais frequentes no início do tratamento, não tiveram caráter recorrente e responderam normalmente ao tratamento habitual. A literatura reporta uma taxa de descontinuação de até 2% em virtude desses eventos adversos. É importante salientar que o uso dos iSGLT-2 não está associado a aumento do risco de hipoglicemia porque não estimula a secreção de insulina e tampouco amplifica seu efeito[49].

Os iSGLT-2 não provocam aumento do peso. Ao contrário, provocam perda de peso sustentada de cerca de 3kg[50]. A maior parte dessa perda decorre da diminuição da gordura corporal em virtude da perda calórica que a presença da glicosúria impõe. Como esperado, em condições de diminuição importante da filtração renal, a medicação perde a eficácia e não deve ser utilizada[51].

O uso dos iSGLT-2 não foi associado a aumento de hepatopatias, neoplasias, distúrbios da coagulação sanguínea, distúrbios eletrolíticos ou síncopes. Apesar disso, acreditamos que deve ser utilizado com cautela em pacientes que tenham patologias concomitantes que predisponham a desidratação ou utilizem diuréticos potentes[52].

CONCLUSÃO

O *diabetes mellitus* é uma doença altamente prevalente em pacientes com DRC. Atualmente, temos muitas opções para o tratamento da hipoglicemia, que continuarão a aumentar em futuro próximo. O uso apropriado dessas drogas exige amplo conhecimento de sua farmacocinética e perfil de segurança por todos os profissionais envolvidos no tratamento do paciente com diabetes e doença renal crônica.

Entre os inibidores da DPP-IV (vildagliptina, sitagliptina, linagliptina e saxagliptina), apenas a linagliptina não requer ajuste na presença de perda de função renal. Para os demais representantes são recomendados ajustes de acordo com os estágios de DRC[53].

Atualmente, no Brasil, a exenatida e a liraglutida, fármacos anti-hiperglicêmicos de uso por via subcutânea, são os representantes dos análogos do GLP-1. Esses medicamentos estão indicados para uso em pacientes com valores de RFG > 30mL/min. Já os análogos do GLP-1 de longa duração (uso semanal), como a albiglutida, poderiam ser utilizados nos diferentes estágios da DRC[54].

Os inibidores do co-transporte tubular renal de sódio-glicose (iSGLT2), como a dapagliflozina, canagliflozina e empagliflozina, promovem aumento de infecções urogenitais por fungos e dependem da habilidade renal de filtrar glicose e não devem, portanto, ser utilizados em pacientes com RFG < 30mL/min[55].

REFERÊNCIAS BIBLIOGRÁFICAS

1. Sesso R, Lopes AA, Thomé FS *et al.* Diálise crônica no Brasil – Relatório do Censo Brasileiro de Diálise, 2011. *J Bras Nefrol* 2012; **34**: 272-277.
2. US Renal Data System. 2012 USRDS Annual Data Report. National Institutes of Health, National Institute of Diabetes and Digestive and Kidney Diseases, Bethesda, MD, 2012.
3. Nathan DM. Finding new treatments for diabetes -- how many, how fast... how good. *N Engl J Med* 2007; **356**: 437-440.
4. Brietzke SA. Oral antihyperglycemic treatment options for type 2 diabetes mellitus. *Med Clin North Am* 2015; **99**: 87-106.
5. Abe M, Okada K, Soma M. Antidiabetic agents in patients with chronic kidney disease and end-stage renal disease on dialysis: metabolism and clinical practice. *Curr Drug Metab* 2011; **12**: 57-69.
6. Nolan, JJ. Consensus guidelines, algorithms and care of the individual patient with type 2 diabetes. *Diabetologia* 2010; **53**: 1247-1249.
7. Inzucchi, SE. Bergenstal RM, Buse JB *et al.* Management of hyperglycemia in type 2 diabetes: a patient-centered approach. Position statement of the American Diabetes Association (ADA); European Association for the Study of Diabetes. *Diabetes Care* 2012; **35**: 1364-1379.
8. American Diabetes Association. Standards of Medical Care in Diabetes – 2015. *Diabetes Care* 2015; **38**(Suppl 1): S1-S94.
9. Schernthaner G, Ritz E, Schernthaner GH. Strict glycaemic control in diabetic patients with CKD or ESRD: beneficial or deadly? *Nephrol Dial Transplant* 2010; **25**: 2044-2047.
10. Action to Control Cardiovascular Risk in Diabetes Study Group, Gerstein HC, Miller ME *et al.* Effects of intensive glucose lowering in type 2 diabetes. *N Engl J Med* 2008; **358**: 2545-2559.
11. Coca SG, Ismail-Beigi F, Haq N *et al.* Role of intensive glucose control in development of renal end points in type 2 diabetes mellitus: systematic review and meta-analysis intensive glucose control in type 2 diabetes. *Arch Intern Med* 2012; **172**: 761-769.
12. Drucker DJ. The role of gut hormones in glucose homeostasis. *J Clin Invest* 2007; **117**: 24-32.
13. Holst JJ. Therapy of type 2 diabetes mellitus based on the action of glucagon-like peptide 1. *Diabetes Metab Res Rev* 2002; **18**: 430-441.
14. Ahren B. Emerging dipeptidil peptidase-4 inhibitors for the treatment of diabetes. *Expert Opin Emerg Drugs* 2008; **13**: 593-607.
15. Green BD, Flatt PR, Bailey CJ. Dipeptidyl peptidase IV (DPP IV) inhibitors: a newly emerging drug class for the treatment of type 2 diabetes. *Diab Vasc Dis Res* 2006, **3**: 159-165.
16. Davidson JA. The placement of DPP-IV inhibitors in clinical practice recommendations for the treatment of type 2 diabetes. *Endocr Pract* 2013; **19**: 1050-1061.
17. Deacon CF. DPPIV and diabetes (abstract). *Clin Chem Lab Med* 2008; **46**: A18.
18. Deacon CF. Dipeptidyl peptidase-4 inhibitors in the treatment of type 2 diabetes: a comparative review. *Diabetes Obes Metab* 2011; **13**: 7-18.
19. Chan JC, Scott R, Arjona Ferreira JC *et al.* Safety and efficacy of sitagliptin in patients with type 2 diabetes and chronic renal insufficiency. *Diabetes Obes Metab* 2008; **10**: 545-555.
20. Scheen AJ. Pharmacokinetics of dipeptidylpeptidase-4 inhibitors. *Diabetes Obes Metab* 2010, **12**: 648-658.
21. Wook K, Josephine ME. The role of incretins in glucose homeostasis and diabetes treatament. *Pharmacol Rev* 2008; **60**: 470-512.
22. Gallwitz B. The evolving place of incretin-based therapy in type 2 diabetes. *Pediatr Nephrol* 2010; **25**: 1207-1217.
23. Amori RE, Lau J, Pittas AG. Efficacy and safety of incretin therapy in type 2 diabetes: Systematic review and meta-analysis. *JAMA* 2007; **298**: 194-206.
24. St Peter WL, Weinhandl ED, Flessner MF. Sitagliptin-another option for managing type 2 diabetes in dialysis patients? *Am J Kidney Dis* 2013; **61**: 532-535.
25. Arjona Ferreira JC, Corry D, Mogensen CE *et al.* Efficacy and safety of sitagliptin in patients with type 2 diabetes and ESRD receiving dialysis: a 54-week randomized trial. *Am J Kidney Dis* 2013; **61**: 579-587.

26. Esposito K, Cozzolino D, Bellastella G *et al.* Dipeptidyl peptidase-4 inhibitors and HbA1c target of < 7% in type 2 diabetes: meta-analysis of randomized controlled trials. *Diabetes Obes Metab* 2011; **13**: 594-603.
27. Scott LJ. Alogliptin: a review of its use in the management of type 2 diabetes mellitus. *Drugs* 2010; **70**: 2051-2072.
28. Pratley RE. Alogliptin: a new, highly selective dipeptidyl peptidase-4 inhibitor for the treatment of type 2 diabetes. *Expert Opin Pharmacother* 2009; **10**: 503-512.
29. Parkes DG, Pittner R, Jodka C *et al.* Insulinotropic actions of exendin-4 and glucagon-like peptide-1 in vivo and in vitro. *Metabolism* 2001; **50**: 583-589.
30. DeFronzo RA, Ratner RE, Han J *et al.* Effects of exenatide (exendin-4) on glycemic control and weight over 30 weeks in metformin-treated patients with type 2 diabetes. *Diabetes Care* 2005; **28**: 1092-1100.
31. Buse JB, Henry RR, Han J *et al.* Exenatide-113 Clinical Study Group. Effects of exenatide (exendin-4) on glycemic control over 30 weeks in sulfonylurea-treated patients with type 2 diabetes. *Diabetes Care* 2004; **27**: 2628-2635.
32. Parks M, Rosebraugh C. Weighing risks and benefits of liraglutide–the FDA's review of a new antidiabetic therapy. *N Engl J Med* 2010; **362**: 774-777.
33. Pratley RE, Nauck M, Bailey T *et al.* Liraglutide versus sitagliptin in patients with type 2 diabetes who did not have adequate glycaemic control with metformin: a 26-week, randomised, parallel-group, open-label trial. *Lancet* 2010; **375**: 1447-1456.
34. Visboll T. Liraglutide: a new treatment for type 2 diabetes. *Drugs today* (Barc) 2009; **45**: 101-113.
35. Buse JB, Rosenstock J, Sesti G *et al.* Liraglutide once a day versus exenatide twice a day for type 2 diabetes: a 26-week randomised, parallel-group, multinational, open-label trial (LEAD-6). *Lancet* 2009; **374**: 39-47.
36. The incretin system: Glucagon-like peptide-1 receptor agonists and dipeptidyl peptidase-4 inhibitors in type 2 diabetes. *Lancet* 2006; **368**: 1696-1705.
37. Gerich JE, Fonseca VA, Alvardo-Ruiz R *et al.* Monotherapy with GLP-1 receptor agonist, lixisenatide, significantly improves glycaemic control in type 2 diabetic patients. *Diabetologia* 2010; **53** Suppl 1: S330.
38. Rosenstock J, Raccah D, Koranyi L *et al.* Efficacy and safety of lixisenatide once-daily vs exenatide twice-daily in type 2 DM inadequately controlled on metformin (GetGoal-X). Abstract 0033-LB presented at the 71st Scientific Sessions of the American Diabetes Association, June 24-28, 2011, San Diego, CA.
39. Sanofi-Aventis press release, 12 April 2011. Lixisenatide significantly reduces HbA1c without increasing hypoglycemia in patients uncontrolled on sulfonylureas (GETGOAL-S). Availablefrom:http://en.sanofiaventis.com/binaries/20110412_LIXI_GETGOAL_S_EN_tcm28–31652. pdf. Accessed August 11, 2011.
40. Seino Y, Min K, Niemoeller E, Takami A. Lixisenatide significantly improves glycemic control in Asian patients with T2DM insufficiently controlled on basal insulin ± SU. Abstract 0278-OR presented at the 71st Scientific Sessions of the American Diabetes Association, June 24 28, 2011, San Diego, CA.
41. Bays H. Sodium glucose co-transporter type 2 (SGLT-2) inhibitors: targeting the kidney to improve glycemic control in diabetes mellitus. *Diabetes Ther* 2013; **4**: 195-220.
42. Gerich JE. Role of the kidney in normal glucose homeostasia and in the hyperglycaemia of diabetes mellitus: therapeutic implications. Review article. *Diabet Med* 2010; **27**: 136-142.
43. Vlotides G, Mertens PR. Sodium-glucose cotransport inhibitors: mechanisms, metabolic effects and implications for the treatment of diabetic patients with chronic kidney disease. *Nephrol Dial Transplant* 2015; **30**: 1272-1276.
44. Kalra S. Sodium glucose co-transporter-2 (SGLT2) inhibitors: a review of their basic and clinical pharmacology. *Diabetes Ther* 2014; **5**: 355-366.
45. List JF, Woo V, Morales E *et al.* Sodium-glucose co-transport inhibition with dapagliflozin in type 2 diabetes mellitus. *Diabetes Care* 2009; **32**: 650-657.
46. Kim Y, Babu AR. Clinical potential of sodium-glucose cotransporter 2 inhibitors in the management of type 2 diabetes. *Diabetes Metabc Syndr Obes* 2012; **5**: 313-327.
47. Cangoz S, Chang YY, Chempakaseril SJ *et al.* The kidney as a new target for antidiabetic drugs: SGLT2 inhibitors. *J Clin Pharm Ther* 2013; **38**: 350-359.
48. Liscinsky M. FDA approves Invokana to treat type 2 diabetes: First in a new class of diabetes drugs. Fda.gov [Internet]. Silver Spring (MD): U.S. Food and Drug Administration; c2010 [updated 2013 Mar 29; cited 2013 Apr 2]. Available from: http://www.fda.gov/NewsEvents/Newsroom/PressAnnouncements/ucm345848.htm.
49. Stenlöf K, Cefalu WT, Kim KA *et al.* Efficacy and safety of canagliflozin monotherapy in subjects with type 2 diabetes mellitus inadequately controlled with diet and exercise. *Diabetes Obes Metab* 2013; **15**: 372-382.
50. Polidori D, Sha S, Mudaliar S *et al.* Canagliflozin lowers postprandial glucose and insulin by delaying intestinal glucose absorption in addition to increasing urinary glucose excretion: results of a randomized, placebo-controlled study. *Diabetes Care* 2013; **36**: 2154-2161.
51. Yale JF, Bakris G, Cariou B *et al.* Efficacy and safety of canagliflozin in subjects with type 2 diabetes and chronic kidney disease. *Diabetes Obes Metab* 2013; **15**: 463-473.
52. Wilding JP, Woo V, Soler NG *et al.* Long-term efficacy of dapagliflozin in patients with type 2 diabetes mellitus receiving high doses of insulin: A randomized trial. *Ann Intern Med* 2012; **156**: 405-415.
53. Scheen AJ. Dipeptidylpeptidase-4 inhibitors (gliptins): focus on drug-drug interactions. *Clin Pharmacokinet* 2010; **49**: 573-588.
54. De Nicola L, Gabbai FB, Liberti ME *et al.* Sodium/glucose cotransporter 2 inhibitors and prevention of diabetic nephropathy: targeting the renal tubule in diabetes. *Am J Kidney Dis* 2014; **64**: 16-24.
55. Gilbert RE. Sodium-glucose linked transporter-2 inhibitors: potential for renoprotection beyond blood glucose lowering? *Kidney Int* 2014; **86**: 693-700.

42

RELAÇÃO ENTRE PRODUTOS FINAIS DA GLICOSILAÇÃO AVANÇADA E METABOLISMO ÓSSEO NA DOENÇA RENAL CRÔNICA

Kélcia Rosana da Silva Quadros
Rodrigo Bueno de Oliveira

◆

INTRODUÇÃO

A doença renal crônica (DRC) está associada a elevadas taxas de morbidade e mortalidade, principalmente relacionadas à doença cardiovascular (DCV) e ao distúrbio mineral e ósseo (DMO)[1,2].

O risco de óbito por DCV em pacientes com DRC é de 10 a 20 vezes maior do que na população geral[1]. O DMO, por sua vez, está associado a maior risco cardiovascular nesta população[3]. A alta prevalência de DCV nos pacientes com DRC é devida, em parte, a fatores de risco tradicionais como *diabetes mellitus* (DM), hipertensão arterial sistêmica, dislipidemia e sedentarismo. Estes fatores têm relação com o aparecimento e progressão da lesão aterosclerótica e calcificação vascular[4]. Porém, a ocorrência desses fatores de risco clássicos não é suficiente para explicar completamente a forte associação entre DCV e DRC[2].

Fatores relacionados à uremia podem contribuir para a piora das lesões cardiovasculares preexistentes ou induzir seu aparecimento[5]. Entre estes fatores estão as toxinas urêmicas, que têm efeito deletério em vários órgãos e tecidos, principalmente no sistema cardiovascular e ósseo[3,6].

Entre as diversas toxinas urêmicas implicadas na patogênese da DCV e do DMO, destacam-se os produtos finais da glicosilação avançada (AGEs, *advanced glycation end products*)[6]. Os AGEs compreendem vários produtos resultantes da ligação não enzimática entre carboidratos-proteínas, carboidratos-lipídios e carboidratos-ácidos nucleicos[7].

A formação de AGEs ocorre de forma contínua no organismo humano, com acúmulo lento e progressivo de acordo com o avançar da idade, porém a ocorrência de DM e DRC resultam na geração acelerada de AGEs. No DM, essencialmente devido à exposição crônica a elevados níveis de glicose, enquanto na uremia, principalmente pela queda do ritmo de filtração glomerular (RFG)[8-10]. Além da produção endógena, os AGEs podem também ser derivados de fonte exógena, como a fumaça do cigarro e alimentos processados a altas temperaturas[8]. O padrão de consumo dietético, bem como a forma de preparo dos alimentos, também influenciam na concentração de AGEs no organismo[11-13].

Evidências apontam que os AGEs interferem negativamente no sistema cardiovascular e no tecido ósseo de pacientes com DRC[14-17]. Em teoria, a ação dos AGEs nos ossos deve causar repercussão significativa comparada a outros tecidos, pois tecidos com menor *turnover*, como o ósseo, seriam mais predispostos ao acúmulo de AGEs[18].

Entender melhor o papel dos AGEs no metabolismo ósseo dos pacientes com DRC pode não só trazer o conhecimento de um novo marcador relacionado à fisiopatologia do DMO na DRC, como também a descoberta de potenciais alvos terapêuticos.

GERAÇÃO DE AGEs

Os AGEs constituem um grupo heterogêneo de compostos derivados da glicosilação não enzimática de proteínas, lipídios e ácidos nucleicos, por meio de uma sequência complexa de reações referidas como reação de Maillard. A primeira etapa dessa reação é a glicosilação não enzimática de proteínas por aldeídos e cetonas para formar uma base Schiff instável e livremente reversível. Essa base pode sofrer rearranjo para formar um produto intermediário, mais estável, chamado de produto de Amadori. A hemoglobina glicosilada e a frutosamina são exemplos conhecidos de produtos de Amadori. Em uma segunda etapa, os produtos de Amadori gerados são oxidados, dando origem aos AGEs (Fig. 42.1)[7,8].

Os AGEs também podem ser formados por auto-oxidação de glicose e estresse oxidativo. Pelo menos 20 tipos diferentes de AGEs já foram descritos, incluindo os compostos precursores glioxal 1,2-dicarbonílicos e metilglioxal, e os produtos finais N-carboximetil-lisina, pentosidina e hidroimidasolona, que são bem caracterizados e utilizados como marcadores de acúmulo de AGE em vários tecidos[8]. Os AGES podem ser degradados por enzimas como as glioxalase, também podem ser modificados por mecanismos de defesa inata, tais como as lisozimas, que sequestram os AGEs e aceleram sua excreção renal, e por degradação dependente da ligação ao receptor chamado AGER1[8].

RECEPTORES DOS AGEs

Existe um sistema complexo de receptores de AGEs. A ligação dos AGEs ao receptor AGER1 leva ao seu sequestro e detoxificação, reduzindo os níveis de AGEs nos espaços intracelulares e extracelulares, resultando assim em propriedades antioxidantes. O RAGE, por outro lado, é um receptor transmembrana da superfície celular, da família das imunoglobulinas, que perpetua os sinais inflamatórios iniciados pelos AGEs através de múltiplos mecanismos. Em condições fisiológicas, o RAGE é expresso em níveis muito baixos em vários tipos de células (células da musculatura lisa, endoteliais, osteoclastos, osteoblastos e células da paratireoide)[8,19-21]. Porém, em algumas doenças, como DM, doenças autoimunes e inflamatórias, a expressão dos RAGE é elevada e os níveis de AGER1 são diminuídos, resultando em supressão do sistema de defesa antioxidante e aumento dos mecanismos pró-oxidantes[22]. Existe ainda uma forma solúvel do RAGE (sRAGE), que é parte do receptor transmembrana liberado no espaço extracelular. Níveis altos de sRAGE

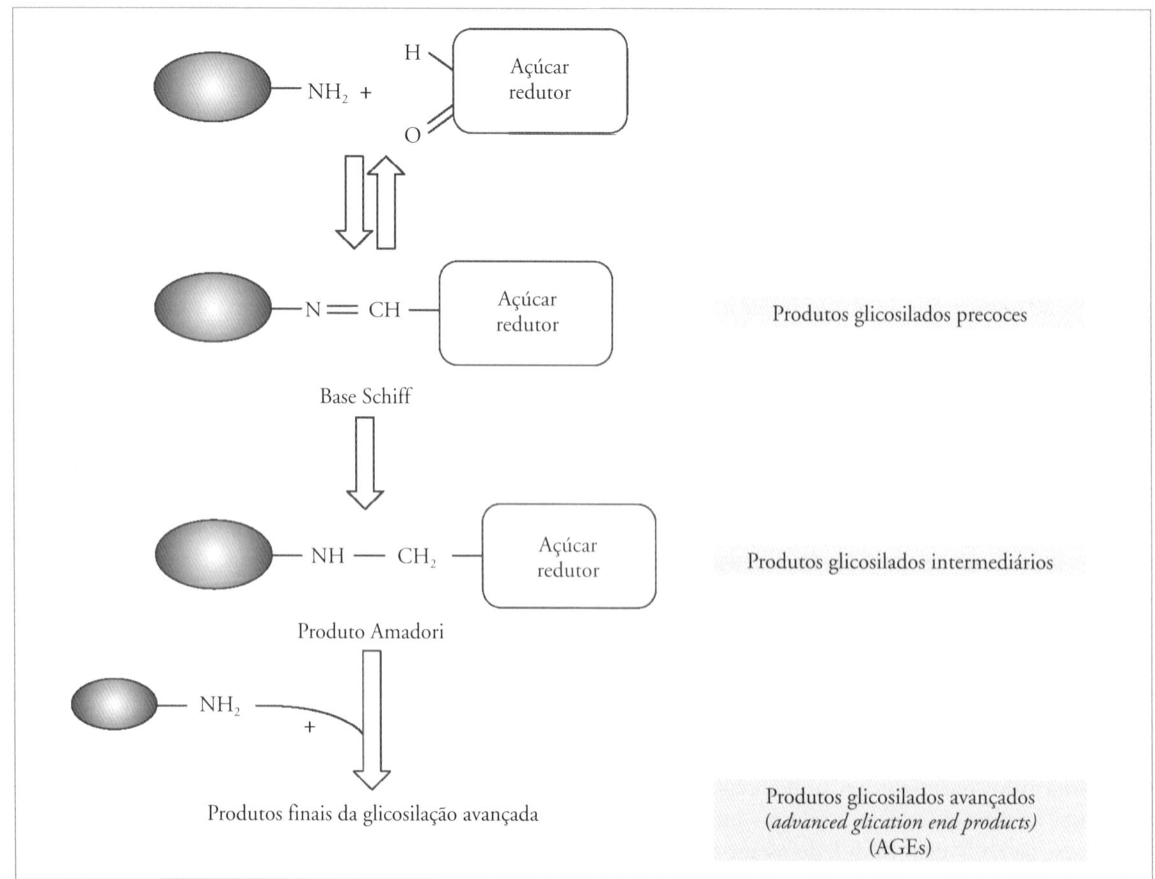

Figura 42.1 – Principais etapas na formação de produtos finais da glicosilação avançada (AGEs).

estão associados a aumento da incidência de DRC, mas ainda não está claro se os níveis sRAGE circulantes são diretamente afetados pela diminuição da filtração glomerular ou se os sRAGE têm ação direta sobre a função renal[8]. Mais estudos são necessários para elucidar os mecanismos da associação entre sRAGE e doença renal.

A interação AGE/RAGE amplifica as respostas inflamatórias na DRC pela ativação de vias de sinalização, entre elas a transcrição do fator nuclear-κB (NF-κB), levando a aumento da expressão de citocinas pró-inflamatórias, como interleucina-1 (IL-1), interleucina-6 (IL-6) e fator de necrose tumoral-α (TNF-α)[8,22]. Esse processo pode contribuir para alterar as funções dos osteoblastos. Por outro lado, o bloqueio de RAGE inibe a ativação do NF-κB, possível alvo terapêutico no futuro[8].

EFEITOS DOS AGEs NO TECIDO ÓSSEO

Apesar de todos os avanços obtidos recentemente, os mecanismos pelos quais os AGEs prejudicam o tecido ósseo não são completamente conhecidos. Especula-se que os AGEs reduzam a proliferação e diferenciação dos osteoblastos. Um estudo *in vitro* demonstrou que os AGEs afetam o crescimento e a função dos osteoblastos[19]. Sua presença foi associada à parada do ciclo celular. Além do mais, o aumento da expressão de RAGE e TNF-α, em conjunto com a ativação de NF-κB, indica a ocorrência de resposta inflamatória mediada pelos AGEs[19].

A ativação de receptores de AGEs (RAGEs) é capaz de provocar em osteoblastos a ativação do NF-κB, resultando na liberação de citocinas, fatores de crescimento e moléculas de adesão. Consequentemente, ocorrem prejuízo da mineralização e mudanças estruturais de proteínas ósseas, com prejuízo das ligações intra e intermoleculares. levando, em última análise, a defeitos nas propriedades biomecânicas do tecido ósseo[23-28].

A modulação da expressão de vários genes envolvidos no metabolismo ósseo fornece evidências de que os AGEs acumulados na matriz óssea têm o potencial de suprimir a osteogênese, levando à deterioração funcional e estrutural do osso[19]. Existem evidências do papel do RAGE na maturação e função dos osteoclastos, com consequências sobre a remodelação óssea. Camundongos *knockout* para RAGE apresentam aumento da massa óssea e da densidade mineral óssea e diminuição da atividade reabsortiva[20].

Em estudos clínicos, níveis elevados de AGEs foram encontrados no tecido ósseo de pacientes com osteoporose. Em estudo com mulheres na pós-menopausa, os níveis elevados de AGEs no plasma foram associados ao comprometimento da formação óssea e considerados o fator de risco para osteoporose[29].

Na DRC, especula-se que os AGEs tenham participação na fisiopatologia da osteodistrofia renal, em especial na doença óssea adinâmica (DOA)[21,27,30]. Para compreender o papel dos AGEs na doença óssea adinâmica, Yamamoto *et al* investigaram o efeito dessas substâncias em culturas de osteoblastos e de células das paratireoides. A presença do AGEs inibiu significativamente a secreção do hormônio da paratireoide em resposta à concentração baixa de cálcio[21]. Inibiu, ainda, a síntese de colágeno tipo I e de osteocalcina em resposta à estimulação com calcitriol. Esses dados sugerem que os AGEs estão envolvidos na patogênese da DOA pela inibição da secreção de PTH em resposta à hipocalcemia e por inibição da atividade osteoblástica[21]. Não é claro se existe efeito diferencial dos AGEs no osso cortical e trabecular.

Os osteócitos produzem esclerostina e ligante do receptor do ativador do NF- B (RANKL) e regulam a função dos osteoblastos e osteoclastos. Tanaka *et al* examinaram, *in vitro*, os efeitos dos AGEs e da glicose elevada sobre a expressão de esclerostina, de RANKL e sobre a apoptose de osteócitos. Os AGEs e a glicose elevada aumentaram a expressão de esclerostina e apenas os AGEs inibiram a expressão de RANKL. Além disso, houve indução de apoptose na presença de AGEs e de glicose elevada. Esses efeitos foram antagonizados pelo pré-tratamento dos osteócitos com o PTH. Os autores sugerem que AGEs e glicose elevada, provavelmente, suprimem a formação óssea, por meio do aumento da expressão de esclerostina, enquanto os AGEs provavelmente suprimem a reabsorção óssea pela diminuição da expressão de RANKL. Juntos, esses processos podem levar ao baixo *turnover* ósseo no DM. Além disso, AGEs e glicose elevada podem provocar a deterioração do osso cortical, induzindo a apoptose de osteócitos[31].

Do ponto de vista clínico, observa-se elevada prevalência de DOA em pacientes com DRC em diálise, especialmente na presença de fatores como idade avançada e presença de DM[32,33]. No entanto, pouco se sabe sobre a fisiopatologia da DOA e as estratégias terapêuticas disponíveis são limitadas, indiretas e com resultados incertos[34]. Portanto, compreender o papel dos AGEs na osteodistrofia renal ao longo dos diferentes estágios da DRC poderia contribuir para o estabelecimento de medidas de tratamento dirigidas para modular níveis de AGEs, como intervenções dietéticas, farmacológicas ou estratégias dialíticas.

ESTRATÉGIAS PARA MODULAR A CONCENTRAÇÃO DE AGEs

Restrição de AGEs na dieta

O conteúdo de AGEs na dieta é um importante fator no acúmulo de AGEs em pacientes com DRC[35]. Um estudo recente em pacientes com DRC mostrou que a redução dos AGEs na dieta pode reduzir o estresse oxidativo e inflamação, além de restaurar os níveis de AGER1[36], receptor responsável pela remoção dos AGEs da circulação.

O aquecimento dos alimentos promove a formação de novos AGEs em relação ao alimento não cozido, aumentando de 10 a 100 vezes sua quantidade, a depender da forma do preparo[37]. Os alimentos derivados de animais, que são ricos em gordura e proteína, são geralmente ricos em AGEs e mais propensos a formação de novos AGEs durante o cozimento. Em contraste, os alimentos ricos em carboidratos, como legumes, frutas, grãos integrais e leite, contêm relativamente poucos AGEs, mesmo após o cozimento. A formação de novos AGEs durante o cozimento pode ser reduzida utilizando-se cozimento a vapor, tempos de cozimento mais curtos, temperaturas mais baixas e também com o uso de ingredientes ácidos tais como limão ou vinagre[37]. Existe uma tabela de conteúdo de AGEs em 549 alimentos, disponível *online* a partir de http://www.andjrnl.org/article/S0002-8223(10)00238-5/abstract. Esse método de estimativa do consumo de AGEs considera padrão de dieta americana, podendo haver imprecisões na estimativa dos AGEs na dieta dos brasileiros, cujos conteúdos e modos de preparo sejam diferentes.

A restrição dietética é um método factível e economicamente viável para reduzir os níveis de AGEs e apresenta potencial para uso clínico[8].

Inibição da absorção gastrintestinal

Outra potencial opção para reduzir a oferta exógena de AGEs seria inibir ou bloquear sua absorção gastrintestinal. Vários compostos têm sido estudados, entre eles, Kremezin® (AST-120) e carbonato de sevelamer.

AST-120 é um adsorvente administrado por via oral para atenuar a progressão da DRC por meio da remoção de toxinas urêmicas, retardando, assim, o início da diálise[38]. A administração do AST-120 em pacientes com DRC em tratamento conservador reduziu os níveis séricos de AGEs e de RAGEs, sendo demonstrada, *in vitro*, a ligação do AST-120 à carboximetil-lisina, um AGE proveniente da dieta, já muito bem caracterizado[39]. Estudos clínicos demonstraram que o AST-120 está associado a progressão mais lenta da DRC e maior sobrevida após o início da diálise[40,41]. Entretanto, resultados recentes de ensaios randomizados controlados com placebo (EPPIC 1 e 2) que avaliaram a eficácia do AST-120 adicionado ao tratamento padrão da DRC não evidenciaram benefício da adição de AST-120 à terapia padrão para retardar a progressão da DRC[42].

O efeito do sevelamer na redução de absorção de AGEs foi avaliado em um estudo envolvendo um grupo de 20 pacientes com nefropatia diabética (DRC categorias 2-4) que fez uso consecutivo de sevelamer e carbonato de cálcio após período de *washout*. Houve redução significativa dos níveis de hemoglobina glicosilada, colesterol total e triglicérides no período em que os pacientes usaram sevelamer. Essas mudanças foram associadas com a diminuição dos AGEs séricos (metilglioxal e carboximetil-lisina) e de 8-isoprostanos. O nível de FGF23 também foi reduzido com o uso do sevelamer. Além disso, a expressão do mRNA do receptor de AGE (AGER1) estava aumentada. Não houve diferença na albuminúria ou no RFG estimado. Os autores postulam que esses novos efeitos do carbonato de sevelamer poderiam ser atribuídos à ligação e à remoção de AGEs do conteúdo intestinal, um modo de ação não descrito anteriormente para esse fármaco, mas o exato mecanismo de ligação dos AGEs ao sevelamer ainda precisa ser identificado[43].

É possível que o uso do sevelamer contribua para a atenuação do DMO-DRC, não só por reduzir a absorção intestinal de AGEs, mas também por meio de outros mecanismos ainda não completamente estabelecidos, tais como a diminuição do FGF23[44] e a redução do estresse oxidativo[45,46]. A administração prolongada de sevelamer a pacientes com DRC resultou em diminuição dos níveis de FGF23, efeito não observado em quelantes de fosfato à base de cálcio, sugerindo que os efeitos do sevelamer não se limitam apenas à diminuição do P sérico[47].

Não se sabe qual o mecanismo envolvido na redução dos níveis de FGF23 devido ao uso do sevelamer. Acredita-se que o sevelamer diminua o estresse oxidativo e marcadores inflamatórios pelos seus efeitos pleotrópicos sobre o endotélio vascular de pacientes com DRC[45,46,48]. Tal efeito poderia ocorrer através da propriedade do sevelamer de quelar endotoxinas no intestino, prevenindo, assim, a absorção de substâncias estimulantes da resposta inflamatória[45]. Um estudo com 31 pacientes em hemodiálise observou redução nos parâmetros de estresse oxidativo e marcadores inflamatórios em pacientes tratados por um ano com sevelamer quando comparados ao grupo de pacientes que recebeu acetato de cálcio[46]. Achado semelhante foi observado em outro estudo com 23 pacientes em hemodiálise; após a troca de carbonato de cálcio por sevelamer, esses pacientes foram seguidos por seis meses e os níveis de proteína C-reativa e endotoxinas apresentaram queda significativa[49].

Diálise

Uma sessão convencional de hemodiálise (HD) reduz não mais do que 20% dos AGEs circulantes e apenas aqueles com baixo peso molecular[50]. Contudo, a eficiência pode ser melhorada com o aumento da frequência ou da duração das sessões de HD. Na hemofiltração, com membranas de alta permeabilidade e alto fluxo, pode haver redução de 60 a 80% dos AGEs[51-53]. Um estudo recente demonstrou que as terapias convectivas não apenas removem toxinas urêmicas, mas também reduzem os marcadores de inflamação, como a IL-6[54].

Apesar de a diálise peritoneal (DP) também aumentar e excreção de AGEs, indivíduos sob DP teoricamente seriam mais suscetíveis à formação local de AGEs do que aqueles sob HD, quer pela constante exposição do peritônio a altos níveis de glicose e produtos da degradação da glicose, quer pela sua geração durante o processo de esterilização do fluido de diálise pelo calor[55]. Soluções sem glicose ou soluções contendo baixos níveis de produtos de degradação da glicose, como a icodextrina, podem minimizar a formação de AGEs. A presença de AGEs já foi demonstrada em tecido peritoneal, e a diminuição de AGEs no efluente peritoneal após tratamento com icodextrina sugere que a exposição prolongada à glicose seja um importante determinante da glicosilação da membrana[56]. A formação de AGEs parece ser menor, embora significativa, no líquido de diálise peritoneal contendo icodextrina, quando comparada à glicose[57]. DP com fluxo contínuo também parece reduzir efetivamente a formação de AGEs[8].

Estudos em animais mostraram que o bloqueio do RAGE reduz o estresse oxidativo e a disfunção endotelial. Recentemente foi desenvolvida uma membrana de polissulfona com a adição de um bioadsorvente semelhante ao RAGE, formado a partir do seu domínio extracelular. Esse dispositivo foi criado para depletar seletivamente AGEs do soro humano e os resultados do estudo são promissores[58]. O bioadsorvente reduziu significativamente a concentração de AGEs no soro de pacientes com DRC em hemodiálise. Além disso, houve redução significativa da expressão de molécula de adesão celular vascular-1 (VCAM1) em células endoteliais humanas[58].

Transplante renal

Como os AGEs são excretados principalmente pelos rins, o declínio da função renal acarreta seu acúmulo. Assim, o transplante renal bem-sucedido pode ser uma forma eficiente de reduzir as toxinas urêmicas, inclusive os AGEs. Os níveis de pentosidina começam a cair na quarta semana após o transplante e se normalizam após o sexto mês[59]. No entanto, o significado e a duração desses achados são incertos.

Outras estratégias

Várias outras estratégias já foram estudadas, incluindo o uso de agentes antioxidantes, bloqueadores do sistema renina-angiotensina-aldosterona (SRAA), inibidores de aldose-redutase, uso de *alagebrium* (agentes que quebram as ligações cruzadas dos AGEs), e até mesmo chá verde, mas não existem evidências suficientes para a recomendação do uso na prática clínica[60-69]. Estratégias emergentes, como o uso de microRNAs (miRs) e indutores de Nrf2 (fator de transcrição que regula a expressão de genes relacionados a efeitos antioxidantes e redução de AGEs), estão sendo avaliadas e resultados de estudos futuros podem contribuir para o surgimento de novos alvos-terapêuticos, com potencial impacto positivo na progressão da DRC e na sobrevida dos pacientes[8,70-73].

CONCLUSÕES

O estudo dos AGEs é de crescente interesse no campo da nefrologia. Os AGEs já foram vastamente descritos em situações como DM, mas eles podem ser gerados em condições associadas a níveis elevados de estresse oxidativo e queda do RFG, como a DRC. Os rins têm um importante papel no metabolismo dos AGEs e a DRC está associada com o acúmulo de AGEs. Existem evidências clínicas e experimentais sobre o efeito deletério dos AGEs no sistema cardiovascular, mas as pesquisas em relação aos seus efeitos no tecido ósseo, em especial de pacientes com DRC, são escassas. Compreender os efeitos dos AGEs pode trazer uma visão mais abrangente da DRC e suas complicações e, provavelmente, novos alvos terapêuticos para retardar a progressão da DRC e diminuir as complicações cardiovasculares, assim como sobre o metabolismo ósseo. Finalmente, o emprego de estratégias para modular os níveis de AGEs e seus consequentes efeitos precisam ser avaliados em estudos clínicos adequados.

REFERÊNCIAS BIBLIOGRÁFICAS

1. Foley RN, Parfrey OS, Sarnak MJ. Clinical epidemiology of cardiovascular disease in chronic renal disease. *Am J Kidney Dis* 1998; **32**: S112-S119.
2. Kidney Disease: Improving Global Outcomes (KDIGO) CKD-MBD Work Group. KDIGO clinical practice guideline for the diagnosis, evaluation, prevention, and treatment of Chronic Kidney Disease-Mineral and Bone Disorder (CKD-MBD). *Kidney Int Suppl* 2009; **76**: S1-S130.
3. Block GA, Cunningham J. Morbidity and mortality associated with abnormalities in bone and mineral metabolism in CKD. In Olgard K (ed). *Clinical Guidelines to the Basics of Bone and Mineral Metabolism in CKD.* Chapter 4, National kidney foundation: New York, 2006, pp 77-92.
4. Logenecker JC, Coresh J, Powe NR *et al.* Traditional cardiovascular disease risk factors in dialysis patients compared with the general population: the CHOICE study. *J Am Soc Nephrol* 2002; **13**: 1918-1927.
5. Zoccali C. Cardiovascular risk in uraemic patients-is it fully explained by classical risk factors? *Nephrol Dial Transplant* 2000; **15**: 454-457.
6. Barreto FC, Stinghen AE, Oliveira RB *et al.* The quest for a better understanding of chronic kidney disease complications: an update on uremic toxins. *J Bras Nefrol* 2014; **36**: 221-235.
7. Vistoli G, De Maddis D, Cipak A *et al.* Advanced glycoxidation and lipoxidation end products (AGEs and ALEs): an overview of their mechanisms of formation. *Free Radic Res* 2013; **47**: 3-27.
8. Stinghen AE, Massy ZA, Vlassara H *et al.* Uremic Toxicity of Advanced Glycation End Products in CKD. *J Am Soc Nephrol* 2016; **27**: 354-370
9. Semba RD, Nicklett EJ, Ferrucci L. Does accumulation of advanced glycation and products contribute to the aging phenotype? *J Gerontol A Biol Sci Med Sci* 2010; **65**: 963-975.
10. Schwedler S, Schinzel R, Vaith P *et al.* Inflammation and advanced glycation end products in uremia: simple coexistence, potentiation or causal relationship? *Kidney Int Suppl* 2001; **78**: S32-S36.
11. Koschinsky T, He CJ, Mitsuhashi T *et al.* Orally absorbed reactive glycation products (glycotoxins): an environmental risk factor in diabetic nephropathy. *Proc Natl Acad Sci U S A* 1997 **94**: 6474-6479.
12. Goldberg T, Cai W, Peppa M *et al.* Advanced glycoxidation end products in commonly consumed foods. *J Am Diet Assoc* 2004; **104**: 1287-1291.
13. O'Brien J, Morrissey PA. Nutritional and toxicological aspects of the Maillard browning reaction in foods. *Crit Rev Food Sci Nutr* 1989; **28**: 211-248.
14. den Hollander NC, Mulder DJ, Graaff R *et al.* Advanced glycation end products and the absence of premature atherosclerosis in glycogen storage disease. *J Inherit Metab Dis* 2007; **30**: 916-923.

15. Eble AS, Thorpe SR, Baynes JW. Nonenzymatic glycosylation and glucose-dependent cross-linking of proteins. *J Biol Chem* 1983; **258**: 9406-9412.
16. Vlassara H. The AGE-receptor in the pathogenesis of diabetic complications. *Diabetes Metab Rev* 2001; **17**: 436-443.
17. Schmidt AM, Yan SD, Wautier JL *et al.* Activation of receptor for advanced glycation end products: a mechanism for chronic vascular dysfunction in diabetic vasculopathy and atherosclerosis. *Circ Res* 1999; **84**: 489-497.
18. Hein GE. Glycation end products in osteoporosis is there a pathophysiologic importance? *Clin Chim Acta* 2006; **371**: 32-36.
19. Franke S, Rüster C, Pester J *et al.* Advanced glycationend products affect growth and function of osteoblasts. *Clin Exp Rheumatol* 2011; **29**: 650-660.
20. Zhou Z, Immel D, Xi CX *et al.* Regulation of osteoclast function and bone mass by RAGE. *J Exp Med* 2006; **203**: 1067-1080.
21. Yamamoto T, Ozono K. Role of advanced glycation endproducts in adynamic bone disease. *Clin Calcium* 2001; **11**: 1044-1047.
22. Ramasamy R, Yan SF, Schmidt AM. Advanced glycation endproducts: from precursors to RAGE: round and round we go. *Amino Acids* 2012; **42**: 1151-1161.
23. Hein G, Weiss C, Lehmann G *et al.* Advanced glycation end product modification of bone proteins and bone remodelling: hypothesis and preliminary immunohistochemical findings. *Ann Rheum Dis* 2006; **65**: 101-104.
24. Notsu M, Yamaguchi T, Okazaki K *et al.* Advanced glycation end product 3 (AGE3) suppresses the mineralization of mouse stromal ST2 cells and human mesenchymal stem cells by increasing TGF-expression and secretion. *Endocrinology* 2014; **155**: 2402-2410.
25. Sell DR, Monnier VM. Structure elucidation of a senescence cross-link from human extracellular matrix. Implication of pentoses in the aging process. *J Biol Chem* 1989; **264**: 21597-21602.
26. Dunn JA, McCance DR, Thorpe SR *et al.* Age-dependent accumulation of N epsilon(carboxymethyl)lysine and N epsilon-(carboxymethyl) hydroxylysine in human skin collagen. *Biochemistry* 1991; **30**: 1205-1210.
27. Banse X, Devogelaer JP, Lafosse A *et al.* Cross-link profile of bone collagen correlates with structural organization of trabeculae. *Bone* 2002; **31**: 70-76.
28. Hernandez CJ, Tang SY, Baumbach BM *et al.* Trabecular microfracture and the influence of pyridinium and non-enzymatic glycation-mediated collagen cross-links. *Bone* 2005; **37**: 825-832.
29. Yang DH, Chiang TI, Chang IC *et al.* Increased levels of circulating advanced glycation end-products in menopausal women with osteoporosis. *Int J Med Sci* 2014; **11**: 453-460.
30. Yamamoto T, Ozono K, Miyauchi A. Role of advanced glycation end products in adynamic bone disease in patients with diabetic nephropathy. *Am J Kidney Dis* 2001; **38**: S161-S164.
31. Tanaka K, Yamaguchi T, Kanazawa I *et al.* Effects of high glucose and advanced glycation end products on the expressions of sclerostin and RANKL as well as apoptosis in osteocyte-like MLO-Y4-A2 cells. *Biochem Biophys Res Commun* 2015; **461**: 193-199.
32. de Oliveira RA, Barreto FC, Mendes M *et al.* Peritoneal dialysis per se is a risk factor for sclerostin-associated adynamic bone disease. *Kidney Int* 2015; **87**: 1039-1045.
33. Barreto FC, Barreto DV, Moysés RM *et al.* K/DOQI-recommended intact PTH levels do not prevent low-turnover bone disease in hemodialysis patients. *Kidney Int* 2008; **73**: 771-777.
34. de Oliveira RB, Moysés RM, da Rocha LA *et al.* Adynamic bone disease. *J Bras Nefrol* 2011; **33**: 209-210.
35. Goldberg T, Cai W, Peppa M *et al.* Advanced glycoxidation end products in commonly consumed foods. *J Am Diet Assoc* 2004; **104**: 1287-1291.
36. Vlassara H, Cai W, Goodman S *et al.* Protection against loss of innate defenses in adulthood by low advanced glycation end products (AGE) intake: role of the antiinflammatory AGE receptor-1. *J Clin Endocrinol Metab* 2009; **94**: 4483-4491.
37. Uribarri J, Woodruff S, Goodman S *et al.* Advanced glycation end products in foods and a practical guide to their reduction in the diet. *J Am Diet Assoc* 2010; **110**: 911-916.
38. Yamagishi S, Nakamura K, Matsui T *et al.* Oral administration of AST-120 (Kremezin) is a promising therapeutic strategy for advanced glycation end product (AGE)-related disorders. *Med Hypotheses* 2007; **69**: 666-668.
39. Ueda S, Yamagishi S, Takeuchi M *et al.* Oral adsorbent AST-120 decreases serum levels of AGEs in patients with chronic renal failure. *Mol Med* 2006; **12**: 180-184.
40. Ueda H, Shibahara N, Takagi S *et al.* AST-120 treatment in predialysis period affects the prognosis in patients on hemodialysis. *Ren Fail* 2008; **30**: 856-860.
41. Ueda H, Shibahara N, Takagi S *et al.* AST-120, an oral adsorbent, delays the initiation of dialysis in patients with chronic kidney diseases. *Ther Apher Dial* 2007; **11**: 189-195.
42. Schulman G, Berl T, Beck GJ *et al.* Randomized Placebo-Controlled EPPIC Trials of AST-120 in CKD. *J Am Soc Nephrol* 2015; **26**: 1732-1746.
43. Vlassara H, Uribarri J, Cai W *et al.* Effects of Sevelamer on HBA1c, Inflamation, and Advanced Glycation End Products in Diabetic Kidney Disease. *Clin J Am Soc Nephrol* 2012; **7**: 934-942.
44. Titan SM, Zatz R, Graciolli FG *et al.* FGF-23 as a predictor of renal outcome in diabetic nephropathy. *Clin J Am Soc Nephrol* 2011; **6**: 241-247.
45. Peres AT, Dalboni MA, Canziani ME *et al.* Effect of phosphate binders on oxidative stress and inflammation markers in hemodialysis patients. *Hemodial Int* 2009; **13**: 271-277.
46. Sun PP, Perianayagam MC, Jaber BL. Endotoxinbinding affinity of sevelamer: a potential novel anti-inflammatory mechanism. *Kidney Int Suppl* 2009; **76**: S20-S25.
47. Kovesdy CP, Quarles LD. Fibroblast growth factor-23: what we know, what we don't know, and what we need to know. *Nephrol Dial Transplant* 2013; **28**: 2228-2236.
48. Oliveira RB, Cancela ALE, Graciolli FG *et al.* Early control of PTH and FGF-23 in normophosphatemic CKD patients: a new target in CKD-MBD therapy? *Clin J Am Soc Nephrol* 2010; **5**: 286-291.
49. Stinghen AE, Gonçalves SM, Bucharles S *et al.* Sevelamer decreases systemic inflammation in parallel to a reduction in endotoxemia. *Blood Purif* 2010; **29**: 352-356.
50. Dhondt A, Vanholder R, Van Biesen W *et al.* The removal of uremic toxins. *Kidney Int Suppl* 2000; **76**: S47-S59.
51. Gerdemann A, Lemke HD, Nothdurft *et al.* Low-molecular but not high-molecular advanced glycation end products (AGEs) are removed by high-flux dialysis. *Clin Nephrol* 2000; **54**: 276-283.
52. Stein G, Franke S, Mahiout *et al.* Influence of dialysis modalities on serum AGE levels in end-stage renal disease patients. *Nephrol Dial Transplant* 2001; **16**: 999-1008.
53. Jadoul M, Ueda Y, Yasuda Y *et al.* Influence of hemodialysis membrane type on pentosidine plasma level, a marker of "carbonyl stress". *Kidney Int* 1999; **55**: 2487-2492.
54. Susantitaphong P, Siribamrungwong M, Jaber BL. Convective therapies versus low flux hemodialysis for chronic kidney failure: a meta-analysis of randomized controlled trials. *Nephrol Dial Transplant* 2013; **28**: 2859-2874.
55. Alhamdani MS, Al-Azzawie HF, Abbas FK. Decreased formation of advanced glycation end-products in peritoneal fluid by carnosine and related peptides. *Perit Dial Int* 2007; **27**: 86-89.
56. Ho-dac-Pannekeet MM, Weiss MF, de Waart DR *et al.* Analysis of non enzymatic glycosylation in vivo: impact of different dialysis solutions. *Perit Dial Int* **19**: S68-S74.
57. Dawnay AB, Millar DJ. Glycation and advanced glycation end-product formation with icodextrin and dextrose. *Perit Dial Int* 1997; **17**: 52-58.
58. Zhang Y, Lapidos KA, Gal-Moscovici A *et al.* A receptor-based bioadsorbent to target advanced glycation end products in chronic kidney disease. *Artif Organs* 2014; **38**: 474-83.

59. Miyata T, Ueda Y, Yoshida A *et al.* Clearance of pentosidine, an advanced glycation endproduct, by different modalities of renal replacement therapy. *Kidney Int* 1997; **51**: 880-887.
60. Baragetti I, Furiani S, Vettoretti S *et al.* Role of vitamin E-coated membrane in reducing advanced glycation end products in hemodialysis patients: a pilot study. *Blood Purif* 2006; **24**: 369-376.
61. Miyata T, van Ypersele de Strihou C, Ueda Y *et al.* Angiotensin II receptor antagonists and angiotensin-converting enzyme inhibitors lower in vitro the formation of advanced glycation end products: biochemical mechanisms. *J Am Soc Nephrol* 2002; **13**: 2478-2487.
62. Ishibashi Y, Matsui T, Ueda S *et al.* Irbesartan inhibits advanced glycation end product-induced increase in asymmetric dimethylarginine level in mesangial cells through its anti-oxidative properties. *Int J Cardiol* 2014; **176**: 1120-1122.
63. Honda H, Hosaka N, Aoshima Y *et al.* Olmesartan medoxomil is associated with decreased plasma AGEs, pentosidine, and N-(epsilon)-carboxymethyl-lysine levels in hemodialysis patients. *Clin Exp Hypertens* 2012; **34**: 17-23.
64. Baba SP, Wetzelberger K, Hoetker JD *et al.* Posttranslational glutathiolation of aldose reductase (AKR1B1): a possible mechanism of protein recovery from Snitrosylation. *Chemico-biological interactions* 2009; **178**: 250-258.
65. Nakamura N, Yamazaki K, Satoh A *et al.* Effects of eparlestat on plasma levels of advanced glycation end products in patients with type 2 diabetes. *In Vivo* 2003; **17**: 177-180.
66. Park J, Kwon MK, Huh JY *et al.* Renoprotective antioxidant effect of alagebrium in experimental diabetes. *Nephrol Dial Transplant* 2011; **26**: 3474-3484.
67. Peppa M, Brem H, Cai W *et al.* Prevention and reversal of diabetic nephropathy in db/db mice treated with alagebrium (ALT-711). *Am J Nephrol* 2006; **26**: 430-436.
68. Rasheed Z, Anbazhagan AN, Akhtar N *et al.* Green tea polyphenol epigallocatechin-3-gallate inhibits advanced glycation end product-induced expression of tumor necrosis factor-alpha and matrix metalloproteinase-13 in human chondrocytes. *Arthritis Res Ther* 2009; **11**: R71.
69. Ouyang P, Peng WL, Xu DL *et al.* Green tea polyphenols inhibit advanced glycation end product-induced rat vascular smooth muscle cell proliferation. *Di Yi Jun Yi Da Xue Xue Bao* 2004; **24**: 247-251.
70. Piperi C, Goumenos A, Adamopoulos C *et al.* AGE/RAGE signaling regulation by miRNAs: Associations with diabetic complications and therapeutic potential. *Int J Biochem Cell Biol* 2015; **60**: 197-201.
71. Chen HY, Zhong X, Huang XR *et al.* MicroRNA-29b inhibits diabetic nephropathy in db/db mice. *Mol Ther* 2014; **22**: 842-853.
72. Choi BH, Kang KS, Kwak MK. Effect of redox modulating NRF2 activators on chronic kidney disease. *Molecules* 2014; **19**: 12727-12759.
73. de Zeeuw D, Akizawa T, Audhya P *et al.* Bardoxolone methyl in type 2 diabetes and stage 4 chronic kidney disease. *N Engl J Med* 2013; **369**: 2492-2503.

43

DOENÇA ÓSSEA ADINÂMICA: FISIOPATOLOGIA E CONDUÇÃO CLÍNICA

André de Barros Albuquerque Esteves
Rodrigo Bueno de Oliveira

◆

INTRODUÇÃO

Doença renal crônica (DRC) é um problema de saúde pública, sendo estimado que afeta 5 a 10% da população mundial[1]. O distúrbio do metabolismo mineral e ósseo (DMO) é consequência comum no curso da DRC.

Desde 2005 o grupo de trabalho do *Kidney Disease Improving Global Outcomes (KDIGO)* define o termo DMO como o conjunto das seguintes características: a) anormalidades no metabolismo do cálcio, fosfato, paratormônio (PTH) e hormônios como a vitamina D; b) calcificação vascular ou de outros tecidos; e c) anormalidades do tecido ósseo[2]. Recomenda ainda que o termo osteodistrofia renal (OR) seja especificamente usado para descrever as doenças ósseas associadas à DRC.

Os padrões descritos de OR incluem doença óssea adinâmica (DOA), osteomalacia, osteíte fibrosa e doença óssea mista. Acredita-se que a OR se desenvolva nas fases iniciais da DRC[3]. Parte significativa dos portadores da forma avançada de DRC apresentará alterações na remodelação óssea, associada a graus variados de calcificação vascular[4,5].

Este capítulo convida os leitores a revisar e atualizar conceitos envolvendo a fisiopatologia e a condução clínica da DOA.

NOMENCLATURA, DEFINIÇÃO E CAUSAS DE DOENÇA ÓSSEA ADINÂMICA (DOA)

A nomenclatura da DOA, anteriormente conhecida como doença óssea aplástica, surgiu no início dos anos 1980[6,7]. A desordem é caraterizada por baixa remodelação óssea, sendo a taxa de formação óssea e o número de locais de remodelação reduzidos. Tanto o número de osteoblastos e sua produção de colágeno, quanto a mineralização do osso subsequente estão abaixo da normalidade. A fibrose peritrabecular ou da medula óssea são mínimas ou inexistentes, ao contrário da osteíte fibrosa. O volume ósseo está preservado ou diminuído (Fig. 43.1). O principal diagnóstico diferencial é com a osteomalacia, na qual o defeito de mineralização excede o defeito da formação óssea, resultando em acúmulo de osteoide[8-12].

A DOA é uma forma frequente de OR nos pacientes em diálise[9]. Tem como principais fatores associados a intoxicação por alumínio, idade elevada, *diabetes mellitus* (DM), uso de corticoides, hipoparatireoidismo, hipotireoidismo, sobrecarga de vitamina D e cálcio, e diálise peritoneal quando comparada à hemodiálise (Quadro 43.1)[9,10].

Biópsia óssea de crista ilíaca (coloração azul de toluidina), com dupla marcação pela tetraciclina. **A-C**) Traves de osso trabecular revelando redução da formação e reabsorção ósseas, fina lâmina osteoide; observam-se redução do número de osteoblastos e poucas áreas de reabsorção ativas e número reduzido de osteoclastos. Notam-se trabéculas ósseas finas e desconectadas. **D**) Trave de osso trabecular com marcação pela tetraciclina, revelando marcações simples/confluentes, o que denota defeito de mineralização. Imagens cedidas por Vanda Jorgetti.

PREVALÊNCIA

Nos últimos anos identificou-se aumento da prevalência de DOA em relação as outras formas de OR. Possivel-

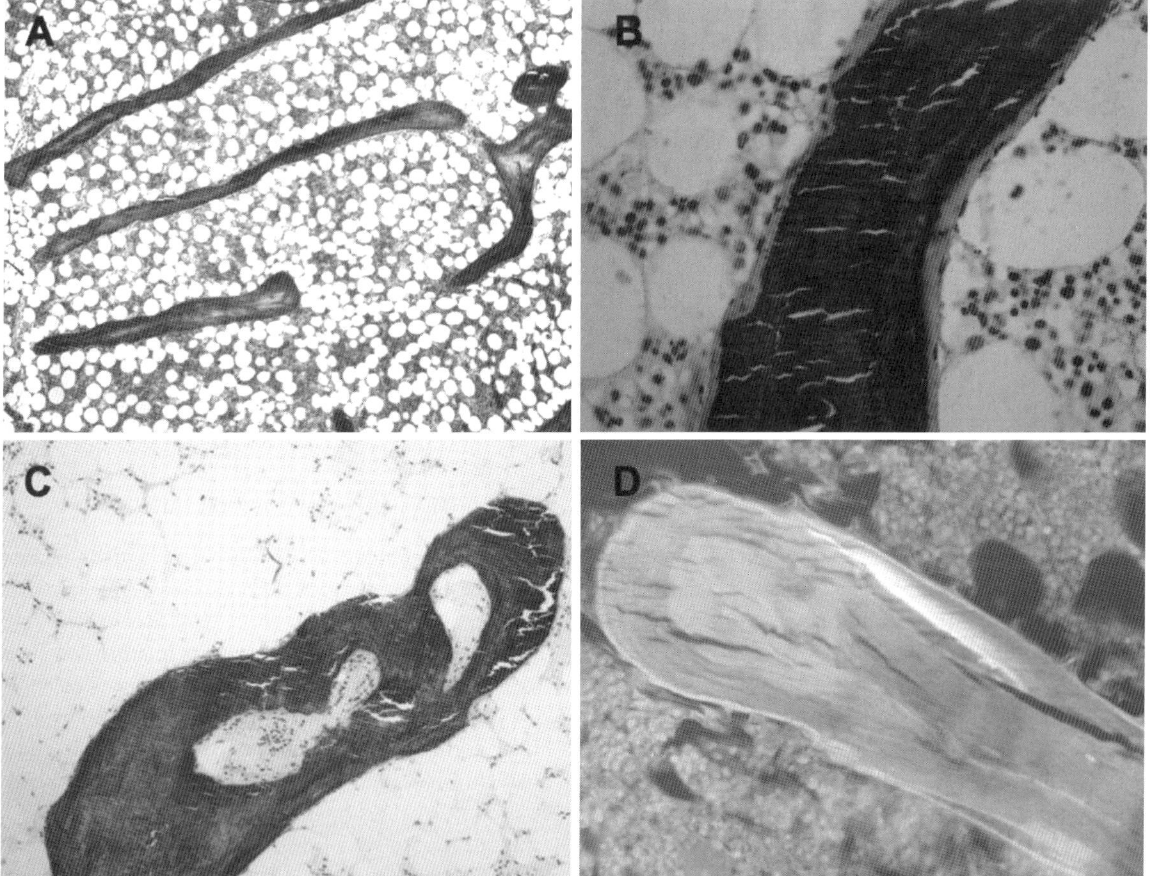

Figura 43.1 – Imagens de cortes histológicos de tecido ósseo de paciente com osteodistrofia renal do tipo doença óssea adinâmica (DOA).

Quadro 43.1 – Fatores associados ao desenvolvimento de doença óssea adinâmica (DOA).

Sobrecarga de cálcio e/ou vitamina D
Níveis séricos baixos de hormônio da paratireoide, paratireoidectomia
Envelhecimento
Diabetes mellitus
Hipotireoidismo
Uso de corticosteroides
Intoxicação por alumínio
Diálise peritoneal

mente, isso está relacionado ao aumento da proporção de idosos e da prevalência de DM, além da exposição a elevadas doses de vitamina D e cálcio[9]. Estudos de histologia óssea revisados pelo *KDIGO* no período de 1983 e 2006 demonstram prevalência de DOA de 18% na DRC estágio 3 a 5, 19% nos pacientes em hemodiálise, e 50% nos pacientes em diálise peritoneal. Em pacientes com DM a prevalência pode chegar até 67% dos casos[13].

Araújo *et al* avaliaram a prevalência da OR no Brasil e Uruguai por meio de biópsias ósseas obtidas de pacientes sintomáticos com DRC. Em ambos houve aumento da prevalência de DOA ao longo dos anos (20,4% no Brasil e 29,5% no Uruguai, de 1997-2001), mesmo considerando a redução da prevalência de intoxicação por alumínio no mesmo período[14].

Outro estudo brasileiro, publicado recentemente, avaliou o padrão de OR nos pacientes em diálise peritoneal. DOA foi encontrada em 49% desses doentes. Quando analisados separadamente em grupos com e sem DM, a prevalência foi de 78% no primeiro e 26% no segundo. Esses resultados seguem a tendência de outros estudos citados pelo *KDIGO*[15].

FISIOPATOLOGIA

Diversos fatores estão envolvidos na patogênese da DOA (Quadro 43.1). No passado, a sobrecarga de alumínio era a principal causa de doença óssea de baixa remodelação em pacientes em diálise. Antes da utilização generalizada de osmose reversa para o tratamento de água para hemodiálise, a água e o quelante de fosfato hidróxido de alumínio eram as principais fontes de alumínio. No entanto, em alguns lugares do mundo, principalmente nos países em desenvolvimento, a sobrecarga de alumínio continua sendo uma questão relevante[9,16].

O alumínio é tipicamente associado à osteomalacia. Porém a exposição crônica de pequenas doses de alumínio combinada com altas dosagens de vitamina D levam preferencialmente à DOA[12]. Nas últimas décadas, as doenças ósseas de baixa remodelação induzidas pelo alumínio tornaram-se infrequentes e são consideradas lesão residual, visto que muitos pacientes foram tratados com alumínio no passado[16].

Atualmente, especula-se que o acúmulo corporal lento do metal também pode ocorrer pela exposição a soluções de uso parenteral e soluções de diálise, que contenham concentração de alumínio, mesmo inferiores a 5µg/L[17].

O hipoparatireoidismo é considerado importante fator de risco para DOA. Em um estudo com biópsia de pacientes em hemodiálise observou-se que níveis de PTH menores que 120pg/mL foram altamente preditivos de DOA, enquanto maiores que 450pg/mL praticamente a excluíam[18]. Da mesma forma, a biópsia óssea de pacientes em diálise paratireoidectomizados com valores de PTHi menores que 70pg/mL também foi associada à DOA após um ano da cirurgia[19].

Além disso, DOA frequentemente apresenta resistência aos efeitos do PTH no osso por redução da expressão do receptor PTH/PTHrp nos osteoblastos e diminuição da responsividade da glândula paratireoide à hipocalcemia[20,21]. Dessa forma, a secreção pulsátil do PTH, um importante parâmetro responsável por ações anabólicas desse hormônio, é prejudicada[9].

A capacidade óssea de incorporação de cálcio na DOA é reduzida. Pacientes com baixa remodelação apresentaram maior cálcio sérico mesmo sem diferença relacionada à sua absorção intestinal entre grupos de alta e baixa remodelação[22]. Da mesma forma, hipercalcemia foi encontrada em pacientes com marcadores séricos de baixa remodelação óssea após o início de carbonato de cálcio[23].

A DM afeta negativamente o metabolismo ósseo. Biópsias de pacientes com DM tipo 1 e doença renal avançada mostraram redução nos índices de formação e reabsorção do osso[9,24]. Pacientes com DM em diálise também são mais propensos ao acúmulo de alumínio e resistência ao PTH[9,25].

Recentemente, a glicoproteína esclerostina tem sido implicada na remodelação óssea. A esclerostina inibe a via Wnt/β-catenina, diminuindo a ação dos osteoblastos e a formação óssea[15]. Essa substância está aumentada em todas as fases da DRC e parece participar da fisiopatologia da DOA, visto que tanto o nível sérico como a expressão óssea da esclerostina são significativamente maiores em pacientes com baixa remodelação óssea[15,26].

Acredita-se que os produtos finais da glicosilação avançada [(AGEs), *advanced glycation end products*] estejam relacionados aos DMO em alguns estudos e potencialmente com a fisiopatologia da DOA. Sabe-se que os AGEs compreendem vários produtos com atividade biológica resultantes da ligação não enzimática entre carboidratos-proteínas (reação de Maillard), carboidratos-lipídios, podendo ser detectados no plasma ou em tecidos[27,28].

AGEs podem ser gerados em indivíduos saudáveis de forma lenta, acumulando-se com a idade ou de forma mais acelerada em indivíduos com DM e uremia[27,29]. Em um estudo com células de estroma de ST2 de ratos, os AGEs foram capazes de suprimir a mineralização e inibir a diferenciação dos osteoblastos[30]. Cultura de células osteócitos-*like* tratadas com AGEs inibiu a formação óssea pelo aumento da expressão da esclerostina e também foi capaz de suprimir a reabsorção do osso[31]. Saber se os AGEs têm influência direta sobre o DMO em humanos é um desafio para os próximos estudos.

MANIFESTAÇÕES CLÍNICAS

Muitos pacientes com DOA são assintomáticos, no entanto, parte deles desenvolve dores ósseas, hipercalcemia e fraturas. Pacientes com DOA têm risco elevado de fraturas pela incapacidade de reparar microlesões. Fato esse que também é responsável pela dor óssea desenvolvida por alguns dos indivíduos[32,33]. Podem desenvolver hipercalcemia, em parte, pela baixa incorporação óssea do cálcio e ao tratamento com quelantes de fosfato à base de cálcio[22].

Calcificação vascular é comum e constitui um marcador de prognóstico da mortalidade na população em hemodiálise. Alguns estudos conduzidos em pacientes em hemodiálise sugerem associação de DOA com calcificação vascular[4,34,35]. Barreto *et al* demostraram em seu estudo associação do padrão de baixa remodelação óssea com calcificação da artéria coronária, um conhecido preditor de mortalidade cardiovascular. Nesse estudo, a melhora na remodelação óssea foi associado à menor progressão da calcificação coronariana tanto nos pacientes com baixa quanto nos com alta remodelação óssea. E, portanto, assim como as outras alterações ósseas da OR, DOA seria um fator de risco modificável para a mortalidade desses pacientes[35].

DIAGNÓSTICO

O padrão-ouro para o diagnóstico do tipo de OR e, portanto, também da DOA é a biópsia óssea de crista ilíaca, com dupla marcação pela tetraciclina. É indicada no contexto da DOA em pacientes sintomáticos com nível baixo ou intermediário de PTH, especialmente quando associado a hipercalcemia ou hipofosfatemia inexplicáveis, quando houver suspeita ou exposição prolongada ao alumínio, fratura patológica ou indicação de terapia com bisfosfonatos.

Na ausência da biópsia óssea, marcadores bioquímicos de remodelação óssea podem ser utilizados. Dessa forma, níveis de PTH menores que 120pg/mL geralmente estão associados ao diagnóstico de DOA, enquanto níveis persistentemente elevados, acima de 450pg/mL, afastam o diagnóstico de DOA na maioria dos casos[10,18].

Paciente com níveis intermediários de PTH entre 2 a 9 vezes do limite superior do método podem estar associados a ambos os padrões de baixa ou alta remodelação e são mais difíceis de interpretar[16,36].

De fato, essa incerteza diagnóstica para níveis intermediários de PTH foi confirmada em um estudo com biópsia óssea de pacientes em hemodiálise com PTH dentro do alvo recomendado pelo *Kidney Disease Outcomes Quality Initiative (K/DOQI)* de 150 a 300pg/mL, no qual parte significativa dos pacientes apresentou DOA[37].

Níveis elevados de fosfatase alcalina (FA) na ausência de hepatopatia e/ou da sua fração óssea praticamente afastam o diagnóstico de DOA[10]. Assim, entre os pacientes com níveis intermediários de PTH (entre 2 a 9 vezes do limite superior do método) e sintomas de dor óssea com hipercalcemia ou hipofosfatemia inexplicada, FA elevada excluiria o diagnóstico de DOA, enquanto níveis baixos ou limítrofes de FA dão consistência, mas não estabelecem o diagnóstico de DOA. O diagnóstico definitivo só poderá ser estabelecido pela biópsia óssea.

Até o momento, acredita-se que a densitometria óssea não deve ser utilizada rotineiramente nos pacientes com DRC 3-5D e DMO, visto que não indica risco de fraturas como na população geral, nem o tipo de osteodistrofia renal[35].

A diretriz brasileira de DMO-DRC recomenda que, diante da suspeita de DOA, a intoxicação por alumínio deve ser excluída por meio do teste à desferroxamina (Quadro 43.2) ou da biópsia óssea, com dupla marcação pela tetraciclina e com coloração para alumínio[10,38].

Quadro 43.2 – "Teste do desferal" ou da desferroxamina[38].

Princípio	A infusão da desferroxamina, com capacidade de remover o ferro trivalente da ferritina e hemossiderina, leva a aumento da fração ultrafiltrável do alumínio sérico resultante da sua mobilização dos depósitos teciduais e seu deslocamento da transferrina, com consequente formação da aluminoxamina, um composto hidrossolúvel e ultrafiltrável
Método*	Duas coletas de alumínio sérico, após 4h de jejum; 1ª coleta, antes do início da 1ª sessão de hemodiálise da semana; ao final dessa sessão infundir a desferroxamina na dose de 5mg/kg, diluída em 200mL de solução glicosada a 5% ou fisiológica a 0,9%, durante 30 minutos; 2ª coleta, antes do início da 2ª sessão de hemodiálise
Interpretação	O teste é considerado positivo se a diferença entre a 2ª e a 1ª dosagens de alumínio for > 50g/L

*As coletas devem ser feitas em tubo seco livre de metal; dosagem do alumínio pelo método da espectrofotometria de absorção atômica com forno de grafite.

CONDUÇÃO CLÍNICA

A abordagem terapêutica nos pacientes em diálise com alterações bioquímicas ou histomorfométrica sugestivas de DOA deve ser focada na redução da oferta de cálcio e vitamina D, para propiciar o restabelecimento da atividade do PTH[10,16,39].

Para tanto, nos pacientes com DOA a concentração de cálcio no dialisato deve ser de 2,5 ou 3,0mEq/L. O uso de quelantes à base de cálcio deve ser suspenso e trocado por quelantes isentos de cálcio, como o cloridrato de sevelamer ou carbonato de lantânio[10].

Deve-se reduzir ou interromper a reposição de análogos da vitamina D ativa[9,16]. Estudos com crianças em diálise peritoneal, que tinham a doença óssea de alta remodelação no início do estudo, mostraram que o calcitriol diminuiu a taxa de formação óssea e induziu DOA[40,41]. No entanto, o potencial benefício na reversão de DOA, com a interrupção da vitamina D, deve ser balanceado com os efeitos benéficos da terapia de vitamina D, mostrado em estudos observacionais, mesmo na presença de níveis baixos de PTH[42,43]. De acordo com a diretriz brasileira, no contexto de hipovitaminose D a reposição pode ser feita com vitamina D_2 ou D_3[10].

Na presença de intoxicação por alumínio, o tratamento deve ser iniciado utilizando-se a desferroxamina na dose de 5mg/kg, administrada uma vez por semana, após desligada a 1ª hemodiálise da semana, por um período variável de 3 meses a 1 ano[38]. Além disso, deve-se manter o paciente bem compensado diante das comorbidades de risco para DOA, como o diabete e o hipotireoidismo.

POTENCIAIS TRATAMENTOS PARA DOA

O uso de 1-34-PTH recombinante humano (teriparitid) como agente anabólico, potencialmente, seria útil na DOA, por atuar na formação óssea. Em estudo desenvolvido por Cejka *et al* envolvendo 7 pacientes com DOA em hemodiálise houve aumento significativo da densidade mineral óssea com o uso dessa droga[44]. No entanto, seu uso não pode ser recomendado rotineiramente, e outros estudos são necessários para demonstrar sua segurança e eficácia.

Os anticorpos antiesclerostina, como os anticorpos monoclonais humanizados romosozumabe e blosozumabe, apresentam potencial anabólico no tratamento da osteoporose[45]. Esses anticorpos já demonstraram aumento da formação e da resistência óssea em ratos e primatas. Em estudos clínicos, foram capazes de melhorar a densidade em indivíduos com osteopenia/osteoporose. Em modelo animal de DRC, o tratamento com anticorpo antiesclerostina melhorou a qualidade do osso na OR de baixa remodelação[46].

Sevelamer, como outra opção, poderia modular a concentração de esclerostina, um fator possivelmente associado à DOA. A análise dos efeitos de quelantes de fosfato em parâmetros séricos do DMO em pacientes com DRC 3-4 demonstrou a redução dos níveis de esclerostina somente naqueles tratados com sevelamer. Este estudo, no entanto, apresentou algumas limitações, como número pequeno de pacientes, curta duração e alterações dos marcadores ósseos não comprovadas por biópsia óssea[47]. Outra evidência a favor do sevelamer é a diminuição do volume ósseo observada em um modelo experimental de ratos com DOA após dieta com alto teor de fosfato por um mecanismo independente de PTH[48].

REFERÊNCIAS BIBLIOGRÁFICAS

1. Eknoyan G, Lameire N, Barsoum R *et al.* The burden of kidney disease: improving global outcomes. *Kidney Int* 2004; **66**: 1310-1314.
2. Moe S, Drueke T, Cunningham J *et al.* Definition, evaluation, and classification of renal osteodystrophy: a position statement from Kidney Disease: Improving Global Outcomes (KDIGO). *Kidney Int* 2006; **69**: 1945-1953.
3. Malluche HH, Ritz E, Lange HP *et al.* Bone histology in incipient and advanced renal failure. *Kidney Int* 1976; **9**: 355-362.
4. London GM, Marty C, Marchais SJ *et al.* Arterial calcifications and bone histomorphometry in end-stage renal disease. *J Am Soc Nephrol* 2004; **15**: 1943-1951.
5. Adragao T, Ferreira A, Frazao J *et al.* Vascular calcifications and bone turnover in hemodialysis patients (abstract). *Nephrol Dial Transplant* 2006; **21** [Suppl IV]: 292.
6. Sherrard DJ, Ott S, Maloney NA. Uremic osteodystrophy, classification, cause, and treatment. In Frame B, Potts JRJ (eds). *Clinical Disorders of Bone and Mineral Metabolism*. Excerpta Medica: Amsterdam, 1983, pp 254-259.
7. Malluche HH, Faugere MC (eds). *Atlas of Mineralized Bone Histology*. Karger: Basel, 1986.
8. Hercz G, Pei Y, Greenwood C *et al.* Aplastic osteodystrophy without aluminum: the role of "suppressed" parathyroid function. *Kidney Int* 1993; **44**: 860-866.
9. Brandenburg VM, Floege J. Adynamic bone disease-bone and beyond. *NDT Plus* 2008; **1**: 135-147.
10. de Oliveira RB, Moysés RM, da Rocha LA *et al*; Sociedade Brasileira de Nefrologia. [Adynamic bone disease]. *J Bras Nefrol* 2011; **33**: 209-210.
11. Spasovski GB. Bone biopsy as a diagnostic tool in the assessment of renal osteodystrophy. *Int J Artif Organs* 2004; **27**: 918-923.
12. Cannata-Andía JB. Hypokinetic azotemic osteodystrophy. *Kidney Int* 1998; **54**: 1000-1016.
13. Spasovski GB, Bervoets AR, Behets GJ *et al.* Spectrum of renal bone disease in end-stage renal failure patients not yet on dialysis. *Nephrol Dial Transplant* 2003; **18**: 1159-1166.
14. Araújo SM, Ambrosoni P, Lobão RR *et al.* The renal osteodystrophy pattern in Brazil and Uruguay: an overview. *Kidney Int Suppl* 2003; **85**: S54-S56.
15. de Oliveira RA, Barreto FC, Mendes M *et al.* Peritoneal dialysis per se is a risk factor for sclerostin-associated adynamic bone disease. *Kidney Int* 2015; **87**: 1039-1045.
16. Frazão JM, Martins P. Adynamic bone disease: clinical and therapeutic implications. *Curr Opin Nephrol Hypertens* 2009; **18**: 303-307.
17. Lima EM, Rocha OGF, Barros JRC *et al.* Intoxicação por alumínio na insuficiência renal crônica. *J Bras Nefrol* 2001; **23**: 8-17.
18. Torres A, Lorenzo V, Hernández D *et al.* Bone disease in predialysis, hemodialysis, and CAPD patients: evidence of a better bone response to PTH. *Kidney Int* 1995; **47**: 1434-1442.
19. Yajima A, Ogawa Y, Ikehara A *et al.* Development of low-turnover bone diseases after parathyroidectomy and autotransplantation. *Int J Urol* 2001; **8**: S76-S79.
20. Picton ML, Moore PR, Mawer EB *et al.* Down-regulation of human osteoblast PTH/PTHrP receptor mRNA in end-stage renal failure. *Kidney Int* 2000; **58**: 1440-1449.
21. Iwasaki-Ishizuka Y, Yamato H, Nii-Kono T *et al.* Downregulation of parathyroid hormone receptor gene expression and osteoblastic dysfunction associated with skeletal resistance to parathyroid hormone in a rat model of renal failure with low turnover bone. *Nephrol Dial Transplant* 2005; **20**: 1904-1911.
22. Kurz P, Monier-Faugere MC, Bognar B *et al.* Evidence for abnormal calcium homeostasis in patients with adynamic bone disease. *Kidney Int* 1994; **46**: 855-861.
23. Meric F, Yap P, Bia MJ. Etiology of hypercalcemia in hemodialysis patients on calcium carbonate therapy. *Am J Kidney Dis* 1990; **16**: 459-464.
24. Vincenti F, Arnaud SB, Recker R *et al.* Parathyroid and bone response of the diabetic patient to uremia. *Kidney Int* 1984; **25**: 677-682.
25. Andress DL, Hercz G, Kopp JB *et al.* Bone histomorphometry of renal osteodystrophy in diabetic patients. *J Bone Miner Res* 1987; **2**: 525-531.
26. Cejka D, Marculescu R, Kozakowski N *et al.* Renal elimination of sclerostin increases with declining kidney function. *J Clin Endocrinol Metab* 2014; **99**: 248-255.
27. Barreto FC, Stinghen AE, Oliveira RB *et al.* The quest for a better understanding of chronic kidney disease complications: an update on uremic toxins. *J Bras Nefrol* 2014; **36**: 221-235.
28. Brownlee M. Biochemistry and molecular cell biology of diabetic complications. *Nature* 2001; **414**: 813-820.
29. Koschinsky T, He CJ, Mitsuhashi T *et al.* Orally absorbed reactive glycation products (glycotoxins): an environmental risk factor in diabetic nephropathy. *Proc Natl Acad Sci U S A* 1997; **94**: 6474-6479.
30. Notsu M, Yamaguchi T, Okazaki K *et al.* Advanced glycation end product 3 (AGE3) suppresses the mineralization of mouse stromal ST2 cells and human mesenchymal stem cells by increasing TGFβ expression and secretion. *Endocrinology* 2014; **155**: 2402-2410.
31. Tanaka K, Yamaguchi T, Kanazawa I *et al.* Effects of high glucose and advanced glycation end products on the expressions of sclerostin and RANKL as well as apoptosis in osteocyte-like MLO-Y4-A2 cells. *Biochem Biophys Res Commun* 2015; **461**: 193-199.
32. Sherrard DJ, Hercz G, Pei Y *et al.* The spectrum of bone disease in end-stage renal failure--an evolving disorder. *Kidney Int* 1993; **43**: 436-442.
33. Malluche HH, Monier-Faugere MC. Risk of adynamic bone disease in dialyzed patients. *Kidney Int Suppl* 1992; **38**: S62-S67.
34. London GM, Marchais SJ, Guérin AP *et al.* Association of bone activity, calcium load, aortic stiffness, and calcifications in ESRD. *J Am Soc Nephrol* 2008; **19**: 18271835.
35. Barreto DV, Barreto FC, Carvalho AB *et al.* Association of changes in bone remodeling and coronary calcification in hemodialysis patients: a prospective study. *Am J Kidney Dis* 2008; **52**: 1139-1150.
36. Kidney Disease: Improving Global Outcomes (KDIGO) CKD-MBD Work Group. KDIGO clinical practice guideline for the diagnosis, evaluation, prevention, and treatment of chronic kidney disease mineral and bone disorder (CKD-MBD). *Kidney Int* 2009; **76** (Suppl 113): S1-S130.
37. Barreto FC, Barreto DV, Moysés RM *et al.* K/DOQI-recommended intact PTH levels do not prevent low-turnover bone disease in hemodialysis patients. *Kidney Int* 2008; **73**: 771-777.
38. Barreto FC, Araújo SM; Sociedade Brasileira de Nefrologia. Aluminium intoxication in chronic kidney disease. *J Bras Nefrol* 2011; **33**: 211-215.

39. National Kidney Foundation. K/DOQI clinical practice guidelines for bone metabolism and disease in chronic kidney disease. *Am J Kidney Dis* 2003; **42** (4 Suppl 3): S1-S201.
40. Goodman WG, Ramirez JA, Belin TR *et al.* Development of adynamic bone in patients with secondary hyperparathyroidism after intermittent calcitriol therapy. *Kidney Int* 1994; **46**: 1160-1166.
41. Kuizon BD, Goodman WG, Jüppner H *et al.* Diminished linear growth during intermittent calcitriol therapy in children undergoing CCPD. *Kidney Int* 1998; **53**: 205-211.
42. Teng M, Wolf M, Ofsthun MN *et al.* Activated injectable vitamin D and hemodialysis survival: a historical cohort study. *J Am Soc Nephrol* 2005; **16**: 1115-1125.
43. Kalantar-Zadeh K, Kuwae N, Regidor DL *et al.* Survival predictability of time-varying indicators of bone disease in maintenance hemodialysis patients. *Kidney Int* 2006; **70**: 771-780.
44. Cejka D, Kodras K, Bader T *et al.* Treatment of Hemodialysis-Associated Adynamic Bone Disease with Teriparatide (PTH1-34): A Pilot Study. *Kidney Blood Press Res* 2010; **33**: 221-226.
45. Shah AD, Shoback D, Lewiecki EM. Sclerostin inhibition: a novel therapeutic approach in the treatment of osteoporosis. *Int J Womens Health* 2015; 7: 565-580.
46. Moysés RM, Schiavi SC. Sclerostin, Osteocytes, and Chronic Kidney Disease – Mineral Bone Disorder. *Semin Dial* 2015; **28**: 578-586.
47. de Oliveira RB, Graciolli FG, dos Reis LM *et al.* Disturbances of Wnt/β-catenin pathway and energy metabolism in early CKD: effect of phosphate binders. *Nephrol Dial Transplant* 2013; **28**: 2510-2517.
48. Ferreira JC, Ferrari GO, Neves KR *et al.* Effects of dietary phosphate on adynamic bone disease in rats with chronic kidney disease – role of sclerostin? *PLoS One* 2013; **8**: e79721.

44

NOVOS ANTICOAGULANTES NA DOENÇA RENAL CRÔNICA

Samuel de Souza Medina
Rodrigo Bueno de Oliveira

◆

INTRODUÇÃO

A descrição mais antiga de um caso de trombose venosa de que se tem notícia na era moderna encontra-se em um manuscrito francês datado do século XIII. Contudo, o tratamento anticoagulante eficaz foi iniciado apenas na década de 1930, com o desenvolvimento de preparações parenterais de heparina, seguido da descoberta da dicumarina, o primeiro anticoagulante oral[1].

Por muitas décadas, os antagonistas de vitamina K foram a única opção disponível por via oral para o tratamento e a prevenção da doença tromboembólica. No entanto, essa classe de drogas sempre esteve associada a uma série de limitações, tais como início de ação tardio, diferenças de efeitos entre indivíduos devido a variações genéticas do metabolismo, múltiplas interações com medicamentos e alimentos ingeridos e uma janela terapêutica estreita, levando à necessidade da monitorização laboratorial regular do seu efeito anticoagulante[2].

Desenvolvidos para a prevenção e tratamento de uma grande variedade de doenças tromboembólicas, os anticoagulantes orais diretos (*DOACs*, do inglês, *direct oral anticoagulants*) constituem um grupo de medicamentos cada vez mais utilizados na prática clínica por profissionais de diferentes especialidades. Isto se deve principalmente ao fato de suas propriedades farmacocinéticas serem mais previsíveis do que as dos antagonistas de vitamina K, como a warfarina, dispensando a necessidade da monitorização regular.

No entanto, os *DOACs* apresentam, em maior ou menor grau, eliminação renal, o que pode levar a aumento das concentrações séricas e resultar em complicações hemorrágicas fatais em pacientes com disfunção renal. Por meio das próximas sessões convidamos os leitores a revisarem particularidades sobre os *DOACs* e discutir aspectos atuais de seu uso em pacientes com doença renal crônica (DRC).

DEFINIÇÃO E NOMENCLATURA DOS *DOACs*

Os *DOACs* são medicações anticoagulantes administradas por via oral que têm em comum a propriedade de inibirem diretamente uma enzima específica na cascata da coagulação: a trombina (ou fator II ativado) no caso da dabigatrana, ou o fator X ativado, no caso da rivaroxabana, apixabana e edoxabana (Fig. 44.1).

O subcomitê científico para o controle da anticoagulação da Sociedade Internacional de Hemostasia e Trombose publicou recomendações para a nomenclatura dos *DOACs*, que há algum tempo vinham sendo chamados de novos anticoagulantes orais (*NOACs*, do inglês, *novel oral anticoagulants*)[3]. Apesar de o termo *NOACs* ter sido amplamente empregado na literatura nos últimos anos, essas drogas não são mais novas e a abreviação *NOAC* pode ser interpretada equivocadamente como a ausência de qualquer terapia anticoagulante (*no anticoagulation*). Dessa maneira, a denominação *DOACs* tem sido recomendada em substituição à anterior.

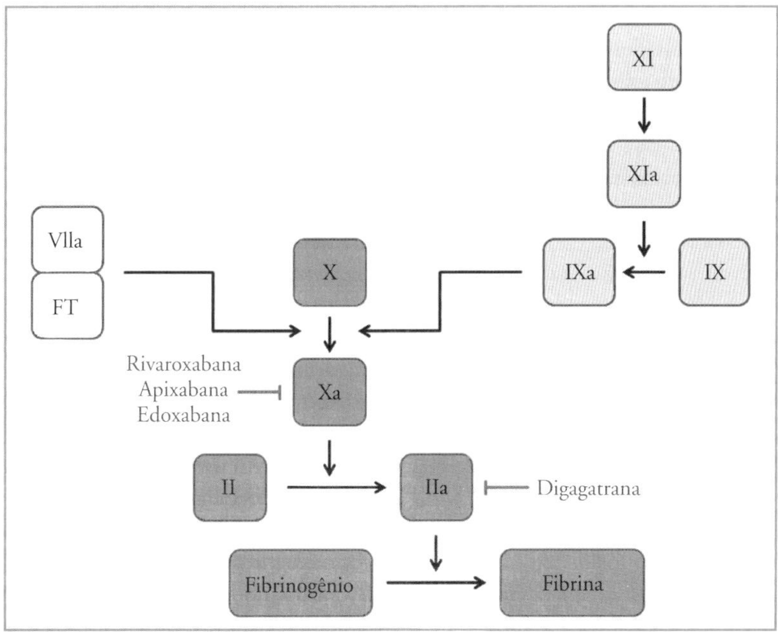

Figura 44.1 – Representação esquemática dos mecanismos de ação dos *DOACs*. Efeito anticoagulante dos DOACs (em cinza escuro). Os inibidores diretos do fator Xa incluem a rivaroxabana, a apixabana e a edoxabana; ligam-se diretamente ao fator X ativado (Xa), impedindo a clivagem da protrombina (II) em trombina (IIa). A dabigatrana liga-se e inibe diretamente a trombina (IIa), impedindo a clivagem do fibrinogênio em fibrina. Em branco, cinza claro e cinza meio escuro, encontram-se representados os fatores da coagulação das vias extrínseca, intrínseca e final comum, respectivamente. FT = fator tecidual; a = ativado.

MECANISMO DE AÇÃO E PROPRIEDADES FARMACOLÓGICAS DOS *DOACs*

Os *DOACs* foram desenvolvidos como inibidores diretos de alvos específicos da cascata da coagulação. Dabigatrana inibe especificamente a trombina [fator II ativado (IIa)], e rivaroxabana, apixabana e edoxabana inibem especificamente o fator X ativado (Xa).

Levando-se em consideração o papel central da trombina no processo de formação do coágulo, deduz-se facilmente que ela constitui um alvo interessante para os anticoagulantes orais diretos. A trombina é o último efetor da cascata de coagulação, convertendo o fibrinogênio em fibrina; além disso, ela é capaz de induzir a ativação das plaquetas e de amplificar sua própria formação através da ativação dos fatores V, VIII e XI[4].

A dabigatrana exerce seu efeito inibitório sobre a trombina ligando-se ao sítio catalítico da molécula de fator IIa; é administrada por via oral na forma de uma pró-droga (etexilato de dabigatrana), com biodisponibilidade de aproximadamente 6%, que é convertida a sua forma ativa por esterases plasmáticas. Seu pico de ação ocorre após 2 horas da administração, e sua meia-vida é de 14 a 17 horas. A excreção da dabigatrana é predominantemente renal, sendo que 80% da droga é eliminada sem modificação na urina[5].

De maneira análoga à trombina, o fator Xa também é alvo adequado para os *DOACs*. O fator X é o ponto de convergência das vias intrínseca e extrínseca da coagulação, e a ativação de uma única molécula de fator X pode induzir a formação de mais de 1.000 moléculas de trombina[4]. Os inidores diretos do fator Xa têm a capacidade de antagonizar competitivamente o sítio ativo tanto das moléculas de fator Xa livres quanto das que estão ligadas ao coágulo ou ao complexo protrombinase[6].

A rivaroxabana é um composto ativo com uma biodisponibilidade de 80%; atinge seu pico de ação em 2 a 3 horas e tem uma meia-vida de 7 a 11 horas. Quanto à eliminação, um terço da droga é excretado pelos rins sem qualquer modificação, um terço é metabolizado no fígado e excretado nas fezes e um terço é metabolizado a formas inativas que também são eliminadas pelos rins[7,8]. Apixabana e edoxabana também são compostos ativos que apresentam biodisponibilidade de 45% e de 50%, respectivamente. A apixabana atinge seu pico de ação 3 horas após a administração, e esse tempo é de 1 a 2 horas para a edoxabana. Seus tempos de meia-vida plasmática são semelhantes, sendo de 8 a 14 horas para a apixabana e de 8 a 10 horas para a edoxabana. A apixabana apresenta múltiplas vias de eliminação, incluindo o metabolismo oxidativo e as vias renal e intestinal. Para a edoxabana, 35% da dose total é excretada pelos rins, enquanto o restante é eliminado nas fezes[9,10].

Convém ressaltar que todos os DOACs apresentam excreção renal. Assim, em indivíduos com doença renal crônica (DRC), dependendo do grau da disfunção renal, a meia-vida desses medicamentos estará prolongada, estimando-se valores de 28h, 10h, 17h e 10-14h para a dabigatrana, rivaroxabana, apixabana e edoxabana, respectivamente[11]. A tabela 44.1 resume as principais características farmacológicas dos *DOACs*.

Os dados disponíveis sobre a farmacocinética e a farmacodinâmica dos *DOACs* na DRC derivam de estudos clínicos de fase III, que incluíram pacientes com DRC leve a moderada, sendo que os pacientes com DRC avançada não foram incluídos nesses estudos. Dessa forma, o conhecimento das propriedades farmacológicas dos *DOACs* nessa população específica de indivíduos é limitado.

INDICAÇÕES, POSOLOGIA E CONTROLE DO TRATAMENTO COM *DOACs*

Os *DOACs* têm sido indicados na população geral para o tratamento ou prevenção de complicações tromboembólicas em uma série de situações clínicas diversas, que incluem a profilaxia de tromboembolismo venoso em pacientes submetidos à prótese total de joelho ou quadril, o tratamento inicial e de longo prazo do tromboembolismo venoso, a prevenção de acidente vascular encefálico isquêmico e da embolia sistêmica em pacientes com fibrilação atrial não valvular e até a prevenção secundária de eventos adversos cardiovasculares relacionados à síndrome coronariana aguda. Gómez-Outes *et al* revisaram as indicações dessa classe de drogas, com base nos estudos clínicos que avaliaram sua eficácia e segurança em comparação ao tratamento padrão estabelecido[12]. As principais indicações e posologias recomendadas dos *DOACs* atualmente aprovados no mercado brasileiro encontram-se resumidas na tabela 44.2.

Para a maioria dos pacientes em uso de *DOACs*, a monitorização laboratorial do efeito anticoagulante é dispensável, e isso constitui uma de suas maiores vantagens em relação aos antagonistas de vitamina K, uma vez que a dose-resposta dos *DOACs* é razoavelmente previsível. No entanto, há grupos específicos de pacientes que, devido a características individuais na metabolização e eliminação dessas drogas, podem apresentar níveis abaixo ou acima daqueles esperados após a administração da dose recomendada do medicamento.

Particularmente no contexto da DRC, níveis dos *DOACs* acima do intervalo esperado durante a terapia podem ser suspeitados devido à menor eliminação por via renal; desse modo, a realização de medidas do efeito anticoagulante dos *DOACs* nesse grupo, embora não sejam realizadas rotineiramente, podem ser indicadas sob circunstâncias especiais, como na lesão renal aguda instalada, uso de drogas nefrotóxicas ou que alterem a hemodinâmica renal (isto é, anti-inflamatórios não hormonais ou inibidores da enzima conversora da angiotensina) ou na DRC categorias 3b-5.

Para que um teste laboratorial que quantifique o efeito anticoagulante dos *DOACs* seja considerado ideal, ele deve possuir algumas características: 1. linearidade ao longo de um amplo intervalo de concentrações da droga; 2. sensibilidade à menor concentração clinicamente relevante da droga; e 3. pronta disponibilidade de realização a qualquer horário. Levando isso em conta, pode-se afirmar que não há nenhum teste de quantificação do efeito anticoagulante dos *DOACs* que preencha todos os critérios. Entretanto, há algumas estratégias que, do ponto de vista prático, podem ser adotadas pelo médico encarregado de monitorar a anticoagulação, a fim de avaliar o efeito da terapia prescrita para cada paciente, particularmente em situações de risco ou ocorrência de sangramento[13].

Para a dabigatrana, o tempo de trombina (TT) é bastante sensível, tornando-se incoagulável com a presença de pequenas concentrações da droga; não é útil, portanto para a quantificação, porém valores normais de TT excluem níveis clinicamente relevantes da droga no plasma. Essa excessiva sensibilidade do TT pode ser superada diluindo-se a amostra de plasma do paciente; isto leva a um ganho de linearidade em um grande intervalo de concentrações da dabigatrana, porém não é um teste amplamente disponível[14]. Dois outros ensaios apresentam correlação linear com a concentração de dabigatrana e baseiam-se na capacidade da dabigatrana de inibir a atividade trombina-*like* da meizotrombina, um intermediário da trombina gerado a partir da protrombina pela ação da ecarina; são eles: o tempo de coagulação da

Tabela 44.1 – Características farmacológicas dos DOACs.

Medicamento	Biodisponibilidade (%)	Pico de ação (horas)	Meia-vida (horas)	Eliminação	Meia-vida na disfunção renal*(horas)
Dabigatrana	6	2	14-17	80% renal	28
Rivaroxabana	80	2-3	7-11	2/3 renal, 1/3 hepática	10
Apixabana	45	3	8-14	Múltiplas vias**	17
Edoxabana	50	1-2	8-10	35% renal	10-14

*Pode variar de acordo com o grau de disfunção renal, sendo que existe pouca informação em pacientes com DRC grave.

**Metabolismo oxidativo, eliminação renal e intestinal.

Tabela 44.2 – Informações para prescrição dos DOACs disponíveis no Brasil[13].

Situações clínicas	Dabigatrana (Pradaxa®)	Rivaroxabana (Xarelto®)	Apixabana (Eliquis®)
Profilaxia de TEV após cirurgias ortopédicas de grande porte	220mg uma vez ao dia (150mg uma vez ao dia se idade > 75 anos, ClCr 30-50mL/min ou uso concomitante de verapamil, amiodarona ou quinidina); 1ª dose 1-4h de pós-operatório	10mg uma vez ao dia por 2 semanas se cirurgia de joelho ou por 5 semanas se cirurgia de quadril; 1ª dose 6-10h de pós-operatório	2,5mg 2 vezes ao dia por 2 semanas se cirurgia de joelho ou por 5 semanas se cirurgia de quadril; 1ª dose 12-24h de pós-operatório
Tratamento inicial do TEV	HBPM ou fondaparinux por 5 dias	15mg 2 vezes ao dia por 21 dias	10mg 2 vezes ao dia por 7 dias
Tratamento de longo prazo do TEV	150mg 2 vezes ao dia (110mg 2 vezes ao dia se idade > 80 anos, uso concomitante de verapamil ou alto risco de sangramento)	20mg uma vez ao dia (15mg uma vez ao dia se ClCr 15-50mL/min e alto risco de sangramento)	5mg 2 vezes ao dia
Prevenção de AVCi e embolização sistêmica em pacientes com FA não valvular	150mg 2 vezes ao dia (110mg 2 vezes ao dia se idade > 80 anos, uso concomitante de verapamil ou alto risco de sangramento)	20mg uma vez ao dia (15mg uma vez ao dia se ClCr 15-50mL/min)	5mg 2 vezes ao dia
Prevenção de eventos cardiovasculares secundários após SCA	NA	2,5mg 2 vezes ao dia	NA
Uso na insuficiência renal	Contraindicado se ClCr < 30mL/min	Não recomendado se ClCr < 15mL/min; realizar ajuste de dose se ClCr 15-50mL/min	Não recomendado se ClCr < 15mL/min

TEV = tromboembolismo venoso; ClCr = *clearance* de creatinina; HBPM = heparina de baixo peso molecular; AVCi = acidente vascular cerebral isquêmico; SCA = síndrome coronariana aguda; NA = não aprovado.

ecarina (*ECT*, do inglês, *ecarin clotting time*) e o ensaio cromogênico da ecarina (*ECA*, do inglês, *ecarin chromogenic assay*). Sua limitada disponibilidade e falta de padronização e variável sensibilidade à dabigatrana entre diferentes lotes de ecarina tornam sua aplicação prática bastante restrita[14]. O TTPA (tempo de tromboplastina parcial ativado) correlaciona-se bem com a concentração de dabigatrana em níveis de até 300ng/mL, mas não apresenta uma correlação linear com alta concentração da droga e pode não estar prolongado no caso da utilização de reagentes comerciais pouco sensíveis. Assim, um TTPA normal, embora possa excluir níveis muito elevados de dabigatrana, não necessariamente o faz para níveis menos elevados da droga. O TP (tempo de protrombina) é ainda menos sensível que o TTPA à dabigatrana e pode estar normal mesmo na presença de níveis da droga acima do esperado para indivíduos em terapia[13].

Para os inibidores diretos de fator Xa (rivaroxabana, apixabana e edoxabana), os ensaios de atividade anti-Xa calibrados com padrões específicos para cada uma das drogas apresentam uma alta correlação linear com os níveis dos medicamentos em um amplo intervalo de concentrações[14]. A utilização desses testes, no entanto, é limitada pelo pequeno número de laboratórios que tem estabelecidas até o momento curvas-padrão específicas para cada um dos inibidores diretos do fator Xa[13]. O TP correlaciona-se com a concentração da rivaroxabana e edoxabana, embora possa estar normal ou apenas discretamente prolongado em níveis tipicamente observados nos indivíduos em terapia com essas drogas. Este teste, contudo, é menos sensível à apixabana. Um TP normal, portanto, praticamente exclui a presença de níveis excessivamente elevados de rivaroxabana e edoxabana, mas não de apixabana. O TTPA, devido à sua menor sensibilidade aos inibidores de Xa do que o TP, não é útil para a quantificação desta classe de medicamentos[13].

CUIDADOS COM O USO DE *DOACs* EM PACIENTES COM DOENÇA RENAL CRÔNICA

A DRC é reconhecida pela sua natureza tanto hemorrágica quanto protrombótica. Enquanto a disfunção plaquetária produzida pela uremia desempenha um papel fundamental para o aumento do risco de sangramentos, são múltiplos os fatores envolvidos na fisiopatologia das complicações trombóticas. Entre esses, destacam-se as alterações do endotélio vascular, o aumento de fatores da coagulação como o fator VIII, o fibrinogênio e o fator de von Willebrand em resposta ao processo inflamatório crônico, o aumento de proteínas antifibrinolíticas, a hiperlipidemia, a hemoconcentração e as alterações da membrana plaquetária[15].

Dessa forma, em situações específicas de risco aumentado para a ocorrência de complicações tromboembólicas, os indivíduos com DRC também são elegíveis para o uso de medicamentos anticoagulantes. As situações clínicas mais comuns para indicação de prevenção ou tratamento de trombose são fibrilação atrial, trombose venosa profunda e trombose recorrente de acesso vascular e síndrome nefrótica. Contudo, pacientes com DRC constituem um grupo especial, nos quais devem ser levadas em consideração as peculiaridades da metabolização e a eliminação das drogas utilizadas.

Quando há indicação de anticoagulação em pacientes com DRC nas categorias 4 e principalmente 5 (isto é, *clearance* de creatinina inferior a 30mL/min), em termos gerais, usamos heparina não fracionada ou warfarina. Note-se que, além da preocupação com a monitorização periódica da efetividade da warfarina, essa droga pode estar associada ao agravamento de calcificação vascular devido à inibição indireta da proteína matriz-Gla (MGP), um anticalcificante K-dependente, e à osteoporose[16-20].

Por outro lado, no melhor do nosso conhecimento não existem estudos que confirmem a segurança do uso de *DOACs* em pacientes com DRC grave, sendo uma classe de fármacos contraindicada. Mesmo com essa ressalva, estudo recente publicado no periódico *Circulation* revelou que nos EUA cerca de 30.000 pacientes em hemodiálise estavam em uso de dabigatrana ou rivaroxabana, tendo apresentado maior risco relativo de hospitalização e morte por sangramento[21].

Em pacientes com DRC leve ou moderada e em uso de *DOACs*, o médico deve estar atento às situações que potencialmente cursem com o desenvolvimento de lesão renal aguda (LRA). Em caso de instalação de LRA, sugere-se a descontinuação de *DOACs* e sua transição para a heparina não fracionada e/ou warfarina. Outro alerta é sobre a suspensão da droga antes de cirurgias em pacientes com DRC. Por exemplo, na bula do medicamento Pradaxa® recomenda-se a suspensão da droga até 4 dias antes de cirurgias de grande porte, quando o *clearance* de creatinina se situa entre 30 e 50mL/min.

Mais duas situações merecem destaque, considerando o uso de *DOACs* em pacientes com DRC: crise hipertensiva e retinopatia diabética. Em pacientes com DRC, é comum encontrar-se dificuldade para o controle pressórico ou mesmo crise hipertensiva, situação em que o risco de sangramento, especialmente cerebral, aumenta. Finalmente, em pacientes com DRC por *diabetes mellitus*, com retinopatia diabética. Nessas duas situações recomendamos o uso cauteloso de *DOACs*.

MANEJO DO PACIENTE COM SANGRAMENTO RELACIONADO AOS *DOACs*

ESTRATÉGIAS GERAIS

O tratamento dos pacientes que se apresentam com quadros hemorrágicos na vigência do uso de *DOACs* constitui um desafio aos profissionais encarregados dos atendimentos de emergência. Isso se deve ao fato de não existir até o momento nenhum antídoto específico comercialmente disponível para reverter os efeitos anticoagulantes dos inibidores diretos de trombina e de fator Xa.

Com o uso cada vez mais disseminado dessa classe de medicamentos, faz-se necessário o desenvolvimento de estratégias de abordagem que levem em consideração não apenas o tipo de *DOAC* que o paciente está utilizando, mas também outros fatores, como a estabilidade hemodinâmica, a fonte do sangramento, o tempo transcorrido desde a última dose, a função renal e o uso de medicações concomitantes, tais como os agentes antiplaquetários.

Os estudos que avaliaram até o momento a eficácia de agentes não específicos, tais como o concentrado de complexo protrombínico (CCP), o concentrado de complexo protrombínico ativado (CCPA) e o fator VII ativado recombinante (rFVIIa), para a reversão do efeito anticoagulante dos *DOACs*, foram realizados *in vitro*, em modelos animais ou em voluntários humanos sadios em uso de *DOACs*, de modo que não existem estudos consistentes realizados em pacientes tratados com *DOACs* que tenham necessitado de reversão da anticoagulação por complicações hemorrágicas[13].

O CCP tem sido recomendado como um agente potencialmente capaz de reverter o efeito anticoagulante dos *DOACs*. Essa recomendação baseia-se principalmente nos resultados de um pequeno estudo clínico controlado e randomizado em que 12 voluntários sadios receberam 20mg de rivaroxabana, 2 vezes ao dia, durante 2 dias e em seguida receberam CCP (50UI/kg) ou placebo (solução salina). Nesse estudo, a infusão de CCP reverteu completamente o alargamento do TP causado pela rivaroxabana. No mesmo estudo, a infusão de CCP não foi capaz de reverter as alterações do TTPA, do ECT ou do TT em indivíduos tratados com dabigatrana (150mg, 2 vezes ao dia, durante 2,5 dias)[22]. A reversão completa do alargamento do TP não foi reproduzida em estudo clínico recente de desenho semelhante, em que voluntários em uso de rivaroxabana receberam dois tipos diferentes de CCP[23]. CCPA e rFVIIa mostraram resultados variáveis quando utilizados para reversão do efeito anticoagulante dos *DOACs* em estudos *in vitro* e em modelos animais. Não há estudos *in vivo* em humanos que tenham avaliado a capacidade dessas drogas de reverter a anticoagulação com *DOACs*[13].

Com relação aos agentes específicos de reversão, duas drogas encontram-se atualmente em fase III de desenvolvimento: o idarucizumabe, um fragmento de anticorpo monoclonal humanizado com alta afinidade pela dabigatrana; e o andexanet alfa, um fator Xa recombinante privado das atividades catalíticas e de ligação à membrana, porém capaz de se ligar aos inibidores do fator Xa. O primeiro consiste em um potencial antídoto específico para a dabigatrana, e o segundo, em um agente específico para a reversão do efeito anticoagulante dos inibidores do fator Xa[13].

Em uma análise recentemente publicada dos resultados do estudo de fase III RE-VERSE AD[24], a administração de idarucizumabe a 90 pacientes tratados com dabigatrana que se apresentaram com sangramento não controlado (n = 51) ou que necessitavam de um procedimento cirúrgico de emergência (n = 39) resultou em reversão da anticoagulação em 4 horas em 100% dos casos, com redução do TT diluído, e do ECT também em 100% dos casos. O estudo continua em curso.

Outro estudo de fase III, ANNEXA-A[25], randomizou sujeitos tratados com apixabana para receberem *bolus* de andexanet alfa seguido de infusão ou placebo. Do total de 32 pacientes incluídos, 24 receberam andexanet, e 8, placebo. A atividade anti-Xa apresentou redução de 92% em relação ao nível basal, que foi significativamente menor do que com o placebo ($p < 0,001$). A capacidade de geração de trombina também foi restabelecida no grupo que recebeu andexanet, retornando aos níveis pré-apixabana.

Em resumo, apesar dos resultados animadores com os agentes específicos, ainda não existe uma opção segura e eficaz para a reversão completa e imediata do efeito anticoagulante dos *DOACs*. Em caso de sangramentos em pacientes em uso dessa classe de drogas, as recomendações atuais baseiam-se principalmente na intensidade do sangramento. Em sangramentos leves, deve ser dada ênfase para as medidas hemostáticas locais, considerando-se a possibilidade de descontinuação do *DOAC*, dependendo do risco tromboembólico do paciente. Em sangramentos moderados, as medidas locais e a suspensão do *DOAC* devem estar associadas a medidas de suporte hemoterápico, tais como a transfusão de concentrados de hemácias ou plasma fresco congelado, devendo ser também considerada a possibilidade de transfusão de concentrados de plaquetas para pacientes em uso de drogas antiplaquetárias ou com disfunção plaquetária, como no caso da DRC.

Finalmente, para sangramentos graves, valem as mesmas recomendações que para os sangramentos moderados, além do suporte hemodinâmico, cuidados intensivos, administração de CCP (50UI/kg) ou CCPA (80UI/kg) e terapias adjuvantes, que podem incluir carvão ativado (em até 2 horas após a ingestão de dabigatrana), desmopressina e agentes antifibrinolíticos[13]. Recomenda-se a consulta a um especialista em hematologia e hemoterapia, e nefrologista em casos de disfunção renal associada a sangramento.

ESTRATÉGIAS DIALÍTICAS

A massa molecular de uma substância é um dos fatores que determinam seu clareamento por membranas de diálise. A massa da dabigatrana é de 628Da, rivaroxabana 436Da, apixabana 460Da e edoxabana 548Da[12]. A título de comparação, a ureia é de 60Da, e a creatinina, 113Da. No entanto, outros fatores como a porcentagem de ligação proteica, bioavaliabilidade e volume de distribuição, influenciam no clareamento de uma substância pela diálise. Em termos gerais, os *DOACs* não são adequadamente removíveis pela diálise convencional, com exceção da dabigatrana, que parece ser razoavelmente removida por hemodiálise.

Em revisão da literatura envolvendo 22 estudos sobre desfechos clínicos em um total de 35 pacientes com sangramento relacionado à dabigatrana e que foram submetidos à hemodiálise contínua ou intermitente, os autores concluíram que a hemodiálise parece ser efetiva em reduzir a concentração da dabigatrana e a duração e gravidade do sangramento. Contudo, sugerem que a hemodiálise contínua deva ser mais efetiva, devido a 57,1% dos casos estudados apresentarem aumento da concentração de dabigatrana com a suspensão da hemodiálise[26].

Em um estudo para avaliar a farmacocinética da edoxabana em 10 pacientes com DRC em programa crônico de hemodiálise, os autores concluíram que uma sessão convencional de hemodiálise (tempo = 4 horas, fluxo de banho 500mL/min, fluxo de sangue 350mL/min, membrana de diálise Fresenius F180 NR) não foi efetiva em remover edoxabana[27].

De Vriese *et al* estudaram a farmacocinética da rivaroxabana em 18 pacientes em hemodiálise que receberam 10mg da droga ao final de cada uma de 3 sessões consecutivas de hemodiálise convencional, e diariamente por 7 dias. Os autores concluíram que a rivaroxabana não foi eliminada por hemodiálise; no entanto, não se observou efeito cumulativo da droga após 7 dias de uso[28].

Em relação à apixabana, estudo com 8 pacientes com DRC em hemodiálise revelou que o impacto da hemodiálise sobre a concentração máxima e área sob a curva é limitado a 13% e 14%, respectivamente[29].

CONCLUSÕES

Os *DOACs* são uma classe de fármacos com amplo potencial de uso para prevenção e tratamento de trombose. Contudo, em nossa opinião, seu uso em pacientes com DRC categorias 4 deve ser evitado, e contraindicado na DRC categoria 5. Em casos de sangramento moderado e grave associado à dabigatrana, a hemodiálise parece ser um procedimento útil na redução da concentração sérica da droga e controle do sangramento.

REFERÊNCIAS BIBLIOGRÁFICAS

1. Mannucci PM, Poller L. Venous thrombosis and anticoagulant therapy – Review. *Br J Haematol* 2001; **114**: 258-270.

2. Weitz JI. Factor Xa and thrombin as targets for new oral anticoagulants. *Thromb Res* 2011; **127**(Suppl 2): S5-S12.
3. Barnes GD, Ageno W, Ansell J, Kaatz S. Subcommittee on the Control of Anticoagulation. Recommendation on the nomenclature for oral anticoagulants: communication from the SSC of the ISTH. *J Thromb Haemost* 2015; **13**: 1154-1156.
4. Mann KG, Brummel K, Butenas S. What is all that thrombin for? *J Thromb Haemost* 2003; **1**: 1504-1514.
5. Stangier J, Rathgen K, Stähle H *et al.* The pharmacokinetics, pharmacodynamics and tolerability of dabigatran etexilate, a new oral direct thrombin inhibitor, in healthy male subjects. *Br J Clin Pharmacol* 2007; **64**: 292-303.
6. Mueck W, Schwers S, Stampfuss J. Rivaroxaban and other novel oral anticoagulants: pharmacokinetics in healthy subjects, specific patient populations and relevance of coagulation monitoring. *Thromb J* 2013; **11**: 1-17.
7. Kubitza D, Becka M, Voith B *et al.* Safety, pharmacodynamics, and pharmacokinetics of single doses of BAY 59-7939, an oral, direct factor Xa inhibitor. *Clin Pharmacol Ther* 2005; **78**: 412-421.
8. Weinz C, Schwarz T, Kubitza D *et al.* Metabolism and excretion of rivaroxaban, an oral, direct factor Xa inhibitor, in rats, dogs, and humans. *Drug Metab Dispos* 2009; **37**: 1056-1064.
9. Zhang D, He K, Raghavan N *et al.* Comparative metabolism of 14C-labeled apixaban in mice, rats, rabbits, dogs, and humans. *Drug Metab Dispos* 2009; **37**: 1738-1748.
10. Ogata K, Mendell-Harary J, Tachibana M *et al.* Clinical safety, tolerability, pharmacokinetics, and pharmacodynamics of the novel factor Xa inhibitor edoxaban in healthy volunteers. *J Clin Pharmacol* 2010; **50**: 743-753.
11. Dager WE, Tsu LV, Pon TK. Considerations for Systemic Anticoagulation in ESRD. *Semin Dial* 2015; **28**: 354-362.
12. Gómez-Outes A, Suárez-Gea ML, Lecumberri R *et al.* Direct-acting oral anticoagulants: pharmacology, indications, management, and future perspectives. *Eur J Haematol* 2015; **95**: 389-404.
13. Cuker A, Siegal D. Monitoring and reversal of direct oral anticoagulants. *Hematology Am Soc Hematol Educ Program* 2015; **2015**: 117-124.
14. Cuker A, Siegal DM, Crowther MA, Garcia DA. Laboratory measurement of the anticoagulant activity of the non-vitamin K oral anticoagulants. *J Am Coll Cardiol* 2014; **64**: 1128-1139.
15. Hughes S, Szeki I, Nash MJ, Thachil J. Anticoagulation in chronic kidney disease patients-the practical aspects. *Clin Kidney J* 2014; 7: 442-449.
16. Price PA, Faus SA, Williamson MK. Warfarin causes rapid calcification of the elastic lamellae in rat arteries and heart valves. *Arterioscler Thromb Vasc Biol* 1998; **18**: 1400-1407.
17. Price PA, Faus SA, Williamson MK. Warfarin-induced artery calcification is accelerated by growth and vitamin D. *Arterioscler Thromb Vasc Biol* 2000; **20**: 317-327.
18. Demer LL, Boström KI. Conflicting forces of warfarin and matrix gla protein in the artery wall. *Arterioscler Thromb Vasc Biol* 2015; **35**: 9-10.
19. Namba S, Yamaoka-Tojo M, Hashikata T. Long-term warfarin therapy and biomarkers for osteoporosis and atherosclerosis. *BBA Clin* 2015; **4**: 76-80.
20. Tufano A, Coppola A, Contaldi P *et al.* Oral anticoagulant drugs and the risk of osteoporosis: new anticoagulants better than old? *Semin Thromb Hemost* 2015; **41**: 382-388.
21. Chan KE, Edelman ER, Wenger JB *et al.* Dabigatran and rivaroxaban use in atrial fibrillation patients on hemodialysis. *Circulation* 2015; **131**: 972-979.
22. Eerenberg ES, Kamphuisen PW, Sijpkens MK *et al.* Reversal of rivaroxaban and dabigatran by prothrombin complex concentrate: a randomized, placebo-controlled, crossover study in healthy subjects. *Circulation* 2011; **124**: 1573-1579.
23. Levi M, Moore KT, Castillejos CF *et al.* Comparison of three-factor and four-factor prothrombin complex concentrates regarding reversal of the anticoagulant effects of rivaroxaban in healthy volunteers. *J Thromb Haemost* 2014; **12**: 1428-1436.
24. Pollack CV Jr, Reilly PA, Eikelboom J *et al.* Idarucizumab for dabigatran reversal. *N Engl J Med* 2015; **373**: 511-520.
25. Siegal DM, Curnutte JT, Connolly SJ *et al.* Andexanet alfa for the reversal of factor Xa inhibitor activity. *N Engl J Med* 2015; **373**: 2413-2424.
26. Chai-Adisaksopha C, Hillis C, Lim W *et al.* Hemodialysis for the treatment of dabigatran-associated bleeding: a case report and systematic review. *J Thromb Haemost* 2015; **13**: 1790-1798.
27. Parasrampuria DA, Marbury T, Matsushima N *et al.* Pharmacokinetics, safety, and tolerability of edoxaban in end-stage renal disease subjects undergoing haemodialysis. *Thromb Haemost* 2015; **113**: 719-727.
28. De Vriese AS, Caluwé R, Bailleul E *et al.* Dose-finding study of rivaroxaban in hemodialysis patients. *Am J Kidney Dis* 2015; **66**: 91-98.
29. Wang X, Tirucherai G, Marbury TC *et al.* Pharmacokinetics, pharmacodynamics, and safety of apixaban in subjects with end-stage renal disease on hemodialysis. *J Clin Pharmacol* 2015; [Epub ahead of print].

45

ADITIVOS DE FÓSFORO E A DIETA RENAL

Margareth Lage Leite de Fornasari
Yvoty Alves dos Santos Sens

◆

INTRODUÇÃO

O fósforo é um elemento biológico essencial, requerido por todas as células para as funções normais. Pessoas com disfunção renal perdem progressivamente a habilidade de excretar fósforo[1]. Em portadores de doença renal crônica (DRC), o efeito tóxico do fosfato é largamente conhecido, dada a associação da hiperfosfatemia com o risco cardiovascular[2]. Mas essa associação não está restrita à DRC, e a hiperfosfatemia parece estar também associada com o aumento do risco de doenças cardiovasculares em indivíduos que não têm DRC[3].

Os níveis de fósforo sérico podem ser controlados por uma combinação de fatores, entre eles redução da ingestão de fósforo, diminuição na absorção intestinal com o uso de medicamentos quelantes e eliminação pela diálise, quando possível e indicada. O controle da ingestão de fósforo pode auxiliar na redução da fosfatemia, porém é necessário cuidado para assegurar ingestão alimentar adequada, especialmente de proteínas, tendo em vista que alimentos que são fonte de proteína também contêm fósforo[4]. Nos últimos anos, os estudos avançaram quanto ao conhecimento do fósforo presente em alimentos industrializados (processados) sob a forma de aditivos e às implicações no controle dietético desse mineral[5-7].

Este capítulo tem como objetivo discorrer sobre o fósforo na forma de aditivo e a dieta renal, com destaque para seu uso na prática clínica.

FÓSFORO

O fósforo foi isolado em 1669 por *Henning Brandt*, um mercador e alquimista amador que procurava a pedra filosofal, que transformaria metais, como o chumbo, em ouro. Ele percebeu que o pó obtido da destilação da urina de cavalos emitia uma luz branca, então nomeou a substância de fósforo, do grego antigo *phos, que* significa luz, e *phorus*, trazer[8]. É um não metal do grupo do nitrogênio da tabela periódica, com alta reatividade, que quase nunca é encontrado como um elemento livre na natureza, mas está presente quase que exclusivamente na forma aniônica, o fosfato.

O fósforo total presente no corpo de um homem de 70kg corresponde a 700g. Aproximadamente 85% do fósforo está nos ossos e dentes na forma de hidroxiapatita [$Ca_{10}(PO_4)_6(OH)_2$], 14% em tecidos moles e somente 1% no espaço extracelular. No interior das células está presente na forma de compostos orgânicos, tais como cretinina fosfato, adenosina trifosfato (ATP), ácidos nucleicos, fosfolipídios e fosfoproteínas. No plasma, está presente em ambas as formas, orgânica e inorgânica, mas na clínica é medido somente o fósforo inorgânico. A concentração de fósforo no espaço extracelular é determinada pelas interações entre a absorção intestinal, excreção renal e trocas entre os ossos e o espaço intracelular[9,10]. A homeostase do fósforo pode ser sintetizada, representando-se um homem de 70kg (Fig. 45.1)[9].

A absorção intestinal do fósforo é realizada por dois mecanismos: difusão passiva e ativa por um co-transportador luminal de sódio fosfato tipo 2b, que é muito similar aos co-transportadores encontrados nos túbulos renais. É também estimulada pela 1,25-di-hidroxicolecalciferol, que aumenta a absorção intestinal, sendo a nicotinamida ou ácido nicotínico (vitamina B_3) um inibidor desses transportadores[9].

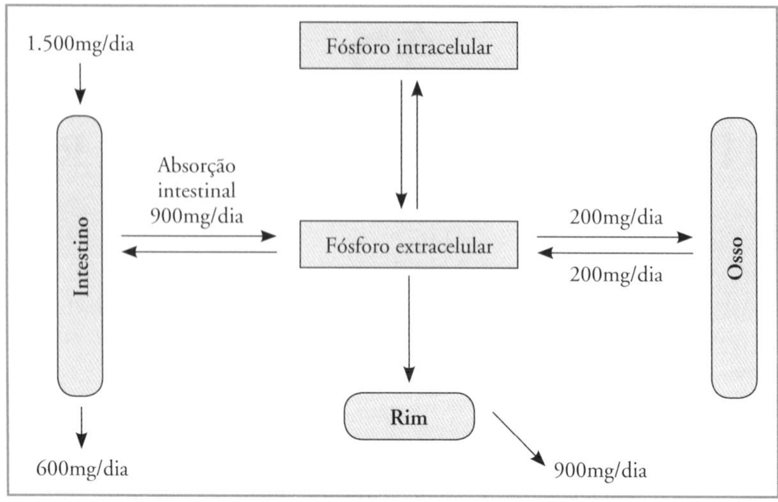

Figura 45.1 – Homeostase do fósforo, adaptado de Uribarri[9].

Trocas do fósforo entre o espaço extracelular e o fósforo ósseo ocorrem como consequência da homeostase do cálcio, ou seja, o depósito de fósforo dentro e para fora do tecido ósseo está acompanhada dos movimentos do cálcio na mesma direção.

O fósforo está amplamente distribuído nos alimentos que são fonte de proteínas, fósforo orgânico, como a carne vermelha, frango, peixes, leite e laticínios, ovos, cereais (arroz, trigo, aveia), leguminosas (feijão, lentilha, grão-de-bico) e oleaginosos (amendoim, castanha-do-brasil, castanha-de-caju, nozes), pois faz parte das moléculas energéticas: ATP (adenosina trifosfato) e ADP (adenosina difosfato) e da fosfocreatina[11].

O fósforo também está presente como aditivo alimentar em muitos alimentos industrializados[4,5,12], na forma inorgânica, como sal de fósforo[12] ou como ácido fosfórico produzido a partir do fosfato em uma reação com o ácido sulfúrico[13].

Dessa forma, dependendo das escolhas alimentares, a ingestão de fósforo pode ser aumentada a 1g/dia[14]. Também, os aditivos de fósforo são altamente absorvíveis[1], em dieta mista contendo grãos, carne e leite, 60% do fósforo dietético é absorvido; em dieta com ênfase no consumo de fontes de proteína de origem vegetal, a absorção do fósforo é de 40 a 50%, devido à forma de apresentação do fósforo como fitatos, enquanto o ácido fosfórico e os pirofosfatos são quase 100% absorvidos[15,16].

ADITIVOS ALIMENTARES

No Brasil, a definição de aditivo alimentar é dada pela Portaria SVS/MS 540, de 27 de outubro de 1997, "...é todo e qualquer ingrediente adicionado intencionalmente aos alimentos sem propósito de nutrir, com o objetivo de modificar as características físicas, químicas, biológicas ou sensoriais, durante a fabricação, processamento, preparação, tratamento, embalagem, acondicionamento, armazenagem, transporte ou manipulação de um alimento". A definição não inclui os contaminantes ou substâncias nutritivas que sejam incorporados ao alimento para manter ou melhorar suas propriedades nutricionais[17].

A Resolução CNS/MS nº 04, de 24 de novembro de 1988, dispõe os alimentos por categorias, onde estão listados aditivos, funções e limites permitidos por 100g ou 100mL do alimento ou produto alimentar. A legislação prevê que o aditivo seja **declarado na lista de ingredientes**, conforme consta no item 6.2.4 da Resolução RDC 259/02 com seu nome completo ou seu número INS (Sistema Internacional de Numeração, *Codex Alimentarius,* FAO/OMS), ou ambos[18].

Os ingredientes constantes da lista no rótulo dos produtos aparecem em ordem decrescente de quantidade, assim, quando se observa a lista de ingredientes de um refresco em pó, abaixo, observa-se que o ingrediente com maior quantidade é o açúcar (aparece em 1º lugar) e os corantes artificiais em menor quantidade (são citados por último).

Ingredientes:
Açúcar, maltodextrina, polpa de manga desidratada, vitamina C, zinco, vitamina D, acidulante ácido cítrico, **antiumectante fosfato tricálcico**, espessantes: gomas guar e xantana, regulador de acidez citrato trissódico, corante inorgânico dióxido de titânio, aromatizante, edulcorantes: aspartame, ciclamato de sódio, acessulfame de potássio e sacarina sódica, espumante extrato de quilália, corante caramelo IV e corantes artificiais: tartazina e amarelo crepúsculo FCF.

A quantidade exata do aditivo não é especificada na embalagem, pois não há obrigatoriedade de declaração, bem como na rotulagem nutricional.

ADITIVOS DE FÓSFORO

Os aditivos à base de fósforo são utilizados em alimentos industrializados que incluem carnes preparadas, queijos processados, refrigerantes, refrescos em pó e bebidas, produtos de panificação, enlatados, embutidos, entre outros[12,14,15]. É muito difícil estabelecer uma relação segura de alimentos que contêm aditivos de fósforo, porque a indústria pode modificar o produto e, também, marcas diferentes do mesmo produto podem ter ou não o aditivo, sendo sempre necessária a leitura dos rótulos. No quadro 45.1 estão apresentados os principais tipos de aditivos à base de fósforo e funções em diferentes alimentos industrializados de acordo com as funções descritas pelo *Codex Alimentarius*[19].

O *Codex Alimentarius* é um programa conjunto entre a Organização das Nações Unidas para Alimentação e Agricultura (FAO) e da Organização Mundial da Saúde (OMS), criado em 1963, para elaborar e coordenar normas alimentares no plano internacional. As propostas centrais do *Codex* estão citadas no artigo primeiro de seu estatuto: proteger a saúde dos consumidores e assegurar práticas equitativas no comércio internacional de alimentos.

O *Codex* atualiza com frequência os aditivos, a nomenclatura e a quantidade máxima que se permite adicionar ao alimento. Os aditivos alimentares devem estar autorizados pela FAO e pela OMS, por seu caráter inócuo, e a utilização dos aditivos alimentares deve respeitar a Norma Geral do Codex para os Aditivos Alimentares[19].

Aditivos de fósforo podem ser identificados também pelo Sistema Internacional de Numeração (INS) que foi elaborado pelo Comitê do *Codex* sobre aditivos para estabelecer um sistema numérico internacional de identificação de aditivos alimentares nas listas de ingredientes, como alternativa à declaração do nome específico[20] (Quadro 45.2).

O consumo de alimentos contendo aditivos de fósforo cresceu muito nas últimas décadas devido à facilidade de acesso, sendo que nos Estados Unidos a média de ingestão diária de fósforo mensurada pelo *National Health and Nutrition Examination Survey* (NHANES) na população geral excede em 2 vezes a RDA (*Recommended Dietary Allowances*) para homens e mulheres[21]. Tem sido estimado que 50% do total de fósforo ingerido por dia no mundo ocidental seja proveniente de aditivo de fósforo em alimentos[22].

A maior implicação do uso de aditivos nos alimentos é que a quantidade de fósforo a partir do aditivo pode ser muito maior do que o conteúdo de fósforo naturalmente presente no alimento[15], e não é possível identificar

Quadro 45.1 – Tipos de aditivos e funções em diferentes alimentos industrializados (adaptado de *Codex Alimentarius*, 2015).

Tipo de alimento	Aditivo	Função
Batata *chips* assada	Fosfato monocálcico	Bolhas na superfície
Batata frita congelada	Pirofosfato ácido de sódio	Preservar a cor
Bebidas em pó	Fosfato tricálcico	Umidificar
Carne temperada resfriada para cozinhar/assar	Tripolifosfato Difosfato de sódio[a]	Amaciar Estabilizar
Embutidos (presunto, salame, mortadela, peito de peru, salsicha), carne processada de frango (*nuggets*) e de carne (hambúrguer, almôndega)	Tripolifosfato de sódio	Manter umidade
Frutas enlatadas	Fosfato monocálcico	Manter firmeza
Leite achocolatado	Pirofosfato tetrassódico	Homogeneizar
Leite UHT[b], sorvetes	Fosfato dissódico[a]	Estabilizar proteína
Massas instantâneas	Tripolifosfato de sódio	Melhorar textura
Queijos processados	Fosfato dissódico	Emulsificar
Queijo ralado	Fosfato tricálcico	Manter partículas
Refrigerante à base de cola	Ácido fosfórico	Acidificar
Suco de frutas naturais	Fosfato tricálcico	Fortificar Ca e P

[a]O mesmo aditivo, com apresentação do nome diferente.
[b]*Ultra-hightemperature*.

Quadro 45.2 – Classificação numérica dos aditivos de fósforo (adaptado de Anvisa, 2015)[20].

Nome do aditivo	Código INS
Ácido fosfórico	338
Fosfato de sódio	339i
Fosfato dissódico	339ii
Fosfato trissódico	339iii
Fosfato ácido de potássio	340i
Fosfato dipotássico	340ii
Fosfato monocálcico	341i
Fosfato dicálcico	341ii
Fosfato tricálcico	341iii
Fosfato monoamônico	342i
Fosfato de amônio difásico	342ii
Fosfato dimagnésico	343ii
Fosfato trimagnésico	343iii
Pirofosfato ácido de sódio	450i
Difosfato trissódico	450ii
Difosfato tetrassódico	450iii
Difosfato tetrapotássico	450v
Pirofosfatodicálcico	450vi
Diidrogênio difosfato monocálcico	450vii
Tripolifosfato de sódio	451i
Tripolifosfato de potássio	451ii
Polifosfato de sódio	452i
Polifosfato de potássio	452ii
Polifosfato de cálcio e sódio	452iii
Polifosfato de cálcio	452iv
Polifosfato de amônio	452v

o quanto foi adicionado, pois a determinação do fósforo no alimento é feita pelo conteúdo total. Nesse sentido, nosso grupo realizou várias determinações de fósforo em alimentos processados brasileiros que contêm aditivo e comparou com dados existentes nas tabelas brasileiras de composição de alimentos, TACO e tabela do IBGE[23,24], como pode-se observar um resumo na tabela 45.1. Essas determinações do conteúdo de fósforo foram realizadas em triplicata, seguindo o método por espectrofotometria na região UV visível, recomendado pelo Instituto Adolfo Lutz[25], e a tabela representa a média obtida de, pelo menos, três marcas existentes no mercado brasileiro.

Por meio dessas determinações, observamos também grande variabilidade entre as marcas do mesmo produto,

Tabela 45.1 – Conteúdo de fósforo obtido e esperado em alimentos obtidos na rede varejista de São Paulo.

Alimento	Porção (g ou mL)	P obtido (mg/100g)	P esperado (mg/100g)
Leite integral UHT*	200	120,3 ± 7,9	91
Leite desnatado UHT*	200	129,3 ± 6,0	85
Leite em pó	25	915,5 ± 32,5	728
Mortadela	50	440,4 ± 71,4	98
Peito de peru	40	526,3 ± 13,4	120
Refresco em pó**	5	456,2 ± 76,9	–
Refrigerante cola	200	12,4 ± 1,4	9,9

* *Ultra high temperature*, leite longa vida

**Sabores abacaxi, manga, maracujá e uva.

como, por exemplo, na mortadela, a quantidade de fósforo por 100g de alimento variou de 272,4 a 440mg, mesmo assim o esperado de P pela Tabela de Alimentos é de 98 por 100g.

ADITIVOS DE FÓSFORO E A DIETA RENAL

O controle da ingestão de fósforo é importante para pacientes com DRC, especialmente na fase 4 (tratamento conservador), e na fase 5, em que adquire maior importância, pois a hiperfosfatemia é comum devido à baixa eficiência da terapia renal substitutiva na remoção do fósforo. Por outro lado, a recomendação proteica na fase 5, em alguns casos, é de 1 a 1,2g de proteína/kg/dia[26,27] e 50% das proteínas de alto valor biológico (AVB), com recomendação de fósforo de 800 a 1.000mg[28].

Há dificuldade entre os profissionais de atenderem as recomendações estabelecidas pelas diretrizes, com alto teor proteico e a necessária restrição de fosfatos na dieta[27,29] ou o paradigma do fósforo, pois o conteúdo proteico da dieta está associado ao conteúdo de fósforo: 1g de proteína traz aproximadamente 13-15mg de fósforo[1].

A dificuldade na redução da ingestão de fósforo baseia-se em vários fatores, como elevada necessidade proteica, falta de informação sobre o conteúdo de fósforo dos alimentos e pouca adesão às instruções ou orientações nutricionais[30].

A partir de um estudo publicado em 2009 por *Sullivan et al*[31] nos Estados Unidos, esses autores elaboraram uma lista de alimentos ricos em aditivos alimentares de fósforo obtidos em restaurantes da região do estudo e realizaram aconselhamento dos pacientes em diálise, obtendo melhora significativa da fosfatemia. Em outro estudo também conduzido nos Estados Unidos, em 2008, Sarathy *et al*[32] avaliaram o conteúdo de fósforo e a presença de aditivos em entradas e acompanhamentos servidos em *fast foods* de Cleveland. Os resultados mostraram que, das entradas (n = 804), 52% foram aceitas pelo critério tradicional para a dieta renal (baixo teor de sódio, potássio e fósforo orgânico ou natural), mas somente 16% estavam também livres de aditivos de fósforo; dos pratos que eram acompanhamentos (n = 163), 23% foram aceitos pelos critérios tradicionais e 17% estavam isentos de aditivos de fósforo. Assim, somente uma pequena proporção de pratos de entrada e acompanhamentos servidos em *fast foods* era compatível com a dieta renal[32]. Em revisão sistemática sobre estratégias nutricionais para reduzir o fósforo sérico de pacientes em hemodiálise, *Caldeira et al*[33] analisaram sete ensaios clínicos randomizados, um total de 524 pacientes, e compararam diferentes estratégias, entre elas a adotada por Sullivan *et al*[31], na qual os pacientes foram orientados a evitar alimentos com aditivos de fósforo efetuando a leitura dos rótulos de alimentos e produtos industrializados. Concluiu-se que estratégias educacionais para pacientes hiperfosfatêmicos em hemodiálise, independentemente do método, foram efetivas na redução dos níveis de fósforo[33].

Em ensaio clínico randomizado realizado por nosso grupocom 140 pacientes hiperfosfatêmicos em hemodiálise[34], para retirar os alimentos consumidos com aditivo de fósforo e substituir por alimentos de similar valor nutricional no grupo de intervenção (n = 70), comparando com grupo controle (n = 70), que manteve a orientação tradicional, aplicada a todos os pacientes por Nutricionista e Nefrologistas de uma unidade de diálise, os grupos de intervenção e controle foram avaliados quanto ao estado nutricional e bioquímico, incluindo o nível de fósforo sérico no início e ao final de 90 dias. Após 3 meses, houve declínio dos valores do fósforo no grupo de intervenção [7,2 ± 1,4mg/dL para 5,0 ± 1,3mg/dL ($p < 0{,}001$)], enquanto no controle não houve diferença significativa [7,1 ± 1,2mg/dL para 6,7 ± 1,2mg/dL ($p = 0{,}65$)]. No grupo de intervenção, 69,7% dos pacientes alcançaram a meta de fósforo ≤ 5,5mg/dL, enquanto nos controles somente 18,5% ($p < 0{,}001$). Esses resultados demonstram o impacto da retirada dos aditivos de fósforo habitualmente consumidos na alimentação de doentes em diálise em nosso meio e também como uma estratégia nutricional simples, de fácil execução e de baixo custo, porém exige atenção profissional individualizada aos doentes e, se possível, o envolvimento de familiares na aquisição de produtos.

CONSIDERAÇÕES FINAIS

Profissionais que atuam com pacientes com DRC hiperfosfatêmicos se deparam com um grande desafio na orientação nutricional, somada à baixa aderência às orientações demonstradas em estudo comparativo entre pacientes americanos e europeus em hemodiálise[35]. Dessa forma, novas estratégias devem ser adotadas para atingir o objetivo de controle do fósforo sérico.

Orientações nutricionais individualizadas são mais eficientes quando baseadas na realidade do paciente, ou seja, a partir de uma anamnese alimentar detalhada podemos identificar alimentos consumidos com elevado teor de fosfatos ou com aditivos de fósforo e substituí-los por alimentos livres de aditivos de fósforo. Vários pesquisadores têm identificado alimentos em diversos países com elevados teores de fósforo, especialmente atribuídos aos aditivos, e esses estudos têm ajudado os profissionais que atuam diretamente na orientação nutricional de pacientes com DRC.

A estratégia nutricional para a redução e controle do fósforo sérico deve permitir flexibilidade na dieta do paciente, individualização e atenção em relação à presença dos aditivos de fósforo consumidos. Emergindo como alternativa às orientações habituais de restrição de alimentos que são fonte de fósforo, além de outros fatores tradicionalmente empregados, como o uso de quelantes e a terapia renal substitutiva.

Agradecimentos

À Coordenadora do Curso de Nutrição da Universidade São Judas Tadeu, Prof[a]. Dra. Elizabeth Mieko Egashira, que nos possibilitou a análise e realização das dosagens de fósforo.

À Prof[a]. Dra. Maria Raquel Manhani, professora do Curso de Nutrição da Universidade São Judas Tadeu, que com muita dedicação conduziu as análises de alimentos.

REFERÊNCIAS BIBLIOGRÁFICAS

1. González-Parra E, Gracia-Iguacel C, Egido J, Ortiz A. Phosphorusand nutrition in chronic kidney disease. *Int J Nephrol* 2012; **1**: 1-5.
2. Gutiérrez OM, Wolf M. Dietary phosphorus restriction in advanced chronic kidney disease: merits, challenges, and emerging strategies. *Semin Dial* 2010; **23**: 401-406.
3. Ellam TJ, Chico TJA. Phosphate: the new cholesterol? The role of the phosphate axis in non-uremic vascular disease. *Atherosclerosis* 2012; **220**: 310-318.
4. Mathewson AM, Fouque D, Tofi AJ. Dietary phosphate assessment in dialysis patients. *J Ren Nutr* 2010; **20**: 351-358.
5. Kalantar-Zadeh K, Gutekunst L, Mehrotra R *et al.* Understanding sources of dietary phosphorus in the treatment of patients with chronic kidney disease. *Clin J Am Soc Nephrol* 2010; **5**: 519-530.
6. Sherman RA, Mehta O. Dietary phosphorus restriction in dialysis patients: potential impact of processed meat, poultry and fish products as protein sources. *Am J Kidney Dis* 2009; **54**: 18-23.
7. Gutiérrez OM, Wolf M. Dietary phosphorus restriction in advanced chronic kidney disease: merits, challenges, and emerging strategies. *Semin Dial* 2010; **23**: 401-406.
8. Savica V, Santoro D, Mallamace A *et al.* Phosphorus: the philosopher's stone discovered in 1669. *J Nephrol* 2009; **22**: S60-S63.
9. Uribarri J. Phosphorus homeostasis in normal health and in chronic kidney disease patients with special emphasis on dietary phosphorus intake. *Semin Dial* 2007; **20**: 295-301.
10. Kalantar-Zadeh K, Gutekunst L, Mehrotra R *et al.* Understanding sources of dietary phosphorus in the treatment of patients with chronic kidney disease. *Clin J Am Soc Nephrol* 2010; **5**: 519-530.

11. Shinaberger CS, Greenland S, Kopple JD *et al.* Is controlling phosphorus by decreasing dietary protein intake beneficial or harmful in persons with chronic kidney disease? *Am J Clin Nutr* 2008; **88**: 1511-1518.
12. Benini O, D'Alessandro C, Gianfaldoni D *et al.* Extra-phosphate load from food additives in commonly eaten foods: a real and insidious danger for renal patients. *J Ren Nutr* 2011; **21**: 303-308.
13. International Food Additives Council [online]. Phosphates: questions and answers; 2011. http://www.foodadditives.org/phosphates/q_and_a.htm (acessed October, 2015).
14. Karalis M, Murphy-Gutekunst L. Enhanced foods: hidden phosphorus and sodium in foods commonly eaten. *J Ren Nutr* 2006; **1**: 79-81.
15. Cupisti A, D'Alessandro C. Impatto dei componenti noti e non noti della dieta sull'apporto di fosforo. *G Ital Nefrol* 2011; **28**: 278-288.
16. Uribarri J, Calvo MS. Hidden sources of phosphorus in the typical American diet: Does it matter in nephrology? *Semin Dial* 2003; **16**: 186-188.
17. Brasil. Ministério da Saúde. Portaria SVS/MS nº 540 de 27 de outubro de 1997.
18. Brasil. Ministério da Saúde. Resolução CNS/MS nº 4 de 24 de novembro de 1988.
19. Codex Alimentarius. General Standard for food additives. Codex Stan 192-1995. Revised 2015. http://www.codexalimentarius.net/gsfaonline/docs/CXS_192e.pdf (accessed November, 2015).
20. Brasil. Anvisa[online]. Consolidado da legislação brasileira de aditivos alimentares; 2014. http://s.anvisa.gov.br/wps/s/r/cW3A (acessed November, 2015).
21. Calvo MS, Moshfegh AJ, Tucker KL. Assessing the health impact of phosphorus in the food supply: issues and considerations. *Adv Nutr* 2014; **5**: 104-113.
22. Winger RJ, Uribarri J, Lloyd L. Phosphorus-containing food additives: an insidious danger for people with chronic kidney disease. *Trends in Food Sci Technol* 2012; **24**: 92-102.
23. NEPA. Núcleo de Estudos e Pesquisas em Alimentação. *Tabela de Composição de Alimentos.* 4ª ed. NEPA-UNICAMP Campinas, 2011.
24. Brasil. Instituto Brasileiro de Geografia e Estatística. *Pesquisa de Orçamento Familiar: tabelas de composição de alimentos consumidos no Brasil.* Rio de Janeiro: 2011.
25. Brasil. Ministério da Saúde. Normas analíticas do Instituto Adolfo Lutz. *Métodos físico-químicos para análise de alimentos.* 4ª ed. Brasília: 2005.
26. National Kidney Foundation: K/DOQI *Clinical Practice Guidelines for* Nutrition in Chronic Renal Failure. *Am J Kidney Dis* 2000; **35**(Suppl2): S40-S41.
27. Fouque D, Pelletier S, Guebre-Egziabher F. Have recommended protein and phosphate intake recently changed in maintenance hemodialysis? *J Ren Nutr* 2011; **21**: 35-38.
28. National Kidney Foundation: K/DOQI *Clinical Practice Guidelines for Bone Metabolism and disease in Chronic Kidney Disease. Am J Kidney Dis* 2003; **42** (Suppl3): S63-S40.
29. Bellorin-Font E, Carvalho AB, Slatopolsky E *et al.* Clinical practice guidelines for the prevention, diagnosis, evaluation and treatment of mineral and bone disorders in chronic kidney disease (CKD-MBD) in adults. *Nefrología* 2013; **33**: 1-28.
30. Sherman RA, Mehta O. Dietary phosphorus restriction in dialysis patients: potential impact of processed meat, poultry and fish products as protein sources. *Am J Kidney Dis* 2009; **54**: 18-23.
31. Sullivan C, Sayre SS, Leon J *et al.* Effect of food additives on hyperphosphatemia among patients with end-stage renal disease: a randomized controlled trial. *JAMA* 2009; **301**: 629-635.
32. Sarathy S, Sullivan C, Leon JB *et al.* Fast food, phosphorus-containing additives, and the renal diet. *J Ren Nutr* 2008; **18**: 466-470.
33. Caldeira D, Amaral T, David C *et al.* Educational strategies to reduce serum phosphorus in hyperphosphatemic patients with chronic kidney disease: systematic review with meta-analysis. *J Ren Nutr* 2011; **21**: 285-294.
34. Fornasari MLL. Efeito da restrição de alimentos industrializados com aditivos de fósforo na fosfatemia de portadores de doença renal crônica em hemodiálise. Tese de Doutorado. São Paulo/FCMSCSP, 2015.
35. Kugler C, Maeding I, Russell CL. Non-adherence inpatients on chronic hemodialysis: an international comparison study. *J Nephrol* 2011; **24**: 366-375.

46

APLICAÇÃO DE BIOFERRAMENTAS NA DETECÇÃO DE TOXINAS URÊMICAS

Alessandra Becker-Finco
Andréa Emilia Marques Stinghen

◆

INTRODUÇÃO

Durante o desenvolvimento da síndrome urêmica, a perda da função renal é acompanhada pela deterioração de vários órgãos e sistemas em virtude do acúmulo de solutos de retenção urêmica ou toxinas urêmicas[1,2]. Atualmente, já foram identificados, de acordo com o banco de dados do *European Uremic Toxins Group* (EuTox), mais de 150 compostos urêmicos, que são classificados de acordo com suas propriedades físico-químicas e características de remoção por diálise em: 1. compostos pequenos solúveis em água, e não ligados a proteínas, com peso molecular (PM) de no máximo 500Da, tais como ureia; 2. moléculas médias, de PM médio, na sua maioria peptídeos com mais de 500Da; e 3. compostos ligados a proteínas, em geral de baixo PM[3,4] (Quadro 46.1).

Entre esses compostos urêmicos, os ligados a proteínas (Quadro 46.2) se destacam por seus efeitos biológicos *in vivo*, afetando múltiplos órgãos e tecidos[6]. Toxinas, tais como o indoxil sulfato, p-cresil sulfato e seu precursor p-cresol, foram alvo de extensas pesquisas, tanto clínicas como experimentais[7]. Entretanto, uma grande quantidade de compostos urêmicos não foi ainda identificada, muitas vezes em virtude de modificações pós-transcripcionais, resultantes de reações de oxidação, glicação, adição de resíduos de cisteína, entre outros processos químicos, por meio dos quais variações estruturais são ocasionadas no composto original, dificultando ainda mais o mapeamento de novas toxinas urêmicas[3,8]. Exemplo disso é o que acontece com os produtos de glicação avançada (AGEs), uma classe de toxinas urêmicas oriundas principalmente da glicação (adição de

Quadro 46.1 — Classificação atual dos solutos de retenção urêmica[5].

Classificação	Características	Protótipos	Toxicidade
Compostos pequenos solúveis em água	PM < 500Da, facilmente removíveis por diálise	Ureia, creatinina	Não necessariamente tóxicos
Moléculas médias	PM > 500Da, removíveis somente por membranas de grandes poros	β_2-microglobulina, leptina	Grande variedade de impactos biológicos
Moléculas ligadas a proteínas	Qualquer PM, difícil remoção por diálise	Fenóis, indóis	Grande variedade de impactos biológicos

PM = peso molecular[5].

Quadro 46.2 — Principais toxinas ligadas a proteínas[7].

Produtos de glicação avançada (AGEs)
Ácido carboxi metil propil furan propiônico (CMPF)
Citocinas
Interleucinas
Fator de necrose tumoral (TNF-α)
Ácido hipúrico
Homocisteína
Ácido indol-3-acético
Indoxil glucoronidato
Indoxil sulfato
Ácido quinurênico
Quinurenino
Leptina
Compostos fenólicos
p-cresil sulfato
p-cresil glucoronidato
Fenol sulfato
Fenol glucoronidato
Ácido fenol acético
Ácido quinolínico
Proteína ligada a retinol

molécula de glicose) da albumina, e que podem ainda ser provenientes da autoxidação da glicose ou de reações de estresse oxidativo[9].

Recentemente, a pesquisa envolvendo toxinas urêmicas tem despertado interesse em vários grupos, mesmo sendo a síndrome urêmica um problema antigo, uma vez que a descoberta de novos métodos analíticos avançou muito nas últimas décadas. A cromatografia acoplada à espectrometria de massa tem sido usada com sucesso na identificação e detecção de toxinas urêmicas. Diferentes metodologias de cromatografia combinadas à espectrometria de massa têm permitido a análise de substâncias como peptídeos e proteínas, além de serem úteis para a caracterização e quantificação dos diferentes compostos urêmicos[10,11].

Outra vertente bastante explorada para a detecção de toxinas urêmicas abrange o uso de imunoensaios. Os métodos imunológicos apresentam várias vantagens, como rapidez na obtenção de resultados, alta sensibilidade e facilidade na execução. Dentro dessa abordagem, os ensaios imunoenzimáticos (ELISA – *enzyme-linked immunosorbent assay*) são os mais empregados na detecção e quantificação de toxinas urêmicas. Neste capítulo, serão abordados conceitos e metodologias de detecção de diferentes estruturas e compostos presentes na síndrome urêmica.

CROMATOGRAFIA E ESPECTROMETRIA DE MASSA

A cromatografia é uma técnica de separação baseada em princípio físico-químico, apresentando como finalidade a identificação de substâncias por meio da separação e purificação de amostras. As características intrínsecas de cada molécula, como solubilidade, tamanho e massa, permitem esse tipo de separação. O princípio da cromatografia é baseado na migração diferencial dos componentes de uma mistura por meio de duas fases: a móvel e a estacionária. O amplo espectro de possíveis combinações entre fases móveis e estacionárias torna essa técnica bastante atraente, com grande aplicação. Os sistemas cromatográficos podem ser líquidos, gasosos, de alta resolução e eficiência. A separação das moléculas dentro de uma amostra pode ocorrer por adsorção, troca iônica e afinidade[12,13].

As moléculas separadas pelos diferentes formatos de cromatografia podem ser mais bem identificadas e caracterizadas pela técnica de espectrometria de massa (MS). A espectrometria de massa é uma técnica analítica utilizada para a obtenção de informações do peso molecular e da estrutura química de uma amostra. Essa técnica fornece informações de composição e estrutura molecular, sendo considerada importante ferramenta analítica. O princípio de um espectrofotômetro de massa está fundamentado em criar íons na superfície das moléculas, que permitem a separação e identificação de acordo com a massa/carga (m/z), além da detecção qualitativa e quantitativa[14,15].

As técnicas de cromatografia e espectrometria de massa estão sendo amplamente aplicadas na identificação e quantificação de toxinas urêmicas. O uso, por exemplo, da cromatografia em fase gasosa acoplada à espectrometria de massa (GC/MS) tem sido utilizado para a análise de compostos de baixo peso molecular acumulados no sangue de pacientes com DRC. Outros métodos, tais como ionização por eletropulverização (ESI), ionização e dessorção a laser assistida por matriz (MALDI), têm permitido a análise por MS de substâncias de elevado peso molecular, tais como peptídeos e proteínas. Já a cromatografia líquida acoplada à ionização por eletropulverização e espectrometria de massa (LC/ESI-MS), ionização e dessorção a laser assistida por matriz acoplada à espectrometria de massa (MALDI-TOF-MS) são úteis para a caracterização da estrutura de proteínas modificadas, tais como os AGEs. Além dessas metodologias, a espectrometria de massa em sequência (MS/MS), que envolve vários passos de espectrometria, permitindo a identificação de sequência peptídica através da geração de espectros de íons de uma proteína, tem-se mostrado eficiente na análise de toxinas urêmicas[16].

Alguns autores, utilizando cromatografia líquida de alta eficiência (CLAE), conseguiram identificar níveis séricos de indoxil sulfato, uma toxina urêmica ligada à proteína. Essa identificação foi confirmada por MS[11,17]. O mesmo grupo quantificou, aplicando a mesma metodologia, indoxil-D-glucuronidato em soro e urina de pacientes urêmicos, verificando também que a produção de indoxil-D-glucuronidato é suprimida pela administração do absorvente bucal AST-120[18].

Com o uso da técnica de cromatografia gasosa acoplada à espectrometria de massa (GC/MS), demonstrou-se que a toxina p-cresil sulfato, metabólito da toxina p-cresol, está presente em maior concentração na circulação dos pacientes urêmicos, sendo que o p-cresol circula em concentrações muito pequenas (< 1mg/L), muitas vezes indetectáveis[19]. Resultado semelhante foi encontrado com a técnica de CLAE/MS, que verificou o acúmulo de p-cresil sulfato no plasma de pacientes em hemodiálise, mas em sua forma não sulfatada o p-cresol não foi detectável[20,21].

Os trabalhos de Niwa *et al*[22] e Sassa *et al*[23], empregando as técnicas de GC/MS e LC/MS, evidenciaram aumento de 3-carboxi-4-metil-5-propil-2-ácido furan propiônico (CPMF) no soro urêmico, principalmente de pacientes em hemodiálise. A GC/MS e LC/MS são métodos bastante sensíveis para mensurar os níveis de CPMF no plasma humano, sendo que a concentração média dessa toxina em pacientes urêmicos foi cerca de 10 vezes maior do que em controles saudáveis[24].

Outra toxina urêmica que pode ser detectada por cromatografia e espectrometria é a dimetil arginina assimétrica (ADMA). A ADMA não é só uma toxina urêmica, mas também um marcador de disfunção endotelial e doença cardiovascular. Utilizando-se a técnica de CLAE, foi possível verificar aumento de três vezes na concentração de ADMA no plasma de pacientes urêmicos, em comparação com os controles saudáveis. Desde então, vários trabalhos vêm desenvolvendo e padronizando metodologias de LC/MS/MS e GC/MS/MS para a exata quantificação de ADMA no plasma ou soro humano[25-28].

A homocisteína é mais uma toxina urêmica ligada à proteína com relevante importância clínica, pois relatos sugerem seu envolvimento com a progressão da aterosclerose. Com a determinação e quantificação sérica dessa toxina por GC/MS e LC/MS/MS, descobriu-se que pacientes em hemodiálise que receberam suplementação oral a base de vitaminas (vitamina B_6, vitamina B_{12} e ácido fólico) apresentaram menores concentrações dessa molécula quando comparados a pacientes em hemodiálise que não receberam vitaminas[29,30].

Os métodos analíticos também permitiram mensurar simultaneamente diferentes toxinas em amostras biológicas. Concentrações totais e livres de indoxil sulfato, indoxil glucoronidato, ácido indolacético, p-cresil sulfato, CPMF e outras moléculas foram medidas concomitantemente por LC/ESI/MS. Os níveis séricos desses solutos foram significativamente aumentados em pacientes em hemodiálise, em comparação com indivíduos saudáveis[21,31]. Ainda, GC e LC acopladas à MS têm sido aplicadas com sucesso para a identificação e quantificação de toxinas urêmicas. Com base nas análises por MS, novos compostos poderão ser identificados[11,16,32].

IMUNOENSAIOS

Os imunoensaios são amplamente empregados como metodologia para análise de amostras biológicas. Podem ser úteis para analisar uma única amostra ou centenas de amostras por dia. Esses ensaios estão fundamentados na detecção de anticorpos ou antígenos específicos, por meio da reação anticorpo-antígeno, e são largamente empregados, devido a sua sensibilidade, especificidade, rapidez e simplicidade. O método de ELISA é uma técnica de imunoensaio enzimático, muito utilizado para diagnóstico, principalmente em virtude de seu baixo custo e por detectar quantidades extremamente pequenas de antígenos ou anticorpos[33]. Essa metodologia vem emergindo como potencialmente útil no diagnóstico laboratorial para detectar níveis circulantes de toxinas urêmicas. Nesse sentido, as toxinas urêmicas que despertam maior interesse são os AGEs, por exibirem muitos domínios modificados pós-tradução[34,35].

Para o desenvolvimento de um bom imunoensaio, é essencial a produção e escolha de bons anticorpos capazes de detectar as toxinas de interesse. Os anticorpos são considerados excelente ferramenta no estudo dos AGEs, tornando-se uma alternativa à cromatografia/espectrometria de massa[36]. A utilização de anticorpos em imunoensaios foi primeiramente padronizada empregando-se anticorpos policlonais. Entretanto, a utilização desses anticorpos depende do uso de bons imunógenos, e para a produção de grandes quantidades se faz necessário o fornecimento contínuo de antígenos para a imunização de animais[37,38]. A produção de anticorpos monoclonais (mAb) superou esse problema, por permitir a obtenção de anticorpos uniformes e de alta qualidade, com elevada especificidade e afinidade constante a um único epítopo, características essenciais na identificação da molécula-alvo a ser detectada[33].

As etapas envolvidas na produção de mAb englobam a imunização de animais, fusão de células sensibilizadas (esplenócitos do animal imunizado) com células de mieloma, cultivo e clonagem de hibridomas (Fig. 46.1). A descoberta dessa técnica rendeu a Milstein e Köhler o Prêmio Nobel de Medicina em 1984[39-41].

Nesse panorama, o uso de anticorpos policlonais e monoclonais vem sendo explorado como uma técnica promissora na identificação e detecção de diferentes toxinas urêmicas, como, por exemplo, para a identificação dos diferentes tipos de AGEs, tais como carboximetilisina (CML), carboxietilisina (CEL), imidazolona, pentosidina, pirralhinha, entre outros (Fig. 46.2).

Os AGEs são moléculas altamente imunogênicas *in vitro*, por se tratar de estruturas grandes complexas e por possuírem propriedades que facilitam o reconhecimento pelo sistema imune, favorecendo a produção de anticorpos. Considerando-se essas características, a preparação de anticorpos policlonais e monoclonais para esses compostos surgiu no início dos anos 1980. O primeiro mAb para AGEs, nomeado 6D12, foi desenvolvido em 1991[42], mas o antígeno correspondente foi identificado apenas cinco anos mais tarde, como o domínio de glicação CM[43]. Posteriormente, os autores relataram reatividade cruzada desse mAb com CEL[44]. O desenvolvimento do primeiro mAb específico para CEL foi relatado em 2008[45]. Outros grupos, como o de Takeuchi *et al*[46], desenvolveram an-

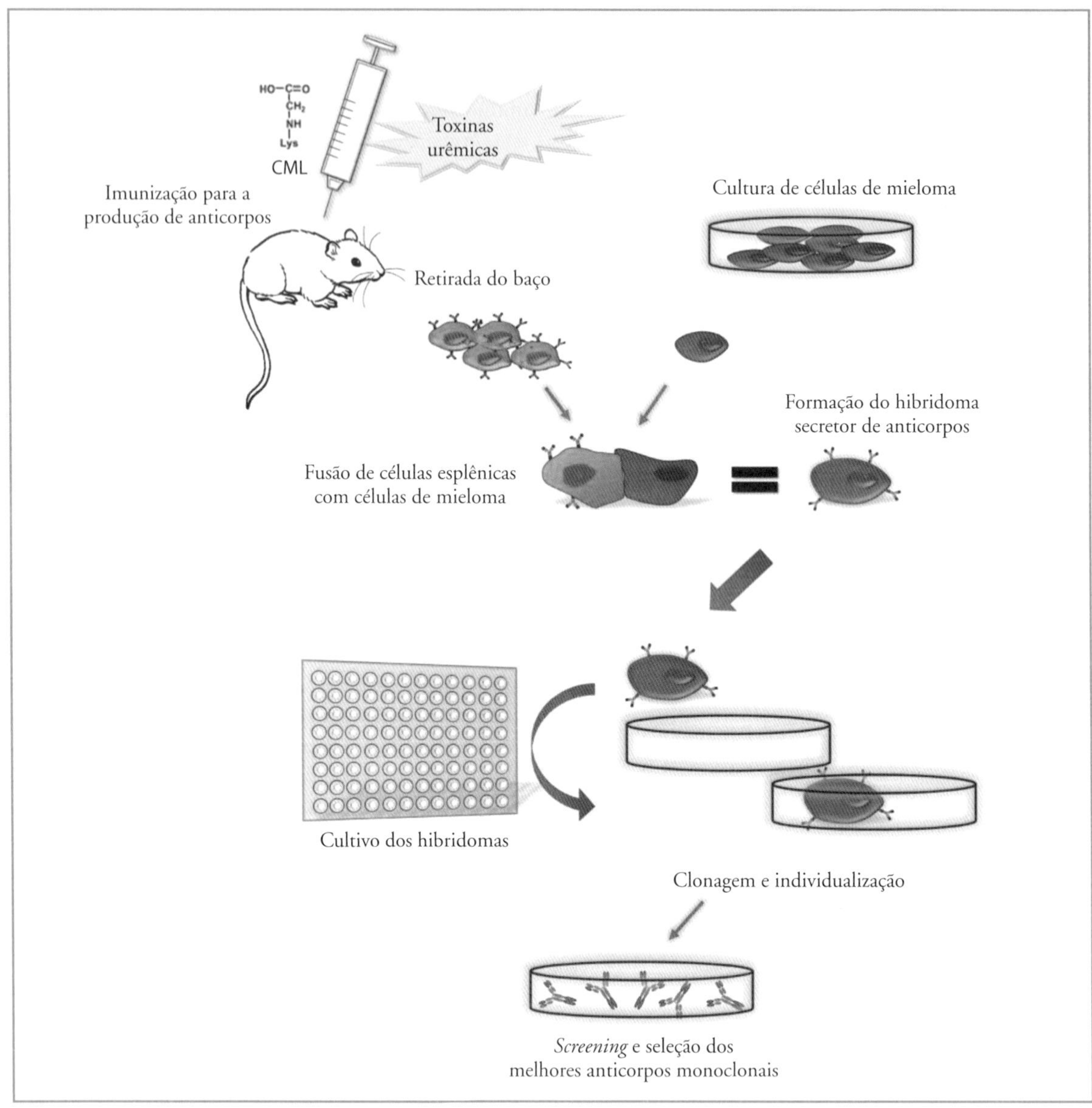

Figura 46.1 – Principais etapas da produção de anticorpos monoclonais.

ticorpos policlonais específicos que reconheceram cinco classes distintas de AGEs e descobriram que essas estruturas estão presentes no plasma sanguíneo, encontrando-se aumentadas em portadores de nefropatia diabética em hemodiálise. Com o uso de anticorpos policlonais na técnica de ELISA, verificou-se que os níveis de AGEs no organismo humano estão aumentados em condições de estresse oxidativo e associados com diabetes e doenças relacionadas ao envelhecimento[47-49].

Atualmente, anticorpos anti-AGEs são amplamente utilizados para promover a compreensão da biologia fundamental de AGEs e sua detecção em fluidos biológicos. Distintos grupos têm explorado essa tecnologia e a produção de anticorpos anti-AGEs assumiu papel importante na detecção de AGEs em soro e plasma de pacientes com DRC, diabetes e doença cardiovascular. De fato, os vários tipos de AGEs (domínios de AGEs) apresentam-se como bons marcadores para o diagnóstico de doenças que envolvem o acúmulo dessas toxinas[50-52].

Koito *et al*[44] desenvolveram diferentes estratégias imunológicas para a detecção de CML, um dos principais tipos de AGEs, e conseguiram demonstrar a contribuição da CML para a patogênese de complicações diabéticas e aterosclerose. Nagai e Horiushi[45], com o auxílio de uma biblioteca de anticorpos, demonstraram a formação *in vivo* dos diferentes tipos de AGEs em tecidos humanos e de animais. Os mAb anti-AGEs também foram empregados para identificar esses compostos em diabetes, doenças renais e cardíacas[45,53].

É evidente que os mAb são importantes ferramentas tanto em nível experimental quanto na prática clínica, como componentes de imunoensaios e na detecção des-

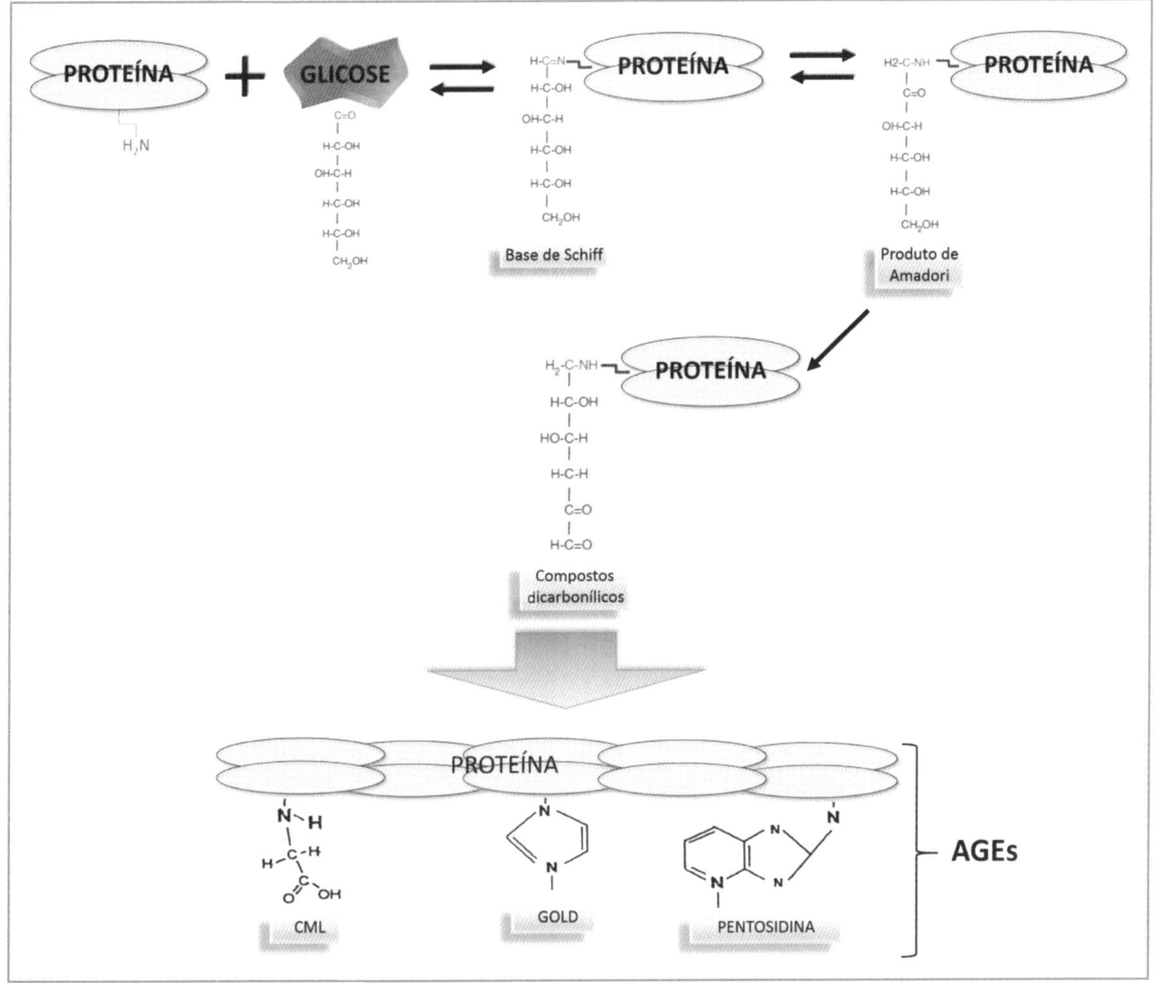

Figura 46.2 — Formação das principais estruturas de AGEs. CML = carboximetilisina; GOLD = dímero lisina-glioxal.

sas moléculas *in vivo*[54]. A grande vantagem dos,mas é sua alta especificidade, sendo usados tanto para a detecção quanto para a caracterização da função e da estrutura de proteínas[36,55]. Existe ainda o potencial de transformá-los para, um fim particular, como aplicações em diagnóstico e terapêutica. A evolução de um anticorpo monoclonal para um anticorpo recombinante é uma perspectiva bastante promissora[56,57]. Nesse sentido, o desenvolvimento, a caracterização e a aplicação de novas bioferramentas como os anticorpos monoclonais e suas formas mais evoluídas, como os anticorpos recombinantes, surgem como estratégias inovadoras na tentativa de melhorar não só o tratamento, mas também o prognóstico e o diagnóstico de pacientes com DRC.

CONSIDERAÇÕES FINAIS

O dinâmico processo de descoberta de novas toxinas urêmicas nos direciona na busca de novas metodologias e estratégias de estudo que permitam entender o papel dessas toxinas na fisiopatologia da uremia. A incorporação de tais metodologias na prática clínica seria útil na detecção das toxinas urêmicas em nível circulante e, dessa forma, permitiria a intervenção precoce nos pacientes com DRC. Em virtude da alta heterogeneidade dessas moléculas, ainda não atingimos uma situação no seu estudo e possivelmente um número maior de toxinas será descoberto à medida que as metodologias também evoluam. Bioferramentas, tais como anticorpos monoclonais ou anticorpos recombinantes, capazes não só de detectar, mas também passíveis de serem utilizados na terapêutica, apontam para um futuro promissor nessa área. Nosso grupo vem trabalhando no desenvolvimento de anticorpos anti-CML, capazes de detectar em fluidos biológicos tais toxinas, o que hipoteticamente poderia ser uma ferramenta na terapia dialítica e no tratamento dos pacientes com DRC. Os desafios ainda são muitos, entre eles a falta de valores de referência para muitas dessas moléculas, o entendimento do mecanismo de ação e mesmo a interação entre toxinas produzindo efeitos sinérgicos ou antagônicos, e requerem mais estudos para que melhor compreensão seja atingida.

Agradecimentos aos colaboradores

Às professoras Dras. Larissa Magalhães Alvarenga e Juliana Ferreira de Moura do Laboratório de Imunoquímica, Departamento de Patologia Básica, UFPR.

REFERÊNCIAS BIBLIOGRÁFICAS

1. Vanholder R, Baurmeister U, Brunet P *et al.* A bench to bedside view of uremic toxins. *J Am Soc Nephrol* 2008; **19**: 863-870.
2. Lisowska-Myjak B. Uremic toxins and their effects on multiple organ systems. *Nephron Clin Pract* 2014; **128**: 303-311.
3. Vanholder R, De Smet R, Glorieux G *et al.* Review on uremic toxins: classification, concentration, and interindividual variability. *Kidney Int* 2003; **63**: 1934-1943.
4. Glorieux G, Vanholder R. New uremic toxins-which solutes should be removed? *Contrib Nephrol* 2011; **168**: 117-128.
5. Vanholder R, Van Laecke S, Glorieux G. What is new in uremic toxicity? *Pediatr Nephrol* 2008; **23**: 1211-1221.
6. Barreto FC, Stinghen AE, de Oliveira RB *et al.* The quest for a better understanding of chronic kidney disease complications: an update on uremic toxins. *J Bras Nefrol* 2014; **36**: 221-235.
7. Neirynck N, Vanholder R, Schepers E *et al.* An update on uremic toxins. *Int Urol Nephrol* 2013; **45**: 139-150.
8. Weissinger EM, Kaiser T, Meert N *et al.* Proteomics: a novel tool to unravel the patho-physiology of uraemia. *Nephrol Dial Transplant* 2004; **19**: 3068-3077.
9. Stinghen AE, Massy ZA, Vlassara H *et al.* Uremic toxicity of advanced glycation end products in CKD. *J Am Soc Nephrol* 2016; **27**: 354-370.
10. Niwa T. Uremic toxicity of indoxyl sulfate. *Nagoya J Med Sci* 2010; **72**: 1-11.
11. Niwa T. Update of uremic toxin research by mass spectrometry. *Mass Spectrom Rev* 2011; **30**: 510-521.
12. Martin AJPS, Synge, RLM. A new form of chromatogram employing two liquid phases: a theory of chromatography. 2. Application to the micro-determination of the higher monoamino-acids in proteins. *Biochem J* 1941; **35**: 10.
13. Chapman MRS, Sohn LL. *Recent Advances in Cytometry*, Part A – Instrumentation, Methods. Elsevier, vol 120, 2011, pp 30.
14. Perry RH, Cooks RG, Noll RJ. Orbitrap mass spectrometry: instrumentation, ion motion and applications. *Mass Spectrom Rev* 2008; **27**: 661-699.
15. Pelah Z, Kielczewski MA, Wilson JM *et al.* Mass spectrometry in structural and stereochemical problems. XXVII. Mass spectral fragmentation processes and hydrogen transfer reactions of amides and amines. *J Am Chem Soc* 1963; **85**: 2470-2481.
16. Niwa T. Recent progress in the analysis of uremic toxins by mass spectrometry. *J Chromatogr B Analyt Technol Biomed Life Sci* 2009; **877**: 2600-2606.
17. Niwa T, Takeda N, Tatematsu A, Maeda K. Accumulation of indoxyl sulfate, an inhibitor of drug-binding, in uremic serum as demonstrated by internal-surface reversed-phase liquid chromatography. *Clin Chem* 1988; **34**: 2264-2267.
18. Niwa T, Miyazaki T, Tsukushi S *et al.* Accumulation of indoxyl-beta-D-glucuronide in uremic serum: suppression of its production by oral sorbent and efficient removal by hemodialysis. *Nephron*1996; **74**: 72-78.
19. de Loor H, Bammens B, Evenepoel P *et al.* Gas chromatographic-mass spectrometric analysis for measurement of p-cresol and its conjugated metabolites in uremic and normal serum. *Clin Chem* 2005; **51**: 1535-1538.
20. Martinez AW, Recht NS, Hostetter TH, Meyer TW. Removal of P-cresol sulfate by hemodialysis. *J Am Soc Nephrol* 2005; **16**: 3430-3436.
21. Itoh Y, Ezawa A, Kikuchi K *et al.* Protein-bound uremic toxins in hemodialysis patients measured by liquid chromatography/tandem mass spectrometry and their effects on endothelial ROS production. *Analyt Bioanalyt Chem* 2012; **403**: 1841-1850.
22. Niwa T, Kawagishi I, Ohya N. Rapid assay for furancarboxylic acid accumulated in uremic serum using high-performance liquid chromatography and on-line mass spectrometry. *Clin Chim Acta* 1994; **226**: 89-94.
23. Sassa T, Matsuno H, Niwa M *et al.* Measurement of furancarboxylic acid, a candidate for uremic toxin, in human serum, hair, and sweat, and analysis of pharmacological actions in vitro. *Arch Toxicol* 2000; **73**: 649-654.
24. Huang Y, Sun H, Frassetto L *et al.* Liquid chromatographic tandem mass spectrometric assay for the uremic toxin 3-carboxy-4-methyl-5-propyl-2-furanpropionic acid in human plasma. *Rapid Commun Mass Spectrom* 2006; **20**: 1611-1614.
25. Vishwanathan K, Tackett RL, Stewart JT, Bartlett MG. Determination of arginine and methylated arginines in human plasma by liquid chromatography-tandem mass spectrometry. *J Chromatogr B Biomed Sci Appl* 2000; **748**: 157-166.
26. Tsikas D, Schubert B, Gutzki FM *et al.* Quantitative determination of circulating and urinary asymmetric dimethylarginine (ADMA) in humans by gas chromatography-tandem mass spectrometry as methyl ester tri(N-pentafluoropropionyl) derivative. *J Chromatogr B, Analyt Technol Biomedical Life Sci* 2003; **798**: 87-99.
27. Albsmeier J, Schwedhelm E, Schulze F *et al.* Determination of NG,NG-dimethyl-L-arginine, an endogenous NO synthase inhibitor, by gas chromatography-mass spectrometry. *J Chromatogr B Analyt Technol Biomed Life Sci* 2004; **809**: 59-65.
28. Huang LF, Guo FQ, Liang YZ *et al.* Simple and rapid determination of adenosine in human synovial fluid with high performance liquid chromatography-mass spectrometry. *J Pharm Biomed Anal* 2004; **36**: 877-882.
29. Bachmann J, Raidt H, Tepel M *et al.* Hyperhomocysteinaemia and the risk for vascular disease in hemodialysis patients. *Am Soc Nephrol* 1995; **6**: 121-125.
30. Henning BF, Riezler R, Tepel M *et al.* Evidence of altered homocysteine metabolism in chronic renal failure. *Nephron* 1999; **83**: 314-322.
31. Itoh Y, Ezawa A, Kikuchi K *et al.* Correlation between serum levels of protein-bound uremic toxins in hemodialysis patients measured by LC/MS/MS. *Mass Spectrom (Tokyo)* 2013; **2**(Spec Iss): S0017.
32. Boelaert J, Lynen F, Glorieux G *et al.* A novel UPLC-MS-MS method for simultaneous determination of seven uremic retention toxins with cardiovascular relevance in chronic kidney disease patients. *Analyt Bioanalyt Chem.* 2013; **405**: 1937-1947.
33. Carter PJ. Potent antibody therapeutics by design. *Nat Rev Immunol* 2006; **6**: 343-57.
34. Hellwig M, Henle T. Baking, ageing, diabetes: a short history of the Maillard reaction. *Angew Chem Int Ed Engl* 2014; **53**: 10316-10329.
35. Singh R, Barden A, Mori T, Beilin L. Advanced glycation end-products: a review. *Diabetologia* 2001; **44**: 129-146.
36. Wang T, Streeter MD, Spiegel DA. Generation and characterization of antibodies against arginine-derived advanced glycation endproducts. *Bioorg Med Chem Lett* 2015; **25**: 4881-4886.
37. Izuhara Y, Miyata T, Ueda Y *et al.* A sensitive and specific ELISA for plasma pentosidine. *Nephrol Dial Transplant* 1999; **14**: 576-580.
38. Sanaka T, Funaki T, Tanaka T *et al.* Plasma pentosidine levels measured by a newly developed method using ELISA in patients with chronic renal failure. *Nephron* 2002; **91**: 64-73.
39. Kohler G, Milstein C. Continuous cultures of fused cells secreting antibody of predefined specificity. *Nature* 1975; **256**: 495-497.
40. Becker-Finco A, Costa AO, Silva SK *et al.* Physiological, morphological, and immunochemical parameters used for the characterization of clinical and environmental isolates of Acanthamoeba. *Parasitology* 2013; **140**: 396-405.

41. Alvarenga LM, Martins MS, Moura JF *et al.* Production of monoclonal antibodies capable of neutralizing dermonecrotic activity of Loxosceles intermedia spider venom and their use in a specific immunometric assay. *Toxicon* 2003; **42**: 725-731.
42. Horiuchi S, Araki N, Morino Y. Immunochemical approach to characterize advanced glycation end products of the Maillard reaction. Evidence for the presence of a common structure. *J Biol Chem* 1991; **266**: 7329-7332.
43. Ikeda K, Higashi T, Sano H *et al.* N (epsilon)-(carboxymethyl) lysine protein adduct is a major immunological epitope in proteins modified with advanced glycation end products of the Maillard reaction. *Biochemistry* 1996; **35**: 8075-8083.
44. Koito W, Araki T, Horiuchi S, Nagai R. Conventional antibody against Nepsilon-(carboxymethyl)lysine (CML) shows cross-reaction to Nepsilon-(carboxyethyl)lysine (CEL): immunochemical quantification of CML with a specific antibody. *J Biochem* 2004; **136**: 831-837.
45. Nagai R, Fujiwara Y, Mera K *et al.* Immunochemical detection of Nepsilon-(carboxyethyl)lysine using a specific antibody. *J Immunol Methods* 2008; **332**: 112-120.
46. Takeuchi M, Iwaki M, Takino J *et al.* Immunological detection of fructose-derived advanced glycation end-products. *Lab Invest J T* 2010; **90**: 1117-1127.
47. Jinnouchi Y, Yamagishi S, Takeuchi M *et al.* Atorvastatin decreases serum levels of advanced glycation end products (AGEs) in patients with type 2 diabetes. *Clin Exp Med* 2006; **6**: 191-193.
48. Tahara N, Yamagishi S, Tahara A *et al.* Serum levels of pigment epithelium-derived factor, a novel marker of insulin resistance, are independently associated with fasting apolipoprotein B48 levels in humans. *Clin Biochem* 2012; **45**: 1404-1408.
49. Kajikawa M, Nakashima A, Fujimura N *et al.* Ratio of serum levels of AGEs to soluble form of RAGE is a predictor of endothelial function. *Diabetes Care* 2015; **38**: 119-125.
50. Kilhovd BK, Berg TJ, Birkeland KI *et al.* Serum levels of advanced glycation end products are increased in patients with type 2 diabetes and coronary heart disease. *Diabetes Care* 1999; **22**: 1543-1548.
51. Yamagishi S, Nakamura K, Inoue H *et al.* Serum or cerebrospinal fluid levels of glyceraldehyde-derived advanced glycation end products (AGEs) may be a promising biomarker for early detection of Alzheimer's disease. *Med Hypotheses* 2005; **64**: 1205-1207.
52. Meerwaldt R, Links T, Zeebregts C *et al.* The clinical relevance of assessing advanced glycation endproducts accumulation in diabetes. *Cardiovasc Diabetol* 2008; 7: 29.
53. Nagai R, Horiuchi S, Unno Y. Application of monoclonal antibody libraries for the measurement of glycation adducts. *Biochem Soc Trans* 2003; **31**: 1438-1440.
54. de Geus B, Hendriksen CF. In vivo and in vitro production of monoclonal antibodies: current possibilities and future perspectives. Introduction. *Res Immunol* 1998; **149**: 533-534.
55. Bruce MP, Boyd V, Duch C, White JR. Dialysis-based bioreactor systems for the production of monoclonal antibodies--alternatives to ascites production in mice. *J Immunol Methods* 2002; **264**: 59-68.
56. Chikazawa M, Otaki N, Shibata T *et al.* Multispecificity of immunoglobulin M antibodies raised against advanced glycation end products: involvement of electronegative potential of antigens. *J Biol Chem* 2013; **288**: 13204-13214.
57. Alvarenga LM, Muzard J, Ledreux A *et al.* Colorimetric engineered immunoprobe for the detection and quantification of microcystins. *J Immunol Methods* 2014; **406**: 124-130.

47

CALCIFICAÇÕES VASCULARES E MÉTODOS DIAGNÓSTICOS NÃO INVASIVOS EM DOENÇA RENAL CRÔNICA ESTÁGIOS IV E V NÃO DIALÍTICOS

Thomaz Canedo de Magalhães
Lygia Maria Soares Fernandes Vieira

◆

INTRODUÇÃO

A doença renal crônica (DRC) é atualmente um problema de saúde pública mundial com aumento progressivo da sua incidência e prevalência e, apesar dos novos conhecimentos, ainda hoje se apresenta com evolução desfavorável e com custo de tratamento muito elevado[1].

Existe mais de um milhão de pessoas com DRC terminal (DRCT) submetidas à terapia renal substitutiva, sendo fundamental a prevenção, o diagnóstico precoce, o controle e o tratamento adequados[1].

Na fase pré-dialítica, o número de pacientes brasileiros nos diferentes estágios da DRC não é exatamente conhecido[2].

Entre os fatores de risco que influenciam e que predispõem à DRC, destacamos: idade > 60 anos, hipertensão arterial sistêmica, *diabetes mellitus*, história familiar de DRC, determinadas neoplasias e infecções crônicas[2].

A DRC é subdiagnosticada e subtratada, o que limita a implementação de intervenções precoces que possam prevenir ou retardar sua evolução clínica[3].

O diagnóstico precoce, a identificação e a correção das suas principais complicações e comorbidades e também o preparo biopsicossocial do paciente para o início da terapia renal substitutiva são medidas fundamentais para assegurar que os pacientes com perda progressiva da filtração glomerular mantenham uma condição clínica satisfatória, o que, sem dúvida, faz com que esses indivíduos tenham melhor aceitação da doença e, consequentemente, melhor adaptação e menor número de complicações. Uma vez detectada a DRC, são fundamentais, para a avaliação e o manejo, a identificação da causa, as condições coexistentes e o estágio da DRC.

Entre as alterações cardiovasculares encontradas no paciente com DRC, o processo de calcificação vascular ou valvar é achado frequente. A ocorrência de calcificação vascular confere valor prognóstico negativo[4], independente de sua localização. Em indivíduos com DRC, a calcificação da placa aterosclerótica parece ocorrer mais precocemente e de forma mais intensa do que na população geral.

Ritmo de filtração glomerular menor que 60mL/min/1,73m² está associado a aumento da prevalência de calcificação vascular (CV) e consequentemente do risco de desenvolver complicações da DRC por doenças cardiovasculares[3,4]. Sua progressão implica comprometimento difuso do sistema vascular, isquemia e fibrose miocárdica, que se manifestam como arritmias, insuficiência cardíaca e morte súbita. Há relação direta entre o grau de disfunção renal e o risco cardiovascular. Interessante citar que indivíduos que apresentam RFG maior que 60mL/min/1,73m² e microalbuminúria também têm risco aumentado para CV.

Alguns estudos realizados já demonstraram que o grau de CV se associa ao número de lesões diagnosticadas pela arteriografia ou tomografia computadorizada (TC)[5,6].

A prevalência de CV vista pela TC em pacientes em diálise chega a ser superior a 80% e em pacientes renais crônicos não dialíticos de 47 a 83%.

Fatores de risco tradicionais e não tradicionais (Quadro 47.1) para doenças cardiovasculares nos pacientes com DRC devem ser pesquisados e controlados[7].

Sabemos que o aumento da idade assim como o tempo em terapia dialítica elevam o risco de CV. Uma revisão sistemática de 30 trabalhos que analisaram durante 20 anos essa população de pacientes demonstrou tal fato[8].

O descontrole no balanço de cálcio e fósforo, assim como o uso de vitamina D, também são fatores que influenciam no início e progressão das CV. No entanto, o aumento sérico de cálcio ou fósforo, isoladamente, parece não ter tanta influência nessa progressão[4]. Dois estudos clínicos demonstraram a correlação entre uso de vitamina D e CV[9].

A dislipidemia eleva o risco de CV independentemente se associada ou não à DRC.

BASES FISIOPATOLÓGICAS DA CALCIFICAÇÃO VASCULAR OU VALVAR

O processo de calcificação vascular ocorre na camada íntima e na média das artérias. A primeira ocorre dentro das placas ateroscleróticas, em decorrência da resposta inflamatória, e a segunda, na lâmina elástica das artérias. O mecanismo da calcificação vascular não consiste apenas em simples precipitação de cálcio e fósforo, mas em um processo ativo em que as células musculares lisas alteram seu fenótipo para o de uma célula osteoblasto-*like*, capaz de induzir a formação de matriz e atrair fatores locais envolvidos no processo de mineralização. Todo esse processo ocorre em ambiente com sobrecarga de fósforo, cálcio e na presença de desequilíbrio entre fatores estimuladores (vesículas de matriz, matriz colágena, osteocalcina, espécies reativas de oxigênio, vitamina D) e inibidores da calcificação vascular (osteoprotegerina, fetuína A, osteopontina, pirofosfatos, proteína GLA da matriz)[11].

Os distúrbios na homeostase de cálcio, fósforo, produto cálcio *vs.* fósforo, calcitriol e paratormônio ocorrem precocemente nos pacientes com DRC e desempenham papel fundamental na fisiopatologia não apenas das doenças ósseas, mas também nas alterações bioquímicas que estão envolvidas nas calcificações extraósseas (como as calcificações vasculares e em valvas cardíacas) frequentemente observadas na DRC[5] (Fig. 47.1). À medida que o produto cálcio *vs.* fósforo aumenta, a solubilidade do par iônico é excedida, o osso é incapaz de absorver esse excesso e passa a ocorrer depósito de fosfato de cálcio no tecido cardiovascular e em outros tecidos moles[12].

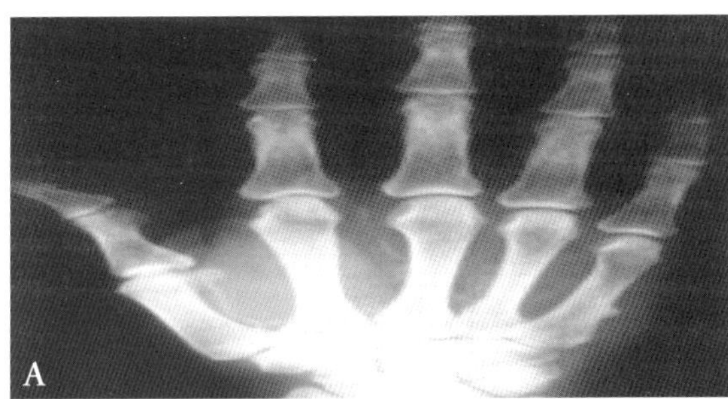

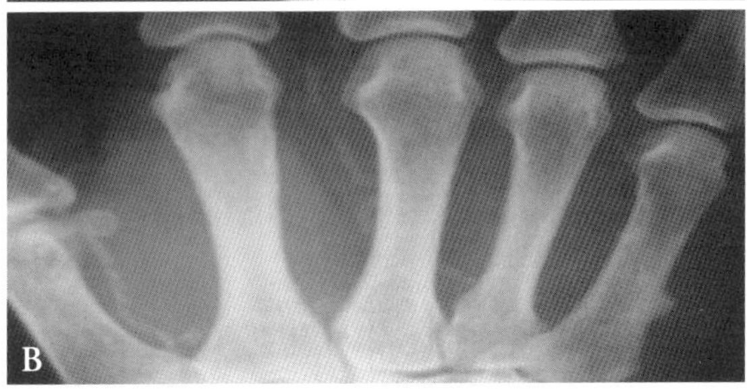

Figura 47.1 – **A**) Radiografia simples de mão demonstrando calcificações valvares em arteríolas interdigitais. **B**) Radiografia simples de mão demonstrando calcificações valvares em arteríolas interdigitais.

Quadro 47.1 – Fatores de risco tradicionais e não tradicionais para doenças cardiovasculares[10].

Fatores de risco tradicionais	Fatores de risco não tradicionais
Idade avançada	Ritmo de filtração glomerular diminuído
Gênero masculino	Proteinúria
Raça branca	Atividade do sistema renina-angiotensina
Hipertensão arterial	Sobrecarga do volume extracelular
LDL-colesterol elevado	Metabolismo de cálcio e fósforo anormal
HDL-colesterol diminuído	Anemia
Diabetes mellitus	Desnutrição
Fumo	Inflamação
Inatividade física	Infecção
Menopausa	Estresse oxidativo
Estresse psicossocial	Toxinas urêmicas
História familiar de doença cardiovascular	Homocisteína elevada
	Fatores trombogênicos

As placas ateroscleróticas observadas nos indivíduos com insuficiência renal usualmente têm alto teor de cálcio e podem ter importante papel para as elevadas taxas de morbidade e mortalidade cardiovasculares observadas nesses pacientes[13] (Fig. 47.2).

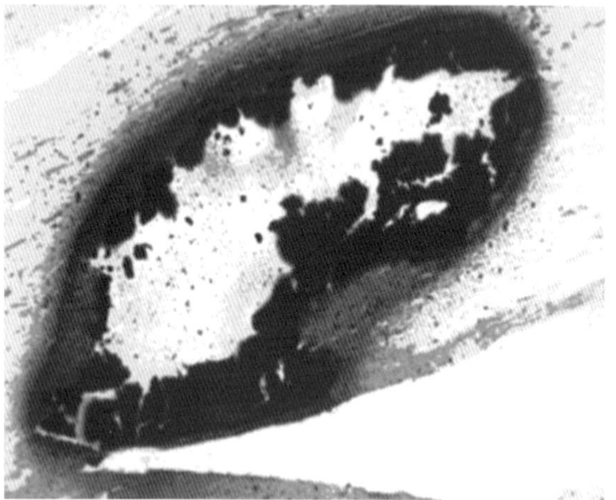

Figura 47.2 – Placas ateroscleróticas em pacientes com insuficiência renal com alto teor de cálcio.

DESDIFERENCIAÇÃO DE CÉLULAS MUSCULARES LISAS VASCULARES EM LINHAGEM OSTEOCONDROGÊNICA

A calcificação da camada íntima e/ou da média vascular também pode ocorrer na ausência de aumento do produto cálcio e fósforo, sendo orquestrada por proteínas moduladoras da osteogênese (PMOs), como o aumento de BMP2 e de BMP4, o que implica a diferenciação de osteoblastos (CVC), seja a partir de uma célula muscular lisa, seja da célula mesenquimal ou pericito vascular, com consequente aumento da expressão de RUNX2, determinando o incremento da atividade da fosfatase alcalina, da produção de osteocalcina e de secreção de matriz óssea. O processo é iniciado pela presença de estruturas vesiculares na matriz de tecidos ossificados e de placas ateroscleróticas[14]. Essas vesículas de matriz são estruturas ligadas por membranas que se desprendem de condrócitos e osteoblastos, normalmente encontrados em cartilagens e ossos, cuja função é a de nucleação e crescimento de cristais de cálcio.

Em recente estudo, os níveis séricos elevados de IL (interleucina)-6 ou reduzidos de IL-8 e IL-13 foram preditores independentes de calcificação arterial coronariana (CAC)[15]. Além disso, a existência de proteínas específicas de osso em placas ateroscleróticas[12], como a OPN, o RUNX2 ou Cbfa-1 (*core-binding factor-1*, um marcador específico de diferenciação osteoblástica), a OPG, a BMP-2, a MGP, a fosfatase alcalina e o ligante do receptor ativador de NF-kappaB2 (RANKL), comprova que há fatores reguladores *in situ* de formação e reabsorção óssea no vaso[16].

PROTEÍNAS MODULADORAS DA OSTEOGÊNESE

A diferenciação osteogênica é uma etapa central na progressão da calcificação vascular (Quadro 47.2). Essa diferenciação é continuamente modulada por estresse oxidativo, oscilações hormonais e metabólicas e, particularmente, por PMOs. Como mais bem descrito adiante, as PMOs podem promover a calcificação vascular (CV) diretamente (RANKL e BMPs) ou, eventualmente, ser marcadores da calcificação vascular (OPG e OPN). Adicionalmente, além dos aspectos mecânicos relacionados às PMOs, há também interesse clínico. Níveis séricos de OPG, por exemplo, já foram identificados como marcadores de CAC em pacientes com doença coronariana estável e como marcadores prognósticos em pacientes com infarto agudo do miocárdio[17]. Umas das vias de maior interesse e com significado ainda indefinido em relação à fisiopatologia da calcificação vascular é a via *RANK-RANKL-OP*[17].

Quadro 47.2 – Resumo dos fatores inibitórios e estimulatórios mais comumente envolvidos na patogênese da calcificação vascular.

Inibitórios	Estimulatórios
Proteína matriz Gla (MGP) Osteopontina (OPN) Proteína morfogenética óssea 7 (BMP-7) Magnésio Osteoprotegerina (OPG) Pirofosfato (PPi) Klotho FGF-23 (?)	Hiperfosfatemia Hipercalcemia Proteína morfogenética óssea 2 (BMP-2) Ligante do ativador de receptor do fator nuclear *kappa* B (RANKL) FGF-23 (?)

IMPORTÂNCIA DE BUSCAR E TRATAR FATORES DE RISCO

Embora mais de 50% dos indivíduos que iniciam o programa de hemodiálise apresentem alguma forma de doença cardiovascular preexistente[5], os fatores de risco tradicionais para a doença cardiovascular não explicam completamente esse excesso de risco, que parece ser influenciado pelos chamados fatores de risco não tradicionais, peculiares da doença renal crônica[1]. O conjunto desses fatores acelera o curso da doença arterial coronariana[7] e associa-se com maior prevalência de hipertrofia ventricular, fibrose miocárdica, valvulopatias e arritmias[8].

Alguns fatores usados para avaliar o prognóstico cardiovascular, como a *medida da pressão de pulso*, também devem ser pesquisados em todos os pacientes. A pressão de pulso (PP) reflete a rigidez da aorta e outros grandes vasos centrais. É considerada importante marcador prognóstico cardiovascular, particularmente para pessoas idosas[1,2]. Seu valor é obtido indiretamente pela diferença entre a pressão arterial sistólica (PAS) e a pressão arterial diastólica (PAD), medidas na artéria braquial[1,3].

O diagnóstico clínico de calcificação da média é praticamente impossível por exame físico apenas. Sua presença é sugerida quando as artérias palpáveis são detectáveis no momento em que o esfignomanômetro é insuflado a um nível mais elevado do que a verdadeira pressão arterial sistólica. Essa manobra propedêutica é conhecida como sinal de Osler[18]. Entre os métodos disponíveis para a detecção e quantificação da calcificação arterial, assim como de doenças cardiovasculares, a tomografia computadorizada de feixe de elétrons (CT) é o método mais utilizado para a avaliação precisa da gravidade da CV e sua progressão. A ressonância nuclear magnética, especialmente pela técnica de angiografia por ressonância (ângio-RMC) com o uso do contraste baseado em gadolínio, tem grande utilidade. Esses dois métodos não invasivos de imagem representam o padrão-ouro atualmente.

Por meio desses métodos, podemos estimar importantes coeficientes, como a calcificação da artéria coronariana (CAC), e, assim, obter a pontuação CAC de Agatston, que se baseia no produto de área da placa calcificada e no coeficiente de densidade. Tem-se demonstrado que essa pontuação é preditiva de eventos cardíacos. Uma limitação é a incapacidade de distinguir entre calcificação da íntima e da média. Além disso, Kristanto *et al*[19] ressaltaram que o início precoce do depósito de cálcio permanece invisível mesmo com essas técnicas quantitativas e uma pontuação de Agatston zero não exclui a presença de calcificação coronariana incipiente.

Mas certamente os dois métodos diagnósticos citados não fazem parte da realidade de muitos centros de saúde devido a fatores como seu elevado custo e dificuldade de acesso, por isso a grande importância de estudar métodos de imagem diagnósticos a que a população tenha a maior facilidade de acesso.

POPULAÇÃO DE PACIENTES ESTUDADOS – OBSERVAÇÃO CLÍNICA E DE IMAGEM

Nossa intenção foi pesquisar a presença de calcificações valvares e vasculares mensuradas a partir de métodos não invasivos como a ecocardiografia transtorácica e a radiografia simples de pelve e mãos na incidência anteroposterior (AP) e relacionar a presença ou não dessas calcificações com fatores como medidas da pressão de pulso (pp) e a de fatores de risco tradicionais (hipertensão arterial sistêmica, *diabetes mellitus* e dislipidemia), em uma população de pacientes com DRC nos estágios IV e V (pré-dialítico), do ambulatório de nefrologia de pacientes com DRC do HUGG, onde foram incluídos 33 pacientes de todas as raças, de ambos os sexos, com idade superior a 18 anos.

Foram realizados exames laboratoriais, ecocardiograma transtorácico bidimensional e radiografia simples de pelve e das mãos na incidência AP. Foram calculadas as pressões de pulso pela diferença entre a pressão arterial máxima e amínima[3,8].

Os valores de referência para os níveis de pressão arterial obedeceram às normas do *Joint National Committee on Prevention, Detection, Evaluation and Treatment of High Blood Pressure (JNC VII)*.

Com relação ao metabolismo mineral ósseo, a média do produto cálcio *vs*. fósforo foi de 33,84 ± 10,7mg/dL. O produto cálcio *vs*. fósforo foi maior que 55 em apenas 1 (3,03%) dos pacientes. Os valores encontrados de PTH foram > 150pg/mL em 24,2% dos pacientes.

As radiografias de mãos em AP demonstraram calcificações vasculares em 6,06% dos pacientes, e as da bacia, imagens compatíveis com calcificações vasculares em 6,06% dos exames.

A pressão de pulso encontrada variou de 40 a 100, com média de 60,61 ± 18,02. Observamos que 75,7% dos pacientes tinham pp maior ou igual a 50, enquanto 24,3% tiveram medidas de pp < 50.

As válvulas mais acometidas por calcificações foram a mitral e a aórtica; não foram encontrados sinais de calcificação em valva pulmonar. Calcificação na valva tricúspide ocorre em 18,2%; na valva mitral, em 93,4%; e na valva aórtica, em 90,1%.

Encontramos correlações positivas (r) entre cálcio, fósforo e produto cálcio *vs*. fósforo: cálcio e fósforo, r = +0,51; produto cálcio *vs*. fósforo e cálcio, r = +0,74; produto cálcio *vs*. fósforo e fósforo, r = +0,95.

As radiografias de mãos e pelve provavelmente não são bons métodos diagnósticos para detectar precocemente as calcificações vasculares, pois em apenas 6,06% dos pacientes foi detectada a presença de calcificação vascular em radiografias simples de mãos e em radiografia panorâmica de bacia.

Na medida das pressões de pulso, mais de 75% dos pacientes obtiveram valores acima do esperado em medidas ambulatoriais. No entanto, não conseguimos estabelecer relação com as outras variáveis.

As consequ*ências do de*sequilíbrio do metabolismo do cálcio e fósforo na calcificação metastática indicam a necessidade de um controle rigoroso do fósforo e do cálcio ao tratar os pacientes com insuficiência renal. Porém, parece que o fósforo tem papel mais importante. Nossa impressão foi que a hipercalcemia ou hiperfosfatemia isoladas não parecem ter tanta importância como quando presentes concomitantemente.

Idade e/ou tempo em hemodiálise demonstraram-se como importantes fatores de risco e houve correlação positiva entre número de calcificações valvares e idade (r = 0,59).

CONSIDERAÇÕES FINAIS

Existem muitos trabalhos sobre CV em pacientes com DRC, porém a maioria deles se refere a pacientes em tratamento dialítico[7], sendo escassa a pesquisa de calcificações vasculares e valvares em pacientes com DRC em tratamento conservador[14]. Em consequência, também há dificuldades em implementar uma rotina de investigação e acompanhamento de tais calcificações no paciente com DRC.

O retardo da progressão da CV depende do diagnóstico precoce e da abordagem terapêutica por meio das múltiplas vias fisiopatológicas. Certamente, é importante diminuir o impacto e controlar os fatores de risco tradicionais, e não tradicionais como dislipidemia, *diabetes mellitus*, hipertensão arterial sistêmica, alterações da função renal, além do desbalanço do metabolismo do cálcio e fósforo. Alguns estudos demonstram que estatinas, vitamina D e seus análogos e bisfosfonatos parecem diminuir a progressão da doença em determinados grupos de pacientes[20-22].

CONCLUSÕES

Todo paciente com DRC deve ser tratado para a redução dos fatores de risco cardiovasculares modificáveis[10].

A CV é compreendida por meio de mecanismo fisiopatológico complexamente regulado, principalmente desencadeado quando há desequilíbrio, predominando proteínas e fatores de transcrição de síntese em prejuízo aos mediadores de reabsorção óssea. O melhor entendimento dessa fisiopatologia e a pesquisa da presença de tais calcificações vasculares ou valvares são essenciais para que novas propostas profiláticas e terapêuticas sejam criadas.

O ecocardiograma mostrou ser um método eficaz para a visualização de calcificações valvares.

As radiografias de mãos e pelve provavelmente não são bons métodos diagnósticos para detectar precocemente as calcificações vasculares.

Na medida das pressões de pulso, mais de 75% dos pacientes obtiveram valores acima do esperado em medidas ambulatoriais. No entanto, não conseguimos estabelecer relação com as outras variáveis.

As consequências do desequilíbrio do metabolismo de cálcio e fósforo na calcificação metastática indicam a necessidade de um controle rigoroso do fósforo e do cálcio ao tratar os pacientes com insuficiência renal. Porém, parece que o fósforo tem um papel mais importante. A hipercalcemia ou a hiperfosfatemia isoladamente parecem não ter tanta importância como quando estão presentes concomitantemente.

REFERÊNCIAS BIBLIOGRÁFICAS

1. Xue JL, Ma JZ, Louis TA, Collins AJ. Forecast of the number of patients with end-stage renal disease in the United States to the year 2010. *J Am Soc Nephrol* 2001; **12**: 2753-2758.
2. Riella MC (ed). *Princípios de Nefrologia e Distúrbios Hidroeletrolíticos,* 5ª ed. Guanabara Koogan: Rio de Janeiro, 1998, pp. 815-824.
3. Levey AS, Coresh J, Balk E *et al.* National Kidney Foundation practice guidelines *for* chronic kidney disease: evaluation, classification, and stratification. *Ann Inter Med* 2003; **139**: 137-147.
4. Goldsmith DJ, Covic A, Sambrook PA, Ackrill P. Vascular calcification in long term haemodialysis patients in a single unit: a retrospective analysis. *Nephron* 1997; 77: 37-43.
5. McClellan WM, Kinight DF, Karp H, Brown WW. Early detection and treatment of renal disease in hospitalized diabetic and hypertensiv patients: important diferences between practice and published guidelines. *Am J Kidney Dis* 1997; **29**: 368-375.
6. Canziani ME, Moysés RM. Calcificação vascular na DRC. *J Bras Nefrol* 2008; **30**(Supl 2): 23-26.
7. Riella MC (ed). *Insuficiência Renal Crônica: Fisiopatologia da Uremia,* 4ª ed. Guanabara Koogan: Rio de Janeiro, 2003.
8. McCullough PA, Sandberg KR, Dumler F, Yanez JE. Determinants of coronary vascular calcification in patients with chronic kidney disease and end-stage renal disease: a systematic review. *J Nephrol* 2004; **17**: 205-215.
9. Johnson RJ, Feehally J. Assesment of renal function. In Johnson RJ, Feehally (eds). *Comprehensive Clinical Nephrology,* 2nd ed. Mosby: Colorado, 2004, pp. 27-34.
10. Go AS, Chertow GM. Association of chronic kidney disease with cardiovascular disease. *Am J Kidney Dis* 2004; **2**: S204-S212.
11. Ridker PM, Glynn RJ, Hennekens CH. C-reactive protein adds to the predictive value of total and HDL cholesterol in determining risk of first myocardial infarction. *Circulation* 1998; **97**: 2007-2011.
12. Dhore CR, Cleutjens JP, Lutgens E *et al.* Differential expression of bone matrix regulatory proteins in human atherosclerotic plaques. *Arterioscler Thromb Vasc Biol* 2001; **21**: 1998-2003.
13. Schwarz U, Buzello M, Ritz E *et al.* Morphology of coronary atherosclerotic lesions in patients with end-stage renal failure. *Nephrol Dial Transplant* 2000; **15**: 218-223.
14. Doherty TM, Fitzpatrick LA, Inoue D *et al.* Molecular, endocrine, and genetic mechanisms of arterial calcification. *Endocr Rev* 2004; **25**: 629-672.
15. Hamirani YS, Pandey S, Rivera JJ *et al.* Markers of inflammation and coronary artery calcification: a systematic review. *Atherosclerosis* 2008; **201**: 1-7.
16. Doherty TM, Fitzpatrick LA, Inoue D *et al.* Molecular, endocrine, and genetic mechanisms of arterial calcification. *Endocr Rev* 2004; **25**: 629-672.
17. Omland T, Ueland T, Jansson AM *et al.* Circulating osteoprotegerin levels and *long*-term prognosis in patients with acute coronary syndromes. *J Am Coll Cardiol* 2008; **51**: 627-633.
18. London GM. Brachial arterial pressure to assess cardiovascular structural damage: an overview and lessons from clinical trials. *J Nephrol* 2008; **21**: 23-31.
19. Hafez MH, Abdellatif DA, Elkhatib MM. Prevention of renal disease progression and renal replacement therapy in emerging countries. *Artif Organs* 2006; **30**: 501-509.
20. Sesso R, Gordan PA. Dados disponíveis sobre DRC no Brasil. *J Bras Nefrol* 2007; **29**: 9-12.
21. Wolisi GO, Moe SM. The role of vitamin D in vascular calcification in chronic kidney disease. *Semin Dial* 2005; **18**: 307-314.
22. Cowell SJ, Newby DE, Prescott RJ *et al.* A randomized trial of intensive lipid-lowering therapy incalcific aortic stenosis. *N Engl J Med* 2005; **352**: 2389-2397.

48

CALCIFILAXIA

Krissia Kamile Singer Wallbach
Aluizio Barbosa Carvalho

◆

INTRODUÇÃO

Calcifilaxia é uma doença rara, caracterizada por calcificação sistêmica da camada média das arteríolas, que resulta em isquemia e necrose subcutânea, podendo ser acompanhada de calcificação mural de pequenos vasos, com ou sem fibrose endovascular, calcificação extravascular e vaso-oclusão trombótica[1].

A calcifilaxia é um entre os diversos tipos de calcificação extraóssea que ocorre nos pacientes com doença renal crônica (DRC), estágio VD, que inclui calcificação vascular e valvar. É também denominada calcificação metastática, dado o depósito passivo de cristais de cálcio e fosfato em tecidos moles[2].

O termo calcifilaxia, em analogia à anafilaxia e à taquifilaxia, foi introduzido em 1961 por Selye *et al*[3], ao desenvolver modelos experimentais de calcificação cutânea em ratos, os quais eram submetidos a injeções de taquisterol e ferro-dextrano. Esses autores acreditavam que a calcifilaxia fosse uma resposta fundamentalmente adaptativa que conduziria a inflamação e esclerose, através do depósito seletivo de cálcio nas áreas de pele afetadas. Atualmente, sabe-se que a fisiopatologia da calcifilaxia é muito mais complexa e que existem diferenças fundamentais entre o modelo animal de Selye e a calcifilaxia em humanos[4]. A fim de adequar sua nomenclatura, a calcifilaxia, quando secundária à DRC, é denominada arteriolopatia calcificante urêmica (ACU).

A patogênese da ACU ainda é pouco conhecida e, provavelmente, resulta do mesmo processo de calcificação vascular e de partes moles que ocorre na DRC[5,6]. Porém, na lesão que caracteriza especificamente a calcifilaxia ocorre a calcificação da camada vascular média como lesão inicial, com consequentes lesão endotelial, redução do lúmen arteriolar pela calcificação e hipercoagulabilidade, resultando no infarto tecidual como produto final[1,6]. Quanto aos possíveis mecanismos de calcificação, especula-se o papel do paratormônio (PTH) elevado e da vitamina D e seus análogos[7], assim como a deficiência de fatores de inibição da calcificação vascular (proteína de matriz Gla – MGP e fetuína A) e a inflamação crônica[8].

EPIDEMIOLOGIA

A calcifilaxia é considerada uma doença rara[9]. Acredita-se que parte do aumento gradativo dos diagnósticos realizados nos últimos anos ocorreu pelo acesso crescente à informação e pelo reconhecimento de seus sinais clínicos e fatores de risco, os quais não demonstraram uma relação causa-efeito significativa. No entanto, a uremia tem sido reportada como importante fator de risco para calcifilaxia, apesar de encontrarmos esse tipo de lesão também em pacientes com função renal normal[8].

A ACU, a expressão da calcifilaxia na DRC, é também de ocorrência rara. Dados da década de 1990 sugerem taxas em torno de 4% dos pacientes em diálise[9,10]. Demograficamente, observa-se maior prevalência na raça branca, no sexo feminino (2:1) e na 5ª década de vida[10,11]. A população predominantemente afetada é a de pacientes com DRC dialítica de longa data, em geral com mais de 6-7 anos de terapia. Porém, a calcifilaxia também é descrita nas fases iniciais da DRC[11].

FISIOPATOLOGIA

A ACU é classicamente atribuída ao distúrbio grave e crônico do metabolismo mineral e ósseo, que acomete pacientes com DRC dialítica (DMO-DRC). Comumente associada à hiperfosfatemia, hipocalcemia, hiperparatireoidismo e deficiência de vitamina D, ela pode manifestar-se em pacientes com níveis normais ou minimamente alterados de cálcio e fósforo séricos, devido ao seu depósito tecidual. Além disso, pode cursar com níveis relativamente baixos de PTH e, consequentemente, na presença de doença óssea adinâmica, fator de risco independente para calcificação vascular[12].

Tanto em portadores de DRC quanto em pacientes com função renal normal, observou-se a presença dos seguintes fatores de risco associados à calcifilaxia[13,14]:

- *Diabetes mellitus* (independentemente do tempo de doença ou controle glicêmico).
- Obesidade (principalmente para calcifilaxia proximal – tronco, mama e coxas).
- Estados de hipercoagulabilidade (tanto adquiridos quanto hereditários).
- Estados pró-inflamatórios: hipoalbuminemia, doenças autoimunes, hepatites (infecciosa, alcoólica ou autoimune), certas malignidades (linfoma não Hodgkin) e doenças da tireoide (tanto hiper quanto hipotireoidismo).
- Medicações: suplementos de cálcio, quelantes de fósforo à base de cálcio, vitamina D ativa, teriparatida, corticoides, terapia com ferro, trauma por injeção por via subcutânea de insulina e heparina etc.
  - Vale destacar, entre as medicações citadas, a grande incidência de calcifilaxia relacionada à warfarina. A warfarina, um anticoagulante da família dos cumarínicos (ou inibidores da vitamina K), age reduzindo a carboxilação dos fatores de coagulação dependentes de vitamina K (fatores II/protrombina, VII, IX e X) e, consequentemente, sua ação hemostática. Observou-se que alguns inibidores endógenos de calcificação vascular, como a MPG, também são dependentes da carboxilação dos fatores de coagulação relacionados à vitamina K para sua ativação. Portanto, pacientes anticoagulados com warfarina teriam atividade reduzida de MPG, acarretando menor inibição da calcificação vascular e de cartilagens[6,7].

O uso de cinacalcete para o tratamento de hiperparatireoidismo secundário (HPTS) tem mostrado redução da incidência de ACU, porém por possível ação de mecanismos não relacionados ao PTH. Embora o estudo EVOLVE (*Evaluation of Cinacalcet Hydrochloride Therapy to Lower Cardio-vascular Events*)[15], devido a vieses metodológicos, não tenha conseguido mostrar efeito benéfico do cinacalcete sobre a calcificação vascular, estudo pós-EVOLVE recente[16] verificou menor incidência de ACU no braço que utilizou cinacalcete. No entanto, o uso de cinacalcete como profilaxia e/ou tratamento da ACU requer mais estudos para melhor conclusão sobre seus efeitos.

MANIFESTAÇÕES CLÍNICAS

Tanto a ACU quanto a calcifilaxia não urêmica estão associadas à alta morbimortalidade[2]. A calcifilaxia apresenta-se clinicamente como lesões cutâneas extremamente dolorosas, geralmente em áreas de concentração de tecido adiposo (abdome, nádegas e coxas), associadas a sinais de necrose isquêmica, como nódulos endurados, placas violáceas, *livedo reticularis* e púrpura reticular. Podem ocorrer bolhas e progressão para úlceras isquêmicas/necróticas, de cicatrização difícil e alto risco de infecção associada, exemplificadas na figura 48.1[2,5].

Um quadro de miopatia isquêmica, mesmo sem sinais de necrose cutânea, pode estar associado[17].

Apesar de o quadro da calcifilaxia ser predominantemente cutâneo, há relatos de calcificações em músculos, pulmões, cérebro, intestinos, mesentério e globos oculares, demonstrando a continuidade de um processo sistêmico de calcificação arterial em diversos leitos vasculares[6,17].

Não há exames laboratoriais específicos que sugiram o diagnóstico de calcifilaxia. Porém, na ACU, certos pacientes apresentam anormalidades laboratoriais compatíveis com DMO-DRC, o que pode facilitar o diagnóstico. É importante realizar sorologias (incluindo hepatites, sífilis e hanseníase) e dosagem de marcadores séricos para exclusão de diagnósticos diferenciais, que serão descritos adiante[17].

Alguns exames radiológicos, além de radiografias simples, como tomografia computadorizada, mamografia e cintilografia óssea trifásica com tecnécio podem indicar a presença de calcificações e apoiar a suspeita diagnóstica (Fig. 48.2). No entanto, esses exames são de sensibilidade e especificidade baixas[2].

Histologicamente, as lesões da calcifilaxia (incluindo as da ACU) caracterizam-se por calcificação, microtromboses e hiperplasia fibrointimal de pequenas artérias e arteríolas da derme e subcutâneo, sem sinais de vasculite. Tais lesões levam à isquemia local e à paniculite septal grave, sendo o achado patológico mais comum tanto em fases precoces quanto tardias[18]. Colorações especiais podem ser necessárias para a detecção de depósitos de cálcio nos tecidos, como o vermelho de alizarina S ou método de Von Kossa[19]. Diante da suspeita diagnóstica, deve ser realizada biópsia de pele no local acometido, se não existirem contraindicações ou infecção local ativa[18]. De qualquer forma, a associação entre os achados histopatológicos e o quadro clínico apresentado é que conduzirá ao diagnóstico definitivo, pois a sensibilidade e a especificidade da biópsia de pele também não foram estabelecidas[18,19].

É importante estar atento para os riscos de ulceração, propagação das lesões, sangramentos e infecções locais com

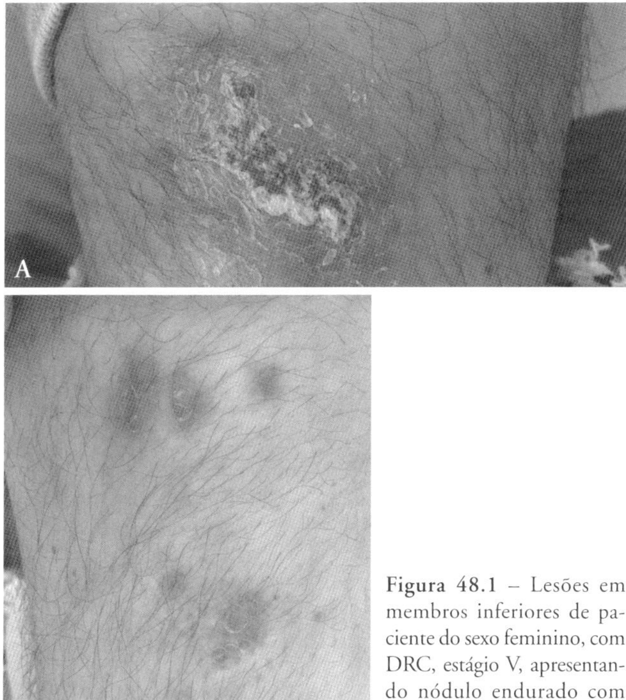

Figura 48.1 – Lesões em membros inferiores de paciente do sexo feminino, com DRC, estágio V, apresentando nódulo endurado com crosta (**A**) e placas violáceas (**B**). O diagnóstico histopatológico foi calcifilaxia.

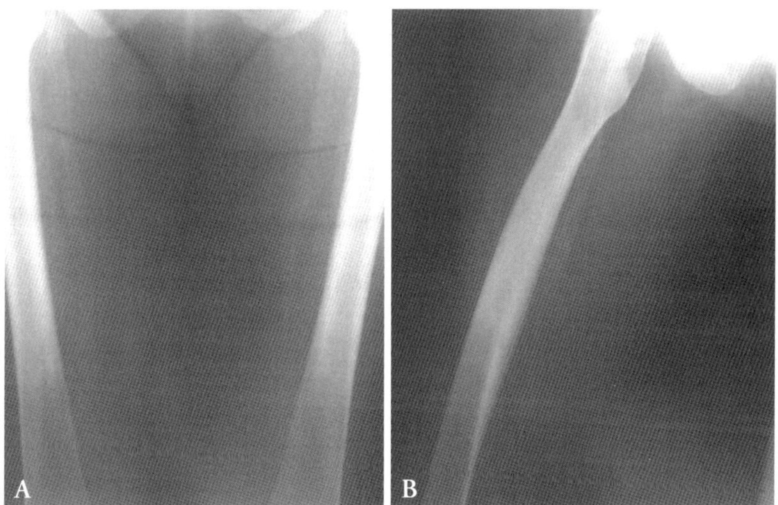

Figura 48.2 – Radiografias de fêmur bilateral (**A**) e de úmero direito (**B**) mostrando calcificações vasculares nítidas em topografia de veias femorais e veia braquiocefálica.

a realização da biópsia de pele, riscos esses que devem ser expostos ao paciente antes do procedimento. A biópsia por *punch* é preferível à biópsia incisional, pois fornece informação semelhante e acarreta menos complicações[18].

DIAGNÓSTICO DIFERENCIAL

Em geral, a biópsia de pele é útil nos diagnósticos diferenciais, que incluem aterosclerose com doença vascular avançada, ateroembolismo por colesterol, necrose cutânea por warfarina ou oxalato, vasculites cutâneas, endarterite obliterante (*purpura fulminans*) e, em fases iniciais, fibrose sistêmica nefrogênica (FSN), entre outros (Quadro 48.1)[2,5,9].

Diferentemente de quadros ateroscleróticos, as lesões da calcifilaxia são bilaterais, geralmente acometendo segmentos proximais, e com a presença de pulsos periféricos intactos. Quadros de endarterite obliterante são

Quadro 48.1 – Diagnósticos diferenciais de calcifilaxia.

Doença vascular aterosclerótica
Ateroembolismo por colesterol
Vasculite de hipersensibilidade
Poliarterite nodosa
Crioglobulinemia
Necrose cutânea por cumarínico
Vasculopatia por oxalato
Purpura fulminans/endarterite obliterante
Fibrose sistêmica nefrogênica
Eritema nodoso
Penfigoide bolhoso
Pioderma gangrenoso
Síndrome do anticorpo antifosfolipídio

geralmente mais distais e envolvem sintomas de claudicação intermitente por doença arterial obstrutiva periférica. Vale salientar que a necrose cutânea por warfarina geralmente ocorre em fases iniciais do tratamento (primeiros 10 dias), enquanto a calcifilaxia associada ao uso de warfarina costuma ocorrer após exposição prolongada[10].

TRATAMENTO

Ainda não se sabe o tratamento ideal para a calcifilaxia. Diversas intervenções foram descritas, porém grande parte vem de séries de casos ou relatos, com pouca evidência. Até o momento, não há nenhum estudo controlado visando avaliar qualquer das intervenções citadas[10,20].

As recomendações de tratamento baseiam-se fortemente em opiniões de especialistas e experiências profissionais. Preconiza-se a realização concomitante de múltiplas abordagens, porém sem nenhum grau de evidência para tal[20].

É ideal uma abordagem multiprofissional entre nefrologia, dermatologia, nutrição, especialistas em controle de dor e cuidados de ferida[20,21].

MANEJO DE FERIDAS

Deve haver cuidado intensivo das lesões de pele, com avaliação periódica de especialistas quanto ao uso de curativos especiais e necessidade de desbridamento cirúrgico para a retirada de tecidos desvitalizados. O desbridamento cirúrgico é controverso[22], pois aumenta muito o risco de infecções locais, já que a cicatrização é lenta. Porém, se houver infecção estabelecida, é o tratamento de escolha, associado à antibioticoterapia sistêmica guiada. O desbridamento químico, associado à terapia de pressão negativa local, apresenta bons resultados.

A oxigenoterapia em câmara hiperbárica é descrita para o tratamento das feridas decorrentes de calcifilaxia, com resposta efetiva. Porém o acesso ao tratamento e os custos elevados são os principais fatores limitantes para seu uso[23]. Há relatos de benefício de O_2 em cateter ou máscara facial, 10 a 15L durante 2 horas ao dia, com resultados satisfatórios[20].

Evitar traumatismos cutâneos locais, incluindo injeções por via subcutânea, também faz parte das medidas terapêuticas.

CONTROLE DA DOR

A etiologia da dor associada à calcifilaxia ainda não foi esclarecida, porém parece ter componentes tanto isquêmicos quanto neuropáticos, quando há neurite associada[24].

Geralmente os pacientes apresentam queixa de dor de forte intensidade, lancinante, sem boa resposta a opioides em monoterapia. A terapia multimodal, com associação de agentes opioides e não opioides, parece ter melhor resposta[24]. É importante evitar doses altas de opioides em pacientes dialíticos, especialmente morfina, codeína e hidrocodona, pelo possível acúmulo de metabólitos neurotóxicos. Oxicodona pode ser usada com maior segurança[25].

MANEJO DA DMO-DRC

Sugere-se que os níveis séricos de cálcio e fósforo fiquem dentro dos limites da normalidade e que os níveis de PTH se mantenham entre 150 e 300pg/mL. Dialisato com cálcio alto, quelantes à base de alumínio e suplementos ou quelantes à base de cálcio devem ser evitados, apesar de não haver evidência que suporte essa conduta. O controle do HPTS, nos casos graves, deve ser feito preferencialmente por meio da paratireoidectomia (PTX)[26]. O cinacalcete, em vez de análogos de vitamina D, deve ser a droga de escolha para os casos de HPTS moderados ou aqueles em que a PTX seja contraindicada[16].

PRESCRIÇÃO DE DIÁLISE

Em pacientes dialíticos, as prescrições de diálise, tanto hemodiálise quanto diálise peritoneal, devem ser adequadas para que se mantenham dentro das metas do KDOQI/KDIGO[27,28].

Séries de casos mais antigas sugeriam aumento da dose e intensidade das sessões de diálise (em duração e/ou frequência), mesmo se os parâmetros laboratoriais estivessem dentro dos alvos[10]. Porém, não foi observado benefício do prolongamento da diálise para pacientes com Kt/V e eletrólitos adequados, mantendo-se as metas preconizadas pelo KDIGO como parâmetro[10,28]. A concentração de cálcio do dialisato deve ser normal (3mEq/L) ou, preferencialmente, baixa (2,5mEq/L).

Embora sem evidência confirmada, a diálise peritoneal já foi considerada possível fator de risco para calcifilaxia. Portanto, a mudança de terapia não é uma medida a ser considerada se a diálise estiver adequada[29].

TIOSSULFATO DE SÓDIO

O tiossulfato de sódio é um agente redutor que forma complexos hidrossolúveis com diversos metais e minerais, inclusive o cálcio. Possivelmente possui efeitos vasodilatadores, antioxidantes e de inibição de calcificação vascular[30,31]. Embora o tiossulfato de sódio seja provavelmente o agente mais utilizado no tratamento da calcifilaxia, seu uso é considerado *off-label*[30]. As doses, consideradas empíricas, comumente administradas são[31]:

- Diálise: 25mg por via intravenosa (IV) 3 vezes/semana, com infusão em 30-60 minutos (se hemodiálise, durante a hora final da HD).
- ClCr < 60mL/min: 12,5mg por via IV 2 vezes/semana, com aumento gradativo até 25mg por via IV 3 vezes/semana.
- ClCr > 60mL/min: 25mg por via IV 4-5 vezes/semana.

Possíveis efeitos colaterais incluem náuseas, vômitos, diarreia, acidose metabólica com *anion gap* aumentado (de causa indefinida), hipotensão e hipervolemia[28,32]. Por ser um agente causador de peritonite química, não deve ser administrado por via peritoneal[30].

O tempo de tratamento com o tiossulfato também é inconclusivo. Sugere-se manutenção da droga conforme a resposta clínica, a qual é considerada satisfatória se houver redução da dor nas primeiras duas semanas de tratamento[14].

NUTRIÇÃO

Deve-se manter oferta nutricional adequada para os pacientes com calcifilaxia, pois há redução da inflamação e melhora da cicatrização de feridas, entre outros benefícios[6].

CONTROLE DE OUTROS FATORES DE RISCO

Sugere-se descontinuar as drogas consideradas eventuais *triggers* para calcifilaxia (suplementos e quelantes à base de cálcio, vitamina D ativa, teriparatida, warfarina, corticoides, ferro etc.), porém não há evidências contundentes para tal[4]. Devem ser avaliados riscos e benefícios, com possível troca por outras drogas semelhantes quando possível.

NOVAS TERAPIAS

Estudos mais recentes avaliaram terapias experimentais baseadas em corticoterapia com prednisona e uso de bisfosfonatos como redutores de inflamação, porém ainda sem estudos controlados[31].

O uso de fator ativador de plasminogênio tecidual como terapia adjuvante mostrou bons resultados em um número pequeno de pacientes, porém com alta incidência de sangramentos (Quadro 48.2)[33].

Quadro 48.2 – Resumo dos principais pontos envolvidos no tratamento da calcifilaxia.

Medidas dietéticas – redução da ingestão de fósforo e cálcio
Uso de quelantes de fósforo isentos de cálcio (Sevelamer)
Otimizar prescrição para aumento do Kt/V – considerar diálise diária
Dialisato com concentração normal ou baixa de cálcio
Manejo de feridas
• Limpeza e curativos locais
• Desbridamento cirúrgico
• O_2 hiperbárico
Manejo da dor
Tiossulfato de sódio
• Por via intravenosa ou intralesional
Manejo da DMO
• Visar cálcio e fósforo séricos dentro dos valores normais
• Visar PTH entre 150 e 300ng/mL
• Preferência por cinacalcete, se necessário
• Paratireoidectomia se refratário
• Uso de bisfosfonatos para a redução do *turnover* ósseo, se possível
Manejo de fatores de risco – drogas (warfarina, ferro)

PROGNÓSTICO

A calcifilaxia é uma doença letal, que acarreta alta morbidade por quadros de dor intensa, feridas de cicatrização lenta, efeitos adversos de tratamento e hospitalizações recorrentes por infecções e para controle de dor[12,24].

A resposta a qualquer regime terapêutico é pobre. O prognóstico de resposta é ainda pior se o quadro for avançado no momento do diagnóstico e/ou se existirem lesões isquêmicas e necróticas proximais[17].

Em termos gerais, a taxa de mortalidade dos pacientes dialíticos aumenta em 3 vezes após o diagnóstico de calcifilaxia, se comparada aos indivíduos que não apresentam tal doença[2]. De acordo com dados americanos de 2014[13], a taxa de mortalidade em 1 ano, após feito o diagnóstico, gira em torno de 45% para indivíduos com lesões não ulceradas, e 80% ou mais para aqueles com lesões ulceradas, com infecção/sepse como principal causa de óbito[2]. Não há dados brasileiros na literatura.

EXPERIÊNCIA DO SERVIÇO

A experiência do Ambulatório de DMO-DRC do Hospital do Rim/Fundação Oswaldo Ramos com casos de ACU é pequena, devido à conhecida raridade dessa doença. Apesar de ser um ambulatório com grande número de pacientes (aproximadamente 2.000 pacientes ativos) e atender, na grande maioria, pacientes com HPTS grave, relatamos apenas 4 casos desde 1990, época da criação do nosso ambulatório. Infelizmente a taxa de resposta clínica é baixa, e a taxa de morbimortalidade, alta, apesar do tratamento.

Foram 2 pacientes do sexo feminino e 2 do masculino. Os pacientes eram jovens, com idade entre 20 e 30 anos. Todos os pacientes se encontravam em hemodiálise, exceto 1 do sexo feminino que estava em diálise peritoneal ambulatorial contínua (CAPD). Essa apresentava o fenótipo característico de pacientes com ACU, ou seja, era mulher, obesa, da cor branca e em diálise peritoneal.

Todos os pacientes tinham HPTS grave, sendo que 3 deles (2 mulheres e 1 homem) foram submetidos à PTX. Como desfecho, 2 pacientes (1 mulher em diálise peritoneal e 1 homem em hemodiálise) foram a óbito. A mulher apresentou sepse de foco cutâneo (lesões da calcifilaxia) no período pós-operatório da PTX. Já o homem obteve melhora sensível após a PTX, com remissão total das lesões de pele; no entanto, após 6 meses da cirurgia, desenvolveu lesões de pele do tipo livedo reticular generalizado nos membros inferiores e também foi a óbito.

Os outros 2 pacientes (1 mulher e 1 homem, ambos em hemodiálise) apresentaram melhora sensível do quadro clínico. O homem, com contraindicação à PTX devido ao elevado risco cirúrgico, estava em tratamento com cinacalcete, quando eclodiram úlceras da ACU em membros inferiores, bilateralmente. Devido à impossibilidade de tratamento cirúrgico, o tratamento clínico foi intensificado com remissão e cicatrização das lesões de pele. A mulher teve uma apresentação peculiar da doença. Estava com DRC 5, com indicação de diálise quando foi internada com HPTS grave, já apresentando lesões de pele característica da ACU, além de calcificações vasculares (ver Fig. 48.1). Foi submetida à PTX e apresentou remissão das lesões. Atualmente continua em hemodiálise e tratamento no Ambulatório de DMO-DRC.

REFERÊNCIAS BIBLIOGRÁFICAS

1. Budisavljevic MN, Cheek D, Ploth DW. Calciphylaxis in chronic renal failure. *J Am Soc Nephrol* 1996; 7: 978-982.
2. Weenig RH, Sewell LD, Davis MD *et al.*Calciphylaxis: natural history, risk factor analysis, and outcome. *J Am Acad Dermatol* 2007; **56**: 569-579.
3. Selye H, Gentile G, Prioreschi P. Cutaneous molt induced by calciphylaxis in the rat. *Science* 1961; 134: 1876-1877.
4. Nigwekar SU, Kroshinsky D, Nazarian RM *et al.* Calciphylaxis: risk factors, diagnosis, and treatment. *Am J Kidney Dis* 2015; **66**: 133-146.
5. Kumar VA. Calcific uremic arteriolopathy: an underrecognized entity. *Perm J* 2011; **15**: 85-87.
6. Yerram P, Chaudhary K. Calcific uremic arteriolopathy in end stage renal disease: pathophysiology and management. *Ochsner J* 2014; **14**: 380-385.
7. Brandenburg VM, Kramann R, Specht P, Ketteler M. Calciphylaxis in CKD and beyond. *Nephrol Dial Transplant* 2012; **27**: 1314-1318.
8. Nigwekar SU, Wolf M, Sterns RH, Hix JK. Calciphylaxis from nonuremic causes: a systematic review. *Clin J Am Soc Nephrol* 2008; **3**: 1139-1143.
9. Sprague SM. Painful skin ulcers in a hemodialysis patient. *Clin J Am Soc Nephrol* 2014; **9**: 166-173.
10. Nigwekar SU, Solid CA, Ankers E *et al.* Quantifying a rare disease in administrative data: the example of calciphylaxis. *J Gen Intern Med* 2014; **29**(Suppl 3): 724-731.
11. Mazhar AR, Johnson RJ, Gillen D *et al.* Risk factors and mortality associated with calciphylaxis in endstage renal disease. *Kidney Int* 2001; **60**: 324-332.
12. London GM, Marty C, Marchais SJ *et al.* Arterial calcifications and bone histomorphometry in end-stage renal disease. *J Am Soc Nephrol* 2004; **15**: 1943-1951.
13. Angelis M, Wong LL, Myers SA, Wong LM. Calciphylaxis in patients on hemodialysis: a prevalence study. *Surgery* 1997; **122**: 1083-1090.
14. Essary LR, Wick MR. Cutaneous calciphylaxis. An underrecognized clinicopathologic entity. *Am J Clin Pathol* 2000; **113**: 280-287.
15. EVOLVE Trial Investigators, Chertow GM, Block GA *et al.* Effect of cinacalcet on cardiovascular disease in patients undergoing dialysis. *N Engl J Med* 2012; **367**: 2482-2494.
16. Floege J, Kubo Y, Floege A *et al.* The effect of cinacalcet on calcific uremic arteriolopathy events in patients receiving hemodialysis: the EVOLVE Trial. *Clin J Am Soc Nephrol* 2015; **10**: 800-807.
17. Roe SM, Graham LD, Brock WB, Barker DE. Calciphylaxis: early recognition and management. *Am Surg* 1994; **60**: 81-86.
18. Ng AT, Peng DH. Calciphylaxis. *Dermatol Ther* 2011; **24**: 256-262.
19. Mochel MC, Arakaki RY, Wang G *et al.* Cutaneous calciphylaxis: a retrospective histopathologic evaluation. *Am J Dermatopathol* 2013; **35**: 582-586.
20. Baldwin C, Farah M, Leung M *et al.* Multiintervention management of calciphylaxis: a report of 7 cases. *Am J Kidney Dis* 2011; **58**: 988-991.
21. Nigwekar S. Multidisciplinary approach to calcific uremic arteriolopathy. *Curr Opin Nephrol Hypertens* 2015; **24**: 531-537.
22. Bechara FG, Altmeyer P, Kreuter A. Should we perform surgical debridement in calciphylaxis? *Dermatol Surg* 2009; **35**: 554-555.
23. Podymow T, Wherrett C, Burns KD. Hyperbaric oxygen in the treatment of calciphylaxis: a case series. *Nephrol Dial Transplant* 2001; **16**: 2176-2180.
24. Polizzotto MN, Bryan T, Ashby MA, Martin P. Symptomatic management of calciphylaxis: a case series and review of the literature. *J Pain Symptom Manag* 2006; **32**: 186-190.
25. Nayak-Rao S. Achieving effective pain relief in patients with chronic kidney disease: a review of analgesics in renal failure. *J Nephrol* 2011; **24**: 35-40.
26. Girotto JA, Harmon JW, Ratner LE *et al.* Parathyroidectomy promotes wound healing and prolongs survival in patients with calciphylaxis from secondary hyperparathyroidism. *Surgery* 2001; **130**: 645-650.
27. National Kidney Foundation KDOQI Clinical Practice Guideline for Diabetes and CKD: 2012 Update. *Am J Kidney Dis* 2012; **60**: 850-886.
28. KDIGO 2012 Clinical Practice Guideline for the Evaluation and Management of Chronic Kidney Disease. *Kidney Inter Suppl* 2013; **3**: S1-S150.
29. New N, Mohandas J, John GT *et al.* Calcific uremic arteriolopathy in peritoneal dialysis populations. *Int J Nephrol* 2011; **2011**: 982854.
30. O'Neill WC. Sodium thiosulfate: mythical treatment for a mysterious disease? *Clin J Am Soc Nephrol* 2013; **8**: 1068-1069.
31. O'Neill WC, Hardcastle KI. The chemistry of thiosulfate and vascular calcification. *Nephrol Dial Transplant* 2012; **27**: 521-526.
32. Nigwekar SU, Brunelli SM, Meade D *et al.* Sodium thiosulfate therapy for calcific uremic arteriolopathy. *Clin J Am Soc Nephrol* 2013; **8**: 1162-1170.
33. el-Azhary RA, Arthur AK, Davis MD *et al.* Retrospective analysis of tissue plasminogen activator as an adjuvant treatment for calciphylaxis. *JAMA Dermatol* 2013; **149**: 63-67.

49

PADRÕES ALIMENTARES E DOENÇA RENAL CRÔNICA: NOVAS PERSPECTIVAS

Geraldo Bezerra da Silva Junior
Sheila Maria Alvim de Matos

◆

INTRODUÇÃO

A doença renal crônica (DRC) é atualmente um problema mundial de saúde pública que cada vez mais precocemente atinge indivíduos em plena idade produtiva e trás consequências negativas para a qualidade de vida[1]. Há evidências que a DRC seja fator de risco independente para angina, infarto agudo do miocárdio, insuficiência cardíaca, acidente vascular encefálico, doença vascular periférica e arritmias[2-4].

A incidência/prevalência da DRC são crescentes e relacionadas ao aumento da expectativa de vida da população e do número de casos de hipertensão arterial sistêmica (HAS) e *diabetes mellitus* (DM), principais causas da DRC[5,6]. O DM e a DRC representam importante causa de mortalidade, sobretudo em países da Oceania e América Latina[7]. Aproximadamente 13% da população adulta dos Estados Unidos tem DRC, estágios 1 a 4[8]. No Brasil, a incidência e prevalência de DRC não são conhecidas, mas estima-se que atualmente, aproximadamente, 100 mil brasileiros estão em tratamento dialítico, ou seja, têm DRC estágio 5[9].

Os custos com o tratamento da DRC são infinitamente maiores quando comparados aos custos das medidas preventivas. Em 2014, a insuficiência renal foi a causa principal de 98.119 internações no SUS, com gasto de mais de 343 milhões de reais. Neste mesmo ano, a taxa de mortalidade pela doença foi de 12,5%, ocorrendo 12.290 óbitos[10]. Ao analisar os dados do Sistema de Informação Ambulatorial – SIA/SUS, constata-se que o SUS realizou mais de 12 milhões de sessões de hemodiálise em 2014 (procedimento hemodiálise – máximo 3 sessões por semana)[11], equivalendo a um gasto de, aproximadamente, 2,3 bilhões de reais que representa 0,042% do Produto Interno Bruto (PIB) brasileiro no mesmo ano[12]. Esses custos envolvem 13 sessões mensais e dispêndios como, em geral, exames bioquímicos mensais, procedimentos cirúrgicos, como confecção de fístula arteriovenosa, uso frequente de antibióticos e medicações de alto custo, como ferro venoso, eritropoietina, calcitriol, cloridrato de sevelamer, entre outras.

Vários estudos têm mostrado associação entre padrões alimentares e doenças crônicas, incluindo a DRC[13-16]. Modificações na dieta têm sido propostas como um dos pontos fundamentais para retardar o início e a progressão da DRC. Padrões alimentares refletem os alimentos e grupos alimentares mais frequentemente consumidos por uma população, em cujas avaliações e recomendações alimentares devem-se pautar e não apenas em nutrientes específicos[17,18]. O mais recente guia alimentar para a população brasileira assume essa prática e estimula o consumo de alimentos em seu estado natural em detrimento daqueles conhecidos como ultraprocessados[19]. O estudo de diferentes padrões alimentares tem resultado em recomendações para dietas saudáveis como a dieta do mediterrâneo e a dieta "DASH" (do inglês *dietary approach to stop hypertension*) potencialmente "nefroprotetoras"[15].

Este capítulo discute os recentes avanços científicos acerca do papel dos padrões alimentares, consumo de sal e de alimentos proteicos no desenvolvimento e na progressão da DRC.

COMPONENTES DA DIETA E FUNÇÃO RENAL

A adoção de dieta de melhor qualidade, nutricionalmente equilibrada em macro e micronutrientes e adequada à faixa etária, promove a saúde e qualidade de vida. No caso específico da DRC há evidências de que também pode reduzir sua ocorrência[13]. Cada país tem elaborado guias alimentares próprios que se baseiam nos hábitos locais de consumo alimentar, aspectos culturais e sociais da população para suas diretrizes[19]. Essas recomendações têm como alvo a prevenção de doenças em populações saudáveis. Internacionalmente, a Organização Mundial da Saúde (OMS) tem recomendações quanto à ingestão de proteínas, gorduras, carboidratos, açúcar, fibras e sódio para a população saudável e também recomendações específicas para prevenção das doenças crônicas mais frequentes na população mundial[20]. Todas as diretrizes alimentares populacionais têm seguido a recomendação da OMS, que se baseia nos itens e grupos de alimentos e não mais em nutrientes específicos[18].

A fisiopatologia da influência da dieta sobre a função renal ainda não é totalmente compreendida, mas acredita-se que a inflamação desempenha um papel fundamental. Níveis elevados de marcadores de inflamação estão associados à DRC[21,22]. Alguns estudos evidenciam associação entre a proteína C-reativa e o ICAM-1 (molécula de adesão intracelular-1) e albuminúria[16]. Estudos experimentais já evidenciaram há vários anos que fatores dietéticos podem causar lesão renal.

Dieta com alto teor de gordura saturada está associada à redução do número e tamanho dos glomérulos, além de maior declínio do ritmo de filtração glomerular (RFG). A ingestão em excesso de gorduras saturadas está associada a aumento do risco cardiovascular, enquanto a ingestão de gordura insaturada, fibras e elementos antioxidantes, como vitaminas e minerais, pode fornecer proteção ao endotélio[16]. Os ácidos graxos poli-insaturados são considerados elementos pró-inflamatórios, pois são substratos para a produção de uma grande variedade de eicosanoides pró-inflamatórios e vasoconstritores[23]. O consumo de gordura saturada também já foi evidenciado como fator de risco para microalbuminúria em um ensaio clínico com portadores de DM[24]. Em estudo de coorte realizado nos Estados Unidos com 3.348 enfermeiras entre 30 e 55 anos de idade, para a investigação de associação entre componentes da dieta e disfunção renal, foi evidenciado que a ingestão em excesso de gordura e carne vermelha estava diretamente associada à microalbuminúria. Também a presença de alto teor de sódio na dieta apresentou associação significativa com declínio importante da função renal (redução de mais de 30% do RFG em 10 anos) e a ingestão de β-caroteno mostrou-se como fator protetor à função renal[16]. Alguns aspectos da fisiopatologia da DRC associada ao sobrepeso/obesidade e dieta estão ilustrados na figura 49.1.

Alta ingestão proteica também está relacionada ao dano renal[16]. É sabido que uma dieta com alto teor proteico é prejudicial, acelerando a perda de função renal, possivelmente por aumentar a filtração glomerular (hiperfiltração, que a longo prazo pode levar à fibrose/esclerose glomerular)[16]. Em um estudo de coorte de 6.213 participantes com DM tipo 2, o desenvolvimento de DRC esteve associado ao menor consumo de frutas (menos de 3 porções por semana) e ao alto consumo de carboidratos[25]. Dietas consideradas mais saudáveis, incluindo o baixo consumo de proteínas de origem animal e alto consumo de vegetais, parecem ser benéficas à função renal[26]. Existem evidências, há vários anos, que o consumo de frutas e vegetais está associado a menor risco cardiovascular[27] e possivelmente a menor risco de desenvolvimento de DRC.

A maior ingestão de fibras dietéticas mostra correlação com menor risco de hiperuricemia, sendo benéfica também por estar associada à regulação pós-prandial da glicemia e redução do estresse oxidativo, conhecidos fatores benéficos à função renal[26]. Em estudo transversal com 2.123 indivíduos da Espanha, aqueles com maior consumo de ácidos graxos poli-insaturados na dieta apresentaram menor RFG médio, enquanto o maior consumo dietético de fibras resultou em menor risco de DRC[23]. Uma possível explicação para esse fato é o efeito probiótico das fibras no intestino delgado e a regulação da flora intestinal, aumento da sensibilidade à insulina e maior biodisponibilidade de antioxidantes[28,29]. O consumo reduzido de fibras também está associado a níveis elevados de marcadores inflamatórios, como proteína C-reativa, interleucina-6 e fator de necrose tumoral[30]. O mecanismo pelo qual a ingestão de fibras reduz o risco cardiovascular inclui a interação com a microbiota intestinal, que tem papel importante na manutenção de uma barreira epitelial intestinal saudável. O enfraquecimento dessa barreira pode permitir a entrada de toxinas na circulação. Uma dieta adequada em fibras favorece o crescimento das bactérias que compõem a microbiota intestinal, mantendo a barreira epitelial íntegra[30].

O consumo adequado de vitaminas antioxidantes parece ser benéfico para a função renal. O β-caroteno consumido na dieta (abundante em folhas verdes e vegetais de raiz e frutas de cor amarela alaranjada) mostrou ter associação significativa como fator de proteção, retardando o declínio do RFG[16]. A suplementação de vitamina E também está associada a menor declínio do RFG[31]. Outro estudo, também realizado nos Estados Unidos, com 5.042 indivíduos entre 45 e 84 anos de idade, mostrou que um padrão dietético com alto consumo de grãos, frutas, vegetais e laticínios com baixo teor de gordura estava associado com níveis 20% mais baixos de microalbuminúria[32]. Estudos transversais realizados na Austrália mostram que dietas com alto teor de carboidratos, açúcar e amido estão associadas com maior risco de DRC, enquanto dietas adequadas em retinol, magnésio, cálcio,

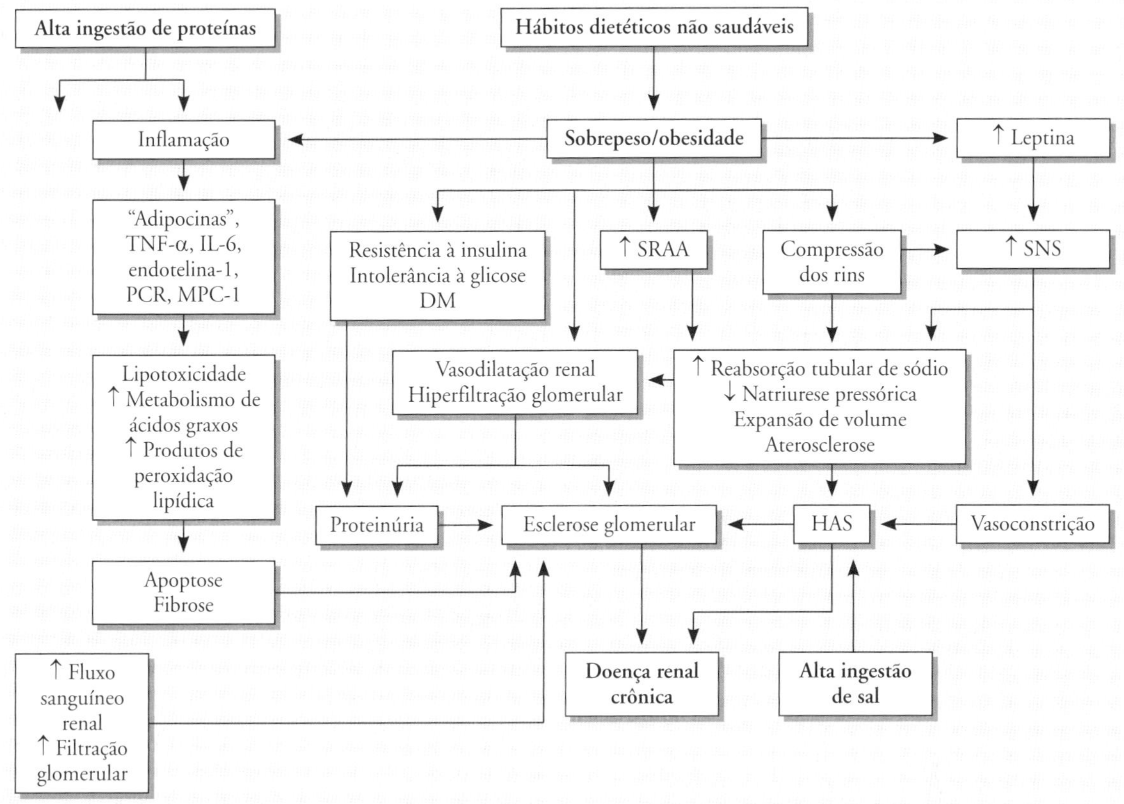

Figura 49.1 – Fisiopatologia da doença renal crônica associada a sobrepeso/obesidade e influência da dieta. TNF-α = fator de necrose tumoral-α; IL-6 = interleucina-6; PCR = proteína C-reativa; MCP-1 = proteína quimiotática de monócitos-1; SRAA = sistema renina-angiotensina-aldosterona; SNS = sistema nervoso simpático; HAS = hipertensão arterial sistêmica.

zinco, fósforo, gordura insaturada e líquidos mostraram associação com menor risco de DRC[33]. A ingestão líquida, sobretudo de água, suprime a arginina vasopressina, hormônio que causa aumento do fluxo plasmático renal, e a hiperfiltração glomerular. A inibição da secreção desse hormônio reduz a pressão arterial, a proteinúria e a glomerulosclerose, que por sua vez reduzem o risco de DRC[34]. Entretanto, em uma coorte de 3.858 indivíduos adultos residentes na Austrália, a ingestão de líquidos, excluindo-se água, não mostrou associação significativa com redução da mortalidade cardiovascular ou melhora da função renal[34]. A ingestão de bebidas adoçadas artificialmente (mais de 2 vezes por dia) esteve associada com redução da função renal (declínio de mais de 30% do RFG, mais de 3mL/min/1,73m^2 por ano) em uma coorte de 3.318 mulheres norte-americanas[16].

ASSOCIAÇÃO ENTRE SAL, HIPERTENSÃO E DOENÇA RENAL

A relação do sal com hipertensão e doença renal já é bem conhecida há vários anos[35]. A ingestão de sal tem efeitos que vão além da expansão de fluido extracelular e elevação da pressão arterial. Já foi evidenciado em estudos anteriores que o excesso de sal na dieta está associado com aumento da mortalidade[36]. Em estudo longitudinal mais recente, com indivíduos idosos (> 71 anos) não foi evidenciada associação significativa entre a ingestão de sódio e a mortalidade, apesar de ter sido detectada tendência de aumento da mortalidade em indivíduos negros e do sexo feminino com ingestão de mais de 2,3g de sódio por dia[37]. Entretanto, o consumo de sal está associado à maior mortalidade em pacientes com DRC em hemodiálise, possivelmente por levar à sobrecarga de volume e, consequentemente, à maior necessidade de ultrafiltração[38]. O consumo de sal em excesso foi evidenciado em ensaios clínicos como fator de risco para o declínio da função renal[16,39]. Alta excreção urinária de sódio, que tem correlação com a ingestão, está associada a maior mortalidade e evolução para DRC em estágio terminal, com necessidade de diálise[40].

O efeito mais conhecido da ingestão excessiva de sal é o aumento do volume extracelular, interferência no sistema renina-angiotensina-aldosterona (SRAA) e falência na autorregulação da vasculatura periférica[41]. Outros efeitos que têm sido associados ao excesso de sal na dieta incluem ativação da inflamação, disfunção endotelial, aumento da produção de espécies reativas de oxigênio, aumento da produção de vasoconstritores e ativação do sistema nervoso simpático[41]. Ensaios clínicos evidenciam que a sobrecarga de sódio aumenta a resistência vascular renal, reduz o fluxo plasmático e aumenta a pressão capilar glomerular[35]. O excesso de sal pode causar também aumento da pressão intraglomerular e da fração de filtração, levando a aumento da excreção urinária de proteínas, mesmo em pacientes sem doença glomerular primária[35,41]. Evidências recentes mostram que o consumo de sal também está associado ao desenvolvimento de carcinoma renal[42].

Os pacientes com DRC, especialmente aqueles em diálise, apresentam risco alto de sofrerem com os efeitos do sódio da dieta. Durante o tratamento dialítico, o paciente encontra-se usualmente em balanço positivo de sódio. O aumento da concentração de sódio durante a diálise leva o paciente a ingerir involuntariamente grandes quantidades de água, levando ao aumento da pressão arterial e do peso interdialítico. Tem sido sugerido que o aumento da concentração de sódio, devido à ingestão excessiva, tem efeitos adversos sobre a função vascular e estimula a fibrose miocárdica[41].

O sal da dieta tem sido apontado também como uma "toxina urêmica", estando associado ao estresse oxidativo. Em estudos experimentais, a ingestão de sódio apresentou associação com dano renal e cardiovascular por meio de mecanismos independentes do aumento da pressão arterial[41]. Indivíduos com excreção urinária de sódio aumentada (o que se correlaciona com a ingestão) apresentam declínio mais rápido da função renal quando comparados àqueles com excreção menor e níveis pressóricos semelhantes[39]. Estudos experimentais também evidenciam que uma sobrecarga de sódio na dieta agrava a proteinúria e a glomerulosclerose, acelerando a progressão do declínio da disfunção renal[35]. Um possível mecanismo para esse fato é o estresse oxidativo que está associado à alta ingestão de sódio. A DRC também está associada a maior estresse oxidativo. Então, indivíduos com DRC, ao ingerir grandes quantidades de sal, estarão sob um efeito ainda maior do estresse oxidativo. O sal da dieta também aumenta a expressão do fator de crescimento transformador-β_1 (TFG-β_1) no córtex renal, o que sugere que o endotélio reage à ingestão de sódio. O TFG-β_1 é um fator pró-esclerótico e desempenha um papel fundamental na gênese da fibrose renal[43].

INGESTÃO PROTEICA E FUNÇÃO RENAL

O papel das proteínas na disfunção renal vem sendo investigado há vários anos. A ideia de que as proteínas estão envolvidas na fisiopatologia da insuficiência renal foi postulada há mais de 50 anos, por Thomas Addis, seguido pelos trabalhos de Brenner, que postularam a teoria de que uma dieta com baixa ingestão proteica "poupa" o trabalho dos rins[44,45]. A alta ingestão proteica também afeta a função renal por meio de mediadores humorais, associados à inflamação, que alteram a hemodinâmica renal[30]. O aumento do tráfico de proteínas pelos glomérulos causa nefropatia, pelo fato de sobrecarregar o trabalho nos néfrons. O dano glomerular é mediado hemodinamicamente. A ingestão de proteínas aumenta o fluxo plasmático renal e o ritmo de filtração glomerular, sendo o efeito maior com a proteína de origem animal[46]. O fluxo sanguíneo renal e o RFG aumentam em torno de 30% quando se modifica uma dieta com baixo teor de proteína animal para uma dieta com grande quantidade de proteínas[30]. Uma das explicações para isso é a metabolização dos aminoácidos que leva à liberação do sistema porta. Os aminoácidos preferencialmente metabolizados nos órgãos esplâncnicos parecem ser mais efetivos na indução dessas alterações[46]. A alta ingestão proteica leva ao aumento da pressão nos capilares glomerulares e consequente hiperfiltração, o que acarreta, em longo prazo, disfunção renal, sobretudo devido à nefrosclerose. A permeabilidade alterada a macromoléculas e o resultante tráfico de proteínas através dos glomérulos (passagem de proteínas através da barreira de filtração glomerular e reabsorção pelos túbulos) dá início a uma cascata de eventos inflamatórios nefrotóxicos[44].

Dieta adequada em proteína animal e grãos, e com pouca oferta de frutas e vegetais, como a ocidental, leva à maior produção de ácidos, o que também sobrecarrega os néfrons. Com a sobrecarga de ácido, cada néfron deve aumentar sua produção de amônio e a excreção de hidrogênio para manter o balanço acidobásico. Além disso, a alta carga ácida produzida ativa o SRAA, aumenta a produção de endotelina-1 e ativa a cascata alternativa do complemento, causando ainda mais dano renal[30]. Proteínas de origem vegetal parecem ser menos "eficazes" em promover hiperfiltração glomerular, sendo, portanto, menos "nocivas" aos rins[45]. Além da função renal, uma dieta elevada em proteína também está associada à maior frequência de componentes da síndrome metabólica, como maior índice de massa corpórea (IMC), circunferência abdominal e colesterol total[47].

Estudos clínicos mostram que a restrição proteica na dieta é benéfica para a redução do risco de perda de função renal, retardando o declínio do RFG. A ingestão em excesso de carne vermelha esteve diretamente associada à microalbuminúria em estudo de coorte norte-americano[16]. Em estudo realizado com 260 indivíduos com síndrome metabólica (SM) na China foi evidenciado que a ingestão de proteína esteve inversamente associada ao RFG[48]. Em uma coorte de 5.316 indivíduos do Irã, observou-se que o risco de DRC aumentou no grupo com maior ingestão proteica e maior consumo de gordura saturada[26]. Alimentos ricos em proteínas também contêm grandes quantidades de sal, fosfatos e ácidos, de modo que uma dieta elevada em proteína propicia o desenvolvimento de hipertensão, hiperfosfatemia e acidose metabólica[48]. O consumo de proteína também apresenta correlação direta com o desenvolvimento de litíase renal[26]. Em estudo realizado na Inglaterra, com 303 indivíduos, foi observado que os vegetarianos apresentaram menor risco de desenvolver litíase renal, em comparação àqueles que ingeriam carne[49]. Acredita-se que a ingestão de carnes brancas, em detrimento das carnes vermelhas, é melhor para a prevenção da DRC. Entretanto, estudo de coorte com 2.261 indivíduos norte-americanos não encontrou associação significativa entre o consumo de peixe e a redução do risco de DRC[50], porém já havia sido sugerido o efeito benéfico do consumo de peixe sobre a função renal (um estudo realizado com adultos jovens na Suécia com diabetes tipo 1 demonstrou que os indivíduos com albuminúria ≥ 15μg/min consumiam menos peixe que aqueles com menores níveis de microalbuminúria)[51]. A redução da ingestão proteica para 0,8g/kg/dia, associada a aumento do consumo de frutas, vegetais e fibras, parece retardar a progressão da doença renal e o consequente risco cardiovascular e a mortalidade[30].

PADRÕES ALIMENTARES E FUNÇÃO RENAL

Há alguns anos, tem sido proposto o estudo dos padrões alimentares, que representam o conjunto de alimentos que o indivíduo ingere habitualmente e seriam mais importantes do que a análise de cada componente da dieta individualmente[17]. Assim, a análise dos padrões alimentares é mais adequada para predizer o risco de doenças crônicas que a análise de determinados alimentos e nutrientes[15,17]. Vários estudos têm sido feitos para identificar padrões alimentares que aumentam o risco de doenças crônicas, incluindo DRC, mas com algumas limitações[15]. Dieta com excesso de bebidas adoçadas, bebidas *diet*, grãos refinados e carne processada e reduzida ingestão em vinho, café e vegetais, por exemplo, esteve associada a maior risco de desenvolvimento de diabetes tipo 2 em mulheres norte-americanas[52]. Dieta tipo *snacks* (com alto teor de açúcares e laticínios) esteve associada a marcadores de metabolismo da glicose alterado (hemoglobina glicada elevada e índice HOMA (*homeostatic model assessment*) de resistência à insulina)[53]. Tem sido ainda observada associação entre os padrões dietéticos mais saudáveis, como a dieta do mediterrâneo e a dieta DASH com menor risco cardiovascular e menor mortalidade[54]. Dietas com alto teor de alimentos "pró--inflamatórios" (incluindo gordura saturada e ácidos graxos trans) estão associadas com maior inflamação sistêmica e perda de função renal[55].

Vários estudos têm encontrado associação entre alguns padrões alimentares e doenças renais (Quadro 49.1). Alguns padrões estão associados à "nefroproteção". Um padrão dietético caracterizado pelo alto teor de grãos, frutas, vegetais e laticínios com baixo teor de gordura está associado a menores níveis de microalbuminúria[32]. Em estudo longitudinal com 3.121 mulheres americanas adultas foram evidenciados três padrões dietéticos principais: dieta "prudente" (adequada em frutas, vegetais, legumes, carnes brancas e grãos), dieta ocidental (alto teor de carne vermelha, carne processada, gordura saturada e doce) e dieta DASH. A dieta ocidental esteve associada diretamente com microalbuminúria, enquanto a DASH esteve associada com menor declínio do RFG e menor frequência de microalbuminúria[16]. A dieta DASH também está associada a menor risco de litíase renal, uma vez que parece aumentar a concentração de citrato na urina e do volume urinário[56]. A dieta do tipo "prudente" também apresenta associação com menores níveis de marcadores inflamatórios, como a proteína C--reativa e a E-selectina, o que possivelmente se associa a menor risco de DRC[57]. Também existem evidências de que esse tipo de dieta (adequada em frutas e vegetais) associa-se à redução da microalbuminúria[58].

A dieta que parece estar mais associada com a doença renal é a do tipo ocidental, provavelmente pelo fato de conter grande quantidade de carnes vermelhas e sal, associada à baixa quantidade de frutas e vegetais[30,59]. Existem evidências de que a dieta ocidental está associada a níveis aumentados de marcadores inflamatórios e, consequentemente, maior risco de complicações cardiovasculares e DRC[16,30,57,59]. Esse tipo de dieta também está associado a um maior risco de obesidade e consequente maior risco cardiovascular e de DRC[60]. Em estudo de coorte com 3.972 participantes com DRC, um padrão alimentar com alto teor de frutas e vegetais esteve associado à menor mortalidade, enquanto um padrão composto por frituras, carnes e bebidas adoçadas esteve associado à maior mortalidade[61].

Em um ensaio clínico com 785 participantes na Espanha, não foi encontrado benefício da dieta do mediterrâneo, composta por frutas, vegetais, peixe e azeite, sobre a função renal em comparação com uma dieta "controle" com baixo teor de gordura[62]. Algumas evidências sugerem que a dieta do mediterrâneo favorece a microbiota intestinal, fortalece a barreira epitelial intestinal, evitando a translocação de bactérias e a consequente inflamação, o que possivelmente é benéfico à função renal[63]. Dieta adequada em frutas, vegetais e legumes está associada a menor risco de hipertensão e síndrome metabólica[17].

Dietas vegetarianas têm sido associadas a menor risco de síndrome metabólica[64] e, consequentemente, menor risco de doenças cardiovasculares e DRC. As dietas vegetarianas contêm grande quantidade de grãos, frutas, vegetais, fibras e diferentes tipos de vitaminas, além de conter quantidades variáveis de proteínas de origem vegetal, elementos que parecem ser protetores da função renal[65]. O grande problema do vegetarianismo é a deficiência de ferro e vitamina B_{12} nos componentes da dieta, que devem ser repostos de acordo com as necessidades de cada indivíduo[65]. Em estudo realizado em

Quadro 49.1 – Principais estudos sobre a associação entre padrões alimentares e doenças renais.

Autor	Desenho do estudo	Nº de participantes	Faixa etária (anos)	Padrões alimentares	Componentes da dieta	Associação com doença renal	Alterações renais avaliadas
Handa e Kreiger[64], 2002	Caso-controle	461	20-74	–	Sobremesa, carne, Sucos	Positiva	Carcinoma renal
Nettleton *et al*[30], 2008	Transversal	5.042	45-84	–	Grãos, frutas, vegetais e baixo teor de gordura Alimentos de origem animal não laticíneos	Negativa Positiva	Microalbuminúria Microalbuminúria
Jacobs Jr *et al*[56], 2009	Ensaio clínico	378	22-75	Dieta DASH*	–	Negativa	Microalbuminúria
Taylor *et al*[54], 2010	Coorte	3426	40-75	Dieta DASH*	–	Negativa	Litíase renal
Lin *et al*[20], 2010	Coorte	3.296	30-55	–	Gordura animal Carne vermelha (≥ 2×/semana) Sódio	Positiva Positiva Negativa	Microalbuminúria Microalbuminúria FG
Lin *et al*[14], 2011	Coorte	3.121	30-55	Dieta prudente* Dieta ocidental* Dieta DASH*	–	Negativa Positiva Negativa	Microalbuminúria e baixa RFG RFG
Strippoli *et al*[31], 2011	Transversal	2.744	> 50	–	Alto consumo de líquidos	Negativa	RRC
Lee *et al*[48], 2012	Coorte	2.261	45-72	–	Consumo de peixe	Negativa	–
Díaz-López *et al*[60], 2012	Coorte/ensaio clínico	870	55-80	Dieta do mediterrâneo	–	Positiva	RFG
Gopinath *et al*[11], 2013	Transversal	1.592	≥ 50	Alto escore de dieta saudável**	–	Positiva	RFG
Díaz-López *et al*[21], 2013	Transversal	2.123	55-80	–	Gordura insaturada Fibras	Negativa Positiva	RFG RFG
Dunkler *et al*[23], 2013	Coorte	6.213	≥ 55	–	Frutas (> 3×/semana) Baixo teor de proteína total e animal Álcool (consumo moderado) Sódio	Negativa Positiva Negativa Negativa	DRC DRC DRC

Hsu *et al*[12], 2014	Coorte	635	45-65 (62%)	Dieta gordurosa Dieta com vegetais e peixes Dieta tradicional chinesa***	–	Negativa Positiva Negativa	 RFG RFG
Bi *et al*[46], 2014	Transversal	260	55 ± 9,8	–	Proteína, gordura, carboidrato, sódio, cálcio	Negativa	RFG
Turney *et al*[47], 2014	Coorte	51.336	≥ 20	–	Consumo moderado de carne, peixes, vegetarianos, fibras, frutas, cereais	Negativa	Litíase renal
Gutiérrez *et al*[59], 2014	Coorte	30.239	≥ 45	Dieta de Conveniência (*fast food*) Dieta com alto teor de plantas (frutas e vegetais) Dieta com doces e gorduras Dieta com frituras e carnes Dieta com álcool e saladas	–	Negativa	DRC
Deckers *et al*[40], 2014	Coorte/caso-controle	120.852	55-69	–	Alto consumo de sódio e baixa ingestão de líquidos	Positiva	Carcinoma renal
Xu *et al*[53], 2015	Coorte	1.942	70-71	Dieta pro-inflamatória****	–	Negativa	RFG
Yuzbashian *et al*[24], 2015	Transversal	5.316	≥ 27	–	Proteína vegetal e gordura insaturada Proteína animal	Positiva Negativa	RFG RFG

RFG = ritmo de filtração glomerular.

* Dieta prudente: alto teor de frutas, vegetais, legumes, carnes brancas e grãos; dieta ocidental: alto teor de carnes vermelhas, carnes processadas, gordura saturada e doces; dieta DASH (*Dietary Approach to Stop Hypertension*): alto teor de vegetais, frutas, grãos e baixo teor de sódio.

** Alto escore de dieta saudável indica alto consumo de frutas, vegetais, cereais, carnes brancas.

*** Dieta gordurosa (carnes vermelhas, carnes processadas, frutos do mar, alimentos gordurosos, ovos), Dieta tradicional chinesa (soja, glúten, arroz, macarrão, vegetais, nozes).

**** Dieta pró-inflamatória inclui alto teor de proteína e gordura.

Taiwan com 635 indivíduos com diabetes tipo 2 foram identificados três padrões dietéticos: dieta com alto teor de gordura (com carnes vermelhas, frutos do mar, alimentos gordurosos e ovos), dieta com peixes e vegetais (com vegetais e frutos do mar) e padrão chinês tradicional (com soja, derivados do glúten, arroz, macarrão e nozes). A dieta com peixes e vegetais esteve associada com menores níveis de creatinina e maiores níveis de RFG. A dieta tradicional chinesa também esteve relacionada com melhor função renal, mas apresentou associação com maiores níveis de hemoglobina glicada. Nesse mesmo estudo, dieta com carnes e gorduras não apresentou nenhuma associação significativa com a função renal[14].

Alguns padrões dietéticos também têm associação com o desenvolvimento de carcinoma renal. Padrão tipo "sobremesa" (dieta com alto teor de doces) associa-se com maior risco tanto em homens quanto em mulheres. Padrões tipo "carne" (alto teor de proteínas de origem animal) e "sucos" (alto teor de frutas) têm associação com carcinoma renal em homens. Padrão tipo "não saudável" mostrou associação com carcinoma renal em mulheres[66].

PREVENÇÃO E TRATAMENTO

A detecção precoce de indivíduos em risco de doença renal proporciona grande oportunidade para prevenir ou retardar a progressão da doença, muitas vezes evitando a necessidade de terapia renal substitutiva. Existe evidência crescente de que modificações no estilo de vida, como redução do peso, prática de atividades físicas e dieta saudável, têm papel fundamental na prevenção da DRC[13].

Modificações no estilo de vida, como controle do peso, baixa ingestão proteica, restrição de sal, suspensão do tabagismo, redução do consumo de álcool e controle glicêmico rigoroso, podem prevenir ou retardar o aparecimento da doença renal[6].

Adoção de hábitos dietéticos mais saudáveis e prática de atividade física representam um dos aspectos mais importantes do tratamento da DRC, não só nos casos associados ao sobrepeso e à obesidade. A perda de peso contribui de maneira significativa para o controle da pressão arterial e, consequentemente, para a redução da progressão da perda de função renal.

Além do excesso de peso, a desnutrição é um problema encontrado em muitos pacientes com DRC, sobretudo naqueles em tratamento dialítico[67]. A avaliação do estado nutricional é um aspecto fundamental no tratamento do paciente com DRC. A combinação da história global e alimentar, o exame físico detalhado, as medidas antropométricas e os testes bioquímicos devem ser usados na avaliação de todos os pacientes com DRC[68]. O monitoramento do estado nutricional deve fazer parte do acompanhamento desses pacientes. Sugere-se a medida do peso e IMC mensalmente e a avaliação do consumo alimentar semestralmente[69].

A redução da ingestão de sódio é fundamental para o controle da pressão arterial, e nos pacientes em diálise torna-se ainda mais importante, contribuindo para o controle do peso interdialítico[41]. Para pacientes com DRC, recomenda-se que a ingestão de sódio seja, no máximo, 5 a 6g de cloreto de sódio (sal de cozinha) por dia ou 0,6 a 0,8g/kg de sódio por dia (dieta DASH modificada), com baixa quantidade de fósforo (0,8 a 1g/dia) e potássio (2 a 4g/dia)[30,69]. Deve-se enfatizar ainda a redução do uso de sal na mesa (hábito de usar saleiro), produtos industrializados, carnes processadas, entre outros. Alguns estudos sugerem que um controle mais adequado do balanço de sódio nos pacientes que dialisam poderia ser alcançado igualando-se a concentração de sódio do dialisado com a do plasma, mas isso requereria o conhecimento da concentração plasmática de sódio de cada paciente[41], o que, além de aumentar os custos, não é prático. A quantidade recomendada de sódio na dieta, para a população geral, não deve exceder 6g por dia[35]. A quantidade de sódio ingerido é difícil de avaliar clinicamente. A melhor avaliação seria a dosagem do sódio na urina de 24 horas, mas é difícil conseguir boa aderência do paciente para a coleta da urina. Uma opção seria a dosagem em amostra única de urina, fazendo-se correlação com o exame de 24 horas, o que tem sido feito com êxito em alguns estudos[70]. A dieta DASH evidencia que a redução do consumo de sal, associada a maior consumo de frutas e vegetais e menor consumo de gordura saturada, proporciona proteção contra as doenças cardiovasculares, sobretudo a hipertensão[13].

Com relação às necessidades energéticas para os pacientes com DRC, as recomendações são semelhantes àquelas sem DRC, sendo de 35kcal/kg/dia para indivíduos < 60 anos de idade e de 30kcal/kg/dia para indivíduos > 60 anos. Como os pacientes com DRC apresentam dislipidemia com muita frequência, recomenda-se a redução da ingestão de gordura saturada, o consumo de carnes magras, leite e derivados desnatados e até dois ovos por semana. Nos pacientes em tratamento conservador, a recomendação de dieta hipoproteica contribui para a redução da ingestão de gordura saturada. Deve-se ainda estimular o aumento do consumo de fibras alimentares, por meio de alimentos integrais, frutas e hortaliças[69]. Em alguns casos, sobretudo nos pacientes em diálise (com "desnutrição urêmica"), faz-se necessário o uso de suplementos dietéticos[67].

A restrição proteica é um dos aspectos mais importantes da terapia nutricional na DRC e representa um fator fundamental na prevenção da progressão da DRC[30]. As recomendações diárias de proteínas dependem do RFG. Pacientes com RFG > 70mL/min devem ser orientados a seguir uma dieta com 0,8 a 1g de proteína/kg/dia. Com o RFG entre 70 e 30mL/min recomenda-se 0,6g/kg/dia (com pelo menos 50% de proteína de alto valor biológico). Para os pacientes com RFG < 30mL/min, recomenda-se 0,6g/kg/dia ou 0,3g/kg/dia (associado à suplementação com cetoanálogos de aminoácidos essenciais)[68,69]. Restrição muito rigorosa de proteínas (0,3g/kg/dia) parece não ter efeitos adicionais (na redução da progressão da DRC e do risco cardiovascular), em comparação com a restrição padrão (0,6g/kg/dia), de acordo com estudos recentes[71]. Nos pacientes em diálise, a recomendação da ingestão proteica é diferente. Para aqueles em hemodiálise, a recomendação é de 1,2g/kg/dia e para aqueles em diálise peritoneal é de 1,2 a 1,4g/kg/dia[69].

O consumo de fibras também é benéfico, não só para os pacientes com DRC, mas também para a população geral. Atualmente não existem recomendações específicas com relação à quantidade de fibras na dieta de pacientes com DRC, mas o uso em quantidades semelhantes às da população geral parecem razoáveis na DRC. Contudo, potássio e fósforo séricos devem ser monitorados e individualizados.

ESTUDO LONGITUDINAL DE SAÚDE DO ADULTO (ELSA-BRASIL) E FUNÇÃO RENAL

O ELSA-Brasil é um estudo de coorte que acompanha 15 mil funcionários não terceirizados, mulheres e homens, ativos e aposentados de instituições públicas brasileiras de ensino superior e pesquisa com idade igual ou superior a 35 anos à ocasião do recrutamento em 2008-2010. Seu principal objetivo é investigar o desenvolvimento de doenças crônicas não transmissíveis. As instituições de ensino e pesquisa participantes estão localizadas em três regiões do País e em seis capitais, a saber: Salvador (Universidade Federal da Bahia), Rio de Janeiro (Fundação Oswaldo Cruz), São Paulo (Universidade de São Paulo), Belo Horizonte (Universidade Federal de Minas Gerais), Vitória (Universidade Federal do Espírito Santo) e Porto Alegre (Universidade Federal do Rio Grande do Sul), conferindo diversidade ao estudo[72].

O ELSA-Brasil investiga determinantes sociais e biológicos, bem como doenças deles decorrentes. Na linha de base foram obtidas informações detalhadas sobre o estado de saúde dos participantes, incluindo instrumentos para avaliação do padrão alimentar, exames clínicos e coleta noturna de urina de 12 horas. Os participantes têm sido acompanhados anualmente para verificação de seu estado geral de saúde e, a cada três anos, são convidados a comparecer aos Centros de Investigação ELSA-Brasil para novas avaliações. A metodologia completa do estudo encontra-se descrita em publicações anteriores[72,73].

A análise dos dados da linha de base do estudo aponta que 63,1% dos participantes apresentavam comorbidades associadas à DRC, como excesso de peso (63,1%), hipertensão (35,8%), com importante proporção da população classificada como pré-hipertensos (23,5%), dislipidemia (60%) e diabetes (20%)[73].

O ELSA-Brasil também identificou proporção importante de participantes com redução na função renal (4,6%)[73]. Participantes com cor-raça autodeclarada preta ou parda apresentaram prevalência de redução da filtração glomerular associada à microalbuminúria 54% maior do que os declarados nos outros grupos[73].

O padrão alimentar observado entre os participantes do ELSA-Brasil pode favorecer a ocorrência e o avanço do comprometimento da função renal. Alguns estudos evidenciam que o consumo de sódio da dieta do brasileiro, em geral, é bem maior que o recomendado pela OMS, sendo ainda maior entre indivíduos hipertensos[74,75]. A manutenção desse padrão de consumo pode trazer, em futuro próximo, drásticas consequências para a saúde dessa população, especialmente para aqueles que se encontram em plena idade produtiva e que já acumulam diversos fatores de risco para o estabelecimento da DRC. Foram identificados quatro padrões alimentares no estudo ELSA: 1. tradicional (consumo de feijão, cereais refinados, doces, carne vermelha, laticínios, frutas e vegetais); 2. *diet-light* (com fibras, cereais, arroz integral, alimentos com baixo teor de gordura, bebidas sem açúcar); 3. frutas e vegetais (consumo diário de frutas e vegetais); 4. pastelaria (alimentos menos saudáveis, sem frutas ou vegetais, farinhas refinadas)[76]. É possível que haja associação entre alguns padrões alimentares e a função renal. Futuros estudos, com o acompanhamento dessa coorte, poderão ainda evidenciar outros fatores associados à perda de função renal e o papel da dieta na gênese e na progressão da doença renal.

REFERÊNCIAS BIBLIOGRÁFICAS

1. Jha V, Garcia-Garcia G, Iseki K *et al.* Chronic kidney disease: global dimension and perspectives. *Lancet* 2013; **382**: 260-272.
2. Tonelli M, Wiebe N, Culleton B *et al.* Chronic kidney disease and mortality risk: a systematic review. *J Am Soc Nephrol* 2006; **17**: 2034-2047.
3. Matsushita K, van der Velde M, Astor BC *et al.* Association of estimated glomerular filtration rate and albuminuria with all-cause and cardiovascular mortality in general population cohorts: a collaborative meta-analysis. *Lancet* 2010; **375**: 2073-2081.
4. Gansevoort RT, Correa-Rotter R, Hemmelgarn BR *et al.* Chronic kidney disease and cardiovascular risk: epidemiology, mechanisms, and prevention. *Lancet* 2013; **382**: 339-352.
5. Kopple JD. Obesity and chronic kidney disease. *J Ren Nutr* 2010; **20**: S29-S30.
6. Ecder T. Early diagnosis saves life: focus on patients with chronic kidney disease. *Kidney Int Suppl* 2013; **3**: 335-336.
7. GBD 2013 Mortality and Causes of Death Collaborators. Global, regional, and national age–sex specific all-cause and cause-specific mortality for 240 causes of death, 1990-2013: a systematic analysis for the Global Burden of Disease Study 2013. *Lancet* 2013; **385**: 117-171.
8. Centers for Disease Control and Prevention (CDC). Prevalence of chronic kidney disease and associated risk factors - United States, 1999-2004. *MMWR Morb Mortal Wkly Rep* 2007; **56**: 161-165.
9. Sesso RC, Lopes AA, Thomé FS *et al.* Relatório do Censo Brasileiro de Diálise Crônica 2012. *J Bras Nefrol* 2014; **36**: 48-53.
10. Brasil. Ministério da Saúde. Departamento de Informática do SUS. DATASUS: informações de saúde. Brasília, 2015. http://www.datasus.gov.br/tabnet/tabnet.htm.

11. Brasil. Ministério da Saúde. Departamento de Informática do SUS – DATASUS. Informações de Saúde. Morbidade Hospitalar do SUS. http://tabnet.datasus.gov.br/cgi/deftohtm.exe?sih/cnv/nruf.def.
12. Portal Brasil. População teve acesso a 1,4 bi de consultas médicas pelo SUS em um ano. Available at: Portal Brasil. População teve acesso a 1,4 bi de consultas médicas pelo SUS em um ano. http://www.brasil.gov.br/saude/2015/06/populacao-teve-acesso-a-1-4-bi-de-consultas-medicas-pelo-sus-em-um-ano.
13. Gopinath B, Harris DC, Flood VM *et al.* A better diet quality is associated with a reduced likelihood of CKD in older adults. *Nutr Metabol Cardiovasc Dis* 2013; **23**: 937-943.
14. Hsu CC, Jhang HR, Chang WT *et al.* Associations between dietary patterns and kidney function indicators in type 2 diabetes. *Clin Nutr* 2014; **33**: 98-105.
15. Kramer H. Dietary patterns, calories, and kidney disease. *Adv Chronic Kidney Dis* 2013; **20**: 135-140.
16. Lin J, Fung TT, Hu FB, Curhan GC. Association of dietary patterns with albuminuria and kidney function decline in older white women: A subgroup analysis from the Nurses Health Study. *Am J Kidney Dis* 2011; **57**: 245-254.
17. Hu FB. Dietary pattern analysis: a new direction in nutritional epidemiology. *Curr Opin Lipidol* 2002; **13**: 3-9.
18. World Health Organization. *Report of a Joint FAO/WHO Consultation. Preparation and Use of Food-Based Dietary Guidelines.* World Health Organization: Geneve, 1998.
19. Brasil. Ministério da Saúde. Secretaria de Vigilância em Saúde. *Guia Alimentar para a População Brasileira Guia Alimentar (Brasil).* Ministério da Saúde: Brasília, 2014.
20. World Health Organization. *Diet, Nutrition and the Prevention of Chronic Diseases.* World Health Organization: Geneve, 2003.
21. Bash LD, Erlinger TP, Coresh J *et al.* Inflammation, hemostasis, and the risk of kidney function decline in the Atherosclerosis Risk in Communities (ARIC) Study. *Am J Kidney Dis* 2009; **53**: 596-605.
22. Lin J, Hu FB, Mantzoros C, Curhan GC. Lipid and inflammatory biomarkers and kidney function decline in type 2 diabetes. *Diabetologia* 2010; **53**: 263-267.
23. Díaz-López A, Bulló M, Basora J *et al.* Cross-sectional associations between macronutrient intake and chronic kidney disease in a population at high cardiovascular risk. *Clin Nutr* 2013; **32**: 606-612.
24. Riley MD, Dwyer T. Microalbuminuria is positively associated with usual dietary satured fat intake and negatively associated with usual dietary protein intake in people with insulin-dependent diabetes mellitus. *Am J Clin Nutr* 1998; **67**: 50-57.
25. Dunkler D, Dehghan M, Teo KK *et al.* Diet and kidney disease in high-risk individuals with type 2 diabetes mellitus. *JAMA Intern Med* 2013; **173**: 1682-1692.
26. Yuzbashian E, Asghari G, Mirmiran P *et al.* Associations of dietary macronutrients with glomerular filtration rate and kidney dysfunction: tehran lipid and glucose study. *J Nephrol* 2015; **28**: 173-180.
27. Alissa EM, Ferns GA. Dietary fruits and vegetables and cardiovascular diseases risk. *Crit Rev Food Sci Nutr, in press.*
28. Palafox-Carlos H, Ayala-Zavala JF, Gonzalez-Aguilar GA. The role of dietary fiber in the bioaccessibility and bioavailability of fruit and vegetable antioxidants. *J Food Sci* 2011; **76**: R6-R15.
29. Chen H, Chen D, Michiels J *et al.* Dietary fiber affects intestinal mucosal barrier function by regulating intestinal bacteria in weaning piglets. *Commun Agric Appl Biol Sci* 2013; **78**: 71-78.
30. Hariharan D, Vellanki K, Kramer H. The western diet and chronic kidney disease. *Curr Hypertens Rep* 2015; **17**: 16.
31. Lin J, Hu FB, Curhan G. Antioxidant vitamins and renal dysfunction in type 2 diabetes mellitus. *J Am Soc Nephrol* 2006; **16**: 338A.
32. Nettleton JA, Steffen LM, Palmas W *et al.* Associations between microalbuminuria and animal foods, plant foods, and dietary patterns in the Multiethnic Study of Atherosclerosis. *Am J Clin Nutr* 2008; **87**: 1825-1836.
33. Strippoli GFM, Craig JC, Rochtchina E *et al.* Fluid and nutrient intake and risk of chronic kidney disease. *Nephrology (Carlton)* 2011; **16**: 326-334.
34. Palmer SC, Wong G, Iff S *et al.* Fluid intake and all-cause mortality, cardiovascular mortality and kidney function: a population-based longitudinal cohort study. *Nephrol Dial Transplant* 2014; **29**: 1377-1384.
35. Ritz E, Koleganova N, Piecha G. Role of sodium intake in the progression of chronic kidney disease. *J Ren Nutr* 2009; **19**: 61-62.
36. Alderman MH, Cohen H, Madhavan S. Dietary sodium intake and mortality: the National Health and Nutrition Examination Survey (NHANES I). *Lancet* 1998; **351**: 781-785.
37. Kalogeropoulos AP, Georgiopoulou VV, Murphy RA *et al.* Dietary sodium content, mortality, and risk for cardiovascular events in older adults: the Health, Aging, and Body Composition (Health ABC) Study. *JAMA Intern Med* 2015; **175**: 410-419.
38. Mc Causland FR, Waikar SS, Brunelli SM. Increased dietary sodium is independently associated with greater mortality among prevalent hemodialysis patients. *Kidney Int* 2012; **82**: 204-211.
39. Cianciaruso B, Bellizzi V, Minutolo R *et al.* Salt intake and renal outcome in patients with progressive renal disease. *Miner Electrolyte Metab* 1998; **24**: 296-301.
40. McQuarrie EP, Traynor JP, Taylor AH *et al.* Association between urinary sodium, creatinine, albumin, and long-term survival in chronic kidney disease. *Hypertension* 2014; **64**: 111-117.
41. Thijssen S, Kitzler TM, Levin NW. Salt: its role in chronic kidney disease. *J Ren Nutr* 2008; **18**: 18-26.
42. Deckers IA, van der Brandt PA, van Engeland M *et al.* Long-term dietary sodium, potassium and fluid intake; exploring potential novel risk factors for renal cell cancer in the Netherlands Cohort Study on diet and cancer. *Br J Cancer* 2014; **110**: 797-801.
43. Wang B, Jha JC, Hagiwara S *et al.* Transforming growth factor-β1-mediated renal fibrosis is dependent on the regulation of transforming growth factor receptor 1 expression by let-7b. *Kidney Int* 2014; **85**: 352-361.
44. Davis JH. Proteins and pathogenesis of renal disease progression. *Lancet* 1998; **352**: 1315.
45. Piccoli GB, Vignotti FN, Leone F *et al.* Low-protein diets in CKD: how can we achieve them? A narrative, pragmatic review. *Clin Kidney J* 2015; **8**: 61-70.
46. Riella MC, Martins C (eds). *Nutrição e o Rim*, 2ª ed. Guanabara Koogan: Rio de Janeiro, 2013, pp 25-42.
47. Gadgil MD, Anderson CAM, Kandula NR, Kanaya AM. Dietary patterns are associated with metabolic risk factors in South Asians living in the United States. *J Nutr* 2015; **145**: 1211-1217.
48. Bi H, Wu Y, Zhao C, Long G. Association between the dietary factors and metabolic syndrome with chronic kidney disease in Chinese adults. *Int J Clin Exp Med* 2014; 7: 4448-4454.
49. Turney BW, Appleby PN, Reynard JM *et al.* Diet and risk of kidney stones in the Oxford cohort of the European Prospective Investigation into Cancer and Nutrition (EPIC). *Eur J Epidemiol* 2014; **29**: 363-369.
50. Lee CC, Howard BV, Mete M *et al.* Association between fish consumption and nephropathy in American Indians – the Strong Heart Study. *J Ren Nutr* 2012; **22**: 221-227.
51. Mollsten AV, Dahlquist GG, Stattin EL, Rudberg S. Higher intakes of fish protein are related to a lower risk of microalbuminuria in young Swedish type 1 diabetic patients. *Diabetes Care* 2001; **24**: 805-810.
52. Schulze MB, Hoffmann K, Manson JE *et al.* Dietary pattern, inflammation, and incidence of type 2 diabetes in women. *Am J Clin Nutr* 2005; **82**: 675-684.
53. Shin D, Song S, Krumhar K, Song WO. Snack patterns are associated with biomarkers of glucose metabolism in US men. *Int J Food Sci Nutr* 2015; **66**: 595-602.

54. Koch M, Nothlings U, Lieb W. A priori-defined dietary patterns and mortality: recent insights. *Curr Opin Lipidol* 2015; **26**: 346-347.
55. Xu H, Sjogren P, Arnlov J *et al.* A proinflammatory diet is associated with systemic inflammation and reduced kidney function in elderly adults. *J Nutr* 2015; **145**: 729-735.
56. Taylor EN, Stampfer MJ, Mount DB, Curhan GC. DASH-style diet and 24-hour urine composition. *Clin J Am Soc Nephrol* 2010; **5**: 2315-2322.
57. Lopez-Garcia E, Schulze MB, Fung TT *et al.* Major dietary patterns are related to plasma concentrations of markers of inflammation and endothelial dysfunction. *Am J Clin Nutr* 2004; **80**: 1029-1035.
58. Jacobs DR Jr, Gross MD, Steffen L *et al.* The effects of dietary patterns on urinary albumin excretion: results of the Dietary Approaches to Stop Hypertension (DASH) trial. *Am J Kidney Dis* 2009; **53**: 638-646.
59. Odermatt A. The Western-style diet: a major risk factor for impaired kidney function and chronic kidney disease. *Am J Physiol Renal Physiol* 2011; **301**: F919-F931.
60. Yu C, Shi Z, Lv J *et al.* Major dietary patterns in relation to general and central obesity among Chinese adults. *Nutrients* 2015; **7**: 5834-5849.
61. Gutiérrez OM, Muntner P, Rizk DV *et al.* Dietary patterns and risk of death and progression to ESRD in individuals with CKD: a cohort study. *Am J Kidney Dis* 2014; **64**: 204-213.
62. Díaz-López A, Bulló M, Martínez-González MA *et al.* Effects of Mediterranean diets on kidney function: A report from the PREDIMED trial. *Am J Kidney Dis* 2012; **60**: 380-389.
63. Montemurno E, Cosola C, Dalfino G *et al.* What would you like to eat, Mr. CKD microbiota? A Mediterranean diet, please! *Kidney Blood Press Res* 2014; **39**: 114-123.
64. Sabaté J, Wien M. A pesrspective on vegetarian dietary patterns and risk of metabolic syndrome. *Br J Nutr* 2015; **113**: S136-S143.
65. Chauveau P, Combr C, Fouque D, Aparicio M. Vegetarianism: advantages and drawbacks in patients with chronic kidney diseases. *J Ren Nutr* 2013; **23**: 399-405.
66. Handa K, Kreiger N. Diet patterns and the risk of renal cell carcinoma. *Public Health Nutr* 2002; **5**: 757-767.
67. Kalantar-Zadeh K, Cano NJ, Budde K *et al.* Diets and enteral supplements for improving outcomes in chronic kidney disease. *Nat Rev Nephrol* 2011; **7**: 369-384.
68. Martins C, Cuppari L, Avesani C, Gusmão MH. Terapia nutricional para pacientes na fase não-dialítica da doença renal crônica. In: *Projeto Diretrizes – Associação Médica Brasileira, Conselho Federal de Medicina.* Associação Médica Brasileira: Brasília, 2011, pp 1-10.
69. Cuppari L (ed). *Nutrição nas Doenças Crônicas Não-Transmissíveis.* Manole: Barueri, São Paulo, 2009, pp 267-330.
70. Nerbass FB, Pecoits-Filho R, McIntyre NJ *et al.* Demographic association of high estimated sodium intake and frequency of consumption of high-sodium foods in people with chronic kidney disease stage 3 in England. *J Ren Nutr* 2014; **24**: 236-242.
71. Bellizzi V, Signoriello S, Minutolo R *et al.* Effect of very low-protein diet versus standard low-protein diet on renal death in patients with chronic kidney disease: a pragmatic, randomized, controlled, multicenter trial. *Nephrol Dial Transplant* 2015; **30**: iii472-iii489.
72. Aquino EM, Barreto SM, Bensenor IM *et al.* Brazilian Longitudinal Study of Adult Health (ELSA-Brasil): objectives and design. *Am J Epidemiol* 2012; **175**: 315-324.
73. Schmidt MI, Duncan BB, Mill JG *et al.* Cohort Profile: Longitudinal Study of Adult Health (ELSA-Brasil). *Int J Epidemiol* 2015; **44**: 68-75.
74. Sarno F, Claro RM, Levy RB *et al.* [Estimated sodium intake by the Brazilian population 2002-2003]. *Rev Saúde Publica* 2009; **43**: 219-225.
75. Rodrigues SL, Souza Júnior PR, Pimentel EB *et al.* Relationship between salt consumption measured by 24-h urine collection and blood pressure in the adult population of Vitória (Brazil). *Braz J Med Biol Res* 2015; **48**: 728-735.
76. Cardoso LO, Carvalho MS, Cruz OG *et al.* Dietary patterns in The Brazilian Longitudinal Study of Adult Health (ELSA- Brasil): an exploratory analysis. *Cad Saude Publica, in press.*

50

HIPERATIVIDADE SIMPÁTICA NA DOENÇA RENAL CRÔNICA

Mário Henriques de Oliveira Junior
Lucila Maria Valente

◆

INTRODUÇÃO

A doença renal crônica (DRC) tem apresentado aumento importante no mundo. No Brasil, o Censo da Sociedade de Nefrologia estimou que em 2014 existiam 112.000 pacientes em programa de terapia renal substitutiva[1]. A mortalidade entre os pacientes com DRC é cerca de 10 vezes maior que na população geral, e a principal causa de óbito são as doenças cardiovasculares (DCV). Vale ressaltar que em torno de 7% das mortes por DCV na população de pacientes com DRC são súbitas e atribuídas a arritmias ventriculares[2,3]. Nesse sentido, a redução progressiva do ritmo de filtração glomerular, relacionado principalmente aos estágios II a V da DRC, associa-se diretamente com complicações cardiovasculares[4,5].

Apesar de avanços técnicos e na qualidade dos equipamentos para as terapias renais substitutivas, a mortalidade na população dos pacientes com DRC em diálise mantém-se elevada. Nesse sentido, os eventos cardiovasculares são responsáveis por cerca de 43% de todas as causas de óbito nessa população[2]. Entre as terapias dialíticas, os mecanismos arritmogênicos representam cerca de 58% das mortes cardíacas nos pacientes em diálise peritoneal e 64% dos que estão em hemodiálise[6].

Vale ressaltar que no grupo de pacientes com DRC, além dos fatores de risco tradicionais envolvidos na gênese das DCV, há fatores relacionados à DRC como a sobrecarga de volume, a anemia, o estresse oxidativo, o metabolismo alterado do cálcio e do fósforo e a hiperatividade simpática.

Há evidência de que existe predomínio da ação do sistema nervoso simpático, ou seja, há desregulação dos sistemas que modulam o nó sinusal através dos neurotransmissores que levam a aumento do automatismo e da frequência cardíaca. Isso contribui para a gênese de arritmias e morte súbita. A elevação da norepinefrina (NE), nas alças aferentes simpáticas, associada a índices parassimpáticos reduzidos, corrobora a hipótese do desequilíbrio autonômico de predomínio relativo da ação do sistema nervoso simpático sobre o parassimpático nos renais crônicos[7-10].

FISIOPATOLOGIA

O rim é alvo e origem da atividade simpática. Uma rede de fibras nervosas de químio e barorreceptores aferentes e eferentes margeiam a adventícia da artéria renal e penetram no rim. Essas terminações nervosas servem como rede de transmissão do sistema nervoso central, onde o hipotálamo modula a ação nos órgãos-alvo. As vias eferentes inervam principalmente os vasos, segmentos do túbulo proximal e aparelho justaglomerular, e seus neurotransmissores são a NE, o neuropeptídio y e a adenosina triptofano. Entre eles, a NE é o principal neurotransmissor e liga-se na pós-sinapse aos receptores α e β-adrenérgicos. Os receptores α-adrenérgicos modulam a vasoconstrição, os receptores β-adrenérgicos, a frequência cardíaca, o inotropismo e a vasodilatação periférica. Por outro lado, as vias aferentes encontram-se na pelve renal e seus neurotransmissores são adenosina triptofano, substância P e peptídeo relacionado ao gene da calcitonina.

VIA AFERENTE SIMPÁTICA (RIM-SISTEMA NERVOSO AUTÔNOMO)

A lesão renal parece ter papel importante na gênese da hiperatividade simpática. Ishii *et al* descreveram que pacientes com DRC apresentavam maior sensibilidade à NE e as catecolaminas séricas eram elevadas[11]. Posteriormente, Converse *et al* encontraram atividade aumentada do nervo simpático muscular (MSNA) nos pacientes submetidos à hemodiálise[12]. Grassi *et al* utilizaram a mesma metodologia em renais crônicos e compararam com controles normais. Eles observaram que a MSNA foi maior nos renais crônicos e aumentava, ainda mais, de acordo com a deterioração do ritmo de filtração glomerular[10].

O mecanismo fisiopatológico da hiperativação simpática é controverso. Na presença de lesão renal ocorre acúmulo de adenosina que, por meio de fibras aferentes, alcança o sistema nervoso central (SNC) e estimula o fluxo simpático central. Há produção de angiotensina II, que tem ação direta no centro vasomotor do SNC e inibe a receptação pré-sináptica da noradrenalina nas terminações nervosas adrenérgicas. Os ensaios clínicos têm mostrado que o bloqueio do sistema renina-angiotensina-aldosterona (SRAA) diminui os valores de MSNA, sugerindo efeito da angiotensina II no eixo simpático excitatório[13,14]. O paciente com DRC tem a biodisponibilidade reduzida do óxido nítrico (NO) devido a uma série de fatores com destaque para inflamação, toxinas urêmicas e estresse oxidativo que interferem na ação da óxido nítrico sintetase renal, além de acúmulo de inibidores dessa enzima, como a dimetilarginina assimétrica (ADMA). O NO tem efeito tônico inibitório sobre a produção de neurotransmissor simpático no hipotálamo e, uma vez inibido, por exemplo, pela ADMA, ocorre descarga simpática. Estudos experimentais evidenciam que a inibição da NO sintetase pela ADMA ou pela L-NAME (N-nitroL-arginina metil éster) eleva o fluxo simpático[15]. A inibição da NO sintetase pela L-NAME em camundongos leva à hipertensão, por redução da biodisponibilidade do NO[15].

O estresse oxidativo está presente na DRC, esse, por sua vez, tem ação excitatória simpática cerebral e reduz a biodisponibilidade do NO, o que gera sobrecarga de NE. No modelo de lesão renal por fenol, o aumento da hipertensão foi associado ao incremento no *turnover* de NE, assim como do estresse oxidativo em regiões chaves do cérebro[16] (Fig. 50.1).

VIA EFERENTE SIMPÁTICA (SISTEMA NERVOSO AUTÔNOMO-RIM)

Ao ser estimulado, o hipotálamo posterior gera fluxo eferente para órgãos-alvo como coração, vasos e rins. A estimulação das terminações nervosas simpáticas renais, localizadas nos vasos, aparelho justaglomerular e segmentos do túbulo proximal, tem um espectro amplo de ações. A noradrenalina estimula a produção de renina, leva a aumento local de angiotensina II e conduz a reabsorção de sódio no túbulo proximal pelo co-transporte com bicarbonato e troca com hidrogênio, e também causa vasoconstrição da arteríola eferente peritubular com diminuição da pressão hidrostática. Por sua vez, a aldosterona atua no túbulo distal e coletor reabsorvendo o sódio remanescente, carreando água e contribuindo para a congestão sistêmica. Encontra-se, por ação direta da angiotensina II, aumento da resistência vascular renal. A ativação dos receptores α-adrenérgicos eleva a resistência vascular periférica e da pressão arterial sistêmica, precipita a arritmia cardíaca e por ativação de citocinas leva a processo inflamatório de vasos e do miocárdio.

Na presença de hipertensão há comprometimento da microcirculação, do fluxo de nutrientes, e talvez da captação de glicose no músculo esquelético, isso que pode justificar a glicemia e insulinas acima dos valores normais[17]. Estudos recentes têm demonstrado a melhora da hiperinsulinemia e o controle da intolerância à glicose,

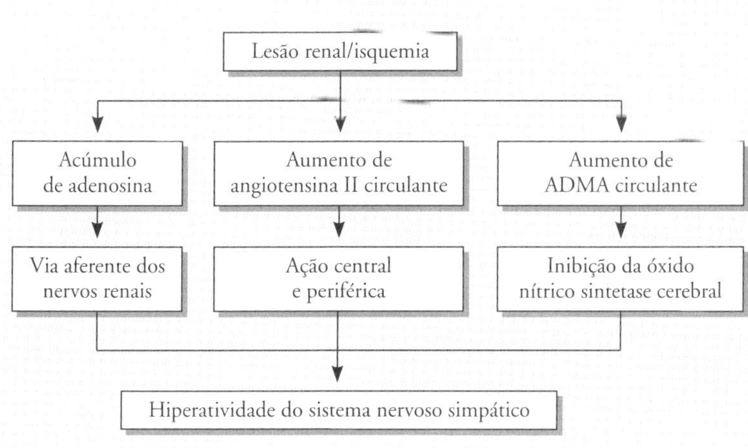

Figura 50.1 – Via aferente rim-sistema nervoso simpático.

quando se faz desnervação por radiofrequência de artérias renais em portadores de hipertensão arterial grave e resistente. O melhor controle da hipertensão e do metabolismo da glicose tem impacto na redução da progressão da doença renal[18-21].

Grassi *et al*, avaliando a hiperatividade simpática em 48 pacientes com DRC estágios II a IV, pela MSNA e dosagem de ADMA, quando ajustada para outras variáveis, observaram correlação independente dos dois elementos, inversa com o ritmo de filtração glomerular e direta com proteinúria e geometria do ventrículo esquerdo ($r = 0{,}32$, $p < 0{,}03$). Os resultados sugerem que a sobrecarga simpática atua na progressão da doença renal e na piora da proteinúria[10] (Fig. 50.2).

MÉTODOS DE AVALIAÇÃO DO SNA

A atividade do sistema nervoso simpático pode ser mensurada por meio de métodos bioquímicos, pela dosagem de NE plasmática, ou pelo ritmo do seu aparecimento no plasma. Os métodos gráficos também podem avaliar esse sistema por meio da microneurografia de fibras do nervo simpático muscular, variabilidade da frequência cardíaca e sensibilidade de barorreceptores.

Dosagem de NE – fornece uma avaliação global da ação do SNA, porém é estática e não fornece informação da atividade regional da NE.

Avaliar o ritmo de aparecimento de NE por meio de radiomarcador – o ritmo de produção da NE pode ser calculado no plasma do órgão em estudo ou do corpo como um todo. No entanto, trata-se de técnica sofisticada que utiliza radiomarcador com monitorização do aparecimento de NE. Esse método fornece compreensão funcional das fibras autonômicas simpáticas locais. O desafio para o uso rotineiro é a complexidade da técnica, que necessita de infusão de traçador radiomarcado.

Microneurografia de fibras do nervo simpático muscular – esse tipo de análise envolve a inserção percutânea de um microeletrodo de tungstênio em nervo periférico (peroneal ou radial) com registro de multiunidades espontâneas que correspondem a potenciais de ação pós-ganglionar simpáticos. O exame é bem tolerado, seguro e constitui ótimo método para avaliação da atividade do SNA intraneural em humanos conscientes.

Análise espectral da variabilidade da frequência cardíaca – é um método eletrocardiográfico simples que avalia a modulação autonômica do nó sinusal, expressa o total de variações instantâneas do ritmo cardíaco e intervalos RR (intervalo entre os complexos QRS de despolarizações sinusais normais). Detecta precocemente o desequilíbrio autonômico, pode ser acessada por métodos lineares (análise dos domínios do tempo e dos domínios de frequência) e métodos não lineares[22].

PROGNÓSTICO

A hiperatividade simpática está envolvida no agravamento da hipertensão arterial sistêmica, na piora da função renal e da proteinúria, além da hipertrofia ventricular esquerda e da aterosclerose; desse modo, espera-se que a hiperativação do SNS esteja envolvida no prognóstico cardiovascular e renal dos pacientes com DRC.

Os estudos de prognóstico que avaliam a atuação do SNA na DRC baseiam-se na avaliação da ação desse sistema no nó sinusal cardíaco pelo registro da variabilidade da frequência cardíaca (VFC) e os seus domínios de tempo e frequência (Quadro 50.1). De forma simples, considera-se marcador de atividade simpática nos domínios de tempo

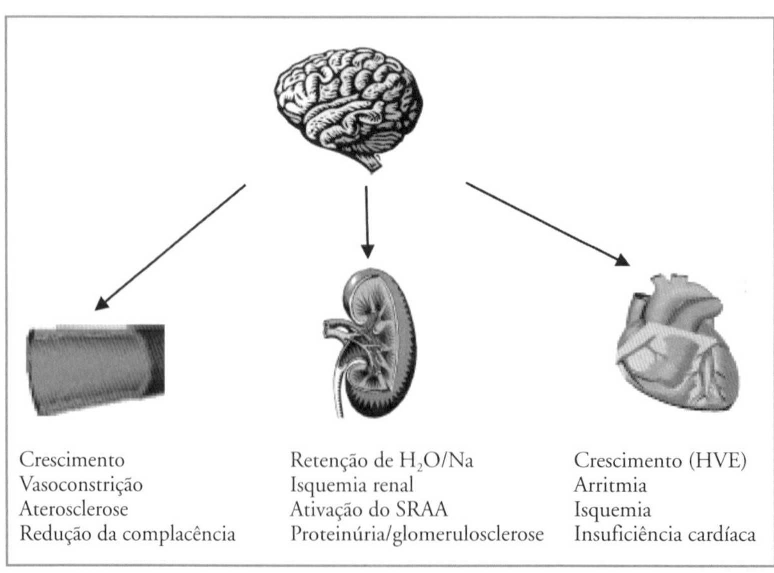

Figura 50.2 – Via eferente do sistema nervoso simpático-rim/cardiovascular.

Quadro 50.1 – Resumo dos estudos de prognóstico da variabilidade de frequência cardíaca na DRC.

Estudo	Desenho	País/ano	Amostra idade	Função renal	Método	Desfechos	Resultados
Fukuta	Coorte Prospectivo	Japão 2003	120 pacientes 61 ± 11 anos	Hemodiálise 50 ± 114 meses	VFC – Holter de 24h (domínios de tempo linear: SDNN; geométrico: TI). Domínios de frequência: ULF, VLF, LF, HF e LF/HF	Óbito cardíaco (IAM, progressão de insuficiência cardíaca, morte súbita cardíaca) e óbito não cardíaco	2,1 ± 0,9 anos de seguimento. TI e ULF reduzidos em 1 desvio padrão têm valor preditivo independente para mortalidade cardiovascular; RR (95%) 3,28 (1,08 -9,95) e 1,92 (1,01-3,67), respectivamente. Curva de Kaplan-Meier – quando dicotomizados por média de valores: TI < 23,5 e ULF < 9 representavam 13% mais risco de mortalidade cardíaca no período
Chandra	Coorte Prospectivo Multicêntrico	USA 2012	305 pacientes 59,5 ± 14,7 anos	Estágios II a V	VFC – Holter de 24h (domínios de tempo: SDNN, SDANN, ASDNN, RMSSD. Domínios de frequência: TP, VLF, LF, HF e LF/HF)	DCV, AVC e DAP; DRC terminal (início de terapia dialítica ou transplante renal preemptivo)	2,7 anos de acompanhamento: os domínios de frequência (VLF, LF, LF/HF e TP) foram os mais relacionados com o prognóstico cardiovascular. Análise multivariada mostra efeito independente da VFC com o risco de DCV (30 a 40% de redução do risco para cada aumento da unidade de VFC). Não houve correlação dos parâmetros da VFC com evolução da doença renal
Nishimura	Coorte Prospectivo	Japão 2010	196 pacientes 65 ± 12 anos	Hemodiálise 90,5 ± 91 meses	VFC (Holter de 24h) (SDANN, pNN50, TP, LF, HF e LF/HF) + ecocardiograma	Morte súbita, IAM, IC	4,5 ± 1,9 anos de seguimento. Análise multivariada mostrou a relação LF/HF como fator independente e direto de morte súbita RR (95% IC): 1.422 (1.216-1.662) p < 0,001 e insuficiência cardíaca RR 1,27(1,06-1,52). Não houve correlação com IAM. HVE associou-se com mortalidade por IAM e ICC
Oikawa	Coorte	Japão 2009	383 pacientes 57 ± 13 anos	Hemodiálise 5,3 ± 6,0 anos	VFC – registro por Holter de 24h (domínios de tempo: SDNN, SDANN, RMSSD, pNN50. Domínios de frequência: total *power*, LF, HF e LF/HF)	Todas as causas de morte e causas cardiovasculares	Acompanhamento 5,7 anos. Modelo de risco proporcional multivariado com domínios de tempo e frequência da VFC foram preditores de morte de todas as causas e cardíaca (< 0,001 para todos os índices da VFC). Análise de risco multivariada do SDNN com *cut off* < 75ms mostrou RR (IC 95%) 2.181
Burger	Coorte Prospectivo	USA/ México 2002	23 pacientes 37 ± 10	Estágios II a III	VFC – Holter de 24h (SDNN, ASDNN, SDANN, pNN50, total *power*, VLF, ULF, LF, HF, LF/HF) +	Progressão da doença renal (redução do *clearance* de creatinina)	1 ano de seguimento. Análise multivariada mostrou associação independente e positiva da redução do *clearance* de creatinina com diminuição dos índices da VFC: SDNN, SDANN, pNN50, RSMMD (todos com p < 0,05)

e frequência, respectivamente: o desvio padrão de todos os intervalos RR gravados em um intervalo de tempo (SDNN) e componente de baixa frequência (LF) e de atividade parassimpática a raiz quadrada da média do quadrado das diferenças entre intervalos normais adjacentes, em um intervalo de tempo (rMSSD), e o componente de alta frequência (HF). O equilíbrio entre os sistemas simpático e parassimpático é representado pela relação LF/HF.

A VFC está reduzida nos portadores de DRC em todos os seus estágios. A redução dos domínios de tempo frequência é indicador prognóstico independente para eventos cardiovasculares que são responsáveis pela principal causa de óbito, uniformemente nesses estágios[23-25]. Contudo, devemos enfatizar que, nos pacientes com DRC dependentes de terapia renal substitutiva, encontra-se a VFC reduzida como marcador de pior prognóstico cardiovascular[26-28]. Por outro lado, não há conclusões definitivas sobre o papel prognóstico da VFC na evolução da DRC não dialítica[4,5,29]. O resumo dos estudos de prognóstico está apresentado no quadro 50.2.

Valores expressos por média ± desvio padrão (DP) nas variáveis paramétricas, $p < 0{,}05$ significativo. Valores de SDNN e RSMMD estão em milissegundos (ms), valores de LF, HF, LF/HF em unidades normatizadas (un). NN = número de RR registrados; SDNN = DP do intervalo R-R normais em determinado intervalo de tempo; rMSSD = raiz quadrada da média do quadrado das diferenças entre intervalos R-R normais adjacentes, expressos em ms; HF = componente de alta frequência banda (0,15 a 0,4 Hz); LF = componente de baixa frequência banda (0,04 a 0,15Hz) e relação LF/HF. As medidas da HF, LF e VLF estão expressas em unidades normatizadas (un). DRC = doença renal crônica, VFC = variabilidade da frequência cardíaca.

TERAPÊUTICA

Não existe um consenso sobre intervenção ou medidas terapêuticas efetivas para combater a atividade simpática elevada nos pacientes com DRC. A terapia medicamentosa pode atuar em diversos níveis do SNS. Os bloqueadores dos receptores α e β-adrenérgicos, como a prazosina e a doxazosina, podem ser usados na DRC, no entanto precipitam mais hipotensão nos pacientes em hemodiálise crônica. Entretanto, poucos estudos têm avaliado essa classe de medicamentos na DRC e sua correlação com o SNA. Yasuda *et al*, que avaliaram a doxazosina no controle da PA e atividade simpática pelas bandas espectrais em diabéticos com normoalbuminúria e albuminúria, observaram redução da PA no período diurno e noturno nas duas populações ($p < 0{,}001$) e diminuição do componente de baixa frequência (atividade simpática) apenas no grupo da albuminúria ($p < 0{,}001$)[30].

Os β-bloqueadores reduzem a mortalidade nos portadores de doença coronariana e insuficiência cardíaca, o KDIGO (*Clinical Practice Guideline for the Management of Blood Pressure in Chronic Kidney Disease*) e o ERBP (*European Renal Best Practice*) recomendam os bloqueadores do sistema adrenérgico como tratamento de primeira linha para o controle da pressão arterial, pelo efeito de proteção renal e cardíaca. Também são considerados terceira classe de drogas para controle de proteinúria. Embora tenham a prescrição recomendada, alguns estudos têm mostrado que cerca de 20 a 30% dos portadores de DRC apresentam essa classe terapêutica na sua prescrição. Dois estudos multicêntricos demonstraram ação nefroprotetora do β-bloqueador com ação vasodilatadora (caverdilol)[30,31]. No entanto, é necessária a confirmação da ação nefroprotetora do carvedilol.

Os simpaticolíticos de ação central reduzem a sobrecarga simpática. As drogas mais antigas como a clonidina e a α-metildopa são as mais conhecidas, porém apresentam efeitos colaterais importantes. As drogas mais recentes, os agonistas seletivos dos receptores I1, imidazolina, moxonodina e rilmenidina apresentam menos efeitos colaterais. O uso de moxonidina em associação a bloqueador do receptor da angiotensina AT I (eprosartana) normalizou níveis elevados de MSNA nos pacien-

Quadro 50.2 – Estudo do sistema nervoso autônomo na DRC pela VFC, domínios de tempo e frequência da VFC em renais crônicos em tratamento conservador e em hemodiálise, HC/UFPE, 2014.

Domínio de tempo	DRC estágio IV	DRC em hemodiálise	Valor de P
Amostra	62 pacientes	61 pacientes	
NN	379,2 ± 103,6	371,8 ± 54,7	0,83
SDNN	34,9 ± 24,6	33,9 ± 24,6	0,39
rMSSD	30,3 ± 29,9	33,6 ± 34,6	0,70
Domínios de frequência			
LF	57,5 ± 15,9	53,3 ± 19,6	0,21
HF	42,2 ± 16	46,7 ± 19,6	0,18
LF/HF	1,8 ± 1,5	2,0 ± 3,1	0,38

tes com DRC e *clearance* de creatinina ao redor de 47mL/min[32]. A rilmenidina tem ação simpaticolítica, mas mantém a resposta preservada no estresse mental e de inclinação, diminuindo os episódios de hipotensão postural secundários ao seu uso[33]. Baixas doses de moxonidina e rilmenidina são seguras para o uso na DRC[34]. Os inibidores da enzima conversora da angiotensina (IECA) e bloqueadores do receptor da angiotensina (AT I) interferem na ação da angiotensina II no sistema simpático central, levam à redução da hiperatividade, porém nenhuma das drogas normaliza completamente o MSNA[35,36].

A ablação por radiofrequência de fibras nervosas simpáticas da artéria renal, Symplicity I[19]e II[37] reduziu a pressão sistólica (PAS) e diastólica (PAD) em pacientes com hipertensão grave de difícil controle, com efeito mais importante após seis meses, porém esses estudos não foram conclusivos. Posteriormente o Symplicity III (2014), um estudo de ablação simpática com 535 pacientes, duplo-cego, randomizado e prospectivo, observou redução significativa da PAS e PAD em relação à medida pré-ablação quando comparado ao grupo placebo ($p < 0,001$)[38].

Um estudo que realizou ablação simpática seletiva bilateral mostrou que o procedimento foi tecnicamente seguro no portador de DRC, bem como não ocorreu piora da função renal após o procedimento. Algumas questões permanecem em aberto, pois há necessidade de melhora na seleção dos pacientes, uniformização da técnica de ablação e acompanhamento com prazo mais longo, visto que a maioria dos estudos teve seis meses de acompanhamento. Baseado na fisiopatologia, essa técnica poderia trazer benefícios para o portador de DRC como melhor controle da PA, redução da mortalidade cardiovascular, além de menor perda do ritmo de filtração glomerular e de proteinúria[39].

Existem poucos estudos da VFC que analisaram os domínios de tempo e frequência (bandas espectrais) em pacientes com DRC avançada não dialítica (estágios IV e V) e em pacientes em diálise; desse modo, os estudos sobre a influência do tratamento dialítico no controle da sobrecarga simpática são incoclusivos[40]. Alguns desses estudos demonstram redução da VFC quando comparada aos valores da população normal, mas não observaram diferenças entre os valores da VFC entre grupos de pacientes com DRC não dialítica e em diálise[41,42]. Os resultados obtidos por esses autores sugerem que existe um efeito máximo da uremia que compromete o SNA antes da necessidade do início da diálise que não é corrigido por essa terapia renal substitutiva.

Por outro lado, Laaksonen *et al* encontraram um incremento nos domínios de tempo (SDNN e rMSSD) em pacientes com boa adequação, sob hemodiálise ou diálise peritoneal[43]. Dursun *et al* também encontraram maior incremento nos domínios do tempo nos pacientes emdiálise peritoneal[44]. Alguns autores acreditam que a hemodiálise e o transplante renal podem promover melhora do desequilíbrio autonômico[45].

Em dissertação de mestrado da Pós-Graduação do Centro de Ciências da Saúde/ Nefrologia – HC-UFPE, avaliou-se o SNA na DRC pela VFC. Foram avaliados 123 pacientes que foram divididos em dois grupos: 62 pacientes com DRC estágio IV e 61 em hemodiálise. Utilizaram-se como variáveis: componente de alta frequência (HF) banda (0,15 a 0,4Hz), componente de baixa frequência (LF) banda (0,04 a 0,15Hz) e a relação LF/HF e componentes domínio de tempo: SDNN – desvio padrão do intervalo R-R normais em determinado intervalo de tempo e rMSSD – raiz quadrada da média do quadrado das diferenças entre intervalos R-R normais adjacentes. Não foram observadas diferenças estatísticas dos domínios da VFC entre os grupos (Quadro 50.2). Nosso estudo sugeriu que não há efeito protetor da hemodiálise sobre o desequilíbrio autonômico[45].

Alguns dados mostram que as hemodiálises curta diária e longa noturna reduziram a MSNA quando comparadas com a hemodiálise convencional realizada três vezes por semana. Uma explicação seria a maior extração de ADMA, nas terapias hemodialíticas mais frequentes, bem como também pode ser observada na hemodiafiltração. Essa redução também pode estar associada à melhor efetividade no controle do ambiente urêmico por meio das terapias diárias, contudo há necessidade de mais dados para a conclusão do efeito terapêutico da terapia dialítica na hiperatividade simpática[46,47].

CONSIDERAÇÕES FINAIS

A hiperatividade simpática é importante na piora do prognóstico cardiovascular, está envolvida na isquemia miocárdica, na hipertrofia ventricular esquerda, na arritmia e na insuficiência cardíaca, bem como no acidente vascular cerebral. No que se refere à DRC, precipita a piora do ritmo de filtração glomerular e proteinúria. Dessa forma, é importante avançar os estudos para a compreensão de toda a via de ativação (aferente e eferente) e até nortear melhor tratamento para esse grupo de pacientes. Investigações com novas drogas, intervenções hemodinâmicas ou dispositivos, para o controle da hiperatividade simpática, parece importante para se obter o controle mais efetivo das alterações cardiovasculares nos pacientes com DRC.

REFERÊNCIAS BIBLIOGRÁFICAS

1. CENSO 2013 – SOCIEDADE BRASILEIRA DE NEFROLOGIA. Disponível em http://www.sbn.org.br/censo>.(Acessado emnovembro2015).
2. Herzog CA, Mangrum JM, Passman R. Sudden cardiac death and dialysis patients. *Semin Dial* 2002; **21**: 300-307.
3. Pun PH, Smarz TR, Honeycutt EF *et al*. Chronic kidney disease is associated with increased risk of sudden cardiac death among patients with coronary artery disease. *Kidney Int* 2009; **76**: 652-658.
4. Tahrani A, Dubb K, Raymond NT *et al*. Cardiac autonomic neuropathy predicts renal function decline in patients with type 2 diabetes: a cohort study. *Diabetologia* 2014; **57**: 1249-1256.

5. Brotman DJ, Bash LD, Qayyum R *et al.* Heart rate variability predicts ESRD and CKD-related hospitalization. *J Am Soc Nephrol* 2010; **21**: 1560-1570.
6. Green D, Roberts PR, New DI, Kalra PA. Sudden cardiac death in hemodialysis patients: an in-depth review. *Am J Kidney Dis* 2011; 57: 921-929.
7. Park J. Cardiovascular risk in chronic kidney disease: role of the sympathetic nervous system. *Cardiol Res Pract* 2012; **2012**: 319-432.
8. Schlaich MP. Sympathetic activation in chronic kidney disease: out of the shadow. *Hypertension* 2011; 57: 683-685.
9. Sztajzel J. Heart rate variability: a noninvasive electrocardiographic method to measurethe autonomic nervous system. *SwissMed Wkly* 2004; **134**: 514-522.
10. Grassi G, Quarti-Trevano F, Seravalle G *et al.* Early sympathetic activation in the initial clinical stages of chronic renal failure. *Hypertension* 2011; **57**: 846-851.
11. Ishii M, Ikeda T, Takagi M *et al.* Elevated plasma catecholamines in hypertensives with primary glomerular diseases. *Hypertension* 1983; **5**: 545-551.
12. Converse RL Jr, Jacobsen TN, Toto RD *et al.* Sympathetic overactivity in patients with chronic renal failure. *N Engl J Med* 1992; **327**: 1912-1918.
13. Ligtenberg G, Blankestijn PJ, Oey PL *et al.* Reduction of sympathetic hyperactivity by enalapril in patients with chronic renal failure. *N Engl J Med* 1999; **340**: 1321-1328.
14. Klein IHHT, Ligtenberg G, Oey PL *et al.* Enalapril and losartan reduce sympathetic hyperactivity in patients with chronic renal failure. *J Am Soc Nephrol* 2003; **14**: 425-430.
15. Augustyniak RA, Tuncel M, Zhang W *et al.* Sympathetic overactivityas a cause of hypertension in chronic renal failure. *J Hypertens* 2002; **20**: 3-9.
16. Hijmering ML, Stroes ES, Olijhoek J *et al.* Sympathetic activation markedly reduces endothelium-dependent, flow-mediated vasodilation. *J Am Col lCardiol* 2002; **39**: 683-688.
17. Ye S, Zhong H, Yanamadala V, Campese VM. Renal injury caused by intra-renal injection of phenol increases afferent and efferent renal sympathetic nerve activity. *Am J Hypertens* 2002; **15**: 717-724.
18. Julius S, Gudbrandsson T, Jamerson K *et al.* The hemodynamic link between insulin resistance and hypertension. *J Hypertens* 1991; **9**: 983-986.
19. Krum H, Schlaich M, Whitbourn R *et al.* Catheter-based renal sympathetic denervation for resistant hypertension: a multicentre safety and proof-of-principle cohort study. *Lancet* 2009; **373**: 1275-1281.
20. Schlaich MP. Sympathetic activation in chronic kidney disease: out of the shadow. *Hypertension* 2011; **57**: 683-685.
21. Sobotka PA, Mahfoud F, Schlaich MP *et al.* Sympatho-renal axis in chronic disease. *Clin Res Cardiol* 2011; **100**: 1049-1057.
22. Task Force of the European Society of Cardiology and the North American Society of Pacing and Electrophysiology. Heart rate variability: standards of measurement, physiological interpretation and clinical use. *Circulation* 1996; **93**: 1043-1065.
23. Drawz PE, Babineau DC, Brecklin C *et al.* Heart rate variability is a predictor of mortality in chronic kidney disease: a report from the CRIC Study. *Am J Nephrol* 2013; **38**: 517-528.
24. Chandra P, Sands RL, Gillespie BW *et al.* Predictors of heart rate variability and its prognostic significance in chronic kidney disease. *Nephrol Dial Transplant* 2012; **27**: 700-709.
25. Chandra P, Sands RL, Gillespie BW *et al.* Relationship between heart rate variability and pulse wave velocity and their association with patient outcomes in chronic kidney disease. *Clin Nephrol* 2014; **81**: 9-19.
26. Fukuta H, Hayano J, Ishihara S *et al.* Prognostic value of heart rate variability in patients with end-stage renal disease on chronic haemodialysis. *Nephrol Dial Transplant* 2003; **18**: 318-325.
27. Oikawa K, Ishihara R, Maeda T *et al.* Prognostic value of heart rate variability in patients with renal failure on hemodialysis. *Int J Cardiol* 2009; **131**: 370-377.
28. Nishimura M, Tokoro T, Nishida M *et al.* Sympathetic overactivity and sudden cardiac death among hemodialysis patients with left ventricular hypertrophy. *Int J Cardiol* 2010; **142**: 80-86.
29. Burger AJ, D'Elia JA, Weinrauch LA *et al.* Marked abnormalities in heart rate variability are associated with progressive deterioration of renal function in type I diabetic patients with overt nephropathy. *Int J Cardiol* 2002; **86**: 281-287.
30. Yasuda G, Hasegawa K, Kuji T *et al.* Effects of doxazosin on ambulatory blood pressure and sympathetic nervous activity in hypertensive type 2 diabetic patients with overt nephropathy. *Diabet Med* 2005; **22**: 1394-1400.
31. Bakris GL, Hart P, Ritz E. Beta blockers in the management of chronic kidney disease. *Kidney Int* 2006; **70**: 1905-1911.
32. Fassbinder W, Quarder O, Waltz A. Treatment with carvedilol is associated with a significant reduction in microalbuminuria: a multicentre randomised study. *Int J Clin Pract* 1999; **53**: 519-522.
33. Neumann J, Ligtenberg G, Oey PL *et al.* Moxonidine normalizes sympathetic hyperactivity in patients with eprosartan-treated chronic renal failure. *J Am Soc Nephrol* 2004; **15**: 2902-2907.
34. Esler M, Lux A, Hastings J *et al.* Rilmenidine sympatholytic activity preserves mental and orthostatic sympathetic response and epinephrine secretion. *J Hypertens* 2004; **22**: A7-A8.
35. Aparicio M, Dratwa M, El Esper N *et al.* Pharmacokinetics of rilmenidine in patients with chronic renal insufficiency and in hemodialysis patients. *Am J Cardiol* 1994; 74: 43A-50A.
36. Ligtenberg G, Blankestijn PJ, Oey PL *et al.* Reduction of sympathetic hyperactivity by enalapril in patients with chronic renal failure. *N Engl J Med* 1999; **340**: 1321-1328.
37. Esler MD, Krum H, Schlaich M *et al.* Renal sympathetic denervation for treatment of drug- resistant hypertension: one-year results from the Symplicity HTN-2 randomized, controlled trial. *Circulation* 2012; **126**: 2976-2982.
38. Kandzari DE, Bhatt DL, Sobotka PA *et al.* Catheter-based renal denervation for resistant hypertension: rationale and design of the Symplicity HTN-3Trial. *Clin Cardiol* 2012; **35**: 528-535.
39. Wu Y, Duan S, Qiang X *et al.* Sympathetic renal denervation in hypertension with chronic kidney disease: a case report and review of literature. *Int J Clin Exp Med* 2015; **8**: 16858-16862.
40. Mylonopoulou M, Tentolouris N, Antonopoulos S *et al.* Heart rate variability in advanced chronic kidney disease with or without diabetes: midterm effects of the initiation of chronic haemodialysis therapy. *Nephrol Dial Transplant* 2010; **25**: 3749-3754.
41. Roumelioti M-E, Ranpuria R, Hall M *et al.* Abnormal nocturnal heart rate variability response among chronic kidney disease and dialysis patients during wakefulness and sleep. *Nephrol Dial Transplant* 2010; **25**: 3733-3741.
42. Hathaway DK, Cashion AK, Milstead EJ *et al.* Autonomic dysregulation in patients awaiting kidney transplantation. *Am J Kidney Dis* 1998; **32**: 221-229.
43. Laaksonen S, Voipio-Pulkki L-M, Erkinjuntti M *et al.* Does dialysis therapy improve autonomic and peripheral nervous system abnormalities in chronic uraemia? *J Intern Med* 2000; **248**: 21-26.
44. Dursun B, Demircioglu F, Varan HI *et al.* Effects of different dialysis modalities on cardiac autonomic dysfunctions in end-stage renal disease patients: one year prospective study. *Ren Fail* 2004; **26**: 35-38.
45. Olivia MH. Avaliação do sistema nervoso autônomo na doença renal crônica através da variabilidade da frequência cardíaca. Dissertação (Mestrado em Ciências da Saúde) Universidade Federal de Pernambuco, 2015.
46. Giordano M, Manzella D, Paolisso G *et al.* Differences in heart rate variability parameters during the post-dialytic period in type II diabetic and non-diabetic ESRD patients. *Nephrol Dial Transplant* 2001; **16**: 566-573.
47. Schroder M, Riedel E, Beck W *et al.* Increased reduction of dimethylarginines and lowered interdialytic blood pressure by the use of biocompatible membranes. *Kidney Int Suppl* 2001; **78**: S19-S24.

51

ÁCIDO ÚRICO E DOENÇA RENAL CRÔNICA

Nayara Cordeiro Tenório

◆

A doença renal crônica (DRC) é um problema de saúde pública e sua prevalência tem aumentado em todo o mundo[1,2]. No Brasil, de acordo com o relatório do censo de diálise crônica (2013), o número de pacientes com doença renal em estágio terminal (DRET) em tratamento dialítico praticamente duplicou na última década, passando de 42.695 em 2000 para 91.314 em 2011 e 97.586 pacientes em 2012, com 34.161 pacientes iniciando terapia renal substitutiva em 2013, correspondendo a uma taxa de incidência de 170 pacientes pmp[3].

Essa é uma realidade preocupante, considerando-se que a DRC permanece como uma condição irreversível e sabe-se que há uma relação inversa entre o ritmo de filtração glomerular, marcador de função renal, e mortalidade geral, morbidade e mortalidade cardiovasculares e de hospitalização nessa população[2].

Dentro desse contexto, os fatores de risco associados à DRC, considerados não tradicionais, têm sido motivo de muita atenção nos últimos anos. Entre eles, destaca-se a contribuição do ácido úrico para o desenvolvimento e progressão da doença renal crônica. Para exemplificar esse fato, dados combinados obtidos do *Atherosclerosis Risk in Communities and Cardiovascular Health Studies*, envolvendo um total de 13.338 pacientes, mostraram que, a cada aumento de 1mg/dL de ácido úrico sérico basal, há aumento de 7% do risco de DRC incidente[4].

As evidências têm mostrado que a hiperuricemia assintomática está associada a aumento do risco de hipertensão, doença renal crônica, doença renal crônica em estágio terminal, eventos cardiovasculares e morte[4,5]. Assim, nos indivíduos com função renal normal, o ácido úrico sérico elevado tem sido encontrado quase uniformemente como um fator preditor independente de desenvolvimento de DRC, incluindo doença renal terminal[6].

Desde 1990, nefrologistas têm relatado a associação de hiperuricemia com DRC, achado largamente prevalente nessa população de pacientes[7]. Sabe-se, entretanto, que outros fatores de risco como hipertensão, síndrome metabólica e gota também estão comprovadamente associados à elevação dos níveis séricos de ácido úrico[7]. Dados de estudos experimentais têm revelado muitos potenciais mecanismos pelos quais a hiperuricemia tem contribuído para o desenvolvimento e progressão da DRC. Ainda não está claro, entretanto, se esse achado é um marcador de doença, um marcador indireto de função renal ou se exerce um papel causal definitivo[7,8].

Atualmente, as terapias para retardar a progressão de DRC e prevenir eventos cardiovasculares e morte nessa população são limitadas[4,9]. Podem-se citar os agentes hipotensores, como os inibidores da enzima conversora de angiotensina (IECAs) e os bloqueadores do receptor de angiotensina (BRAs), além dos agentes hipolipemiantes. Entretanto, apesar do progresso dessas terapias, pacientes com DRC continuam a ter alto risco de morbidade e mortalidade cardiovasculares, como mencionado anteriormente. Esses resultados insatisfatórios levantam a hipótese da presença de outros fatores de risco potencialmente modificáveis que podem estar interferindo nesses desfechos. Assim, dada a ausência de terapia curativa para os pacientes com doença renal crônica progressiva e considerando-se os elevados índices de mortalidade a que esses pacientes estão expostos, é importante a busca por intervenções terapêuticas que possam efetivamente retardar a progressão da lesão renal[4,9].

Recentemente, o ácido úrico foi ressuscitado como um potencial fator de risco para o desenvolvimento e progressão da DRC, hipertensão e doenças cardiovasculares. Muitos estudos documentaram que um nível sérico de ácido úrico elevado é preditor de risco independente para o desenvolvimento de DRC[6]. Observou-se em estudos experimentais que a elevação do nível de ácido úrico em ratos pode induzir doença renal pelo desenvolvimento de arteriolosclerose, lesão glomerular (hipertensão glomerular) e fibrose tubulointersticial[6].

Vale ressaltar que a hiperuricemia também é achado comum em pacientes pós-transplante renal. Embora o aumento dos níveis séricos de ácido úrico nesse cenário possa representar redução da função do enxerto, por mecanismos semelhantes àqueles de pacientes com DRC em tratamento conservador, a hiperuricemia foi relatada mesmo em pacientes com função do enxerto preservada. Vários fatores contribuem para essa alteração no pós-transplante, como a terapia com ciclosporina, uso de diuréticos, e da alta prevalência de síndrome metabólica e diabetes em receptores de transplante de rim. Embora a hiperuricemia contribua para a nefrotoxicidade associada à ciclosporina em modelos animais, até o momento nenhum estudo avaliou o papel das terapias de redução de ácido úrico nos pacientes transplantados renais e estudos observacionais avaliando ácido úrico como preditor de disfunção do enxerto têm mostrado resultados conflitantes[2,6].

Por outro lado, estudos-piloto sugerem que a redução das concentrações de ácido úrico no plasma pode retardar a progressão da doença renal crônica[6], porém muitos desses dados são originados de estudos animais, estudos clínicos observacionais, análises *post-hoc* de ensaios clínicos randomizados, de modo que nenhum ensaio clínico randomizado com poder adequado demonstrou efeitos benéficos da terapia redutora de ácido úrico quanto a desfechos renais e cardiovasculares nessa população[4]. Diante da importância do papel do ácido úrico nesse contexto, um conjunto de evidências clínicas e laboratoriais agora existe para justificar a condução de um ensaio clínico randomizado quanto ao uso de terapia redutora de ácido úrico em pacientes com DRC, como uma estratégia potencialmente nova, custo-efetiva, para melhorar os desfechos renais e cardiovasculares.

O ácido úrico é um produto final do metabolismo das purinas, produzido principalmente pelo fígado e intestinos, mas também por outros tecidos periféricos, como músculos, endotélio e rins, sendo sua eliminação principalmente renal (70%) e, em menor parte, através do trato gastrintestinal/biliar[10].

Em seres humanos, apenas 5-10% do ácido úrico filtrado é finalmente excretado, a maior parte sendo reabsorvida principalmente pelo túbulo contorcido proximal[10]. Apesar de o ácido úrico acontecer predominantemente como um ânion urato sob o pH fisiológico, mais ácido úrico do que urato está presente na urina (pH 5,0-6,0). Nos rins, o urato é prontamente filtrado pelo glomérulo e subsequentemente reabsorvido pelas células tubulares proximais, sendo a fração de excreção normal de ácido úrico de aproximadamente 10%. Apesar de o transporte de urato ser um processo complexo e não completamente compreendido, sabe-se que esse ocorre por meio de transportadores específicos na membrana das células tubulares, uma vez que o ácido úrico é fracamente solúvel. São quatro os complexos de proteínas que podem atuar como transportadores de ácido úrico através das membranas das células tubulares: transportador de urato (UAT); dois membros da família de transportadores de ânions orgânicos (OAT1 e OAT3), relacionados com a secreção tubular; e o transportador de urato 1 (URAT1), que é a principal proteína responsável pela reabsorção tubular, localizada na membrana apical das células tubulares proximais. A eficiência com a qual o rim humano reabsorve urato pode contribuir para os altos níveis de ácido úrico sérico em humanos quando comparados a outras espécies. Estudos anteriores haviam sugerido que o ácido úrico é quase completamente reabsorvido e que a quantidade excretada pelos rins resultaria de secreção tubular ativa. No entanto, evidências recentes sugerem que a secreção desempenha um papel insignificante e que o ácido úrico excretado representa a quantidade filtrada que escapou da reabsorção[2,6,10].

A hiperuricemia é definida como o acúmulo de ácido úrico sérico além do seu ponto de solubilidade no sangue (6,4 a 6,8mg/dL)[9] e pode ser decorrente de dois mecanismos principais que podem, inclusive, estar associados: a superprodução de ácido úrico e/ou redução da sua excreção. A variabilidade nos níveis séricos de ácido úrico é multifatorial e influenciada por fatores ambientais e genéticos[10]. No contexto da DRC, é um achado onipresente e consequência de vários fatores: redução de sua excreção, inibição da secreção tubular por diuréticos, prescritos como terapia adjuvante para esse grupo de pacientes, e intensificação de sua produção no cenário de estresse oxidativo aumentado. No entanto, ainda não está claro atualmente se a hiperuricemia desempenha um papel causal na progressão da DRC ou se é meramente um biomarcador da função renal reduzida[7,8].

Conforme anteriormente mencionado, os níveis séricos de ácido úrico aumentam à medida que o ritmo de filtração glomerular cai[5], com aproximadamente metade dos indivíduos se tornando hiperuricêmicos à ocasião do início da diálise. Esse fato torna muito difícil a avaliação do papel do ácido úrico na progressão da lesão renal em indivíduos com DRC, com base apenas em estudos epidemiológicos. Além disso, outro elemento que dificulta o estudo dessa associação é o mecanismo pelo qual a hiperuricemia pode levar à DRC, como evidenciado por estudos experimentais, que sugerem que o ácido úrico pode provocar doença renal primariamente causando hipertensão sistêmica e glomerular, achados possivelmente confundidores, uma vez que a hipertensão sistêmica geralmente se desenvolve como consequência da retenção de sódio e água no contexto da doença renal em estágio terminal. Dessa forma, não é surpreendente que, em indivíduos com DRC estabelecida, o ácido úrico sérico não tenha sido encontrado como preditor de progressão, especialmente em indivíduos com DRC secundária a diabetes e nefropatia por IgA.

A lesão renal mediada pela hiperuricemia crônica decorre de dois mecanismos principais: a nefropatia por depósito de cristais de ácido úrico, que vem perdendo importância nos últimos anos, e/ou a lesão renal independente do depósito de cristal.

Tradicionalmente, a hiperuricemia associada com hiperuricosúria tem sido postulada como causa de doença renal por depósito intraluminal de cristais no ducto coletor do néfron, de maneira que lembra a artropatia gotosa. A gota foi considerada uma causa de DRC em meados do século XIX[6] e, antes da disponibilidade de terapias para reduzir o nível de ácido úrico, o desenvolvimento de doença renal em estágio terminal era comum nesse grupo de pacientes. Os indivíduos com níveis elevados de ácido úrico secundários a consumo elevado de purina na dieta em geral apresentam pH urinário inferior ao normal, o que favorece a formação de cristais de ácido úrico, uma vez que o ácido úrico é menos solúvel que urato. Esses cristais têm a capacidade de aderir à superfície de células epiteliais renais e de induzir uma resposta inflamatória aguda local. Além do risco aumentado da formação de cálculos renais, tais efeitos têm também mostrado reduzir o ritmo de filtração glomerular. A "nefropatia gotosa", assim reconhecida, é caracterizada pela presença de fibrose intersticial, glomerulosclerose e arteriolosclerose renal, além de espessamento da parede arterial renal, causada por fibrose da íntima.

Em sua grande série de pacientes gotosos, Talbott e Terplan[11] descobriram graus variáveis de DRC na necropsia de quase 100% dos pacientes com nefropatia gotosa (arteriolosclerose, glomerulosclerose e fibrose intersticial). Desses, muitos indivíduos com gota também tinham condições coexistentes, tais como hipertensão e doença vascular, levando alguns especialistas a sugerirem que a lesão renal na gota foi secundária a estas últimas condições em vez de ácido úrico *per se*.

Mais recentemente, tem-se fortalecida a hipótese de que a hiperuricemia, decorrente da redução do ritmo de filtração glomerular em pacientes com DRC, causa lesão renal por mecanismos não associados com o depósito de cristais de ácido úrico. Essa constatação vem de estudos experimentais que observaram que, quando os animais de laboratório com DRC foram feitos hiperuricêmicos, a doença renal progrediu rapidamente, apesar da ausência de cristais no rim. Assim, a gota tem sido cada vez menos citada como causa de doença renal crônica.

Ao contrário do papel dos cristais de ácido úrico na doença renal, os efeitos não associados ao depósito desses cristais permanecem controversos. Postula-se que os mecanismos tóxicos imputados à hiperuricemia incluem: mediação de inflamação, indução de disfunção das células endoteliais, estímulo à proliferação de músculo liso vascular e aumento de estresse oxidativo[7]. Nesse contexto, altos níveis de ácido úrico podem ter um papel patogênico na inflamação intersticial, com consequente associação com a progressão da doença renal. Essa conclusão, enquanto controversa, é apoiada por estudos experimentais *in vitro* que mostram que o ácido úrico diminui a produção de óxido nítrico. Além do papel potencial na disfunção endotelial, a hiperuricemia experimental tem sido relatada como fator causal de arteriolopatia da artéria renal aferente e fibrose tubulointersticial por promover ativação do sistema renina-angiotensina-aldosterona, contribuindo para vasoconstrição renal e aumento da pressão arterial. Além disso, a hiperuricemia induz a produção sistêmica de citocinas, tais como fator de necrose tumoral-α (TNF-α) e expressão local de quimiocinas, tais como a proteína quimiotática de monócitos 1 (MCP-1) no rim e ciclo-oxigenase 2 (COX-2) nos vasos sanguíneos. Em longo prazo, todas essas alterações promovem o desenvolvimento de doença do sistema arteriolar aferente (arteriolosclerose), hipertrofia glomerular, com doença intersticial e glomerulosclerose.

É importante ressaltar que, em estudos experimentais, os efeitos da hiperuricemia foram particularmente impressionantes em animais com doença renal preexistente, nos quais essa alteração acelerou a hipertensão glomerular e as lesões vasculares, resultando no agravamento da proteinúria e piora do grau de disfunção renal, associada a agravamento da glomerulosclerose e doença tubulointersticial.

Em relação aos estudos que examinaram a ligação potencial entre o aumento dos níveis séricos de ácido úrico e a doença renal crônica nas duas últimas décadas, os resultados são conflitantes em alguns casos. Em modelos experimentais, o ácido úrico tem sido associado à lesão renal. Entretanto, em seres humanos nenhuma ligação definitiva entre ácido úrico e função renal foi estabelecida[12].

Apesar de os estudos epidemiológicos sugerirem que os níveis de ácido úrico mais elevados estão associados à perda acelerada da função renal, maior incidência de diálise e morte, muitas das associações foram limitadas pela colinearidade entre os níveis de ácido úrico e função renal[12]. O transplante renal não é exceção e também há poucos dados disponíveis sobre o papel independente do ácido úrico sobre a progressão da função renal em receptores de transplante[12]. De qualquer modo, o benefício potencial de reduzir o ácido úrico na progressão da doença renal crônica tem sido avaliado em apenas alguns poucos estudos.

Em um pequeno estudo randomizado de Siu *et al*[13], 54 pacientes hiperuricêmicos com DRC leve a moderada foram alocados para receber alopurinol (100-300mg/dia para normalizar níveis séricos de ácido úrico) *versus* nenhum tratamento (controle) e acompanhados por 12 meses. No final do período de seguimento, um número significativamente maior de participantes do grupo controle (16% *versus* 46%; p = 0,015) alcançou o desfecho combinado de aumento da creatinina sérica de 40% ou mais, diálise ou morte.

Mais recentemente, grande estudo realizado por Goicoechea *et al*[5] avaliaram 113 pacientes com DRC. Indivíduos com RFG estimado < 60mL/min foram aleatoriamente alocados para receber alopurinol 100mg/dia ou para continuarem com sua terapia usual (controle). Diminuição do nível de ácido úrico de 7,8 ± 2,1 para 6,0 ± 1,2mg/dL não foi associada com alteração significativa do RFG (40,8 ± 11,2 para 42,2 ± 13,2mL/min/1,73m^2), ao passo que o RFG caiu no grupo controle (de 39,5 ± 12,4 para 35,9 ± 12,3mL/min). O tratamento com alopurinol também foi associado com menos eventos cardiovasculares (7 no alopurinol *versus* 15 no grupo controle).

O único ensaio controlado por placebo, duplo-cego e randomizado que analisou o efeito de redução do ácido úrico na nefropatia diabética incluiu 40 pacientes com diabetes tipo 2 e seguiu os participantes por um período de 4 meses, tendo avaliado a proteinúria como desfecho. O pequeno número de participantes, a curta duração de seguimento e a falta de avaliação da função renal são limitações importantes desse estudo, embora não tenha mostrado redução significativa da proteinúria com o tratamento com alopurinol, que pareceu ser devido ao bloqueio do sistema renina-angiotensina-aldosterona[14].

Além dos trabalhos anteriormente mencionados, alguns estudos recentes também sugerem que o tratamento da hiperuricemia pode prevenir ou retardar o aparecimento de DRC. Estudo randomizado duplo-cego conduzido por Feig *et al*[15] mostraram que o tratamento de hiperuricemia em adolescentes com diagnóstico recente de hipertensão foi eficaz na redução da pressão arterial. Similar aos estudos mencionados acima, o alopurinol foi usado para diminuir os níveis séricos de ácido úrico e resultou em melhora significativa da pressão arterial sistólica e diastólica, quando comparado com placebo. Ainda permanece incerto se essa é uma abordagem anti-hipertensiva eficaz, em oposição ao padrão atual de tratamento, mas os resultados desse ensaio clínico pequeno levantam a possibilidade de que a redução do ácido úrico precoce pode prevenir o aparecimento de doença renal.

Também na tentativa de avaliar se a redução do ácido úrico pode impedir o surgimento de doença renal, Kanbay *et al*[16] realizaram um pequeno estudo de caso controle, no qual incluíram 59 indivíduos hiperuricêmicos com RGF estimado ≥ 60mL/min/1,73m^2. Eles foram tratados com alopurinol na dose de 300mg/dia durante 3 meses e foi observada melhoria na pressão arterial sistólica e diastólica, assim como aumento significativo no RFG estimado (a proteinúria permaneceu inalterada nesse estudo). Da mesma forma que os demais autores, também se cita que os resultados desse estudo, no entanto, precisam ser confirmados em estudos maiores, controlados com placebo, além de que ainda precisa ser avaliada se a redução farmacológica de ácido úrico é mais eficaz do que modificações dietéticas e de estilo de vida antes do surgimento da DRC.

Em geral, os inibidores da xantina oxidase, tais como alopurinol ou febuxostato, são os agentes preferidos para reduzir os níveis séricos de ácido úrico devido à sua eficácia, tanto para os pacientes que se encaixam na categoria "excesso de produção" quanto na "redução da excreção" de ácido úrico[6].

O alopurinol é metabolizado pela xantina oxidase a oxipurinol e ambos os substratos agem para inibir a xantina oxidase. Os pacientes com DRC podem estar em maior risco de toxicidade com alopurinol, a exemplo de erupção cutânea, intolerância gastrintestinal, leucopenia e reação de hipersensibilidade grave, uma vez que o oxipurinol tem eliminação renal. Por outro lado, alguns investigadores têm sugerido que a dosagem insuficiente de alopurinol em pacientes com DRC com gota leva a subtratamento. Assim, é amplamente recomendado iniciar com baixas doses de alopurinol em pacientes com DRC e de titular a dose lentamente para uma dose eficaz[2].

Já o febuxostato, um inibidor seletivo da xantina oxidase, tem sido apontado como seguro e eficaz para baixar os níveis séricos de ácido úrico e representa uma alternativa farmacológica ao alopurinol em pacientes hiperuricêmicos que apresentam intolerância àquela droga, valendo ressaltar que, diferente do alopurinol, sua dosagem não precisa ser modificada na DRC[2].

Alguns estudos avaliaram as duas drogas inibidoras da xantina oxidase (alopurinol e febuxostato). Em ensaio randomizado[17], duplo-cego, composto de 1.072 pacientes com gota, ácido úrico sérico > 8mg/dL, pacientes com doença renal crônica (creatinina sérica de 1,5-2mg/dL) foram comparados com indivíduos sem disfunção renal, para avaliar a eficácia dessas duas drogas quanto ao controle dos níveis de ácido úrico sérico. Os pacientes foram randomizados para receber febuxostato (até 240mg/dia), alopurinol (100-300mg/dia) ou placebo. O alvo de ácido úrico sérico era < 6mg/dL. Maior porcentagem de indivíduos com função renal comprometida alcançou o desfecho primário com febuxostato em comparação com o alopurinol, mas diarreia e episódios de tontura foram mais frequentes no grupo de febuxostato. Outro estudo[18] incluiu 2.269 pacientes, 65% dos quais tinham DRC com RGF estimado > 30mL/min/1,73m^2. Esses foram randomizados para febuxostato 40mg/dia, febuxostato 80mg/dia ou alopurinol 200mg/dia. O alvo do tratamento < 6mg/dL foi alcançado em 45% dos pacientes em uso do febuxostato 40mg/dia, 67% em febuxostato 80mg/dia e 42% dos doentes tratados com alopurinol 200mg/dia. Febuxostato 80mg/dia foi superior aos outros braços (p < 0,001). É importante ressaltar que quando administrados na população de indivíduos com DRC, os inibidores da xantina oxidase devem ser iniciados com uma dose mais baixa, com progressão lenta ao longo de 4-8 semanas.

Além dessas duas drogas, cujo mecanismo de ação visa interferir diretamente no metabolismo do ácido úrico, outros agentes podem ser utilizados para a redução dos níveis de ácido úrico, incluindo agentes uricosúricos, tais como probenecida e benzbromarona, além de losartana e fenofibratos, embora se saiba que tais fármacos exerçam efeitos uricosúricos leves[2].

O efeito potencial nefroprotetor de reduzir o ácido úrico, além de terapias tradicionais da DRC, é ainda apoiado pelos resultados de uma análise *post-hoc* do ensaio *RENAAL* (*Reduction of Endpoints in Non-Insulin-Dependent Diabetes Mellitus with the Angiotensin II Antagonist Losartan*)[19]. Nesse estudo, o risco de eventos renais diminuiu em 6% para cada 0,5mg/dL de decréscimo no nível sérico de ácido úrico sérico durante os primeiros 6 meses de tratamento com losartana. Os menores níveis de ácido úrico no grupo da losartana são muito provavelmente devido ao efeito uricosúrico dessa droga. Embora tais estudos sugiram que a redução de ácido úrico pode retardar a progressão da DRC, devido às suas muitas limitações, um papel para as terapias de redução do ácido úrico na DRC não pode ser defendido com base nesses resultados. Pelo contrário, os resultados de tais estudos implicam que estudos controlados, adequadamente desenhados, randomizados, controlados com placebo precisam ser conduzidos para avaliar objetivamente se as terapias de redução de ácido úrico beneficiariam pacientes com DRC.

Talaat e El-Sheikh realizaram um estudo interessante em que eles retiraram alopurinol de pacientes com DRC. Nesse estudo, houve piora marcada da pressão arterial, proteinúria e RFG nos indivíduos que não foram tratados com inibidores da enzima conversora da angiotensina[20].

Em revisão sistemática, Prasad e Qing[9] objetivaram resumir as evidências de ensaios clínicos randomizados sobre os benefícios e riscos da terapia de redução de ácido úrico nos desfechos renais. Oito estudos (476 participantes), avaliando o tratamento com alopurinol, foram elegíveis para a inclusão. Houve heterogeneidade significativa da função renal de base, causa da DRC e duração de seguimento em todos esses estudos. Em cinco ensaios, não houve diferença significativa na alteração do RFG da linha de base entre os braços de controle e alopurinol (diferença média de 3,1mL/min/1,73m^2, p = 0,75). Em três ensaios, o tratamento com alopurinol gerou aumentos na creatinina do basal (diferença média de 0,4mg/dL, p = 0,22). O alopurinol não teve nenhum efeito sobre a pressão arterial e proteinúria. Os dados para os efeitos da terapia com alopurinol na progressão para doença renal crônica terminal e morte eram escassos. Alopurinol teve efeitos incertos sobre os riscos de eventos adversos. Tal estudo concluiu que a terapia de redução de ácido úrico com alopurinol pode retardar a progressão de DRC. No entanto, estudos randomizados com poder adequado são necessários para avaliar os benefícios e riscos da terapia de redução de ácido úrico na DRC.

Na Escola Paulista de Medicina/UNIFESP, o manejo dos pacientes com doença renal crônica em tratamento conservador reconhece o papel do ácido úrico como fator importante de progressão da doença renal crônica, além dos já tradiconalmente conhecidos. Em nosso serviço, a abordagem da hiperuricemia crônica é multidisciplinar e leva em conta alguns elementos principais: mudanças no estilo de vida (ajuste da composição da dieta, interrupção do álcool, perda ponderal e atividade física regular), bem como o tratamento medicamentoso, em especial o uso do alopurinol como agente inibidor de xantina oxidase utilizado preferencialmente, pelo baixo custo e pela disponibilização pela rede pública de saúde. Destaca-se o papel de grande importância da equipe de nutrição que reforça o papel importante do controle da dieta como elemento fundamental na estratégia de tratamento. Em relação ao tratamento medicamentoso, o início do tratamento com alopurinol (exceto para os pacientes que já apresentam antecedente de gota) leva em consideração a tendência de aumento dos níveis séricos de ácido úrico à medida que a doença renal progride, com consequente redução do RFG. Para tanto, a introdução de alopurinol baseia-se na definição de hiperuricemia de acordo com valores de creatinina sérica (Cr). Assim, define-se hiperuricemia e inicia-se o tratamento quando os níveis séricos de ácido úrico forem: > 9mg/dL (se Cr ≤ 1,2mg/dL) ou > 10mg/dL (se Cr entre 1,5 e 2mg/dL) ou > 12mg/dL, caso valores de creatinina sérica maiores que os anteriormente mencionados.

Diante das evidências anteriormente expostas, é cada vez maior o reconhecimento do ácido úrico como elemento-chave no desenvolvimento e progressão da doença renal crônica, bem como nos desfechos principais a ela associados, em especial morbidade e mortalidade cardiovasculares. Sabe-se que as terapias atualmente estabelecidas para retardar a progressão da DRC (anti-hipertensivos e hipolipemiantes) resultam em 20% de redução do risco relativo de desfechos adversos renais e/ou cardiovasculares nessa população[9] e que, portanto, esforços são necessários para a compreensão de outros elementos associados à progressão da DRC.

Dentro desse contexto, trabalhos publicados atualmente são promissores e sugerem que pode haver papel para a terapia de redução de ácido úrico nessa população. Entretanto, esses estudos apresentam limitações metodológicas importantes, em especial pelo pequeno número de participantes e pela falta de um grupo placebo. Diante da importância do tema e considerando as limitações significativas da literatura atual, mais estudos com metodologia adequada são necessários antes de defender a redução de ácido úrico em pacientes com DRC como medida eficaz para impedir o surgimento e a progressão de disfunção renal, bem como para definir a melhor estratégia terapêutica para alcançar esse objetivo.

REFERÊNCIAS BIBLIOGRÁFICAS

1. National Kidney Foundation. K/DOQI clinical practice guidelines for chronic kidney disease: evaluation, classification, and stratification. *Am J Kidney Dis* 2002; **39**: S1-S266.

2. Jalal DI, Chonchol M, Chen W. Uric acid as a target of therapy in CKD. *Am J Kidney Dis* 2013; **61**: 134-146.
3. Sesso RC, Lopes AA, Thomé FS *et al.* Inquérito Brasileiro de Diálise Crônica 2013 – Análise das tendências entre 2011 e 2013. *J Bras Nefrol* 2014; **36**: 476-481.
4. Badve SV, Brown F, Hawley CM *et al.* Challenges of conducting a trial of uric-acid-lowering therapy in CKD. *Nat Rev Nephrol* 2011; 7: 295-300.
5. Goicoechea M, Vinuesa SG, Verdalles U *et al.* Effect of allopurinol in chronic kidney disease progression and cardiovascular risk. *Clin J Am Soc Nephrol* 2010; 5: 1388-1393.
6. Johnson RJ, Nakagawa T, Jalal D *et al.* Uric acid and chronic kidney disease: which is chasing which? *Nephrol Dial Transplant* 2013; **28**: 2221-2228.
7. Wan-Chun Liu WC, Hung CC, Chen SC *et al.* Association of hyperuricemia with renal outcomes, cardiovascular disease, and mortality. *Clin J Am Soc Nephrol* 2012; 7: 541-548.
8. De Cosmo S, Viazzi F, Pacilli A *et al.* Serum uric acid and risk of CKD in type 2 diabetes. *Clin J Am Soc Nephrol* 2015; **10**: 1921-1929.
9. Prasad Sah OS, Qing SYX. Associations between hyperuricemia and chronic kidney Ddisease: a review. *Nephrourol Mon* 2015; 7: 227-233.
10. Li L, Yang C, Zhao Y *et al.* Is hyperuricemia an independent risk factor for new-onset chronic kidney disease?: a systematic review and meta-analysis based on observational cohort studies. *BMC Nephrol* 2014; **15**: 122.
11. Talbott JH, Terplan KL. The kidney in goot. *Medicine* (Baltimore) 1960; **39**: 405-467.
12. Meier-Kriesche HU, Schold JD, Vanrenterghem Y *et al.* Uric acid levels have no significant effect on renal function in adult renal transplant recipients: evidence from the symphony study. *Clin J Am Soc Nephrol* 2009; **4**: 1655-1660.
13. Siu YP, Leung KT, Tong MK *et al.* Use of allopurinol in slowing the progression of renal disease through its ability to lower serum uric acid level. *Am J Kidney Dis* 2006; **47**: 51-59.
14. Momeni A, Shahidi S, Seirafian S. Effect of allopurinol in decreasing proteinuria in type 2 diabetic patients. Iran *J Kidney Dis* 2010; **4**: 128-132.
15. Feig DI, Soletsky B, Johnson RJ. Effect of allopurinol on blood pressure of adolescents with newly diagnosed essential hypertension: a randomized trial. *JAMA* 2008; **300**: 924-932.
16. Kanbay M, Huddam B, Azak A *et al.* A randomized study of allopurinol on endothelial function and estimated glomerular filtration rate in asymptomatic hyperuricemic subjects with normal renal function. *Clin J Am Soc Nephrol* 2011; **6**: 1887-1894.
17. Schumacher HR Jr, Becker MA, Wortmann RL *et al.* Effects of febuxostat versus allopurinol and placebo in reducing serum urate in subjects with hyperuricemia and gout: a 28-week, phase III, randomized, double-blind, parallel-group trial. *Arthritis Rheum* 2008; **59**: 1540-1548.
18. Becker MA, Schumacher HR, Espinoza LR *et al.* The urate-lowering efficacy and safety of febuxostat in the treatment of the hyperuricemia of gout: the CONFIRMS trial. *Arthritis Res Ther* 2010; **12**: R63.
19. Miao Y, Ottenbros SA, Laverman GD *et al.* Effect of a reduction in uric acid on renal outcomes during losartan treatment: a post hoc analysis of the reduction of endpoints in non-insulindependent diabetes mellitus with the Angiotensin II Antagonist Losartan Trial. *Hypertension* 2011; **58**: 2-7.
20. Talaat KM, El-Sheikh AR. The effect of mild hyperuricemia on urinary transforming growth factor beta and the progression of chronic kidney disease. *Am J Nephrol* 2007; **27**: 435-440.

Seção 8

Métodos Dialíticos

◆

52

PRESCRIÇÃO DE SÓDIO INDIVIDUALIZADO NO DIALISATO EM HEMODIÁLISE CLÁSSICA: EXISTE UM REAL BENEFÍCIO?

Adriana Amaral Pereira da Silva
Mauro Sérgio Martins Marrocos

◆

Qual o valor ideal do sódio no dialisato da hemodiálise clássica? Aquele valor que permitiria, conceitualmente, um equilíbrio ideal entre retenção de sódio e água, menor ativação do centro hipotalâmico da sede, menor ganho interdialítico, menor necessidade de ultrafiltração durante as sessões, melhor controle do estado de hidratação, maior controle da pressão arterial; ao mesmo tempo que preveniria a instabilidade hemodinâmica intradialítica, com redução de sintomas como dor abdominal, redução aguda da audição, zumbido, sensação de desfalecimento e, mesmo, episódios dramáticos de hipotensão arterial. Se o controle do estado de hidratação dos pacientes em hemodiálise é desejável, pois representa a principal causa da hipertensão arterial nesses pacientes, a prevenção da instabilidade hemodinâmica intradialítica não deve ser negligenciada, porque guarda relação causal com lesões isquêmicas cerebrais, que irão determinar sequelas funcionais, e com remodelamento miocárdico, peça-chave em um círculo vicioso de hipertrofia miocárdica, disfunção diastólica ou mesmo sistólica, menor resistência à ultrafiltração, hipotensão arterial durante as sessões e isquemia miocárdica subclínica.

A hemodiálise clássica oferece duas alternativas para o controle do estado de hidratação e da pressão arterial: ultrafiltração agressiva com remoção de 2 a 4 litros ao longo de 4 horas, realizada contra uma concentração fixa de sódio no dialisato, e uso de anti-hipertensivos. A conduta clínica do nefrologista não deve enveredar pelo dilema ultrafiltrar em excesso e isquemiar órgãos ou aceitar menor ultrafiltração e criar uma legião de hipertensos. Outras perguntas a serem feitas são: quais são as evidências disponíveis de que a prescrição de um valor individualizado de sódio no dialisato na hemodiálise clássica pode levar a alcançar esse estado de equilíbrio e quais são os mecanismos conhecidos que explicariam esse efeito?

Nos primórdios, os dialisadores utilizados não suportavam altas pressões transmembrana. A remoção da água durante a diálise era possível pelo uso de concentrações suprafisiológicas de glicose no dialisato (por exemplo, 1.800 a 2.800mg/dL), ocorrendo através da ultrafiltração osmótica. Como a osmolaridade era maior no dialisato do que no plasma, a água fluía do plasma para o dialisato. Se fosse utilizado um dialisato isonatrêmico, ocorreria necessariamente hipernatremia. William Kolff, nos seus experimentos iniciais, por exemplo, utilizava um dialisato com 127mEq/L de sódio. Posteriormente, membranas mais resistentes, que podiam suportar pressões transmembrana mais elevadas, foram desenvolvidas. Essas novas membranas deram origem aos dialisadores em placas e aos dialisadores capilares atuais, ambos com o compartimento do dialisato fechado, tornando-se possível remover o fluido alterando a pressão transmembrana (ultrafiltração hidrostática). Nos anos seguintes, o tempo das sessões pôde ser reduzido, pois a ultrafiltração necessária podia ser alcançada pela aplicação de maiores pressões transmembrana. Como consequência, a concentração do sódio no dialisato teve que ser aumentada para garantir maior ultrafiltração com estabilidade hemodinâmica, redução de sintomas associados e prevenir a síndrome do desequilíbrio[1,2]. Em 1963, 80% dos centros de diálise na Europa utilizavam concentração de sódio no dialisato de 130mEq/L[2]. Na década de 1980, a média da concentração do sódio, no Reino Unido, era de 134,7mEq/L; 61% dos pacientes norte-americanos eram dialisados contra uma concentração de sódio de 134 a 136mEq/L, em 1977[1,2]. Concentração de sódio de dialisato de 140mEq/L tornou-se a prescrição primária nos Estados Unidos desde meados da década de 1990, configurando-se como padrão de atendimento[3-5]. As prescrições de sódio no dialisato variam em todo o mundo. Em alguns países, uma concentração única de sódio no dialisato é preferida, enquanto em outros múltiplas prescrições são comuns[3,4]. Mendoza *et al*, em estudo transversal entre 1.084 pacientes clinicamente estáveis em hemodiálise, em 2010, na região da Califórnia, relataram que 52% dos pacientes eram dialisados contra concentração de sódio de dialisato de 140mEq/L; a porcentagem de pacientes com prescrição maior ou menor que 140mEq/L variava entre as diversas clínicas incluídas no estudo e um terço dos pacientes dialisava com perfis de sódio[5].

O balanço de sódio durante a diálise depende tanto de difusão (determinada pelo gradiente de concentração de sódio entre o soro do paciente e o dialisato) quanto de convecção (por meio de ultrafiltração)[6]. Aproximadamente 78% da remoção de sódio durante a hemodiálise ocorre por convecção e 22% por difusão[7]. Consideran do ultrafiltração usual de 2 a 4 litros por sessão em paciente com sódio sérico de 135mEq/L, seria possível retirar cerca de 270 a 540mEq (6,2 a 12g) de sódio. O consumo diário de sódio para homens e mulheres, respectivamente, no período de 2005 a 2006, nos Estados Unidos, foi de 4,08 e 2,86g[8]. Sarno F *et al,* utilizando dados da Pesquisa de Orçamentos Familiares 2008-2009, estimaram o consumo diário de sódio pela população brasileira em 4,7g para a ingestão calórica de 2.000kcal[9]. Deduz-se que, sem o auxílio da perda difusiva, e apenas com a perda convectiva, tornar-se-ia muito difícil alcançar balanço neutro ou negativo de sódio nos pacientes em programa de hemodiálise clássica, principalmente entre aqueles sem função renal residual.

Prescrição de concentração de sódio no dialisato maior que a do sódio sérico determina menor ocorrência de instabilidade hemodinâmica e câibras, mas leva a transferência de sódio do dialisato para o plasma, o que eleva a osmolaridade do fluido extracelular, estimula o centro da sede no hipotálamo com consequente aumento da ingestão de água, expansão do volume extracelular e hipertensão arterial. O gradiente de sódio (diferença entre o sódio do dialisato e o sódio sérico pré-diálise) mostrou-se associado de forma estatisticamente significativa com o ganho de peso interdialítico entre 1.084 pacientes clinicamente estáveis em hemodiálise[5]. Em estudo observacional do DOPPS com 29.593 pacientes, cada 2mEq/L de incremento na prescrição de sódio no dialisato esteve associado com aumento do ganho de peso interdialítico de, aproximadamente, 0,17% do peso corpóreo[3].

A prescrição de concentração de sódio no dialisato menor que a do sódio sérico determina a transferência de sódio do plasma para o dialisato, com melhor controle do estado de hidratação. Vários relatos de Tassin, na França, indicam que diálise longa e lenta, com rigorosa redução dietética do sódio e balanço intradialítico negativo de sódio assegurado pela sua prescrição individualizada no dialisato, está associada com o controle da hipertensão arterial livre de drogas em mais de 95% dos pacientes e maior sobrevida do que os informados por qualquer outro centro[10]. Estudo brasileiro com prescrição reduzida de sódio no dialisato (134mEq/L) resultou em melhor controle pressórico, avaliado por monitorização ambulatorial da pressão arterial[11]. Por outro lado, a prescrição de concentração de sódio no dialisato menor que a do sódio sérico leva à redução da osmolaridade plasmática, podendo determinar câibras e hipotensão.

Voltemos à primeira pergunta: Qual o valor ideal do sódio no dialisato na hemodiálise clássica? Aquele valor que permitiria, conceitualmente, um equilíbrio ideal entre retenção de sódio e água, menor ativação do centro hipotalâmico da sede, menor ganho interdialítico, menor necessidade de ultrafiltração durante as sessões, melhor controle do estado de hidratação, maior controle da pressão arterial; ao mesmo tempo que preveniria a instabilidade hemodinâmica intradialítica, com redução de sintomas como dor abdominal, redução aguda da audição, zumbido, sensação de desfalecimento e mesmo episódios dramáticos de hipotensão arterial.

Para melhor compreensão de como alcançar um balanço de sódio intradialítico neutro ou negativo, devem-se rememorar conceitos como concentração do sódio e sódio efetivo, equilíbrio de Gibbs-Donnan e individualidade da tonicidade plasmática: o sódio é o íon mais importante do fluido extracelular. O método ideal de dosagem do sódio sérico é aquele que avalia o sódio livre, não complexado, que representa o sódio difusível, que não sofre influência de proteínas anômalas e lipídios. Portanto, o ideal é a dosagem do sódio ionizável e não o sódio total. Essa dosagem pode ser obtida pela técnica de potenciometria direta. Além disso, para se obter a dosagem do sódio sérico real, também deve-se considerar a correção do valor do sódio sérico para glicemia, visto que a hiperglicemia desloca água do intracelular para o extracelular, reduzindo o sódio sérico. Em indivíduos com hiperglicemia, a cada 100mg/dL de glicose há aumento de 1,6mEq/L de sódio[1,7,11].

O sódio é o principal determinante da osmolaridade plasmática. A osmolaridade efetiva (tonicidade) refere-se ao número de partículas osmoticamente ativas, tais como sódio e glicose, que não podem deslocar-se livremente através das membranas celulares, levando ao deslocamento de água. Portanto, o sódio é o responsável pela distribuição de água através dos compartimentos intra e extracelulares.

No equilíbrio iônico entre o interstício e o intravascular ocorre o chamado equilíbrio de Gibbs-Donnan: a membrana capilar não é permeável a proteínas plasmáticas, que possuem carga negativa, isso provoca uma variação da concentração de íons por difusão através da membrana; para que seja mantida a eletroneutralidade, o plasma fica com menor concentração de ânions e maior concentração de cátions do que a água intersticial. Essa situação de equilíbrio iônico ocorre de maneira similar durante a hemodiálise. Proteínas plasmáticas que não conseguem atravessar a membrana do dialisador formam uma camada sobre essa, aprisionando cátions, como o sódio, devido a sua carga negativa, gerando um ultrafiltrado hipotônico (Fig. 52.1). Para que o balanço de sódio seja zero durante a hemodiálise, e não se podendo contar com uma ultrafiltração livre, o sódio no dialisato deve ser mais baixo que o sódio plasmático. Estima-se aproximadamente 3 a 7mEq/L[7,11].

Indivíduos com função renal normal apresentam um valor específico de osmolaridade plasmática (*set point* osmolar), valor esse variável entre os indivíduos. Acredita-se que os pacientes com insuficiência renal em hemodiálise também possuam um *set point* osmolar[12]. Gotch *et al* já haviam descrito variação mínima da tonicidade sérica de indivíduos não diabéticos durante um ano. Os autores observaram variação menor que 2mEq/L mês a mês no valor do sódio sérico pré-diálise[13]. Estudos têm verificado que essa população apresenta níveis séricos de sódio pré-hemodiálise estáveis a longo prazo e que o sódio sérico não guarda relação com o sódio do dialisato[1,3]. Dessa forma, ao final da diálise, os indivíduos que a realizam com o sódio do dialisato maior que seu *set point* osmolar apresentarão sódio sérico semelhante ao do dialisato. A ativação do mecanismo de sede determinará maior ingestão hídrica até o retorno ao seu valor específico de osmolaridade plasmática[14]. Exigir dos indivíduos em hemodiálise restrição de líquidos, sem fornecer orientações sobre a restrição de sal, é irracional e desumano.

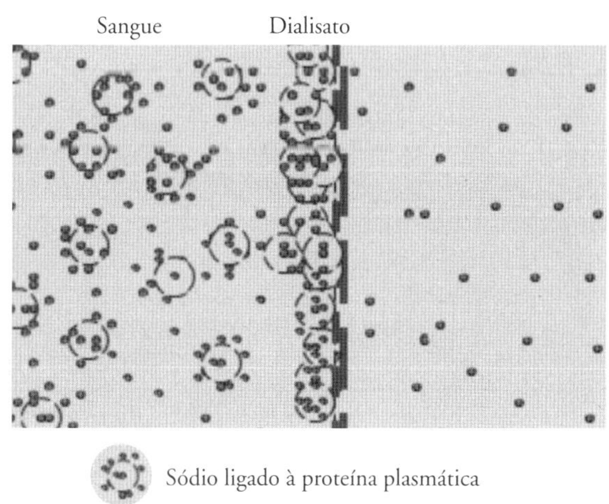

Figura 52.1– Equilíbrio de Gibbs-Donnan na hemodiálise.

O cálculo do sódio individualizado no dialisato pode ser feito por meio da fórmula:

$$Na_i = (Na_1 + Na_2 + Na_3) \times 0{,}95$$

Onde: Na_i = sódio individualizado; $Na_{1,2\ e\ 3}$ = sódio sérico pré-diálise de 3 sessões, seguidas ou não, e com o paciente estável em diálise; 0,95 = fator de correção para o equilíbrio de Gibbs-Donnan[15].

Apesar da disponibilidade de uma variedade de anti-hipertensivos, a prevalência de hipertensão arterial em pacientes em hemodiálise é de 50 a 90%[1,16]. A hipertensão arterial sistêmica pode causar hipertrofia ventricular esquerda, dilatação das câmaras cardíacas, distribuição inadequada de fluxo coronariano no sangue, isquemia miocárdica, fibrose do miocárdio, insuficiência cardíaca e arritmias, ou seja, agrava o risco cardiovascular, que é a principal causa de morte nos pacientes com doença renal crônica terminal[16]. Estudo de Davenport *et al* apontaram que a ocorrência de hipotensão intradialítica era significantemente maior naqueles centros, na área da grande Londres, que conseguiam alcançar melhor as metas de controle pressórico[17]. Entretanto se sabe que a hipotensão intradialítica constitui fator independente associado com mortalidade em indivíduos em hemodiálise[18].

A sobrecarga hídrica é um fator de risco modificável e que tem sido associada ao aumento da mortalidade a longo prazo em pacientes em hemodiálise, além de ser uma das principais causas de internação nessa população[19,20]. Wizemann *et al*[20], em estudo prospectivo, revelaram ocorrência de mortalidade duas vezes maior entre os pacientes hipervolêmicos. Chazot *et al*, analisando a mortalidade entre pacientes em hemodiálise com ou sem sobrecarga hídrica avaliada por bioimpedância, verificaram mortalidade por ano de 11,2% no grupo hipervolêmico e de 6% no grupo normovolêmico ($p < 0{,}001$)[19]. Também foi verificada a tendência a menores valores de pressão sistólica pré-diálise no grupo normovolêmico[19]

O KDOQI (*Kidney Diseases Outcomes Quality Initiatives*), baseado no estudo USRDS (*United States Renal Data System*) Waves 3 e 4, cita que ganho de peso interdialítico maior que 4,8% está associado com o aumento da mortalidade (HR = 1,12)[21,22]. Em publicação de 2006, o DOPPS (*Dialysis Outcomes and Practice Patterns Study*) descreveu maior frequência de hipotensão intradialítica e maior mortalidade geral com taxa de ultrafiltração acima de 10mL/kg/h[23].

Aumento do risco de morte cardiovascular de 25% foi relatado em grande estudo observacional de pacientes com doença renal terminal entre aqueles com ganho de peso interdialítico maior que 4kg, em comparação com 1,5 a 2kg[24].

Eventos cardiovasculares continuam a ser a principal causa de mortalidade da população em hemodiálise[20]. A sobrecarga crônica de líquidos nessa situação está associada à hipertrofia ventricular esquerda e aos níveis séricos elevados de biomarcadores de mortalidade cardíacos como a troponina e o peptídeo natriurético cerebral (pró-BNP)[25]. Velasco *et al* demonstraram por bioimpedância que pacientes em hemodiálise, normovolêmicos, apresentavam menores valores de pró-BNP, troponina e menor hipertrofia ventricular esquerda[25].

As evidências atuais quanto aos efeitos da prescrição individualizada do sódio no dialisato estão sumarizadas a seguir.

De Paula *et al*, em 2004, randomizaram 27 pacientes sem propensão à instabilidade hemodinâmica intradialítica e sem *diabetes mellitus* em estudo *single-blind* e *cross-over*. Os indivíduos foram submetidos a 9 sessões consecutivas de HD, com concentração de sódio no dialisato de 138mEq/L, seguidas por 9 sessões com prescrição individualizada de sódio no dialisato. Os autores relataram redução significativa do ganho de peso interdialítico (2,9 *versus* 2,3kg), da pontuação em escala de sede e dos episódios de hipotensão durante as sessões. Ocorreu redução significativa da pressão arterial pré-diálise apenas naqueles que a apresentavam elevada antes do estudo (ΔBP = –15,6/–6,5mmHg, $p < 0{,}001$ para pressão sistólica pré-diálise e $p < 0{,}001$ para pressão diastólica pré-diálise)[15].

Sayarlioglu *et al* realizaram intervenção em grupo de 18 pacientes prevalentes em hemodiálise, dividindo o grupo de acordo com o sódio sérico pré-diálise basal. Os indivíduos com sódio sérico menor que 137mEq/L dialisaram contra sódio do dialisato de 135mEq/L, e aqueles com sódio sérico maior que 137mEq/L dialisaram contra sódio do dialisato de 137mEq/L. As pressões médias pré-diálise, sistólica e diastólica, respectivamente, eram 179,7 ± 24,8mmHg e 100,6 ± 12,8mmHg. A redução da concentração de sódio no dialisato, durante 8 semanas, com base nos níveis pré-diálise de sódio sérico dos indivíduos, foi capaz de reduzir significantemente a pressão arterial sistólica e parâmetros ecocardiográficos, como o diâmetro sistólico do ventrículo esquerdo, a pressão da artéria pulmonar e o diâmetro da veia cava inferior[26].

Arramreddy *et al* relataram que, em programa de hemodiálise convencional com 13 pacientes, a redução escalonada semanal da prescrição do sódio do dialisato em 2-3mEq/L até sua individualização em relação ao sódio sérico pré-diálise foi associada à diminuição significativa do ganho de peso interdialítico, sem alteração na proporção de sessões com cãibras ou hipotensão intradialítica[27].

Recente estudo iraniano de 2015 comparou a prescrição individualizada de sódio com o perfil de sódio em grupo de 40 pacientes por período de 9 sessões de hemodiálise. Aos indivíduos com média do sódio sérico menor que 137mEq/L foi determinado nível de sódio no dialisato fixo de 135mEq/L; 137mEq/L de sódio no dialisato foi determinado para todos os outros. Nenhum paciente apresentou episódios de hipotensão (redução de 40 e 20mmHg na pressão arterial sistólica e diastólica, respectivamente). A pressão arterial sistólica diminuiu significativamente após a hemodiálise usando sódio individualizado ($p < 0{,}001$) e nenhuma diferença foi detectada entre os valores antes e após a hemodiálise usando o perfil de sódio[16].

Nosso grupo acompanhou os efeitos da prescrição de sódio individualizado, durante um ano, sobre variáveis como ganho interdialítico, controle pressórico, ocorrência de cãibras e hipotensão, no Hospital do Servidor Público Estadual de São Paulo, entre 8 pacientes (5 homens e 3 mulheres), com níveis pressóricos controlados de acordo com aqueles preconizados pelo *National Kidney Foundation Kidney Disease Outcomes Quality Initiative* (NKF KDOQI), por meio de medicamentos. Os indivíduos eram prevalentes em hemodiálise clássica (média de 111,3 meses, variando de 16 a 348 meses) e apresentavam idade média de 62,6 ± 22,9 anos. A determinação do sódio individualizado no dialisato foi realizada por meio da média de três valores do sódio pré-diálise da segunda sessão da semana, multiplicada por 0,95, como fator de correção para o equilíbrio de Gibbs-Donnan. O ganho interdialítico, o controle pressórico por meio do número de medicações em uso, a ocorrência de cãibras e hipotensão foram avaliados nos meses 0, 4, 8 e 12. O valor do sódio padrão no dialisato, para todos os indivíduos, era de 140mEq/L (*in press*).

Observamos que a correlação entre o ganho interdialítico ajustado para o peso seco estimado e o gradiente de concentração entre o sódio do dialisato e o sódio sérico no mês zero foi significativa (coeficiente de correlação de Pearson = 0,556; p = 0,023). Regressão linear simples indicou que 30,9% da variação do ganho interdialítico ajustado para o peso seco foi devido ao gradiente do sódio entre o dialisato e o plasma (Fig. 52.2). De Paula *et al* haviam referido esse valor como 42%[15].

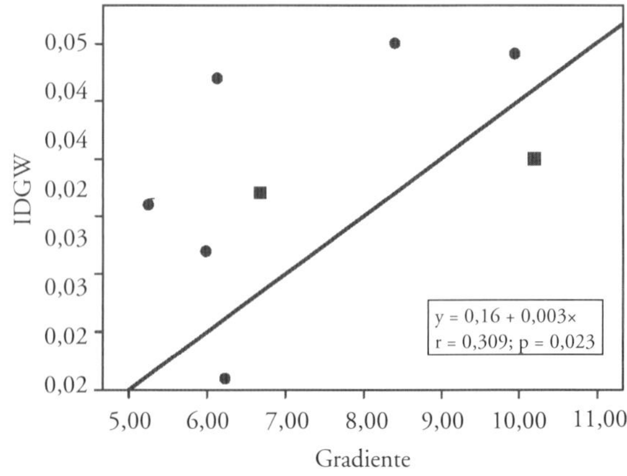

Figura 52.2 – Correlação entre o ganho de peso interdialítico normatizado para o peso seco estimado (IDGW) e o gradiente de sódio entre o dialisato e o plasma.

Observamos tendência à queda do ganho de peso interdialítico a partir do oitavo mês de seguimento. No 12º mês, a redução média do ganho de peso interdialítico foi de 562mL, com significância estatística (Tabela 52.1 e Fig. 52.3).

Não houve diferenças significativas entre as médias das pressões pré-hemodiálise e pós-hemodiálise, sistólica e diastólica, nem alteração no número de classes de anti-hipertensivos em uso no final do seguimento ($p = 0,657$). Não houve diferença no número de sessões de hemodiálise com hipotensão ou cãibras entre o início do estudo (com concentração de sódio padrão) e o 12º mês de seguimento com prescrição de sódio individualizada.

A redução observada no ganho de peso interdialítico foi tardia; em intervenção com grupo maior de pacientes talvez pudesse ter sido observada mais precocemente. A prescrição de sódio individualizado foi segura. Não foi observado aumento da ocorrência de cãibras ou instabilidade hemodinâmica durante as sessões.

Essa demora em se observar redução do ganho de peso interdialítico com a prescrição do sódio individualizada em nossa experiência está de acordo com o denominado *lag phenomenon* (fenômeno do atraso), descrito por Charra na sua prática clínica em Tassin[28], em que a redução da pressão arterial pré-diálise é observada por até 6 a 9 meses após a instituição de controle rigoroso de sal na dieta e de programa de hemodiálise longa com balanço negativo de sódio. Twardowsky sugere que o *lag phenomenon* seria semelhante àquele observado nas adaptações hemodinâmicas observadas em modelos experimentais de doença renal crônica, como em cães com massa renal reduzida a 30%, e àquele responsável pelos efeitos anti-hipertensivos da terapia diurética. Em ambos os exemplos, as alterações da resistência vascular periférica (aumento e redução, respectivamente), aparentemente relacionadas ao conteúdo corpóreo de sal, seriam o motivo[29]. O *lag phenomenon*, reconhecido por vários grupos, está associado com redução adicional na pressão sanguínea sem diminuição adicional da água extracelular. Ocorre por redução da resistência periférica com manutenção do débito cardíaco e ausência de hipotensão postural após diálise. A possível explicação para esse fenômeno de atraso pode ser encontrada na redução do conteúdo corpóreo de sódio não osmoticamente ativo, que necessitaria de um longo tempo sob balanço negativo de sódio na hemodiálise para normalizar[28]. Titze *et al*,

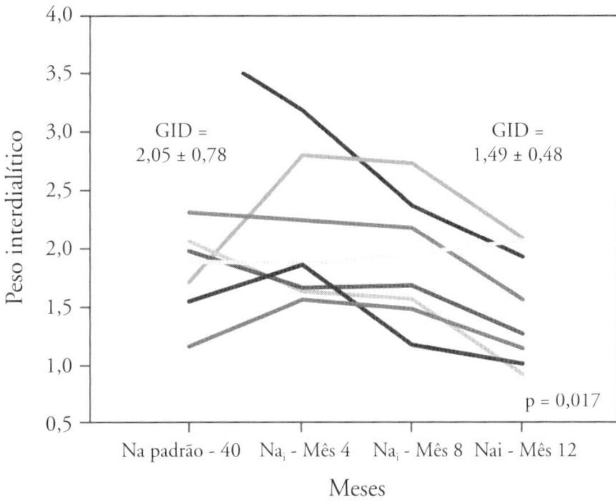

Figura 52.3 – Comportamento individual do ganho de peso interdialítico.

em uma série de elegantes trabalhos em modelos animais, revelaram a existência de armazenamento de sódio de forma osmoticamente inativa em vários tecidos, como osso, cartilagem, tecido subcutâneo[30]. Em ratos Sprague-Dawley, a oferta de solução hipotônica de sódio (0,1%), em comparação à de solução hipertônica (8%), durante 6 semanas, leva à redução de 9% no conteúdo corpóreo total de sódio. A mobilização desse sódio osmoticamente inativo esteve associado com redução de glicosaminoglicanos sulfatados e de carga negativa[31]. O componente inflamatório desse modelo é sugerido pela presença de macrófagos circundando os depósitos de sódio osmoticamente inativos ligados a glicosaminoglicanos. Machnik *et al* relataram que células do sistema monocítico fagocitário são responsáveis pela secreção do *vascular endotelial growth factor,* que determina hiperplasia e adensamento da rede de capilares linfáticos do subcutâneo. Depleção de células do sistema monocítico fagocitário ou aprisionamento do *vascular endotelial growth fator* pela forma solúvel do seu receptor aumenta a retenção de volume intersticial hipertônica, diminui a expressão da sintase do óxido nítrico endotelial e eleva a pressão arterial em resposta à solução hipertônica de sódio[32].

Recentemente, por meio de técnica não invasiva de ressonância magnética, Dahlmann *et al* avaliaram o sódio tecidual e sua remoção em 24 pacientes em hemodiálise. Após o procedimento, pacientes com menores níveis

Tabela 52.1 – Ganho interdialítico (GID): sódio padrão (140mEq/L) e sódio individualizado (Na_i).

	Na padrão – 140	**Na_i – mês 4**	**Na_i – mês 8**	**Na_i – mês 12**	**p***
Média GID ± DP (Lts)	2,05 ± 0,78	2,10 ± 0,60	1,89 ± 0,51	1,49 ± 0,48[a,b]	0,017

*ANOVA

[a]Diferença significativa ao nível de 0,05, entre o mês 12 e 0, pelo método de Holm-Sidak.

[b]Diferença significativa ao nível de 0,05, entre o mês 12 e 4, pelo método de Holm-Sidak.

séricos de *vascular endotelial growth fator* apresentavam maior conteúdo de sódio na pele em relação àqueles com maiores níveis. A idade esteve associada com maior conteúdo de sódio tecidual nos indivíduos controles. Os autores concluíram que mecanismos teciduais locais de *clearance* de sódio relacionados à idade e ao vascular *endotelial growth factor* podem determinar a eficácia da retirada desse sódio dos seus depósitos osmoticamente inativos[33].

Outras alterações inflamatórias de reversão lenta com a hemodiálise também são implicadas no *lag phenomenon*, como a ativação da via proteinoquinase ativada por mitógenos (MAPK), induzindo inibição da sintase do óxido nítrico, aumento na dimetilarginina assimétrica e estimulação da formação de fator de crescimento transformador-beta[29].

Por outro lado, dados de alguns estudos lançam uma sombra sobre a segurança da prescrição de sódio individualizado do dialisato: Waikar *et al*, em análise *post hoc* do estudo HEMO, demonstraram que menores níveis de sódio sérico pré-diálise estão independentemente associados com risco aumentado de morte. O estudo não apresentava os valores utilizados de sódio no dialisato, e, na verdade, seus resultados poderiam estar sofrendo viés por comorbidades relacionadas a menor sódio sérico[34]. McCausland *et al*, em estudo retrospectivo com 2.272 indivíduos, demonstraram que: 1. o sódio sérico pré-diálise não está associado com a prescrição do sódio no dialisato; 2. a relação entre o sódio do dialisato, o sódio sérico e a mortalidade é variável. Para cada incremento de 4mEq/L no sódio sérico, o risco de morte foi de 0,72 (IC 95% 0,63-0,81) para dialisato com menor concentração de sódio, comparado com 0,86 (IC 95% 0,75-0,99) para dialisato com maior concentração. Os autores hipotetizaram que indivíduos com menor sódio sérico tratados com dialisato com maior concentração de sódio poderiam estar apresentando maior mortalidade como resultado de súbita alteração osmolar ou da tonicidade[6]. Análise prospectiva do DOPPS, com 29.593 pacientes, verificou associação entre maior risco de morte com menor sódio sérico – risco de morte ajustado foi de 0,88 para cada aumento de 2mEq/L do sódio do dialisato (IC 95% 0,83-0,94)[3]. Entre indivíduos incidentes em hemodiálise parece que tanto a hiponatremia quanto a hipernatremia estão associadas com maior mortalidade a curto prazo[35].

Ao mesmo tempo, Thein *et al* relataram que a redução da prescrição do sódio do dialisato, em um único centro, de 141 para 138mEq/L, durante período de 8 meses, foi segura e bem tolerada e constituiu meio eficaz para melhor controle pressórico sem alteração do sódio da dieta[36].

Os estudos com prescrição de sódio individualizada de acordo com o sódio sérico pré-diálise são encorajadores, mas não são ainda suficientes para oferecer respostas quanto a sua segurança, principalmente entre aqueles com menores valores de sódio sérico pré-diálise. Por exemplo: ao se fazer o cálculo do sódio necessário para compensar o equilíbrio de Gibbs-Donnan, não são incomuns valores do sódio no dialisato necessários para se alcançar balanço negativo do íon por difusão menor que 130mEq/L. Os dados disponíveis não permitem responder se o método pode ser utilizado para pacientes incidentes em hemodiálise, se há efeitos da sazonalidade, sexo, idade ou comorbidades.

As sobrecargas de sódio e hídrica são adjuntos na morbidade e mortalidade da população em hemodiálise. O enfoque de prescrição adequada da hemodiálise baseada apenas no Kt/V_{ureia} é insuficiente. Uma iniciativa *volume first* se configura como abordagem potencial para a melhora dos resultados. A prescrição de sódio individualizado no dialisato pode representar ferramenta para tal. A necessidade de ensaios clínicos que forneçam orientações claras quanto à prescrição individualizada de sódio no dialisato é evidente.

Agradecimento

Agradecimento especial à Larissa S. Assis pela ajuda na redação do texto.

REFERÊNCIAS BIBLIOGRÁFICAS

1. Mendoza JM, Arramreddy R, Schiller B. Dialysate sodium: choosing the optimal hemodialysis bath. *Am J Kidney Dis* 2015; **66**: 710-720.
2. Drukker W, Parsons FM, Maher JF (eds). *Replacement of Renal Function by Dialysis: A Textbook of Dialysis*, 2nd ed. Kluwer Boston Inc: Boston, MA, 1983, pp 148-170.
3. Hecking M, Karaboyas A, Saran R *et al.* Predialysis serum sodium level, dialysate sodium, and mortality in maintenance hemodialysis patients: the Dialysis Outcomes and Practice Patterns Study (DOPPS). *Am J Kidney Dis* 2012; **59**: 238-248.
4. Hecking M, Karaboyas A, Saran R *et al.* Dialysate sodium concentration and the association with interdialytic weight gain, hospitalization, and mortality. *Clin J Am Soc Nephrol* 2012; **7**: 92-100.
5. Mendoza JM, Sun S, Chertow GM *et al.* Dialysate sodium and sodium gradient in maintenance hemodialysis: a neglected sodium restriction approach? *Nephrol Dial Transplant* 2011; **26**: 1281-1287.
6. McCausland FR, Brunelli SM, Waikar SS. Dialysate sodium, serum sodium and mortality in maintenance hemodialysis. *Nephrol Dial Transplant* 2012; **27**: 1613-1618.
7. Lee SW. Sodium balance in maintenance hemodialysis. *Electrolyt Blood Press* 2012; **10**: 1-6.
8. US Department of Agriculture, Agricultural Research Service. 2008. Nutrient intakes from food: mean amounts consumed per individual, one day, 2005-2006.http://www.ars.usda.gov/SP2UserFiles/Place/12355000/pdf/0506/usual_nutrient_intake_vitD_ca_phos_mg_2005-06.pdf. Accessed January 15, 2010.
9. Sarno F, Claro RM, Levy RB *et al.* Estimated sodium intake for the Brazilian population. *Rev Saude Publica* 2013; **47**: 571-578.
10. Diaz-Buxo JA. Beyond thrice-weekly hemodialysis. *Hemodial Int* 2005; **9**: 309-313.
11. Coelho RM. Efeitos da redução do sódio do dialisato na pressão arterial de pacientes em hemodiálise. Aracaju. Dissertação [Mestrado em Ciências da Saúde] – Universidade Federal de Sergipe; 2011.

12. Tomson CRV, Shrestha SM. The pivotal role of sodium balance in control of blood pressure in dialysis patients. *Hemodial Int Suppl* 2007; **11**: S21-S26.
13. Flanigan MJ. Role of sodium in hemodialysis. *Kidney Int Suppl* 2000; **58**: S72-S78.
14. Flanigan MJ, Khairullah QT, Lim VS. Dialysate sodium delivery can alter chronic blood pressure management. *Am J Kidney Dis* 1997; **29**: 383-391.
15. de Paula FM, Peixoto AJ, Pinto LV *et al.* Clinical consequences of an individualized dialysate sodium prescription in hemodialysis patients. *Kidney Int* 2004; **66**: 1232-1238.
16. Shahgholian N, Hashemi MS, Shahidi S. Efficacy of stepwise sodium profile versus individualized dialysate sodium in blood pressure control among hemodialysis patients. *Iran J Nurs Midwifery Res* 2015; **20**: 12-16.
17. Davenport A, Cox C, Thuraisingham R. Achieving blood pressure targets during dialysis improves control but increases intradialytic hypotension. *Kidney Int* 2008; **73**: 759-764.
18. Shoji T, Tsubakihara Y, Fujii M *et al.* Hemodialysis-associated hypotension as an independent risk factor for two-year mortality in hemodialysis patients. *Kidney Int* 2004; **66**: 1212-1220.
19. Chazot C, Wabel P, Chamney P *et al.* Importance of normohydration for the long-term survival of haemodialysis patients. *Nephrol Dial Transplant* 2012; **27**: 2404-2410.
20. Wizemann V, Wabel P, Chamney P *et al.* The mortality risk of overhydration in haemodialysis patients. *Nephrol Dial Transplant* 2009; **24**: 1574-1579.
21. KDOQI Clinical practice guidelines for hemodialysis adequacy, update 2006. *Am J Kidney Dis Suppl* 2006; **48**: S2-S90.
22. Foley RN, Herzog CA, Collins AJ. Blood pressure and long-term mortality in United States hemodialysis patients: USRDS Waves 3 and 4 Study. *Kidney Int* 2002; **62**: 1784-1790.
23. Saran R, Bragg-Gresham JL, Levin NW *et al.* Longer treatment time and slower ultrafiltration in hemodialysis: Associations with reduced mortality in the DOPPS. *Kidney Int* 2006; **69**: 1222-1228.
24. Kalantar-Zadeh K, Regidor DL, Kovesdy CP *et al.* Fluid retention is associated with cardiovascular mortality in patients undergoing long-term hemodialysis. *Circulation* 2009; **119**: 671-679.
25. Velasco N, Chamney P, Wabel P *et al.* Optimal fluid control can normalize cardiovascular risk markers and limit left ventricular hypertrophy in thrice weekly dialysis patients. *Hemodialysis Int* 2012; **16**: 465-472.
26. Sayarlioglu H, Erkoc R, Tuncer M *et al.* Effects of low sodium dialysate in chronic hemodialysis patients: an echocardiographic study. *Ren Fail* 2007; **29**: 143-146.
27. Arramreddy R, Sun SJ, Munoz Mendoza J *et al.* Individualized reduction in dialysate sodium in conventional in-center hemodialysis. *Hemodialysis Int* 2012; **16**: 473-480.
28. Charra B, Bergström J, Scribner BH. Blood pressure control in dialysis patients: importance of the lag phenomenon. *Am J Kidney Dis* 1998; **32**: 720-724.
29. Twardowski ZJ. Sodium, hypertension, and an explanation of the "Lag Phenomenon" in hemodialysis patients. *Hemodialysis Int* 2008; **12**: 412-425.
30. Titze J, Bauer K, Schafflhuber M *et al.* Internal sodium balance in DOCA-salt rats: a body composition study. *Am J Physiol Renal Physiol* 2005; **289**: F793-F802.
31. SchafflhuberM, Volpi N, Dahlmann A *et al.* Mobilization of osmotically inactive Na+ by growth and by dietary salt restriction in rats. *Am J Physiol Renal Physiol* 2007; **292**: F1490-F1500.
32. Machnik A, Neuhofer W, Park JK *et al.* Macrophages regulate salt-dependent volume and blood pressure by a vascular endothelial growth factor-c–dependent buffering mechanism. *Nature Medicine* 2009; **15**: 545-552.
33. Dahlmann A, Dorfelt K, Eicher F *et al.* Magnetic resonance-determined sodium removal from tissue stores in hemodialysis patients. *Kidney Int* 2015; **87**: 434-441.
34. Waikar SS, Curhan GC, Brunelli SM. Mortality associated with low serum sodium concentration in maintenance hemodialysis. *Am J Med* 2011; **124**: 77-84.
35. Rhee CM, Ravel VA, Ayus JC *et al.* Pre-dialysis serum sodium and mortality in a national incident hemodialysis cohort. *Nephrol Dial Transplant* 2016; **31**: 992-1001.
36. Thein H, Haloob I, Marshall MR. Associations of a facility level decrease in dialysate sodium concentration with blood pressure and interdialytic weight gain. *Nephrol Dial Transplant* 2007; **22**: 2630-2639.

53

PAPEL DA BIOIMPEDÂNCIA ELÉTRICA NA AVALIAÇÃO DO ESTADO NUTRICIONAL E VOLÊMICO EM PACIENTES EM HEMODIÁLISE

Francieli Cristina Delatim Vannini
Pasqual Barretti

◆

A técnica de bioimpedância elétrica (BIA) é considerada um método não invasivo e com custo relativamente baixo para avaliação e monitoração do estado nutricional e volume corporal em portadores de doença renal crônica (DRC). O aparelho de BIA é de fácil manuseio, portátil e não requer operador altamente treinado e seus resultados têm boa reprodutibilidade. No entanto, também pode sofrer influências pelo estado de hidratação, especialmente em pacientes com longo tempo em hemodiálise, que normalmente acumulam de 1 a 4 litros entre duas sessões consecutivas[1]. Embora existam muitas técnicas de BIA, as mais comumente utilizadas podem ser classificadas pela frequência como a monofrequencial, que emite apenas uma frequência (50kHz), análise de multifrequência, com mais de uma frequência (5, 50 e 100kHz) e espectroscopia multifrequencial, com uma gama de frequências (5 a 1.000kHz).

As técnicas de multifrequência são subdivididas em espectroscopia ou segmentar. A BIA é capaz de determinar o grau de sobrecarga de volume utilizando um compartimento de três modelos de distribuição de fluido; essa técnica foi validada em indivíduos normais[2,3]. No entanto, dadas as premissas do subjacente modelo, a técnica tem algumas limitações inerentes quando utilizada em pacientes em hemodiálise, especialmente naqueles com sobrecarga de líquido substancial[4]. Métodos segmentar de BIA faz leituras em vários segmentos do corpo (braços, pernas, panturrilhas e tronco) e são geralmente contínuos ao longo do período de medição[5].

O objetivo desses métodos é detectar continuamente a mudança dos valores de BIA durante a ultrafiltração, de modo que, quando houver a variação da medida de BIA com a remoção de fluido, o paciente estaria se aproximando do peso seco[6,7]. Em um estudo, os indivíduos que estavam acima 0,75 ± 0,55kg do peso, se determinado pela BIA segmentar (panturrilha), apresentaram hipotensão[8]. Uma importante limitação BIA segmentar é que o paciente deve permanecer imóvel durante as medições ou devem-se realizar medidas seriadas.

Outra metodologia é a análise de vetor da BIA (BIVA), que tem sido utilizada tanto em indivíduos que realizam hemodiálise quanto naqueles em diálise peritoneal[9,10]. A BIA fornece os dados de resistência e reactância, o comprimento do vetor desses dados reflete o grau de hidratação dos tecidos e, com o aumento do vetor por meio da ultrafiltração, indica menor hidratação coporal. Menor vetor no período que antecede a diálise indica maior hidratação dos tecidos moles, que está associada com a menor sobrevida de pacientes em hemodiálise[11]. Recentemente, as medidas de BIVAs demonstraram ter uma acurácia razoável na discriminação da dispneia cardíaca e não cardíaca (sensibilidade de 69% e especificidade de 70%)[12]. No entanto, não há grandes ensaios clínicos utilizando a BIVA para determinar o perfil de volume, assim como auxiliar na definição de metas da ultrafiltração.

AVALIAÇÃO DA ÁGUA CORPORAL PELA BIOIMPEDÂNCIA ELÉTRICA

A hiper-hidratação é comum em indivíduos sob terapia hemodialítica e essa condição pode levar a hipertensão, hipertrofia ventricular esquerda e mortalidade por causa cardiovascular[13]; além dessas condições, têm sido descrita recentemente a associação da hiper-hidratação com a hipotensão, edema periférico e pulmonar, falência cardíaca e outros eventos cardiovasculares[14,15], portanto a monitorização e o controle do volume são essenciais para a sobrevida desses indivíduos.

Recentemente, a BIA tem sido proposta como um método promissor no monitoramento e avaliação do estado nutricional de pacientes em diálise. A BIA apresenta boa relação com os métodos comumente utilizados para para a avaliação do estado de hidratação[16]. Van de Pol *et al*[16] observaram o diâmetro da veia cava superior e níveis de peptídeo natriurético cerebral em pacientes em hemodiálise com maior relação água corporal total/peso.

Há na literatura um número significativo de estudos que propõem um ponto de corte para avaliar e monitorar o estado de hidratação de portadores de doença renal crônica a partir da BIA multifrequencial. Katzarski *et al*[17], usando a BIA multifrequencial, validaram um parâmetro para a avaliação do estado de hidratação em hemodiálise, no entanto, são escassos os estudos utilizando BIA monofrequencial com esse objetivo. Estudo recentemente publicado pelo nosso grupo avaliou a partir da BIA unifrequencial, o melhor ponto de corte da água corporal total capaz de prever o descontrole pressórico em hemodiálise. O melhor ponto de corte foi uma sobrecarga de fluidos pré-diálise de 1,4 litro, com sensibilidade de 69% e especificidade de 67%, a sobrecarga pré-diálise de líquidos foi o melhor parâmetro para prever a falta de controle da pressão arterial, sendo possível, a partir desse ponto de corte, monitorar a pressão arterial na rotina clínica diária[18].

No entanto, ainda há inúmeras discussões sobre como determinar o peso seco ideal desses indivíduos. Embora existam várias definições para o peso seco, um conceito unificado pode ser descrito como menor peso de saída da diálise, em que o paciente está próximo do estado de hidratação normal, ou sem sintomas de hiper ou hipo-hidratação durante ou após o final do tratamento hemodialítico[19]. Outras definições, como a pressão arterial e o volume de água extracelular estarem associados diretamente na determinação do peso, ainda são controversas. Três estudos recentes questionam esse conceito; em um estudo, a pressão sanguínea não diferiu entre pacientes com ou sem sinais de sobrecarga de volume, e nos outros estudos a associação entre pressão arterial e estado do volume foi variável[20-22]. Por exemplo, no estudo de Wabel *et al*, 13% dos pacientes eram hipertensos sem nenhuma evidência de sobrecarga de volume, conforme aferido pela BIA, e 10% dos pacientes tinham pressão arterial sistólica < 140mmHg, apesar de ter demonstrando sobrecarga de volume superior a 2,5 litros[21]. Apesar desses dados, a utilização da pressão arterial na definição do peso seco é uma prática comum e que pode ser muito eficaz[23]. Porém, é importante perceber que a hipotensão intradialítica é consequência comum desses "desafios do peso seco", como taxas de ultrafiltração podem ser excessivas para alguns pacientes.

Outro fator importante é o volume de água extracelular, que não deve ser controlado a partir de referências da população saudável. São importantes as medidas repetidas de BIA para melhor comparação dos resultados concomitante à avaliação do estado nutricional, por outras ferramentas, a fim de interpretar se o ganho de volume foi associado a ganho de massa muscular ou simplesmente líquido.

Contudo, atingir e/ou definir o peso seco do paciente em diálise ainda é um grande desafio para a equipe de nefrologia, pois não há consenso na literatura quanto aos valores de BIA tanto uni quanto multifrequencial na determinação do peso seco. Essa ferramenta é ainda uma grande aliada juntamente aos parâmetros clínicos como controle pressórico, câimbras e sinais de edema na determinação do peso seco do paciente.

AVALIAÇÃO DO ESTADO NUTRICIONAL PELA BIOIMPEDÂNCIA ELÉTRICA

Medidas da BIA têm sido amplamente utilizadas na avaliação nutricional de pacientes dialisados, tendo como grande vantagem ser um método reprodutível e não dependente do examinador, podendo ser usado com maior precisão para o diagnóstico e acompanhamento da evolução nutricional[24].

Essa ferramenta analisa a composição corporal por meio da mensuração da massa celular corporal (MCC), massa magra (MM) e massa gorda (MG). A água corporal total pode ser dividida em água intra (AIC) e extracelular (AEC), e a massa livre de gordura (MLG), em AEC e MCC (Fig. 53.1).

O compartimento de AEC reflete predominantemente o estado de hiper-hidratação[25,26], condição comum em pacientes hemodialisados e está associada à inflamação e, consequentemente, à maior mortalidade[27]. A MCC é o compartimento que reflete o estado nutricional[28], já o compartimento da AIC compreende 72% da MCC e

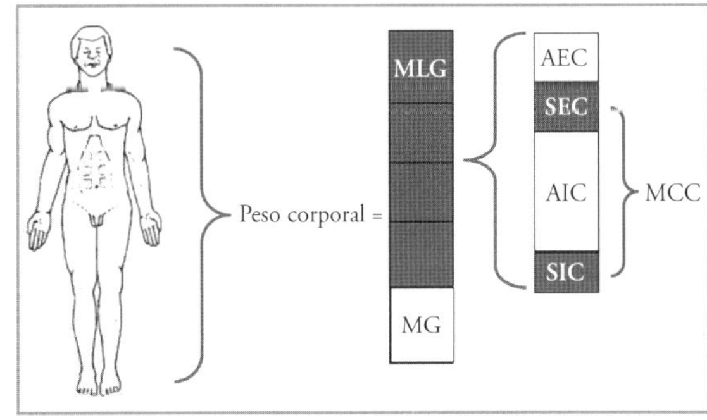

Figura 53.1 – Composição corporal. AEC = água extracelular; AIC = água intracelular; MCC = massa celular corporal; MG = massa gorda; MLG = massa livre de gordura; SEC = sólidos extracelulares; SIC = sólidos intracelulares[25].

não sofre influência das mudanças de volume da AEC. Ainda, a AIC é utilizada frequentemente para estimar a MCC, que reflete o estado nutricional de referência[25,26] 13 e 14 do artigo estado nutricional e hiper-hidratação. Para a avaliação do estado nutricional, pode-se utilizar a relação AIC/peso corporal, e quanto maior a relação melhor o estado nutricional do paciente e a relação AEC/peso corporal que reflete o estado de hidratação[26,29].

Nas últimas décadas, alguns estudos indicaram que marcadores nutricionais obtidos pela BIA, como a reactância e ângulo de fase (Â), apresentaram associação quanto ao prognóstico de indivíduos em diálise[30,31].

O Â reflete a massa celular, tendo forte associação com a massa muscular, e tem sido mostrado como preditor independente do risco de óbito de pacientes em diálise crônica[32]. Em nosso centro, encontramos nos pacientes em hemodiálise crônica associações positivas entre Â com creatinina sérica, hematócrito e contagem de linfócitos totais, e associação negativa com a idade e desnutrição, avaliada pela avaliação subjetiva global, reforçando a validade do Â como um marcador do estado nutricional[33]. No entanto, devemos tomar cuidado na interpretação dos valores de Â, pois podem sofrer influências do estado de hidratação[34,35].

A MCC reflete todas as células metabolicamente ativas do corpo, a perda da MCC pode ser mascarada pelo aumento da AEC e, devido a isso, a MLG permanece estável. Portanto, a MCC pode ser potencialmente um indicador sensível de perda de massa magra. A MCC é uma soma de todas as células metabolicamente ativas do nosso corpo[36]. Devido a esse fato, esse é um compartimento sensível à ingestão inadequada de nutrientes e/ou inflamação. O tecido magro, além de MCC, consiste em osso, cartilagem, ligamentos e AEC. Diminuição da MCC é sinal de desnutrição e pode ser mascarada pelo aumento da massa extracelular[37]. Recentemente, a razão da massa extracelular/massa celular corporal (ECM/BCM) tem sido associada com sobrevida em pacientes em diálise. Avram *et al* verificaram o aumento da relação ECM/BCM, indicador de pior estado nutricional e/ou sobrecarga de líquidos, com impacto na mortalidade por todas as causas[38]. Recentemente, Rymarz *et al* mostraram que a MCC está fortemente associada a marcadores bioquímicos de massa muscular e função muscular em indivíduos tratados com hemodiálise, com DRC estágio de 4 a 5 e em indivíduos sem doença renal[39].

CONSIDERAÇÕES FINAIS

A BIA é uma ferramenta destinada ao monitoramento do estado nutricional e de hidratação, trata-se de um método prático, não invasivo, não avaliador dependente e apresenta custo relativamente baixo. A literatura aponta os benefícios do uso dos valores da BIA no monitoramento do estado nutricional e de hidratação, assim como na determinação do peso seco do paciente em diálise. No entanto, como dados dessa ferramenta apresentam influência sobre o estado de hidratação, devemos tomar cuidado no momento da interpretação dos valores, principalmente nessa população em que a hipervolemia é extremamente comum. A monitoração do volume deve ser feita por meio da BIA, concomitantemente com a clínica e sintomas dos pacientes. Em relação ao uso da BIA quanto à avaliação e monitoração do estado nutricional no indivíduo renal crônico, devemos utilizar de forma conjunta a outras ferramentas de avaliação nutricional como antropometria, exames laboratoriais e função muscular, para melhor caracterizar e acompanhar o estado nutricional, pois ainda não há um consenso na literatura sobre o ponto de corte e valores de BIA no que se refere ao diagnóstico e acompanhamento nutricional de pacientes com doença renal crônica.

REFERÊNCIAS BIBLIOGRÁFICAS

1. Bross R, Chandramohan G, Kovesdy CP *et al.* Comparing body composition assessment tests in long-term hemodialysis patients. *Am J Kidney Dis Off J Natl Kidney Found* 2010; **55**: 885-896.
2. Chamney PW, Wabel P, Moissl UM *et al.* A whole-body model to distinguish excess fluid from the hydration of major body tissues. *Am J Clin Nutr* 2007; **85**: 80-89.
3. Machek P, Jirka T, Moissl UM *et al.* Guided optimization of fluid status in hemodialysis patients. *Nephrol Dial Transplant* 2010; **5**: 538-544.
4. Zhu F, Schneiditz D, Wang E, Levin NW. Dynamics of segmental extracellular volumes during changes in body position by bioimpedance analysis. *J Appl Physiol* 1998; **5**: 497-504.
5. Zhu F, Kotanko P, Handelman GJ *et al.* Estimation of normal hydration in dialysis patients using whole body and calf bioimpedance analysis. *Physiol Meas* 2011; **32**: 887-902.
6. Zhu F, Leonard EF, Carter M, Levin NW. Continuous measurement of calf resistivity in hemodialysis patients using bioimpedance analysis. *Conf Proc IEEE Eng Med Biol Soc* 2006; **1**: 5126-5128.
7. Zhu F, Kuhlmann MK, Kotanko P *et al.* A method for the estimation of hydration state during hemodialysis using a calf bioimpedance technique. *Physiol Meas* 2008; **29**: S503-S516.
8. Dou Y, Zhu F, Kotanko P. Assessment of extracellular fluid volume and fluid status in hemodialysis patients: current status and technical advances. *Semin Dial* 2012; **5**: 377-387.
9. Kuhlmann MK, Zhu F, Seibert E, Levin NW. Bioimpedance, dry weight and blood pressure control: new methods and consequences. *Curr Opin Nephrol Hypertens* 2005; **15**: 543-549.
10. Piccoli A. Bioelectric impedance measurement for fluid status measurement. *Contrib Nephrol* 2010; **164**: 143-152.
11. Pillon L, Piccoli A, Lowrie EG *et al.* Vector length as a proxy for the adequacy of ultrafiltration in hemodialysis. *Kidney Int* 2004; **66**: 1266-1271.
12. Piccoli A, Codognotto M, Cianci V *et al.* Differentiation of cardiac and non-cardiac dyspnea using bioelectrical impedance vector analysis. *J Card Fail* 2012; **18**: 226-232.
13. Seibert E, Müller SG, Fries P *et al.* Calf bioimpedance spectroscopy for determination of dry weight in hemodialysis patients: effects on hypertension and left ventricular hypertrophy. *Kidney Blood Press Res* 2013; **37**: 58-67.
14. Wizemann V, Schilling M. Dilemma of assessing volume state–the use and the limitations of a clinical score. *Nephrol Dial Transplant* 1995; **10**: 2114-2117.

15. Wizemann V, Leibinger A, Mueller K, Nilson A. Influence of hydration state on plasma volume changes during ultrafiltration. *Artif Organs* 1995; **19**: 416-419.
16. Van de Pol AC, Frenken LA, Moret K *et al.* An evaluation of blood volume changes during ultrafiltration pulses and natriuretic peptides in the assessment of dry weight in hemodialysis patients. *Hemodial Int* 2007; **11**: 51-61.
17. Katzarski K, Charra B, Laurent G *et al.* Multifrequency bioimpedance in assessment of dry weight in haemodialysis. *Nephrol Dial Transplant* 1996; **11**(Suppl 2): 20-23.
18. Xavier PS, Vogt BP, Martin LC *et al.* Total body water and failure to control blood pressure by medication in hemodialysis patients. *Nephron Extra* 2014; **4**: 95-100.
19. Agarwal R, Weir MR. Dry weight: a concept revisited in an effort to avoid medication-directed approaches for blood pressure control in hemodialysis patients. *Clin J Am Soc Nephrol* 2010; **5**: 1255-1126.
20. Chazot C, Wabel P, Chamney P *et al.* Importance of normohydration for the long-term survival of hemodialysis patients. *Nephrol Dial Transplant* 2012; **27**: 2404-2410.
21. Wabel P, Chamney P, Moissl U *et al.* Towards improved cardiovascular management: the necessity of combining blood pressure and fluid overload. *Nephrol Dial Transplant* 2008; **23**: 2965-2971.
22. Dionisio P, Valenti M, Bergia R *et al.* Influence of the hydration state on blood pressure values in a group of patients on regular maintenance hemodialysis. *Blood Purif* 1997; **15**: 25-33.
23. Kayikcioglu M, Tumuklu M, Ozkahya M *et al.* The benefit of salt restriction in the treatment of end-stage renal disease by hemodialysis. *Nephrol Dial Transplant* 2009; **24**: 956-962.
24. Chertow GM, Lazarus JM, Lew NL *et al.* Bioimpedance norms for the hemodialysis population. *Kidney Int* 1997; **52**: 1617-1621.
25. Woodrow G, Devine Y, Cullen M, Lindley E. Application of bioelectrical impedance to clinical assessment of body composition in peritoneal dialysis. *Perit Dial Int* 2007; **27**: 496-502.
26. Jacobs LH, van de Kerkhof JJ, Mingels AM *et al.* Inflammation, overhydration and cardiac biomarkers in haemodialysis patients: a longitudinal study. *Nephrol Dial Transplant* 2010; **25**: 243-248.
27. Kalantar-Zadeh K, Regidor DL, Kovesdy CP *et al.* Fluid retention is associated with cardiovascular mortality in patients undergoing long-term hemodialysis. *Circulation* 2009; **119**: 671-679.
28. Cohn SH, Vaswani AN, Yasumura S *et al.* Assessment of cellular mass and lean body mass by noninvasive nuclear techniques. *J Lab Clin Med* 1985; **105**: 305-311.
29. Earthman C, Traughber D, Dobratz J, Howell W. Bioimpedance spectroscopy for clinical assessment of fluid distribution and body cell mass. *Nutr Clin Pract* 2007; **22**: 389-405.
30. Mushnick R, Fein PA, Mittman N *et al.* Relationship of bioelectrical impedance parameters to nutrition and survival in peritoneal dialysis patients. *Kidney Int Suppl* 2003; **87**: S53-S56.
31. Antunes AA, Delatim Vannini F, de Arruda Silveira LV *et al.* Influence of protein intake and muscle mass on survival in chronic dialysis patients. *Ren Fail* 2010; **32**: 1055-1059.
32. Pupim LB, Caglar K, Hakim RM *et al.* Uremic malnutrition is a predictor of death independent of inflammatory status. *Kidney Int* 2004; **66**: 2054-2060.
33. Vannini FCD, Antunes AA, Caramori JCT *et al.* Associations between nutritional markers and inflammation in hemodialysis patients. *Int Urol Nephrol* 2009; **41**:1003-1009.
34. Antunes AA, Vannini FCD, Martin LC *et al.* Relevância do estado de hidratação na interpretação de parâmetros nutricionais em diálise peritoneal. *Rev Nutr* 2011; **24**: 99-107.
35. Di Iorio BR, Scalfi L, Terracciano V, Bellizzi V. A systematic evaluation of bioelectrical impedance measurement after hemodialysis session. *Kidney Int* 2004; **65**: 2435-2440.
36. Murphy AJ, Davis PSW. Body cell index in children: interpretation of total body potassium results. *Br J Nutr* 2008; **100**: 666-668.
37. Ott M, Lembcke B, Fisher H. Early changes of body composition in human immunodeficiency virus-infected patients: tetrapolar body impedance analysis indicates significant malnutrition. *Am J Clin Nutr* 1993; **57**: 15-19.
38. Avram MM, Fein PA, Borawski C *et al.* Extracellular mass/body cell mass ratio is an independent predictor of survival in peritoneal dialysis patients. *Kidney Int* 2010; Suppl **117**: S37-S40.
39. Rymarz A, Bartoszewicz Z, Szamotulska K *et al.* The associations between body cell mass and nutritional and inflammatory markers in patients with chronic kidney disease and in subjects without kidney disease. *J Renal Nutr* 2016; **26**: 87-92.

54

DIÁLISE PERITONEAL NÃO PLANEJADA COMO OPÇÃO DE INÍCIO URGENTE DE TERAPIA DIALÍTICA

Dayana Bitencourt Dias
Daniela Ponce

◆

DIÁLISE NÃO PLANEJADA

A doença renal crônica (DRC) é uma questão de saúde pública mundial, observando-se aumento crescente no número de portadores dessa condição, sobretudo em seu estádio final. Nos Estados Unidos, em 1983 existiam 86.354 pacientes em programa de terapia renal substitutiva (TRS) e, em 2011, já se contabilizavam 615.899 pacientes em tratamento dialítico[1]. Existem, atualmente, cerca de 3 milhões de pessoas com DRC estágio Vd submetidas à TRS em todo o mundo[2].

No Brasil, o censo da Sociedade Brasileira de Nefrologia (SBN) em 2005 apontou 65.121 pacientes em programa de tratamento dialítico crônico[3], enquanto em 2011 eram 91.314, e em 2014, 112.004 pacientes[4,5]. Em 2005, a estimativa de pacientes incidentes em diálise foi de 119 indivíduos por milhão da população[3]. Já em 2011, a incidência de pacientes nessa terapia foi de 149, enquanto em 2014 a taxa de incidência foi de 180 por milhão, totalizando 36.548 pacientes novos em diálise[3-5].

No cenário mundial, a hemodiálise (HD) tem sido a terapia mais utilizada tanto em pacientes incidentes quanto prevalentes em terapia dialítica[6,7]. Nos Estados Unidos, em 2007, dos 368.000 pacientes prevalentes em TRS, 92,8% encontravam-se em HD[6]. Registros canadenses apontam que, entre os pacientes incidentes em diálise (cerca de 3.000 ao ano), 70% ingressam em HD[7]. No Brasil, dados de 2014 mostraram que 91,4% dos pacientes em tratamento dialítico crônico são submetidos à HD, e apenas 8,7%, à diálise peritoneal (DP), sendo que, dessa, a DP automatizada era a modalidade predominante (5,6%)[8].

A DP, embora historicamente tenha sido muito usada em nefrologia, por razões não totalmente claras, tem sido subutilizada com o decorrer dos anos, sobretudo em pacientes incidentes em TRS. São consideradas razões para a subutilização do método: a "percepção" de que é inferior à HD, devido ao fato de a HD estar associada à maior tecnologia; as complicações infecciosas, mecânicas e metabólicas associadas ao método; o melhor reembolso financeiro com a HD; e as dificuldades com o implante do cateter peritoneal pelo nefrologista[9].

Vários estudos têm comparado as diferenças entre as duas modalidades de tratamento dialítico – DP e HD – em pacientes incidentes em TRS. Não foram constatadas até o momento evidências da superioridade de um método em relação ao outro em relação à mortalidade nos dois primeiros anos de terapia[6,10,11].

Alguns trabalhos mostraram melhores resultados com a DP no grupo de pacientes jovens e sem comorbidades[10,11]. Heaf *et al*[12], em um estudo observacional retrospectivo, avaliaram 4.921 pacientes incidentes em diálise, sendo 3.281 em HD (67%) e 1.640 em DP (33%), usando como base de dados o Registro Dinamarquês de Uremia, e mostraram melhor sobrevida dos pacientes em DP em relação à HD [RR: 0,65 (0,57-0,74)].

Vonesh *et al*[11] avaliaram uma coorte americana com 352.706 pacientes em HD e 46.234 em DP, no período de 1995 a 2000, e verificaram mortalidade menor com a DP no grupo dos pacientes não diabéticos e sem comorbidades [RR 0,88 (0,83-0,99)].

Entretanto, Termorshuizen *et al*[13], ao avaliar 1.222 pacientes incidentes em TRS, 742 (61%) em HD e 480 (39%) em DP, verificaram menores índices de mortalidade após dois anos de seguimento no grupo de pacientes diabéticos e com idade superior a 60 anos tratados por HD (RR: 0,53; IC 95% 0,31 a 0,91).

Nos últimos anos, alguns autores apontaram o impacto do tipo de acesso vascular utilizado na mortalidade dos pacientes incidentes em HD[14,15]. Esses estudos identificaram que o uso de cateteres venosos centrais (CVC) está diretamente associado à menor sobrevida, principalmente nos primeiros 90 dias de TRS. Além disso, há maior risco de bacteriemia, sepse e hospitalizações quando comparado ao uso de fístulas arteriovenosas (FAV), enxerto arteriovenoso ou cateter de DP[14,15].

Perl *et al*[14] avaliaram 40.526 pacientes no período de 2001 a 2008, desses 19% (7.412) iniciaram TRS em DP e 81% (33.114) em HD. Entre os pacientes em HD, 21,4% (6.663) iniciaram o método com FAV e o restante (78,6% – 26.451) com CVC. Após 90 dias do início da TRS, verificou-se mortalidade significativamente maior no grupo em HD com CVC (15,6%), em comparação aos pacientes que iniciaram o método com FAV (6,1%) e aos tratados por DP (7,4%), mesmo após ajuste para outras variáveis.

Em uma coorte prospectiva realizada por Koch *et al*[16], pacientes incidentes em HD que começaram a terapia com CVC apresentaram significativamente maior risco de bacteriemia nos primeiros 180 dias de TRS, em comparação com pacientes em DP (21,1% *vs.* 3%, p < 0,05, respectivamente).

Nesse cenário, a DP surge como uma opção de TRS de início não planejado nos pacientes com DRC estágio V sem acesso vascular funcionante, podendo oferecer as vantagens do menor uso dos CVCs temporários, além da preservação da rede vascular e da função renal residual e, dessa maneira, contribuir para menor morbimortalidade[17].

Por definição, diálise não planejada corresponde ao início de tratamento hemodialítico sem acesso vascular definitivo (FAV), ou seja, por meio de CVC ou de DP utilizando o cateter em menos de sete dias após seu implante[15,16,18].

A maioria dos pacientes com DRC em estágio final inicia TRS de maneira não planejada[14,16]. Ivarsen *et al*[15] avaliaram, retrospectivamente, o Registro Dinarmaquês de Nefrologia, no período de 2008 a 2011, e verificaram que 50% dos pacientes incidentes em TRS nesse período o fizeram de maneira não planejada.

Existem poucos estudos comparando os métodos de TRS em relação ao início não planejado de diálise. Lobbedez *et al*[18] acompanharam, durante dois anos, 60 pacientes que iniciaram diálise não planejada – 34 pacientes em DP e 26 em HD. No grupo DP, não foi verificada diferença significativa com relação às complicações mecânicas ou infecciosas entre os pacientes que iniciaram o método imediatamente após a inserção e aqueles que tiveram "tempo de descanso" posterior ao implante do cateter peritoneal.

Koch *et al*[16] avaliaram, durante anos (2005-2010), 57 pacientes incidentes em HD e 66 em DP, de forma não planejada. Pacientes em HD apresentaram bacteriemia em proporção significativamente maior que os pacientes em DP nos primeiros 6 meses de tratamento dialítico (21,1% *vs.* 3%, p < 0,01), o que foi associado ao uso de CVC como acesso inicial de HD. Entretanto, não houve diferença significativa quanto às taxas de mortalidade entre os dois métodos.

EXPERIÊNCIA DO SERVIÇO

INÍCIO DO PROGRAMA DE DIÁLISE PERITONEAL NÃO PLANEJADA EM BOTUCATU

Mundialmente, a maioria dos pacientes inicia tratamento dialítico crônico de maneira não planejada, o que resulta em elevada taxa de incidentes em HD com CVC, a despeito das recomendações do *National Kidney Foundation*, que tem concentrado esforços para a redução da incidência e prevalência do uso de CVC em unidades de diálise[17], por sabidamente resultar em maior morbimortalidade.

No Brasil, aproximadamente 60% dos pacientes incidentes em TRS não possuem acesso definitivo e necessitam dialisar por meio de CVC, realidade que é reproduzida na unidade de diálise do Hospital das Clínicas da Faculdade de Medicina de Botucatu (HC-FMB). Além disso, em julho/2014, a unidade de diálise do HC/FMB encontrava-se sem disponibilidade de vaga para o tratamento hemodialítico crônico, fato preocupante para um serviço de alta complexidade que mensalmente recebe uma média de oito pacientes incidentes em TRS.

Desse modo, a DP emergiu como alternativa de método dialítico crônico iminente, com a vantagem da não utilização de CVC temporário ou permanente. Nosso grupo tem oferecido o início urgente e, portanto, não planejado de DP crônica desde julho de 2014.

Nesse programa são incluídos pacientes com DRC estágio V que necessitam de tratamento dialítico imediato, sem acesso vascular definitivo e que não apresentem contraindicação absoluta ao método. A DP é iniciada em até 48 horas após o implante do cateter de Tenckhoff, sem treinamento familiar prévio ou adequação do domicílio.

As indicações imediatas de diálise nesses pacientes são: uremia, hipervolemia, hipercalemia e acidose metabólica refratárias a medidas clínicas. As contraindicações absolutas à DP foram definidas com base em estudos prévios do nosso grupo: presença de cirurgia abdominal recente (inferior a 30 dias); múltiplas cirurgias abdominais prévias (superior a duas); presença de fibrose ou aderências peritoneais; peritonites fúngicas; insuficiência respiratória grave ($FiO_2 > 70\%$); infecções de parede abdominal; hipercalemia grave com alterações eletrocardiográficas características e edema agudo de pulmão[19,20]. Pacientes sob essas condições foram submetidos à HD. HD não planejada foi definida como início do método com CVC[14].

Uma vez indicada DP e na ausência das contraindicações já citadas, o implante do cateter de Tenckhoff é realizado pela técnica percutânea de Seldinger[21], sob antibioticoterapia profilática (cefazolina 1g). Todos os implantes são realizados pelos nefrologistas da unidade de diálise e médicos residentes do serviço de nefrologia do HC/FMB.

Após o implante do cateter de DP, os pacientes são submetidos à DP de alto volume (DPAV) – Kt/V prescrito de 0,5 por sessão – automatizada e de modo contínuo (1 sessão = 24 horas), até a obtenção de adequado controle metabólico e volêmico, conforme recentemente publicado[19,20]. Após a alta hospitalar, os pacientes são mantidos em DP intermitente (DPI), em dias alternados ou diariamente, de acordo com a avaliação clinicolaboratorial da equipe médica, na unidade de diálise em nosso serviço. Exames bioquímicos (ureia, creatinina, potássio, gasometria venosa e hemograma) são coletados semanalmente, até que o treinamento familiar e adequação do domicílio sejam finalizados.

Se houver contraindicação para a realização da DP, o tratamento indicado é a HD e a equipe da nefrologia implanta o CVC de 12F para o início do tratamento, preferencialmente em veia jugular direita. Para a realização das sessões são utilizadas máquinas de proporção (Fresenius 4008) e capilar de acetato de celulose (áreas de superfície 170 ou 210), até que o resultado das sorologias seja obtido, sendo, então, substituído pela membrana de polissulfona. As sessões de HD são realizadas com fluxo de sangue entre 250 e 350mL/min e fluxo de dialisato de 500mL/min, com duração de 4 horas, em dias alternados. Concentrações de bicarbonato (26-36mEq/L), potássio (1-3mEq/L), sódio (135-145mEq/L) e cálcio (2,5 ou 3,5mEq/L) do banho de diálise são ajustados conforme a necessidade individual e exames dos pacientes.

Os pacientes são acompanhados pela mesma equipe pesquisadora desde o momento do implante do cateter peritoneal e início de DP no ambiente hospitalar, até o desfecho (permanência no método pelo período mínimo de 90 dias, óbito, transplante, recuperação de função renal ou mudança para HD devido à falência da técnica ou complicações infecciosas ou mecânicas sem sucesso com o tratamento instituído). São avaliadas as complicações mecânicas e infecciosas precoces (até quatro semanas após o implante do cateter), complicações metabólicas (hipocalemia e hiperglicemia), além das complicações tardias: ausência de controle metabólico ou volêmico com o método; complicações mecânicas e infecciosas ocorridas após quatro semanas do implante do cateter peritoneal.

Complicações mecânicas foram definidas como migração da ponta do cateter, obstrução ou extravasamento do dialisato, e complicações infecciosas foram caracterizadas por infecção de orifício de saída (IOS), definida como drenagem de secreção purulenta pelo orifício de saída do cateter de DP, e por peritonite, diagnosticada clinicamente pela presença de dor abdominal e efluente turvo, e confirmada, laboratorialmente, pela contagem total e diferencial de células e cultura do efluente[22].

Resultados iniciais do programa de DP não planejada

Com o programa de DP não planejada, em nove meses (julho/2014 a março/2015), 35 pacientes foram tratados com esse método, sem necessidade de uso de CVC. A média de idade foi 57,7 ± 19,2 anos; nefropatia diabética, a etiologia mais frequente de DRC (31,4%); e uremia, a principal indicação de diálise em 19 pacientes (54,3%) (Tabela 54.1)[23].

Os controles metabólico e volêmico dos pacientes tratados com DP não planejada foram alcançados após cinco sessões de DPAV. Os pacientes permaneceram em DPI em torno de 23,2 ± 7,2 dias, recebendo 11,5 ± 3,1 sessões DPI de 9,5 ± 2 horas/sessão, como mostrado na tabela 54.2.

Complicações infecciosas e mecânicas nos primeiros 90 dias ocorreram em oito (22,8%) e nove pacientes (25,7%), respectivamente. Peritonite ocorreu em 14,2%

Tabela 54.1 – Características demográficas dos pacientes tratados com DP não planejada.

	N = 35
Idade (anos)	57,7 ± 19,2
Sexo masculino (%)	20 (57,1)
Presença de comorbidades	2,5 ± 1,1
Etiologia da DRC (%)	
Diabetes	14 (40)
Hipertensão arterial	10 (28,6)
Obstrutiva	4 (11,4)
Outras causas	7 (20)
Indicações de DP	
Uremia	19 (54,3)
Hipercalemia	4 (11,3)
Hipervolemia	6 (17,2)
Outras	6 (17,2)

Tabela 54.2 – Controle metabólico e volêmico de pacientes tratados com DP não planejada

	Sessões de DP				
	Pré-DP	**1ª sessão**	**3ª sessão**	**5ª sessão**	**10ª sessão**
Creatinina (mg/dL)	8,2 ± 1,8	6,8 ± 1,7	7,1 ± 1,2	6,7 ± 0,9	6,1 ± 0,9
Ureia (mg/dL)	93,7 ± 24,9	78,5 ± 21,8	56,3 ± 18,2	52 ± 17,5	49 ± 16,5
Potássio (mEq/L)	4,8 ± 1,9	4,38 ± 1,1	4,3 ± 0,8	4,5 ± 0,5	4,1 ± 0,5
Bicarbonato (mEq/L)	18,6 ± 7,4	21,7 ± 5,3	23,3 ± 3,1	23,1 ± 3,8	22,9 ± 2,8
Ultrafiltração (mL/dia)		1389,7 ± 655,3	1.895,3 ± 523,1	2.015,1 ± 585,8	2.098,9 ± 487,8
Prescrição de DP		DPAV Kt/V = 0,5	DPAV Kt/V = 0,5	DPAV Kt/V = 0,5	DPI

dos pacientes, com densidade de incidência de 1,1 episódio/paciente/ano. As principais complicações mecânicas foram migração da ponta do cateter e extravasamento de dialisato pelo orifício de saída. A necessidade de substituição cirúrgica de cateteres foi de 17,1%.

Fontes dinamarquesas mostram resultados semelhantes e sustentam o conceito de que DP não planejada está mais associada com complicações mecânicas quando comparada aos pacientes que tiveram "tempo de descanso" após o implante do cateter peritoneal, embora isso não tenha afetado a sobrevida do método ou dos pacientes[15,24]. Já Lobbedez *et al*[18] estudaram 34 pacientes que iniciaram DP não planejada pelo período de dois anos, apenas 2 desses pacientes apresentaram complicações mecânicas após o implante do cateter e não foi verificada diferença significativa com relação às complicações mecânicas ou infecciosas entre os pacientes que iniciaram o método de maneira urgente e aqueles que tiveram "tempo de descanso" após o implante do cateter de Tenkchoff.

Os dados sobre o início não planejado de DP, embora escassos, indicam que a mortalidade é igual ou até melhor que na HD não planejada, e o número de complicações infecciosas, incluindo bacteriemia, é aparentemente menor[15,18]. Como apresentado na tabela 54.3, no grupo submetido à DP não planejada, a mortalidade foi de 20%, enquanto foi de 12,5% no grupo tratado por HD não planejada (p = 0,61). A sobrevida da técnica em curto prazo foi de 85,7%, semelhante à recomendada na literatura[25,26]. Quatro pacientes foram transferidos de forma permanente ou temporária para HD devido a complicações mecânicas.

Nossos dados iniciais corroboram a ideia de que a DP não planejada é semelhante à HD não planejada quanto às taxas de mortalidade nos primeiros 90 dias de TRS, mesmo em grupos de pacientes idosos, diabéticos e que apresentam comorbidades. No mesmo período avaliado, 32 pacientes foram submetidos à HD não planejada. Conforme mostra a tabela 54.4, não houve diferença entre os dois grupos quanto a idade, doença de base, presença de diabetes ou outras comorbidades.

Tabela 54.3 – Complicações e resultados dos pacientes tratados com DP não planejada nos primeiros 90 dias.

	N (35)
Complicações infecciosas (%)	8 (22,8)
Peritonites	5 (14,2)
Infecção de orifício de saída	3 (8,6)
Complicações mecânicas (%)	9 (25,7)
Migração da ponta do cateter	7 (20)
Relocação cirúrgica	6 (17,1)
Extravasamento pelo orifício de saída	1 (2,8)
Extravasamento pleural	1 (2,8)
Sobrevida dos pacientes	80%
Sobrevida do método	85,7%

Tabela 54.4 – Comparação dos métodos não planejados DP *vs.* HD.

	DP N (35)	**HD N (32)**	**p valor**
Idade > 60 anos (%)	60	40,6	0,18
DM (%)	40,6	31,4	0,59
Comorbidades (%) – DM, HAS, DAC, IC, Neoplasia	60	68,7	0,62
Presença de 2 ou mais comorbidades (%)	34,2	40,6	0,77
Taxa de óbitos (%)	20	12,5	0,61

DM = *diabetes mellitus*; HAS = hipertensão arterial sistêmica; DAC = doença arterial coronariana; IC – insuficiência cardíaca.

Também não foi verificada diferença significativa quanto à sobrevida dos pacientes em ambos os métodos nos primeiros 90 dias de TRS (Fig. 54.1).

De maneira semelhante, outros autores não encontraram em suas coortes diferença estatisticamente signi-

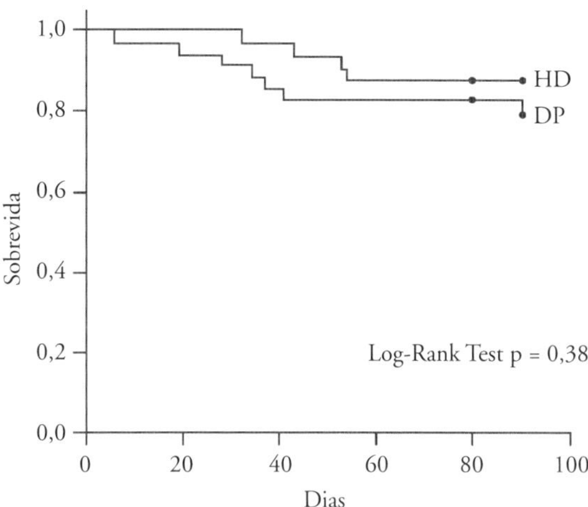

Figura 54.1 – Curva de sobrevida dos pacientes em ambos os métodos dialíticos.

ficante quanto à mortalidade quando comparados pacientes tratados por DP não planejada ou HD não planejada[16,18]. Lobbedez *et al* estudaram 60 pacientes que iniciaram diálise não planejada (34 em DP e 26 em HD) e não encontraram diferença entre os dois métodos de diálise quanto à sobrevida dos pacientes no período avaliado – 78,8% no grupo HD *vs.* 82,9% no grupo DP (p = 0,26) – mesmo após correção para índice de comorbidades[18]. Koch *et al* avaliaram durante 5 anos (2005-2010) 57 pacientes incidentes em HD e 66 em DP de início não planejado e não constataram diferença significativa nas taxas de mortalidade entre os dois métodos[16].

Por fim, o programa de DP crônica apresentou um crescimento de 41,1% após a implantação do serviço de DP de início não planejado (Fig. 54.2), enquanto o programa de HD decresceu 1,1%.

Nossos resultados parciais sugerem que a DP não planejada é uma alternativa viável e segura à HD. O conceito de início não planejado de DP crônica pode ser

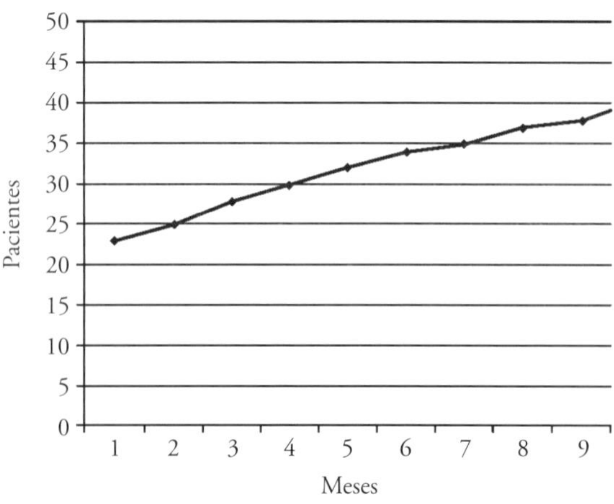

Figura 54.2 – Crescimento do programa de DP crônica após implantação do serviço de DP não planejada.

uma ferramenta para aumentar a taxa de penetração da DP entre os pacientes incidentes em TRS. Em conclusão, DP é uma opção que deve ser oferecida a todos os pacientes, sem contraindicações ao método, que estejam ingressando em terapia dialítica de maneira não planejada.

REFERÊNCIAS BIBLIOGRÁFICAS

1. Bethesda MD. United States Renal Data System. USRDS 2013 Annual Data Report: Atlas of Chronic Kidney Disease and End-Stage Renal Disease in the United States. National Institutes of Health. National Institute of Diabetes and Digestive and Kidney Diseases, 2013.
2. Radhakrishnan J, Remuzzi G. Taming the chronic kidney disease epidemic: a global view of surveillance efforts. *Kidney Int* 2014; **86**: 246-250.
3. Censo da Sociedade Brasileira de Nefrologia 2005. Disponível em <www.sbn.org.br>. Acessado 04 ago 2015.
4. Censo da Sociedade Brasileira de Nefrologia 2011. Disponível em <www.sbn.org.br>. Acesso 20 set 2015.
5. Censo da Sociedade Brasileira de Nefrologia 2014. Disponível em <www.sbn.org.br>. Acessado 20 set 2015.
6. Chaudhary K, Sangha H, Khanna R. Peritoneal dialysis first: rationale. *Clin J Am Soc Nephrol* 2011; **6**: 447-456.
7. Sood MM, Tangri N, Hiebert B *et al.* Geographic and facility-level variation in the use of peritoneal dialysis in Canada: a cohort study. *CMAJ Open* 2014; **2**: 36-43.
8. Sesso RCC, Lopes AA, Thomé FS *et al.* Chronic Dialysis in Brazil – Report of the Brazilian Dialysis Census, 2011. *J Bras Nefrol* 2012; **34**: 272-277.
9. Guo A, Mujais S. Patient and technique survival on peritoneal dialysis in the United States: evaluation in large incident cohorts. *Kidney Int* 2003; **88**: S3-S12.
10. Korevaar JC, Feith GW, Dekker FW. Effect of starting with hemodialysis compared with peritoneal dialysis in patients new on dialysis treatment: a randomized controlled trial. *Kidney Int* 2003; **64**: 2222-2228.
11. Vonesh EF, Snyder JJ, Foley RN *et al.* Mortality studies comparing peritoneal dialysis and hemodialysis: what do they tell us? *Kidney Int* 2006; **70**: S3-S11.
12. Heaf JG, Lokkegaard H, Madsen M. Initial survival advantage of peritoneal dialysis relative to hemodialysis. *Nephrol Dial Transplant* 2002; **17**: 112-117.
13. Termorshuizen F, Korevaar JC, Dekker FW *et al.* Hemodialysis and peritoneal dialysis: comparison of adjusted mortality rates according to the duration of dialysis: analysis of The Netherlands Cooperative Study on the Adequacy of Dialysis. *J Am Soc Nephrol* 2003; **14**: 2851-2860.
14. Perl J, Wald R, McFarlane P *et al.* Hemodialysis vascular access modifies the association between dialysis modality and survival. *J Am Soc Nephrol* 2011; **22**: 1113-1121.
15. Ivarsen P, Povlsen JV. Can peritoneal dialysis be applied for unplanned initiation of chronic dialysis? *Nephrol Dial Transplant* 2014; **29**: 2201-2206.
16. Koch M, Kohnle M, Trapp R *et al.* Comparable outcome of acute unplanned peritoneal dialysis and haemodialysis. *Nephrol Dial Transplant* 2012; **27**: 375-380.
17. Kidney Disease Improving Global Outcomes – KDIGO. Clinical Practice Guideline for the Evaluation and Management of Chronic Kidney Disease. *Kidney Int Suppl* 2013; **3**: S19-S75.
18. Lobbedez T, Lecouf A, Ficheux M *et al.* Is rapid initiation of peritoneal dialysis feasible in unplanned dialysis patients? A single-centre experience. *Nephrol Dial Transplant* 2008; **23**: 3290-3294.

19. Gabriel DP, Nascimento GVR, Caramori JT *et al.* Peritoneal dialysis in acute acute renal failure. *Ren Fail* 2006; **28**: 451-456.
20. Gabriel DP, Nascimento GVR, Caramori JT *et al.* High volume peritoneal dialysis for acute renal failure. *Perit Dial Int* 2007; **27**: 277-282.
21. Sirivongs D, Praderm L, Chan-on C. Experiences on bedside Tenckhoff catheter implantation. *J Med Assoc Thai* 2011; **94** Suppl 4: S58-S63.
22. Kam-Tao Li, Szeto PCC, Piraino B. Peritoneal dialysis-related infections recommendations: 2010 Update. *Perit Dial Int* 2010; **30**: 393-423.
23. Dias DB, Mendes ML, Ponce D *et al.* Diálise peritoneal não planejada como método de tratamento de pacientes com doença renal crônica: Resultados iniciais. *XVIII Congresso Paulista de Nefrologia*; 2015 Out 01-03; Atibaia, SP.
24. Danish Nephrology Registry, Annual Report 2011. www.nephrology.dk. (2 July 2013, date last accessed).
25. Dombros N, Dratwa M, Feriani M *et al.* European best practice guideline peritoneal dialysis. 3 Peritoneal access. *Nephrol Dial Transplant* 2005; **20** Suppl 9: ix8-ix12.
26. Figueiredo A, Goh BL, Jenkins S *et al.* Clinical Practice Guideline for peritoneal acess. *Perit Dial Int* 2010; **30**: 424-429.

55

MEDIDAS PARA MANTER A PATÊNCIA DO ACESSO VASCULAR DEFINITIVO NA HEMODIÁLISE: O QUE PODE SER FEITO?

Benedito Jorge Pereira

◆

INTRODUÇÃO

No passado, um dos maiores problemas e causas de falência na hemodiálise (HD) era conseguir bom acesso vascular (AV). Após a introdução, nas últimas décadas, da fístula de Cimino-Brescia, o advento dos enxertos arteriovenosos protéticos (EAV) e cateteres centrais (CVC), os clínicos tiveram a oportunidade de escolher o AV mais apropriado para pacientes em HD. A fístula arteriovenosa (FAV) nativa permanece sendo a primeira escolha de AV, especialmente devido a complicações infecciosas e trombóticas serem menos frequentes com elas do que com os EAV e o CVC[1]. Em face da melhora da técnica de HD e melhor tratamento das comorbidades, os pacientes em diálise agora têm maior expectativa de vida e por isso, com o tempo, foi preciso maior investimento na patência do AV.

Estudos epidemiológicos em AV dos pacientes com doença renal crônica terminal (DRCT) mostram maior incidência da utilização de cateteres no tratamento inicial em hemodiálise. Isso varia de acordo com o país em uma taxa em torno de 1% no Japão, 18% nos EUA e 42% a 44% na Bélgica e Canadá, respectivamente[2]. Um dos principais fatores que justificam esse achado é a falta de planejamento antes do início do tratamento dialítico com tempo hábil para a confecção da FAV, uma vez que ela deva ser planejada pelo menos um a dois meses antes de iniciar a HD, tempo que requisita a maturação apropriada do AV. No setor de hemodiálise do HC-FMUSP, aproximadamente 70% dos pacientes com DRCT incidentes no programa de hemodiálise iniciam a HD por meio de cateter de duplo lúmen (CDL) temporário, que é substituído por CDL tunelizado em média de 7 dias após o início do tratamento dialítico, isso nas situações de diálises indicadas de urgência, quando o AV definitivo ainda não foi confeccionado ou não foi liberado para punção.

A FAV seria a melhor opção para esses pacientes, porém sua maturação depende de processo complexo de remodelamento vascular, que requer a dilatação do vaso, aumento da taxa de fluxo de sangue da artéria para a veia e alterações estruturais na parede do vaso. O entendimento atual sobre esse processo e fatores que promovem ou impedem o sucesso da maturação do acesso são limitados. As maiores áreas de pesquisa relacionadas incluem a identificação de preditores clínicos úteis no pré-operatório, a elucidação da fisiopatologia da maturação da fístula, identificação de indicadores precoces do pós-operatório de falência e o desenvolvimento de intervenções que facilitem a maturação[3].

A avaliação clínica e complementar é imprescindível tanto para decidir o tipo de AV mais apropriado, como a abordagem correta do acompanhamento no pós-operatório quando as complicações surgirem e o mais cedo possível para preservar o acesso recém-criado.

INFLUÊNCIA DO PERÍODO PRÉ-OPERATÓRIO NA PATÊNCIA DO ACESSO

No período pré-operatório da confecção da FAV, a coleta da história médica, exame físico e complementares adequados assumem papel importante na patência do futuro acesso[4]. Por meio da anamnese devem-se investigar doenças cardíacas, para cessar qualquer alteração do débito cardíaco, que futuramente poderá ter consequências sobre o fluxo de sangue, pressão pulmonar e débito cardíaco, especialmente se o fluxo da FAV for maior que 2.000mL/min[4]. Deve ser investigado se houve punção arterial ou venosa prévia, pelo alto risco de estenose da veia central com consequente redução do débito da FAV, além de identificar o lado dominante para evitar a limitação da qualidade de vida do paciente. No HC-FMUSP, os pacientes do Ambulatório de Uremia nesse período são instruídos a não realizar coletas de exames ou mesmo punções no membro escolhido para a confecção do AV e, caso seja necessário, orienta-se a punção no dorso da mão, a fim de prevenir as flebites e possíveis tromboses venosas nesse membro.

Outro aspecto a ser considerado é que, atualmente, há aumento na proporção de pessoas que iniciam a diálise com 75 anos ou mais, sendo que ¾ delas têm cinco ou mais comorbidades, e 90%, doença cardiovascular. Considerar isso na avaliação pré-operatória pode predizer se essa população terá maior risco de falência na maturação do acesso e não é recomendado colocar uma FAV desnecessária em paciente idoso com pouca perspectiva de dar certo. Por isso, em especial nesses pacientes, devem-se verificar os possíveis fatores associados à não maturação da fístula[5].

Por outro lado, encontra-se alta taxa de mortalidade nos idosos em HD com cateter central, reforçando que o uso de acesso arteriovenoso para esses pacientes reduz a mortalidade, bem como melhora a qualidade de vida. Foi sugerido que o uso de enxerto foi melhor do que a fístula em idosos com mais de 80 anos de idade, contudo isso não é consenso e, pelo contrário, em outros estudos, observou-se que a patência e a taxa de complicações em idosos foram semelhantes às dos jovens com fístula autógena, desde que realizados planejamento pré-operatório e monitorização no pós-operatório. Esses pacientes não são totalmente desqualificados para realizar FAV somente porque são idosos. Ao contrário, o acesso cirúrgico deve ser encorajado e não há limites de idade para esse procedimento. O uso da fistula radiocefálica deve ser a abordagem inicial em idosos, se os vasos forem apropriados no planejamento pré-operatório e no acompanhamento pós-operatório. Isso resulta em poucas complicações sem comprometer a patência, enquanto se aproveita o máximo do uso dos vasos avaliados[6,7].

Outros fatores também influenciam a maturação da fístula e incluem experiência cirúrgica da equipe, gênero do paciente e evidência de extensa doença vascular. A observação de que as mulheres têm maturação da fístula pior do que os homens tem sido frequentemente relatada e se deve ao menor tamanho do vaso. No entanto, dois estudos recentes não encontraram diferenças de gênero no diâmetro pré-operatório arterial ou venoso e, apesar de o tamanho do vaso no pré-operatório ter sido equivalente, a maturação era pior em mulheres. Esse aspecto exige mais investigação[8-10].

O exame físico dos pulsos braquial, radial e ulnar e das veias superficiais tem o objetivo de investigar o funcionamento do sistema arterial e venoso e deve-se excluir a presença de qualquer edema e procedimento cirúrgico prévio no membro escolhido para a confecção do acesso. O teste de Allen deve ser realizado de rotina para avaliar uma vascularização anormal no arco palmar.

O padrão-ouro de exame complementar para decidir o tipo e a localização do AV é o US Doppler. Ele informa sobre os diâmetros arterial e venoso que servirão como parâmetros para predizer o sucesso da maturação da FAV. No momento, são considerados parâmetros adequados para predizer sucesso na maturação do AV o diâmetro da veia > 2mm e da artéria > 1,6mm[11]. Nos pacientes que têm o diâmetro da veia cefálica menor que 2mm no antebraço, deve ser sugerido outro lado ou mesmo um procedimento alternativo como a prótese para confecção da fístula[12]. Todos os pacientes encaminhados do ambulatório de Uremia do HC-FMUSP para a confecção do AV pela cirurgia vascular realizam a US Doppler no período pré-operatório, com a medida protocolar aliada ao exame físico rotineiro descrito.

INFLUÊNCIA DA LOCALIZAÇÃO DA FAV NA SUA MATURAÇÃO

A escolha do melhor local de confecção do acesso pode trazer benefícios na sua maturação. De acordo com as Diretrizes do *National Kidney Foundation* (NKF-K/DOQI)[1], a ordem para escolha para a confecção da FAV deve ser a seguinte: no antebraço (FAV distal ou radio cefálica) e no braço (braquiocefálica ou FAV proximal e braquiobasílica com transposição).

Apesar de o acesso distal ser a primeira escolha, por preservar a utilização do membro para o AV e fornecer maior superfície de punção, a taxa de patência nele em um ano, conforme relatado na literatura, varia de 56 a 79%[13,14]. Enquanto a segunda opção representada pela FAV proximal tem patência em um ano, varia de 70-84%[15,16]. A vantagem da FAV proximal é fornecer maior calibre autólogo, que facilita a confecção do acesso e subsequente canulação venosa, bem como maior patência comparada com a FAV distal. Por outro lado, a FAV distal caracteriza-se pela alta taxa de complicações como a síndrome de roubo de fluxo e alterações do débito cardíaco[17].

A FAV braquiobasílica também necessita, na sua confecção, de um procedimento adicional de superficialização da veia basílica[18]. Essa superficialização, quando feita em outro tempo após a anastomose, tem a vantagem de utilizar uma veia já "arterializada" e por isso mais resistente, porém gera maior tempo para o uso do acesso[17].

MONITORIZAÇÃO DURANTE A MATURAÇÃO DO ACESSO

Após a confecção da FAV, o tempo necessário para serem obtidas as modificações estruturais da parede da veia e "arterialização" é resultante do fluxo turbulento no vaso. De acordo com as Diretrizes do NKF-K/DOQI 2006[1], o acesso deve ser definido como funcional se o fluxo for maior que 600mL/min, com o diâmetro mínimo da veia de 0,6cm e as margens claramente identificadas no exame clínico. O tempo necessário para adquirir essas características é de 1-3 meses após a confecção da FAV. Para avaliação desses parâmetros, monitorização clínica e complementar de imagem são necessárias após a confecção do acesso e em particular a medida do fluxo com US é um método muito útil para isso.

As complicações mais frequentes do pós-operatório relacionadas com as FAVs são: maturação insuficiente, estenose, trombose, infecção, aneurisma, síndrome do roubo de fluxo e alta taxa de fluxo na FAV.

A falência da FAV pode estar relacionada à estenose da veia arterializada. Tal complicação pode ser corrigida por procedimentos endovasculares e cirúrgicos. Por exemplo, se há segmentos estenóticos curtos, esses podem ser tratados com angioplastia transluminal, enquanto a intervenção cirúrgica é a escolha para segmentos estenóticos mais extensos.

Grande parte da investigação de maturação da fístula centrou-se apenas sobre preditores clínicos e demográficos, que são em grande parte não modificáveis e não explicam adequadamente a evolução da fístula[3]. Porém um aspecto que precisa ser considerado nesse processo de maturação é a presença da disfunção endotelial vascular e a rigidez da parede dos vasos que frequentemente estão presentes em pacientes com DRCT. Supõe-se que as anomalias preexistentes na função endotelial, a função das células do músculo liso vascular, a complacência arterial e venosa interferem com a dilatação do vaso, e a remodelação mais prolongada é necessária para o sucesso da maturação da fístula[3].

DEFINIÇÃO DA MATURAÇÃO DA FÍSTULA

Uma fístula é madura quando ela pode ser rotineiramente canulada com duas agulhas e fornecer um fluxo mínimo de sangue (tipicamente 350-450mL/min) durante toda a diálise, geralmente 3-5 horas para uma hemodiálise de alto rendimento. Tipicamente, uma fístula madura no antebraço terá fluxo sanguíneo de 500-2.000mL/min, e no braço, fluxo superior a 500-3.000mL/min[1,17].

A maioria dos estudos atuais usa critérios clínicos para definir a maturação, mas isso requer que o acesso seja canulado para diálise e não há consenso sobre quando avaliar a maturação ou quantas sessões de diálise bem-sucedidas são necessárias para estabelecer se uma fístula amadureceu. Pode-se considerar também que a fístula deva ser capaz de fornecer fluxo sanguíneo de 300mL/min durante pelo menos oito sessões de diálise subsequentes[19]. Por isso ainda é necessário tempo para satisfazer esses critérios no primeiro mês dos pacientes em diálise. É evidente que não existe consenso, mas melhor compreensão da fisiologia da maturação da fístula e da patogênese da falência precoce vai ajudar a promover uma definição mais uniforme de maturação[17].

CORREÇÃO ANATÔMICA NA FALTA DE MATURAÇÃO DA FAV

Quando avaliadas pela angiografia, as fístulas insuficientes têm uma ou mais lesões anatômicas que fundamentam a maturação prejudicada[17,19,20]. Corrigir essas lesões melhora a taxa global de maturação das fístulas, o que reforça que as lesões são funcionalmente importantes[19]. O achado mais comum é a estenose venosa que ocorre em 65-100% das FAVs avaliadas pela angiografia[19]. Mais da metade das estenoses ocorre na veia imediatamente a jusante da anastomose, bem como frequentemente envolve a anastomose em si. Estenoses também ocorrem mais a jusante na veia proximal, bem como menos frequentemente na veia central ou artéria que a alimenta. A presença das veias acessórias também tem sido relatada como importante fator para a má maturação da fístula, porém, felizmente, é potencialmente remediável[19]. O principal problema não é a veia, mas a acessória arterial comprometida e/ou a dilatação venosa que limita o fluxo global da fístula. Desvios do sangue em veias acessórias impedem o fluxo suficientemente desenvolvido na veia cefálica principal que permita a dilatação da fístula e sua maturação. Em estudo prospectivo controlado, a detecção de 35% das fístulas sem nenhuma lesão detectável por angiografia sugeriu que o fracasso da maturação foi a hipertensão arterial e/ou a dilatação venosa em vez de estenose nesse subgrupo[20]. Outra questão é a de que as variações específicas da realização do mapeamento vascular no pré-operatório ou a escolha dos vasos poderiam influenciar a frequência com que ocorrem dilatação e maturação prejudicada. Estudos apontam como responsável a presença de estenose venosa e arterial e a dilatação venosa comprometida por conta das veias acessórias na maioria dos casos de maturação da fístula prejudicada, mas a frequência exata de cada causa permanece incerta[17].

PATOGÊNESE DA MATURAÇÃO DEFICIENTE DA FÍSTULA

A dilatação arterial e a venosa são críticas para a maturação da fístula e podem ser prejudicadas tanto por fatores estruturais como funcionais. Foi reportado que um aumento do espessamento de íntima-média na artéria radial se correlaciona com a diminuição da maturação da fístula[21]. Estruturalmente, o aumento da rigidez da parede arterial e o da espessura de íntima-média foram encontrados em pacientes com doença renal terminal. A análise histopatológica de artérias musculares e veia cefálica dos pacientes com doença renal terminal demonstrou espessamento neointimal. Ao analisar a histologia das células musculares lisas da neoíntima, observa-se que são desordenadas e ultraestruturalmente parecem desdiferenciar-se em um fenótipo não contrátil. Além disso, há aumento de matriz extracelular composta por colágeno e mucopolissacárides. A calcificação da parede vascular é frequentemente observada e contribui provavelmente com o aumento do espessamento arterial[22]. Essas mudanças foram confirmadas em um modelo experimental de uremia, onde grande parte do espessamento da parede e rigidez teria sido devido ao aumento do depósito de material da matriz extracelular, incluindo o colágeno e a não elastina[17].

Ainda não é certa a patogênese exata da arteriosclerose e da calcificação vascular presentes nesses pacientes e que prejudicam a maturação do acesso. Além da hipertensão arterial subjacente, diabetes e idade, a doença renal crônica por si é um fator de risco independente para aterosclerose e calcificação vascular[17,23]. Alguns mediadores potenciais incluem resposta inflamatória sistêmica aumentada, aumento do estresse oxidativo, metabolismo do cálcio e fósforo alterados, presença de inibidores da óxido nítrico-sintetase como a dimetilarginina, entre outros. Além disso, a DRCT conduz à diminuição da liberação mediada pelo endotélio do óxido nítrico e consequentemente da dilatação arterial em resposta ao aumento da taxa de fluxo. Esse defeito pode ser transitoriamente revertido pela diálise, sugerindo um papel importante para os inibidores da óxido nítrico-sintetase, tais como dimetilarginina[17,24]. No entanto, o fornecimento de excesso de substrato de L-arginina para a óxido nítrico-sintetase em circulação não reverte de forma confiável o defeito na função endotelial, indicando que existem outros fatores além desses inibidores[24]. O defeito na função endotelial e a liberação de óxido nítrico também podem prejudicar a liberação de metaloproteinases necessárias para a fragmentação da elastina, a dilatação arterial progressiva e a remodelação em resposta ao aumento do estresse por cisalhamento do vaso. A hiperplasia neointimal, levando a uma área focal ou difusa de estenose, é outra causa predominante de prejuízo na maturação das fístulas. A presença de hiperplasia neointimal venosa na região justa-anastomótica sugere que as forças hemodinâmicas e reológicas na veia podem desempenhar um papel importante na estimulação da hiperplasia neointimal. Estudos da aterosclerose e enxertos de *bypass* arterial têm sido correlacionados com o desenvolvimento da hiperplasia neointimal nas regiões com estresse de cisalhamento na parede do vaso baixo ou oscilante. Além disso, o cisalhamento na parede do vaso excessivamente alto também pode danificar as células endoteliais e ativar as plaquetas, levando à hiperplasia neointimal[25]. O alto e significativo estresse de cisalhamento na parede do vaso com um padrão oscilatório ocorre na anastomose e na parede exterior da veia dentro de 1cm da anastomose[26]. No entanto, a tensão de cisalhamento anormal e o padrão oscilatório diminuem rapidamente para além de 1cm da anastomose e não pode explicar as áreas da estenose justa-anastomose venosa vista mais a jusante na angiografia. Além disso, estudos *in vivo*, medindo o cisalhamento na parede do vaso regional e correlacionando com o desenvolvimento da estenose ao longo do tempo em fístulas em desenvolvimento, são necessários para determinar melhor o papel dos fatores reológicos e hemodinâmicos em maturação da fístula e estenoses[27]. A região justa-anastomótica em fístulas do antebraço parece surgir onde a veia é mobilizada e em contato com a artéria no momento da criação da fístula. Esse segmento da veia está sujeito a traumatismo cirúrgico com possível desidratação, lesão por esmagamento, acotovelamento, espasmo, ou outras agressões durante a criação da fístula[28]. Essas tensões podem danificar ainda mais o endotélio de uma veia já frágil, expondo a matriz extracelular subjacente e incitar a uma lesão de resposta, incluindo a liberação de citocina pró-inflamatória que inicia a hiperplasia neointimal. Estratégias para os cuidados e conhecimentos necessários na anastomose desses pequenos vasos melhoram a estrutura do vaso no pré-operatório e reduzem a lesão vascular no momento da criação cirúrgica, que pode ter passos críticos para a melhoria da maturação[28]. Presume-se também que as lesões que promovem a hiperplasia neointimal na veia central ou proximal sejam devidas a cateterização venosa prévia, tromboflebite ou áreas de ramificação venosa. A associação entre estenose venosa central e cateteres venosos na subclávia anterior está bem estabelecida[29]. No entanto, os fatores específicos que conduzem a estenoses na veia proximal foram menos bem estudados[17].

FATORES MÉDICOS QUE CONTRIBUEM PARA O MAU FUNCIONAMENTO DO ACESSO VASCULAR

Alguns fatores clínicos foram identificados em associação com estenose do AV em hemodiálise, relacionados com estase vascular, hipercoagulabilidade, lesão celular endotelial, medicamentos e massa celular eritrocitária[30].

Qualquer redução do fluxo sanguíneo, como importante componente da tríade de Virchow, pode favorecer a estase no acesso e o mau funcionamento do acesso, resultando em trombose. Entre esses se destaca a importância da hipotensão intradialítica, hipoalbuminemia e a alta taxa de trombose nos enxertos de politetrafluoretileno (PTFE – prótese vascular para confecção de fístula arteriovenosa), especialmente cirróticos, e o excesso de compressão do AV pós-HD[31].

Alguns estados de hipercoagulabilidade também podem estar presentes, como acontece em pacientes com anticorpos antifosfolipídios, hiper-homocisteinemia favorecendo a arteriosclerose e trombose venosa por causar disfunção endotelial que leva a redução da capacidade trombolítica e vasodilatação do endotélio[32], além de aumento da proliferação do músculo liso vascular[31]. Foi demonstrado que essa proliferação pode ser inibida pela suplementação de ácido fólico em alguns estudos[33-36]. Porém mais estudos ainda precisam ser realizados para mostrar que a redução da homocisteína reduz significativamente o risco de trombose de AV.

Outros fatores que também estão relacionados a estados de hipercoagulabilidade seriam: a formação do fator V Leiden mutante associado da trombose vascular periférica e trombose de enxerto e o aumento das complicações arterotrombóticas em pacientes com níveis elevados de lipoproteínas[31].

Também estão associados fatores que levam a lesão endotelial e disfunção do acesso, como hiperplasia preexistente intimal que acontece em idosos e diabéticos; liberação pelos leucócitos do TNF-alfa levando à hiperplasia intimal; estresse oxidativo no estado urêmico aumentando a expressão de endotelina-1, TNF-beta e fator de crescimento derivado das plaquetas que levam a hiperplasia intimal e vasoconstrição do músculo liso do vaso; depósito de fosfato de cálcio e ativação de plaquetas[31].

Em relação à presença de medicações específicas, observa-se que a patência primária das FAVs não é favorecida por nenhum medicamento, e somente os inibidores da ECA podem melhorar secundariamente a patência. Os bloqueadores do canal de cálcio aumentam a patência primária de enxertos por inibir a hiperplasia neointimal, e a aspirina, a patência secundária. A warfarina reduz a patência primária dos enxertos devido à deficiência de proteínas C e S e em outro estudo o dipiridamol sozinho foi associado com redução significativa da trombose do enxerto[37,38].

Outro fator relacionado ao aumento do risco de trombose é o aumento da massa eritrocitária que pode acontecer em pacientes recebendo eritropoietina sem o devido ajuste de dose[31]. Esse é um importante ponto de atenção nas visitas mensais do Serviço de Hemodiálise do HC-FMUSP, onde se procura manter os níveis de hemoglobina entre 10 e 12g/L e hematócrito entre 33 e 36%, conforme o orientado nas diretrizes atuais para anemia na DRCT.

Outros fatores podem melhorar o funcionamento do acesso como: encaminhamento precoce ao nefrologista para que possa ter tempo hábil de programar o acesso no período pré-dialítico, evitar o tabagismo e um programa de exercício isométrico que possa aumentar o diâmetro da veia cefálica e a possibilidade de confecção da FAV com sucesso[39-41].

MÉTODOS DE AVALIAÇÃO DA PATÊNCIA DO ACESSO VASCULAR NA HEMODIÁLISE

De acordo com o K/DOQI *Clinical Practice Guidelines*, a monitorização da patência do acesso inclui o exame físico como a primeira abordagem para detectar problemas e definir a necessidade de intervenções. O exame físico inclui a inspeção e a palpação do AV, que se sugere que seja realizado semanalmente, bem como a avaliação da pressão venosa e a medida do fluxo sanguíneo. A associação de medidas quantitativas com o exame físico pode predizer melhor o desenvolvimento da estenose do AV mais adequadamente do que as medidas isoladas. Contudo, devido aos custos, a maioria dos centros dialíticos não tem programas para avaliação da patência da FAV por meio de aparelhos de monitorização de fluxos sanguíneos do AV por ultrassonografia. A visualização do lúmen do acesso é provavelmente o melhor método para detectar estenoses, o que pode ser conseguido por meio do US Doppler colorido, angiografia digital ou angiorressonância. Contudo, esses exames de imagem são de alto custo e consomem muito tempo para serem utilizados na rotina dos pacientes em hemodiálise.

O desenvolvimento da estenose venosa aumenta a pressão do acesso e reduz o fluxo de sangue. As medidas quantitativas desses dois parâmetros são a base da avaliação complementar da patência do AV. Estudos clínicos demonstram que os dois métodos mais sensíveis e específicos para a detecção de estenose são: a medida da pressão venosa estática e a monitorização do fluxo sanguíneo intra-acesso[42-44].

MEDIDAS DA PRESSÃO VENOSA

Uma série de estudos clínicos descreveu a relação entre a severidade da estenose e o aumento da pressão em enxertos para hemodiálise[45-47]. Essa relação é a base para o uso das medidas de pressão venosa para a detecção de estenoses do acesso. Nos estudos de Besarab e Sullivan[46] e Sullivan e Besarab[47], foi demonstrado que o aumento da pressão intra-acesso foi dependente tanto da severidade quanto da localização da estenose[46,47]. Uma descrição detalhada da pressão venosa estática foi feita na Diretriz do K/DOQI[48]. Em resumo, a pressão venosa estática é a medida intraenxerto quando a bomba de sangue na máquina da HD é desligada. É importante entender que a medida da pressão venosa reflete a resistência do circuito vascular que se estende da agulha venosa. Desde que a maioria das estenoses é localizada perto da anastomose venosa ou na veia nativa, esse método é efetivo para detectar essas lesões. Todavia se os problemas relacionados ao acesso que estão localizados proximamente à agulha venosa, tal influxo arterial pobre ou estenoses no meio do enxerto, muitas vezes, passam despercebidos usando-se esse método de punção venosa[49].

FLUXO SANGUÍNEO INTRA-ACESSO

O fluxo sanguíneo intra-acesso está relacionado com a pressão sanguínea do paciente e com a resistência total do circuito do AV. Vários estudos clínicos demonstraram que a resistência ao influxo arterial é componente mais significativo que a resistência total do enxerto. Uma vez que o componente de influxo arterial não é avaliado utilizando medições da pressão venosa estática, um método de vigilância mais útil seria aquele que reflete a resistência total do circuito a partir do AV. Estudos comparativos de diferentes métodos de vigilância têm sido realizados e a monitorização de rotina do fluxo sanguíneo intra-acesso é o método mais sensível e específico para a detecção de estenoses relacionadas com acesso[50].

Para se somar as avaliações do AV, a monitorização do Kt/V *on-line* e os sistemas de *biofeedback* têm evoluído para aplicação clínica de rotina. Particularmente em pacientes com complicações clínicas, essa ferramenta pode permitir a quantificação da dose de diálise entregue, realização da vigilância da função do AV potencialmente em cada sessão de diálise e sem custo extra[50]. No Serviço de Hemodiálise do HC-FMUSP todos os pacientes são monitorizados com a medida do Kt/V *online* em todas as hemodiálises e, quando necessário, encaminhados para avaliação com Doppler do acesso vascular ou mesmo o teste laboratorial de recirculação do acesso, quando sinalizadas modificações na eficiência dessa monitorização[50].

Além disso, existem várias técnicas não invasivas de medição do fluxo sanguíneo, incluindo ultrassom Doppler intra-acesso com avaliação da diluição do hematócrito, diluição térmica e diferencial de condutividade. A técnica mais amplamente utilizada é o método de diluição de ultrassom utilizando o sistema Transonics HDOI®. Usando esse sistema, a medição do fluxo sanguíneo intra-acesso é realizada enquanto o paciente está ligado à máquina de hemodiálise. As medições devem ser obtidas durante a primeira hora de um tratamento de hemodiálise, de modo que os resultados não são afetados pela diminuição do débito cardíaco, que ocorre frequentemente após ultrafiltração prolongada. A hemodiálise é interrompida e as linhas arterial e venosa são invertidas em relação à sua posição normal. Os sensores de fluxo, que estão ligados a um computador portátil, são colocados nas linhas arterial e venosa invertidas. A bomba de sangue da hemodiálise é reiniciada a um fluxo de sangue fixo, geralmente de 200mL/min, e um *bolus* de solução salina (5mL) é injetado na linha de sangue venoso. A solução salina se mistura com o sangue que flui através do acesso e é detectada pelo sensor na linha arterial. Os dados são recolhidos no computador portátil e o fluxo sanguíneo é automaticamente calculado e registrado. Duas medições de fluxo de sangue são normalmente obtidas. Se os valores forem diferentes mais de 10%, uma terceira medição deve ser realizada[43,51,52].

A medição de rotina do fluxo sanguíneo no enxerto fornece novos *insights* sobre a hemodinâmica do AV e estima-se que esse fluxo seja significativamente maior do que muitos médicos imaginavam. Embora não haja uma variabilidade importante de paciente para paciente, um enxerto com bom funcionamento tem tipicamente um fluxo de sangue de 1.000-1.500mL/min. A medida de referência do fluxo de sangue deve ser obtida e registrada quando o acesso é usado pela primeira vez para a hemodiálise. Como mencionado anteriormente, a análise de medições do fluxo de sangue sequencial é importante porque a magnitude e a taxa de diminuição do fluxo sanguíneo são preditivos da iminência de trombose. Como descrito anteriormente, a medição do fluxo sanguíneo intra-acesso reflete a resistência total do circuito de AV. A avaliação da resistência ao influxo arterial fornece informações novas e valiosas sobre a hemodinâmica de AV. Vários estudos têm sugerido que cerca de 40% de tromboses de acesso podem estar relacionadas com problemas do influxo arterial[53].

O crescente uso de monitoramento de fluxo de sangue pode comprovar a importância de também avaliar as artérias durante fistulografias de diagnóstico. A medição do fluxo de sangue intraenxerto também forneceu um novo método para avaliar a eficácia das intervenções endovasculares ou cirúrgicas. Reparo bem-sucedido de uma estenose pode favorecer o fluxo de sangue intra-acesso[53].

POSSÍVEIS INTERVENÇÕES PARA MELHORAR A MATURAÇÃO E PRESERVAR A PATÊNCIA DA FÍSTULA

Além dos fatores citados que podem prejudicar a maturação do acesso, o mapeamento vascular no pré-operatório e a experiência do cirurgião, pode-se também tentar intervir com outras medidas medicamentosas ou de avaliação vascular precoce.

Os agentes antiplaquetários usados após a confecção da fístula têm um potencial para prevenir a trombose do acesso e melhorar a função da FAV ou enxerto depois que se iniciou a hemodiálise. Existem estudos randomizados mostrando que o uso de agentes antiplaquetários, como aspirina, ticlopidina ou clopidogrel, pode reduzir o risco da trombose da FAV ou melhorar a patência em pacientes com DRCT se tratados durante 1 a 6 meses após a confecção do acesso. Em alguns estudos, o uso durante 8 semanas de agentes antiplaquetários após a confecção da FAV pode reduzir significativamente o risco de trombose, embora aja com pouco ou nenhum efeito em enxertos. Aproximadamente 40-60% das perdas de patência dos enxertos em 3 anos ocorrem primariamente pela obstrução do fluxo venoso ou arterial, causada pela hiperplasia neointinal na anastomose entre o material do enxerto e o vaso nativo. A trombose do enxerto é consequência da hiperplasia neointimal que não pode ser melhorada pelo agente antiplaquetário[54].

O tratamento com antiplaquetários tem efeitos incertos em reduzir a necessidade de intervenções e manutenção da patência tanto das FAVs como dos enxertos. Um estudo desenvolvido com o clopidogrel em pacientes com FAVs recém-confeccionadas foi finalizado antes do período previsto, mostrando que a terapia antiplaquetária reduziu a trombose de maneira significativa, melhorando a patência do AV, ao mesmo tempo que houve dificuldade em provar que intervenções que previnem a trombose do AV também melhoram sua patência[3]. Além dos efeitos incertos observados com o tratamento antiplaquetário na maturação do AV, essa terapia também pode gerar complicações relacionadas a sangramentos pequenos ou mesmo de grande volume (71 e 20 eventos, respectivamente), resultando em efeitos estimados imprecisos e sugerindo que riscos de sangramento demonstrados em estudos controlados atuais são ainda incertos. O mesmo foi encontrado em estudo conduzido por Kaufman *et al*[55] que foi interrompido precocemente pelo aumento significativo de sangramento naqueles que recebiam terapia combinada de AAS e clopidogrel, sugerindo que a terapia combinada é mais perigosa ainda do que a monoterapia[54,55].

Ácidos graxos com ômega-3 (óleo de peixe) poderiam ter um efeito que previne a trombose do AV por meio da inibição da agregação plaquetária, efeitos anti-inflamatórios e atividade antiproliferativa, com um potencial para melhorar a maturação e patência do AV. Estudos publicados ainda necessitam de validação em relação a sua eficácia e segurança[54,56-60].

No Serviço de Hemodiálise do HC-FMUSP, nem todos os pacientes que realizarão a confecção do AV fazem uso rotineiro do clopidogrel e do AAS. Procura-se prescrever os antiagregantes plaquetários somente àqueles pacientes que já tiveram trombose no AV revertida ou que tenham doenças que favoreçam o risco de trombose do AV.

INTERVENÇÕES TERAPÊUTICAS E A MANUTENÇÃO DA PATÊNCIA DO ACESSO VASCULAR PARA HEMODIÁLISE

O objetivo das intervenções é tratar a perda de patência de FAV madura e convertê-la em acesso puncionável que facilite a canulação e mantenha sangue suficiente para a HD. É imprescindível compreender a anatomia e a dinâmica do fluxo da FAV e identificar as disfunções antes de planejar qualquer intervenção. Isso significa avaliar a artéria que alimenta o acesso, a anastomose arterial, o segmento justa-arterial, o segmento canulado da FAV, as veias acessórias e o trato venoso central.

As intervenções geralmente envolvem angioplastia com balão em todas as estenoses vasculares significativas e obliteração das veias acessórias que derivam a drenagem do segmento principal de canulação. Um requisito necessário para o sucesso da angioplastia com balão é a possibilidade da passagem do guia através do vaso que necessita ser dilatado. A angioplastia é realizada aumentando gradualmente a pressão da insuflação do balão até o efeito pleno. Não é comum que a estenose venosa necessite de uma pressão de insuflação média maior que 35atm. Menor pressão de insuflação é geralmente usada nas estenoses arteriais. Habitualmente, o balão usado na angioplastia da anastomose arterial é de 4 a 5mm de diâmetro e um balão mais largo geralmente é necessário para a dilatação da anastomose justa-arterial e de outros segmentos venosos. Deve-se ter o maior cuidado, evitando-se a dilatação sob a anastomose arterial, o que pode gerar ou piorar a lesão vascular. Além disso, história cuidadosa dos sintomas clínicos de hipoperfusão distal pode ser útil antes do procedimento. As veias acessórias devem ser objeto das decisões, entre quais se devem ser fechadas ou mantidas. Em muitos dos casos essas veias acessórias se desenvolveram em resposta a estenose e sua dilatação pode ajudar no crescimento da FAV apesar da persistência das veias acessórias. É melhor que sejam ligadas as veias acessórias mais largas, especialmente as distais da FAV.

No caso da trombose da FAV, se o segmento com o trombo é facilmente palpável pelo exame físico ou facilmente encontrado pelo ultrassom, a possibilidade de salvar o acesso vão reduzindo-se com o tempo e a terapia anticoagulante nesse caso não pode ser realizada. A preferência é pelo procedimento de trombectomia. Todavia, se a FAV não for palpável pelo exame físico e não for identificada claramente no ultrassom, não está claro se o procedimento pode salvar o acesso; mesmo com cirurgia, as possibilidades são pequenas e a criação de novo AV deve ser realizada com o auxílio de mapeamento vascular[59].

O tratamento endovascular na experiência dos intervencionistas é seguro e efetivo no manejo da FAV madura que não funciona. Isso não elimina a necessidade de cirurgia vascular adicional em alguns pacientes. As vantagens dessa terapia como primeira linha incluem excelentes taxas de sucesso, baixas taxas de complicações e taxas promissoras de patência no longo prazo[59,61,62]. Por outro lado, a avaliação invasiva do acesso pode ajudar a definir se se deve abandonar uma FAV e evitar que o paciente seja submetido a procedimentos desnecessários com revisões cirúrgicas repetidas. Podem ser necessários procedimentos repetidos para solucionar a falência da FAV ou manter sua patência e subsequente uso na HD. De qualquer forma, as FAVs salvas adequadamente e a tempo têm altas taxas de patência no longo prazo[59].

OUTRAS POSSÍVEIS ABORDAGENS PARA MELHORAR A MATURAÇÃO DA FÍSTULA

A deficiência de fetuína A está associada a altas taxas de perda de patência da FAV e enxertos nos pacientes em HD. A fetuína A é uma proteína secretada pelos hepatócitos e um inibidor circulante da precipitação de fosfato de cálcio que prediz a calcificação cardiovascular e morbidade e mortalidade dos pacientes em diálise. É também uma proteína de fase aguda que reduz o processo inflamatório durante aterosclerose. Como a aterosclerose e a inflamação contribuem para o processo de disfunção do AV, foi proposto que estaria relacionada à falência do acesso dos pacientes em HD. Em investigação prospectiva, a deficiência de fetuína A acelerou a aterosclerose e calcificação dos vasos nativos, bem como foi associada à perda da patência do acesso AV em HD. Estudos ainda precisam ser realizados para definir intervenções nos casos com deficiência da fetuína A[63].

Outra abordagem relatada como medida auxiliar para melhorar a maturação do acesso é o uso da terapia infravermelha após a confecção do AV. Os raios infravermelhos colocados a uma certa distância do local de confecção da FAV poderiam melhorar o estado inflamatório e a sobrevida da FAV pelo efeito térmico e não térmico por meio da melhora da expressão do óxido nítrico, levando à inibição da expressão de E-selectina, VCAM-1 e ICAM-1[31].

CONCLUSÕES

O sucesso da maturação adequada do AV para HD já pode ser previsto desde o período pré-operatório, tanto na avaliação do exame físico, como mensurado pelo US Doppler do membro escolhido. Durante o período de maturação, deve-se manter a estabilidade hemodinâmica e fluxo na anastomose. Recomenda-se a avaliação semanal do exame físico do AV visando detectar precocemente problemas com a patência e medidas associadas, como o Kt/V *online*, ou se disponível com aparelhos de medidas do fluxo intra-acesso, como o sistema Transonics HDOI®. Drogas antiplaquetárias administradas no período da cirurgia do AV reduzem a trombose da FAV ou a perda de patência e têm efeitos incertos na manutenção da patência do AV e riscos de sangramento. O desempenho e a longevidade do AV dependem da identificação e tratamento precoces de problemas hemodinâmicos significativos.

REFERÊNCIAS BIBLIOGRÁFICAS

1. Vascular Access 2006 Work Group. Clinical practice guidelines for vascular access. *Am J Kidney Dis* 2006; **48** Suppl **1**: S176-S247.
2. Fissell RB, Fuller DS, Morgenstern H *et al.* Hemodialysis patient preference for type of vascular access: variation and predictors across countries in the DOPPS. *J Vasc Access* 2013; **14**: 264-272.
3. Dember LM, Imrey PB, Beck GJ *et al.* Objectives and design of the hemodialysis fistula maturation. *Am J Kidney Dis* 2014; **63**: 104-112.
4. Santoro D, Benedetto F, Mondello P. Vascular access for hemodialysis: current perspectives. *Int J Nephrol Renovasc Dis* 2014; 7: 281-294.
5. Bessias N, Paraskevas KI, Tziviskou E *et al.* Vascular access in elderly patients with end-stage renal disease. *Int Urol Nephrol* 2008; **40**: 1133-1142.
6. Olsha O, Hijazi J, Goldin I *et al.* Vascular access in hemodialysis patients older than 80 years. *J Vasc Surg* 2015; **61**: 177-183.
7. Bessias N, Paraskevas KI, Tziviskou E *et al.* Vascular access in elderly patients with end-stage renal disease. *Int Urol Nephrol* 2008; **40**: 1133-1142.
8. Miller CD, Robbin ML, Allon M. Gender differences in outcomes of arteriovenous fistulas in hemodialysis patients. *Kidney Int* 2003; **63**: 346-352.
9. Prischl FC, Kirchgatterer A, Brandstatter E *et al.* Parameters of prognostic relevance to the patency of vascular access in hemodialysis patients. *J Am Soc Nephrol* 1995; **6**: 1613-1618.
10. Caplin N, Sedlacek M, Teodorescu V *et al.* Venous access: women are equal. *Am J Kidney Dis* 2003; **41**: 429-432.
11. Dageforde LA, Harms KA, Feurer ID *et al.* Increased minimum vein diameter on preoperative mapping with duplex ultrasound is associated with arteriovenous fistula maturation and secondary patency. *J Vasc Surg* 2015; **61**: 170-176.
12. Lauvao SL, Ihnat DM, Goshima KR *et al.* Vein diameter is the major predictor of fistula maturation. *J Vasc Surg* 2009; **49**: 1499-1504.
13. Leapman SB, Boyle M, Pescovitz MD *et al.* The arteriovenous fistula for hemodialysis access: gold standard or archaic relic? *Am Surg* 1996; **62**: 652-656.
14. Wolowczyk L, Williams AJ, Donovan KL *et al.* The snuffbox arteriovenous fistula for vascular access. *Eur J Vasc Endovasc Surg* 2000; **19**: 70-76.
15. Livingston CK, Potts JR 3rd. Upper arm arteriovenous fistulas as a reliable access alternative for patients requiring chronic hemodialysis. *Am Surg* 1999; **65**: 1038-1042.
16. Bender MH, Bruyninckx CM, Gerlag PG. The brachiocephalic elbow fistula: a useful alternative angioaccess for permanent hemodialysis. *J Vasc Surg* 1994; **20**: 808-813.
17. Dixon BS. Why don't fistulas mature? *Kidney Int* 2006; 70: 1413-1422.
18. Korkut AK, Kosem M. Superficialization of the basilic vein technique in brachiobasilic arteriovenous fistula: surgical experience of 350 cases during 4 years period. *Ann Vasc Surg* 2010; **24**: 762-767.
19. Beathard GA, Arnold P, Jackson J *et al.* Aggressive treatment of early fistula failure. *Kidney Int* 2003; **64**: 1487-1494.
20. Tordoir JH, Rooyens P, Dammers R ***et al.*** Prospective evaluation of failure modes in autogenous radiocephalic wrist access for hemodialysis. *Nephrol Dial Transplant* 2003; **18**: 378-383.
21. Kim YO, Choi YJ, Kim JI *et al.* The impact of intima-media thickness of radial artery on early failure of radiocephalic arteriovenous fistula in hemodialysis patients. *J Korean Med Sci* 2006; **21**: 284-289.
22. London GM, Marchais SJ, Guerin AP *et al.* Arteriosclerosis, vascular calcifications and cardiovascular disease in uremia. *Curr Opin Nephrol Hypertens* 2005; **14**: 525-531.
23. Chowdhury UK, Airan B, Mishra PK *et al.* Histopathology and morphometry of radial artery conduits: basic study and clinical application. *Ann Thorac Surg* 2004; **78**: 1614-1621.
24. Hand MF, Haynes WG, Webb DJ. Hemodialysis and L-arginine, but not D-arginine, correct renal failure-associated endothelial dysfunction. *Kidney Int* 1998; **53**: 1068-1077.
25. Van Tricht I, De Wachter D, Tordoir J *et al.* Hemodynamics and complications encountered with arteriovenous fistulas and grafts as vascular access for hemodialysis: a review. *Ann Biomed Eng* 2005; **33**: 1142-1157.
26. Sivanesan S, How TV, Black RA *et al.* Flow patterns in the radiocephalic arteriovenous fistula: an in vitro study. *J Biomech* 1999; **32**: 915-925.
27. Remuzzi A, Ene-Iordache B, Mosconi L *et al.* Radial artery wall shear stress evaluation in patients with arteriovenous fistula for hemodialysis access. *Bioheology* 2003; **40**: 423-430.
28. Konner K, Nonnast-Daniel B, Ritz E. The arteriovenous fistula. *J Am Soc Nephrol* 2003; **14**: 1669-1680.
29. Schillinger F, Schillinger D, Montagnac R *et al.* Post catheterization vein stenosis in hemodialysis: comparative angiographic study of 50 subclavian and 50 internal jugular accesses. *Nephrol Dial Transplant* 1991; **6**: 722-724.
30. Smith GE, Gohil R, Chetter IC. Factors affecting the patency of arteriovenous fistulas for dialysis access. *J Vasc Surg* 2012; **55**: 849-855.

31. Lin CC, Yang WC. Prognostic factors influencing the patency of hemodialysis vascular access: literature review and novel therapeutic modality by far infrared therapy. *J Chin Med Assoc* 2009; **72**: 109-116.
32. McCully KS. Homocysteine and vascular disease. *Nat Med* 1996; **2**: 386-389.
33. Carmody BJ, Arora S, Avena R *et al.* Folic acid inhibits homocysteine-induced proliferation of human arterial smooth muscle cells. *J Vasc Surg* 1999; **30**: 1121-1128.
34. Thambyrajah J, Landray MJ, McGlynn FJ *et al.* Does folic acid decrease plasma homocysteine and improve endothelial function in patients with predialysis renal failure? *Circulation* 2000; **102**: 871-875.
35. Bostom AG, Shemin D, Lapane KL *et al.* High dose-B-vitamin treatment of hyperhomocysteinemia in dialysis patients. *Kidney Int* 1996; **49**: 147-152.
36. Sunder-Plassmann G, Fodinger M, Buchmayer H *et al.* Effect of high dose folic acid therapy on hyperhomocysteinemia in hemodialysis patients: results of the Vienna multicenter study. *J Am Soc Nephrol* 2000; **11**: 1106-1116.
37. Sreedhara R, Himmelfarb J, Lazarus JM ***et al.*** Antiplatelet therapy in graft thrombosis: results of a prospective, randomized, double-blind study. *Kidney Int* 1994; **45**: 1477-1483.
38. Huang P, Hawthorne WJ, Peng A *et al.* Calcium channel antagonist verapamil inhibits neointimal formation and enhances apoptosis in a vascular graft model. *Am J Surg* 2001; **181**: 492-498.
39. Leaf DA, MacRae HS, Grant E *et al.* Isometric exercise increases the size of forearm veins in patients with chronic renal failure. *Am J Med Sci* 2003; **325**: 115-119.
40. Avorn J, Winkelmayer WC, Bohn RL *et al.* Delayed nephrologist referral and inadequate vascular access in patients with advanced chronic kidney failure. *J Clin Epidemiol* 2002; **55**: 711-716.
41. Chesser AM, Baker LR. Temporary vascular access for first dialysis is common, undesirable and usually avoidable. *Clin Nephrol* 1999; **51**: 228-232.
42. May RE, Himmeifarb J, Yenicesu M *et al.* Predictive measures of vascular access thrombosis. A prospective study. *Kidney Int* 1997; **52**: 1656-1662.
43. Rajabi-Jagahrgh E, Banerjee RK. Combined functional and anatomical diagnostic endpoints for assessing arteriovenous fistula dysfunction. *World J Nephrol* 2015; **4**: 6-18.
44. Vachharajani TJ. Diagnosis of arteriovenous fistula dysfunction. *Semin Dial* 2012; **25**: 445-450.
45. Sullivan KL, Besarab A, Dorrell S *et al.* The relationship between dialysis graft pressure and stenosis. *Invest Radiol* 1992; **27**: 352-355.
46. Besarab A, Sullivan KL, Ross RP *et al.* Utility of intraaccess pressure monitoring in detecting and correcting venous outlet stenosis prior to thrombosis. *Kidney Int* 1995; **47**: 1364-1373.
47. Sullivan KL, Besarab A. Hemodynamic screening and early percutaneous intervention reduce hemodialysis access thrombosis and increase graft longevity. *J Vasc Interv Radiol* 1997; **8**: 163-170.
48. National Kidney Foundation. KDOQI Clinical Practice Guidelines and Clinical Practice Recommendations for 2006 Updates: Hemodialysis adequacy, peritoneal dialysis adequacy and vascular access. *Am J Kidney Dis* 2006; **48**: S1-S322.
49. Bosman PJ, Boereboom FT, Eikelboom BE *et al.* Graft flow as a predictor of thrombosis in hemodialysis grafts. *Kidney Int* 1998; **54**: 1726-1730.
50. Locatelli F, Buoncristiani U, Canaud B. Haemodialysis with on-line monitoring equipment: tools or toys? *Nephrol Dial Transplant* 2005; **20**: 22-33.
51. Vesely TM. Optimizing function and treatment of hemodialysis grafts and fistulae. *Sem Int Radiol* 2004; **21**: 95-103.
52. Blankestijn PJ, Smits JHM. How to identify the hemodialysis access at risk of thrombosis? Are flow measurements the answer? *Nephrol Dial Transplant*1 999; **14**: 1068-1071.
53. Smith GE, Gohil R, Chetter IC. Factors affecting the patency of arteriovenous fistulas for dialysis access. *J Vasc Surg* 2012; **55**: 849-855.
54. Palmer SC, Micco LD, Razavian M. Antiplatelet therapy to prevent hemodialysis vascular access failure: systematic review and meta-analysis. *Am J Kidney Dis* 2013; **61**: 112-122.
55. Kaufman JS, O'Connor TZ, Zhang JH *et al.* Randomized controlled trial of clopidogrel plus aspirin to prevent hemodialysis access graft thrombosis. *J Am Soc Nephrol* 2003; 14: 2313-2321.
56. Lok C, Moist L, Hemmelgarn BR *et al.* Effect of fish oil supplementation on graft patency and cardiovascular events among patients with new synthetic arteriovenous hemodialysis grafts: a randomized controlled trial. *JAMA* 2012; **307**: 1809-1816.
57. Irish A, Dogra G, Mori T *et al.* Preventing AVF thrombosis: the rationale and design of the omega-3 fatty acids (fish oils) and Aspirin in Vascular access Outcomes in Renal Disease (FAVOURED) Study. *BMC Nephrol* 2009; **10**: 1-35.
58. Osborn G, Escofet X, Da Silva A. Medical adjuvant treatment to increase patency of arteriovenous fistulae and grafts. *Cochrane Database Syst Rev* 2008; **4**: CD002786.
59. Nassar GM. Endovascular management of the "failing to mature" arteriovenous fistula. *Tech Vasc Interventional Rad* 2008; **11**: 175-180.
60. Nassar GM. What should nephrologists do to maximize the use of AVFs. *Semin Dial* 2006; **19**: 207-209.
61. Beathard GA, Arnold P, Jackson J *et al.* Aggressive treatment of early fistula failure. *Kidney Int* 2003; **64**: 1487-1494.
62. Turmel-Rodrigues L, Mouton A, Birmele B *et al.* Salvage of immature fistulas of haemodialysis by interventional radiology. *Nephrol Dial Transplant* 2001; **16**: 2365-2371.
63. Chen HT, Chiu YL, Chuang YF *et al.* Association of low serum fetuinA levels with poor arteriovenous access patency in patients undergoing maintenance hemodialysis. *Am J Kidney Dis* 2010; **56**: 720-727.

56

CRISE HÍDRICA: ALTERNATIVAS PARA ADEQUAR O CONSUMO DE ÁGUA NAS UNIDADES DE DIÁLISE

Raquel Fernandes Vanderlei Vasco
Manuel Carlos Martins Castro

◆

INTRODUÇÃO

Nas últimas décadas a água está se tornando um bem precioso. Embora abundante no planeta, 97% dela é água salgada, portanto, imprópria para o consumo humano ou para utilização na indústria. Apenas 3% é água doce. Desse volume, mais da metade está em forma sólida, congelada nos polos, e a outra metade está armazenada como água subterrânea, o que encarece sua exploração e uso. Na natureza resta, portanto, apenas uma quantidade mínima de água doce boa e facilmente acessível na crosta terrestre.

Ao longo dos anos que se seguiram à revolução industrial, a água foi sendo poluída a uma velocidade maior que a natureza consegue reprocessá-la. A situação deve agravar-se nos próximos anos, pois as mudanças climáticas que ocorreram no planeta tendem a modificar o regime, a intensidade e a distribuição das chuvas. Enquanto em algumas áreas do globo terrestre as mudanças climatológicas têm provocado catástrofes associadas à intensa precipitação de chuvas, em outras áreas, antes com água abundante e ciclos sazonais bem definidos e previsíveis, hoje estão enfrentando situação de escassez crescente, algumas caminhando rapidamente para a desertificação.

Por outro lado, o adensamento populacional nos centros urbanos está associado a um desequilíbrio entre a oferta e o consumo de água. Essa situação tem contribuído para a necessidade de se procurar água em locais cada vez mais distantes dos grandes centros urbanos, o que encarece ainda mais o processo de tratamento da água para o consumo humano.

Atualmente, 29 países já apresentam problemas de falta de água. Regiões como o Oriente Médio, o Norte da África e países continentais como a China e a Índia já são afetados pela falta de água. A Organização Mundial da Saúde estima que até 2050 cerca de 50 países enfrentarão crise no abastecimento hídrico.

O Brasil é um dos países mais ricos em água. Ao redor de 12% da água doce superficial do planeta está no Brasil; entretanto, a distribuição dessa água é muito desigual. Só a Região Amazônica detém 80% da água existente no Brasil, enquanto o Nordeste possui 3% e a Região Sudeste, embora densamente habitada, possui apenas 6% da água. Essa condição fez com que quase metade da população brasileira não tenha acesso à água tratada.

O setor agrícola utiliza a maior parte da água potável, ao redor de 60%, as residências consomem 22%, enquanto a indústria e a área de saúde consomem cerca de 19%. No Brasil, um dos maiores problemas está no desperdício, visto que 40% da água potável produzida e fornecida à população é perdida durante os processos de armazenagem e distribuição.

CICLO DA ÁGUA

Na natureza o volume de água tende a ser constante; entretanto, através do ciclo hidrológico, a água passa por um processo de transformação constante. A água da superfície evapora e é armazenada temporariamente na atmosfera, condensada na forma de nuvens. Quando a quantidade de água é excessiva, tornando as nuvens muito carregadas, a água volta à superfície na forma de chuva. Em função do aquecimento global, a quantidade de água acumulada como vapor na atmosfera tende a ser maior, agravando ainda mais a escassez do produto.

Durante seu ciclo, a água é submetida a um crescente processo de contaminação. O desenvolvimento industrial e o crescimento populacional com o adensamento nas grandes zonas urbanas e na faixa litorânea tendem a agravar o problema.

Adubos, excrementos, sabões, micro-organismos, pesticidas organoclorados, metais pesados, como chumbo e mercúrio, e os nitratos provenientes dos fertilizantes nitrogenados e das fezes humanas são os maiores contaminantes da água.

Em consequência da contaminação, a água necessita ser tratada para se tornar potável e própria para o consumo humano. Esse processo é caro, complexo e envolve uma quantia considerável de recursos.

Preocupados com a crescente contaminação da água, alguns países têm incentivado medidas para que a água utilizada na indústria ou nas residências seja tratada antes de ser devolvida à natureza. Essas águas, chamadas de depuradas, passam apenas por algumas fases do processo de descontaminação, não são próprias para o consumo humano, mas tendem a minimizar a contaminação da água do lençol freático, dos rios e dos mares.

Portanto, os recursos naturais para a transformação da água potável são lentos, frágeis e muito limitados. Assim, a água deve ser manipulada com racionalidade, precaução e parcimônia, pois o equilíbrio e o futuro do planeta dependem da preservação da água e de seus ciclos.

REUSO DA ÁGUA

Diversos fatores prejudicam o meio ambiente, inclusive o desperdício de água. Na área industrial, o pré-tratamento da água antes de sua devolução à natureza está se tornando uma necessidade. Ainda nesse sentido, já se nota crescente preocupação dentro da indústria na possível reutilização da água depurada em processos menos nobres. Ações desse tipo não só contribuem para a manutenção do meio ambiente, mas também podem colaborar para a sustentabilidade de empresa.

Também na área da saúde vem-se observando crescente interesse na reutilização da água para reduzir custos[1,2]. Entre os procedimentos médicos, a hemodiálise (HD) está entre os maiores utilizadores de água. Nesse sentido, a reutilização da água do rejeito, produzida pelos sistemas de tratamento de água por osmose reversa utilizados nas unidades de HD, é um exemplo marcante[3,4].

A preocupação com o impacto ambiental e a utilização de recursos naturais pela HD têm sido destaques nos últimos 10 anos em países europeus, na Austrália e na Nova Zelândia, onde o conceito de *Green Dialysis* está sendo posto em prática[5-7]. A iniciativa do Reino Unido, conhecida como *Green Nephrology*, estabelecida em 2009, abrange medidas de conservação da água, tanto no uso como no reuso, além de rotinas de reciclagem de materiais, redução de emissão de gás carbônico e gerenciamento de uso de energia pelas unidades de diálise. Práticas de *Green Dialysis* são fáceis, simples e com custo baixo, além de propiciar retorno econômico no médio e longo prazo[7,8].

ÁGUA PARA HEMODIÁLISE

A resolução de diretoria colegiada (RDC) nº 11 de 2014 da Agência Nacional de Vigilância Sanitária (ANVISA) estabelece os critérios para a produção da água a ser utilizada nos procedimentos de HD[9].

A água potável, produzida pelos órgãos públicos municipais e estaduais, que chega à unidade de diálise deve ser submetida a um processo de tratamento adicional para ser utilizada na composição da solução de diálise.

Esse processo de tratamento pode ser dividido em duas partes. Na primeira a água potável sofre um pré-tratamento onde passa por um filtro multimeios, o qual retém o material particulado em suspensão. A seguir, a água passa por um abrandador cuja função é retirar cálcio e magnésio para tornar a água menos dura. Finalmente, a água passa por filtros de carvão cuja função é retirar clorina e cloramina, que foram acrescentadas à água potável para reduzir a contaminação e a proliferação bacteriana. Na saída do filtro de carvão são adicionados filtros microporosos de polipropileno cuja função é reter partículas de carvão. Os poros desses filtros variam de 5 a 0,22 micras.

Após esse pré-tratamento, a água é bombeada sobre pressão para as membranas da osmose reversa. Essas membranas são semipermeáveis e fabricadas a partir de diversos materiais, tais como acetato de celulose ou poliamidas aromáticas. Sua vida média útil é de 3 a 4 anos, dependendo da qualidade da água pré-tratada e da vazão necessária para abastecer a sala de HD.

Durante o processo de ultrafiltração pelas membranas de osmose reversa, a água é separada em frações. A fração que atravessa a membrana, chamada de permeado, é uma água com extremamente baixa concentração de íons e deverá ser utilizada na sala de diálise para o preparo da solução de diálise, chamada de dialisante ou dialisato. A outra fração que não atravessa a membrana de osmose reversa é chamada de rejeito e apresenta elevada concentração de íons com condutividade extremamente alta.

A proporção entre permeado e rejeito é variável, mas em média a relação é de duas partes de permeado para uma parte de rejeito. Assim, o rejeito representa 30 a 40% do volume de água potável submetido a tratamento por osmose reversa. Quando não reaproveitada, a água do rejeito é diretamente descartada no esgoto. É importante frisar que, apesar do nome "rejeito", essa água não é contaminada, uma vez que não entra em contato com o paciente ou com o dialisador. Além disso, por ser filtrada conforme descrito, ela mantém os padrões de potabilidade estabelecidos pela Organização Mundial da Saúde (OMS), exceto no que se refere à cloração[10].

Embora o consumo de água pela HD varie de acordo com o tipo de máquina, o sistema de osmose reversa e a duração e frequência das sessões, estima-se que em uma sessão de HD seja consumido ao redor de 300 litros de água tratada. Esse volume é gasto no preparo do dialisato, na desinfecção interna da máquina e na reutilização dos filtros de diálise e das linhas do circuito extracorpóreo. Assumindo que o rejeito corresponde a 35% do volume de água consumido, isso significa que para a realização de uma sessão de HD são gastos, aproximadamente, 460 litros de água potável. Em uma clínica que realize 3.000 sessões de HD por mês, isso significa um consumo médio de água potável da ordem de um milhão e quatrocentos mil litros por mês, ou seja, 1.400m^3, sendo 1.280m^3 para as sessões de HD e 480m^3 de água de rejeito. Portanto, o reaproveitamento da água de rejeito poderia gerar redução significativa no custo operacional da unidade de diálise.

A água do rejeito, apesar de preencher os critérios de água potável estabelecidos pela OMS, é rica em sais e tem aspecto turvo, não sendo, portanto, liberada para o consumo humano, mas pode ser utilizada para fins menos nobres como rega de jardins, limpeza geral, lavanderias, descargas sanitárias ou mesmo venda a terceiros, que poderiam utilizá-la para os mesmos fins. Em outros países, como na Austrália, as unidades de HD intra-hospitalares utilizam a água do rejeito para gerar vapor para esterilização e autoclave de instrumentos hospitalares[10]. Ainda na Austrália, em regiões com baixo índice pluviométrico e seca endêmica, a água do rejeito tem sido reaproveitada não só nas unidades de HD hospitalar e nas clínicas satélite, mas também no programa de HD domiciliar[11].

Para reaproveitar a água de rejeito é importante estimar o volume gerado semanal ou mensalmente. Isso permitirá avaliar a viabilidade econômica do projeto, além de fornecer informações para o planejamento do tamanho da cisterna de armazenamento[11]. Além disso, são necessários testes bioquímicos e microbiológicos para reassegurar a qualidade da água de rejeito que será oferecida[10,11].

É necessário, também, um sistema hidráulico de distribuição paralelo ao da água potável. As duas plantas hidráulicas devem estar interligadas para atender eventuais condições de mau funcionamento do sistema de reutilização da água de rejeito. É fundamental sinalização adequada para impedir o uso da água de rejeito para outros fins que não os determinados. Finalmente, como essa água poderá ser estocada por tempo variável, é necessária sua cloração para impedir a proliferação bacteriana.

Em suma, para o reaproveitamento da água de rejeito é necessário um investimento inicial, que ao longo do tempo será amortizado pela redução no consumo de água potável da rede pública de abastecimento. Estudo realizado em 173 unidades de diálise da França mostrou que, após a instalação de estrutura para reaproveitamento da água do reuso para fins sanitários, obteve-se uma economia de 1,2 milhão de litros de água por ano, com o retorno financeiro dos gastos da instalação em cerca de 6 anos[6]. É conveniente, portanto, que as clínicas interessadas no reaproveitamento da água de rejeito incorporem ao projeto inicial as adequações necessárias, reduzindo ainda mais o investimento financeiro. Incentivos do governo, para o encorajamento às práticas de reuso da água do rejeito, podem auxiliar nessa transição para uma diálise mais ecológica.

FONTES ALTERNATIVAS DE ÁGUA NAS UNIDADES DE DIÁLISE

A água abaixo da superfície da terra pode ficar armazenada no subsolo no lençol freático ou em um aquífero, formação porosa de rocha permeável, areia e cascalho. O lençol freático e o aquífero formam um reservatório natural de água passível de exploração, desde que armazenem e forneçam quantidades significativas de água. Entretanto, essas águas podem apresentar perfil de qualidade variável, dependendo de sua origem e das características das rochas que elas atravessaram.

Uma corrente de água subterrânea forma rios e lagos de onde a água pode ser extraída por meio de poço freático ou artesiano. A grande diferença entre esses dois tipos de poços está na qualidade da água. O poço freático, qualquer que seja sua profundidade, e particularmente se for raso, é muito vulnerável à contaminação, por exemplo, pela água da chuva. Por outro lado, a água do lençol artesiano, ao fluir por centenas de quilômetros através de filtros de areia, se tornará pura, não poluída.

Portanto, um poço freático, mesmo tendo 200 metros de profundidade, é de fácil contaminação. Por isso, é necessário realizar análises de potabilidade da água praticamente todos os meses ou após grandes precipitações chuvosas. Por outro lado, nos aquíferos a contaminação é muito mais difícil.

O aquífero pode ser raso (próximo à superfície) ou profundo. Embora existam muitas variações, geralmente um aquífero raso terá água doce não contaminada, enquanto um profundo pode conter água rica em minerais, às vezes inviabilizando seu uso.

Finalmente, a água armazenada no lençol freático está submetida à pressão atmosférica normal e necessita ser bombeada para a superfície. Já a água artesiana está confinada e submetida a uma pressão suficiente para fazer com que ela se eleve acima de sua reserva e jorre espontaneamente para a superfície.

A crescente escassez e falta de água nos reservatórios e o elevado custo da água potável têm levado as unidades de diálise a recorrer a fontes alternativas de água como poços artesianos e semiartesianos. Esses equipamentos podem ser gerenciados pela própria clínica ou administrados por terceiros, de onde a água é comprada e transportada em caminhões-pipa até a clínica de diálise.

Ao utilizar uma fonte alternativa de água são necessários cuidados na gerência e qualificação, considerando a portaria do Ministério da Saúde nº 2.914, de 12 de dezembro de 2011, que dispõe sobre os procedimentos de controle e de vigilância da qualidade da água para consumo humano e seu padrão de potabilidade[12]. Além disso, cada Estado da Federação pode ter sua legislação própria, a qual também deve ser obedecida. No Estado de São Paulo existe a Resolução SS 65, de 12 de abril de 2005, da Secretária de Estado da Saúde, que estabelece os procedimentos e responsabilidades relativos ao controle e vigilância da qualidade da água para consumo humano[13].

Essa nova realidade, que se impôs às clínicas de diálise, não só pela escassez da água, mas também pelo custo elevado da água potável distribuída pelos órgãos públicos, está fazendo com que as unidades de diálise recorram, com frequência cada vez maior, às fontes alternativas de água. Dessa maneira, são necessários cuidados mínimos na recepção dessa água na unidade. Todavia, o tempo necessário para o controle adequado da água pode não ser suficiente para se reunir todas as informações necessárias. No entanto, no mínimo, devem-se verificar as características organolépticas, o pH, o cloro e a condutividade da água potável em amostra coletada na saída do caminhão- pipa. É desejável ainda analisar a dureza total, o ferro e as análises microbiológicas, seja por meio de um recurso interno, seja pelo encaminhamento da amostra para um laboratório que atenda às especificações da Resolução de Diretoria Colegiada (RDC) nº 12, de 16 de fevereiro de 2012, a qual dispõe sobre a Rede Brasileira de Laboratórios Analíticos em Saúde (REBLAS)[14].

Para a utilização de poços artesianos, uma série de documentos e procedimentos deve ser disponibilizada: licença de perfuração, especificações, relatórios e testes de nível estático e dinâmico, outorga de uso e cumprimento no caso do Estado de São Paulo da Resolução SS 65, de 12 de abril de 2005[13].

As clínicas que optarem pela perfuração de um poço artesiano ou pela captação da água do lençol freático devem adequar as instalações hidráulicas, com a construção de uma cisterna para o armazenamento da água e a instalação de um cavalete para registro do consumo. Além disso, a cloração da água e a análise diária das características organolépticas, a análise mensal dos critérios de potabilidade e as análises semestrais da composição físico-química da água são de responsabilidade do responsável técnico da unidade de diálise.

Cumpridas todas as exigências, as fontes alternativas de água potável são relativamente seguras e proporcionam redução substancial no custo de manutenção da unidade de diálise. Além da redução no consumo de água, as fontes alternativas não implicam gastos associados com a taxa de geração de esgoto, a qual é cobrada pelos órgãos públicos em proporcionalidade com o consumo de água.

ADEQUAÇÃO DO CONSUMO DE DIALISATO

Durante a sessão de HD, o transporte de solutos entre a água plasmática e o dialisato ocorre por um processo de difusão que é diretamente proporcional ao gradiente de concentração do soluto. Dessa maneira, a dialisância do soluto dependerá do coeficiente de transferência de massa (KoA) e dos fluxos de sangue e dialisato através do dialisador. Quanto maior cada uma dessas variáveis, maior será a depuração do soluto.

O coeficiente de transferência de massa de um soluto é uma característica da membrana de diálise que não pode ser modificada. Entretanto, o fluxo de sangue e de dialisato podem ser alterados para elevar a depuração do soluto e, consequentemente, a dose de diálise.

Aumentar o fluxo de dialisato indefinidamente eleva a eficiência da HD, visto que a concentração do soluto no dialisato tende a ser zero. Todavia, a partir de determinado ponto, a elevação do fluxo de dialisato induz apenas um pequeno incremento na depuração do soluto. Nessa condição, o aumento da eficiência não compensa a elevação do consumo de dialisato e a relação custo-benefício fica prejudicada.

A proporção entre fluxo de sangue e dialisato para maximizar a dose de HD não está bem estabelecida. A recomendação usual é de que o fluxo de dialisato deve ser de uma e meia a duas vezes o fluxo de sangue no circuito extracorpóreo da diálise. Portanto, para fluxos de sangue entre 250 e 300mL/min, o fluxo de dialisato de 500mL/min maximiza a relação custo-benefício. Nessa condição operacional, elevar o fluxo de dialisato de 500 para 800mL/min implica incremento do Kt/V de apenas 9,8%[15].

Na prática, a maioria das unidades de diálise trabalha com um fluxo de dialisato de 500mL/min, independente do fluxo de sangue. Isso equivale a dizer que, para uma sessão de HD de 4 horas, o consumo de dialisato e, consequentemente, de água é da ordem de 120 litros.

Sigdell e Tersteegen demonstraram, por meio de um modelo matemático, que o fluxo de dialisato pode variar em relação ao fluxo de sangue sem prejuízo na dose de diálise, evitando assim o desperdício de dialisato[16]. Os autores observaram ser possível determinar um limite para o fluxo de dialisato acima do qual o incremento na depuração é mínimo ou negligenciável, resultando em maior gasto do dialisato sem o equivalente aumento no transporte de massa. Seguindo esse raciocínio, esses autores construíram diversas curvas relacionando o fluxo de sangue efetivo com o fluxo de dialisato[16].

O aumento do fluxo de sangue no circuito extracorpóreo da HD, acima dos limites impostos pelo fluxo de sangue no interior da fístula arteriovenosa, implica a recirculação do sangue no acesso vascular, com consequente redução na eficiência da diálise. A leitura da pressão negativa pré-bomba de sangue na linha arterial do circuito extracorpóreo e da pressão positiva na linha venosa permitem avaliar o grau de recirculação do sangue no acesso vascular e, dessa maneira, estimar o fluxo de sangue efetivo em relação ao fluxo de sangue registrado pela bomba de sangue.

Alguns equipamentos de HD têm empregado esse conhecimento e disponibilizado módulos que permitem ajustar o fluxo de dialisato de acordo com fluxo de sangue efetivo. Esses módulos trabalham com fatores de correção na faixa de 1,2 a 1,5, de modo que o fluxo de dialisato é automaticamente ajustado nessa proporção em relação ao fluxo de sangue efetivo.

Para garantir a segurança do paciente, os ajustes do fluxo de dialisato só são permitidos na faixa de 400 a 500mL/min, significando redução máxima de 20% no consumo de dialisato. Portanto, para uma sessão de HD de 4 horas o consumo de dialisato pode ser reduzido de 120 para 96 litros. Para uma unidade que realize 3.000 sessões de hemodiálise por mês, isso significa redução no consumo de água de até $72m^3$. Obviamente, isso tem um grande impacto financeiro, pois a redução de custo não se faz apenas por meio da redução do consumo de água, mas também pela diminuição no consumo de concentrado polieletrolítico para HD.

Castro *et al* avaliaram o consumo de água e de dialisato, além do Kt/V de ureia, em 176 pacientes durante dois meses consecutivos, antes e após a troca das máquinas de HD para equipamentos Fresenius 4008S, modelo V10, com modulo *Adapted Flow* (Fresenius Medical Care)[17]. Durante o estudo o fluxo de sangue, o tempo de diálise e o modelo do capilar não foram alterados. Antes da troca, as máquinas de HD eram calibradas para um fluxo de dialisato de 500mL/min e após a substituição o fluxo de dialisato foi ajustado automaticamente pelo programa *Adapted Flow*. O fluxo de sangue efetivo corresponde, aproximadamente, ao fluxo da bomba de sangue menos a fração de recirculação do sangue no acesso vascular. Os autores observaram que, durante o estudo, o fluxo de sangue registrado na bomba foi de 401 ± 46mL/min, equivalente a um fluxo de sangue efetivo de 353 ± 39mL/min, apontando para uma recirculação no acesso vascular ao redor de 11,8%. Visto que o módulo *Adapted Flow* estava ajustado para 1,2 vez o fluxo de sangue efetivo, isso significa que o fluxo médio de dialisato foi de 420mL/min. Após a substituição das máquinas, o consumo de água, avaliado por meio do gasto financeiro, foi reduzido em 20% (economia real), enquanto o consumo de dialisato foi reduzido em 16% (economia estimada). Os autores relataram ainda que a média do Kt/V antes e após a troca das máquinas de diálise não foi diferente (1,56 ± 0,28 e 1,59 ± 0,30).

A experiência relatada por Castro *et al* mostra que, apenas ajustando o consumo de dialisato em relação ao fluxo de sangue, é possível reduzir o consumo de água e de dialisato sem comprometer a eficiência da diálise[17].

OUTRAS FORMAS PARA REDUZIR O CONSUMO DE ÁGUA

Antes de investir em fontes alternativas de água, situação que sempre exige rígido controle de gerência técnica, é adequado realizar estudos na própria clínica de HD para avaliar outras intervenções objetivando reduzir o consumo de água.

Estima-se que 16% da água consumida em uma clínica de HD é gasta na manutenção do próprio sistema de tratamento de água. Alteração na frequência e tempo de retrolavagem e regeneração dos componentes do sistema podem implicar redução significativa no consumo de água. Assim, a revisão dos planos de retrolavagem dos filtros de areia e carvão, da regeneração do abrandador, além da regulação na relação de produção de permeado e rejeito pode implicar significativa redução no consumo de água.

Finalmente, estima-se que 20% da água é consumida no reprocessamento das linhas e filtros de HD. Nesse sentido, evitar o desperdício de água nas bancadas de reuso é fundamental.

CONCLUSÕES

As alternativas para racionalizar o consumo de água nas unidades de diálise são múltiplas e precisam ser implementadas com rapidez, visto que a água está se tornando um bem escasso e caro. A implantação de um plano de gerenciamento da água, que descreva os critérios para a execução das diversas etapas do processo, pode resultar na economia e no uso racional da água, fundamental nesses novos tempos de crise hídrica.

REFERÊNCIAS BIBLIOGRÁFICAS

1. Oliveira SG, Almeida RMA. Reuso da água hospitalar: uma fonte de economia e sustentabilidade. https://www.google.com.br/#q=reuso+da+água+hospitalar. Acessado em 19 de outubro 2015.
2. Hoag LSA. Reuso de água em hospitais: o caso do hospital "Santa Casa de Misericórdia de Itajubá". Dissertação de Mestrado. Universidade Federal de Engenharia de Itajubá. http://pt.scribd.com/doc/60996553/Reuso-de-água-hospitalar-Dissertacao#scribd. Acessado em 15 de outubro 2015.
3. Calheiros HC, Silva GG. Estudo da potencialidade de reuso da água descartada em sistema de purificação de água usada em tratamento por hemodiálise. *Rev Bras Eng Biom* 2010; **26**: 209-217.
4. Teixeira EP, da Silva PB. Reuso da água do rejeito de um tratamento de osmose reversa de uma unidade de hemodiálise hospitalar: estudo de caso. *Rev Bras Inov Tecnol Saude* 2011; **4**: 42-51.
5. Agar JWM. Green dialysis: the environmental challenges ahead. *Semin Dial* 2015; **29**: 186-192.
6. Ponson L, Arkouche W, Laville M. Toward green dialysis: focus on water savings. *Hemodial Int* 2014; **18**: 7-14.
7. Connor A, Mortimer F, Tomson C. Clinical transformation: the key to green nephrology. *Nephron Clin Pract* 2010; **116**: c200-c205.
8. Connor A, Mortimer F. The green nephrology survey of sustainability in renal units in England, Scotland and Wales. *J Ren Care* 2010; **36**: 153-160.

9. Resolução da Diretoria Colegiada – RDC nº 11, de 13 de março de 2014: Dispões sobre os requisitos de boas práticas de funcionamento para os serviços de diálise e dá outras providências: http://www.abcdt.org.br/resolucoes/legislacao/resolucao/resolucao-rdc-n-11-de-13-de-marco-de-2014-requisitos-de-boas-praticas-servicos-de-dialise.html. Acessado em 21 de outubro 2015.
10. Agar JWM. Conserving water in and applying solar power to haemodialysis: 'Green Dialysis' through wiser resource utilization. *Nephrology* 2010; **15**: 448-453.
11. Agar JWN, Simmonds RE, Knight R, Somerville CA. Using water wisely: New, affordable, and essential water conservation practices for facility and home hemodialysis. *Hemodial Int* 2009; **13**: 32-37.
12. Portaria Nº 2.914, DE 12 de dezembro de 2011: Dispõe sobre os procedimentos de controle e de vigilância da qualidade da água para consumo humano e seu padrão de potabilidade: http://bvsms.saude.gov.br/bvs/saudelegis/gm/2011/prt2914_12_12_2011.html. Acessado em 21 de outubro 2015.
13. Resolução SS 65, de 12 de Abril de 2005: Estabelece os procedimentos e responsabilidades relativos ao Controle e Vigilância da Qualidade da Água para Consumo Humano no Estado de São Paulo e dá outras providências: http://www.cvs.saude.sp.gov.br/zip/resolucao_2005_65.pdf. Acessado em 21 de outubro 2015.
14. Resolução – RDC nº 12, de 16 de fevereiro de 2012: Dispõe sobre a Rede Brasileira de Laboratórios Analíticos em Saúde (REBLAS): http://portal.anvisa.gov.br/wps/wcm/connect/17853e804b571c30bb15bbaf8fded4db/RDC12+de+2012.pdf?MOD=AJPERES. Acessado em 21 de outubro 2015.
15. Hauk M, Kuhlmann MK, Riegel W, Köhler H. In vivo effects of dialysate flow rate on Kt/V in maintenance hemodialysis patients. *Am J Kidney Dis* 2000; **35**: 105-111.
16. Sigdell JE, Tersteegen B. Clearance of a dialyser under varying operating conditions. *Artif Organs* 1986; **10**: 219-225.
17. Castro MCM, Silva CF, Gonzaga KBC *et al.* Impacto da relação fluxo de sangue/fluxo de dialisato sobre a dose de hemodiálise: Anais do XVII Congresso Paulista de Nefrologia, de 18 a 21 de setembro de 2013, Atibaia, São Paulo.

57

INTERPRETANDO OS GRANDES ESTUDOS CLÍNICOS SOBRE MORTALIDADE EM HEMODIAFILTRAÇÃO *ON LINE*

Manuel Carlos Martins Castro

◆

INTRODUÇÃO

Pelo menos três estudos clínicos controlados e randomizados foram conduzidos para avaliar o impacto da hemodiafiltração (HDF) sobre as taxas de morbidade e mortalidade do tratamento[1-3]. A tabela 57.1 mostra as principais características desses estudos.

O estudo CONTRAST (*CONvective TRansport STudy*) randomizou 358 pacientes no grupo HDF pós-dilucional e 356 no grupo hemodiálise (HD) de baixo fluxo[1]. A média do tempo de seguimento foi de 3 anos e do volume de convecção 20,7 litros/sessão. Os resultados não mostraram nenhuma diferença para a taxa de mortalidade de todas as causas. Da mesma maneira, a taxa de eventos cardiovasculares não foi diferente. Entretanto, a reanálise dos resultados mostrou que os pacientes que receberam volume de convecção superior a 21,9 litros apresentaram taxa de mortalidade significativamente menor (risco relativo = 0,72). Embora o estudo HEMO (*Reduction of Morbidity and Mortality among HEMOdialysis Pattients*) tenha mostrado relação inversa entre o nível de beta-2 microglobulina e mortalidade[4], no estudo CONTRAST, apesar da redução significativa dos níveis de beta-2 microglobulina, não houve nenhum impacto dessa redução na taxa de mortalidade.

O estudo turco randomizou 391 pacientes no grupo HDF pós-dilucional e 391 no grupo HD de alto fluxo[2]. A média de seguimento foi de 22,7 meses e do volume de convecção 19,5 litros/sessão. O resultado composto por morte de todas as causas ou ocorrência de evento cardiovascular não fatal não foi diferente entre os grupos. Entretanto, a reanálise dos resultados mostrou que os pacientes com volume de substituição superior a 17,4 litros/sessão apresentavam uma sobrevida melhor em comparação ao grupo HD de alto fluxo. Nesse subgrupo, o risco de mortalidade global foi 46% menor e o risco

Tabela 57.1 – Principais características dos estudos controlados e randomizados comparando HD e HDF.

	CONTRAST	Turkish	ESHOL
Td (min)	226	236	236
Qs (mL/min)	332	318	373
FF (%)	27,6	26,1	25,9
VC (L)	20,7	19,6	23,5

Td = tempo de tratamento; Qs = fluxo de sangue; FF = fração de filtração; VC = volume de convecção por sessão, HD = hemodiálise; HDF = hemodiafiltração.

de mortalidade cardiovascular 71% menor. Diferente do observado no estudo CONTRAST[1], que utilizou membranas de baixo fluxo, o estudo turco não mostrou diferença significativa no nível de beta-2 microglobulina entre os grupos. Esses resultados sugerem que pacientes em HD com membranas de alto fluxo não apresentam melhor controle dos níveis séricos de beta-2 microglobulina com HDF.

O estudo espanhol, ESHOL, randomizou 456 pacientes no grupo HDF pós-dilucional e 450 no grupo HD (92% tratados com membranas de alto fluxo e 8% com membranas de baixo fluxo)[3]. A média do tempo de seguimento foi de 23 meses e o volume de convecção de 23,7 litros/sessão. Comparados aos pacientes em HD, aqueles alocados no grupo HDF apresentaram redução de 30% no risco de mortalidade de todas as causas e 33% no risco de mortalidade cardiovascular. Igualmente, o risco de hipotensão durante a sessão e de hospitalização de todas as causas foi menor nos pacientes em HDF. Nesse estudo, o volume médio de reposição ficou entre 20,8 e 21,8 litros/sessão. Diferentemente dos dois estudos anteriores[1,2], os pacientes que, por dois meses consecutivos, apresentavam volume de reposição inferior a 18 litros/sessão foram excluídos do estudo. Isso cria um importante viés na interpretação da relação entre mortalidade e volume de convecção.

Em conjunto, os resultados desses três grandes estudos controlados e randomizados, envolvendo mais de 2.400 pacientes, mostraram que no estudo CONTRAST e no estudo da Turquia não houve redução significativa na mortalidade de todas as causas ou nos eventos cardiovasculares, fatais e não fatais, entre os grupos HDF e HD. Por outro lado, no estudo ESHOL que apresentou o maior volume de convecção houve superioridade da HDF sobre a HD com relação à mortalidade de todas as causas e a mortalidade cardiovascular.

De qualquer maneira, uma análise *post hoc* dos três estudos sugeriu uma relação dose-efeito, pois quanto maior o volume de convecção menor o risco de mortalidade, mesmo após ajustes para potenciais confundidores.

Em resumo, analisados em conjunto, os três principais estudos prospectivos e randomizados comparando HD e HDF sugerem que para a HDF pós-dilucional existe uma tendência à redução da mortalidade global e cardiovascular quando o volume de convecção é superior a 23 litros/sessão ou o volume de reposição é superior a 22 litros/sessão.

META-ANÁLISES COMPARANDO AS TÉCNICAS DE DIÁLISE CONVECTIVAS E DIFUSIONAIS

Recentemente, quatro meta-análises compararam as técnicas de diálise convectivas com a HD[5-8]. Em uma dessas análises, Susantitaphong *et al* examinaram 65 estudos controlados e randomizados, envolvendo 12.182 pacientes, comparando a HD de alto fluxo, a hemofiltração e a HDF com a HD de baixo fluxo[5]. Os autores encontraram redução significativa de 16% na taxa mortalidade cardiovascular e de 45% nos episódios de hipotensão no grupo de terapia convectiva. Entretanto, nessa revisão sistemática não se observou nenhum impacto das terapias convectivas em relação à mortalidade de todas as causas e às hospitalizações.

Em uma segunda meta-análise, Nistor *et al* examinaram 35 estudos controlados e randomizados, envolvendo 4.039 pacientes, comparando a hemofiltração, a HDF e a biofiltração livre de acetato com a HD de alto ou baixo fluxo[6]. Os resultados mostraram que as técnicas convectivas não tiveram efeito na mortalidade de todas as causas, embora tenha havido redução significativa na mortalidade cardiovascular e nos episódios de hipotensão durante a diálise. Por outro lado, não houve nenhum benefício na frequência de eventos cardiovasculares não fatais ou hospitalizações.

Na terceira meta-análise, Wang *et al* examinaram 16 estudos com 3.220 pacientes comparando a hemofiltração e a HDF com a HD convencional de alto e baixo fluxo[7]. A diálise convectiva não reduziu o risco de eventos cardiovasculares ou a mortalidade de todas as causas, embora tenha diminuído os episódios de hipotensão sintomática e os níveis séricos de beta-2 microglobulina.

Finalmente, a quarta meta-análise, após aplicação de rígidos critérios de exclusão, selecionou apenas seis estudos controlados e randomizados, envolvendo 2.972 pacientes, comparando a taxa de mortalidade em HDF e HD[8]. Em quatro estudos da meta-análise o volume de substituição foi administrado com a técnica de pós-diluição, sendo que em três o volume de convecção variou de 19,5 a 23,7 litros por sessão, caracterizando HDF de alto volume, enquanto no quarto estudo o volume de convecção foi de apenas 8 a 12 litros, caracterizando HDF de baixo volume. Essa diferença dificulta a comparação desse último estudo com os três primeiros. Nos outros dois estudos que compuseram a meta-análise, em um o fluido de reposição foi administrado com a técnica de pré-diluição e no outro com a técnica de diluição no ponto médio da ultrafiltração (pós-diluição seguida de pré-diluição), condições que também dificultam análises comparativas. Desse modo, a meta-análise se concentrou na comparação do estudo CONTRAST[1], do estudo da Turquia[2] e do estudo ESHOL[3] e envolveu 1.592 pacientes. Os autores concluíram que, embora o aumento do volume de convecção esteja associado a menor risco de mortalidade de todas as causas e mortalidade cardiovascular, as causas responsáveis por essa diferença não foram detectadas.

ANÁLISE CRÍTICA

Embora o efeito dose-resposta do volume convectivo sobre a taxa de sobrevida seja uma hipótese atraente, os resultados devem ser interpretados com cautela. Nos três estudos em que se menciona a magnitude do volume de convecção em relação ao risco de mortalidade, o ponto de corte acima do qual houve redução do risco variou consideravelmente (Tabela 57.2).

Além disso, as análises diferem em relação à extensão de quais potenciais confundidores foram considerados. Finalmente, um confundidor residual como a qualidade do acesso vascular não foi relatado em nenhum dos estudos. Teoricamente, um fluxo de sangue elevado pode permitir grande volume de convecção de um lado e representar melhor condição clínica de outro.

Na interpretação dos determinantes da magnitude do volume de convecção, o tempo de tratamento e o fluxo de sangue são aspectos importantes. Embora o impacto do aumento do tempo de tratamento, do fluxo de sangue e da fração de filtração (relação entre o volume ultrafiltrado e o fluxo de sangue) sobre o volume de convecção possa ser facilmente demonstrado do ponto de vista teórico, não se conhece na prática a influência de cada um desses fatores nos resultados observados nos três estudos controlados e randomizados comparando HD e HDF. Importante ressaltar que nesses estudos não se avaliaram características dos dialisadores como: área de superfície e coeficiente de ultrafiltração, além do tipo de acesso vascular, fatores que podem influenciar na magnitude do volume de convecção.

Em suma, a hipótese de que as terapias convectivas conferem um benefício clínico comparadas às terapias dialíticas difusivas no tratamento de pacientes com doença renal crônica não está comprovada. Nenhum estudo multicêntrico de grande porte demonstrou claro benefício das terapias convectivas na morbidade e mortalidade cardiovasculares. Portanto, é apenas a composição de vários estudos de pequeno e médio porte que sinaliza para a comunidade médica que os métodos de diálise convectiva podem conferir melhora na sobrevida no longo prazo.

DEFINIÇÃO DE HDF

A exata definição de HDF está em transformação. O conceito inicial, elaborado na Conferência de Consenso em Biocompatibilidade[9], em 1993, estabelecia que a HDF é uma técnica de diálise que associa transporte difusivo e convectivo, através de uma membrana semipermeável do tipo alto fluxo. O fluido é removido por ultrafiltração e o volume filtrado em excesso para atingir o peso seco é reposto por uma solução de infusão estéril e livre de pirogênios.

Recentemente, em 2013, o Grupo de Trabalho EUropean DIALysis (EUDIAL) da *European Renal Association-European Dialysis and Transplant Association* (ERA-EDTA)[10] modificou e expandiu a definição de HDF: "HDF é uma terapia de purificação do sangue combinando transporte difusivo e convectivo de solutos, utilizando uma membrana de alto fluxo caracterizada por um coeficiente de ultrafiltração maior que 20mL/h/mmHg/m^2 e um coeficiente de partição (*sieving coeficient*) para a beta-2 microglobulina maior que 0,6. O transporte convectivo é obtido por meio de um volume convectivo efetivo de pelo menos 20% do volume total de sangue processado. O balanço apropriado de fluido é mantido pela infusão de solução estéril e isento de pirogênios no sangue do paciente".

Convêm ressaltar que nenhum dos grandes estudos comparando os métodos convectivos aos difusionais utilizou essa definição de HDF. Isso faz com que a interpretação dos resultados se torne difícil.

HEMODIÁLISE DE ALTO FLUXO

Nas sessões de HD com membranas de alto fluxo o fenômeno da ultrafiltração retrógrada está sempre presente. Nesse tipo de diálise, a pressão transmembrana é ajustada para permitir a geração de um volume de ultrafiltrado adequado apenas para garantir a obtenção do peso seco do paciente.

Tabela 57.2 – Risco relativo (*hazard ratio*) de morte entre HD e HDF estratificado pelo volume de convecção.

Estudo	VC (litros/sessão)	HR	95% IC do HR
CONTRAST	< 18,18	0,80	0,52-1,24
	18,18-21,95	0,84	0,54-1,29
	> 21,95	0,61	0,38-0,98
Turco	18,8	1,10	0,68-1,76
	20,3	0,54	0,31-0,93
ESHOL	< 23,1	0,90	0,61-1,31
	23,1-25,4	0,60	0,39-0,90
	> 25,4	0,55	0,34-0,84

VC = volume de convecção; IC = intervalo de confiança; HR = risco relativo; HD = hemodiálise; HDF = hemodiafiltração.

Estima-se que o volume de convecção no interior de um dialisador de fibras ocas paralelas, durante uma sessão de HD de alto fluxo, seja ao redor de 7 a 10 litros[11-13]. Essa condição permite afirmar que toda HD de alto fluxo é uma sessão de HDF cujo volume de convecção é indeterminado, visto que o volume de ultrafiltração retrógrada não é conhecido.

Esse conceito limita ainda mais a interpretação dos grandes estudos que compararam HD e HDF, pois somente o estudo CONTRAST[1] utilizou como grupo controle pacientes em HD com membranas de baixo fluxo. No estudo da Turquia[2] e no estudo ESHOL[3], o grupo controle foi composto por pacientes predominantemente em HD com membranas de alto fluxo.

DETERMINANTES DO VOLUME DE CONVECÇÃO EM HDF

O estudo *DOPPS* mostrou que, para se obter os benefícios de sobrevida com a técnica de HDF pós-dilucional, o volume de reposição deve ser superior a 15 litros[14]. Isso equivale a um volume de convecção de aproximadamente 17 a 18 litros, considerando um balanço negativo ao final de diálise de 2 a 3 litros. Portanto, as evidências sugerem que a dose e o impacto da HDF no prognóstico clínico são dependentes do volume de convecção.

Os principais determinantes do volume convectivo durante a HDF pós-dilucional são fatores relacionados ao paciente e às características do tratamento.

O volume de convecção relaciona-se positivamente com a concentração de albumina e inversamente com o hematócrito. O tipo de acesso vascular – fístula arteriovenosa autóloga, enxerto ou cateter venoso central – não influencia no volume de convecção. Por outro lado, o fluxo de sangue no circuito extracorpóreo, a duração da sessão e a fração de filtração influenciam positivamente no volume de convecção[15]. A tabela 57.3 mostra a relação dessas três variáveis com o volume de convecção.

Na prática, o hematócrito, o fluxo de sangue, o tempo de tratamento e a fração de filtração são variáveis que podem ser controladas pela equipe médica. Portanto, esses fatores são características do centro de diálise e refletem aspectos locais envolvidos no treinamento da equipe.

Diante do exposto, os seguintes passos devem ser observados antes de se iniciar um programa de HDF pós-dilucional: 1. acesso vascular que possibilite um fluxo de sangue de pelo menos 300mL/min; 2. manutenção do hematócrito entre 30 e 33%; 3. fração de filtração entre 20 e 30%, iniciando com 25% e ajustando esse valor para uma pressão transmembrana máxima ao redor de 250mmHg; 4. utilizar um dialisador com superfície entre 1,8 e 2,4m^2 e coeficiente de ultrafiltração superior a 50mL/h/mmHg; e 6. tempo de diálise mínimo de 4 horas. Essa estratégia permite obter facilmente um volume de convecção superior a 17 litros por sessão de HDF pós-dilucional (Tabela 57.3).

Para adequar o volume de convecção na HDF pós-dilucional, o tempo de tratamento e o fluxo de sangue são as primeiras variáveis a serem ajustadas. A fração de filtração pode ser aumentada, mas dentro de limites para manter uma pressão transmembrana segura, levando em consideração o hematócrito, a concentração de proteínas no plasma e as características do filtro de diálise.

TEMPO DE TRATAMENTO NOS ESTUDOS CONTROLADOS E RANDOMIZADOS COMPARANDO HD E HDF

A maneira mais eficiente para aumentar o volume de convecção é por meio do incremento do tempo de tratamento. Infelizmente, nenhum dos estudos que comparou as técnicas convectivas com a técnica difusional analisou o tempo de tratamento como variável independente. Dessa maneira, não é possível assegurar que a menor mortalidade associada com a elevação do volume de convecção não esteja relacionada primariamente com o aumento do tempo de tratamento.

Em 2014, uma reanálise do estudo CONTRAST[1] mostrou que, seis meses após a randomização, os pacientes com volume de convecção menor que 17,9 litros, entre 17,9 e 21,8 litros e maior que 21,8 litros apresentavam tempo médio de tratamento de 214, 229 e 235 minutos e um fluxo de sangue de 311, 329 e 374mL/min, respectivamente[15]. No estudo CONTRAST, o tempo de tratamento foi semelhante ao prescrito antes da randomização e só foi alterado se o valor do Kt/V de

Tabela 57.3 – Influência do fluxo de sangue, do tempo de tratamento e da fração de filtração sobre o volume de convecção na HDF pós-diluição.

Qs (mL/min)	Td = 3h			Td = 3,5h			Td = 4h		
	FF (%)			FF (%)			FF (%)		
	20	25	30	20	25	30	20	25	30
300	10,8	13,5	16,2	12,6	15,8	**18,9**	14,5	**18,0**	**21,6**
350	12,6	15,8	**18,9**	14,7	**18,4**	**22,1**	16,8	**21,0**	**25,2**
400	14,4	**18,0**	**21,6**	16,8	**21,0**	**25,2**	**19,2**	**24,0**	**28,8**

Qs = fluxo de sangue; Td = tempo de tratamento; FF = fração de filtração; volume de convecção em litros por sessão; h = hora. As células em destaque representam combinações que permitem um volume de convecção superior a 17 litros por sessão de tratamento.

ureia fosse inferior a 1,2. Não havia, portanto, interesse no aumento adicional do tempo de tratamento após atingir o Kt/V-alvo.

A partir das informações disponíveis no texto de publicação do estudo Turco, é possível estimar que os pacientes com volume de reposição de 15,9, 17,2 e 18,5 litros apresentavam tempo de diálise de 230, 236 e 242 minutos e um fluxo de sangue de 291, 318 e 345mL/min, respectivamente[2]. Nesse estudo, o objetivo primário foi atingir um volume de reposição superior a 15 litros por sessão. A média alcançada foi de 17,2 ± 1,3 litros, mostrando que praticamente todos os pacientes atingiram a meta, não havendo, portanto, necessidade de aumento adicional no tempo de tratamento.

Da mesma forma, a partir de informações contidas no texto de publicação do estudo ESHOL, pacientes com volume de convecção menor que 23,1, entre 23,1 e 25,4 e maior que 25,4 litros apresentavam tempo de diálise estimado de 231, 242 e 254 minutos, respectivamente[3]. Nesse estudo, um dos critérios de exclusão foi um volume de convecção inferior a 18 litros em dois meses consecutivos, sugerindo que nos pacientes que participaram do estudo o tempo de tratamento já havia sido maximizado.

Em linha com esse raciocínio, recente estudo envolvendo 22.000 pacientes em HD, em sete países participantes do *Dialysis Outcomes and Practice Patterns Study* (*DOPPS*), demonstrou que o tempo de tratamento é uma variável importante na redução da taxa de mortalidade, independente da dose de tratamento[16]. Também, os resultados observados na Austrália e Nova Zelândia comprovam amplamente o impacto do tempo de tratamento na sobrevida do paciente[17]. Essa associação tem sido confirmada em estudos de revisão abordando esse assunto[18].

CONCLUSÕES

Tomadas em conjunto, as evidências disponíveis no momento não permitem afirmar com absoluta segurança que a redução de mortalidade na HDF pós-dilucional está associada com maior volume de convecção e não com o aumento do tempo de tratamento necessário para se obter a elevação do volume de convecção.

Enquanto não se dispõe de estudos especificamente desenhados para avaliar o efeito do tempo de tratamento sobre a morbidade e mortalidade da HDF pós-dilucional de alto volume, os estudos controlados e randomizados disponíveis devem ser reanalisados levando em consideração o tempo de tratamento como uma variável independente, antes de se recomendar a HDF de alto volume como a terapia preferencial para o tratamento de pacientes com doença renal crônica em programa de HD de manutenção.

REFERÊNCIAS BIBLIOGRÁFICAS

1. Grooteman MP, van den Dorpel MA, Bots ML *et al*; for the CONTRAST Investigators. Effect of online hemodiafiltration on all-cause mortality and cardiovascular outcomes. *J Am Soc Nephrol* 2012; **23**: 1087-1096.
2. Ok E, Asci G, Toz H *et al*; and on Behalf of the Turkish Online Haemodiafiltration Study. Mortality and cardiovascular events in online haemodiafiltration (OL-HDF) compared with high-flux dialysis: results from the Turkish OL-HDF Study. *Nephrol Dial Transplant* 2013; **28**: 192-202.
3. Maduell F, Moreso F, Pons M *et al*; for the ESHOL Study Group. High-efficiency postdilution online hemodiafiltration reduces all-cause mortality in hemodialysis patients. *J Am Soc Nephrol* 2013; **24**: 487-497.
4. Cheung AK, Rocco MV, Yan G *et al*. Serum β-2 microglobulin levels predict mortality in dialysis patients: results of the HEMO Study. *J Am Soc Nephrol* 2006; **17**: 546-555.
5. Susantitaphong P, Siribamrungwong M, Jaber BL. Convective therapies versus low-flux hemodialysis for chronic kidney failure: a meta-analysis of randomized controlled trials. *Nephrol Dial Transplant* 2013; **28**: 2859-2874.
6. Nistor I, Palmer SC, Craig JC *et al*. Convective versus diffusive dialysis therapies for chronic kidney failure: an updated systematic review of randomized controlled trials. *Am J Kidney Dis* 2014; **63**: 954-967.
7. Wang AY, Ninomiya T, Al-Kahwa A *et al*. Effect of hemodiafiltration or hemofiltration compared with hemodialysis on mortality and cardiovascular disease in chronic kidney failure: a systematic review and meta-analysis of randomized trials. *Am J Kidney Dis* 2014; **63**: 968-978.
8. Mostovaya IM, Blankestijn PJ, Bots ML *et al*; on behalf of The EUDIAL – an official ERA-EDTA Working Group. Clinical evidence on hemodiafiltration: a systematic review and a meta-analysis. *Semin Dial* 2014; **27**: 119-127.
9. Consensus conference on biocompatibility. *Nephrol Dial Transplant* 1994; **9**(Suppl 2): S1-S186.
10. Tatteersall JE, Ward RA; on behalf of the EUDIAL group. Online haemodiafiltration: definition, dose quantification and safety revisited. *Nephrol Dial Transplant* 2013; **28**: 542-550.
11. Santoro A, Guadagni G. Dialysis membrane: from convection to adsorption. *NDT Plus* 2010; **3** (Suppl 1): S36-S39.
12. Ronco C, Brendolan A, Feriani M *et al*. A new scintigraphic method to characterize ultrafiltration in hollow fiber dialyzers. *Kidney Int* 1992; **41**: 1383-1393.
13. Ledebo I, Blankestijn PJ. Haemodiafiltration – optimal efficiency and safety. *NDT Plus* 2010; **3**: 8-16.
14. Canaud B, Bragg-Gresham JL, Marshall MR *et al*. Mortality risk for patients receiving hemodiafiltration versus hemodialysis: European results from the DOPPS. *Kidney Int* 2006; **69**: 2087-2093.
15. Chapdelaine I, Mostovaya IM, Blankestijn PJ *et al*; for the CONTRAST investigators. Treatment policy rather than patient characteristics determines convection volume in online post-dilution hemodiafiltration. *Blood Purification* 2014; **37**: 229-237.
16. Saran R, Bragg-Gresham JL, Levin NW *et al*. Longer treatment time and slower ultrafiltration in hemodialysis: associations with reduced mortality in the DOPPS. *Kidney Int* 2006; **69**: 1222-1228.
17. Agar JWM, Hawley CM, Kerr PG. Home hemodialysis in Australia and New Zealand: How and why it has been successful. *Semin Dial* 2011; **24**: 658-663.
18. Lacson E Jr, Lazarus M. Dialysis time: does it matter? A reappraisal of existing literature. *Curr Opin Nephrol Hypertens* 2011; **20**: 189-194.

58

INFECÇÃO DE CORRENTE SANGUÍNEA ASSOCIADA A CATETER DE LONGA PERMANÊNCIA EM HEMODIÁLISE: ATUALIZAÇÕES

Thaísa de Oliveira Leite
Pedro Vinícius Leite de Sousa

◆

INTRODUÇÃO

As infecções são uma das principais causas de morbimortalidade e hospitalizações nos pacientes em diálise. Em estudo com mais de 300 mil pacientes incidentes em diálise nos Estados Unidos (EUA), a incidência anual cumulativa de hospitalizações por infecções foi de 31% em adultos[1]. De acordo com informações do sistema de dados de doença renal dos EUA (USRDS), a mortalidade anual por sepse foi de até 300 vezes maior nesse subgrupo quando comparado à população geral[2].

A tendência atual de envelhecimento da população de pacientes em diálise corrobora com a maior incidência de infecções, visto que a idade avançada é considerada fator de risco independente nessa população[3]. Estudo do USRDS, envolvendo coorte incidente em diálise, evidenciou que metade dos pacientes com idade maior ou igual a 65 anos apresentaram pelo menos uma hospitalização relacionada à infecção durante o seguimento de cerca de 2 anos[4].

Entre os diversos tipos de infecções a que esse subgrupo de pacientes está suscetível, destacam-se aquelas relacionadas ao acesso vascular. Com relação ao tipo de acesso definitivo, em ordem crescente de risco para infecção, tem-se: fístula arteriovenosa (FAV), próteses arteriovenosas (PTFE) e cateteres tunelizados (CT). Estima-se que o risco de hospitalizações e óbitos por infecções em pacientes em uso de CT seja duas a três vezes maiores quando comparados àqueles com FAV ou PTFE. Além disso, o risco de bacteriemia é 10 vezes maior naqueles em uso de CT em relação àqueles com FAV[5].

Essas infecções relacionadas a cateteres dividem-se em infecção do local de saída (ILS) ou infecção de corrente sanguínea associada a cateter (ISCAC), sendo essas as de maior gravidade. Estima-se que ocorram 2,5 a 5,5 episódios de bacteriemia por 1.000 dias de cateter, o que corresponde a uma incidência de 0,9 a 2 episódios por paciente por ano[5].

FATORES DE RISCO

Descrevem-se fatores de risco relacionados ao paciente, ao cateter, ao procedimento e, por fim, ao patógeno.

Entre aqueles relacionados ao paciente, destacam-se a imunossupressão secundária à própria doença renal crônica, idade avançada, diabetes, aterosclerose, sobrecarga de ferro, hipoalbuminemia, higiene pessoal precária, hospitalização recente, história prévia de bacteriemia, além de colonização nasal por *Staphylococcus aureus*[4-7]. A prevalência dessa colonização em pacientes em hemodiálise é estimada em um percentual que varia de 35 a 62%[6].

Com relação ao patógeno, os fatores de risco são virulência e perfil de resistência aos antibióticos, além de fatores ligados ao próprio procedimento de hemodiálise, como tratamento de água e reuso inadequados[6].

Devem-se destacar os fatores associados ao cateter, o tempo de uso do dispositivo, sendo o risco mais elevado quanto maior o tempo de utilização. De acordo com estudo, a probabilidade cumulativa de ocorrência de infecção é de 35% em três meses e 48% em seis[5].

MANIFESTAÇÕES CLÍNICAS

Embora inespecíficas, manifestações como febre e calafrios são as mais comuns. Estudo prospectivo evidenciou que a presença desses sintomas em subgrupo de pacientes em hemodiálise estava associada a hemoculturas positivas em 60 a 80% dos casos. Em comparação, a presença de secreção purulenta do sítio de saída, apesar de mais específica, é menos sensível, o que pôde ser evidenciado em estudo com 1.436 episódios de ICSAS, em que apenas 4,6% dos casos apresentavam tal manifestação[5].

Outras apresentações clínicas menos comuns incluem instabilidade hemodinâmica, disfunção do cateter, além de sinais e sintomas de sepse, tais com hipotermia ou acidose. Complicações relacionadas, como tromboflebite e endocardite, podem ser as primeiras manifestações do quadro[5].

ETIOPATOGENIA

O mecanismo patogênico pode ocorrer de duas formas. Através da migração da pele para acorrente sanguínea ou pela inoculação direta por meio da formação de um biofilme contendo patógenos na superfície interna do cateter[5].

Com relação à etiologia, os germes gram-positivos são os responsáveis pela maioria das infecções relacionadas a cateteres nos pacientes em hemodiálise, sendo o *Staphylococcus aureus* (SA) o principal deles (27,7 a 50% dos casos), seguido de *Staphylococcus* coagulase-negativa[3].

As infecções causadas por SA associam-se à elevada morbimortalidade, além de grande percentual de complicações, entre elas: endocardite, osteomielite, artrite séptica, abscesso epidural e infecção de dispositivos intravasculares[3,5]. Essas podem ocorrer semanas ou até meses após o evento inicial[5].

Destaca-se ainda a incidência crescente de infecção por *Staphylococcus aureus* resistentes à meticilina, com risco cerca de 100 vezes maior que a população geral (45,2 eventos/1.000 pacientes *vs.* 0,2-0,4 eventos/1.000 representantes)[3]. Esses microrganismos estão associados a maior mortalidade, tempo de internação prolongado e maior custo intra-hospitalar[3].

As infecções não atribuídas a estafilococos são predominantemente por enterococos e gram-negativos, sendo esses responsáveis por 30 a 40% dos episódios. As infecções polimicrobianas correspondem a 10 a 20% dos casos[3,5]. Estudo observacional com 114 episódios de ICSAC demonstrou que 70,7% dos eventos estavam associados a germes gram-positivos isolados, 17,9% a gram-negativos isolados e 9,8% a gram-positivos e gram-negativos combinados[8].

Deve-se destacar que os pacientes infectados pelo vírus da imunodeficiência humana não apresentam maior risco de ICSAC, porém são mais propensos a desenvolver infecções polimicrobianas e secundárias a gram-negativos e fungos[3,5].

DIAGNÓSTICO

O diagnóstico definitivo é estabelecido por meio de um dos seguintes critérios[5].

1. Duas culturas sanguíneas pareadas positivas para o mesmo germe, sendo uma do sangue do cateter e outra de veia periférica, com contagem de colônias e diferencial de tempo para positividade preenchendo critérios.
2. Culturas positivas para o mesmo germe na ponta do cateter e pelo menos uma cultura sanguínea.
3. Duas culturas de sangue periférico positivas para o mesmo germe na ausência de outro foco possível de infecção.

Deve-se salientar que o diagnóstico de ICSAC nesse subgrupo de pacientes apresenta diversas limitações, entre elas a coleta de sangue periférico, tanto pela dificuldade em acesso quanto pela necessidade de preservação do membro para posterior confecção de FAV. Naqueles pacientes em que não se pode obter cultura de sangue periférico, o diagnóstico pode ser feito por meio da positividade de duas amostras coletadas com diferença de tempo de 10 a 15 minutos se existirem sinais e sintomas de bacteriemia, sem outra fonte possível de infecção[5].

TRATAMENTO

O manejo básico do tratamento da ICSAC envolve a antibioticoterapia sistêmica e, se necessário, a remoção do acesso.

Inicialmente, após coleta de culturas, todos os pacientes com suspeita de infecção de cateter e sem evidência de outro foco infeccioso deverão ser submetidos à terapia empírica antimicrobiana. Após resultados de culturas, deve-se ajustar a terapêutica para melhor cobertura do germe isolado.

O tratamento empírico deve contemplar antibióticos com ação contra bactérias gram-positivas e gram-negativas. A escolha da droga utilizada também deverá levar em consideração a microbiota institucional do centro de diálise, visto que essa poderá variar entre as instituições. Além disso, é importante destacar que os antimicrobianos precisam ser selecionados de acordo com as propriedades farmacocinéticas que permitam e facilitem a administração após as sessões de hemodiálise[9-14].

BACTÉRIAS GRAM-POSITIVAS

Para a cobertura de bactérias gram-positivas, a droga de escolha é a vancomicina nas seguintes doses:

- Dose ataque – 20mg/kg, por via intravenosa (IV), durante os 60 minutos finais da sessão de hemodiálise. A infusão deverá ser de no mínimo 1 hora, para evitar reação infusional: "síndrome do homem vermelho".
- Dose manutenção – 500mg, por via IV, nos últimos 60 minutos da sessão de hemodiálise.

Em casos de alergia à vancomicina, opta-se pela daptomicina 7-9mg/kg, a depender do tipo de capilar utilizado (doses de baixo e alto fluxo, respectivamente), por via IV, nos últimos 30 minutos de cada sessão de diálise.

BACTÉRIAS GRAM-NEGATIVAS

Para a cobertura de bactérias gram-negativas, pode-se optar por ceftazidima, gentamicina ou amicacina nas seguintes doses:

- Ceftazidima – 2g, por via IV, após cada sessão de hemodiálise.
- Gentamicina – 1 a 2mg/kg, por via IV, após cada sessão de hemodiálise.
- Amicacina – 7,5mg/kg a cada sessão.

Em virtude da alta incidência de ototoxicidade relacionada a aminoglicosídeos, como a gentamicina (20%), há preferência, em alguns serviços, pelo uso da ceftazidima.

A terapia empírica poderá ser suspensa quando os resultados das hemoculturas forem negativos, não houver nenhum indício de outro foco infeccioso e o paciente se mantiver sem novos sintomas de bacteriemia15.

A terapia específica dirigida deverá ser instituída assim que os resultados finais das hemoculturas estiverem disponíveis. De acordo com o germe isolado, seguem as recomendações:

- *Staphylococcus* resistentes à meticilina (MRSA) – manter a vancomicina15.
- *Staphylococcus* sensível à metililicilina (MSSA) – suspender a vancomicina e iniciar cefazolina 20mg/kg, por via IV, a cada sessão de diálise[17]. Em caso de alergia a betalactâmicos, manter vancomicina[15].
- *Enterococcus* resistente à vancomicina (VRE) – a daptomicina torna-se uma droga sugerida por sua posologia[18,19]. Outra opção seria a linezolida 600mg, por via IV ou oral, 12/12 horas. Os inconvenientes são o custo e a necessidade de internação hospitalar quando a droga não está disponível na formulação por via oral[15].
- Gram-negativos – 95% dos germes isolados são sensíveis à gentamicina ou ceftazidima. Em caso de resistência à ceftazidima, opta-se por gentamicina ou amicacina. Outra opção são os carbapenêmicos, que necessitam de dose diária para tratamento, o que pode determinar necessidade de internação hospitalar e pior adesão[20,21].
- Fungos – o isolamento de *Candida* requer a retirada do cateter e o uso de antifúngico, conforme a sensibilidade do antibiograma[14].

MANEJO DO CATETER DE DIÁLISE

No caso de cateteres não tunelizados, a recomendação após bacteriemia ou sinais de infecção no sítio de saída do cateter é a realização de antibioticoterapia sistêmica, além da retirada imediata do cateter, com envio de sua ponta para cultura.

Para cateteres tunelizados, a recomendação é o início da antibioticoterapia sistêmica. Deve-se proceder à retirada do cateter em caso de[15,22]:

- Culturas positivas para *Staphylococcus aureus, Pseudomonas aeruginosa* e *Candida*[14].
- Infecção do túnel ou óstio de saída do cateter.
- Sinais de comprometimento sistêmico ou infecção metastática, como, por exemplo, endocardite ou tromboflebite.
- Hemoculturas persistentemente positivas após o início da terapia adequada.

Em caso de cateter "valorizado", ou seja, pacientes com falência de acesso vascular, recomenda-se antibioticoterapia sistêmica, avaliar resposta clínica e considerar a troca do cateter por fio-guia. Nesses casos, deverá ser adotado rigoroso controle clínico com avaliação de sintomas sistêmicos e sinais de complicações locais como tunelite. Estudos evidenciaram taxa de cura semelhante entre os pacientes que tiveram o cateter removido quando comparado aos que realizaram troca por fio-guia[10,23-27].

SEGUIMENTO

Recomenda-se que, após 48-96 horas do início da terapia antimicrobiana, sejam coletadas novas hemoculturas para monitorização da resposta do tratamento. A persistência da cultura positiva indica a retirada do cateter, naqueles casos em que o cateter foi mantido, além de pesquisa de focos metastáticos de infecção (como, por exemplo, endocardite, osteomielite e discite)[5].

Para pacientes com infecção por *Staphylococcus aureus*, é mandatória a realização de ecocardiograma para a investigação de endocardite infecciosa.

DURAÇÃO DO TRATAMENTO

- De 14 a 21 dias se o cateter infectado foi substituído e não há sinais de infecção persistente.
- Por 28 dias se infecção por *S. aureus* não complicada.
- Por 42 dias se evidência de infecção metastática ou persistência de culturas positivas, a despeito do tratamento adequado.
- Por 48 dias se evidência de osteomielite.

Alguns autores sugerem coleta de hemocultura de controle após uma semana do término do tratamento.

PREVENÇÃO

Abordagens sistemáticas devem ser realizadas de rotina nas unidades de diálise a fim de garantir um cuidado adequado com o cateter. Toda a equipe deve estar consciente da importância do manejo apropriado e dos cuidados rigorosos com a antissepsia do dispositivo[28].

O uso de antimicrobianos tópicos no óstio de inserção do cateter (mupirocina, por exemplo) parece diminuir a incidência de infecções, necessidade de retirada do cateter e internação hospitalar[29]. A maior limitação dessa prática encontra-se na possível indução de aumento de resistência de determinadas bactérias[30-32]. Deve-se, portanto, individualizar essa terapêutica, considerando a utilização principalmente naqueles pacientes com infecção recorrente e/ou colonização nasal por SA.

O instituto americano CDC (*Centers for Disease Control and Prevention*), em consonância com ISDA (*Infectious Diseases Society of America*), recomenda o uso da terapia tópica, visto que essa medida resultou em redução do número de infecções de corrente sanguínea, do uso de antibióticos, além de diminuição da hospitalização relacionada à sepse[25,27].

Por fim, é importante ressaltar que a escolha da antibioticoterapia deverá incluir facilidade posológica, ou seja, que permita ser realizada após as sessões de diálise, facilitando o tratamento e garantindo a aderência por parte do paciente, evitando assim possível resistência bacteriana.

EXPERIÊNCIA DO SERVIÇO

Segundo dados referentes de 2015 (disponíveis até o mês de novembro), em um dos serviços de hemodiálise credenciados à Escola Paulista de Medicina o percentual de pacientes em uso de cateteres para hemodiálise variou de 23,4 a 40,1%. Desses, a maioria foi cateter de longa permanência (98,4%).

Ocorreram 18 casos de infecção de local de saída. Com relação à infecção de corrente sanguínea associada a cateter, 22 casos. Desses, a maioria foi provocada por germes gram-positivos (73%), não sendo relatados casos relacionados a fungos.

O protocolo de tratamento encontra-se em processo de atualização, aguardando aprovação pela Comissão de Controle de Infecção Hospitalar (CCIH). Segundo protocolo ainda vigente, o tratamento de infecção de cateter com *cuff* segue abaixo:

1. Em caso de eritema, exsudato, crostas no local de saída na ausência de sintomas sistêmicos ou secreção purulenta e culturas sanguíneas negativas: cuidados e antibióticos tópicos no local de saída. Não remover o cateter.
2. Se infecção de túnel: tratar com antibiótico parenteral. Pode-se iniciar antibiótico empírico de acordo com o perfil do ambiente – recomenda-se cobertura para estafilococos e estreptococos –, ajustando em seguida a depender da cultura. Não remover o cateter, a menos que haja falha na resposta terapêutica. Em caso de remoção, utilizar local de saída e túnel diferentes.
3. Se infecção de saída relacionada à bacteriemia com ou sem sintomatologia sistêmica: antibioticoterapia parenteral para o germe em suspeita, ajustando se necessário após os resultados de culturas. Remover o cateter se o paciente continuar sintomático após 36-72horas ou se houver instabilidade hemodinâmica. Nos pacientes assintomáticos, o cateter pode ser mantido com monitorização contínua.

Para casos de infecções de cateteres sem *cuff*, recomendam-se:

1. Se infecção de orifício externo (eritema e/ou crosta, sem secreção purulenta): antibioticoterapia durante duas semanas. Remover cateter se: sintomas sistêmicos de infecção, secreção purulenta, infecção persistente ou hemocultura positiva.
2. Se infecção sistêmica (febre, leucocitose): descartar outros focos infecciosos. Se presentes, manter o cateter e observar. Se não houver outros focos, remover o cateter, coletar hemoculturas de sangue periférico e do cateter antes da remoção, além de enviar ponta para cultura. Manter antibioticoterapia durante 3 semanas.

Recomenda-se que, até a disponibilidade de culturas, haja cobertura empírica para germes gram-positivos e gram-negativos – vancomicina associada ao ciprofloxacino (esse posteriormente será modificado para cefazolina no protocolo atual).

REFERÊNCIAS BIBLIOGRÁFICAS

1. Chavers BM, Solid CA, Gilbertson DT, Collins AJ. Infection-related hospitalization rates in pediatric versus adult patients with end stage renal disease in the United States. *J Am Soc Nephrol* 2007; **18**: 952-959.
2. Sarnak MJ, Jaber BL. Mortality caused by sepsis in patients with end-stage renal disease compared with the general population. *Kidney Int* 2000; **58**:1758-1764.
3. LiPK, Chow KM. Infectious complications in dialysis – epidemiology and outcomes. *Nat Rev Nephrol* 2011; **8**:77-88.
4. Dalrymple LS, Johansen KL, Chertow GM *et al.* Infection related hospitalizations in older patients with ESRD. *Am J Kidney Dis* 2010; **56**: 522-530.
5. Allon M, Sexton DJ. Tunneled, cuffed hemodialys is catheter-related bacteremia. Uptodate. 2014. Disponível em http://www.uptodate.com/online. Acessado em 20 fevereiro 2016.
6. Katneni R, Hedayati SS. Central venous catheter-related bacteremia in chronic hemodialysis patients: epidemiology and evidence-based management. *Nat Clin Pract Nephrol* 2007; **3**: 256-266.
7. Jean G, Charra B, Chazot C *et al.* Risk factor analysis for long-term tunneled dialysis catheter-related bacteremias. *Nephron* 2002; **91**: 399-405.
8. Beathard GA. Management of bacteremia associated with tunneled-cuffed hemodialysis catheters. *J Am So cNephrol* 1999; **10**: 1045-1049.

9. Allon M. Dialysis catheter-related bacteremia: treatment and prophylaxis. *Am J Kidney Dis* 2004; **44**: 779-791.
10. Marr KA, Sexton DJ. Catheter-related bacteremia and outcome of attempted catheter salvage in patients undergoing hemodialysis. *Ann Inter Med* 1997; **127**: 275-280.
11. Cheesbrough JS, Finch RG, Burden RP. A prospective study of the mechanisms of infection associated with hemodialysis catheters. *J Infect Dis* 1986; **154**: 579-589.
12. Swartz RD, Messana JM, Boyer CJ *et al.* Successful use of cuffed central venous hemodialysis catheters inserted percutaneously. *J Am Soc Nephrol* 1994; **4**: 1719-1725.
13. Almirall J, Gonzalez J, Rello J *et al.* Infection of hemodialysis catheters: incidence and mechanisms. *Am J Nephrol* 1989; **9**: 454-459.
14. Jacobsson G, Dashti S, Wahlberg T, Andersson R. The epidemiology of and risk factors for invasive Staphylococcus aureus infections in western Sweden. *Scand J Infect Dis* 2007; **39**: 6-13.
15. Mermel LA, Allon M, Bozz E *et al.* Clinical practice guidelines for the diagnosisand management of intravascular catheter-related infection: 2009 Uptade by the Infectious Diseases Society of America. *Clin Infect Dis* 2009; **49**: 1-45.
16. Marx MA, Frye RF, Matzke GR, Golper TA. Cefazolin as empiric therapy in hemodialysis-related infections: efficacy and blood concentrations. *Am J Kidney Dis* 1998; **32**: 410-414.
17. Fogel MA, Nussbaum PB, Frintzeig ID *et al.* Cefazolin in chronic hemodialysis patients: a safe, effective, alternative to vancomycin. *Am J Kidney Dis* 1998; **32**: 401-409.
18. Chan KE, Warren HS, Thadhani RI *et al.* Prevalenc and outcomes of antimicrobial treatment for Staphylococcus aureus bacteremia in out patients with ESRD. *J Am Soc Nephrol* 2012; **23**: 1551-1559.
19. Salama NN, Segal JH, Churchwell MD *et al.* Intradialytic administration of daptomycin in end stage renal disease patients on hemodialysis. *Clin J Am Soc Nephrol* 2009; **4**: 1190-1194.
20. Krishnasami Z, Carlton D, Bimbo L *et al.* Management of hemodialysis catheter-related bacteremia with and adjunctive antibiotic lock solution. *Kidney Int* 2002; **61**: 1136-1142.
21. Poole CV, Carlton D, Bimbo L, Allon M. Treatmentof cateter-related bacteraemia with an antibiotic lock protocol: effect of bacterial pathogen. *Nephrol Dial Transplant* 2004; **19**: 1237-1244.
22. Rijnders BJ, Peetermans WE, Verwaest C *et al.* Watchful waiting versus immediate catheter removal in ICU patients with suspected catheter-related infection: a randomized trial. *Intensive Care Med* 2004; **30**: 1073-1080.
23. Tanriover B, Carlton D, Saddekni S *et al.* Bacteremia associated with tunneled catheters: comparison of two treatment strategies. *Kidney Int* 2000; **57**: 2151-2155.
24. Shaffer D. Catheter-related sepsis complicating long-term, tunnelled central venous dialysis catheters: management by guidewire exchange. *Am J Kidney Dis* 1995; **25**: 593-596.
25. Robinson D, Suhocki P, Schwab SJ. Treatment o finfected tunneled venous access hemodialysis catheters with guidewire exchange. *Kidney Int*1998; **53**: 1792-1794.
26. Beathard GA, Litchfield T. Effectiveness and safety of dialysis vascular access procedures performed by interventional nephrologists. *Kidney Int* 2004; **66**: 1622-1632.
27. Ashby DR, Power A, Singh S *et al.* Bacteremia associated with tunneled hemodialysis catheters: outcome after attempted salvage. *Clin J Am Soc Nephrol* 2009; **4**: 1601-1605.
28. Depner TA, Daugirdas, JT. Hemodialysis Adequacy 2006 Work Group. Clinical practice guidelines for hemodialysis adequacy, update 2006. *Am J Kidney Dis* 2006; **48**: S2-S90.
29. James MT, Conley J, Tonelli M *et al.* Meta-analysis: antibiotics for prophylaxis against hemodialysis catheter-related infections. *Ann Intern Med* 2008; **148**: 596-605.
30. Farr BM. Mupirocin to prevent S. aureus infections. *N Engl J Med* 2002; **346**: 1905-1906.
31. Deshpande LM, Fix AM, Pfaller MA *et al.* Emerging elevated mupirocinr esistance rates among staphylococcal isolates in the SENTRY Antimicrobial Surveillance Program (2000): correlations of results from disk diffusion, Etest and reference dilution methods. *Diagn Microbiol Infect Dis* 2002; **42**: 283-290.
32. Rosemblum A, Wang W, Ball LK *et al.* Hemodialysis catheter care strategies: a cluster-randomized quality improvement initiative. *Am J Kidney Dis* 2014; **63**: 259-267.

Seção 9

Transplante

◆

59

ATENDIMENTO AO PACIENTE TRANSPLANTADO RENAL

Germana Alves de Brito
Benedito Jorge Pereira

◆

INTRODUÇÃO

O uso crônico de agentes imunossupressores para prevenir a rejeição do enxerto aumenta o risco em longo prazo de neoplasias malignas, comparado com a população geral.

A incidência de malignidade após transplante (Tx) renal é descrita como 3 a 5 vezes maior quando comparada à população geral. De acordo com os registros de tumores pós-Tx renal, os tipos mais frequentes de são: doenças linfoproliferativas pós-transplante (PTLD), carcinoma de células escamosas (pele, vulva, cérvix, lábios) e sarcoma de Kaposi. A prevalência cumulativa da neoplasia maligna aumenta com o passar dos anos. Em análises revistas da literatura, foi observado que, após 10 anos, o risco de câncer é 13,8 vezes maior quando comparado à populaçao geral[1-2].

Quando todos os tipos de neoplasias malignas são considerados, a idade média no diagnóstico é de aproximadamente 40 anos, surgindo em média 3 a 5 anos após o Tx. No entanto, algumas neoplasias surgem em tempos variados, como o sarcoma de Kaposi (13-21 meses), linfomas (32 meses, porém sua maior frequência seria no primeiro ano do Tx, momento no qual o paciente recebe maior carga imunossupressora)[2-5].

No AC Camargo *Cancer Center*, os pacientes atendidos no último ano tinham idade média de 61 anos no momento do diagnóstico da neoplasia, que surgiu em média após 14 anos do Tx renal. Quando analisado o tipo de transplante com doador vivo ou falecido, 67% deles haviam sido submetidos a Tx renal com doador vivo.

Os fatores de risco associados à malignidade pós-Tx renal estão relacionados com imunossupressores (ISS) novos e mais potentes, infecções virais crônicas (vírus Epstein-Barr, HPV, vírus das hepatites B e C e citomegalovírus – CMV), história de tratamento com agentes citotóxicos (ciclofosfamida, anticorpo antilinfócitos T), diálise pré-Tx, além de fatores genéticos e os fatores convencionais, como idade e tabagismo[6].

Os ISS do tipo antilinfócitos T (OKT3 e timoglobulina), especialmente, predispõem a PTLD. Em contraste, os ISS antilinfócitos B (rituximabe) podem reduzir a incidência de doenças linfoproliferativas, sendo considerados por muitos apropriados como primeira linha de tratamento nessas desordens. Já os inibidores de calcineurina têm relação dose-dependente com neoplasias secundárias, o que não ocorre com o sirolimus. O sirolimus apresenta efeito antitumor direto e ainda não predispõe a PTLD e câncer cutâneo[2].

O câncer renal pode desenvolver-se em ambos, rim nativo e transplantado, sendo raro neste. O risco do câncer renal no rim nativo é tanto maior quanto maior o tempo do receptor em terapia dialítica pré-Tx renal. O motivo para essa maior incidência ainda não é conhecido[6].

A neoplasia maligna após Tx renal pode acontecer por três diferentes caminhos (Fig. 59.1):

- Ocorrência *de novo* no receptor.
- Recorrência no receptor.
- Transmissão pelo doador.

No acompanhamento dos pacientes transplantados renais com diagnóstico do câncer renal, é importante introduzir medidas de acordo com o tipo de tumor e o tratamento indicado (Fig. 59.2).

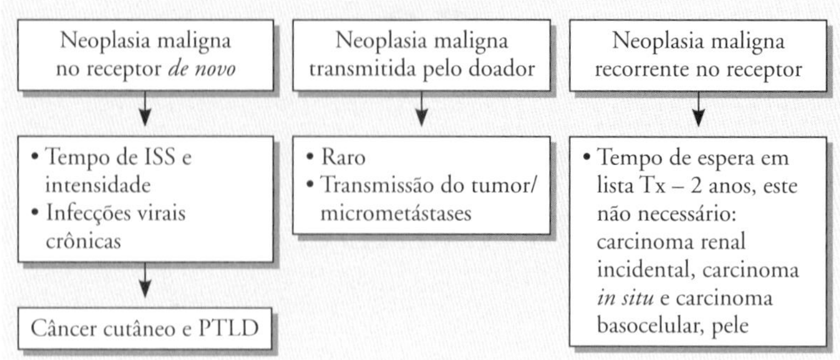

Figura 59.1 – Possíveis etiopatogenias da malignidade após o Tx renal.

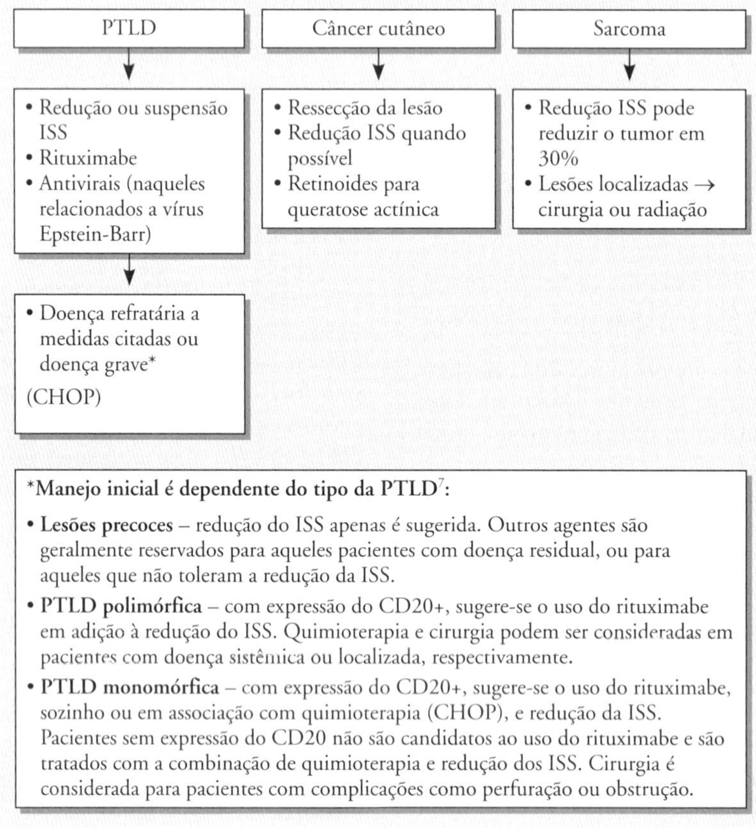

Figura 59.2 – Manejo nos receptores de Tx renal com neoplasia maligna *de novo*. CHOP = ciclofosfamida, doxorrubicina, vincristina, prednisona.

O ISS é um ponto-chave na condução dos pacientes com neoplasias malignas pós-Tx renal, principalmente nas situações de câncer *de novo*. O sirolimus é um potente imunossupressor, da classe dos inibidores da m-TOR, e, ao contrário das outras drogas (ciclosporina, azatioprina, tacrolimus e micofenolatomofetil), tem potente atividade antitumor. Então, uma opção razoável de ISS nos pacientes com neoplasia *de novo* pós-Tx renal seria a suspensão ou redução da dose de algumas classes de ISS e a introdução do inibidor da m-TOR (caso esse não faça ainda parte do tratamento do paciente). No entanto, o sirolimus foi associado com aumento de mortalidade relacionada a causas cardiovasculares e infecção[8].

A decisão de retirada ou redução do ISS baseia-se no balanço entre a qualidade de vida do doente com e sem o enxerto renal, assim como tipo de tumor (se é exacerbado pelo ISS), estágio da doença e se as drogas ISS interferem na administração do tratamento quimioterápico. Os cânceres nos receptores de enxerto renal com taxa de incidência-padrão alta (> 5) ou moderada (sarcoma de Kaposi, doenças linfoproliferativas, neoplasias de rins, cólon e pulmão, pele não melanoma) têm relação com o

ISS e, nessas situações, há benefício na sua retirada ou redução. Cada caso deverá ser individualizado[9].

Para aqueles com câncer de pele é aconselhável a suspensão da azatioprina; essa é considerada o principal agente envolvido na gênese desses tumores[9].

Nos pacientes avaliados no AC Camargo *Cancer Center*, o ISS foi suspenso nos casos de PTLD (22%); naqueles com câncer cutâneo não melanoma, que usavam azatioprina, esse foi suspenso e introduzido o sirolimus (22%).

Quanto ao câncer cutâneo, a redução da ISS deve ser considerada em pacientes com lesões numerosas, recorrentes e na presença de metástases[2].

Quando da retirada do ISS, a monitorização da função renal deverá ser feita periodicamente, semanalmente no primeiro mês e mensalmente após, com medida da creatinina sérica, avaliação clínica com atenção aos sinais de uremia, perda de peso, inapetência, edema, hipertensão e avaliação para o diagnóstico de rejeição aguda. Os casos de rejeição grave (dor em enxerto, hematúria franca, ruptura) deverão ser encaminhados à nefrectomia e, quando há perda funcional do rim, e retornar à terapia dialítica (ritmo de filtração glomerular < 10mL/min).

O *screening* normal de neoplasia deve ser realizado nos pacientes candidatos a Tx renal e, principalmente, naqueles pós-Tx renal. A história e o exame físico detalhado, com atenção para diagnóstico de PTLD, devem ser feitos a cada três meses, no primeiro ano, e anualmente nos anos seguintes.

A mortalidade da população acompanhada no AC Camargo *Cancer Center* foi de 45%, relacionada a doença neoplásica ou complicações do seu tratamento, e apenas 11% necessitou de terapia dialítica.

Particularmente em relação ao carcinoma de células renais (CCR) do rim nativo, pós-Tx renal, os exames de ultrassonografia (US) e a tomografia computadorizada (TC) são recomendados na monitorização de rotina. Com base em uma taxa de crescimento prevista de menos de 1cm por ano e a observação de que tumores menores que 3cm de tamanho são geralmente limitados ao rim, recomendam-se exames de US a cada três anos para detectar CCR em fase inicial[2,10], porém outros serviços têm sugerido exame de imagem anual.

Em pacientes com doença cística renal adquirida, com cistos Bosniak I ou II, deve-se realizar US duas vezes ao ano; naqueles com Bosniak IIF, quatro vezes ao ano ou TC/RNM anualmente, devendo ser considerado fazer-se nefrectomia se lesões em progressão. Por fim, pacientes com cistos Bosniak III ou IV deverão ser submetidos à nefrectomia[11,12].

Nos pacientes com histórico de malignidade, não há necessidade de tempo fora de lista para Tx renal, se o câncer for de baixo risco (tumor renal descoberto incidentalmente, tumor de bexiga de baixo grau, carcinoma basocelular de pele)[13]. No entanto, nos casos de tumores com alto risco de recorrência, como tumores de colón e mama, deve-se esperar pelo menos cinco anos, e para o melanoma sugere-se esperar 10 anos[14,15].

Para os pacientes com Tx renal, sugere-se o seguinte *screening* de avaliação diagnóstica após o Tx (Quadro 59.3).

Quadro 59.3 – *Screening* dos pacientes após Tx renal.

1. História e exame físico para excluir envolvimento localizado ou disseminado de PTLD (3/3 meses no primeiro ano e, anualmente, após)
2. Exame da pele por dermatologista (6/6 meses nos pacientes de alto risco, caso contrário, anualmente)
3. US ou TC do rim nativo anualmente
4. Exame ginecológico, com US transvaginal, anualmente
5. Em casos selecionados:
   - PSA e toque retal (> 50 anos, anualmente)
   - Sangue oculto nas fezes (> 50 anos, anualmente)

Agradecimentos

À equipe de Oncologia e Nefrologia do Hospital AC Camargo/SP, em especial à Dra. Marina Harume Imanishe, ao Dr. Luis André Silvestre Andrade e à Dra. Aline Lourenço Baptista.

REFERÊNCIAS BIBLIOGRÁFICAS

1. Morath C, Mueller M, Goldschmidt H *et al.* Malignancy in renal transplantation. *J Am Soc Nephrol* 2004; **15**: 1582-1588.
2. Brennan DC, Rodeheffer RJ, Ambinder RT *et al.* Development of malignancy following solid organ transplantation. Literature review current through: jan 2015. UptoDate.
3. Saeian K, Franco J, Komorowski RA, Adams MB. Hepatocellular carcinoma after renal transplantation in the absence of cirrhosis or viral hepatitis: a case series. *Liver Transpl Surg* 1999; **5**: 46-49.
4. Stewart T, Tsai SC, Grayson H *et al.* Incidence of de-novo breast cancer in women chronically immunosuppressed after organ transplantation. *Lancet* 1995; **346**: 796-798.
5. Pedotti P, Cardillo M, Rossini G *et al.* Incidence of cancer after kidney transplant: results from the North Italy transplant program. *Transplantation* 2003; **76**: 1448-1451.
6. Xiao D, Craig JC, Champman JR *et al.* Donor cancer transmission in kidney transplantation: a systematic review. *Am J Transplant* 2013; **13**: 2645-2652.
7. Negrin RS, Brennan DC, Jessup M. Treatment and prevention of post-transplant lymphoproliferative disorders. Literature review current through: jan 2015. UptoDate.
8. Kauffman HM, Cherikh WS, Cheng Y *et al.* Maintenance immunosuppression with target-of – rapamycin inhibitors is associated with a reduced incidence of de novo malignancies. *Transplantation* 2005; **80**: 883-889.
9. KDIGO – Clinical Pratice Guideline for the Care of Kidney Transplant Recipients. *Am J Transplant* 2009; **9**(Suppl 3). Disponível em: http://www.kdigo.org/clinical_practice_guidelines/pdf
10. Doublet JD, Peraldi MN, Gattegno B *et al.* Renal cell carcinoma of native kidneys: prospective study of 129 renal transplant patients. *J Urol* 1997; **158**: 42-44.
11. Schwarz A, Vatandaslar S, Merkel S, Haller H. Renal cell carcinoma in transplant recipients with acquired cystic kidney disease. *Clin J Am Soc Nephrol* 2007; **2**: 750-756.
12. Scandling JD. Acquired cystic kidney disease and renal cell cancer after transplantation: time to rethink screening? *Clin J Am Soc Nephrol* 2007; **2**: 621-622.
13. Otley CC, Hirose R, Salasche SJ. Skin cancer as a contraindication to organ transplantation. *Am J Transplant* 2005; **5**: 2079-2084.
14. Morath C, Mueller M, Goldschmidt H *et al.* Malignancy in renal transplantation. *J Am Soc Nephrol* 2004; **15**: 1582-1588.
15. Penn I. Malignant melanoma in organ allograft recipients. *Transplantation* 1996; **61**: 274-278.

60

DILEMAS E RISCOS DA DOAÇÃO RENAL

José Andrade Moura Neto
Edison Souza

◆

INTRODUÇÃO

A doação renal representa um dos mais nobres atos de amor. Reconhecida como ato heroico e honrado[1], a oportunidade de ajudar um ente querido em situação de sofrimento é algo inestimável para a maioria das pessoas. Sentir-se parte ativa, responsável pela libertação da diálise, pode despertar uma sensação distinta no indivíduo, com bem-estar psicológico, melhora da autoestima e das inter-relações[2]. Entretanto, além dos benefícios evidentes e subjetivos, a doação renal apresenta, como todo procedimento médico, riscos inerentes que devem ser avaliados e ponderados.

Os benefícios para o receptor do transplante são claros e, quase sempre, superam os riscos, representados pelo risco da cirurgia e da imunossupressão necessária. Qualidade de vida e aumento de sobrevida são alguns ganhos em relação a outras terapias renais substitutivas[3-7]. Sobre o transplante com doador falecido, o transplante com doador vivo ainda tem a vantagem de proporcionar redução no tempo de espera em fila[8], maior histocompatibilidade (com doadores aparentados), menor tempo de isquemia do órgão e, consequentemente, maior sobrevida do enxerto[9]. No entanto, o completo entendimento dos riscos ao doador vivo ainda permanece nebuloso.

Este capítulo se propõe a revisar os riscos, imediatos e no longo prazo, do transplante renal para o doador e discutir aspectos éticos e jurídicos da doação. Por fim, apresentamos propostas com base em nossa experiência e opinião.

PANORAMA DA TRANSPLANTAÇÃO RENAL

Desde que o primeiro transplante renal intervivos com sucesso foi realizado, entre gêmeos idênticos em dezembro de 1954, em Boston-EUA[10], estima-se que tenham ocorrido cerca de 150 mil transplantes renais com doador vivo, apenas nos EUA, nos últimos 60 anos[11].

No Brasil, o transplante renal cresce de forma constante desde 2007. Aumentou 3,5% entre 2013 e 2014, muito em razão da expansão do transplante com doador falecido, que cresceu 4,7%. O transplante com doador vivo, entretanto, diminuiu 22% de 2008 para 2013. Em 2014, essa taxas e estabilizou. O transplante com doador vivo aparentado caiu 2,4% e o com doador vivo não parente passou de 4,8 para 6,9%, elevação de pouco mais de 43%[12].

A atual taxa de transplantes renais com doador vivo, cerca de 7pmp, é uma das mais baixas dos últimos 20 anos, algo visto com preocupação pela Associação Brasileira de Transplantes de Órgãos (ABTO). Apesar da tendência e do histórico recente de queda, a transplantação com doador vivo é bastante estimulada no País e, como meta prevista para 2017, fala-se em15 transplantes com doador vivo pmp[13]. Em 2014, entretanto, apenas o estado do Paraná apresentou taxa de transplantes com doador vivo superior a 15pmp[12].

Diretrizes de outros países, como o *Guideline* de Transplante Renal da Associação Europeia de Urologia (EAU)[14], também encorajam o uso de doadores vivo no transplante renal.

QUESTIONAMENTOS

Muitos são os questionamentos dos candidatos à doação no ambulatório de preparação da dupla pré-transplante renal. É recomendado que as consultas com o receptor e o candidato à doação sejam realizadas em momentos separados. Dessa forma, o doador sente-se à vontade, aumentando a possibilidade de expor seus medos, angústias e inseguranças. A maioria das dúvidas gira em torno do tamanho e local da cicatriz da cirurgia, do tempo no ambulatório até a doação, da recuperação, do pós-operatório e dos riscos envolvidos. Dividem-se os riscos, didaticamente, em dois grandes grupos: imediatos e no longo prazo.

RISCOS IMEDIATOS

Apesar de a nefrectomia ser considerada cirurgia de baixo risco[15,16], existem alguns riscos relacionados ao ato operatório e ao pós-operatório. Mesmo quando raros, todos os riscos conhecidos devem ser adequadamente informados e esclarecidos pela equipe, inclusive sua incidência[17,18]. Complicações da ferida operatória, trombose venosa profunda (TVP), atelectasias, pneumotórax, pneumonia, infecção do trato urinário e até mesmo óbito são exemplos[19].

Algumas ações podem ser tomadas para reduzir e manejar esses riscos. A deambulação precoce, por exemplo, é estimulada na maioria dos serviços[20]. Além disso, é solicitado que as mulheres doadoras descontinuem seis semanas antes o anticoncepcional oral ou uso de dispositivos intrauterinos contendo estrógeno, pelo risco de TVP[19].

A taxa de morbidade significativa chega a 5%, sendo que a morbidade geral é de até 15%[21].

Segev *et al*[22], em estudo realizado nos EUA, avaliaram a mortalidade perioperatória e a sobrevida no longo prazo de 80.347 doadores renais. A mortalidade cirúrgica da nefrectomia foi de 0,03%[22]. Alguns anos antes, Matas, em levantamento realizado em centros transplantadores também nos EUA entre 1999 e 2001, encontrou mortalidade cirúrgica semelhante, de 0,02%. Nesse período, entre os 171 centros estudados, foram realizados 10.828 transplantes intervivos e houve duas mortes do doador, ambas pós-nefrectomia por videolaparoscopia[18].

Em relação às diferenças técnicas, a nefrectomia laparoscópica surgiu como alternativa segura à técnica aberta. Apesar de a cirurgia aberta estar relacionada a menor tempo de isquemia[23] e a cirurgias mais curtas[24], a videolaparoscopia tem o benefício de menor tempo de internação[25,26] e retorno mais precoce ao trabalho[27].

Em suma, os riscos da nefrectomia são baixos e o procedimento é considerado seguro, seja por videolaparoscopia, seja por cirurgia aberta[17,18,22,27]. Ainda assim, os riscos, entretanto, devem ser discutidos com pacientes e familiares.

RISCOS NO LONGO PRAZO

Fehrman-Ekholm *et al*[28] avaliaram, de forma retrospectiva, a sobrevida de 430 doadores renais na Suécia, entre1964 e 1994, comparando com a população geral. Após 20 anos de seguimento, 85% dos doadores estavam vivos, enquanto a sobrevida esperada da população no período era de 66%. A sobrevida foi, de fato, 29% maior no grupo de doadores. Esse resultado foi, provavelmente, devido ao criterioso processo de seleção dos doadores vivos, onde apenas indivíduos saudáveis são aceitos para a doação renal. O padrão da mortalidade foi similar ao da população, sendo a maior parte dos óbitos decorrente de doenças cardiovasculares e neoplasias. Esse estudo, publicado em 1997, com o sugestivo título "Doadores de rim vivem mais"(*kidney donors live longer*), apesar das limitações (estudo unicêntrico, de natureza retrospectiva, com pequeno tamanho amostral e ausência de grupo controle ideal) e duvidosa conclusão, tem sido bastante citado na literatura desde então[28]. O estudo não pôde, entretanto, responder à grande dúvida: se a doação renal acarretaria algum risco adicional no longo prazo em virtude de suas limitações metodológicas.

Ibrahim *et al*[29] avaliaram 3.698 doadores de rim entre 1963 e 2007 nos EUA, em estudo publicado em 2009. Os autores evidenciaram em doadores e estado de saúde semelhantes ao da população geral. Além disso, foi observada excelente qualidade de vida e ausência de risco aumentado de desenvolvimento de doença renal crônica em estágio terminal (DRCT). A maioria dos doadores apresentou ritmo de filtração glomerular (RFG) preservado e taxas de albuminúria e hipertensão arterial similares às do grupo controle. Entretanto, maior idade e elevado índice de massa corpórea (IMC) em doadores foram associados ao RFG < 60mL/min/1,73m^2 e hipertensão arterial. Mais uma vez, a grande limitação do estudo foi a falta de um grupo controle ideal, já que comparou pacientes cuidadosamente investigados e selecionados para doação com a população geral[29].

Um ano mais tarde, Segev *et al*[22] avaliaram a sobrevida a longo prazo de cerca de 80 mil doadores. Concluiu que a taxa de mortalidade não era maior após seguimento médio de 6,3 anos de acompanhamento. O ponto forte do estudo foi o tamanho amostral significativo e a existência de um grupo controle pareado, tendo sido excluídos os pacientes com contraindicações à doação renal[22].

Em 2014, Muzaale *et al*[30] objetivaram comparar o risco de DRCT em doadores de rim com um grupo de não doadores saudáveis, que tinham risco igualmente baixo de desenvolver doença renal e livres de contraindicações para doação. O estudo, que avaliou 96.217 doadores entre 1994 e 2011, evidenciou incidência cumulativa estimada de DRCT 15 anos após a doação de 30,8 por 10.000 em doadores e 3,9 por 10.000 em não doadores. A DRCT se desenvolveu em 99 indivíduos em média de 8,6 anos após a doação. Por fim, os autores concluíram que os doadores renais têm risco aumentado de desenvolvimento de DRCT, mas que a magnitude da elevação do risco absoluto era pequena.

Apesar de sua conclusão cautelosa, a repercussão do artigo de Muzaale *et al*[30] foi imediata. O próprio editor chefe, Howard Bauchner, em comentário por áudio, demonstra incerteza quanto à elevação do risco ser considerada de pequena magnitude, já que são, aproximadamente, 2,7 casos adicionais de DRCT por mil[31]. Em editoriais[32] e cartas ao editor[33] fizeram alguns comentários apoiando e outros criticando a metodologia do estudo.

Aumento do risco relativo de DRCT deve, portanto, ser discutido com potenciais doadores. Embora essa discussão não seja exigida e recomendada por muitas diretrizes, sua importância foi, recentemente, destacada pela diretriz da *American Society of Transplantation* (AST)[34].

RISCOS GESTACIONAIS

Doação renal também parece aumentar o risco de hipertensão gestacional e pré-eclâmpsia. De acordo com a mesma diretriz da AST, mulheres em idade fértil devem ser informadas das evidências atuais e na gestação pós-doação renal[34].

Em 2015, estudo retrospectivo comparou 131 gestações, em 85 doadoras, e 788 gestações, em 510 não doadoras saudáveis, com seguimento médio de 11 anos. Pré-eclâmpsia ou hipertensão gestacional foi mais frequente entre as doadoras (11% *vs.* 5%, com *odds ratio* para doadoras de 2,4, IC 95% 1,2-5,0). Em mulheres com idade superior a 32 anos, o *odds ratio* para pré-eclâmpsia ou hipertensão gestacional foi de 9,4 (IC 95% 3,2-27,5) para doadoras, comparadas com não doadoras saudáveis[35].

No entanto, o mesmo estudo não evidenciou diferenças entre os grupos nas taxas de baixo peso ao nascer e parto prematuro. Além disso, a maioria das mulheres teve gestações sem complicações após a doação renal[35].

DILEMA ÉTICO

A discussão sobre os riscos da doação renal não é recente. Há mais de 30 anos, a comunidade médica já demonstra dúvida em relação aos riscos do transplante com doador vivo. Em artigo publicado em 1985, Thomas Starzl[36] discute como um avanço tecnológico poderia alterar um debate ético. A descoberta da ciclosporina melhorou substancialmente a sobrevida do transplante renal com doador falecido e levou ao questionamento de continuar o transplante renal intervivos. Segundo o autor, se essa tendência de melhora de resultados com doador falecido continuasse, poderia ser difícil justificar o uso de órgãos de doadores vivos.

Submeter pacientes hígidos a um procedimento com necessidade questionável constitui um dos maiores dilemas da transplantação. Nesse sentido, são essenciais o entendimento e a reflexão a partir dos preceitos da bioética. Estabelecidos em 1978 por Beauchamp e Childress[37], seus quatro princípios fundamentais servem de base para o agir humano. São eles: beneficência, não maleficência, autonomia e justiça. Se, por um lado, a doação do rim trará benefícios incontestáveis ao receptor, por outro, pode impor riscos desnecessários ao doador. O princípio da não maleficência deve ser equilibrado com a beneficência. Em situações de elevado risco ao doador, o princípio da não maleficência deve ser priorizado e a doação renal deve, por decisão médica, ser contraindicada. Estabelecer o limite do "risco aceitável" é o maior desafio.

Outra dificuldade é equilibrar esses princípios com o respeito à autonomia do paciente, algo cada vez mais valorizado. A doação renal é, por vezes, cercada de elevada carga emotiva e dramática. Candidatos à doação, em razão do convívio com o sofrimento diário de seus familiares/amigos, tendem a ser bastante determinados na realização do transplante, o que pode representar pressão para a equipe. Essa situação, entretanto, não deve suscitar dúvida. O respeito à vontade e à autonomia do indivíduo, mesmo quando devidamente informado, lúcido e juridicamente capaz, não deve suplantar os outros princípios, como o da não maleficência.

Por fim, a questão ética permanece um dilema. No entanto, é importante ressaltar que caso algum médico discorde da transplantação intervivos, por ferir seus princípios, ele poderá optar a não fazer. O Código de Ética Médica/2009 prevê, em seu capítulo II, o direito de recusar-se a realizar atos médicos que, embora permitidos por lei, sejam contrários aos ditames de sua consciência[38].

ASPECTOS JURÍDICOS

A base legal para a nefrectomia do doador vivo foi estabelecida em Massachusetts em 1954, por ocasião do transplante de gêmeos idênticos[10]. O judiciário entendeu que a morte do receptor(irmão gêmeo) seria mais danosa, inclusive com repercussões psiquiátricas para doador do que a perda de um rim. Desde então, presume-se que esse mesmo entendimento seja aplicado nas outras situações[36].

No Brasil, a doação renal é amparada por lei. A Lei nº 9.434, de fevereiro de 1997, estabeleceu os critérios da doação em vida ao permitira qualquer pessoa juridicamente capaz doar, para transplante, um de seus órgãos duplos, desde que a doação seja gratuita e que não haja comprometimento à saúde do doador.

Em março de 2001, foi editada a Lei nº 10.211, modificando o artigo 9º da Lei nº 9.434/97[39]: "Art. 9º É permitida à pessoa juridicamente capaz dispor gratuitamente de tecidos, órgãos e partes do próprio corpo vivo, para fins terapêuticos ou para transplantes em cônjuge ou parentes consanguíneos até o quarto grau, inclusive, na forma do § 4º deste artigo, ou em qualquer outra pessoa, mediante autorização judicial, dispensada esta em relação à medula óssea"[40]. Desde então, no Brasil, na tentativa de coibir o comércio ilegal de órgãos, é necessário autorização da Justiça para transplante renal com doador não parente.

DIFICULDADE PARA DISCUTIR O TEMA

É necessário debate acerca do tema. Sendo tendência atual o incentivo ao transplante de rim e à doação, um posicionamento contrário ao "senso comum" e ao "politicamente correto" gera desgaste. Percebe-se no meio médico, portanto, claro desconforto ao abordar a questão, podendo-se concretizar como uma tentativa de implementar medidas que visem a diminuir o "*pool* de doadores", tão abordado atualmente.

Além disso, a valorização excessiva velada do "n" (número de transplantes realizados) como indicador de sucesso dos centros transplantadores é um forte estímulo ao transplante e à doação renal. É, de fato, uma pressão importante, podendo contribuir para diminuir o rigor na seleção do candidato à doação.

Por fim, desfechos negativos, como a morte do doador, constituem grande catástrofe nos centros transplantadores, sendo, por isso, pouco divulgados, publicados e, consequentemente, discutidos. O viés de publicação, sem dúvida, contribui para que haja pouco debate sobre os riscos da doação renal.

RIGOR NA SELEÇÃO DO DOADOR

A tendência mundial de estimular o transplante renal e expandir o *pool* de doadores deve ser vista com ressalva em transplante com doador vivo. Hoje, a maioria dos centros aceita doadores vivos hipertensos em uso de anti-hipertensivos, desde que controlados, assim como indivíduos com menos de 35 anos. Diante das incertezas apresentadas, como o real impacto no longo prazo da vida com rim único e a longevidade humana, faz-se necessário um rigor cada vez maior na seleção de potenciais doadores vivos, especialmente os mais jovens.

CONSIDERAÇÕES FINAIS

Por anos, a sobrevida pós-doação de mais de 50 anos de Ronald Herrick, doador do primeiro transplante intervivos de sucesso, em 1954, foi celebrada e divulgada como uma prova de que é possível ter uma vida longa e saudável com apenas um rim[33]. Entretanto, raramente é mencionado que, nos últimos anos de sua vida, houve necessidade de diálise[41].

Mesmo quando todas as evidências, ainda fracas e com sérias limitações na metodologia, eram unânimes em apontara ausência de risco no longo prazo para os doadores, sempre se aceitou, de forma intuitiva, que o ato cirúrgico da nefrectomia, por si, já acarretava risco adicional para o paciente. Apesar de ser considerado pequeno, é um risco criado pela situação que envolve o transplante. Assim, presume-se que a simples existência de riscos inerentes ao ato, sejam eles imediatos ou no longo prazo, não contraindicaa doação. A "decisão de Massachusetts", na década de 1950, já previa aumento de risco para o doador, ponderando-o com os danos decorrentes de eventual falecimento do familiar, receptor (irmão gêmeo, no caso citado).

Desde 1954, entretanto, a sobrevida em diálise vem aumentando, e as taxas de mortalidade do método[42] não significam hoje a quase "sentença de morte" de outrora, o que pode abrir espaço para discussão. Entretanto, enquanto a Justiça não reconhecer formalmente que os danos ao doador causados pela eventual morte do receptor não são maiores do que os da perda de um rim, a não realização do transplante renal com doador vivo(na ausência de contraindicações) pode significar uma afronta aos direitos, à autonomia do paciente e à liberdade individual.

Faz-se necessário conhecer adequadamente os riscos para informar, mesmo com algum grau de incerteza, e discutir a doação com candidatos e seus familiares.

A doação renal realizada após avaliação médica rigorosa, competente e independente, tendo o paciente e familiares compreendido os riscos envolvidos (sejam aqueles descritos na literatura, seja admitindo a existência dos que ainda não são conhecidos) pode ser, de fato, segura. O ato que caracteriza uma sincera demonstração de amor não é isento de risco, mas "tem que valer a pena".

CONCLUSÃO

Em suma, sugerimos rigor na seleção do doador vivo, especialmente nos candidatos jovens, e informar adequadamente os riscos ao paciente eseus familiares, ainda que com algum grau de incerteza.

O estímulo à transplantação renal com doador vivo deve ser cauteloso, preferindo-se sempre o transplante com doador falecido. Apesar de existir espaço para retomar o debate ético, acreditamos na doação renal como direito do cidadão, previsto em lei[40] e culturalmente aceito. Caso não haja contraindicações médicas e o paciente esteja amplamente informado, o transplante renal é, relativamente, seguro e deve ser realizado.

Agradecimentos

À Ana Flávia P. de Souza, pelas contribuições importantes na revisão crítica do texto e no auxílio na busca e organização das referências bibliográficas.

REFERÊNCIAS BIBLIOGRÁFICAS

1. World Health Organization. International summit on transplant tourism and organ trafficking convened by The Transplantation Society and International Society of Nephrology in Istanbul. Istanbul: WHO; 2008. Disponível em: http://multivu.prnewswire.com/mnr/transplantationsociety/33914/docs/33914-Declaration_of_Istanbul-Lancet.pdf
2. Pondrom S. The AJT Report: Studies confirm increased risk of ESRD in kidney donors. *Am J Transplant* 2014; **14**: 741-742. Disponível em: http://onlinelibrary.wiley.com/doi/10.1111/ajt.12728/pdf
3. Port FK, Wolfe RA, Mauger EA *et al.* Comparison of survival probabilities for dialysis patients vs cadaveric renal transplant recipients. *JAMA* 1993; **270**: 1339-1343.

4. Laupacis A, Keown P, Pus N *et al.* A study of the quality of life and cost-utility of renal transplantation. *Kidney Int* 1996; **50**: 235-242.
5. Evans RW, Manninen DL, Garrison LP Jr *et al.* The quality of life of patients with end-stage of renal disease. *N Engl J Med* 1985; **312**: 553-559.
6. Tomasz W, Piotr S. A trial of objective comparison of quality of life between chronic renail failure patients treated with hemodialysis and renal transplantation. *Ann Transplant* 2003; **8**: 47-53.
7. Wolfe RA, Ashby VB, Milford EL *et al.* Comparison of mortality in all patients on dialysis, patients on dialysis awaiting transplantation, and recipients of a first cadaveric transplant. *N Engl J Med* 1999; **341**: 1725-1730.
8. Hariharan S, Johnson CP, Bresnahan BA *et al.* Improved graft survival after renal transplantation in the United States. 1988 to 1996. *N Engl J Med* 2000; **342**: 605-612.
9. Koo DD, Morris PJ, Fuggle SV *et al.* Cadaver versus living donor kidneys: impact of donor factors on antigen induction before transplantation. *Kidney Int* 1999; **56**: 1551-1559.
10. Murray JE, Merrill JP, Harrison JH. Kidney transplantation between seven pairs of identical twins. *Ann Surg* 1958; **148**: 343-359.
11. Ross LF. Living kidney donors and ESRD. *Am J Kidney Dis* 2015; **66**: 23-27.
12. Associação Brasileira de Transplante de Órgãos. Registro Brasileiro de Transplantes. ABTO [Internet]. 2014 jan-mar [citado 2015 Set 21]. Disponível em: http://www.abto.org.br/abtov03/Upload/file/RBT/2014/rbt2014-lib.pdf.
13. Associação Brasileira de Transplante de Órgãos. Registro Brasileiro de Transplantes. ABTO [Internet]. 2013 jan-jun[citado 2014 Jun 07] Disponível em: http://www.abto.org.br/abtov03/Upload/file/RBT/2013/rbt2013semestre-parcial.pdf.
14. Kälble T, Alcaraz A, Süsal C *et al.* European Association of Urology: guidelines on renal transplantation. Disponível em: http://www.uroweb.org/ fileadmin/ tx_eauguidelines/2009/Full/ Renal_Transplant.pdf. Acesso em 15 agosto 2015.
15. Santos L, Mota A, Campos M *et al.* Risks of living donor nephrectomy. *Transplant Proc* 2010; **42**: 1484-1486.
16. Moreira RJ, Assakawa MAG, Mascarenhas RW Jr *et al.* Nefrectomia aberta de doador vivo em transplante renal: complicações. *Arq Med Hosp Fac Cienc Med Santa Casa São Paulo* 2010; **55**: 95-97.
17. Wolters HH, Vowinkel T. Risks in life after living kidney donation. *Nephrol Dial Transplant* 2012; **27**: 3021-3023.
18. Matas AJ, Bartlett ST, Leichtman AB *et al.* Morbidity and mortality after living donor kidney donation, 1999-2001: a survey of the United States transplant centres. *Am J Transplant* 2003; **3**: 830-834.
19. Lentine KL,Vijayan A, Vella J *et al.* Evaluation of the living kidney donor and risk of donor nephrectomy: UpToDate; 2015; [cited 2015 sept 5]. Disponível em: http://www.uptodate.com/contents/evaluation-of-the-living-kidney-donor-and-risk-of-donor-nephrectomy?source=machineLearning&search=kidney+donor+risk&selectedTitle=1~150§ionRank=1&anchor=H11#H11.
20. Pestana JOM, Freitas TVS, Silva Junior HT. Transplante renal: Manual prático – uso diário ambulatorial e hospitalar. São Paulo: Livraria Balieiro, 2014.
21. Trevitt R. Living kidney donors: the need to minimise long term risk. *J Ren Care* 2011; **37**: 134-147.
22. Segev DL, Muzaale AD, Caffo BS *et al.* Perioperative mortality and long-term survival following live kidney donation. *JAMA* 2010; **303**: 959-966.
23. Velidedeoglu E, Williams N, Brayman KL *et al.* Comparison of open, laparoscopic, and hand-assisted approaches to live-donor nephrectomy. *Transplantation* 2002; **74**: 169-172.
24. Ruiz-Deya G, Cheng S, Palmer E *et al.* Open donor, laparoscopic donor and hand assisted laparoscopic donor nephrectomy: a comparison of outcomes. *J Urol* 2001; **166**: 1270-1274.
25. Ratner LE, Montgomery RA, Phil D *et al.* Laparoscopic live donor nephrectomy: a review of the first five years. *Urol Clin North Am* 2001; **28**: 709-719.
26. Hazebroek EJ, Gommers, D, Schreve MA *et al.* Impact of intraoperative donor management on short-term renal function after laparoscopic donor nephrectomy. *Ann Surg* 2002; **236**: 127-132.
27. Nanidis TG, Antcliffe D, Kokkinos C *et al.* Laparoscopic versus open live donor nephrectomy in renal transplantation: a meta-analysis. *Ann Surg* 2008; **247**: 58-70.
28. Fehrman-Ekholm I, Elinder G, Stenbeck M *et al.* Kidney donors live longer. *Transplantation* 1997; **64**: 976-978.
29. Ibrahim HN, Foley R, Tan L *et al.* Long-term consequences of kidney donation. *N Engl J Med* 2009; **360**: 459-469.
30. Muzaale AD, Massie AB, Wang M-C *et al.* Risk of end-stage renal disease following live kidney donation. *JAMA* 2014; **311**: 579-586.
31. Bauchner H. Editor's Audio Summary [audio]. Chicago: *JAMA* 2014 Feb. Disponível em: http://jama.jamanetwork.com/Issue.aspx?journalid=67&issueID=929765&direction=P.
32. Gill JS, Tonelli M. Understanding rare adverse outcomes following living kidney donation. *JAMA* 2014; **311**: 577-578.
33. Ross LF, Thistlethwaite JR. Outcomes after kidney donation. *JAMA* 2014; **312**: 94-95.
34. LaPointe RD, Hays R, Baliga P *et al.* Consensus conference on best practices in live kidney donation: recommendations to optimize education, access and care. *Am J Transplant* 2015; **15**: 914-922.
35. Garg AX, Nevis IF, McArthur E *et al.* Gestational hypertension and preeclampsia in living kidney donors. *N Engl J Med* 2015; **372**: 124-133.
36. Starzl TE. Will live organ donations no longer be justified? *Hastings Center Report* 1985; **15**: 5.
37. Beauchamp TL, Childress JF. *The Principles of Biomedical Ethics.* 4th ed. New York: Oxford, 1994.
38. Conselho Federal de Medicina (Brasil). Código de ética médica: Resolução CFM nº 1.931, de 17 de setembro 2009 (versão bolso). Brasília: Conselho Federal de Medicina; 2010. Disponível em: http://www.portalmedico.org.br/novocodigo/integra_2.asp.
39. Brasil. Lei nº 9.434, de 04 de fevereiro de 1997. Diário Oficial da União, Brasília(DF) 05 fev 1997. Disponível em: http://www.planalto.gov.br/ccivil_03/leis/LEIS_2001/L10211.htm. Acesso em 29 jul 2015.
40. Brasil. Lei nº 10.211, de 23 de março de 2001. Altera dispositivos da Lei nº 9.434, de 4 de fevereiro de 1997, que dispõe sobre a remoção de órgãos, tecidos e partes do corpo humano para fins de transplante e tratamento. Diário Oficial da União, Brasília(DF) 24 mar 2001. Disponível em: http://www.planalto.gov.br/ccivil-03/LEIS/LEIS-2001/ L10211.htm. Acessado em 29 jul 2015.
41. Crosby C. Transplant just one chapter of first organ donor's life. Disponível em: http://www.kjonline.com/news/transplant-just-one-chapter-of-first-organ-donors-life_2011-01-01.html?pagenum=full. AccessedFebruary 24, 2014.
42. Vonesh EF, Snyder JJ, Foley RN *et al.* Mortality studies comparing peritoneal dialysis and hemodialysis: what do they tell us? *Kidney Int Suppl* 2006; **103**: S3-S11.

61

DISFUNÇÃO INICIAL DO ENXERTO

Tainá Veras de Sandes Freitas
Hélio Tedesco Silva Junior

◆

SIGNIFICADO E DEFINIÇÃO

Após o transplante renal, o enxerto pode assumir um espectro de comportamentos, que varia desde diurese abundante e queda rápida da creatinina sérica (função imediata do enxerto, *immediate graft function*) até anúria, com necessidade de diálise e ausência definitiva de função do aloenxerto (não função primária do enxerto, *primary non function*). Situações intermediárias entre a função imediata do enxerto e a não função primária do enxerto são: a função lenta do enxerto (*slow graft function*), quando ocorre diurese abundante desde o início, sem a necessidade de diálise, mas com queda lenta da creatinina; e disfunção inicial do enxerto (*delayed graft function*) ou função tardia do enxerto (FTE)[1].

Existem diversas definições para caracterizar a FTE, baseadas na necessidade de diálise, na creatinina sérica e no volume de diurese. Na prática clínica, a maioria dos centros transplantadores do mundo utiliza a definição baseada na necessidade de diálise na primeira semana após o transplante, em virtude de sua simplicidade e boa acurácia em predizer desfechos[2]. No entanto, mais importante que encaixar o paciente em uma definição é entender que a FTE, manifesta por oligúria, persistência de escórias elevadas e, consequentemente, necessidade de diálise, é resultado de um enxerto disfuncional e que, possivelmente, terá desfechos inferiores no longo prazo.

A importância do entendimento do espectro de comportamentos que o aloenxerto pode assumir está no fato de que, quanto mais disfuncional estiver o enxerto após o transplante, pior seu prognóstico[3].

FISIOPATOGENIA E FATORES DE RISCO

Excluídas rejeição hiperaguda, trombose e obstrução urinária, a FTE é primariamente uma consequência da lesão de isquemia e reperfusão, resultando em necrose tubular aguda isquêmica. O processo de isquemia renal inicia-se antes mesmo da interrupção do fluxo sanguíneo ao enxerto, pois a morte cerebral é um evento caracterizado por intensa liberação de catecolaminas e mediadores inflamatórios. Além disso, uma manutenção hemodinâmica inadequada do doador durante esse período pode potencializar esse dano isquêmico. A redução da oferta de oxigênio ao rim provoca vasoconstrição renal, disfunção mitocondrial e diminuição de ATP, expressão de moléculas de adesão, produção de citocinas, alteração da distribuição dos íons intracelulares (como cálcio, sódio e potássio), além de promover aumento da expressão antigênica de moléculas do complexo maior de histocompatibilidade (MHC). Em seguida, a restauração da circulação sanguínea (reperfusão) desencadeia a ativação do complemento, liberação de espécies reativas de oxigênio molecular, produção de citocinas pró-inflamatórias e quimiocinas, expressão de moléculas de adesão, proliferação de células intersticiais locais e recrutamento de leucócitos periféricos, caracterizando intensa resposta inflamatória, característica marcante da lesão de isquemia e reperfusão. As respostas bioquímicas e moleculares citadas são responsáveis pela lesão celular e tecidual caracterizada por necrose tubular aguda e infiltrado celular, principalmente de linfócitos T e neutrófilos[4,5].

O quadro 61.1 resume alguns fatores que influenciam a incidência e/ou a duração da FTE.

Quadro 61.1 – Fatores de influenciam a incidência e duração da função tardia do enxerto.

Relacionados ao doador e preservação do órgão
Doador falecido Doador com coração parado* Instabilidade hemodinâmica Idade > 50 anos Morte de causa cerebrovascular Lesão renal aguda Diabetes Desproporção entre massa de néfrons do doador e estrutura corporal do receptor Solução de preservação utilizada Uso de perfusão estática Controle de temperatura inadequado
Relacionados ao receptor
Obesidade Diabetes Tempo em diálise prolongado Hipovolemia ou hipotensão no período peritransplante Ateromatose Retransplante Presença de anticorpos anti-HLA pré-formados Utilização de inibidores de calcineurina ou sirolimus em altas doses
Relacionados ao transplante
Tempo de isquemia fria prolongado Tempo de anastomose vascular prolongado

*Não utilizado no Brasil

CONSEQUÊNCIAS

Como mencionado no início do capítulo, a disfunção inicial do enxerto tem implicações prognósticas. Evidências apontam que a FTE está associada a maior risco de rejeição aguda, pior função renal e pior sobrevida do enxerto no longo prazo[6-8].

Dados de uma análise de 1.412 receptores de transplante renal com doador falecido do Hospital do Rim de São Paulo demonstram incidência de rejeição aguda três vezes maior em pacientes com FTE quando comparados a pacientes sem FTE (36,2% *vs.* 12,2%, p < 0,001). Nessa coorte, os pacientes com FTE apresentaram ainda pior sobrevida do enxerto censorada para o óbito em 1 ano (91,4% *vs.* 95,7%, *log rank* p = 0,001), e não houve diferença na sobrevida do paciente (93,3% *vs.* 95,2%, *log rank* p = 0,124). Uma subanálise foi realizada para avaliar o impacto do tempo da disfunção do enxerto nos desfechos. Como resultado, apresentar FTE por mais de 15 dias foi um fator de risco independente para perda do enxerto (OR 3,876, IC 95% 2,270-6,618, p < 0,001), perda do enxerto censorada para o óbito (OR 4,103, IC 95% 2,055-8,193, p < 0,001), e óbito (OR 3,065, IC 95% 1,536-6,117, p = 0,001)em 1 ano. Além disso, os pacientes com FTE prolongada, ou seja, além de 15 dias, não recuperamos patamares de creatinina, como ocorreu com os demais grupos (Fig. 61.1)[9]. Há algumas hipóteses para explicar a associação entre FTE e perda do enxerto. Primeiro, a lesão de isquemia e reperfusão, como já mencionado anteriormente, pode aumentar a expressão de moléculas do MHC, aumentando o risco de rejeição aguda e crônica, o que resultaria em perda por fibrose intersticial e atrofia tubular de etiologia imunológica[8]. Além disso, a lesão renal aguda é um fator de risco para a doença renal crônica. Ou seja, a incapacidade das células renais de se regenerarem completamente pode resultar em redução da massa de néfrons, predispondo a fibrose renal[10].

PREVENÇÃO

A prevenção da FTE consiste de intervenção nas variáveis destacadas no quadro 61.1 passíveis de modificação. Além do cuidado com a hemodinâmica do doador, é importante adequada manipulação e preservação do órgão após a extração. As soluções de preservação utilizadas na perfusão e reperfusão do rim são necessárias para manter a integridade celular, por fornecer substratos necessários à estabilidade de membranas celulares, à posterior produção de energia e à conservação das concentrações intra

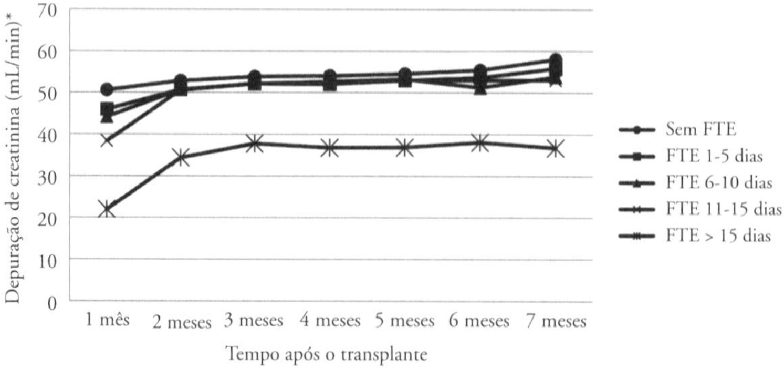

*Equação de Cochroft-Gault, análise LOCF (*last observation carried forward*).

Figura 61.1 – Função renal de acordo com o tempo em função tardia do enxerto.

e extracelulares de eletrólitos, entre outras funções[11]. Evidências apontam para a superioridade da solução Belzer (UW) quando comparada a soluções Eurocollins, Marshal e Custodiol, especialmente em transplantes com tempo de isquemia fria mais prolongado[12].O método de preservação pode ser estático ou dinâmico e estudos recentes evidenciam que a perfusão dinâmica através da máquina de perfusão pulsátil está associada à menor incidência de FTE e maior sobrevida do enxerto quando comparada à perfusão estática[13].

Com o crescente entendimento sobre a fisiopatologia da isquemia renal e da agressão de reperfusão, diversos fármacos vasodilatadores, antioxidantes, anticoagulantes, e anti-inflamatórios foram avaliados para prevenir e/ou amenizar o desenvolvimento de FTE. No entanto, até o momento, nenhum desses agentes se tornou realidade na prática clínica diária[4,8]. Pelo menos dez estudos clínicos estão atualmente registrados no ClinicalTrials.Gov com novas moléculas para a prevenção da FTE, além de novas estratégias com fármacos já utilizados para outros fins, como alfapoietina e eculizumabe. Além de fármacos, estratégias como o pré-condicionamento isquêmico têm sido estudadas, mas em fase ainda bastante preliminar[14].

Atenção deve ser dada ao manejo da volemia do receptor e, caso seja necessária a realização de diálise antes do transplante, a ultrafiltração deve ser cautelosa. Também no pós-operatório o controle da volemia deve ser rigoroso, a fim de evitar hipoperfusão renal. É importante também evitar hipotensão do período perioperatório, uma vez que o rim transplantado é desnervado, e perde, portanto, a capacidade de autorregulação renal, tornando o fluxo sanguíneo renal dependente da pressão arterial. A fim de minimizar as agressões, as drogas e agentes nefrotóxicos devem ser evitados nesse período.

Por fim, diversas estratégias imunossupressoras foram testadas com o intuito de minimizar a incidência de FTE, mas os resultados dos estudos são conflitantes. Os anticorpos antitimócito modulam a expressão de moléculas de adesão na superfície celular e os receptores de quimiocinas, tendo, portanto, um potencial de reduzir a lesão de isquemia e reperfusão. Há, no entanto, apenas um estudo que demonstrou redução significativa na incidência de FTE com a infusão de anticorpo antitimócito antes do desclampe das anastomoses vasculares quando comparada com a infusão realizada após a cirurgia[15]. Por outro lado, um estudo incluindo receptores de transplante renal de dois centros brasileiros comparou pacientes que receberam anticorpo antitimócito no intraoperatório com pacientes não induzidos e não houve diferença na incidência de FTE[16].

Sabe-se que a vasoconstrição renal induzida pelos inibidores de calcineurina (ciclosporina ou tacrolimus) pode exacerbar a lesão da isquemia, especialmente quando altas doses são utilizadas. Dessa forma, diversas estratégias têm sido testadas utilizando doses baixas destes fármacos, retardando ou mesmo evitando sua introdução. No entanto, esta estratégia pode se associar a maior incidência de rejeição aguda[17]. Além disso, apesar do racional fisiopatológico, não há evidências robustas de que o uso dos inibidores da calcineurina desde o início após o transplante esteja associado com maior incidência ou duração de FTE[18,19].

Os inibidores da mTOR são potentes antiproliferativos e estudos que avaliaram estratégias com a utilização de altas doses de sirolimus desde o início após o transplante evidenciaram maior incidência e duração de FTE quando comparada a regimes sem sirolimus[20,21]. No entanto, estudo recente avaliou o uso de everolimus em concentrações reduzidas em pacientes de alto risco para o desenvolvimento de FTE. Como resultado, a incidência de FTE foi similar entre os pacientes que iniciaram o everolimus no primeiro dia após o transplante quando comparados com aqueles que postergaram em quatro semanas a sua introdução[22].

Assim, não parece haver uma estratégia imunossupressora ideal para prevenir ou minimizar o risco de FTE. No entanto, é importante lembrar que os pacientes em FTE têm maior risco para o desenvolvimento de eventos imunomediados e, portanto, devem receber um regime imunossupressor eficaz na prevenção de rejeição aguda.

INCIDÊNCIA

A incidência de FTE varia bastante entre os centros do mundo, pois depende dos diversos fatores de risco mencionados acima. Considerando apenas os transplantes com doador falecido, podemos citar como principais fatores que influenciam esta incidência: política local de aceitação de rins limítrofes ou de critério expandido; recursos e estrutura dos hospitais responsáveis pela manutenção dos doadores; tipo de solução de preservação utilizada; políticas de alocação e distribuição e dimensão do País, o que tem influência direta sobre o tempo de isquemia fria; disponibilidade de máquina de perfusão pulsátil; e utilização de rins de doadores com coração parado.

O quadro 61.2 resume as incidências de FTE de alguns centros de transplante do mundo e algumas das principais características que influenciam esta incidência. Digno de nota, tais estudos não são uniformes quanto à definição de FTE e quanto às características clínicas e demográficas das populações selecionadas.

PROBLEMÁTICA DA FTE NO BRASIL

Como vimos na sessão anterior, os transplantes renais no Brasil apresentam uma incidência de FTE bastante elevada e algumas situações podem contribuir para isso:

a) O modelo de alocação brasileiro, baseado na compatibilidade HLA, dificulta a realização dos transplantes

Quadro 61.2 – Função tardia do enxerto e seus principais fatores de risco em alguns centros do mundo.

	N	FTE (%)	Idade do doador (média, anos)	Cr final (média, mg/dL)	DCE (%)	TIF (média, horas)	DCP (%)
EUA[23]* Multicêntrico 2009-2010	20.179	24,3	39,1	ND	14,2	< 21h em 73%	15,3
Espanha[24] Unicêntrico – Valência 1996-2010	507	36,8	49,6	ND	ND	19,1	ND
Portugal[25] Unicêntrico – Porto 1983-2012	1.281	30,0	37,7	ND	13	22,8	0
Brasil[9] Unicêntrico Hospital do Rim – SP 1998-2008	1.412	54,2	36,8	1,4	16,5	23,2	0
Brasil[26] Multicêntrico 2000-2002	612	55,6	ND	ND	ND	ND	0
Brasil[27]** Unicêntrico – UFRS 2009-2012	346	70,8	43,2	1,5	35,3	22,5	0

FTE = função tardia do enxerto; Cr = creatinina sérica; DCE = doador de critério expandido; TIF = tempo de isquemia fria; DCP = doador com coração parado; ND = não disponível.

*Dados extraídos do banco de dados OPTN/SRTR: incidência de FTE com transplantes realizados de 2009-2010 (n = 20.179) e dados demográficos com transplantes realizados de 2011 (n = 11.043).

**Nesse estudo, em 20,5% dos transplantes realizados foram utilizados rins de oferta nacional e este foi um fator de risco independente para FTE.

renais com um menor tempo de isquemia fria, especialmente em virtude da enorme dimensão de nosso país. A utilização da prova cruzada virtual seria uma alternativa para minimizar este tempo.

b) Como um reflexo do envelhecimento da população e da crescente demanda por órgãos, o percentual de transplantes com doadores de critérios expandidos tem aumentado significativamente nos últimos anos. Segundo dados da Secretaria de Saúde do Estado de São Paulo, a idade média do doador passou de 32,9 para 42,1 anos de 2000 a 2011. Em 1998, apenas 7% dos transplantes renais no Hospital do Rim foram realizados com doadores de critério expandido. Em 2013, esse percentual foi de 39% (dados não publicados). Como no Brasil não há alocação específica para esse tipo de órgão e o percentual de recusa é elevado pelos centros, o tempo de isquemia fria, que é crítico neste tipo de transplante, fica habitualmente além da desejada. O uso de alocação específica para doadores limítrofes pode ser uma alternativa para minimizar o tempo de isquemia fria e, consequentemente, a elevada incidência de FTE.

c) A expansão dos limites para doação vai além do uso de doadores de critério expandido. O uso de doadores em lesão renal aguda, de doadores diabéticos, doadores com lesões renais específicas, como nefrites, são alternativas que tendem a crescer no Brasil e no mundo. Em estudo recente incluindo 1.518 receptores de transplante do Hospital do Rim de São Paulo, 32% destes receberam rins de doadores com lesão renal aguda, definida como creatinina final maior que 1,5mg/dL[28]. Além disso, o uso de doadores com coração parado, ainda não permitidos pela lei brasileira, talvez seja uma alternativa no futuro, quando as demais opções para aumentar o *pool* de doadores estiver se esgotado.

d) Não há um padrão no país quanto à solução de preservação a ser utilizada e não há dados brasileiros publicados sobre este tema. Em São Paulo, Eurocollins é a solução utilizada na maioria dos casos. Além disso, reperfusão do mesmo órgão com mais de uma solução pode acontecer. A utilização de soluções de preservação associada com melhores desfechos certamente traria benefícios, especialmente para os transplantes realizados com tempo de isquemia fria mais prolongada. Estudos de desfechos e de custo-efetividade com a utilização da máquina de perfusão pulsátil podem nos auxiliar no uso racional desta tecnologia.

e) Por fim, e provavelmente, uma das variáveis mais importantes em explicar a elevada incidência de FTE no Brasil, está a má manutenção do doador. Estudo recente que avaliou uma coorte de 787 doadores falecidos cujos receptores foram transplantados no

Hospital do Rim de São Paulo demonstrou que 90% desses doadores utilizaram algum tipo de agente vasopressor, 15% apresentaram episódios de parada cardíaca durante a internação, em 70% o sódio sérico era superior a 145mEq/L e 31% apresentavam lesão renal aguda no momento da cirurgia de extração[29]. Uma evidência que dá força a esta hipótese é a elevada incidência de FTE nos transplante simultâneos de pâncreas-rim no Brasil quando comparados com outros países do mundo. Esta é uma modalidade de transplante que utiliza rins de doadores ideais e com tempos de isquemia fria bastante curtos. Dados de uma coorte brasileira de 150 transplantes duplos realizados nos hospitais da Universidade Federal de São Paulo entre 2000 e 2006 mostram uma incidência de FTE de 22,7%[30], enquanto um estudo com dados do *United Network for Organ Sharing* (UNOS) reporta uma incidência de 11%[31]. Isso corrobora para a importante contribuição da má manutenção do doador na elevada incidência de FTE no Brasil.

MANEJO DA FUNÇÃO TARDIA DO ENXERTO ESTABELECIDA

Em pacientes com FTE estabelecida, é importante que se descarte causas obstrutivas e vasculares por meio da realização de um exame ultrassonográfico com a ferramenta do *Doppler*. Uma vez que os parâmetros usuais para vigilância dos episódios de rejeição aguda (creatinina sérica e volume de diurese) não são úteis neste período, torna-se importante a realização de biópsias de vigilância[32]. Dados de 357 biópsias de vigilância de pacientes em FTE do Hospital do Rim de São Paulo entre março de 2011 e maio de 2013 revelam incidências de rejeição aguda comprovada por biópsia (RAC IA ou maior, de acordo com a classificação de Banff) de até 48%, a depender o regime imunossupressor utilizado[33]. Não há evidência clara sobre qual o melhor momento para realização da biopsia de vigilância e em que intervalo ela deve ser repetida enquanto durar a FTE, sendo esta decisão habitualmente baseada no risco imunológico do paciente e no regime imunossupressor utilizado.

REFERÊNCIAS BIBLIOGRÁFICAS

1. Schröppel B, Legendre C. Delayed kidney graft function: from mechanism to translation. *Kidney Int* 2014; **86**: 251-258.
2. Mallon DH, Summers DM, Bradley JA, Pettigrew GJ. Defining delayed graft function after renal transplantation: simplestis best. *Transplantation* 2013; **96**: 885-889.
3. Johnston O, O'Kelly P, Spencer S *et al.* Reduced graft function (with or without dialysis) vs immediate graft function--a comparison of long-term renal allograft survival. *Nephrol Dial Transplant* 2006; **21**: 2270-2274.
4. Siedlecki A, Irish W, Brennan DC. Delayed graft function in the kidney transplant. *Am J Transplant* 2011; **11**: 2279-2296.
5. Peres LAB, Mocelin AJ, Delfino VDA. Injúria da isquemia/reperfusão: implicações no transplante renal. *J Bras Nefrol* 2005; **27**: 207-214.
6. Wu WK, Famure O, Li Y, Kim SJ. Delayed graft function and the risk of acute rejection in the modern era of kidney transplantation. *Kidney Int* 2015; **88**: 851-858.
7. Yarlagadda SG, Coca SG, Formica RN *et al.* Association between delayed graft function and allograft and patient survival: a systematic review and meta-analysis. *Nephrol Dial Transplant* 2009; **24**: 1039-1047.
8. Perico N, Cattaneo D, Sayegh MH, Remuzzi G. Delayed graft function in kidney transplantation. *Lancet* 2004; **364**(9447): 1814-1827.
9. Sandes-Freitas TV, Felipe CR, Aquiar WF *et al.* Prolonged delayed graft function is associated with inferior patient and kidney allograft survivals. *PluS One* 2015; **10**: e0144188.
10. Chawla LS, Eggers PW, Star RA, Kimmel PL. Acute kidney injury and chronic kidney disease as inter connected syndromes. *N Engl J Med* 2014; **371**: 58-66.
11. Ploeg RJ, van Bockel JH, Langendijk PT *et al.* Effect of preservation solution on results of cadaveric kidney transplantation. The Europe an Multicentre Study Group. *Lancet* 1992; **340**(8812): 129-137.
12. Opelz G, Döhler B. Multicenter analysis of kidney preservation. *Transplantation* 2007; **83**: 247-253.
13. Moers C, Smits JM, Maathuis MH *et al.* Machine perfusion or cold storage in deceased-donor kidney transplantation. *N Engl J Med* 2009; **360**: 7-19.
14. Selzner N, Boehnert M, Selzner M. Preconditioning, post conditioning, and remote conditioning in solid organ transplantation: basic mechanisms and translational applications. *Transplant Rev* (Orlando) 2012; **26**: 115-124.
15. Goggins WC, Pascual MA, Powelson JA *et al.* A prospective, randomized, clinical trial of intraoperative versus postoperative thymoglobulin in adult cadaveric renal transplant recipients. *Transplantation* 2003; **76**: 798-802.
16. Requião-Moura LR, Ferraz E, Matos AC *et al.* Comparison of long-term effect of thymoglobulin treatment in patients with a high risk of delayed graft function. *Transplant Proc* 2012; **44**: 2428-2433.
17. de Sandes-Freitas TV, Felipe CR, de Franco MF *et al.* Basiliximab induction in patients receiving tacrolimus-based immunosuppressive regimens. *Int Urol Nephrol* 2013; **45**: 537-546.
18. Kamar N, Garrigue V, Karras A *et al.* Impact of early or delayed cyclosporine on delayed graft function in renal transplant recipients: a randomized, multicenter study. *Am J Transplant* 2006; **6**(5 Pt 1): 1042-1048.
19. Durrbach A, Pestana JM, Pearson T *et al.* A phase III study of belatacept versus cyclosporine in kidney transplants from extended criteria donors (BENEFIT-EXT study). *Am J Transplant* 2010; **10**: 547-557.
20. Stallone G, Di Paolo S, Schena A *et al.* Addition of sirolimus to cyclosporine delays the recovery from delayed graft function but does not affect 1-year graft function. *J Am Soc Nephrol* 2004; **15**: 228-233.
21. Durrbach A, Rostaing L, Tricot L *et al.* Prospective comparison of the use of sirolimus and cyclosporine in recipients of a kidney from an expanded criteria donor. *Transplantation* 2008; **85**: 486-490.
22. Albano L, Berthoux F, Moal MC *et al.* Incidence of delayed graft function and wound healing complications after deceased-donor kidney transplantation is not affected by de novo everolimus. *Transplantation* 2009; **88**: 69-76.
23. Organ Procurement and Transplantation Network (OPTN) and Scientific Registry of Transplant Recipients (SRTR) Data as of December 4, 2012. Disponível em: http://www.srtr.org/annual_reports/2011/510c_rec-first-week-dial_ki.aspx. Acessado em 13 de novembro 2015.
24. Gavela-Martinez E, Pallardó Mateu LM, Sancho Calabuig A *et al.* Delayed graft function after renal transplantation: an unresolved problem. *Transplant Proc* 2011; **43**: 2171-2173.

25. Fonseca I, Teixeira L, Malheiro J *et al.* The effect of delayed graft function on graft and patient survival in kidney transplantation: an approach using competing event analysis. *Transplant Int* 2015; **28**: 738-750.
26. Azevedo LS, Castro MC, Monteiro de Carvalho DB *et al.* Incidence of delayed graft function in cadaveric kidney transplants in Brazil: a multicenter analysis. *Transplant Proc* 2005; **37**: 2746-2747.
27. Helfer MS, Vicari AR, Spuldaro F *et al.* Incidence, risk factors, and outcomes of delayed graft function in deceased donor kidney transplantation in a Brazilian center. *Transplant Proc* 2014; **46**: 1727-1729.
28. Klein R, Galante NZ, de Sandes-Freitas TV *et al.* Transplantation with kidneys retrieved from deceased donors with acute renal failure. *Transplantation* 2013; **95**: 611-616.
29. Baptista AP, Silva HT, Pestana JO. Influence of deceased donorhe modynamic factors in transplant recipients renal function. *J Bras Nefrol* 2013; **35**: 289-298.
30. Rangel EB, Melaragno CS, Gonzalez AM *et al.* Delayed kidney allograft function after simultaneous pancreas-kidney transplantation. *Transplant Proc* 2010; **42**: 3655-3659.
31. Bunnapradist S, Cho YW, Cecka JM *et al.* Kidney allograft and patient survival in type I diabetic recipients of cadaveric kidney alone versus simultaneous pancreas/kidney transplants: a multivariate analysis of the UNOS database. *J Am Soc Nephrol* 2003; **14**: 208-213.
32. Silva DM, Garcia JP, Ribeiro AR *et al.* Utility of biopsy in kidney nsplants with delayed graft function and acute dysfunction. *Transplant Proc* 2007; **39**: 376-377.
33. Pinto CHM, Augusto FK, Mata GF *et al.* Incidência de rejeição aguda em biopsias de vigilância em pacientes transplantados renais com função tardia do enxerto [resumo]. XIII Congresso Brasileiro de Transplantes, 2013. Disponível em: https://sistemaparaevento.com.br/evento/abto2013/trabalhosaprovados/naintegra/10.

62

CARDIOMIOPATIA URÊMICA E TRANSPLANTE RENAL

Heloisa Reniers Vianna
Euler Pace Lasmar

◆

INTRODUÇÃO

A doença renal confere um estado de inflamação crônico devido a um desbalanço entre a formação e o clareamento de citocinas e quimiocinas pró-inflamatórias[1]. O ambiente de inflamação favorece a desnutrição que, acrescida da anemia, hipervolemia e distúrbio mineral e ósseo secundário, leva à disfunção vascular endotelial, progressão da aterosclerose, hipertrofia de cardiomiócitos, fibrose intersticial reativa e também à calcificação vascular[2,3]. Esses fatores são clássicos na gênese dos agravos ao miocárdio, mas outras anormalidades comuns aos portadores de doença renal crônica (DRC), tais como ação do estresse oxidativo, aumento da atividade simpática, ativação do sistema renina-angiotensina-aldosterona e distúrbios acidobásico e eletrolítico, também aumentam a morbimortalidade cardiovascular, seja pela doença coronariana obstrutiva, seja pela insuficiência cardíaca ou por arritmias ventriculares[3-10]. Assim, a DRC, de forma independente, é um importante fator de risco para a doença cardiovascular (DCV)[11]. E essa, por sua vez, é a grande responsável pela elevada morbimortalidade desse grupo de pacientes, com taxas de aproximadamente 50% dos óbitos e 40% das internações hospitalares[8,12]. Nos Estados Unidos, a taxa de mortalidade dos portadores de DRC terminal é de 10 a 20 vezes maior do que em indivíduos da mesma idade da população geral[13].

Inicialmente, tinha-se a DRC e a DRC terminal como preditoras de doença coronariana[14], no entanto, vários trabalhos mostraram suas relações também com a insuficiência cardíaca, independente da doença coronariana, além de outros problemas cardiovasculares como a microangiopatia cardíaca e a hipertrofia do ventrículo esquerdo (HVE)[4,10,15-17]. É comum o achado de HVE, dilatação ventricular esquerda, dilatação atrial e disfunções sistólica e diastólica[18,19]. E a essas mudanças estruturais e anormalidades funcionais cardíacas dá-se o nome de cardiomiopatia urêmica. A HVE é a alteração mais comumente observada e a primeira a se manifestar, com incidência, em algumas séries, de mais de 80% em pacientes no início da terapia dialítica[16,20,21]. Tanto em séries clínicas quanto experimentais de uremia a HVE é quase constatação invariável e presente mesmo na ausência de estímulos hemodinâmicos significativos[22,23] e também se relaciona à anemia e ao hiperparatireoidismo secundário[24]. A maioria dos pacientes apresenta alguma alteração e/ou disfunção cardíaca, que pode ser observada em todos os estágios da DRC, embora o risco aumente exponencialmente com o declínio da função renal[12].

A síndrome cardiorrenal caracteriza-se pela concomitância da insuficiência cardíaca e DRC e há indícios da falha de um sistema como catalisador do declínio do outro. São evidentes o papel do ambiente urêmico, como facilitador da disfunção cardíaca, e a elevada e esperada morbimortalidade encontrada nesses pacientes[25]. A síndrome cardiorrenal tipo 4, conceitualmente, correlaciona-se positivamente com a miocardiopatia urêmica, pois caracteriza a doença cardíaca crônica, não necessariamente isquêmica, decorrente de agravo renal também crônico, que contribui para a deterioração da função cardíaca e HVE com aumento do risco de eventos cardiovasculares adversos[22,26].

A implementação precoce da hemodiálise pode inibir a progressão da cardiomiopatia urêmica, sendo que a otimização do tratamento com sessões diárias ou mobilização de hipervolemia oculta mostra melhores resultados quando comparado ao tratamento convencional[26-28]. No entanto, vários trabalhos mostram a reversão, por vezes completa, da cardiomiopatia urêmica após o transplante renal, evidenciando sua vantagem significativa enquanto tratamento[29-31].

AVALIAÇÃO CARDIOVASCULAR PRÉ-TRANSPLANTE RENAL

Harnett *et al* chegaram a sugerir a contraindicação ao transplante renal para pacientes com fração de ejeção de ventrículo esquerdo (FE VE) inferior a 50%, devido ao aumento da morbidade peroperatória[32]. Atualmente, ainda é comum que pacientes com insuficiência cardíaca intratável não sejam encaminhados para transplante renal apenas pela percepção de maus resultados[33]. No entanto, embora as anormalidades ecocardiográficas tenham importância prognóstica em estudos populacionais, é difícil estimar o risco real de um portador de DRC terminal em dado momento, como, por exemplo, na avaliação pré-transplante, ainda mais com tantas evidências científicas de melhora global da doença cardiovascular, com consequente redução da mortalidade, após o transplante. Todas as alterações observadas no miocárdio levam ao progressivo efeito deletério na contratilidade, nas funções sistólica e/ou diastólica e, finalmente, à miocardiopatia dilatada manifesta ou não como insuficiência cardíaca congestiva. A interpretação precisa dos sinais e sintomas, considerando-se o perfil dos pacientes devido a anemia crônica, sedentarismo, distúrbio mineral e ósseo, oligoanúria com consequente maior tolerância hipervolêmica, é um desafio na prática clínica.

Nossa experiência mostra que a maioria dos pacientes que foram transplantados, com grandes alterações ecocardiográficas não isquêmicas, não apresentava clínica compatível com insuficiência cardíaca esperada segundo a classificação da *New York Heart Association* (NYHA). Esses pacientes, apesar da baixa reserva cardíaca devido às baixas FE VE, toleravam bem elevados ganhos de peso interdialíticos, o que, desse modo, não os privou do transplante renal. Não vivenciamos nenhuma descompensação cardíaca no pós-operatório nem houve óbitos.

No que diz respeito às alterações mais brandas da miocardiopatia urêmica, como a HVE isolada, sem ainda conferir maiores déficits funcionais, não há maiores restrições à indicação e liberação do transplante renal.

Enfim, toda essa discussão é muito relevante ao considerarmos que em muitos centros de diálise e mesmo programas de transplante a liberação de pacientes com grau severo de doença cardiovascular não isquêmica, ao transplante, é questionada. Um ponto muitas vezes levantado é se o risco cirúrgico não é elevado o bastante para impedir o transplante. À luz dos resultados pós-transplante atuais, o diagnóstico da miocardiopatia urêmica deve ser, na realidade, condição à indicação de transplante renal precoce[34].

EFEITO DO TRANSPLANTE RENAL SOBRE A MIOCARDIOPATIA URÊMICA

Como já mencionado, a DCV é a principal causa de óbito em todo o espectro da DRC[8,17] e a hipertensão arterial é o principal fator de risco para essa condição. Há relação positiva entre a hipervolemia e a hipertensão arterial confirmada pelo controle da hipertensão arterial quando do controle da volemia[35]. No entanto, estudo com ratos submetidos à nefrectomia unilateral e à embolização de 2/3 do rim contralateral mostra que a correção da hipertensão não impede o desenvolvimento da HVE, sugerindo a ação do meio urêmico[36]. De forma semelhante, estudos com humanos mostram progressão da HVE, a despeito do controle pressórico adequado[37]. Daí a relevância do transplante, com o equilíbrio metabólico urêmico parcial ou total, no tratamento efetivo da miocardiopatia urêmica[29-31].

Há mais de 30 anos, Lai *et al,* em 1982, descreveram o efeito benéfico do transplante renal sobre a cardiomiopatia urêmica. Foram avaliados 14 pacientes sem evidência clínica para doença cardíaca e, desses, 64% tinham função ventricular esquerda anormal apesar de boa adequacidade em diálise. Já nos primeiros dois meses após o transplante renal bem-sucedido, observou-se melhora em inúmeros parâmetros ecocardiográficos, sugerindo a existência de cardiomiopatia urêmica específica como defeito funcional provavelmente relacionado às toxinas urêmicas[38]. Nesse ínterim e posteriormente outros autores também descreveram a redução da mortalidade cardiovascular após o transplante renal[20,34,39-41].

A HVE e a dilatação ventricular associam-se à maior mortalidade após dois anos em diálise[16]. Assim, são poderosos e independentes preditores de sobrevivência. Wali *et al,* analisando 103 receptores renais com FE VE inferior a 40% e insuficiência cardíaca, observaram a normalização da FE VE em 69,9% dos pacientes[34]. Nesse trabalho, além do aumento significativo da FE VE, observaram melhora da classe funcional, segundo a NYHA, e redução da morbimortalidade[34]. Dzemidzic *et al* mostraram a redução da HVE de 67% para 37% dos pacientes após transplante renal bem-sucedido[39]. Com isso, o efeito do transplante renal na regressão da hipertrofia ventricular esquerda associa-se à redução do risco cardiovascular e à melhora da sobrevida[40,42].

É importante lembrarmos que os pacientes transplantados renais ainda sim são doentes renais crônicos e que, devido a isso, mantêm elevada morbimortalidade cardiovascular. A DCV é de três a cinco vezes mais incidente nos transplantados renais, quando comparada à população geral, e a principal responsável pelos óbitos e perda de enxerto funcionante[43,44]. Patel *et al* publicaram dados de elevada mortalidade cardiovascular após transplante renal, pontuando tempo de espera em lista[45], baixa função renal pós-transplante, sexo feminino, HVE e dilatação do átrio esquerdo normal vistos à ressonância nuclear magnética como preditores independentes de morte com enxerto funcionante[5]. Esses dados apenas reafirmam o papel da DCV no pós-transplante, mas, de forma alguma, depõem contra o transplante renal como melhor alternativa de tratamento para os portadores de DRC[46].

A efetividade do transplante renal no tratamento da cardiomiopatia é particularmente surpreendente ao considerarmos todos os potenciais efeitos adversos da terapia imunossupressora como a dislipidemia e os descontroles glicêmico e pressórico, conhecidos fatores de risco que podem causar ou agravar a DCV[47].

TRANSPLANTE RENAL NO TRATAMENTO DA MIOCARDIOPATIA URÊMICA NA UNIDADE DE TRANSPLANTE RENAL DO HOSPITAL UNIVERSITÁRIO CIÊNCIAS MÉDICAS

Entre os 430transplantes realizados no período de novembro de 2008 a abril de 2015, identificamos 22 pacientes com disfunção sistólica e/ou diastólica pré-transplante, todos submetidos a transplantes bem-sucedidos (Tabela 62.1). Não selecionamos para análise os pacientes com HVE ou outras anomalias observadas na cardiomiopatia urêmica que não as disfunções sistólica e/ou diastólica. No grupo selecionado, foram avaliados FE VE, função diastólica, massa de VE, parede posterior de VE, septo interventricular, diâmetro atrial e pressão arterial da artéria pulmonar (PSAP) por meio de ecocardiogramas transtorácicos em cores pré e pós-transplante renal. Todos os 22 pacientes apresentavam coronária normal à angiografia e preencheram critérios para disfunção sistólica (FE VE < 55%) e/ou disfunção diastólica grau II ou mais, porém sem correspondência clínica das alterações ecocardiográficas com a classe funcional segundo a NYHA, e a maioria tinha hipertensão arterial sistêmica como comorbidade (Tabela 62.1). Os critérios de inclusão foram apenas ecocardiográficos. A miocardiopatia urêmica apresentou melhora significativa após o transplante. Houve redução da HVE com diminuição da massa ventricular, aumento da FE VE, redução das espessuras da parede posterior de VE e do septo interventricular (Fig. 62.1). Houve elevação significativa da hemoglobina de 11,94 ± 1,78mg/dL no pré-transplante para 13,22 ± 1,95mg/dL no pós-transplante com p = 0,013.

Tabela 62.1 – Características dos 22 pacientes antes do Tx renal.

Variável	Resultado
Idade (anos)	45,1 ± 11,5
Gênero (masculino)	14 (64%)
Tempo em diálise (meses)	38,4 ± 45,6
HAS	20 (91%)
DAC	0 (0%)
Creatinina 1º ano Tx (mg/dL)	1,4 ± 0,3
Classificação funcional NYHA	
I	20 (91%)
II	2 (9%)

HAS = hipertensão arterial sistêmica

Nossos dados vão de encontro ao descrito por Casas-Aparício *et al* que analisaram 35 pacientes. Houve melhora significativa, após comparação entre o ecocardiograma transtorácico antes do transplante e o realizado um ano após o transplante renal bem-sucedido da FE VE e espessura da parede posterior[48]. Esse trabalho também evidenciou redução significativa do diâmetro atrial e diminuição da PSAP, o que não foi observado nos pacientes da nossa Unidade de Transplante Renal. Rysh *et al* estudaram átrios de pacientes em pós-Tx renal e de pacientes normais e não observaram correção da disfunção, assim como ao compararmos o mesmo paciente nos momentos pré e pós-transplante, apesar da eliminação de muitas complicações cardiovasculares observadas na DRC[49]. Não observamos relação entre tempo em diálise com melhora da disfunção sistólica de VE, como descrito em alguns trabalhos que sugeriram efeito negativo da exposição prolongada às toxinas urêmicas sobre a fibrose do cardiomiócito[34,50]. Também não observamos melhora da disfunção diastólica de forma alinhada com a literatura[48]. Uma crítica talvez seja a falta de critério para a definição do tempo de realização do ecocardiograma transtorácico pós-transplante. Os exames dos nossos pacientes não respeitaram um intervalo de tempo definido, apenas foram realizados dentro do primeiro ano do transplante. Talvez se feitos com um tempo maior após a realização do transplante evidenciassem maiores e significativas mudanças

Percebemos, assim como em outros trabalhos, que apesar do aumento da FE VE, parte dos pacientes ainda persistiu com alguma alteração estrutural detectada no ECOTT (ecografia transtorácica). E que talvez se realizados outros controles, como estudo cintilográfico do miocárdio, evidenciaríamos melhora metabólica e da microcirculação[46] ou mesmo que os ganhos ao ecocardiograma pós-transplante não foram tão relevantes assim, se realizada ressonância cardíaca magnética[51].

Uma crítica ao uso da ecocardiografia no diagnóstico da miocardiopatia urêmica, que pela facilidade de acesso e relativo baixo custo é o exame propedêutico comumente utilizado, é a possibilidade de medidas superestimadas da massa do VE, devido às variações do diâmetro do ventrículo observadas nessa população de

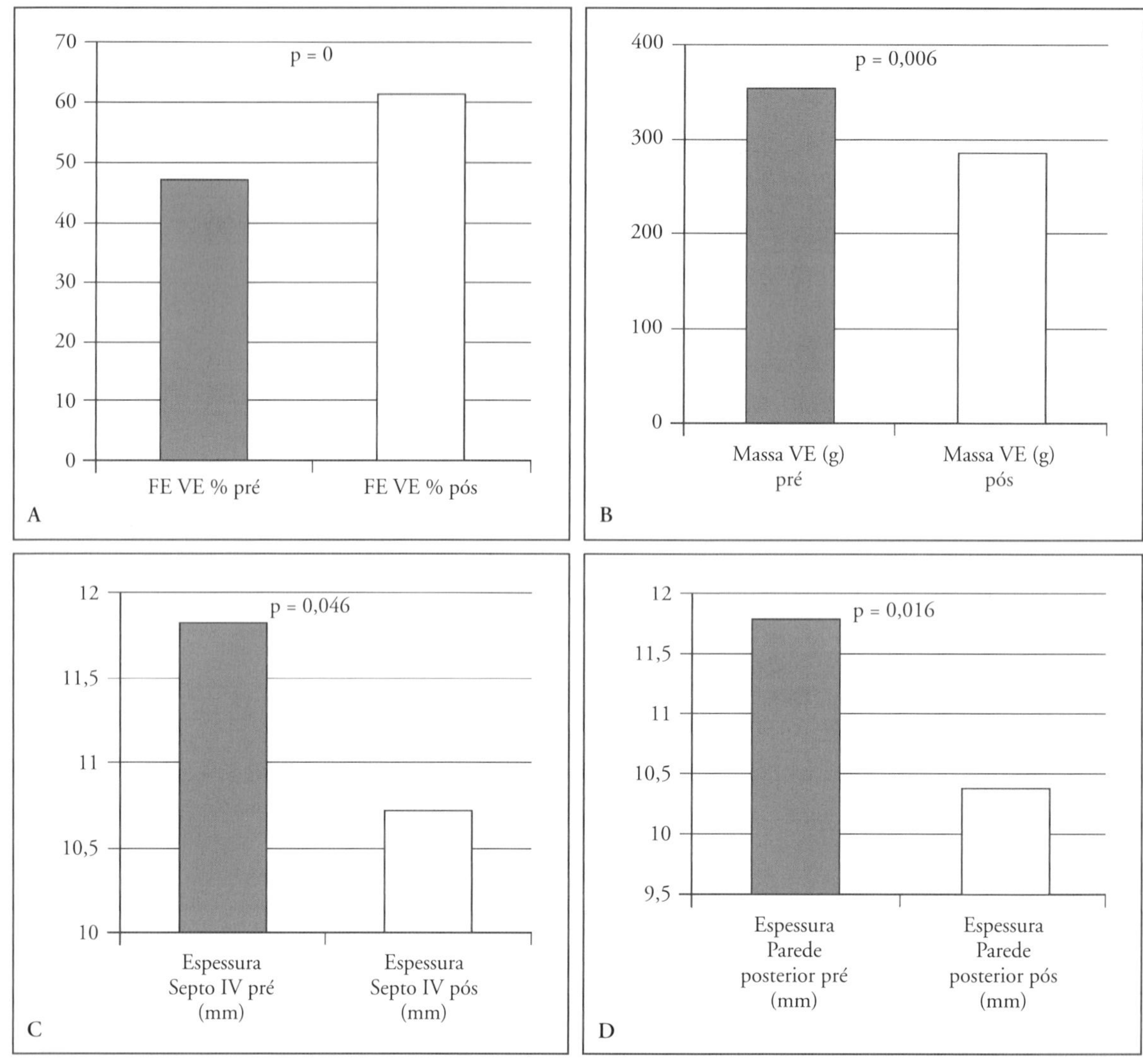

Figura 62.1 – Gráficos do comparativo pré e pós-transplante renal da fração de ejeção de ventrículo esquerdo (FE VE) (**A**), massa de Ve (**B**), espessura de septo inteventricular (**C**) e espessura da parede posterior do VE (**D**).

difícil equilíbrio volêmico[51]. Para melhor análise de cada parâmetro, existem técnicas superiores não utilizadas na prática diária pelos custos, indisponibilidade ou por serem invasivas[21]. Como exemplo temos a ressonância cardíaca magnética como técnica superior para avaliação da massa ventricular esquerda e volume da cavidade em pacientes com DRCT[51]. Mas, no geral, a ecocardiografia é exame não invasivo suficiente ao fornecimento de informações precisas sobre as alterações estruturais dessa população[40].

CONCLUSÃO

Raine *et al* mostraram que o metabolismo cardíaco é anormal no estado de uremia[52]. Devemos sempre lembrar que a retenção de toxinas urêmicas em pacientes com DRC afeta negativamente múltiplos sistemas orgânicos, incluindo o sistema cardiovascular, com sua morbidade e mortalidade significativas[53]. Essas anormalidades que causam alterações nos compartimentos micro e macrovascular subsidiam a melhor compreender a angina na ausência de obstrução de artéria coronária, a hipóxia que favorece arritmias em contexto de dano estrutural dos cardiomiócitos, a adaptação insuficiente do miocárdio secundária à hipóxia regional, sendo esse um possível grande responsável pela cardiomiopatia urêmica.

Há muito observamos estagnação nos resultados da morbimortalidade em diálise e, para sua melhoria, é necessário, além de esforços para a redução de uso de cateteres de acesso vascular, o controle de volemia, bem como o controle da hipertrofia ventricular esquerda e fibrose[54]. Como plano potencial, para aumentar a qualidade e prolongar a vida, podemos empregar intervenções tanto para o controle quanto para a reversão da HVE. Estudos mostram essa reversão em pacientes dialíticos, com o uso de inibidores da enzima conversora da angiotensina, independente do seu efeito anti-hipertensivo[55] e betabloqueadores. Vários trabalhos também já mostraram a relação positiva entre os níveis séricos elevados de paratormônio e a massa ventricular esquerda[24], com a evidente reversão da HVE após paratireoidectomia[56,57]. O próprio início da terapia dialítica pode propiciar a regressão parcial da remodelação cardiovascular, sendo que esse efeito deve-se, em parte, à remoção de toxinas urêmicas eaos melhores controles dos níveis pressóricos e de volume[26,58]. No entanto, o transplante renal bem-sucedido mostra-se como a melhor intervenção para a redução da morbimortalidade cardiovascular. O transplante, entre vários ganhos, resulta na correção do estado urêmico, na normalização da excreção de fosfato na urina e na regressão do hiperparatireoidismo secundário na maioria dos pacientes, corrige a anemia e trata a hipervolemia oculta[26,29].

De maneira geral, à luz de dados da literatura e aos dados de nossa Unidade de Transplantes, podemos concluir que os portadores de DRCT podem e devem ser encaminhados para avaliação pré-transplante, assim que o diagnóstico demiocardiopatia urêmica e mais especificamente da insuficiência cardíaca não isquêmica for estabelecido[34,41]. A miocardiopatia urêmica é potencialmente reversível em pacientes não coronariopatas em um curto período de tempo após o transplante renal[46].

Agradecimentos

Às Doutoras Ive Rocha Baia Antunes, Janaína Borborema Aguiar, Flávia Mendes Coelho, Isabela Ferreira Romualdo e Gabriela Guedes de Almeida, residentes do serviço de Nefrologia do Hospital Universitário Ciências Médicas (HUCM), pela análise dos prontuários. À cardiologista Fernanda Brito de Oliveira, pela discussão dos dados. À Andreia Torres, por cuidar com zelo e carinho da logística da realização dos ecocardiogramas e demais exames da Unidade de Transplante Renal do HUCM.

REFERÊNCIAS BIBLIOGRÁFICAS

1. Vianna HR, Soares CM, Tavares MS *et al.* [Inflammation in chronic kidney disease: the role of cytokines]. *J Bras Nefrol* 2011; **33**: 351-364.
2. Tsuruya K, Eriguchi M, Yamada S *et al.* Cardiorenal syndrome in end-stage kidney disease. *Blood Purif* 2015; **40**: 337-343.
3. Gross ML, Ritz E. Hypertrophy and fibrosis in the cardiomyopathy of uremia--beyond coronary heart disease. *Semin Dial* 2008; **21**: 308-318.
4. Amann K, Ritz E. Microvascular disease--the Cinderella of uraemic heart disease. *Nephrol Dial Transplant* 2000; **15**: 1493-1503.
5. Patel RK, Pennington C, Stevens KK *et al.* Effect of left atrial and ventricular abnormalities on renal transplant recipient outcome-a single-center study. *Transplant Res* 2014; **3**: 20.
6. Poulikakos D, Banerjee D, Malik M. Risk of sudden cardiac death in chronic kidney disease. *J Cardiovasc Electrophysiol* 2014; **25**: 222-231.
7. Bongartz LG, Cramer MJ, Doevendans PA *et al.* The severe cardiorenal syndrome: 'Guyton revisited'. *Eur Heart J* 2005; **26**: 11-17.
8. Baig SZ, Coats WC, Aggarwal KB, Alpert MA. Assessing cardiovascular disease in the dialysis patient. *Adv Perit Dial* 2009; **25**: 147-154.
9. Das M, Aronow WS, McClung JA, Belkin RN. Increased prevalence of coronary artery disease, silent myocardial ischemia, complex ventricular arrhythmias, atrial fibrillation, left ventricular hypertrophy, mitral annular calcium, and aortic valve calcium in patients with chronic renal insufficiency. *Cardiol Rev* 2006; **14**: 14-17.
10. Remppis A, Ritz E. Cardiac problems in the dialysis patient: beyond coronary disease. *Semin Dial* 2008; **21**: 319-325.
11. Amann K, Wanner C, Ritz E. Cross-talk between the kidney and the cardiovascular system. *J Am Soc Nephrol* 2006; **17**: 2112-2119.
12. Tonelli M, Wiebe N, Culleton B *et al.* Chronic kidney disease and mortality risk: a systematic review. *J Am Soc Nephrol* 2006; **17**: 2034-2047.
13. Muntner P, He J, Hamm L *et al.* Renal insufficiency and subsequent death resulting from cardiovascular disease in the United States. *J Am Soc Nephrol* 2002; **13**: 745-753.
14. Lindner A, Charra B, Sherrard DJ, Scribner BH. Accelerated atherosclerosis in prolonged maintenance hemodialysis. *N Engl J Med* 1974; **290**: 697-701.
15. Foley RN, Parfrey PS, Sarnak MJ. Epidemiology of cardiovascular disease in chronic renal disease. *J Am Soc Nephrol* 1998; **9**: S16-S23.
16. Foley RN, Parfrey PS, Harnett JD *et al.* Clinical and echocardiographic disease in patients starting end-stage renal disease therapy. *Kidney Int* 1995; 47: 186-192.
17. Hassanin N, Alkemary A. Early Detection of Subclinical Uremic Cardiomyopathy Using Two-Dimensional Speckle Tracking Echocardiography. *Echocardiography* 2016; 33: 527-536.
18. Foley RN, Parfrey PS, Kent GM *et al.* Long-term evolution of cardiomyopathy in dialysis patients. *Kidney Int* 1998; **54**: 1720-1725.
19. Jardine AG, McLaughlin K. Cardiovascular complications of renal disease. *Heart* 2001; **86**: 459-466.
20. Mark PB, Johnston N, Groenning BA *et al.* Redefinition of uremic cardiomyopathy by contrast-enhanced cardiac magnetic resonance imaging. *Kidney Int* 2006; **69**: 1839-1845.
21. Middleton RJ, Parfrey PS, Foley RN. Left ventricular hypertrophy in the renal patient. *J Am Soc Nephrol* 2001; **12**: 1079-1084.
22. Stefanski A, Schmidt KG, Waldherr R, Ritz E. Early increase in blood pressure and diastolic left ventricular malfunction in patients with glomerulonephritis. *Kidney Int* 1996; **50**: 1321-1326.
23. Rambausek M, Ritz E, Mall G *et al.* Myocardial hypertrophy in rats with renal insufficiency. *Kidney Int* 1985; **28**: 775-782.
24. Randon RB, Rohde LE, Comerlato L *et al.* The role of secondary hyperparathyroidism in left ventricular hypertrophy of patients under chronic hemodialysis. *Braz J Med Biol Res* 2005; **38**: 1409-1416.
25. Bongartz LG, Cramer MJ, Braam B. The cardiorenal connection. *Hypertension* 2004; **43**: e14.
26. Turan MN, Yaprak M, Bilgin M *et al.* The evidence of occult hypervolemia; improvement of cardiac functions after kidney transplantation. *Ren Fail* 2013; **35**: 718-720.
27. Adhyapak SM, Iyengar SS. Characteristics of a subset of patients with reversible systolic dysfunction in chronic kidney disease. *Congest Heart Fail* 2011; **17**: 120-126.
28. Zoccali C, Mallamaci F, Benedetto FA *et al.* Cardiac natriuretic peptides are related to left ventricular mass and function and predict mortality in dialysis patients. *J Am Soc Nephrol* 2001; **12**: 1508-1515.
29. Parfrey PS, Harnett JD, Foley RN *et al.* Impact of renal transplantation on uremic cardiomyopathy. *Transplantation* 1995; **60**: 908-914.
30. Melchor JL, Espinoza R, Gracida C. Kidney transplantation in patients with ventricular ejection fraction less than 50 percent: features and posttransplant outcome. *Transplant Proc* 2002; **34**: 2539-2540.

31. Josephson CB, Delgado D, Schiff J, Ross H. The effectiveness of renal transplantation as a treatment for recurrent uremic cardiomyopathy. *Can J Cardiol* 2008; **24**: 315-317.
32. Harnett JD, Foley RN, Kent GM *et al.* Congestive heart failure in dialysis patients: prevalence, incidence, prognosis and risk factors. *Kidney Int* 1995; **47**: 884-890.
33. Ventura HO, Mehra MR. Improvement of heart failure after renal transplantation: the complex maze of cardio-renal interaction. *J Am Coll Cardiol* 2005; **45**: 1061-1063.
34. Wali RK, Wang GS, Gottlieb SS *et al.* Effect of kidney transplantation on left ventricular systolic dysfunction and congestive heart failure in patients with end-stage renal disease. *J Am Coll Cardiol* 2005; **45**: 1051-1060.
35. London GM. Ultrafiltration intensification for achievement of dry weight and hypertension control is not always the therapeutic gold standard. *J Nephrol* 2011; **24**: 395-397.
36. McMahon AC, Greenwald SE, Dodd SM *et al.* Prolonged calcium transients and myocardial remodelling in early experimental uraemia. *Nephrol Dial Transplant* 2002; **17**: 759-764.
37. Nielsen FS, Sato A, Ali S *et al.* Beneficial impact of ramipril on left ventricular hypertrophy in normotensive nonalbuminuric NIDDM patients. *Diabetes Care* 1998; **21**: 804-809.
38. Lai KN, Barnden L, Mathew TH. Effect of renal transplantation on left ventricular function in hemodialysis patients. *Clin Nephrol* 1982; **18**: 74-78.
39. Dzemidzic J, Rasic S, Saracevic A *et al.* Predictors of left ventricular remodelling in kidney transplant recipents in the first post-transplant year. *Bosn J Basic Med Sci* 2010; **10** Suppl 1: S51-S55.
40. Sahagun-Sanchez G, Espinola-Zavaleta N, Lafragua-Contreras M *et al.* The effect of kidney transplant on cardiac function: an echocardiographic perspective. *Echocardiography* 2001; **18**: 457-462.
41. Zolty R, Hynes PJ, Vittorio TJ. Severe left ventricular systolic dysfunction may reverse with renal transplantation: uremic cardiomyopathy and cardiorenal syndrome. *Am J Transplant* 2008; **8**: 2219-3324.
42. London GM, Pannier B, Guerin AP *et al.* Alterations of left ventricular hypertrophy in and survival of patients receiving hemodialysis: follow-up of an interventional study. *J Am Soc Nephrol* 2001; **12**: 2759-2767.
43. Kasiske BL, Malik MA, Herzog CA. Risk-stratified screening for ischemic heart disease in kidney transplant candidates. *Transplantation* 2005; **80**: 815-820.
44. KDIGO clinical practice guideline for the care of kidney transplant recipients. *Am J Transplant* 2009; **9** Suppl 3: S1-155.
45. Meier-Kriesche HU, Kaplan B. Waiting time on dialysis as the strongest modifiable risk factor for renal transplant outcomes: a paired donor kidney analysis. *Transplantation* 2002; **74**: 1377-1381.
46. Bialostozky D, Leyva M, Villarreal T *et al.* Myocardial perfusion and ventricular function assessed by SPECT and Gated-SPECT in end-stage renal disease patients before and after renal transplant. *Arch Med Res* 2007; **38**: 227-233.
47. Kahn MR, Fallahi A, Kim MC *et al.* Coronary artery disease in a large renal transplant population: implications for management. *Am J Transplant* 2011; **11**: 2665-2674.
48. Casas-Aparicio G, Castillo-Martinez L, Orea-Tejeda A *et al.* The effect of successful kidney transplantation on ventricular dysfunction and pulmonary hypertension. *Transplant Proc* 2010; **42**: 3524-358.
49. Rysz J, Goch A, Wilk R *et al.* Left atrial function in patients with renal transplantation. *Med Sci Monit* 2002; **8**: CR508-11.
50. Pozzoni P, Pozzi M, Del Vecchio L, Locatelli F. Epidemiology and prevention of cardiovascular complication in chronic kidney disease patients. *Semin Nephrol* 2004; **24**: 417-422.
51. Stewart GA, Foster J, Cowan M *et al.* Echocardiography overestimates left ventricular mass in hemodialysis patients relative to magnetic resonance imaging. *Kidney Int* 1999; **56**: 2248-2253.
52. Raine AE, Seymour AM, Roberts AF *et al.* Impairment of cardiac function and energetics in experimental renal failure. *J Clin Invest* 1993; **92**: 2934-2940.
53. Moradi H, Sica DA, Kalantar-Zadeh K. Cardiovascular burden associated with uremic toxins in patients with chronic kidney disease. *Am J Nephrol* 2013; **38**: 136-148.
54. Parker T, 3rd, Hakim R, Nissenson AR *et al.* Dialysis at a crossroads: 50 years later. *Clin J Am Soc Nephrol* 2011; **6**: 457-461.
55. Zannad F, Kessler M, Lehert P *et al.* Prevention of cardiovascular events in end-stage renal disease: results of a randomized trial of fosinopril and implications for future studies. *Kidney Int* 2006; **70**: 1318-1324.
56. Piovesan A, Molineri N, Casasso F *et al.* Left ventricular hypertrophy in primary hyperparathyroidism. Effects of successful parathyroidectomy. *Clin Endocrinol (Oxf)* 1999; **50**: 321-328.
57. Chow KM, Szeto CC, Kum LC *et al.* Improved health-related quality of life and left ventricular hypertrophy among dialysis patients treated with parathyroidectomy. *J Nephrol* 2003; **16**: 878-885.
58. Rebic DR, Rasic SR, Dervisevic MD *et al.* Alteration of cardiovascular structure and function in patients undergoing peritoneal dialysis. *Cardiorenal Med* 2015; **5**: 135-144.

63

DOENÇAS LINFOPROLIFERATIVAS PÓS-TRANSPLANTE RENAL

Claudia Maria Costa de Oliveira
Larissa Costa de Oliveira Santos

◆

INTRODUÇÃO

As desordens linfoproliferativas pós-transplante (PTLD) são proliferações linfoides ou plasmocitárias que ocorrem em transplante de órgãos sólidos (TOS) ou de células hematopoiéticas alogênicas como consequência da imunossupressão, sendo uma complicação bem reconhecida e potencialmente fatal[1].

Os primeiros casos foram identificados em 1968 em receptores de transplante renal por Doak *et al*[2], enquanto a nomenclatura PTLD (*Posttransplant Lymphoproliferative Disease*) foi introduzida em 1984 por Starzl *et al*[3]. Desde então, quantidade significativa de conhecimento sobre fatores de risco, diagnóstico, classificação, terapia e prognóstico foram adquiridas.

A PTLD abrange um grupo de desordens linfoides com manifestações clínicas e patológicas heterogêneas, variando desde proliferação policlonal indolente até linfomas agressivos. A maioria dos casos de PTLD é vírus de Epstein-Barr (EBV) positivos[4].

O EBV, também chamado herpes-vírus humano tipo 4 (HHV-4) é um dos mais comuns vírus humanos, infectando mais de 90% da população mundial[5]. A infecção ocorre usualmente na infância ou no início da idade adulta[6].

A soroprevalência de EBV tende a aumentar gradualmente com a idade, com dois picos de soroconversão (2-4 anos e 14-18 anos)[7]. A soroprevalência média em crianças é de 50% e aumenta para 90-99% em adultos.

A infecção primária pelo EBV em indivíduos normais geralmente é assintomática, mas ocasionalmente pode causar uma infecção mononucleose-*like*, que é autolimitada. Após a infecção primária, o vírus persiste em latência no hospedeiro em células B de memória. O crescimento das células B em latência infectadas por EBV é normalmente controlado pela resposta imune do hospedeiro, particularmente por células T específicas para o vírus[7].

Em alguns indivíduos, o equilíbrio entre a replicação do EBV, a latência e o controle imune pode ser interrompido, ocasionando proliferação prolongada de linfócitos infectados por EBV e sua transformação maligna[8].

O EBV foi descoberto como o primeiro vírus humano diretamente implicado na carcinogênese em 1964[9], com evidências de associação mais forte com linfoma de Burkitt, linfoma de células T/*natural killer* (NK), carcinoma de nasofaringe, linfoma de Hodgkin e linfomas malignos em imunossuprimidos. O exato mecanismo pelo qual o EBV promove a oncogênese permanece incerto. Proteínas de membrana (LMP-1 e LMP-2A) e nucleares (EBNA-2 e EBNA-LP) codificadas pelo EBV podem transformar as células B em células B linfoblastoides imortalizadas[10].

EPIDEMIOLOGIA

A PTLD é a neoplasia maligna mais comum após o TOS, excluindo câncer de pele não melanoma e carcinoma cervical *in situ*, totalizando 20% de todas as neoplasias pós-transplante[11,12].

A incidência de PTLD em TOS é variável, entre 1 e 20%, nos centros de transplante, de acordo com o tipo de enxerto, *status* sorológico para EBV pré-transplante, idade do receptor e intensidade da imunossupressão[13,14]. A incidência global é de 1% em 10 anos, ou seja, 30 a 50 vezes maior do que na população geral[15,16].

O maior número de casos ocorre em transplantes de coração (2-6%)[16], pulmão (2-9%)[17], intestino delgado e múltiplos órgãos (11-33%)[18], chegando algumas séries a alcançar risco absoluto de 25%[18,19]. O risco é menor em receptores de rim (1-5%)[20], fígado (1-2%)[21]e medula óssea[22,23]. A variação nas taxas de PTLD observadas em receptores de diferentes aloenxertos reflete os diferentes níveis de imunossupressão necessários para manter esses órgãos e talvez a quantidade de tecido linfático presente em cada tipo de enxerto[24].

Cerca de 80-90% dos casos de PTLD são de início precoce, ocorrendo no primeiro ano pós-transplante[16,25,26]. Em séries mais recentes, o tempo médio para o diagnóstico de PTLD em TOS tem variado de 30 a 72 meses[15,27,28], o que pode ser atribuído em parte ao maior reconhecimento das PTLDs EBV negativo que ocorrem mais tardiamente. Nelson *et al* identificaram um tempo médio para o diagnóstico de PTLD em TOS de 50 meses para tumores EBV negativos e 10 meses para tumores EBV positivos[27].

Em geral, para um dado tipo de órgão, as taxas de PTLD em receptores pediátricos excedem àquelas de adultos, devido à incidência aumentada de receptores pediátricos sem infecção prévia por EBV na época do transplante[29].

A maioria das PTLDs em TOS é de origem do receptor[30,31], em contraste com os transplantes de células-tronco hematopoiéticas, onde é predominantemente de origem do doador. Em TOS, a PTLD derivada do receptor é tipicamente uma doença multissistêmica, ocorrendo em média 76 meses após o transplante, em contraste com a PTLD derivada do doador, que é mais comumente limitada ao tecido do enxerto, em média 5 meses após o transplante, e que regride após a redução da imunossupressão[32].

Além disso, a maioria das PTLDs é de origem das células B[6,13], que contêm o genoma do EBV e expressam proteínas virais na superfície celular. O vírus liga-se ao receptor do componente do complemento C3d e, portanto, os efeitos são confinados às células que carreiam esses receptores, que são as células epiteliais escamosas da orofaringe e os linfócitos B[33].

Os autores apresentaram um estudo retrospectivo de 10 receptores de transplante renal de dois centros de Fortaleza – Ceará, com PTLD diagnosticada no período de 2000 a 2015 (dados apresentados no Congresso ABTO 2014, em Lisboa). Esses 10 pacientes foram diagnosticados em uma população de 2.683 transplantes realizados nesses centros, sendo 6 do sexo masculino, com idade entre 6 e 63 anos no diagnóstico (mediana 33 anos, sendo 4 pacientes com idade inferior a 18 anos e 2 com idade superior a 60 anos). Foram 4 transplantes com doador falecido e 6 com doador vivo. O tempo de diagnóstico da PTLD variou entre 3 meses e 25 anos (mediana de 61 meses, sendo 2 casos no primeiro ano, 2 casos entre 1 e 3 anos e 6 casos após 3 anos) (Quadro 63.1). O diagnóstico tardio de 80% dos casos apresenta-se contrário aos dados acima relatados, sugerindo tratar-se de PTLD não relacionada ao vírus de Epstein-Barr.

FATORES DE RISCO

Diversos fatores aumentam o risco de PTLD, sendo os principais a duração e a intensidade da imunossupressão e a infecção pelo vírus EBV. Outros fatores de risco incluem idade e raça do receptor, tipo do enxerto, fatores genéticos, doador EBV soropositivo e receptor soronegativo e infecção por citomegalovírus[1].

IMUNOSSUPRESSÃO

O nível de imunossupressão é considerado o principal determinante do desenvolvimento de PTLD[11]. A PTLD é mais frequente em TOS que requerem um nível maior de imunossupressão (coração, pulmão e múltiplos órgãos) e a incidência é maior no primeiro ano de transplante, quando a imunossupressão é mais intensa[25].

Não há consenso se um imunossupressor em particular é responsável pelo desenvolvimento de PTLD[34,35]. A globulina antitimocitária (ATG), anti-CD3 (OKT3) e os inibidores da calcineurina (tacrolimus e ciclosporina) são considerados potenciais fatores de risco para o desenvolvimento de PTLD[19,26,36,37].

Em estudo com mais de 41 mil receptores de primeiro transplante renal, a terapia de indução com anticorpos monoclonais ou policlonais associou-se a um risco aumentado de PTLD (RR = 1,78)[38].

O tacrolimus e a ciclosporina impedem a imunidade das células T CD4 e CD8, levando à proliferação não controlada das células B infectadas por EBV para formar hiperplasia linfoide ou linfoma de células B[39]. Alta incidência de PTLD foi observada após a introdução da ciclosporina, e essa incidência posteriormente reduziu com a monitorização dos níveis da droga e com a diminuição da dose para cerca de 1/5 da usada inicialmente[3].

Poucos estudos têm examinado o efeito da azatioprina no EBV[40]. Estudo em população pediátrica identificou azatioprina como fator de risco para aumento da carga viral de EBV[41] ou associação com menor sobrevida[15]. Birkeland e Hamilton-Dutoit[42] encontraram que o uso de micofenolatomofetil se associou à redução do número de casos de PTLD. Funch *et al* reportaram que o risco de PTLD foi semelhante em receptores de transplante renal tratados com terapia tríplice com ou sem micofenolato[43].

Em receptores EBV negativos, foi demonstrado que a imunossupressão com inibidores da mTOR/tacrolimus se associou com maior risco de PTLD, enquanto micofenolatomofetil/ciclosporina se associou com tendência

Quadro 63.1 – Epidemiologia e classificação das doenças linfoproliferativas pós-transplante renal. Fortaleza – Ceará.

Caso	Hospital	Idade*	Sexo	Tipo de doador	Terapia de indução	Terapia de manutenção	Tempo pós-Tx**	Tipo de linfoma
RSE	1	63	Fem	Falecido	Daclizumabe	MMF + PRED + CYA	57	LNH difuso de grandes células, CD20+
SRVS	1	13	Mas	Vivo	Não	AZA + PRED + CYA	65	LH esclerose nodular
JGSF	1	34	Mas	Vivo	Não	AZA + PRED + CYA	300	LH esclerose nodular
JA	1	62	Mas	Falecido	Não	AZA + PRED + TAC	150	LNH difuso de grandes células, CD20+
GAMN	1	52	Mas	Falecido	Daclizumabe	MMF + PRED + CYA	34	LH esclerose nodular
ELO	2	17	Mas	Falecido	Timoglobulina	TAC + EVR	30	LNH difuso de grandes células, CD20+
ASS	2	30	Mas	Vivo	Não	TAC + MYF	88	LNH monomórfico CD20+
HGC	2	46	Mas	Vivo	Não	AZA + PRED + CYA	79	LNH difuso de células pequenas, CD20 neg
MIM	2	6	Fem	Vivo	Daclizumabe	TAC + MYF	3	LNH difuso de grandes células, CD20+
LHRC	2	7	Mas	Vivo	Basiliximabe	TAC + MYF	41	Linfoma não Hodgkin tipo Burkitt, CD20+

*Idade no diagnóstico de linfoma.
** Tempo pós-Tx: em meses
Fem = feminino, masc = masculino; LNH = linfoma não Hodgkin; LH = linfoma de Hodgkin; AZA = azatioprina; MMF = micofenolatomofetil; MYF = micofenolato sódico; TAC = tacrolimus; EVR = everolimus; PRED = prednisona.

a menor risco de PTLD, maior risco de rejeição e risco semelhante de perda do enxerto quando comparado a micofenolatomofetil/tacrolimus[44].

Sirolimus e everolimus inibem o crescimento de células B infectadas por EBV *in vitro* e *in vivo*, mas não os linfomas de células T de pacientes com PTLD[45]. A falta de evidência clínica para um efeito anti-EBV dos inibidores da mTOR é surpreendente, considerando as evidências que sugerem efeito anti-CMV e contra HHV8 e sarcoma de Kaposi[46]. Nee *et al* observaram que a terapia *de novo* com sirolimus se associou com risco aumentado de PTLD em receptores EBV negativo[47].

Recentemente, a terapia com belatacept foi associada com risco aumentado de PTLD em receptores EBV soronegativos[48].

INFECÇÕES VIRAIS

A maioria dos casos de PTLD em receptores de transplante renal e hepático é associada ao EBV[28,37]. O genoma do EBV é encontrado em mais de 90% dos casos de PTLD durante o primeiro ano de transplante[49]. O EBV também tem sido encontrado em 52% dos pacientes com PTLD de início tardio após transplante renal[50].

O risco de desenvolver PTLD é maior quando um receptor EBV negativo recebe um órgão de doador EBV positivo[51,52]. O risco de desenvolver PTLD aumenta 4,7 vezes em receptores EBV soronegativos e 6,1 vezes quando um receptor EBV negativo recebe um enxerto de doador EBV positivo[52].

Linfomas EBV negativo, em geral, ocorrem tardiamente, em média 50-60 meses pós-transplante[27,34], lembrando clinicamente os linfomas não Hodgkin[33]. A incidência de PTLD EBV negativo tem aumentado significativamente na última década, sendo de 2% antes de 1991 e 23% após essa época[27]. Al Mansour *et al*[53] reportaram que 30-45% dos casos de PTLD são EBV negativo.

A PTLD EBV negativo é mais frequente em adultos quando comparado com receptores pediátricos. Os casos de PTLD EBV negativo são responsáveis pelo padrão de apresentação bimodal da doença, com casos precoces predominantemente EBV positivo e casos tardios EBV negativo[54]. A etiologia da PTLD EBV negativo não está completamente identificada, podendo estar relacionada à infecção por EBV não mais detectável ou por vírus não identificado[55] ou outras causas de estimulação antigênica crônica.

O desenvolvimento de citomegalovirose (CMV) em pacientes sorologicamente negativos que receberam enxertos positivos também é fator de risco para PTLD[56,57]. A doença por CMV aumenta o risco de PTLD em 7 vezes nos receptores de transplante hepático. O vírus da hepatite C e o herpes-vírus tipo 8 também têm sido relatados como fatores de risco para PTLD, principalmente quando a infecção é coincidente com infecção por EBV[58].

IDADE, RAÇA E TIPO DE ENXERTO

Os pacientes com idade inferior a 5 anos[52] ou superior a 60 anos estão em maior risco de PTLD[19]. Os pacientes mais jovens encontram-se em maior risco por serem frequentemente EBV negativos no momento do transplante[19,28,52] e estarem predispostos à infecção primária pelo EBV e CMV no pós-transplante precoce[59], enquanto os pacientes idosos já se encontram em um estado de redução da vigilância imunológica devido à idade[18,19,34].

Alguns estudos identificaram predileção racial para o desenvolvimento de PTLD em transplante renal, com maior incidência entre os brancos comparados aos negros, independente do *status* sorológico para EBV do receptor[44,60].

Lustberg *et al* observaram que receptores de transplante não renal se associavam a maior risco de PTLD[60]. O tipo de órgão transplantado tem importância na incidência de PTLD em estádios precoces pós-transplante, sendo que o início ultraprecoce de PTLD (nos primeiros 30 dias pós-transplante) esteve associado ao transplante de pâncreas (20% *versus* 1%, $p < 0{,}001$)[61].

FATORES GENÉTICOS

Dados recentes sobre suscetibilidade genética ao PTLD têm emergido, incluindo HLA e polimorfismo dos genes das citocinas. Os haplótipos HLA A26 e B38 do doador e receptor foram identificados como fatores de risco para PTLD, enquanto os haplótipos do doador HLA A1, B8 e DR3 parecem conferir efeito protetor[62]. O HLA-B40 e o HLA-B8 foram identificados como novos fatores de suscetibilidade para PTLD em receptores EBV soropositivos e EBV soronegativos, respectivamente[60].

Dados na literatura correlacionam as incompatibilidades do *locus* HLA-B entre doador e receptor como fator de risco independente para o desenvolvimento de PTLD, não sendo observado o mesmo para os *loci* HLA-A ou HLA-DR. O risco de PTLD aumentou de 1,4 com incompatibilidade HLA-B para 5,1 vezes com duas incompatibilidades[63].

O polimorfismo dos genes das citocinas, incluindo interleucinas-10 e 6, interferon gama[18] e fator de necrose tumoral-α[64], possivelmente desempenha também papel na patogênese do PTLD, mas as evidências são preliminares e necessitam de futura confirmação.

MANIFESTAÇÕES CLÍNICAS E AVALIAÇÃO DIAGNÓSTICA

A apresentação clínica de pacientes com PTLD é extremamente variável e depende principalmente do tipo de linfoma e da área acometida, podendo ser dividida em grandes síndromes: uma infecção aguda mononucleose-*like*, com sintomas constitucionais e rápido aumento das tonsilas e linfonodos cervicais, sendo essa a apresentação mais típica no primeiro ano de transplante; uma apresentação fulminante que pode ocorrer com semanas de transplante, sendo uma doença infiltrativa disseminada, com grave prognóstico; ou tumores isolados ou múltiplos, frequentemente envolvendo o enxerto e muitas vezes confundido com rejeição, sendo comuns após um ano de transplante e com apresentação indolente[33]. Sintomas constitucionais inespecíficos como febre, sudorese, perda de peso, anorexia e astenia (sintomas B clássicos) podem estar presentes[53].

Os órgãos extranodais envolvidos incluem trato gastrintestinal, pulmão, pele, fígado, medula óssea, sistema nervoso central e o próprio enxerto[15,65]. Mais de 50% dos casos de PTLD se apresentam como massa extranodal[66]. O trato gastrintestinal é o sítio mais comum de envolvimento extranodal (22-25%), independente do órgão transplantado, porque é rico em tecido linfoide[10,56].

A apresentação clínica difere nos casos de PTLD com EBV negativo ou positivo, sendo que nos casos com EBV negativo a detecção clínica é mais tardia (6,4 *versus* 1,5 anos pós-transplante), embora com pior prognóstico (sobrevida média de 1 *versus* 37 meses)[65]. As manifestações clínicas não dependem do tipo histológico[33].

A PTLD deve ser considerada na presença de febre de origem indeterminada em receptores de TOS, especialmente no primeiro ano de transplante, ou nos submetidos a aumento na imunossupressão para o tratamento de rejeição. PTLD deve ser também considerada em qualquer paciente com carga viral de EBV elevada ou em paciente com infecção primária por EBV e cargas virais crescentes.

Anemia, plaquetopenia ou leucopenia inexplicadas, aumento da desidrogenase láctica (LDH), hipercalcemia, hiperuricemia e aumento monoclonal de proteínas no soro ou na urina podem ser encontrados em pacientes com PTLD. A monitorização da presença de pico proteico monoclonal no soro ou na urina é uma forma de triagem útil, de baixo custo e não invasiva para a presença ou para o futuro desenvolvimento de PTLD, com mais experiência relatada na área de transplante hepático[67,68].

A avaliação pré-tratamento de pacientes com PTLD deve ser realizada para determinar a extensão da doença e as comorbidades associadas. As tomografias de tórax, abdome ou região cervical podem identificar lesões não aparentes a partir dos sintomas ou exame físico e devem ser realizadas na suspeita de PTLD ou no seu estadiamento[14]. A ressonância magnética do cérebro deve ser realizada na presença de sintomas do SNC, como cefaleia, achados neurológicos focais ou alterações visuais, bem como a análise do liquor. Quando disponível, tomografia com emissão de prótons como medida da atividade da doença deve ser obtida[69].

Biópsia de lesões ou sítios de doença é necessária para o diagnóstico definitivo de PTLD. Em pacientes com dor abdominal e diarreia inexplicada, endoscopia digestiva e colonoscopia devem ser realizadas precocemente. Estudos imuno-histoquímicos devem ser realizados para melhor caracterizar a célula envolvida, como o marcador CD20 (que pode influenciar o tratamento) e a hibridização *in situ* para EBER (Epstein-Barr-*Encoded*-RNA), um marcador de células infectadas por EBV[70].

Na população avaliada nos centros de Fortaleza, a apresentação clínica foi febre em 6 casos, perda de peso em 4, linfonodomegalias em 8 (cervicais em 4, mesentéricos/retroperitoneais em 2 e mediastinais em 2), massa abdominal em 3, queixas respiratórias em 2, queixas digestivas em 2, disfunção renal isolada em 1 paciente. O diagnóstico foi feito por meio de laparotomia exploradora com biópsia de massa abdominal ou gânglio mesentérico em 3 casos, mediastinoscopia com biópsia de gânglio mediastinal em 2 casos, biópsia de gânglio cervical em 4 casos, biópsia de mucosa gástrica/duodenal em 1 caso e biópsia do enxerto renal em 1 caso. O PCR para EBV foi realizado em somente 2 pacientes, sendo um negativo (linfoma não Hodgkin – LNH do enxerto renal) e o outro positivo (LNH tipo Burkitt) (Quadro 63.2).

CLASSIFICAÇÃO MORFOLÓGICA – PATOLOGIA

Em 2008, a Organização Mundial da Saúde classificou a PTLD em 4 categorias principais, baseadas em critérios morfológicos, imunofenotípicos, genéticos e clínicos[71]. Os subtipos são lesões precoces, PTLD polimórfica, PTLD monomórfica e linfoma de Hodgkin clássico.

A maioria das PTLDs é de origem de células B, sendo apenas cerca de 5% de origem de células T ou T/NK, essas últimas representadas primariamente na categoria monomórfica[72]. A maioria das PTLDs de células B é EBV positivo (60-70%), enquanto os subtipos T/NK são EBV negativos em mais de 90% dos casos. Independente do seu tipo histológico, as PTLDs podem ser definidas como de início precoce ou tardio, se o diagnóstico for feito com ou após 12 meses de transplante, respectivamente[28].

LESÕES PRECOCES

Essa categoria inclui hiperplasia plasmocitária reativa (HP) e PTLD mononucleose infecciosa-*like*. Esses dois subtipos geralmente ocorrem precocemente no pós-transplante[71] e caracterizam-se por proliferações linfoides policlonais, sem prejuízo da arquitetura do tecido original. O nome sugere que são as primeiras alterações morfológicas no espectro das PTLDs. Não há evidências que sugerem transformação maligna. A maioria das lesões precoces regride com a redução da imunossupressão.

PTLD POLIMÓRFICA

A histologia das lesões polimórficas mostra desestruturação da arquitetura do linfonodo ou uma lesão extranodal destrutiva. Os tumores são compostos de populações

Quadro 63.2 – Métodos diagnósticos, tratamento e evolução dos receptores com doença linfoproliferativa pós-transplante renal. Fortaleza – Ceará.

Caso	Clínica	Diagnóstico	RI	RTX	QT	Óbito	Perda do enxerto
RSE	Massa abdominal e constipação	Biópsia de massa retroperitoneal	Sim	Não	Sim	Sim	Sim
SRVS	Febre, perda de peso e adenomegaliacervical	Biópsia de linfonodo cervical	Sim	Não	Sim	Não	Sim
JGSF	Febre, perda de peso e adenomegalia cervical	Biópsia de linfonodo cervical	Sim	Não	Sim	Sim	Sim
JA	Massa abdominal e perda de peso	Biópsia de massa mesogástrica	Sim	Não	Sim	Não	Sim
GAMN	Febre, tosse seca e adenomegalia mediastinal	Biópsia de linfonodo mediastinal	Sim	Não	Sim	Não	Não
ELO	Febre, massa abdominal, adenomegalia cervical/retroperitoneal	Biópsia de linfonodo cervical	Sim	Sim	Sim	Não	Sim
ASS	Disfunção renal isolada	Biópsia de enxerto renal	Sim	Sim	Sim	Não	Não
HGC	Dispneia, perda de peso e adenomegalia mediastinal	Biópsia de linfonodo mediastinal	Sim	Sim	Sim	Sim	Sim
MIM	Febre, diarreia e adenomegalias generalizadas	Biópsia de linfonodo cervical	Sim	NT	NT	Sim	Sim
LHRC	Febre, tosse e adenomegalias intra-abdominais	Biópsia de linfonodo mesentérico	Sim	Sim	Não	Não	Não

RI = redução da imunossupressão; RTX = rituximabe; QT = quimioterapia; NT = não tratado.

celulares polimórficas, incluindo pequenos e médios linfócitos B e T, plasmócitos maduros e imunoblastos[73]. O EBV é identificado na maioria das lesões.

Esse é o subtipo mais frequente em crianças e tipicamente relacionado com infecção primária pelo EBV[74]. Essas lesões são quase sempre monoclonais e detectadas com um ano de transplante. Esse tipo de PTLD demonstra evidências de transformação maligna, mas não preenche todos os critérios para um dos tipos de linfomas de células B ou T/NK reconhecidos nos imunocompetentes.

PTLD MONOMÓRFICA

As lesões monomórficas são compostas de uma população uniforme de células neoplásicas, sendo subdivididas em linfomas de células B ou células T. A histologia mostra desestruturação da arquitetura tecidual normal por um infiltrado linfocitário. Esses tumores preenchem os critérios para um dos linfomas de células B ou T/NK reconhecidos em pacientes imunocompetentes.

A PTLD monomórfica é ainda subdividida conforme o subtipo do linfoma. A grande maioria desses tumores são linfomas de células B, mais comumente linfoma difuso de grandes células B e menos comumente linfoma de Burkitt ou neoplasia plasmocitária (mieloma ou plasmocitoma extramedular). A maioria das PTLDs monomórficas de células B tem um genoma de EBV detectável e rearranjo clonal de genes das imunoglobulinas[75]. A PTLD EBV negativo apresenta-se mais frequentemente como subtipo monomórfico, quando comparado com doença EBV positivo[27].

LINFOMA DE HODGKIN

Essa é uma forma rara de PTLD que ocorre primariamente em receptores de transplante renal. Apresenta características histológicas similares àquelas do linfoma de Hodgkin clássico em pacientes imunocompetentes, sendo a maioria EBV positivo[71]. O subtipo mais comum é a celularidade mista[74].

Na análise dos centros de Fortaleza, os tipos histológicos foram LNH difuso de grandes células em 4 pacientes (CD20 positivo), LNH monomórfico do enxerto renal em 1 caso (CD20 positivo), LNH do tipo Burkitt de grandes células e células intermediárias em 1 caso (CD20 positivo), LNH difuso de pequenas células (de células T; CD20 negativo) em 1 caso e linfoma de Hodgkin (LH) do tipo esclerose nodular em 3 casos. Portanto, o tipo histológico mais comum foi o LNH monomórfico de células B, sendo mais frequente o linfoma difuso de grandes células B. Somente um caso (10%) apresentava origem nas células T, compatível com dados da literatura (ver Quadro 63.1).

PREVENÇÃO

A prevenção da PTLD depende, em grande parte, de reduzir a exposição dos pacientes à imunossupressão agressiva e do uso de profilaxias antivirais. Sugere-se que a PTLD possa ser detectada precocemente por meio da monitorização da carga viral de EBV pelo método de PCR (reação em cadeia da polimerase) em pacientes com alto risco de desenvolver essa complicação. Uma carga viral que aumenta rapidamente deve levantar a suspeita de desordem relacionada ao EBV, mas um estudo histopatológico é sempre necessário para o diagnóstico definitivo de PTLD. A ausência de EBV no sangue periférico diminui a probabilidade de PTLD, porém não exclui o diagnóstico[76].

Diretrizes atuais recomendam fazer monitorização para o DNA do EBV no sangue de receptores de alto risco (receptores soronegativos, especialmente aqueles que recebem órgãos de doadores soropositivos) por 1 ano pós-transplante[73,77,78]. Nesses pacientes, a redução preemptiva da imunossupressão e o tratamento com rituximabe podem diminuir a incidência de PTLD precoce[77,79].

A monitorização da carga viral em transplante renal deve iniciar com 1 semana após o transplante, seguida por monitorização mensal por 3-6 meses e depois trimestral até completar 1 ano, segundo diretrizes europeias[77]. A Sociedade Americana de Transplantes recomenda determinar a carga viral do EBV mensalmente no primeiro ano de seguimento dos receptores de TOS EBV negativos[80] e adicionalmente após tratamento para rejeição aguda[78].

A carga viral isoladamente não pode ser usada para diagnosticar PTLD. A carga viral pode permanecer baixa se o sítio da PTLD é protegido, como o próprio enxerto ou algumas lesões gastrintestinais, e receptores com carga viral elevada nem sempre têm ou desenvolvem PTLD[24].

A incidência elevada de PTLD em receptores EBV negativos de doadores EBV positivos sugere que a supressão ou detecção da infecção primária por EBV e o tratamento precoce da infecção podem minimizar o risco subsequente de PTLD[81,82]. Entretanto, há pouca evidência da eficácia da profilaxia antiviral na prevenção de PTLD em TOS. Estudo controlado evidenciou que a cada 30 dias de uso de aciclovir para profilaxia de herpes simples e a cada 30 dias de uso de valganciclovir/ganciclovir para a profilaxia de CMV reduziram em 17% o risco de PTLD[81].

TRATAMENTO

O objetivo principal do tratamento da PTLD é a cura da doença, com concomitante preservação da função do enxerto. Diagnóstico e tratamento precoces são mandatórios para a redução de morbimortalidade relacionada à PTLD.

Não há consenso para o manuseio da PTLD, variando com o subtipo histológico e com o tipo de transplante[77,83]. As principais opções para o tratamento são a redução da imunossupressão, a imunoterapia com rituximabe, a quimioterapia, a radioterapia ou uma combinação desses. A escolha da terapia deve levar em conta a agressividade da PTLD, o tempo esperado de resposta de terapias individuais e as toxicidades associadas.

A redução da imunossupressão (RI) tem sido a base do tratamento da PTLD há mais de 40 anos[3]. A resposta à RI é observada em menos de 50% dos pacientes e as remissões não são duradouras[84], exceto nas lesões precoces e/ou tumores com baixo grau. A intensidade da RI deve ser ao menor nível tolerado. Para transplante renal e rim/pâncreas que tem suporte de vida disponível, redução para 25-50% do basal é sugerida[37,51,73]. Para coração e pulmão, deve ser mantido 50-75% da imunossupressão basal. Taxa de rejeição aguda de 40% tem sido observada após a RI[84].

A maioria dos pacientes em que essa estratégia será bem-sucedida demonstra alguma evidência de resposta clínica com 2-4 semanas de RI. Fatores preditivos de resposta ruim à RI incluem envolvimento/disfunção de múltiplos órgãos[85], início tardio da PTLD, aumento de LDH, idade avançada (acima de 50 anos) e presença de sintomas B[84]. A ausência do inibidor de calcineurina (ICN) na imunossupressão de manutenção foi fator de risco independente para a perda do enxerto em análise multivariada[86]. A manutenção de ICN após o diagnóstico de PTLD reduziu o risco de desenvolver anticorpos anti-HLA *de novo* e de rejeição humoral, mas não foi associada com maior mortalidade ou pior prognóstico da PTLD. Então, manter ICN em dose reduzida após o diagnóstico de PTLD parece seguro e pode melhorar a sobrevida do enxerto.

A imunoterapia com anticorpos monoclonais, particularmente o rituximabe, é a primeira linha de tratamento para pacientes que não respondem à redução ou descontinuação da imunossupressão. O rituximabe é um anticorpo quimérico humano/murino que é dirigido contra o antígeno CD20 encontrado nos linfócitos pré-B e nos linfócitos B maduros. Pode bloquear a proliferação, apoptose e lise dos linfócitos B através de citotoxicidade dependente de complemento, citotoxicidade celular dependente de anticorpo e ativação de tirosina quinase[87]. O rituximabe só é efetivo em PTLD CD20 positivo. Evidências indicam que o rituximabe pode ser um agente seguro e efetivo para tratar PTLD, com taxa de resposta de 50-69%[88]. Opções terapêuticas adicionais incluem quimioterapia, terapia antiviral (ganciclovir ou valganciclovir), cirurgia e radiação, terapia com citocinas, imunoterapia adotiva (transferência de células T citotóxicas específicas para EBV com restauração seletiva da imunidade para EBV)[89], podendo ser utilizadas sozinhas ou em conjunto.

A quimioterapia pode ser garantida para paciente com alta carga tumoral e casos de não resposta ao rituximabe e à RI, e a combinação mais utilizada é CHOP (ciclofosfamida, adriamicina, vincristina e prednisona). Cirurgia ou radiação podem ser consideradas para pacientes com lesões iniciais. A profilaxia antiviral pode reduzir a incidência de PTLD, mas a terapia antiviral não tem eficácia demonstrada no tratamento da PTLD[34].

Para pacientes com **lesões precoces**, sugere-se a RI isoladamente. Outros tratamentos são indicados para aqueles com doença residual, a despeito da RI, ou que não toleram a RI. Para a **PTLD polimórfica** que expressa CD20, o uso do rituximabe em associação com a RI é indicado. Quimioterapia pode ser considerada para pacientes com doença sistêmica ou cirurgia para aqueles com doença localizada. A PTLD polimórfica é clinicamente menos agressiva do que a PTLD monomórfica, justificando a preferência pelo rituximabe em vez de rituximabe + quimioterapia. Para pacientes com **doença monomórfica** CD20 positivos, sugere-se o uso de rituximabe sozinho ou em combinação com quimioterapia concomitante ou sequencial, além da RI. Pacientes que não são CD20 positivos não são candidatos à terapia com rituximabe e são tratados com quimioterapia e RI. Para pacientes com doença localizada e para aqueles com envolvimento do SNC a radioterapia pode ser benéfica[73]. O **linfoma de Hodgkin** é a forma menos comum de PTLD, e há poucos dados considerando o manuseio. Geralmente está indicada quimioterapia com ou sem radioterapia[73,90].

Na população avaliada no Ceará, os pacientes foram tratados com redução da imunossupressão em todos os casos (suspensão de micofenolato ou azatioprina em 7 casos ou redução do micofenolato ou everolimus em 3; redução da dose de ciclosporina ou tacrolimus em 6 casos e suspensão em 4; conversão para sirolimus em 5 casos). A terapia com rituximabe foi realizada somente em 4 casos (1 de forma isolada e 3 associados à quimioterapia). A quimioterapia foi realizada em 8 casos e a radioterapia em 1. Um receptor não foi tratado porque foi a óbito por complicação infecciosa.

PROGNÓSTICO

A mortalidade de PTLD permanece alta, com sobrevida de 5 anos, variando entre 40 e 70% na maioria dos estudos[15,19]. Em nossa população, 4 pacientes (40%) evoluíram a óbito (1 caso de LNH por provável recidiva da doença; 1 caso de LH por infecção pulmonar após 7 meses de quimioterapia; 1 caso por infecção antes do início do tratamento; 1 caso de LNH por complicação de derrame pericárdico). Por outro lado, 7 pacientes (70%) evoluíram com perda do enxerto (4 por óbito, 1 por disfunção aguda do enxerto ao diagnóstico do linfoma e 2 por disfunção do enxerto atribuída à redução da imunossupressão pós-neoplasia). Apesar do número pequeno de pacientes, nosso estudo confirma a elevada mortalidade e o impacto das PTLDs na sobrevida do enxerto.

Os receptores pediátricos com PTLD têm melhor evolução do que os adultos. O prognóstico da PTLD EBV positivo é superior ao da doença EBV negativo, bem como a sobrevida de pacientes com PTLD precoce (< 2 anos) comparado à PTLD tardia (> 5 anos)[54]. O envolvimento de sistema nervoso central na PTLD associa-se com pior prognóstico. A expressão do antígeno CD20 em pacientes com PTLD está associada a uma mortalidade ligeiramente maior nesses pacientes[91]. Além disso, observou-se que receptores de transplante renal de doador vivo apresentaram remissão com menor frequência no curso da PTLD quando comparado ao doador falecido, embora não tenha sido encontrada diferença na sobrevida entre os grupos[92].

Devido às particularidades da PTLD, um índice prognóstico usado para pacientes imunocompetentes, o IPI (*International Prognostic Index*) não é adequado para uso na população de transplantes[93]. Caillard *et al* propuseram um novo escore prognóstico para PTLDs[94]. Considerando cinco variáveis ao diagnóstico (idade, creatinina, LDH, localização da PTLD e histologia), os autores construíram um escore prognóstico que classifica os pacientes com PTLD como baixo, moderado, alto e muito alto risco para morte. A sobrevida em 10 anos foi de 85%, 80%, 56% e 0% para pacientes de risco baixo, moderado, alto e muito alto respectivamente.

CONCLUSÃO

A doença linfoproliferativa pós-transplante é uma importante complicação em transplante renal, com alto impacto na sobrevida do enxerto e do paciente. A contribuição da imunossupressão para a doença e o risco continuado de PTLD com o tempo de transplante devem ser enfatizados. O manuseio requer um equilíbrio entre a erradicação e a cura da doença e a preservação da função do enxerto.

REFERÊNCIAS BIBLIOGRÁFICAS

1. Loren AW, Porter DL, Stadmauer EA *et al.* Post-transplant lymphoproliferative disorder: a review. *Bone Marrow Transplant* 2003; **31**: 145-155.
2. Doak PB, Montgomerie JZ, North JD, Smith F. Reticulum cell sarcoma after renal homotransplantation and azathioprine and prednisone therapy. *Br Med J* 1968; **4**: 746-748.
3. Starzl TE, Nalesnik MA, Porter KA *et al.* Reversibility of lymphomas and lymphoproliferative lesions developing under cyclosporin-steroid therapy. *Lancet* 1984; **1**: 583-587.
4. Taylor AL, Marcus R, Bradley JA. Post-transplant lymphoproliferative disorders (PTLD) after solid organ transplantation. *Crit Rev Oncol Hematol* 2005; **56**: 155-167.
5. Cohen JI. Epstein-Barr virus infection. *N Engl J Med* 2000; **343**: 481-492.
6. Young LS, Rickinson AB. Epstein-Barr virus: 40 years on. *Nat Rev Cancer* 2004; **4**: 757-768.
7. Hislop AD, Taylor GS, Sauce D, Rickinson AB. Cellular responses to viral infection in humans: lessons from Epstein-Barr virus. *Annu Rev Immunol* 2007; **25**: 587-617.
8. Grywalska E, Markowicz J, Grabarczyk J *et al.* Epstein-Barr virus-associated lymphoproliferative disorders. *Postepy Hig Med Dosw* (Online) 2013; **67**: 481-90.
9. Epstein MA, Achong BG, Barr YM. Virus particles in cultured lymphoblasts from Burkitt's lymphoma. *Lancet* 1964; **1**: 702-703.
10. Thorley-Lawson DA. Epstein-Barr virus: exploiting the immune system. *Nat Rev Immunol* 2001; **1**: 75-82.
11. Penn I. Cancers complicating organ transplantation. *N Engl J Med* 1990; **323**: 1767-1769.
12. Adami J, Gäbel H, Lindelöf B *et al.* Cancer risk following organ transplantation: a nationwide cohort study in Sweden. *Br J Cancer* 2003; **89**: 1221-1227.
13. Ibrahim HA, Naresh KN. Posttransplant lymphoproliferative disorders. *Adv Hematol* 2012; **2012**: 230173.
14. Allen U, Preiksaitis J, AST-Infection Diseases Community of Practice. Epstein-Barr virus and posttransplant lymphoproliferative disorder in solid organ transplant recipients. *Am J Transplant* 2009; **9**(Suppl 4): S87-S96.
15. Caillard S, Lelong C, Pessione F *et al.* Post-transplant lymphoproliferative disorders occurring after renal transplantation in adults: report of 230 cases from the French Registry. *Am J Transplant* 2006; **6**: 2735-2742.
16. Matas AJ, Smith JM, Skeans MA *et al.* OPTN/SRTR 2013 Annual Data Report: kidney. *Am J Transplant* 2015; **15**(Suppl 2): 1-34.
17. Armitage JM, Kormos RL, Stuart RS *et al.* Posttransplant lymphoproliferative disease in thoracic organ transplant patients: ten years of cyclosporine-based immunosuppression. *J Heart Lung Transplant* 1991; **10**: 877-886.
18. Cockfield SM. Identifying the patient at risk for post-transplant lymphoproliferative disorder. *Transpl Infect Dis* 2001; **3**: 70-78.
19. Opelz G, Dohler B. Lymphomas after solid organ transplantation: a collaborative transplant study report. *Am J Transplant* 2004; **4**: 222-230.
20. Preiksaitis JK. New developments in the diagnosis and management of posttransplantation lymphoproliferative disorders in solid organ transplant recipients. *Clin Infect Dis* 2004; **39**: 1016-1023.
21. Hartmann C, Schuchmann M, Zimmermann T. Posttransplan tlymphoproliferative disease in liver transplant patients. *Curr Infect Dis Rep* 2011; **13**: 53-59.
22. Curtis RE, Travis LB, Rowlings PA *et al.* Risk of lymphoproliferative disorders after bone marrow transplantation: a multi-institutional study. *Blood* 1999; **94**: 2208-2216.
23. Bhatia S, Ramsay NK, Steinbuch M *et al.* Malignant neoplasms following bone marrow transplantation. *Blood* 1996; **87**: 3633-3639.
24. Green M, Michaels M. Epstein-Barr virus infection and post-transplant lymphoproliferative disorder. *Am J Transplant* 2013; **13**(Suppl 3): S41-S54.
25. Opelz G, Henderson R. Incidence of non-Hodgkin lymphoma in kidney and heart transplant recipients. *Lancet* 1993; **342**(8886-8887): 1514-1516.
26. Petrara MR, Giunco S, Serraino D *et al.* Post-transplant lymphoproliferative disorders: from epidemiology to pathogenesis-driven treatment. *Cancer Letters* 2015; **369**: 37-44.
27. Nelson BP, Nalesnik MA, Bahler DW *et al.* Epstein-Barr virus negative post-transplant lymphoproliferative disorders. A distinct entity? *Am J Surg Pathol* 2000; **24**: 375-385.
28. Johnson LR, Nalesnik MA, Swerdlow SH. Impact of Epstein-Barr virus in monomorphic B cell posttransplant lymphoproliferative disorders: a histogenetic study. *Am J Surg Pathol* 2006; **30**: 1604-1612.
29. Ho M, Jaffe R, Miller G *et al.* The frequency of Epstein-Barr virus infection and associated lymphoproliferative syndrome after transplantation and its manifestations in children. *Transplantation* 1988; **45**: 719-727.
30. Weissmann DJ, Ferry JA, Harris NL *et al.* Post-transplantation lymphoproliferative disorders in solid organ recipients are predominantly aggressive tumors of host origin. *Am J Clin Pathol* 1995; **103**: 748-755.

31. Kinch A, Cavalier L, Bengtsson M *et al.* Donor or recipient origin of postransplant lymphoproliferative disorders following solid organ transplantation. *Am J Transplant* 2014; **14**: 2838-2845.
32. Petit B, Le Meur Y, Jaccard A *et al.* Influence of host-recipient origin on clinical aspects of posttransplantation lymphoproliferative disorders in kidney transplantation. *Transplantation* 2002; **73**: 265-271.
33. Newstead CG. Lymphoproliferative disease post-renal transplantation. *Nephrol Dial Transplant* 2000; **15**: 1913-1916.
34. Jagadeesh D, Woda BA, Draper J, Evens AM. Posttransplant lymphoproliferative disorders: risk, classification, and therapeutic recommendations. *Curr Treat Options Oncol* 2012; **13**: 122-136.
35. Dharnidharka VR, Sullivan EK, Stablein DM *et al.* Risk factors for posttransplan tlymphoproliferative disorder (PTLD) in pediatric kidney transplantation: a report of the North American Pediatric Renal Transplant Cooperative Study (NAPRTCS). *Transplantation* 2001; **71**: 1065-1068.
36. Caillard S, Dharnidharka V, Agodoa L *et al.* Posttransplant lymphoproliferative disorders after renal transplantation in the United States in era of modern immunosuppression. *Transplantation* 2005; **80**: 1233-1243.
37. Nourse JP, Jones K, Gandhi MK. Epstein-Barr Virus-related posttransplant lymphoproliferative disorders: pathogenetic insights for targeted therapy. *Am J Transplant* 2011; **11**: 888-895.
38. Bustami RT, Ojo AO, Wolfe RA *et al.* Immunosuppression and the risk of post-transplant malignancy among cadaveric first kidney transplant recipients. *Am J Transplant* 2004; **4**: 87-93.
39. Purtilo DT. Epstein-Barr-virus induced oncogenesis in immune-deficient individuals. *Lancet* 1980; **1**(8163): 300-303.
40. Brennan DC, Aguado JM, Potena L *et al.* Effect of maintenance immunosuppressive drugs on virus pathobiology: evidence and potential mechanisms. *Rev Med Virol* 2013; **23**: 97-125.
41. Schubert S, Abdul-Khaliq H, Lehmkuhl HB *et al.* Diagnosis and treatment of post-transplantation lymphoproliferative disorder in pediatric heart transplant patients. *Pediatr Transplant* 2009; **13**: 54-62.
42. Birkeland SA, Hamilton-Dutoit S. Is posttransplant lymphoproliferative disorder (PTLD) caused by any specific immunosuppressive drug or by the transplantation per se? *Transplantation* 2003; **76**: 984-988.
43. Funch DP, Ko HH, Travasso J *et al.* Posttransplant lymphoproliferative disorder among renal transplant patients in relation to the use of mycophenolatemofetil. *Transplantation* 2005; **80**: 1174-1180.
44. Sampaio MS, Cho YW, Shah T *et al.* Association of immunosuppressive maintenance regimens with posttransplant lymphoproliferative disorder in kidney transplant recipients. *Transplantation* 2012; **93**: 73-81.
45. Vaysberg M, Balatoni CE, Nepomuceno RR *et al.* Rapamycin inhibits proliferation of Epstein-Barr virus positive B-cell lymphomas through modulation of cell-cycle protein expression. *Transplantation* 2007; **83**: 1114-1121.
46. Stallone G, Schena A, Infante B *et al.* Sirolimus for Kaposi's sarcoma in renal transplant recipients. *N Engl J Med* 2005; **352**: 1317-1323.
47. Nee R, Hurst FP, Dharnidharka VR *et al.* Racial variation in the development of post-transplantation lymphoproliferative disorders after renal transplantation. *Transplantation* 2011; **92**: 190-195.
48. Larsen CP, Grinyó J, Medina-Pestana J *et al.* Belatacept-based regimens versus a cyclosporine A-based regimen in kidney transplant recipients: 2-year results from the BENEFIT and BENEFIT-EXT studies. *Transplantation* 2010; **90**: 1528-1535.
49. Dolcetti R. B lymphocytes and Epstein-Barr virus: the lesson of post-transplant lymphoproliferative disorders. *Autoimmun Rev* 2007; 7: 96-101.
50. Michonneau D, Suarez F, Lambert J *et al.* Late-onset post-transplantation lymphoproliferative disorders after kidney transplantation: a monocentric study over three decades. *Nephrol Dial Transplant* 2013; **28**: 471-478.
51. Paya CV, Fung JJ, Nalesnik MA *et al.* Epstein-Barr virus-induced posttransplant lymphoproliferative disorders. ASTS/ASTP EBV-PTLD Task Force and The Mayo Clinic Organized International Consensus Development Meeting. *Transplantation* 1999; **68**: 1517-1525.
52. McDonald RA, Smith JM, Ho M *et al.* Incidence of PTLD in pediatric renal transplant recipients Receiving Basiliximab, Calcineurin Inhibitor, Sirolimus and Steroids.*Am J Transplant* 2008; **8**: 984-989.
53. Al-Mansour Z, Nelson BP, Evens AM. Post-transplant lymphoproliferative disease (PTLD): risk factors, diagnosis, and current treatment strategies. *Curr Hematol Malig Rep* 2013; **8**: 173-183.
54. Faull RJ, Hollett P, McDonald SP. Lymphoproliferative disease after renal transplantation in Australia and New Zealand. *Transplantation* 2005; **80**: 193-197.
55. Kapelushnik J, Ariad S, Benharroch D *et al.* Post renal transplantation human herpesvirus 8-associated lymphoproliferative disorder and Kaposi's sarcoma. *Br J Haematol* 2001; **113**: 425-428.
56. Walker RC, Marshall WF, Strickler JG *et al.* Pretransplantation assessment of the risk of lymphoproliferative disorder. *Clin Infect Dis* 1995; **20**: 1346-1353.
57. Manez R, Breinig MC, Linden P *et al.* Post-transplant lymphoproliferative disease in primary Epstein-Barr virus infection after liver transplantation: the role of cytomegalovirus disease. *J Infect Dis* 1997; **176**: 1462-1467.
58. Tsao L, Hsi ED. The clinicopathologic spectrum of posttransplantation lymphoproliferative disorders. *Arch Pathol Lab Med* 2007; **131**: 1209-1218.
59. Shapiro RS, Nalesnik M, McCauley J *et al.* Posttransplant lymphoproliferative disorders in adult and pediatric renal transplant patients receiving tacrolimus based immunosuppression. *Transplantation* 1999; **68**: 1851-1854.
60. Lustberg ME, Pelletier RP, Porcu P *et al.* Human leucocyte antigen type and posttransplant lymphoproliferative disorder. *Transplantation* 2015; **99**: 1220-1225.
61. 61. Khedmat H, Taheri S. Ultra-early onset post-transplantation lymphoproliferative disease. Saudi J Kidney *Transplant* 2013; **24**: 1144-1152.
62. 62. Reshef R, Luskina M, Kamounb M *et al.* Association of HLA polymorphisms with post-transplant lymphoproliferative disorder in solid-organ transplant recipients. *Am J Transplant* 2011; **11**: 817-825.
63. Bakker NA, van Imhoff GW, Verschuuren EA *et al.* HLA antigens and post renal transplant lymphoproliferative disease: HLA-B matching is critical. *Transplantation* 2005; **80**: 595-599.
64. McAulay KA, Haque T, Crawford DH. Tumour necrosis factor gene polymorphism: a predictive factor for the development of post-transplant lymphoproliferative disease. *Br J Cancer* 2009; **101**: 1019-1027.
65. Leblond V, Davi F, Charlotte F *et al.* Posttransplant lymphoproliferative disorders not associated with Epstein-Barr virus: a distinct entity? *J Clin Oncol* 1998; **16**: 2052-2059.
66. Nalesnik MA, Jaffe R, Starzl TE *et al.* The pathology of posttransplant lymphoproliferative disorders occurring in the setting of cyclosporine A-prednisone immunosuppression. *Am J Pathol* 1988; **133**: 173-192.
67. Badley AD, Portela DF, Patel R *et al.* Development of monoclonal gammopathy precedes the development of Epstein-Barr virus-induced posttransplan tlymphoproliferative disorder. *Liver Transpl Surg* 1996; **2**: 375-382.
68. Lemoine A, Pham P, Azoulay D *et al.* Detection of gammopathy by serum protein electrophoresis for predicting and managing therapy of lymphoproliferative disorder in 911 recipients of liver transplants. *Blood* 2001; **98**: 1332-8.

69. Seam P, Juweid ME, Cheson BD. The role of FDG-PET scans in patients with lymphoma. *Blood* 2007; **110**: 3507-3516.
70. Khedmat H, Karbasi-Afshar R, Agah S *et al.* A meta-analysis of potential relationship between Epstein-Barr-Encoded RNA (EBER) and onset time of post-transplant lymphoproliferative disorders. *Saudi J Kidney Dis Transpl* 2015; **26**: 232-237.
71. Swerdlow SH, Harris NL (eds). WHO classification of tumours of haematopoietic and lymphoid tissues. 4th ed. International Agency for Research on Cancer: Lyon, 2008.
72. Swerdlow SH. T-cell and NK-cell posttransplantation lymphoproliferative disorders. *Am J Clin Pathol* 2007; **127**: 887-895.
73. Parker A, Bowles K, Bradley JA *et al.* Diagnosis of post-transplant lymphoproliferative disorder in solid organ transplant recipients-BCSH and BTS guidelines. *Br J Haematol* 2010; **149**: 675-692.
74. Vésgo G, Hajdu M, Sebestyén A. Lymphoproliferative disorders after solid organ transplantation – classification, incidence, risk factors, early detection and treatment options. *Pathol Oncol Res* 2011; **17**: 443-454.
75. Evens AM, David KA, Helenowski I *et al.* Multicenter analysis of 80 solid organ transplantation recipients with post-transplantation lymphoproliferative disease: outcomes and prognostic factors in the modern era. *J Clin Oncol* 2010; **28**: 1038-1046.
76. Baldanti F, Rognoni V, Cascina A *et al.* Post-transplant lymphoproliferative disorders and Epstein-Barr virus DNAemia in a cohort of lung transplant recipients. *Virol J* 2011; **8**: 421.
77. EBPG Expert Group on Renal Transplantation. European best practice guidelines for renal transplantation. Section IV: Long-term management of the transplant recipient. IV.6.1. Cancer risk after renal transplantation. Post-transplant lymphoproliferative disease (PTLD): Prevention and treatment. *Nephrol Dial Transplant* 2002; **17**(Suppl 4): 31-33, 35-36.
78. KDIGO. KDIGO clinical practice guideline for the care of kidney transplant recipients. *Am J Transplant* 2009; **9** (Suppl 3): S1-S155.
79. Bamoulid J, Courivaud C, Coaquette A *et al.* Subclinical Epstein–Barr virus viremia among adult renal transplant recipients: Incidence and consequences. *Am J Transplant* 2013; **13**: 656-662.
80. Humar A, Michaels M. AST ID Working Group on Infectious Disease Monitoring. American Society of Transplantation recommendation for screening, monitoring and reporting of infectious complications in immunosuppression trials in recipients of organ transplantation. *Am J Transplant* 2006; **6**: 262-274.
81. Funch DP, Walker AM, Schneider G *et al.* Ganciclovir and acyclovir reduce the risk of post-transplant lymphoproliferative disorder in renal transplant recipients. *Am J Transplant.* 2005; **5**: 2894-2900.
82. Holmes RD, Sokol RJ. Epstein-Barr virus and post-transplant lymphoproliferative disease. *Pediatr Transplant* 2002; **6**: 456-464.
83. Allen U, Hébert D, Moore D *et al.* Epstein-Barr virus-related post-transplant lymphoproliferative disease in solid organ transplant recipients, 1988-97: a Canadian multi-centre experience. *Pediatr Transplant* 2001; **5**: 198-203.
84. Reshef R, Vardhanabhuti S, Luskin MR *et al.* Reduction of immunosuppression as initial therapy for posttransplantation lymphoproliferative disorder. *Am J Transplant* 2011; **11**: 336-347.
85. Tsai DE, Hardy CL, Tomaszewski JE *et al.* Reduction in immunosuppression as initial therapy for posttransplantlymphoproliferative disorder: analysis of prognostic variables and long-term follow-up of 42 adults patients. *Transplantation* 2001; **71**: 1076-1088.
86. Serre JE, Michonneau D, Bachy E *et al.* Maintaining calcineurin inhibition after the diagnosis of post-transplant lymphoproliferative disorder improves renal graft survival. *Kidney Int* 2014; **85**: 182-190.
87. Jain AB, Marcos A, Pokharna R *et al.* Rituximab (chimeric anti-CD20 antibody(for posttransplant lymphoproliferative disorder after solid organ transplantation in adults: long-term experience from a single center. *Transplantation* 2005; **80**: 1692-1698.
88. Becker YT, Samaniego-Picota M, Sollinger HW. The emerging role of rituximab in organ transplantation. *Transpl Int* 2006; **19**: 621-628.
89. Bollard CM, Rooney CM, Heslop HE. T-cell therapy in the treatment of post-transplant lymphoproliferative disease. *Nat Rev Clin Oncol* 2012; **9**: 510-519.
90. NCCN clinical practice guidelines in oncology (NCCN guidelines). Non-Hodgkin´s Lymphomas. Version 2.2015. http://www.nccn.org/professionals/physician_gls/pdf/nhl.pdf (Accessed on July 23, 2015)
91. Khedmat H, Taheri S. CD20 expression by lymphoproliferative disorders after kidney transplant is independently associated with a poor outcome: PTLD. Int survey. *Exp Clin Transplant* 2012; **10**: 325-331.
92. Khedmat H, Taheri S. Characteristics and prognosis of lymphoproliferative disorders post-renal transplantation in living versus deceased donor allograft recipients. *Saudi J Kidney Dis Transpl* 2013; **24**: 903-909.
93. A predictive model for aggressive non-Hodgkin's lymphoma: The International Non-Hodgkin's Lymphoma Prognostic Factors Project. *N Engl J Med* 1993; **329**: 987-994.
94. Caillard S, Porcher R, Provot F *et al.* Post-transplantation lymphoproliferative disorder after kidney transplantation: Report of a nationwide French registry and the development of a new prognostic score. *J Clin Oncol* 2013; **31**: 1302-1309.

64

DESTINO DOS PACIENTES SENSIBILIZADOS EM LISTA E APÓS O TRANSPLANTE RENAL

Anna Rita Aguirre
Maria Cristina Ribeiro de Castro

◆

A influência da compatibilidade HLA na sobrevida (SV) do enxerto renal há muito foi estabelecida. Uma SV de enxerto 17% menor é observada nos transplantes com 6 incompatibilidades HLA em comparação aos transplantes com doadores idênticos no sistema HLA[1]. No entanto, devido à escassez de órgãos disponíveis para transplante e ao advento de melhores terapias imunossupressoras, transplantes de doadores com HLA distinto ou ABO incompatíveis[2,3] e na presença de anticorpos específicos anti-HLA contra o doador (DSA – *donor specific antibody*) têm sido realizados com sucesso.

O transplante renal, no paciente com sensibilização anti-HLA prévia, traz o temor pela evolução do enxerto e do paciente, devido ao risco de rejeição[4] com sua repercussão na sobrevida do enxerto e ao impacto das terapias empregadas para sua prevenção ou tratamento sobre o risco de infecções e neoplasias[5].

De acordo com dados de 2011-2012 da Secretaria de Saúde do Estado de São Paulo (SES-SP), cerca de 25% dos pacientes listados para transplante renal apresentavam PRA (*panel reactive antibodies*) superior a 10%. No mesmo período, nos pacientes listados no Hospital das Clínicas da Universidade de São Paulo (HC-FMUSP), a frequência de pacientes com qualquer grau de sensibilização também foi de 25%.

Eventos como gestações, transfusões e transplantes anteriores são os mais associados ao desenvolvimento de sensibilização anti-HLA, mas diferentes estudos atribuem diferentes impactos a cada um desses fatores[6,7].

De acordo com os dados da SES-SP de 2011, a transplantabilidade de pacientes com PRA maior que 80% é 3,5 vezes menor do que dos paciente sem anticorpos anti-HLA. Na Região Sul do País, de acordo com dados da CNCDO-RS, a perspectiva de transplante em lista desse grupo foi descrita como ainda menor, cerca de 9 vezes, quando o PRA foi maior ou igual a 75%. O tempo de espera em lista desses pacientes pode ser de vários anos e muitos evoluem a óbito antes de encontrar um doador.

Cabe salientar que, frequentemente, ocorre perda de acesso vascular e/ou peritoneal nos pacientes que ficam muito tempo em diálise e que, mesmo priorizados, muitos deles não conseguem encontrar um doador contra quem apresentem uma prova cruzada por citotoxicidade negativa e que permita o transplante renal.

Muitas medidas podem ser tomadas para aumentar a chance de transplante de pacientes com altas taxas de anticorpos anti-HLA e alguns países já têm programas bem estruturados para equiparar as chances de transplante de pacientes sensibilizados com os não sensibilizados.

Aumentar o *pool* de doadores com pesquisa em listas maiores, regionais ou nacionais, com o uso de doadores ABO compatíveis e não somente ABO semelhantes, definição das incompatibilidades aceitáveis para esses receptores especiais, maior pontuação para aqueles com maior tempo de lista e maior PRA[8,9] são medidas aplicadas em vários centros.

Mesmo em centros onde esses processos estão bem estabelecidos, muitos pacientes sensibilizados não conseguem um transplante e podem beneficiar-se do processo de redução dos anticorpos, popularmente chamado de dessensibilização.

De maneira geral, as terapias descritas para aumentar as chances de um transplante de sucesso nos pacientes sensibilizados são a redução das taxas de anticorpos pré-formados circulantes, por técnicas de plasmaférese ou imunoadsorção, ou o bloqueio ou supressão da produção desses anticorpos com o uso de drogas como a imunoglobulina polivalente humana (IVIg – *intravenous immunoglobulin*) e bloqueadores de linfócitos e plasmócitos, como o rituximabe ou bortezomibe.

Uma vez liberados para transplante, os pacientes sensibilizados se beneficiam de uma indução potente com globulina antitimocítica, pois sabemos que, em geral, eles apresentam taxas mais elevadas de rejeição, particularmente mediada por anticorpos (RAMA). Quando passaram por um protocolo de dessensibilização prévio, o uso de IVIg em altas doses na indução tem sido frequente.

Muitos ainda questionam se devemos transplantar pacientes sensibilizados se o uso de rins de doadores vivos ou falecidos e os altos custos desses transplantes não deveriam ser evitados, se a sobrevida (SV) dos pacientes e dos enxertos em pacientes sensibilizados são suficientemente boas ou se esses pacientes evoluiriam melhor permanecendo indefinidamente em programa dialítico.

Para responder essa questão, avaliamos a sobrevida dos pacientes e a sobrevida e a função do enxerto de pacientes sensibilizados quando comparados a pacientes não sensibilizados, transplantados no Serviço de Transplante Renal do HC-FMUSP.

SOBREVIDA DO PACIENTE

A SV global dos pacientes transplantados no HC-FMUSP foi avaliada em diferentes épocas e manteve-se estável nos períodos de 2005-2006, 2009-2010 e 2009-2013. Nos anos de 2009 e 2010, a SV global em 1 ano dos indivíduos transplantados no HC-FMUSP foi de 96,5% para pacientes que transplantaram com doador vivo e 81,9% para os que receberam um rim de doador falecido (total 87,6% em 1 ano).

A SV do paciente sensibilizado (PRA diferente de zero) submetido a transplante em nosso serviço não foi diferente no primeiro ano após o transplante, no mesmo período de observação. Ampliamos essa casuística avaliando 1.002 transplantes consecutivos em adultos, realizados entre 2009 a 2013, e obtivemos 88% de SV em 1 ano nesse grupo. Assim, a mortalidade do sensibilizado em nosso serviço foi a mesma do não sensibilizado.

Subdividimos os pacientes sensibilizados em dois grupos, de acordo com a presença ou não de DSA no momento do transplante[9,10]. Da mesma maneira, não houve diferença na SV dos pacientes nos dois grupos, portanto a presença de DSA no momento do transplante não impacta na SV do paciente após o transplante.

Quando comparamos nossos resultados com os da lista de espera, observamos que a mortalidade no grupo de pacientes sensibilizados submetidos a transplante renal no HC-FMUSP foi de 11% em 32 meses, cerca de 4,12% ao ano, enquanto na lista de São Paulo, em 2012, a mortalidade média foi de 5,61% ao ano. Assim, não observamos aumento da mortalidade nos pacientes sensibilizados quando submetidos a transplante, em comparação com a população geral em lista de espera[9].

SOBREVIDA DO ENXERTO

Em nossa casuística de 2009 a 2013 (1.002 transplantes consecutivos em pacientes adultos), observamos SV do enxerto censurada para óbito na população geral transplantada de 83,4% em 32 meses de mediana de seguimento. Ao dividirmos a população em não sensibilizados e sensibilizados no momento do transplante, obtivemos 85,7% de SV do enxerto nos não sensibilizados e 76,7% nos sensibilizados (p = 0,001).

No entanto, ao separarmos os sensibilizados com ou sem DSA circulante no momento do transplante, não observamos diferença estatisticamente significativa entre eles (74,7% no grupo com DSA e 80,3% no grupo sem DSA; p = 0,33).

No entanto, observamos que somente cerca de 30% dos pacientes com DSA apresentaram rejeição no pós-transplante. A SV do enxerto nos pacientes com DSA sem rejeição aguda no primeiro ano após o transplante foi de 86,5%, enquanto no grupo com rejeição foi de 50% (p = 0,0001). Técnicas que visem proteger os pacientes com DSA da ocorrência de rejeição poderiam, portanto, prolongar a SV do enxerto nesse único grupo de indivíduos que teve a sobrevida do enxerto reduzida.

Nesse estudo, o nível de DSA pré-transplante não foi preditivo da ocorrência de rejeição, quando analisamos tanto o MFI (*median fluorescence intensity*) mais elevado entre os DSAs existentes, quanto quando usamos a soma dos MFIs de todos os DSAs encontrados (maior MFI: RAMA 14 600, sem rejeição 9.790; p = 0,72); soma dos MFIs: RAMA 15.669, sem rejeição 9.790; p = 0,16)[11].

Tentamos definir o papel da prova cruzada por citometria (FCXM – *flow cytometry crossmatch*) no momento do transplante como fator de risco para rejeição. Entre os pacientes sensibilizados (261/1002), 87 (8,7%) tinham pelo menos 1 DSA detectado. Desses, 60 (69%) tiveram FCXM realizada com sangue coletado no momento do transplante.

Encontramos 22 FCXM positivas (36%) e 38 negativas (64%), lembrando que os transplantes com doador vivo, na presença de DSA, foram liberados somente quando a FCXM era negativa para linfócitos T e B. Em 34 meses de seguimento, observamos SV do enxerto de 41% nos pacientes com FCXM positiva no momento do transplante e 92% quando a FCXM era negativa (p = 0,0001)[11].

Os com FCXM foi positiva, apresentaram taxa significativamente maior de RAMA no primeiro ano (54,5 *versus* 23,7%; p = 0,024). Cabe salientar, no entanto, que muitos dos que tinham FXCM positiva não apresentaram rejeição.

CINÉTICA DOS ANTICORPOS ANTI-HLA APÓS O TRANSPLANTE

Fica evidente que a sensibilização anti-HLA no pré-transplante não é o fator isolado que determina a sobrevida do paciente nem a evolução do enxerto.

Tentando identificar os pacientes com probabilidade de pior evolução, com potencial para desenvolver RAMA e, por isso, evoluir com pior SV do enxerto, mas que se beneficiariam de estratégias mais específicas de imunossupressão, avaliamos prospectivamente o comportamento dos anticorpos anti-HLA após o transplante renal entre 2005 e 2006.

Nesse estudo, utilizando a técnica de ELISA para a medida dos anticorpos anti-HLA em 111 pacientes submetidos consecutivamente a transplante renal no HC-FMUSP, observamos que os níveis de anticorpos podem ficar estáveis, elevar-se ou diminuir ao longo do primeiro ano de transplante[12].

Nos transplantes em que os níveis de DSA se mantiveram estáveis ou se elevaram, houve taxa maior de rejeições e impacto negativo sobre a SV do enxerto (SV de 1 ano nos pacientes sem rejeição foi de 98%, e nos com rejeição, 66%; $p < 0,001$). Quando a rejeição ficou caracterizada como RAMA, a SV foi mais comprometida (36%) quando comparada aos pacientes com rejeição aguda mediada por células (90%); $p = 0,003$.

Assim, a avaliação prospectiva e seriada dos anticorpos anti-HLA após o transplante renal foi capaz de identificar pacientes com maior risco de rejeição e perda do enxerto, que se beneficiariam de estratégias de seguimento mais específicas.

Em um segundo estudo, com casuística de 2011 e 2012, que incluiu 150 transplantes consecutivos que tiveram seus anticorpos avaliados pela técnica de Luminex, observou-se padrão semelhante de sobrevida do enxerto de acordo com o comportamento dos anticorpos após o transplante[13]. Ambos os estudos mostram que o comportamento dos anticorpos no pós-transplante, particularmente dos DSAs, influenciou mais intensamente a evolução do enxerto do que sua simples presença no momento do transplante.

FUNÇÃO DO ENXERTO

Em nossa casuística de 2011 e 2012[13], não se evidenciou diferença na creatinina sérica, na medida de depuração renal pela equação MDRD (*modification of diet in renal disease*) e na proteinúria após 1 ano de transplante entre pacientes sensibilizados e não sensibilizados. No entanto, observamos diferença de função renal e proteinúria quando ocorreram episódios de rejeição.

Após 24 meses de seguimento, houve diferença na relação proteína/creatinina em amostra isolada de urina entre indivíduos sem rejeição (0,19mg/g) e no grupo com rejeição mediada por células (0,2mg/g), em comparação com o grupo com RAMA (0,6mg/g); $p = 0,004$[14].

Fica evidente a necessidade de se acompanhar de maneira personalizada e com imunossupressão adequada o grupo com perfil desfavorável na cinética de anticorpos após o transplante renal, de maneira a prevenir a ocorrência de rejeições.

PERSPECTIVAS

Na prática clínica atual é possível acompanhar prospectivamente o comportamento dos anticorpos após o transplante renal, reconhecer pacientes com maior risco, identificando os que necessitam de acompanhamento e imunossupressão diferenciados, visando minimizar a ocorrência de rejeições e seu impacto negativo sobre a SV do enxerto. Isso se aplica especialmente aos pacientes sensibilizados e àqueles em que se pretende realizar minimização da imunossupressão.

REFERÊNCIAS BIBLIOGRÁFICAS

1. Opelz G, Wujciak T, Döhler B *et al.* HLA compatibility and organ transplant survival. Collaborative Transplant Study. *Rev Immunogenet* 1999; **1**: 334-342.
2. Kauke T, Klimaschewski S, Schoenermarck U *et al.* Outcome after desensitization in HLA or ABO-incompatible kidney transplant recipients: A Single Center Experience. *PloS One* 2016; **11**: e0146075.
3. Melexopoulou C, Marinaki S, Liapis G *et al.* Excellent long term patient and renal allograft survival after ABO-incompatible kidney transplantation: Experience of one center. *World J Transplant* 2015; 5: 329-337.
4. Lefaucheur C, Suberbielle-Boissel C, Hill GS *et al.* Clinical relevance of preformed HLA donor-specific antibodies in kidney transplantation. *Contrib Nephrol* 2009; **162**: 1-12.
5. Hall EC, Engels EA, Pfeiffer RM, Segev DL. Association of antibody induction immunosuppression with cancer after kidney transplantation. *Transplantation* 2015; **99**: 1051-1057.
6. Scornik JC, Meier-Kriesche H-U. Blood transfusions in organ transplant patients: mechanisms of sensitization and implications for prevention. *Am J Transplant* 2011; **11**: 1785-1791.
7. Lopes D, Barra T, Malheiro J *et al.* Effect of different sensitization events on HLA alloimmunization in kidney transplantation candidates. *Transplant Proc* 2015; **47**: 894-897.
8. Tait BD, Süsal C, Gebel HM *et al.* Consensus guidelines on the testing and clinical management issues associated with HLA and non-HLA antibodies in transplantation. *Transplantation* 2013; **95**: 19-47.
9. Aguirre AR, Souza PS, Agena F *et al.* Vale a pena transplantar o paciente sensibilizado? Uma análise retrospectiva unicêntrica de 1002 transplantes consecutivos. In: Anais do XIV Congresso Brasileiro de Transplantes, 2015.
10. David-Neto E, Souza PS, Panajotopoulos N *et al.* The impact of pretransplant donor-specific antibodies on graft outcome in renal transplantation: a six-year follow-up study. *Clin São Paulo Braz* 2012; **67**: 355-361.
11. Aguirre AR, Souza PS, Bezerra GO *et al.* Pre-transplantation flow-cytometry crossmatch can be a predictor of outcome when donor-specific antibodies are present. *J Am Soc Nephrol* 2015; **26**: 606A.
12. de Souza PS, David-Neto E, Panajotopolous N *et al.* Dynamics of anti-human leukocyte antigen antibodies after renal transplantation and their impact on graft outcome. *Clin Transplant* 2014; **28**: 1234-1243.
13. Barbosa E. Cinética dos anticorpos anti-HLA no pós-transplante renal-impacto na rejeição aguda do enxerto. [São Paulo]: Faculdade de Medicina da Universidade de São Paulo, 2014.
14. Aguirre AR, de Souza PS, David DR *et al.* Impacto dos episódios de rejeição aguda no primeiro ano sobre a função renal no longo prazo. In: Anais do XIII Congresso Brasileiro de Transplantes. Rio de Janeiro, 2013.

65

ASPECTOS ATUAIS DA REJEIÇÃO AGUDA APÓS O TRANSPLANTE RENAL

Patrícia Soares de Souza
Maria Cristina Ribeiro de Castro

◆

INTRODUÇÃO

Até pouco tempo atrás, acreditava-se que a lesão do enxerto era basicamente devida ao dano causado por linfócitos. No entanto, com o refinamento das técnicas para a detecção de anticorpos anti-HLA pela introdução dos ensaios de fase sólida como o teste de ELISA e, mais recentemente, o de Luminex™, e com o aprimoramento da prova cruzada por citometria de fluxo (FCXM), foi demonstrada a importância dos anticorpos anti-HLA na patogênese da rejeição aguda e crônica. Na última década, o uso da marcação do C4d no tecido renal, marcador *in vivo* da interação entre o antígeno HLA expresso na superfície da célula endotelial do órgão transplantado ao anticorpo anti-HLA doador-específico (DSA) circulante, também foi um fator decisivo no que concerne à atual classificação das rejeições.

Neste capítulo vamos discorrer sobre o diagnóstico, tratamento e evolução das rejeições agudas, com ênfase nas rejeições agudas mediadas por anticorpos (RAMAs).

DIAGNÓSTICO

Vários critérios morfológicos para a classificação de rejeições agudas e crônicas foram usados no passado[1,2]. No entanto, com base nos conhecimentos que se acumulam no decorrer dos anos, a classificação da rejeição é constantemente atualizada pelos critérios de Banff[3-5]. A classificação atual baseia-se nos achados de lesão encontrada à microscopia óptica, na marcação pelo C4d em biópsias renais e na presença de anticorpos anti-HLA ou não HLA doador-específicos circulantes. Com esses parâmetros, as rejeições são classificadas como agudas ou crônicas; mediadas por células ou mediadas por anticorpos.

As rejeições agudas mediadas por células (RAC) apresentam-se com infiltrado linfocitário tubulointersticial, embora também tal infiltrado possa ocorrer na parede de arteríolas, anteriormente denominada rejeição vascular. A RAC tem lesão histológica de rejeição com marcação por C4d e pesquisa de DSA negativa.

O diagnóstico de RAMA baseia-se nos seguintes achados:

1. Evidências histológicas, tais como:
   a) necrose tubular aguda com infiltrado intersticial mínimo, e/ou;
   b) presença de neutrófilos e/ou células mononucleares em capilares peritubulares e/ou em glomérulos;
   c) arterite intimal/necrose fibrinoide e/ou inflamação transmural de artéria.
2. Evidência imunopatológica da presença de anticorpos, tais como:
   a) depósito de C4d em capilares peritubulares, ou;
   b) presença de imunoglobulina e complemento em lesão de necrose arterial fibrinoide.
3. Evidência sorológica de anticorpos anti-HLA ou não HLA doador-específicos circulantes.

Mais recentemente foi incluído o termo rejeição aguda mista (RAM), quando a lesão histológica de rejeição aguda mediada por células está associada à detecção de DSA circulante e/ou marcação por C4d positiva[6].

Nesses casos, o tratamento deverá ser direcionado para as duas entidades: RAC e RAMA.

A presença de alteração da função renal distingue RAMA clínica de RAMA subclínica[7,8]. Pode ocorrer em 12% dos pacientes transplantados com DSA pré-transplante e associa-se à disfunção crônica do enxerto. Rejeição aguda subclínica, por sua vez, preenche os critérios diagnósticos de RAMA, não está associada à alteração da função renal, mas associa-se à pior sobrevida do enxerto, especialmente se não tratada[7]. Em geral, a sensibilidade do C4d é baixa e sua expressão depende da densidade de capilares peritubulares na amostra da biópsia[4].

Estudos recentes introduziram o conceito de rejeição aguda e crônica mediada por anticorpos com C4d negativo[9,10]. Nesses estudos, cerca de 55% dos casos de rejeição aguda com C4d negativo apresentaram infiltrado inflamatório em capilares peritubulares, constituído especialmente por neutrófilos, macrófagos e células NK. Dessa forma, a RAMA com C4d negativo foi incorporada à classificação de Banff 2013. Mas para tal diagnóstico é necessária a presença de DSA circulante e de lesão histológica, especialmente pericapilarite[5].

A RAMA pode ser subdividida em fenótipos I e II[4,11]. RAMA fenótipo I é definida como aquela que ocorre precocemente após o transplante e em geral se deve à presença de DSAs pré-formados; RAMA fenótipo II é aquela que se desenvolve com a formação de DAS *de novo* e está associada frequentemente a não adesão ao tratamento ou à imunossupressão insuficiente[11,12].O termo anticorpos *de novo* refere-se a anticorpos que não existiam antes do transplante e que se formaram após a cirurgia.

FATORES DE RISCO PARA RAMA

A incidência global de RAMA é em torno de 6 a 8% e corresponde a 30 a 40% de todas as rejeições. Associa-se à menor sobrevida do enxerto de um ano, em torno de 70% para pacientes com RAMA comparado com 90% entre os sem RAMA[13].

Exposição prévia a antígenos HLA predispõe à formação de anticorpos anti-HLA DSA e não DSA e associa-se ao maior risco de desenvolver RAMA, especialmente os DSAs preexistentes ou os DSAs *de novo.*

Estudo que avaliou 402 pacientes demonstrou que a sobrevida do enxerto em 8 anos entre os pacientes DSA positivos foi de 61%, enquanto a de receptores não sensibilizados foi de 84%. Além disso, observaram que pacientes com DSA com MFI superior a 6.000 têm risco de rejeição aguda muitas vezes maior quando comparados a pacientes com MFI menor que 465.

A incidência de RAMA entre os pacientes sensibilizados é em torno de 20 e 30%[13,14]. Ocorre, especialmente, durante o primeiro mês após o transplante, mas pode ocorrer mais tardiamente, aos 6 meses ou até mesmo anos após a cirurgia. Nesse caso, pode estar associada à diminuição da imunossupressão, decorrente de não adesão do paciente ao uso de medicações imunossupressoras e/ou à formação de anticorpos anti-HLA doador-específicos *de novo.*

Considerando a gravidade da RAMA e o impacto na sobrevida do enxerto, o tratamento precoce dessa entidade clínica é imperativo. Diante dessa urgência, algumas vezes o tratamento da RAMA é iniciado mesmo sem preencher todos os critérios diagnósticos, de modo que, frequentemente, tratamos RAMA suspeita.

TRATAMENTO E PERSPECTIVAS FUTURAS

Na maioria dos centros, a RAC tem incidência em torno de 10% e o uso de corticoides em altas doses é utilizado como primeira linha para o tratamento, com resposta em 60-70% dos casos. Caso não haja resposta, o uso de drogas antilinfocíticas está indicado[15].

Com o melhor entendimento da função dos linfócitos B, dos plasmócitos, do sistema complemento, das citocinas e interleucinas envolvidas no processo de rejeição de órgãos, algumas medicações usadas para tratamento de doenças hematológicas, autoimunes e doenças do sistema complemento têm sido empregadas para o tratamento da RAMA, tendo-se em vista a semelhança da fisiopatologia entre tais doenças e rejeições. No entanto, tais medicações, até o momento, não são aprovadas pelo *Food Drug Administration* (FDA) para uso no tratamento da RAMA. As diretrizes para o tratamento de RAMA com essas drogas baseiam-se em estudos de casos, estudos retrospectivos e poucos estudos controlados.

Atualmente, os pilares para o tratamento da RAMA são a associação de plasmaférese, imunoglobulina humana em altas doses e rituximabe. A plasmaférese é um método rápido e eficaz para a eliminação/redução de anticorpos anti-HLA circulantes. Plasmaférese inclui a troca de 1 a 1,5 vez a volemia do paciente usando reposição com albumina. As sessões de plasmaférese podem ser repetidas diariamente ou em dias alternados, idealmente até a queda da creatinina para 30% acima do valor basal. Entre 2007 e 2010, a Sociedade Americana de Aférese (*American Society for Apheresis*) passou a recomendação de plasmaférese de segunda para primeira linha no tratamento de RAMA[16-18].

Embora a plasmaférese seja eficaz na remoção dos anticorpos circulantes, ela não suprime a produção de novos anticorpos, o que pode determinar inclusive um rebote após o fim do tratamento[19]. Assim, agentes que neutralizam a produção de anticorpos, como imunoglobulina humana, e outros que impedem sua produção (inibidores de calcineurina, micofenolato, rituximabe ou bortezomibe) são frequentemente usados em combinação com a plasmaférese. Não existe padronização no que concerne ao número de sessões e ao volume de reposição ideal na plasmaférese.

O mecanismo de ação da imunoglobulina humana (IVIg) não está totalmente esclarecido, mas altas doses de IVIg induzem apoptose de linfócitos B e modulam a resposta imune. Tem ainda efeito inibindo a interação de anticorpos com as células endoteliais e a ativação do complemento.

Estudos retrospectivos demonstram que a IVIg pode ser usada como terapia de resgate em RAMA e foi associada com resolução histológica ou melhora da gravidade da rejeição, manutenção da função renal e sobrevida do enxerto em pacientes com rejeição resistente a corticoide e medicação antilinfocítica[20]. Foi também usada como terapia de resgate de rejeição aguda sem melhora com o uso de tratamento convencional (metilprednisolona e ATG – *antithymocyte globulin*) em receptores de transplante cardíaco e em transplantados de rim. Os autores relatam que a resolução da RAMA ocorreu 2 a 5 dias após a administração da IVIg, todas as RAMAs foram resolvidas e não recorreram em 9 de 10 pacientes[21].

Após introdução do uso combinado de plasmaférese e IVIg para o tratamento RAMA, estudos retrospectivos relatam taxa de reversão da RAMA entre 50 e 90%, com melhora da sobrevida do enxerto para níveis entre 67 e 100% com seguimento entre 1 e 5 anos[18,21,22]. Em muitos casos, IVIg foi usada em associação com plasmaférese e corticoide em altas doses[23,24].

A dose da IVIg, entre os estudos, pode variar de 0,1 e 2g/kg. Pode ser usada em baixas doses após cada sessão de plasmaférese ou imunoadsorção para repor as perdas de imunoglobulina causadas por tais procedimentos ou ser administrada na dose de 2g/kg distribuída em 2 dias para efeito imunomodulador. Cuidado adicional é usar IVIg após a plasmaférese, pois esta remove a IVIg do plasma[25].

A despeito da falta de estudos randomizados, a associação de plasmaférese com IVIg, geralmente em altas doses, foi reconhecida pelo FDA como tratamento padrão para RAMA[11].

O uso de plasmaférese para remover os anticorpos circulantes e da IVIg para modular a resposta imune na rejeição não impedem a formação de anticorpos de maneira efetiva, seja pela inibição dos linfócitos B, seja pela lise de plasmócitos na medula óssea (*long-lived plasma cells*). Outras drogas têm sido avaliadas no tratamento da RAMA devido ao seu efeito no sistema imune, sendo geralmente utilizadas em combinação no tratamento da RAMA, são elas: rituximabe, bortezomibe e eculizumabe.

Rituximabe (Rituxan; Genentech, Inc., South San Francisco, CA) é um anticorpo monoclonal quimérico anti-CD20. O CD20 está expresso nos linfócitos pré-B, linfócitos B maduros e linfócitos B de memória, mas não estão presentes nos linfócitos pró-B nem nos plasmócitos. Rituximabe induz lise celular via citotoxicidade dependente de complemento e/ou citotoxicidade celular mediada por anticorpo. Portanto, a função do rituximabe é impedir a proliferação de linfócitos B e assim impedir a proliferação de plasmócitos que são as células implicadas na produção de anticorpos.

A despeito do pequeno número de estudos controlados e não randomizados, com pequeno número de pacientes, tais estudos sugerem o benefício do uso de rituximabe no tratamento da RAMA[26].

Conforme os estudos disponíveis no momento, o uso de rituximabe no tratamento da RAMA, em combinação com plasmaférese, corticoide com ou sem IVIg leva à recuperação da função renal com sobrevida do enxerto entre 75 e 100%[27,28]. Estudos retrospectivos comparando pacientes com RAMA tratada com rituximabe, plasmaférese e IVIg *versus* grupo controle histórico demonstraram sobrevida do enxerto de 50 a 92%[29].

Estudo prospectivo e randomizado em transplante renal pediátrico, que incluiu crianças com rejeição aguda e infiltrado de linfócitos B em biópsias renais, concluiu que o uso de rituximabe melhorou a função renal, os escores de inflamação em biópsias de 1 e 6 meses após o tratamento, bem como ausência de depósito de C4d em biópsias de pacientes que receberam tratamento com rituximabe, enquanto isto ocorreu em 30% das biópsias do grupo controle. Além disso, cerca de 20 a 50% das rejeições agudas apresentam em biópsias renais infiltrados inflamatórios com "nichos" de linfócitos B, sugerindo efeito do rituximabe em rejeição mediada por células corticorresistente e em rejeições mediadas por anticorpos[30].

Bortezomibe (Valcade; Millenium Pharmaceuticals, Inc., Cambridge, MA) é um inibidor de proteasoma aprovado para tratamento de mieloma múltiplo. A inibição do proteasoma altera o processo de degradação de proteínas intracelulares, o que interrompe o ciclo celular e a mitose. Como os plasmócitos produzem continuamente anticorpos, ocorre acúmulo intracelular de proteínas não degradadas, o que culmina com apoptose da célula. Assim, o bortezomibe induz apoptose dos plasmócitos impedindo a produção de anticorpos[31,32].

Existem alguns relatos de casos demonstrando sucesso em reverter RAMA com uso de bortezomibe em combinação com plasmaférese, IVIg ou rituximabe[23-25,32-34].

Foi demonstrada eficácia de seu uso no tratamento de rejeição mista refratária ao tratamento com plasmaférese, timoglobulina, IVIg e rituximabe. Após a administração de bortezomibe houve melhora da função renal e resolução do infiltrado inflamatório nas biópsias e ainda diminuição superior a 50% no nível dos anticorpos anti-HLA doador-específicos.

O bortezomibe, como terapia primária para RAMA, também foi descrito com bons resultados e, nesse caso, o tratamento foi baseado no uso de rituximabe em dose única, bortezomibe 4 doses de 1,3mg/m^{2}e antes de cada dose de bortezomibe 1 sessão de plasmaférese. Pacientes apresentaram melhora da função renal e eliminação dos DSAs[35]. A resposta a esse tratamento foi diferente entre os pacientes com RAMA precoce, definida como menos de 6 meses após o transplante, e RAMA tardia, após 6 meses do transplante, e nesse caso a sobrevida do enxerto foi menor. O estudo avaliou 17 pacientes com

RAMA tardia *versus* 13 pacientes com RAMA precoce. Os níveis de DSAs foram maiores nos pacientes com RAMA tardia, geralmente de classe II, especialmente anti-DQ. Ambos os grupos melhoraram a função renal, no entanto, apenas o grupo com RAMA precoce teve diminuição nos níveis de DSA e melhora do infiltrado inflamatório nas biópsias de controle[36]. Assim, a despeito da falta de estudos randomizados e controlados, o bortezomibe parece ser uma droga promissora para o tratamento de RAMA.

Eculizumabe (Soliris; Alexion, Cheshire, CT, EUA) é um anticorpo monoclonal humanizado com alta afinidade pela fração C5 da cascata do complemento. Ao se ligar ao C5 inibe a formação do complexo de ataque à membrana (C5-C9) e o desencadeamento da cascata complemento.

Inicialmente, o eculizumabe foi usado no tratamento da hemoglobinúria paroxística noturna, no entanto, devido a sua ação no sistema complemento, passou a ser utilizado para o tratamento de doenças que envolvem a ativação do complemento, como, por exemplo, no tratamento da síndrome hemolítico-urêmica atípica.

O uso do eculizumabe no transplante tem sido reportado como séries de casos para o tratamento de resgate de RAMA refratária aos outros tratamentos nos pacientes hipersensibilizados anti-HLA[37-39]. A resolução da rejeição ocorreu em 100% dos casos, embora tenha ocorrido um óbito não esclarecido e outro paciente com perda do enxerto por nefropatia por polioma.

Em um estudo caso-controle (utilizando controles históricos), os autores compararam a incidência de RAMA três meses após transplante, em 26 pacientes sensibilizados que receberam eculizumabe, com grupo histórico que não recebeu. Demonstraram que houve diminuição significativa na incidência de rejeição entre os pacientes que receberam eculizumabe, 7,7% *vs.* 41,2%, respectivamente[40].

Ainda não existem estudos controlados e randomizados que confirmem o benefício e segurança do eculizumabe no tratamento da RAMA. As doses de eculizumabe variaram entre os estudos, assim como a combinação de drogas, alguns utilizaram rituximabe e outros bortezomibe.

Conforme dados de literatura atuais, uma sugestão de abordagem para o tratamento da RAMA seria o uso de plasmaférese, imunoglobulina e rituximabe e, conforme resposta clínica, considerar o uso de bortezomibe para os casos refratários (Fig. 65.1).

EXPERIÊNCIA DO NOSSO SERVIÇO

No Serviço de Transplante Renal do Hospital das Clínicas de São Paulo, avaliamos, retrospectivamente, a evo-

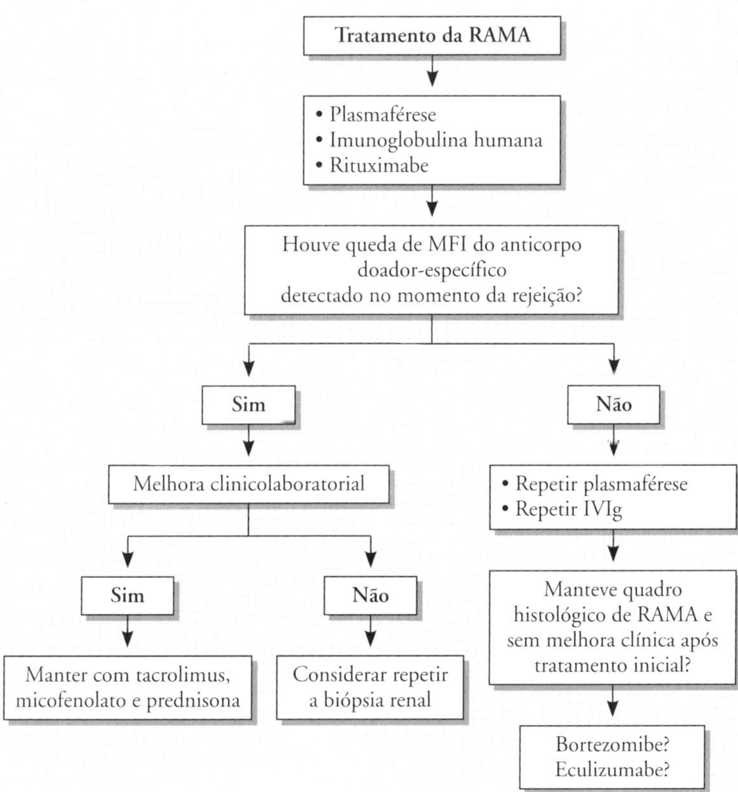

Figura 65.1 – Fluxograma de proposta de tratamento para a rejeição aguda mediada por anticorpos.

lução de 1.002 receptores de transplante de rim isolado com idade superior a 18 anos, quanto à ocorrência de rejeição aguda no primeiro ano após o transplante e a sobrevida do paciente e do enxerto no longo prazo entre receptores sensibilizados e não sensibilizados.

Os transplantes foram realizados entre janeiro de 2009 e dezembro de 2013 e os pacientes foram seguidos até a perda do enxerto, óbito ou até 31 de dezembro de 2014, com média de 34 ± 20 meses de seguimento.

Todos os pacientes apresentavam prova cruzada por citotoxicidade dependente de complemento (CDC--AGH) negativa no momento do transplante e receberam rim de doadores ABO compatíveis.

SENSIBILIZAÇÃO ANTI-HLA PRÉ-TRANSPLANTE E INCIDÊNCIA DE REJEIÇÃO AGUDA NO PRIMEIRO ANO APÓS O TRANSPLANTE

Nesse período foram transplantados 1.002 pacientes, sendo 741 (75%) não sensibilizados, ou seja, sem anticorpos anti-HLA pré-transplante (PRA – *panel reactive antibodies*) de 0% e 261 (25%) sensibilizados (PRA igual ou superior a 1%). Dos 261 pacientes sensibilizados, 15 foram excluídos da análise por não terem pesquisa de DSA pré-transplante, restando 246. Assim os pacientes foram subclassificados em: não sensibilizados (NS), n = 741 (25%), sensibilizados sem anticorpos doador-específicos (DAS negativo), n =1 55(15,7%) e sensibilizados com anticorpos anti-HLA doador-específicos (DAS positivo), n = 91 (9,2%). A incidência de DSA anti-HLA A, B ou DR no pré-transplante entre pacientes sensibilizados foi, portanto, de 37% (n = 91/246).

Dados demográficos da população do estudo estão demonstrados na tabela 65.1.

INCIDÊNCIA DE REJEIÇÃO AGUDA ENTRE OS GRUPOS

A incidência de rejeição aguda neste serviço entre os anos de 2009 e 2013 foi de 14,6% (144 de 987 pacientes), sendo 70% delas classificadas como RAC (n = 100) e 30% como RAMA (n = 44). Nessa análise, rejeições mistas foram classificadas como RAMA. A incidência global de RAMA no primeiro ano após transplante foi de 4,5%.

Quando analisamos a incidência e tipo de rejeição aguda conforme o tipo de sensibilização pré-transplante, observamos que tivemos 11% de rejeição entre os pacientes NS (n = 82, sendo 92% delas RAC e 7% RAMA); 15% nos DAS negativo (n = 23, sendo 70% RAC e 30% RAMA) e 39% nos DAS positivo (n = 39, sendo 20% RAC e 80% RAMA).

Tabela 65.1 – Dados demográficos da população desse estudo.

	Não sensibilizado	**Sensibilizado DAS negativo**	**Sensibilizado DAS positivo**	**p**
N (%)	741 (75)	155 (16)	91 (9)	
Idade	47 ± 13	46 ± 12	46 ± 10	NS
Gênero, n (%)				
Feminino	287 (39)	110 (71)	74 (81)	0,001
N de transplante, n (%)				
Primeiro	716 (96)	137 (88)	70 (77)	< 0,001
Hemotransfusão, n (%)				
Sim	359 (49)	106 (69)	61 (67)	< 0,001
Gestações pré-transplante, n (%)				
Sim	186 (65)	95 (87)	67 (74)	< 0,001
Não	101 (35)	14 (13)	7 (26)	
Tipo de doador, n (%)				
Falecido	487 (66)	103 (66,5)	55 (60,5)	NS
Indução, n (%)				
Anti-IL2R Ab	522 (92)	45 (29)	3(3)	
Timoglobulina	201 (27)	(70)	88 (97)	< 0,001
NA	16 (1)	2 (1)	0	
Incompatibilidades HLA, n				
0	43	24	0	
1-4	567	108	64	p = 0,24
5-6	130	22	27	

Também observamos casos de RAMA entre os pacientes não sensibilizados pré-transplante, que, por não adesão à imunossupressão (3 casos) ou por necessidade de redução da dose da medicação por complicações infecciosas (3 casos), evoluíram com aparecimento de DSA e RAMA subsequente. Pacientes DAS negativo, por terem sido previamente expostos a antígenos HLA, são de risco intermediário para RAMA, visto que possuem memória imunológica para a produção desses anticorpos.

Vale ressaltar que, independentemente do grau e/ou tipo de sensibilização pré-transplante, observamos RAC nos 3 grupos de pacientes. Em um estudo prévio[41], já havíamos demonstrado que pacientes sensibilizados têm duas vezes mais probabilidade de desenvolver rejeição aguda e, quando essa ocorre, o risco de RAMA é sete vezes maior.

Nessa casuística, a RAMA foi associada a transplante prévio (*odds ratio*, OR = 15, p < 0,0001), hemotransfusão (OR = 2,7, p = 0,01), gênero feminino (OR = 3,6, p < 0,001), mais do que 5 incompatibilidades HLA-A, B e DR (OR = 2,3, p = 0,025) e presença DSA (OR = 9,4, p < 0,0001).

Embora a presença de DSA seja classicamente conhecida como preditora de RAMA, observamos que, entre os 91 pacientes com DSA positivo no momento do transplante, 51% deles evoluíram sem rejeição, enquanto 49% apresentaram tal complicação. A comparação dos valores da MFI (*median fluorescent intensity*) foi semelhante nos pacientes com e sem rejeição aguda, 4.419 ± 3.688 *vs.* 3.960 ± 2.707, respectivamente. Da mesma forma, valores de MFI foram semelhantes entre pacientes com e sem RAMA, 4.972 ± 3.828 *vs.* 3.767 ± 2.723, respectivamente, portanto, o valor do MFI pré-transplante não se mostrou eficaz para avaliar o risco de desenvolver rejeição aguda, nem risco de RAMA[42,43]. Para tanto, uma possível explicação pode ser a capacidade de tais anticorpos serem ou não fixadores de complemento e da sua capacidade de reconhecer o peptídeo antigênico exposto na superfície da célula endotelial culminar com prova cruzada positiva por citometria de fluxo.

SOBREVIDAS DO PACIENTE E DO ENXERTO

Observamos que a sensibilização HLA e a ocorrência ou não de rejeição aguda não impactaram na sobrevida do paciente no longo prazo, conforme demonstrado na figura 65.2.

A sobrevida do enxerto foi semelhante entre os pacientes não sensibilizados com e sem rejeição, entre os sensibilizados sem DSA com e sem rejeição e entre sensibilizados com DSA sem rejeição aguda, mas foi menor entre os sensibilizados com DSA que evoluíram com rejeição aguda, demonstrando que a presença de DSA associada à ocorrência de rejeição aguda são os fatores que impactam na sobrevida do enxerto e não a presença de DSA isoladamente (Fig. 65.3).

CONSIDERAÇÕES FINAIS

A incidência de rejeição aguda diminuiu nos últimos anos, mas tem grande impacto na sobrevida do enxerto, especialmente se ocorre em pacientes com DSA pré-transplante. No entanto, apesar de os DSAs serem importantes fatores de risco para rejeição aguda, a maioria dos pacientes evolui com função renal estável. Várias medicações estão sendo estudadas para a prevenção e o tratamento das rejeições mediadas por anticorpos.

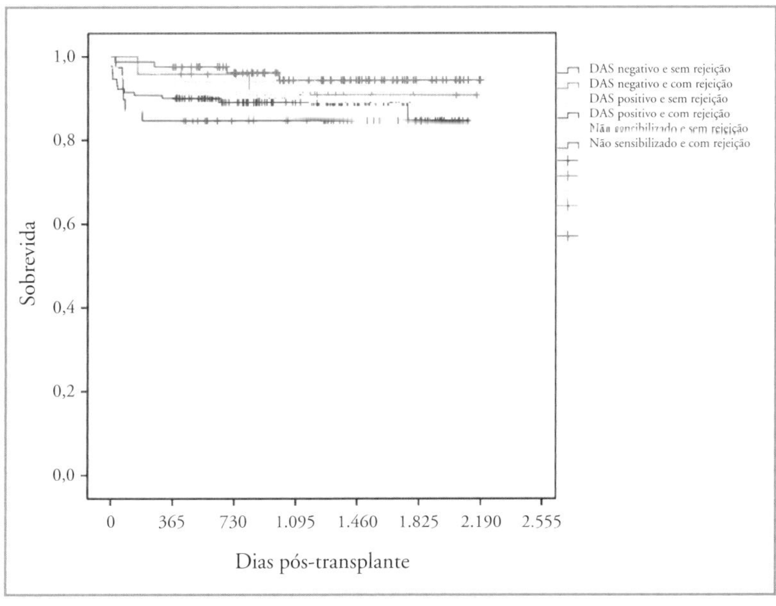

Figura 65.2 – Sobrevida do paciente conforme sensibilização HLA e ocorrência de rejeição.

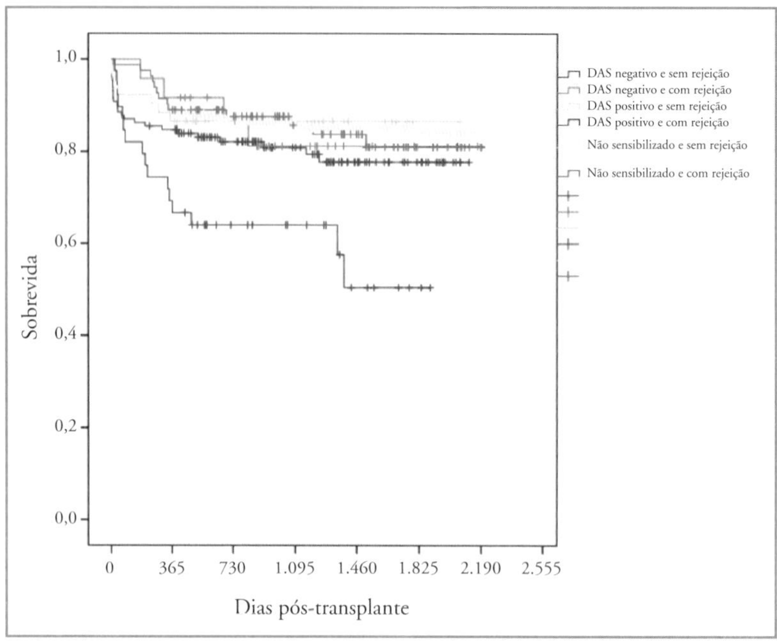

Figura 65.3 – Sobrevida do enxerto conforme sensibilização HLA e ocorrência de rejeição.

REFERÊNCIAS BIBLIOGRÁFICAS

1. Colvin RB, Cohen AH, Saiontz C *et al.* Evaluation of pathologic criteria for acute renal allograft rejection: reproducibility, sensitivity, and clinical correlation. *J Am Soc Nephrol* 1997; **8**: 1930-1941.
2. Racusen LC, Solez K, Colvin RB *et al.* The Banff 97 working classification of renal allograft pathology. *Kidney Int* 1999; **55**: 713-723.
3. Racusen LC, Colvin RB, Solez K *et al.* Antibody-mediated rejection criteria – an addition to the Banff 97 classification of renal allograft rejection. *Am J Transplant* 2003; **3**: 708-714.
4. Mengel M, Sis B, Hass M *et al.* Banff 2011 Meeting report: new concepts in antibody- mediated rejection. *Am J Transplant* 2012; **12**: 563-570.
5. Hass M, Sis B, Racusen L *et al.* Banff 2013 meeting report: inclusion of C4d negative antibody-mediated rejection and antibody-associate arterial lesion. *Am J Transplant* 2014; **14**: 272-283.
6. Gaughan A, Wang J, Pelleties R *et al.* Key role for CD4 T cells during mixed antibody-mediated rejection of renal allografts. *Am J Transplant* 2014; **14**: 284-294.
7. Hass M, Montgomery RA, Segev DL *et al.* Subclinical acute antibody-mediated rejection in positive crossmatch renal allografts. *Am J Transplant* 2007; **7**: 576-585.
8. Gloor JM, Cosio FG, Rea JD *et al.* Histologic findings one year after positive crossmatch or ABO blood group incompatible living donor kidney transplantation. *Am J Transplant* 2006; **6**: 1841-1847.
9. Hass M. C4d negative antibody-mediated rejection in renal allografts: evidence for its existence and effect on graft survival. *Clin Nephrol* 2011; **75**: 271-278.
10. Loupy A, Hill GS, Suberbielle C *et al.* Significance of C4d Banff scores in early protocol biopsies of kidney transplant recipients with preformed donor-specific antibodies (DSA). *Am J Transplant* 2011; **11**: 56-65.
11. Archdeacon P, Chan M, Neuland C *et al.* Summary of FDA antibody-mediated rejection workshop. *Am J Transplant* 2011; **11**: 896-906.
12. Sellares J, de Freitas DG, Mengel M *et al.* Understanding the causes of kidney transplant failure: The dominant role of antibody-mediated rejection and nonadherence. *Am J Transplant* 2012; **12**: 388-399.
13. Crespo M, Pacual M, Tolkoff-Rubin N *et al.* Acute humoral rejection in renal allograft recipients: I. Incidence serology and clinical characteristics. *Transplantation* 2001; **5**: 652-658.
14. Lefaucheur C, Loupy A, Hill GS *et al.* Preexisting donor-specific HLA antibodies predict outcome in kidney transplantation. *J Am Soc Nephrol* 2010; **21**: 1398-1406.
15. Kasiske BL, Zeier MG, Craig JC *et al.* KDIGO clinical practice guideline for the care of kidney transplant recipients. *Am J Transplant* 2009; Suppl **3**: S1-S155.
16. Sureshkumar KK, Hussain SM, Carpenter BJ *et al.* Antibody-mediated rejection following renal transplantation. *Expert Opin Pharmacother* 2007; **8**: 913-921.
17. Ahmed T, Senzel L. The role of therapeutic apheresis in the treatment of acute antibody-mediated kidney rejection. *J Clin Apher* 2012: **27**: 173-177.
18. Bonomini V, Vangelista A, Frasca GM *et al.* Effects of plasmapheresis in renal transplant rejection. A controlled study. *Trans Am Soc Artific Intern Organs* 1985; **31**: 698-703.
19. Rocha PN, Butterly DW, Greemberg A *et al.* Beneficial effect of plasmapheresis and intravenous immunoglobulin on renal allograft survival of patients with acute humoral rejection. *Tansplantation* 2003; **75**: 1490-1495.
20. Lucke PP, Scantlebury VP, Jordam ML *et al.* IVIg rescue therapy in renal transplantation. *Transpl Proc* 2001; **33**: 1093-1094.
21. Jordan SC, Quartel AW, Czer LS *et al.* Post transplant therapy using high-dose human immunoglobulin (intravenous gammaglobulin) to control acute humoral rejection in renal and cardiac allograft recipientes and potential mechanisms of action. *Transplantation* 1998; **66**: 800-805.
22. Roberts DM, Jiang SH, Chadban SJ. The treatment of acute antibody-mediated rejection in kidney transplant recipients – a systematic review. *Transplantation* 2012; **94**: 775-783.

23. Montgomery RA, Zachary AA, Racusen LA *et al.* Plasmapheresis and intravenous immune globulin provides effective rescue therapy for refractory humoral rejection and allows kidney to be successfully transplanted into cross-match positive recipients. *Transplantation* 2000; **70**: 887-895.
24. Kim Miae, Martin S, Townsend KR *et al.* Antibody-mediated rejection in kidney transplantation: a review of pathophysiology, diagnosis and treatment options. *Pharmacotherapy* 2014; **34**: 733-744.
25. Brown CM, Abraham KA. Long-term experience of plasmapheresis in AMR in renal transplantation. *Transpl Proceed* 2009; **9**: 231-235.
26. Faguer S, Kamar N, Guilbeuaud-Frugier C *et al.* Rituximab therapy for acute humoral rejection after kidney transplantation. *Transplantation* 2007; **9**: 1277-1280.
27. Muller WR, Hudson FJ, Tait BD. A single low-fixed dose of rituximab to salvage renal transplants from refractory antibody-mediated rejection. *Transplantation* 2009; **2**: 286-289.
28. Kapoztas Z, Podder H, Mauiyyedi S. Impacto of rituximab treatment of acute humoral rejection. *Clin Transplant* 2009; **2**: 260-270.
29. Lefaucheur C, Nochy D, Andrade J *et al.* Comparison of combination plasmapheresis/IVIg/anti-CD20 versus high-dose IVIg in the treatment of antibody-mediated rejection. *Am J Transplant* 2009; **5**: 1099-1107.
30. Zarkhin V, Li L, Kambham N *et al.* A randomized, prospective trial of acute rejection in pediatric renal transplantation. *Am J Transplant* 2008; **8**: 2607-2617.
31. Everly MJ, Everly JJ, Susskind B *et al.* Bortezomib provides effective therapy for antibody and cell-mediated acute rejection. *Transplantation* 2008; **86**: 1754-1761.
32. Walsh RC, Everly JJ, Brailey P *et al.* Protease inhibitor-based primary therapy for antibody-mediated rejection renal allograft rejection. *Transplantation* 2010; **89**: 277-284.
33. Perry DK, Burns JM, Pollinger HS *et al.* Protease inhibitor causes apoptosis of normal human plasma cells preventing alloantibody production. *AJT* 2009; **1**: 201-209.
34. Trivedi HL, Terasaki PI, Feroz A *et al.* Abrogation of anti-HLA antibodies via proteasome inhibition. *Transplantation* 2009; **87**: 1555-1561.
35. Waiser J, Budde K, Schtz M *et al.* Comparison between bortezomib and rituximab in the treatment of antibody-mediated renal allograft rejection. *Nephrol Dial Transplant* 2012; **3**: 1246-1251.
36. Walsh RC, Brailey P, Girnita A *et al.* Early and late acute antibody-mediated rejection differs immunologically and in response to proteasome inhibition. *Transplantation* 2011; **91**: 1218-1226.
37. Locke JE, Magro CM, Singer AK *et al.* The use of antibody to complement protein C5 for salvage treatment of severe antibody-mediated rejection. *Am J Transplant* 2009; **9**: 231-235.
38. Lonze BE, Dagher NN, Simpkins CE *et al.* Eculizumab, bortezomib and kidney paired donation facilitate transplantation of highly sensitized patients without vascular access. *Am J Transplant* 2010; **9**: 2154-2160.
39. Noone D, Al-Matrafi J, Tinckam K *et al.* Antibody-mediated rejection associated with complement factor H-related protein (3/1) deficiency successfully treated with eculizumabe. *Am J Transplant* 2012; **12**: 2546-2553.
40. Stegall MD, Diwan T, Raghavaiah S *et al.* Terminal complement inhibition decreases antibody-mediated rejection in sensitized renal transplant recipients. *Am J Transplant* 2011; **11**: 2405-2413.
41. Souza PS, Machado D, Aguirre AR *et al.* Antibody mediated graft damage. *Nephrol Dial Transplant* 2013; **28** (Suppl 1): i70-i70.
42. Aguirre AR, Souza PS, Davi DR *et al.* Impacto dos episódios de rejeição aguda no primeiro ano sobre a função renal no longo prazo. In: Anais do XIII Congresso Brasileiro de Transplantes, Rio de Janeiro; 2013.
43. Aguirre AR, Souza PS, Agena F *et al.* Vale a pena transplantar o paciente sensibilizado: Uma análise retrospectiva unicêntrica de 1.002 transplantes consecutivos. In: Anais do XIII Congresso Brasileiro de Transplantes, Gramado, 2015.

66

CINÉTICA DOS ANTICORPOS ANTI-HLA APÓS O TRANSPLANTE RENAL: COMO DEVEMOS MONITORAR?

Erick Acerb Barbosa
Maria Cristina Ribeiro de Castro

◆

O transplante renal é atualmente a terapia de escolha para a maioria dos pacientes com doença renal crônica grau V. Nas últimas décadas, a sobrevida do enxerto aumentou substancialmente. Segundo dados da Secretaria Estadual de Saúde do Estado de São Paulo, a sobrevida do enxerto renal entre 1998 e 2012 foi de 84% no primeiro ano, 72% para o quinto e de 60% no décimo ano[1].

A despeito da melhoria dos protocolos de imunossupressão, alguns enxertos ainda são perdidos devido à rejeição aguda refratária aos tratamentos imunossupressores disponíveis, principalmente em pacientes com anticorpos anti-HLA pré-transplante. Apesar da evidente melhora na sobrevida dos enxertos nas últimas décadas, pouco se alteraram as taxas de perda tardia do enxerto por rejeições crônicas, sendo essa a principal causa de perda em longo prazo. Dados recentes sugerem que, além de mecanismos celulares, mecanismos humorais também estariam envolvidos tanto na rejeição aguda como na rejeição crônica do enxerto[2].

Muito se sabe sobre o papel dos anticorpos anti-HLA quando detectados antes do transplante renal. A presença de anticorpos anti-HLA no pré-transplante é um fator de risco independente para a rejeição e para a falência do enxerto[3,4]. A detecção de anticorpos anti-HLA classes I e II, pela técnica de ELISA, em amostras de soro de pacientes no pré-transplante renal, associou-se à pior sobrevida do enxerto. Pacientes sem sensibilização HLA apresentaram sobrevida do enxerto de 84%; pacientes com sensibilização isolada, classe I ou II, apresentaram, respectivamente, sobrevida de 77% e 79%, enquanto pacientes sensibilizados anti-HLA classes I e II evoluíram com menor sobrevida do enxerto em 2 anos (70%), especialmente aqueles com mais de 3 incompatibilidades HLA[5].

Halloran *et al* atraíram a atenção dos pesquisadores para a importância dos anticorpos anti-HLA após o transplante e seu impacto na sobrevida do enxerto[6]. Esses autores relataram que 13 entre 64 pacientes (20%) não sensibilizados no pré-transplante desenvolveram anticorpos anti-HLA classe I nos primeiros três meses após a cirurgia. Nesse grupo, todos os pacientes cursaram com rejeição aguda, enquanto somente 41% dos pacientes sem anticorpos apresentaram esse evento ($p < 0,0005$). Os elevados níveis de anticorpos foram associados à gravidade da rejeição aguda: lesão vascular, glomerulite e infarto renal foram achados histológicos predominantes entre os pacientes com anticorpos, enquanto tubulite predominou naqueles sem anticorpos[7].

Em nosso centro, Castro *et al* avaliaram, retrospectivamente, 339 transplantes renais, dos quais 21 pacientes (6%) evoluíram com rejeição aguda Banff III. Entre os pacientes que evoluíram com perda do enxerto (38%), houve aumento da reatividade dos anticorpos contra painel (PRA), por citotoxicidade, de 5% no pré-transplante para 40% no pós-transplante, sugerindo que esses pacientes teriam anticorpos anti-HLA em baixos títulos no pré-transplante e, ainda, que a imunidade humoral anti-HLA estaria implicada na patogênese desse tipo de rejeição no pós-transplante[8].

Apesar de a teoria de rejeição mediada por células ter predominado nos últimos 40 anos, a introdução das técnicas que melhor identificam anticorpos circulantes reacendeu a necessidade de avaliar a importância da produção de anticorpos após o transplante e seu impacto sobre a rejeição e sobrevida do enxerto. Tanto estudos *in vivo* quanto *in vitro* expandiram o atual entendimento das lesões mediadas por anticorpos e do complemento e, atualmente, aceita-se que a contribuição dos anticorpos para a rejeição é maior do que previamente avaliado.

Crespo *et al* estudaram 81 pacientes que cursaram com rejeição aguda nos primeiros 3 meses após o transplante e mostraram que nenhum dos pacientes com rejeição corticossensível apresentou anticorpos anti-HLA contra o doador, enquanto esses anticorpos foram detectados em 37% dos pacientes com rejeição corticorresistente[9].

Everly *et al* mostraram que, diminuindo o nível de anticorpos doador- específicos *de novo* durante os episódios de rejeição aguda, houve redução da perda dos enxertos renais. Eles analisaram múltiplas variáveis, como raça, PRA, marcação do C4d, presença de anticorpos doador-específicos (ADE) *de novo* e número de transplantes, e observaram que a única variável que influenciou de forma significativa a sobrevida do rim transplantado foi o aparecimento de ADE *de novo*. Pacientes que apresentaram redução de ADE *de novo* maior que 50% no período de 14 dias após o diagnóstico da rejeição aguda tiveram melhor sobrevida quando comparados àqueles enxertos em que não houve essa redução nos títulos de ADE[10].

A prevalência de anticorpos anti-HLA no pós-transplante em 2.278 transplantados renais foi de 20,9%, conforme demonstrado por Terasaki *et al* em estudo multicêntrico. Pacientes que desenvolveram anticorpos pós-transplante tiveram 8,3% de falência do enxerto em um ano quando comparados com 3,3% de falência naqueles sem anticorpos[11]. Os autores sugerem que o aparecimento de anticorpos circulantes precede o episódio de rejeição, não só em transplante renal, mas também em transplantes de coração, pulmão e fígado, e que esses anticorpos podem estar envolvidos na evolução para rejeição crônica.

Eng *et al* mostraram em seu estudo, realizado pela técnica Luminex, que mais da metade do grupo que tinha ADE pré-transplante desenvolveu glomerulopatia do transplante em 2 anos e perdeu seus enxertos em 5 anos. Para comparar, em 14 pacientes que tinham glomerulopatia do transplante em suas biópsias e nunca desenvolveram ADE, apenas 1 perdeu o enxerto em 5 anos de acompanhamento. Assim os autores definem como importante a monitorização do ADE por Luminex devido à sua alta sensibilidade e especificidade em identificar anticorpos *de novo* em baixos títulos e reforçam, ainda, o custo-benefício da monitorização precoce do ADE pós-transplante no médio e longo prazo[12].

É consenso que tanto células quanto anticorpos possam levar à lesão arterial aumentando ainda mais a necessidade de critérios que diferenciem o dano arterial mediado por células daquele mediado por anticorpos. Esses dois tipos de rejeição aguda – aceitos internacionalmente – são muito mais complexos na prática clínica do que na teoria, enquanto a ação de anticorpos no processo pode-se manifestar com diferentes quadros histológicos da rejeição aguda ou crônica[13].

Recentemente, Lefaucheur *et al* descreveram diferentes formas histológicas de rejeição que não estão bem definidas nos consensos atuais. Trata-se de rejeições com diferentes fenótipos: rejeição vascular mediada por células T, rejeição vascular mediada por células T sem vasculite, rejeição vascular mediada por anticorpos e rejeição vascular mediada por anticorpos sem vasculite, todas com impacto na sobrevida do enxerto. As rejeições mediadas por anticorpos com e sem vasculite tiveram risco para a perda do enxerto de 9,07 e 2,93 quando comparadas à rejeição mediada por células T sem vasculite, respectivamente[14].

A incorporação do marcador C4d na avaliação histológica de enxertos renais tem auxiliado no entendimento da doença no transplante renal. O C4d é um produto da degradação do fator C4 da via clássica do sistema complemento. Liga-se covalentemente (ligação forte e estável) à superfície da célula endotelial, o que facilita sua detecção por imuno-histoquímica, e é um indicador indireto de presença de anticorpos no tecido renal.

O estudo pioneiro utilizando biópsias renais marcadas com C4d foi o de Feucht *et al*[15]. Nesse estudo, 51 de 93 biópsias de rins transplantados com disfunção foram positivas para C4d, sendo a sobrevida do enxerto após um ano de 57% nos pacientes com depósitos difusos de C4d e de 90% nos pacientes com biópsias sem depósito de C4d. Seu depósito em capilares peritubulares é preditivo da sobrevida do enxerto independentemente da lesão histológica encontrada e dos demais fatores prognósticos. A detecção de C4d tem especificidade de 96% e sensibilidade de 95% quando a presença de anticorpos anti-HLA doador-específico circulantes são considerados padrão-ouro para o diagnóstico de rejeição mediada por anticorpos.

O C4d praticamente não é detectado em doença renal primária, mas está presente em cerca de 30% das biópsias realizadas após o transplante renal. Ocorre em 24 a 43% das biópsias renais com rejeição aguda Banff I; em 45% na rejeição aguda Banff II e em 50% das rejeições Banff III; em 50 a 60% das glomerulites e somente em 14% das biópsias sem evidência histológica de rejeição[16]. Sua detecção é limitada a órgãos transplantados e, diante de um resultado positivo, devem-se avaliar o quadro clínico e a presença de anticorpos anti-HLA circulantes. Fatores de risco para depósito de C4d são existência de anticorpos pré-formados, re-transplantes, gestações, resistência ao tratamento antirrejeição e presença de anticorpos anti-HLA *de novo*[17,18].

Vários estudos tentam associar a presença de C4d com anticorpos circulantes, entretanto, essa correlação não é perfeita e anticorpos anti-HLA podem ser detectados na ausência de C4d e vice-versa[17,19]. Anticorpos anti-HLA classe I e/ou II estão presentes em cerca de 88 a 95% dos pacientes que cursam com rejeição do enxerto e depósito para C4d, enquanto ocorre em menos de 10% das rejeições sem marcação para C4d[15]. Depósito de C4d sem detecção de anticorpos anti-HLA circulantes pode ser consequência da absorção desses anticorpos pelo enxerto[4], o que pode ser demonstrado por meio da eluição de anticorpos anti-HLA do enxerto rejeitado e nefrectomizado[20]. Anticorpos circulantes na ausência de C4d podem ser devidos a anticorpos não fixadores de complemento, anticorpos anti-HLA em baixos títulos e não detectados pelas técnicas habituais ou ainda por anticorpos não-HLA[21].

Em muitos episódios de rejeição os componentes humorais e celulares podem ocorrer simultaneamente, sendo o componente humoral muitas vezes não diagnosticado em cortes histológicos convencionais. Por essa razão, considera-se atualmente que a pesquisa de C4d deve ser feita em todas as biópsias de rim transplantado. Presença de anticorpos circulantes, depósito de C4d e lesão renal são critérios diagnósticos para a rejeição mediada por anticorpos[22].

Mais recentemente, surgiram estudos evidenciando a existência de rejeições agudas mediadas por anticorpos em enxerto renal com a ausência da fixação do C4d em capilares peritubulares[23]. Em seu estudo, Haas mostrou que a lesão microvascular causada pela presença do ADE tem potencial para evoluir com fibrose intersticial/atrofia tubular, glomerulopatia do transplante e a perda do enxerto independentemente da presença do C4d nos capilares peritubulares. Seus dados ainda mostram agressão histológica similar em rejeição aguda mediada por anticorpo com C4d positivo ou C4d negativo[24].

Não é surpresa que o C4d não seja o principal marcador para o diagnóstico da rejeição mediada por anticorpos. Muitos grupos concordam que a detecção de C4d tem alta especificidade para rejeição mediada por anticorpos quando em capilares peritubulares, mas que não é um marcador sensível o suficiente para todas as formas de rejeição mediada por anticorpos[25].

Dados sobre a incidência de anticorpos anti-HLA no pós-transplante têm sido contraditórios na literatura. Essa variabilidade se deve a vários fatores, incluindo tipo de técnica de detecção utilizada, imunossupressão, população estudada e variabilidade nos tempos de coleta das amostras de soro. Além disso, em alguns estudos, os anticorpos anti-HLA doador-específicos foram avaliados, entretanto, em outros apenas o painel genérico foi estudado.

Para compreendermos melhor a dinâmica dos ADE, quantificam-se os níveis de intensidade média de fluorescência (MFI). Morris *et al* mostraram que MFI > 2.000 poderiam ser contraindicação ao transplante renal. Os pacientes transplantados com prova cruzada por CDC negativa e que tinham níveis baixos de ADE (MFI < 2.000) tiveram sobrevida do enxerto equivalente aos que não apresentaram ADE, em um seguimento de 18 meses[26].

Publicações recentes[27,28] dão ênfase aos anticorpos anti-HLA doador-específico *de novo* e mostram associação com complicações imunológicas graves e perda do enxerto em médio e longo prazo. Para tentar elucidar o que ocorre no curto prazo, Heilman *et al*[29] publicaram a incidência e o impacto do aparecimento dos anticorpos anti-HLA doador-específico *de novo* ao longo do primeiro ano após o transplante renal. Os autores encontraram incidência de 17%. Quando separados em grupos, aqueles que desenvolveram ADE *de novo* não mostraram impacto sobre a taxa de rejeição aguda, a função renal e a sobrevida do enxerto ao final do primeiro ano de transplante. Contudo, entre aqueles que desenvolveram ADE *de novo*, os que apresentaram MFI maior que 3.000 tiveram risco maior para rejeição mediada por anticorpos.

Nosso grupo avaliou, por meio de técnicas sensíveis de detecção (Luminex), a dinâmica dos anticorpos anti-HLA após o transplante renal e sua influência no aparecimento e na gravidade de episódios de rejeição aguda. Para determinar como devem ser monitorizados os anticorpos anti-HLA na prática clínica do pós-transplante, realizamos um estudo prospectivo, observacional, em pacientes submetidos a transplante renal isolado com doador falecido ou vivo (parente ou não parente) realizado no Serviço de Transplante Renal do Hospital das Clínicas da Faculdade de Medicina da Universidade de São Paulo. Cento e cinquenta pacientes foram acompanhados durante 12 meses após o transplante ou até a perda do enxerto. Foram submetidos a coletas de sangue antes do transplante e da administração de qualquer terapia de indução, e nos dias 4, 7, 14, 30, 90, 180 e 360 após.

Foram utilizados soros para pesquisa de anticorpos anti-HLA pelo teste de LabScreen Mixed® para os transplantados não sensibilizados; Single Antigen® para os sensibilizados; tipagem HLA de classe I para *loci* A, B e C; e classe II para *loci* DR e DQ. Os soros foram testados para avaliar a presença de anticorpos anti-HLA das classes I e II do isotipo IgG.

Oitenta e nove pacientes (59,3%) apresentaram PRA classes I e II negativos e foram considerados não sensibilizados. Nove pacientes (6%) apresentaram anticorpos anti-HLA classe I; 6 pacientes (4%), anticorpos anti-HLA classe II; e 46 pacientes (30,7%), anticorpos anti-HLA classes I e II no pré-transplante. No total, 61 pacientes (40,7%) foram considerados sensibilizados no pré-transplante.

Esses pacientes foram divididos em 3 grupos, de acordo com a presença ou ausência de anticorpos anti-HLA:

Grupo A – PRA = 0 (n = 89 pacientes).
Grupo B – PRA > 0 sem ADE (n = 39 pacientes).
Grupo C – PRA > 0 com ADE (n = 22 pacientes).

ESTUDO IMUNOLÓGICO DOS GRUPOS

GRUPO I (N = 89), PRA = 0

Nesse grupo, todos os pacientes transplantaram sem anticorpos anti-HLA, mas 10 deles (11,2%) desenvolveram anticorpos ao longo do primeiro ano de transplante. Dois (2,2%) desenvolveram ADE; um, anticlasse I, que foi detectado no 180º dia de pós-operatório; e outro, anticlasse II, que foi detectado no 360º dia pós-transplante, ambos sem associação com episódios de rejeição clínica (Fig. 66.1).

Os oito pacientes restantes não desenvolveram anticorpos anti-HLA doador-específico; dois deles apresentaram anticorpos anti-HLA de classe I não específico, que apareceram no 4º dia, mantiveram-se entre o 7º e o 14º dia de pós-operatório, desaparecendo no 30º dia pós-transplante. Em um paciente foram detectados anticorpos anti-HLA de classes I e II no 30º dia pós-transplante, que desapareceram no 180º dia de pós-operatório, e nos outros cinco pacientes, anticorpos anti-HLA classes I e II apareceram em torno do 360º dia pós-transplante.

GRUPO B (N = 39), PRA > 0 SEM ADE

Nesse grupo, 39 pacientes foram transplantados com anticorpos anti-HLA, mas sem ADE. Cinco deles (12,8%), todos doadores falecidos, desenvolveram anticorpos anti-HLA doador-específico e quatro desenvolveram ADEs precocemente [DR15 (MFI = 7.295), DR8 (MFI = 5.789), A23 (MFI = 1.027) e B62 (MFI = 1.955)] a partir do sétimo dia de pós-cirurgia, causando episódio de rejeição mediada por anticorpos no primeiro mês. Outro paciente desenvolveu ADE classe II detectado apenas no 180º dia de pós-operatório sem relação com rejeição aguda clínica (Fig. 66.2).

GRUPO C (N = 22), PRA > 0 COM ADE

Esse grupo foi composto por todos os pacientes que transplantaram com presença de anticorpos anti-HLA classe I e/ou II dirigidos contra o doador. Nesse grupo, tivemos seis transplantados que reduziram os níveis de MFI do ADE (6/22 = 27%) e nenhum deles apresentou rejeição. Nove (9/22 = 41%) mantiveram o mesmo nível de intensidade de seus anticorpos doador-específicos, sendo que 2 (22%) evoluíram com rejeição mediada por anticorpos.

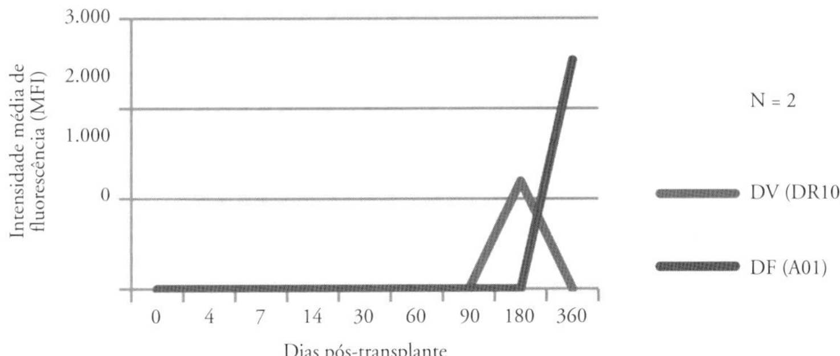

Figura 66.1 – Aparecimento de anticorpos anti-HLA doador-específico *de novo* em pacientes não sensibilizados. DV = doador vivo; DF = doador falecido.

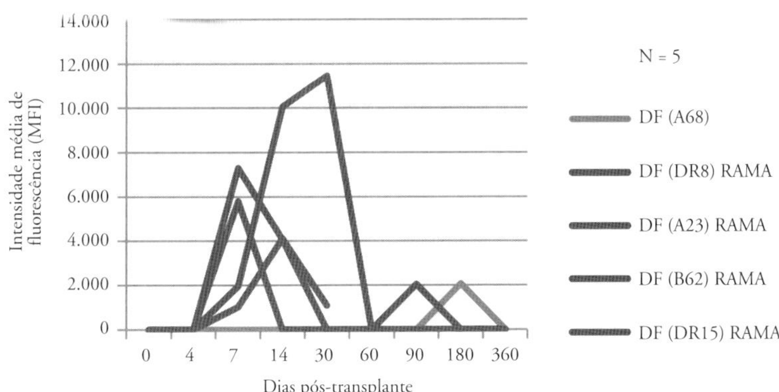

Figura 66.2 – Cinética do aparecimento de anticorpos anti-HLA doador específico *de novo* nos pacientes sensibilizados pré-transplante. DF = doador falecido; RAMA = rejeição aguda mediada por anticorpos.

Sete (7/22 = 32%) aumentaram os níveis de intensidade de seus anticorpos doador-específicos, sendo que 6 (85%) cursaram com rejeição mediada por anticorpos.

A figura 66.3 mostra a cinética dos anticorpos anti-HLA doador-específico desse grupo: a cor azul mostra o grupo que diminuiu ou eliminou seus ADE; a cor cinza claro, o grupo que manteve seus níveis de ADE; e a cinza escuro, os que aumentaram os títulos dos ADE ao longo do estudo. As alterações nos níveis dos ADE ocorreram em geral nos primeiros 15 dias de transplante.

Quando comparados os níveis de intensidade média de fluorescência dos anticorpos doador-específicos (MFI-ADE) no momento do pré-transplante entre quem teve e não teve rejeição aguda mediada por anticorpos, podemos observar que não existiu diferença estatística entre eles (p = 0,458). Com isso, concluímos que não podemos predizer uma possível rejeição a partir dos títulos dos anticorpos doador-específicos do pré-transplante (Tabela 66.1).

Para analisarmos a cinética dos anticorpos doador-específicos, consideramos os pacientes dos grupos B e C. Na tabela 66.2 apresentamos as médias e desvios-padrão dos MFI-ADE ao longo dos primeiros 14 dias de transplante, e na figura 66.4, as médias superpostas. Podemos notar que, no grupo sem rejeição aguda mediada por anticorpos (RAMA), a variação ao longo desse período é baixa, com ligeira queda. Para o grupo com RAMA, notamos queda acentuada no 4º dia e depois elevação entre o 7º e 14º dia pós-transplante.

Por causa da grande variabilidade dos títulos de MFI-ADE entre os dois grupos, não houve diferença significativa entre eles nos vários momentos analisados.

Entre o pré-transplante e o 7º dia, observamos que aquele grupo que apresentou rejeição aguda mediada por anticorpos teve aumento médio do nível de MFI em relação ao pré-transplante de 22,2%. Já o grupo que não apresentou rejeição teve um descenso médio de 28,7% (p = NS), como ilustra a tabela 66.3.

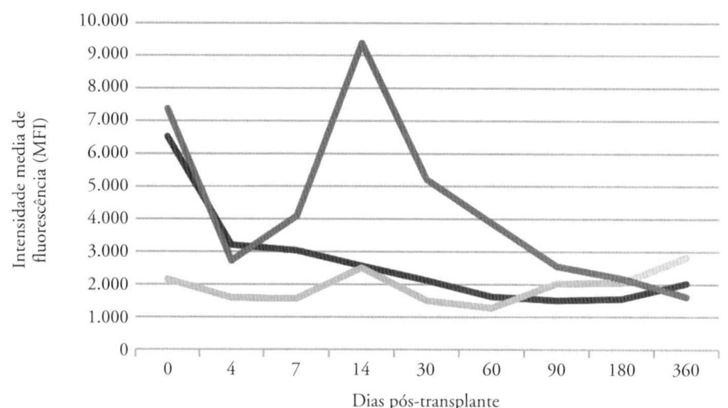

Figura 66.3 – Comportamento expresso em medianas dos anticorpos anti-HLA doador específico.

Tabela 66.1 – MFI-ADE dos pacientes que transplantaram com anticorpos doador-específicos.

MFI pré-transplante			
N = 22	**Sem RAMA (14)**	**Com RAMA (8)**	**p**
Média ± DP Min-máx	6.478 ± 5.151 (1.453-17.809)	5.232 ± 2.553 (1.835-8.124)	NS

Tabela 66.2 – Médias e desvios-padrão dos MFI-ADE (N = 27).

RAMA	**Momento**			
	Pré-transplante	**4º PO**	**7º PO**	**14º PO**
Sim	3.488,0 (3.283,7)	1.230,9 (1.725,5)	4.334,0 (3.004,6)	7.791,8 (4.790,9)
Não	6.859,3 (5.151,2)	5.215,9 (5.093,5)	5.612,7 (5.367,3)	5.330,7 (5.636,8)
p	NS	NS	NS	NS

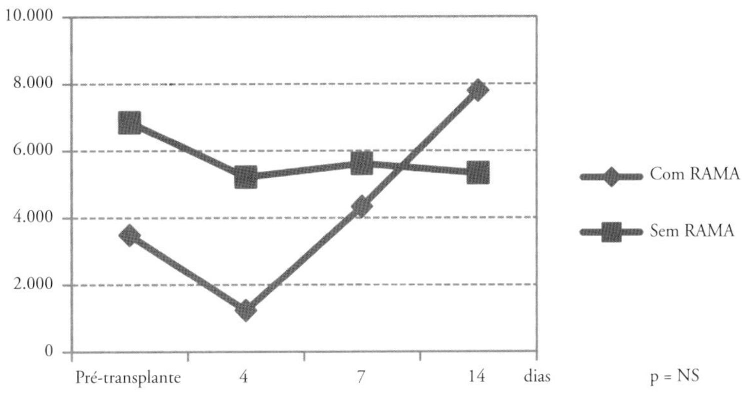

Figura 66.4 – Médias dos MFI-ADE.

Tabela 66.3 – Médias e desvios padrão da variação do MFI-ADE entre pré-transplante e o 7º dia de PO.

RAMA	Evolução	
	Pontual	**Percentual**
Sim	1.144,3 (4.658,8)	22,2 (145,6)
Não	–2.060,2 (2.163,6)	–28,7 (30,5)

Analisamos o impacto da variação do nível de MFI com a creatinina ao final de um ano nos pacientes que transplantaram com ADE e não tiveram RAMA. Para avaliar se a correlação era significativa, calculamos o índice de correlação linear e fizemos o teste desse índice (p = 0,053), observando tendência que indica que, quanto maior a queda do MFI, menor será a creatinina ao final de 1 ano (Fig.66.5). A equação da relação entre creatinina e MFI ficaria assim:

$$\text{Creatinina} = 1{,}43.526 + 0{,}00008728^{*}\ \text{MFI}$$

Alguns estudos têm surgido na literatura com a tentativa de elucidar qual a melhor forma de monitorizar pacientes transplantados renais para antecipar o diagnóstico ou tentar prevenir rejeição mediada por anticorpos[12,30,31].

Observamos, em nosso serviço, que cerca de 40% dos pacientes transplantados apresentavam algum grau de sensibilização anti-HLA, sendo que 15% apresentavam anticorpos anti-HLA doador-específicos no momento do transplante. A maioria dos pacientes que não apresentou anticorpos anti-HLA no pré-transplante não desenvolveu anticorpos no pós-transplante e evoluiu sem rejeição, com boa função renal e taxa de sobrevida do enxerto de 98,8% no primeiro ano. Nesse grupo de não sensibilizados no pré-transplante, 13% apresentaram rejeição aguda, todas mediadas por células e somente uma perda de enxerto foi atribuída à rejeição. Entre os pacientes sensibilizados, aqueles que transplantaram com anticorpos anti-HLA doador-específico foram os que apresentaram maior índice de rejeição aguda (36%), em sua totalidade mediada por anticorpos, o que não foi diferente da prevalência encontrada por Lefaucheur *et al*[32]. Em sua casuística, o principal fator para esse tipo de rejeição foi a presença de anticorpos anti-HLA doador-específico com um risco relativo de nove. Em nosso estudo, também encontramos a presença de anticorpos anti-HLA doador-específico no momento do transplante como o principal fator de risco para a rejeição mediada por anticorpos, com risco 17 vezes maior.

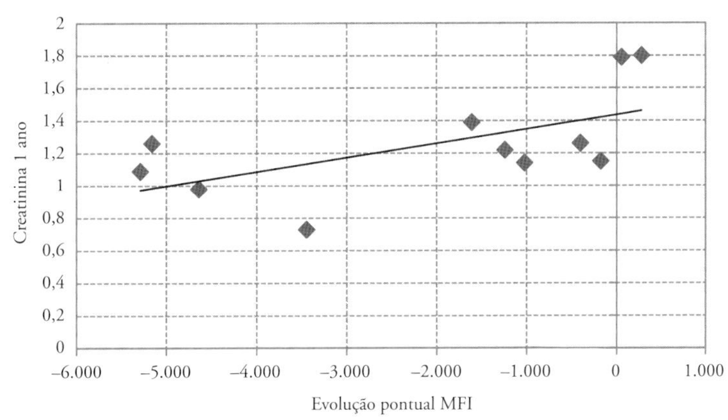

Figura 66.5 – Correlação entre evolução MFI-ADE e creatinina ao final de um ano.

Pacientes que cursaram com rejeição aguda mediada por anticorpos em nossa casuística ao final do primeiro ano de seguimento apresentaram pior função renal do que aqueles que não cursaram com rejeição, entretanto a sobrevida do enxerto foi a mesma, talvez pelo curto tempo de seguimento desse estudo. A presença de anticorpos doador-específico no pré e no pós-transplante renal foi um importante fator de risco para a menor sobrevida do enxerto em outros estudos[33,34].

Quando comparamos a intensidade média de fluorescência dos anticorpos anti-HLA doador-específico dos pacientes que rejeitaram *versus* os que não rejeitaram, não observamos diferença estatística e, portanto, o nível de intensidade dos anticorpos anti-HLA no pré-transplante renal não pode predizer o episódio de rejeição. Assim o dogma de que a simples presença de anticorpo anti-HLA doador-específico no pré-transplante seja uma contraindicação para o transplante não é válida, já que muitos não apresentaram rejeição. O anticorpo é um fator de risco e cabe a cada centro aceitar ou não esse risco de acordo com a chance de transplante do paciente com outros doadores e dos recursos disponíveis no serviço[26,35].

Os resultados encontrados mostram que existem diferentes comportamentos dos anticorpos anti-HLA doador-específicos, mantendo, diminuindo ou elevando seus níveis de intensidade. Nos pacientes que não rejeitaram, a variação ao longo das primeiras semanas foi pequena, com ligeira queda. Naqueles que rejeitaram, notamos queda acentuada no 4º dia de pós-operatório, seguido de elevação a partir do 7º dia pós-transplante. Uma elevação média de 22% dos títulos do pré-transplante até o 7º dia foi encontrada naqueles que apresentaram rejeição e descenso médio de 28% ocorreu nos que não cursaram com rejeição. Nossos dados mostram que quanto maior a queda dos títulos de ADE nos pacientes, menor será a creatinina ao final de um ano.

MONITORIZAÇÃO DOS ANTICORPOS ANTI-HLA

Conhecendo a cinética pós-transplante dos anticorpos anti-HLA nos diferentes grupos do pré-transplante, podemos desenvolver estratégias para sua monitorização. A literatura não tem um consenso sólido sobre quando e como monitorizar os pacientes transplantados de rim.

MONITORIZAÇÃO DOS ANTICORPOS ANTI-HLA EM PACIENTES NÃO SENSIBILIZADOS

Apenas 2 de 89 (2,2%) dos pacientes não sensibilizados desenvolveram anticorpos anti-HLA doador específico *de novo* ao longo do 1º ano, e esse fato não se associou à rejeição clínica. De modo geral, não houve benefício clínico em monitorizar periodicamente esse grupo de pacientes.

MONITORIZAÇÃO DOS ANTICORPOS ANTI-HLA EM PACIENTES SENSIBILIZADOS

Trinta e nove pacientes foram transplantados com anticorpos anti-HLA não doador-específicos e, desses, cinco (12,8%) desenvolveram anticorpos anti-HLA doador-específicos *de novo*, apresentando alta taxa de rejeição mediada por anticorpos (4/5 = 80%). A monitorização intensa e prospectiva durante o primeiro mês, a cada 2 ou 3 meses até o 6º mês e a cada 6 meses, mostrou-se relevante.

Vinte e dois pacientes foram transplantados com anticorpos anti-HLA doador-específicos. Desses 6, 27% diminuíram os títulos de MFI-ADE, 9 (41%) mantiveram os títulos de MFI-ADE e 7 (32%) aumentaram os níveis de MFI-ADE. Este último grupo apresentou 85% (6/7 pacientes) de rejeição aguda mediada por anticorpos. Dessa forma, acreditamos que a mesma estratégia de monitorização deveria ser usada para os pacientes que transplantaram com anticorpo anti-HLA doador-específico, de forma intensa no primeiro mês (7º, 14º e 30º dias pós-transplante), a cada 2 ou 3 meses até o 6º mês e a cada 6 meses, uma vez que os níveis de MFI podem reduzir-se, se manter ou aumentar ao longo do pós-transplante, com alto impacto nas rejeições agudas, especialmente nas mediadas por anticorpos.

Consenso internacional de monitorização de anticorpos sugere que pacientes não sensibilizados sejam monitorizados pelo menos uma vez entre o 3º e o 12º mês pós-transplante[30]. Nossos resultados mostram que a monitorização dos anticorpos anti-HLA nesse perfil de pacientes não mostrou benefício. Apenas 2% dos não sensibilizados desenvolveram anticorpos anti-HLA doador-específico *de novo* sem nenhuma relação com o desenvolvimento de rejeição. Nesse grupo, a pesquisa de anticorpos anti-HLA doador-específico deve ocorrer em caso de disfunção do enxerto.

Nossos dados sobre a cinética dos anticorpos anti-HLA nos pacientes sensibilizados predispõem a sugerir a monitorização intensa no 1º mês, quando existe a maior variabilidade desses anticorpos, sequenciado ao longo do primeiro ano. Há também a possibilidade de desenvolver anticorpos anti-HLA doador-específico *de novo* durante qualquer período do transplante, como demonstrou Heilman *et al*[29], que encontraram 9,4% de anticorpos anti-HLA doador-específico *de novo* entre o 2º mês e o final do 1º ano em seu estudo. Monitorizar os pacientes sensibilizados de forma seriada é a recomendação da literatura com as justificativas de que a pesquisa de anticorpos anti-HLA doador-específico é um marcador precoce, não invasivo e que poderá ajudar no diagnóstico e na terapêutica da rejeição.

Conhecer a dinâmica dos anticorpos anti-HLA possibilita identificar aqueles pacientes com maior risco para rejeição e desenvolver estratégias para diminuir o impacto desses anticorpos sobre o rim transplantado.

Podemos concluir então que a monitorização prospectiva e seriada de anticorpos anti-HLA no pós-transplante renal pode identificar aqueles com maior risco de rejeição aguda e rejeição mediada por anticorpos. Não encontramos evidências de benefício da monitorização rotineira de anticorpos anti-HLA em pacientes não sensibilizados. Pacientes sensibilizados beneficiaram-se da monitorização para anticorpos anti-HLA de maneira intensa, especialmente no 1º mês, a cada 2 ou 3 meses até o 6º mês e, a seguir, a cada 6 meses.

REFERÊNCIAS BIBLIOGRÁFICAS

1. Secretaria de Saúde do Estado de São Paulo. Sobrevida atuarial dos enxertos renais, no período de 1998 a 2012. http://www.saude.sp.gov.br
2. Scientific Registry of Transplant Recipients. The UNOS Renal Transplant Registry, no período de 2001 a 2012. http://optn.transplant.hrsa.gov/
3. Shenton BK. The detection and relevance of pretransplant antibodies. *Transpl Immunol* 1994; **2**: 135-13.
4. Terasaki PI. Humoral theory of transplantation. *Am J Transplant* 2003; **3**: 665-673.
5. Susal C, Opelz G. Kidney graft failure and presensitization against HLA class I and class II antigens. *Transplantation* 2002; **73**: 1269-1273.
6. Halloran PF, Schlaut J, Solez K *et al.* The significance of the anti-class I response. II. Clinical and pathologic features of renal transplants with anti-class I-like antibody. *Transplantation* 1992; **53**: 550-555.
7. Trpkov K, Campbell P, Pazderka F *et al.* Pathologic features of acute renal allograft rejection associated with donor-specific antibody, Analysis using the Banff grading schema. *Transplantation* 1996; **61**: 1586-1592.
8. Castro MC, David DS, Saldanha LB *et al.* Acute vascular rejection: a clinical and morphological study. *TranspllInt* 1998; **11** Suppl 1: S15-S18.
9. Crespo M, Pascual M, Tolkoff-Rubin N *et al.* Acute humoral rejection in renal allograft recipients: I. Incidence, serology and clinical characteristics. *Transplantation* 2001; **71**: 652-658.
10. Everly MJ, Everly JJ, Arend LJ *et al.* Reducing de novo donor-specific antibody levels during acute rejection diminishes renal allograft loss. *Am J Transplant* 2009; **9**: 1063-1071.
11. Terasaki PI, Ozawa M. Predicting kidney graft failure by HLA antibodies: a prospective trial. *Am J Transplant* 2004; **4**: 438-443.
12. Eng HS, Bennett G, Bardy P*et al.* Clinical significance of anti-HLA antibodies detected by Luminex: enhancing the interpretation of CDC-BXM and important post-transplantation monitoring tools. *Human Immunol* 2009; **70**: 595-599.
13. Racusen LC, Colvin RB, Solez K *et al.* Antibody-mediated rejection criteria - an addition to the Banff 97 classification of renal allograft rejection. *Am J Transplant* 2003; **3**: 708-714.
14. Lefaucheur C, Loupy A, Vernery D *et al.* Antibody-mediated vascular rejection of kidney allografts: a population-based study. *Lancet* 2013; **381**: 313-319.
15. Feucht HE, Schneeberger H, Hillebrand G*et al.* Capillary deposition of C4d complement fragment and early renal graft loss. *Kidney Int* 1993; **43**: 1333-1338.
16. Haas M, Rahman MH, Racusen LC *et al.* C4d and C3d staining in biopsies of ABO- and HLA-incompatible renal allografts: correlation with histologic findings. *Am J Transplant* 2006; **6**: 1829-1840.
17. Bohmig GA, Exner M, Habicht A *et al.* Capillary C4d deposition in kidney allografts: a specific marker of alloantibody-dependent graft injury. *J Am Soc Nephrol* 2002; **13**: 1091-1099.
18. Feucht HE. Complement C4d in graft capillaries -- the missing link in the recognition of humoralalloreactivity. *Am J Transplant* 2003; **3**: 646-652.
19. Lederer SR, Kluth-Pepper B, Schneeberger H *et al.* Impact of humoralalloreactivity early after transplantation on the long-term survival of renal allografts. *Kidney Int* 2001; **59**: 334-341.
20. Martin L, Guignier F, Bocrie O *et al.* Detection of anti-HLA antibodies with flow cytometry in needle core biopsies of renal transplants recipients with chronic allograft nephropathy. *Transplantation* 2005; **79**: 1459-1461.
21. Colvin RB. Antibody-mediated renal allograft rejection: diagnosis and pathogenesis. *J Am Soc Nephrol* 2007; **18**: 1046-1056.
22. Montgomery RA, Hardy MA, Jordan SC *et al.* Consensus opinion from the antibody working group on the diagnosis, reporting, and risk assessment for antibody-mediated rejection and desensitization protocols. *Transplantation* 2004; **78**: 181-185.
23. Haas M. C4d-negative antibody-mediated rejection in renal allografts: evidence for its existence and effect on graft survivel. *Clin Nephrol* 2011; **75**: 271-278.
24. Hass M. Pathology of C4d-negative antibody-mediated rejection in renal allografts. *Curr Opin Organ Transplant* 2013; **18**: 319-326.
25. Loupy A, Hill GS, Suberbielle C *et al.* Significance of C4d Banff scores in early protocol biopsies of kidney transplant recipients with preformed donor-specific antibodies (DSA). *Am J Transplant* 2011; **11**: 56-65.
26. Morris GP, Phelan DL, Jendrisak M *et al.* Virtual crossmatch by identification of donor-specific anti-human leukocyte antigen antibodies by solid-phase immunoassay: A 30-month analysis in living donor kidney transplantation. *Human Immunol* 2010; **71**: 268-273.
27. Wiebe C, Gibson IW, Blydt-Hansen TD *et al.* Evolution and clinical pathologic correlations of de novo donor-specific HLA antibody post kidney transplant. *Am J Transplant* 2012; **12**: 1157-1167.
28. Everly MJ, Rebellato LM, Haizch CE *et al.* Incidence and impact of the novo donor-specific alloantibody in primary renal allografts. *Transplantation* 2013; **95**: 410-417.
29. Heilman RL, Nijim A, Desmarteau YM *et al.* De novo donor-specific human leukocyte antigen antibodies early after kidney transplantation. *Transplantation* 2014; **98**: 11310-1315.
30. Tait BD, Süsal C, Gebel HM *et al.* Consensus guidelines on the testing and clinical management issues associated with HLA and non HLA antibodies in transplantation. *Transplantation* 2013; **95**: 19-47.
31. Tsapepas D, Vasilescu R, Tanriover B *et al.* Preformed donor-specific antibodies and risk antibody-mediated rejection in repeat renal transplantation. *Transplantation* 2014; **97**: 642-647.
32. Lefaucheur C, Suberbielle-Boissel C, Hill GS *et al.* Clinical relevance of preformed HLA donor-specific antibodies in kidney transplantation. *Am J Transplant* 2008; **8**: 324-331.
33. Loupy A, Jordan SC. Transplantation: donor-specific HLA antibodies and renal allograft failure. *Nat Rev Nephrol* 2013; **9**: 130-131.
34. Loupy A, Lefaucheur C, Vernerey D *et al.* Complement-binding anti-HLA antibodies and kidney-allograft survival. *N Engl J Med* 2013; **369**: 1215-1226.
35. Roelen D, Doxiadis I, Claas FH. Detection and clinical relevance of donor specific HLA antibodies: a matter of debate. *Transplant Int* 2012; **25**: 604-610.

67

ESTENOSE DA ARTÉRIA DO ENXERTO RENAL: ATUALIZAÇÃO

Jarinne Camilo Landim Nasserala
Cláudia Maria Costa de Oliveira

◆

INTRODUÇÃO

A doença renal crônica constitui hoje um sério problema de saúde pública em todo o mundo. Considerada uma epidemia, tem elevada mortalidade, morbidade e custos para a saúde da população[1]. Projetava-se que ocorreria cerca de 36 milhões de óbitos por doença renal crônica e doenças vasculares até 2015 em todo o mundo[2]. O número de pacientes com diálise é elevado[3] e esse levantamento acarreta redução de qualidade de vida[4].

A melhor opção terapêutica para pacientes com doença renal crônica terminal é o transplante renal[4-7]. Os progressos da terapêutica imunossupressora e da seleção imunogenética resultaram em aumento da sobrevida dos receptores de transplante[6,8]. Entretanto, o transplante renal pode evoluir com complicações clínicas, urológicas ou vasculares[4,8].

A estenose de artéria do enxerto renal (EAER) foi relatada pela primeira vez em 1966 e é a complicação vascular mais comum pós-transplante, representando 75% dessas complicações, dependendo do critério utilizado para o diagnóstico. Sua incidência varia de 1 a 23%[5,9-11]. Essa complicação é causa importante de hipertensão arterial, deterioração da função renal e/ou perda desse órgão[12-14].

DEFINIÇÃO DE ESTENOSE DA ARTÉRIA DO ENXERTO RENAL

A definição de EAER hemodinamicamente significante não está bem padronizada. Os pesquisadores têm utilizado uma variedade de tamanho do comprometimento da artéria pela estenose e estreitamento do lúmen arterial para a definição de EAER, desde 50 até 80%[13].

PREVALÊNCIA DE ESTENOSE DA ARTÉRIA DO ENXERTO RENAL

A EAER é a complicação mais comum após transplante renal, ocorrendo em 1 a 23% dos transplantados e, usualmente, é diagnosticada entre o terceiro mês e o segundo ano pós-transplante, mas pode estar presente em qualquer tempo no paciente transplantado, com apresentação clínica de piora ou hipertensão refratária e/ou disfunção do enxerto na ausência de rejeição, obstrução ureteral ou infecção[5-7,15].

Em estudo de Wong *et al*[16], em 1996, a prevalência de EAER foi de 2,4% antes e de 12,4% após a introdução de triagem com ultrassonografia com Doppler colorido (US) nos EUA. No entanto, também há evidências de que o efeito clínico da estenose no enxerto renal pode ser superestimado em doentes com disfunção renal e rejeição crônica do enxerto[16].

Lopes *et al*[17], em 1998, em estudo realizado no Brasil, encontraram a frequência de 1,63% de estenose de artéria renal em 676 receptores de transplante, e a frequência não diferiu de modo significante em relação ao tipo de anastomose realizada, contrariando achados de outros autores. Já Eufrásio *et al*[18], em 2011, encontraram, em uma análise retrospectiva, em 2.000 transplantados renais, prevalência de EAR de 0,5%. No Ceará, em nosso centro de transplante, foi encontrada prevalência de 4,8%, em estudo com 529 pacientes de 2008 a 2014.

Alguns estudos publicados mostram incidência aproximada de 10%, sendo uma das causas de hipertensão potencialmente tratável[19]. Mas a incidência pós-transplante de EAER em diferentes estudos é variável, dependendo da definição e do grau de significância e indicações de arteriografia[20].

ETIOLOGIA E LOCALIZAÇÃO DA ESTENOSE DA ARTÉRIA DO ENXERTO RENAL

Em relação à localização da anastomose arterial do enxerto renal, a estenose pode ser proximal, devido à doença aterosclerótica do receptor, na anastomose ou distal na artéria renal do doador. Quanto ao acometimento da estenose, pode ser difusa ou múltipla[14,20,21]. Ocasionalmente, o estreitamento das artérias pode, simultaneamente, afetar vários locais ou até mesmo toda sua extensão. O tempo de início da estenose pode sugerir diferentes etiologias. As estenoses tardias, que aparecem vários anos pós-transplante, geralmente refletem doença aterosclerótica do transplante renal ou da artéria ilíaca proximal adjacente[22].

Estenose localizada na anastomose, que acontece precocemente, associa-se geralmente a complicações durante a técnica cirúrgica e/ou fibrose pós-operatória. A etiologia da EAER distal à anastomose é menos clara, mas ela pode ser devida a danos mecânicos ou imunológicos. Independentemente do local da estenose, seu diagnóstico precoce é importante para reduzir morbidade e mortalidade[20]. Em estudo realizado em nosso serviço, na Universidade Federal do Ceará, mostrou-se a localização da EAER distal à anastomose em 62,5% dos casos e 25% na anastomose, e a maioria (95,8%) das estenoses ocorreu em menos de um ano pós- transplante (dados submetidos à publicação).

As complicações cirúrgicas não implicam necessariamente problemas relacionados ao procedimento técnico. Vários fatores de risco, tais como doador com idade mais avançada ou receptor com calcificações vasculares e obesidade, são cada vez mais observados entre os candidatos a transplante, predispondo a eventos vasculares trombóticos, bem como complicações ureterais[7,15,20]

Embora o número de pacientes com necessidade de transplante renal esteja aumentando, o número de doadores e órgãos permanece limitado, levando ao uso de órgãos com critério expandido. Há muitas dificuldades com enxertos, resultado de variações anatômicas do doador, incluindo várias artérias renais, múltiplos ureteres, doadores pediátricos, fatores também associados à etiologia da EAER[23,24].

FISIOPATOLOGIA DA ESTENOSE DA ARTÉRIA DO ENXERTO RENAL

Hipertensão renovascular, que também está implicada como consequência da estenose da artéria do enxerto renal, foi demonstrada por meio do modelo clínico experimental de hipertensão de Goldblatt, descrito como o modelo representado por um rim e um clipe (1K, 1C), no qual é aplicado um grampo a uma artéria do rim, enquanto o rim contralateral é removido. A única diferença relevante é que, ao contrário do rim removido do modelo de Goldblatt, o rim transplantado é desnervado e a hipoperfusão renal não provoca diretamente ativação simpática[15,25].

Nas fases iniciais de 1K, 1C, hipertensão, hipoperfusão do rim único funcionante resulta na ativação do sistema renina-angiotensina e sistema nervoso simpático, retenção de sódio e expansão do volume extracelular. Expansão do volume e aumento da pressão arterial, eventualmente, melhoram a perfusão renal e inibem progressivamente a renina e a atividade do sistema angiotensina. Isso resulta em um novo estado estacionário em que a hipertensão está sustentada, principalmente, na expansão de volume extracelular e a atividade da renina plasmática pode ser normal ou mesmo baixa[15,25]. A figura 67.1 corresponde a esquema representando o modelo de hipertensão de Goldblatt.

FATORES ASSOCIADOS À ESTENOSE DA ARTÉRIA DO ENXERTO RENAL

A EAER é de causa multifatorial. Entre os fatores predisponentes, encontra-se o uso de ciclosporina, que pode levar à estenose devido ao dano vascular causado pela utilização em longo prazo dessa droga. Além disso, técnica cirúrgica com sutura inadequada, traumatismo da artéria renal, acotovelamento arterial, aterosclerose do receptor, tipo de enxerto, fatores imunológicos e infecção por citomegalovírus também contribuem na gênese da EAER[7,13,26-28]. Outros fatores, como doador falecido, doença renal policística (por compressão dos vasos), lesão da íntima durante a perfusão do enxerto ou durante a realização do implante, comprimento excessivo da artéria renal e torção ou tensão no local da sutura e técnica da anastomose vascular terminoterminal, têm sido associados com maiores taxas de EAER[4,6,26].

Os fatores predisponentes, citados por Lopes *et al*[17] para EAER, são dissecção da íntima do vaso durante a perfusão, compressão mecânica pelo clampe vascular durante a anastomose, reações ao material de sutura e rejeição vascular[17].

QUADRO CLÍNICO DA ESTENOSE DA ARTÉRIA DO ENXERTO RENAL

Caso a EAER não seja diagnosticada, poderá levar à disfunção renal contínua, hipertensão resistente e eventual deterioração do enxerto renal[6].

Transplantados renais, evoluindo com diminuição importante da função renal e hipertensão arterial sistêmica resistente ao tratamento clinicomedicamentoso,

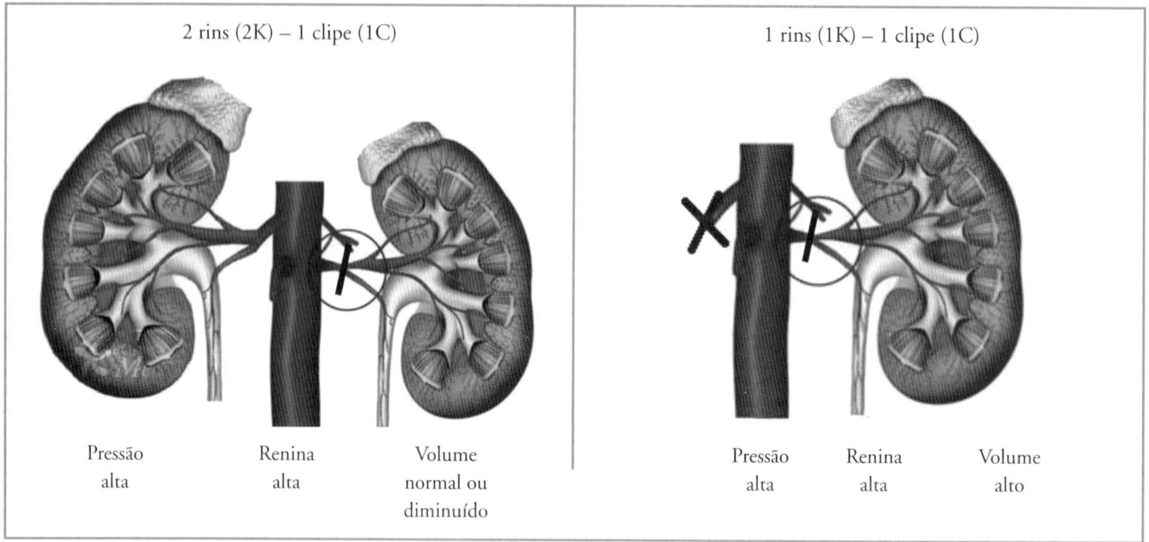

Figura 67.1 – Modelo experimental de hipertensão de Goldblatt[15].

principalmente após introdução de inibidores da enzima conversora de angiotensina (IECA), deverão ser investigados para EAER[4,14,29].

A correção da EAER, além da redução na pressão sistêmica, também leva à diminuição da resistência pré-renal, restaurando a perfusão renal e aliviando o reflexo de vasoconstrição pós-renal, sem potencialmente danificar a barreira de filtração glomerular[29,30].

Alguns pacientes podem até ter paradoxalmente pressão arterial normal ou baixa, com rápida deterioração da função renal, ou lesão renal aguda, devido ao tratamento com diuréticos associado ao uso de IECA ou bloqueador do receptor da angiotensina II (BRA) para o tratamento anti-hipertensivo[15,29,30].

Ilwami *et al*[31] relataram um caso de glomeruloesclerose segmentar e focal (GESF) pós-transplante renal secundária à estenose da artéria do enxerto, em que houve resolução do quadro de proteinúria maciça após o tratamento da estenose com angioplastia transluminal percutânea.

DIAGNÓSTICO DE ESTENOSE DA ARTÉRIA DO ENXERTO RENAL

O padrão-ouro para o diagnóstico de EAER ainda é a arteriografia renal. Diferentes métodos, menos invasivos, estão disponíveis para a confirmação do diagnóstico (US com Doppler, ressonância nuclear magnética, tomografia computadorizada, cintilografia com captopril), e o uso desses métodos depende, em parte, da experiência do centro[14,20,30].

A arteriografia renal é um método invasivo que consiste no estudo das artérias ilíacas e do enxerto renal, através de imagens obtidas pela utilização de meios de contraste.[9] Estreitamento superior a 50% do diâmetro do lúmen arterial foi definido como estenose significativa[30,32]. Por sua vez, Al-Harbi *et al*[33] referem ser EAER significante quando ocorre diminuição maior que 60% do lúmen da artéria. As figuras 67.2A e B representam uma arteriografia, realizada pelo nosso serviço de Cirurgia Vascular da Universidade Federal do Ceará, de um paciente de 32 anos com diagnóstico de duas estenoses de aproximadamente 65% da artéria do enxerto renal, no óstio da artéria e no terço proximal ao enxerto, seis meses pós-transplante. Foi realizado tratamento com angioplastia transluminal percutânea com colocação de dois *stents*, obtendo êxito no tratamento (Figs. 67.2C e D).

O tromboembolismo é a complicação mais grave desse procedimento, que pode causar perda irreversível da função do enxerto, e relatada em até 9% dos casos. Hematomas, pseudoaneurismas e fístulas arteriovenosas traumáticas são outras possíveis complicações que, juntas, ocorrem em menos de 10% dos casos. Devido a riscos substanciais e aos custos relativamente altos, a arteriografia renal não pode ser considerada um processo de triagem, mas é eletivamente indicada quando há suspeita de estenose com base em testes não invasivos[15,20].

O critério utilizado pela US Doppler para diagnosticar EAR no enxerto renal é um pico de velocidade sistólico (PVS) superior a 250cm/s no local da estenose. O padrão de onda *parvus-tardus* (tempo de aceleração superior a 0,07s, índice de aceleração menor que $3m/s^2$) e o padrão da artéria intrarrenal representado pelo índice de resistência de Pourcelot (intervalo normal 0,5-0,7), que é o resultado da divisão da diferença no pico de velocidade sistólica máxima e diastólica mínima pelo pico de velocidade sistólica máxima (IR = VSM – VDM/VSM), foram usados como um parâmetro adicional[19,30,31].

O estudo com US Doppler da fossa ilíaca onde se encontra o enxerto é o exame de escolha para os recep-

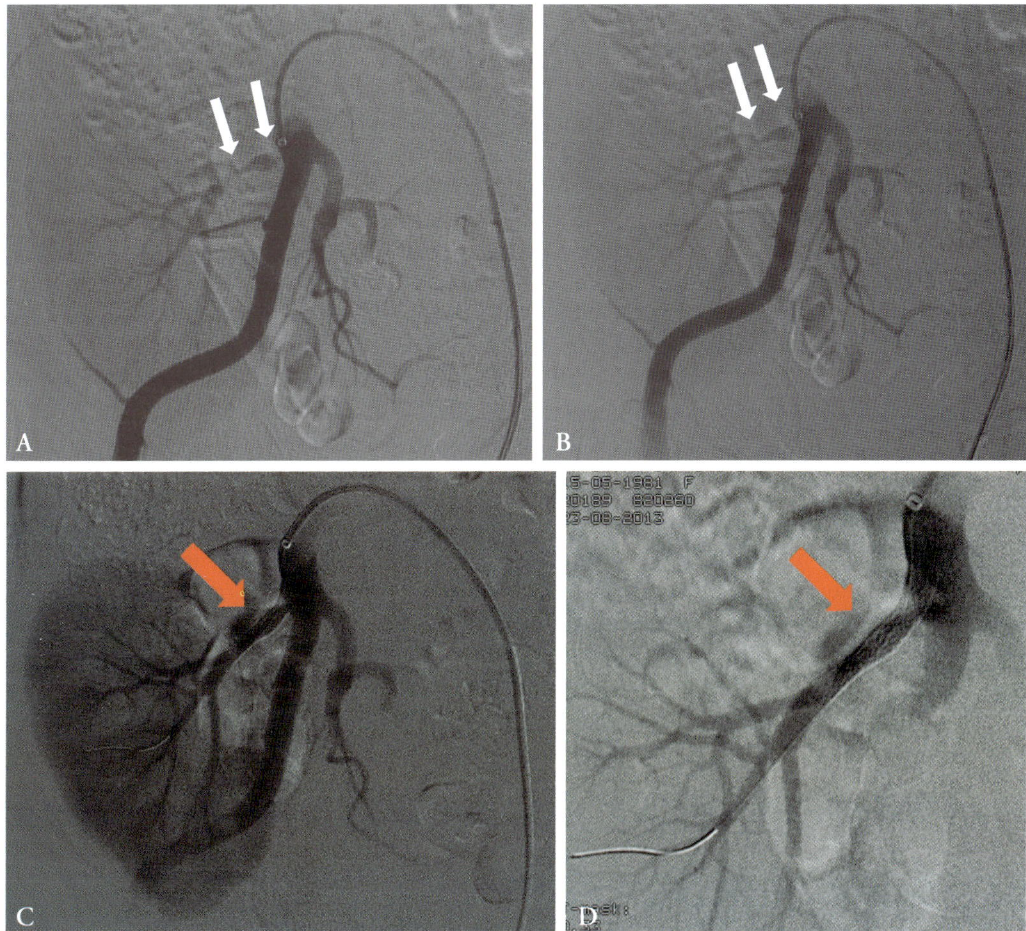

Figura 67.2 – A e B) Arteriografia de enxerto renal mostrando estenose de artéria renal (setas brancas duplas). C e D) Colocação de *stent* endovascular através da angioplastia percutânea transluminal (setas). Função do enxerto foi preservada com sucesso neste caso. Fotos cedidas pelo departamento de Cirurgia Vascular da Universidade Federal do Ceará.

tores com disfunção do enxerto. O pico de velocidade arterial elevado nesse exame sugere, com acurácia de 87%, fluxo vascular comprometido. Sanz *et al*[19] relataram que a incidência de resultados falso-negativos ou falso-positivos torna necessária a realização de arteriografia quando se suspeita de estenose.

A angiografia por ressonância magnética (ARM) e a angiografia por tomografia computadorizada helicoidal (ATC) fornecem uma imagem tridimensional da vascularização, a ARM é superior à ATC, com maior sensibilidade e especificidade, consistindo em técnica viável para o monitoramento da função renal do transplantado. A nefrotoxicidade do meio de contraste utilizado continua a ser uma limitação para a realização de imagens pelos métodos tomográficos em pacientes transplantados, principalmente naqueles com a função renal prejudicada. Dessa forma, a ARM, que utiliza o gadolínio como meio de contraste, é o método de escolha em pacientes sem prejuízo da função renal. No entanto, em pacientes com grave disfunção renal traz risco de possível fibrose sistêmica nefrogênica, como complicação[9,24].

Cintilografia com captopril pode ser de grande valor na avaliação de estenose de artéria do rim nativo. No entanto, atualmente, a cintilografia não desempenha um papel importante no diagnóstico de EAR no transplante renal[14].

DIAGNÓSTICO DIFERENCIAL DE ESTENOSE DA ARTÉRIA DO ENXERTO RENAL

A hipertensão pós-transplante é de causa multifatorial. Existem fatores como o próprio doador (hipertensão do doador), idade e qualidade do enxerto. Recentemente, variantes genéticas, incluindo polimorfismos com genes que codificam para ABCC2, ABC1, CYP 3A5 e APOL-1 têm sido associados com disfunção do enxerto precoce[29]. Outra causa de hipertensão pós-transplante é a rejeição aguda (celular ou mediada por anticorpos), crônica (rejeição crônica mediada por anticorpo, fibrose instersticial e atrofia tubular), microangiopatia trombótica e recorrência da doença glomerular[15,29,34,35].

Medicações imunossupressoras, como os corticosteroides, são consideradas a mais importante causa de hipertensão pós-transplante. Entre os mecanismos implicados na gênese da hipertensão estão retenção de sódio induzida pelos mineralocorticoides, aumento da resposta aos vasoconstritores e diminuição da produção de vasodilatadores. Além dos corticoides, os inibidores da calcineurina, em particular a ciclosporina, induzem ou exacerbam a hipertensão em receptores de transplante. Eles ativam o sistema nervoso simpático, regulando a endotelina em nível elevado e inibindo o óxido nítrico, gerando potente vasoconstrição e hipertensão sistêmica, conforme exemplificado na figura 67.3[15,29,34].

Fatores implicados na hipertensão também podem estar associados ao receptor como existência de hipertensão antes do transplante, associada a doença no rim nativo, idade e índice de massa corpórea do receptor, presença de apneia obstrutiva do sono e tumores endócrinos, como, por exemplo, feocromocitoma e adenomas adrenais[29,34].

TRATAMENTOS DA ESTENOSE DA ARTÉRIA DO ENXERTO RENAL

As modalidades de tratamento para a EAR incluem tratamento cirúrgico e intervencionista radiológico. Angioplastia transluminal percutânea (ATP), com ou sem inserção de *stent*, é a principal terapia por ser um método menos invasivo, reduzindo o número de complicações graves e com pequena possibilidade de insucesso. Uma resposta clínica adequada para ATP da estenose da artéria renal é o retorno da função renal e o controle da pressão arterial. A figura 67.4 apresenta um algoritmo para o tratamento da estenose da artéria do enxerto renal[6,9,18,36].

Patel *et al* utilizam redução tanto da creatinina sérica quanto da pressão arterial diastólica superior a 15%, com nenhuma mudança nos medicamentos anti-hipertensivos, ou redução superior a 10% na pressão sanguínea diastólica com redução no medicamento anti-hipertensivo para definir o sucesso clínico[13].

O sucesso técnico e as taxas de complicações da ATP da estenose da artéria renal são de 60% a 94% e 0% a 8,3%, respectivamente, sendo rara a perda do enxerto[37]. Pillot *et al* encontraram 100% de eficácia no tratamento de EAR do enxerto renal com tratamento endovascular[7]. No estudo realizado em nosso serviço, na Universidade Federal do Ceará, de 2008 a 2014, todos os pacientes com o diagnóstico de estenose da artéria do enxerto renal foram tratados com a colocação de *stent* endovascular, por meio da ATP. Houve apenas um paciente que perdeu o enxerto antes da inserção do *stent* devido à infecção bacteriana no enxerto renal. Após o tratamento da estenose, as médias da pressão arterial (sistólica e diastólica) e a média da menor creatinina sérica foram significativamente menores quando comparadas com as médias antes da realização do proceminento, o número de anti-hipertensivos médio após correção da EAER foi 1,6 ± 1,1 (variando de 0 a 3) e houve diminuição tanto do número quanto da dose dos anti-hipertensivos após a correção da estenose em 13 pacientes (54,2%) (Trabalho submetido à publicação).

O tratamento cirúrgico da estenose da artéria renal é reservado para pacientes com estenose da anastomose ou estenose da artéria distal grave que são inacessíveis por ATP[6,38].

Em revisão de 1.200 pacientes transplantados renais por Benoit *et al* (1987) dos 88 casos de EAR no enxerto renal, 39 foram submetidos ao reparo cirúrgico e 49 submetidos à ATP. As taxas de sucesso imediato e no longo prazo foram de 92,1% e 81,5%, respectivamente, para o reparo cirúrgico, e 69% e 40,8%, respectivamente, para a angioplastia. No entanto, esses autores e outros

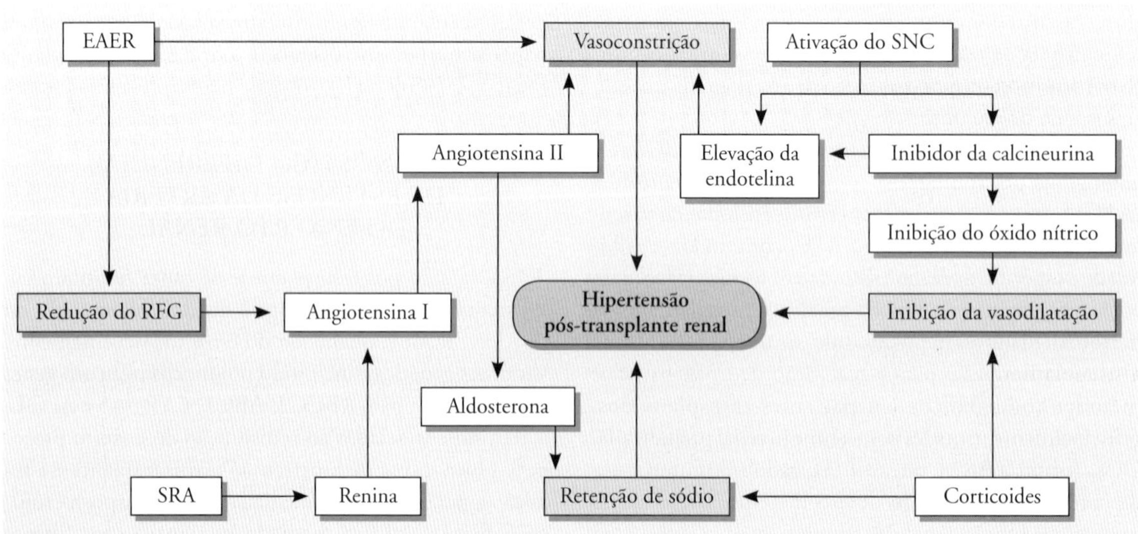

Figura 67.3 – Mecanismos da hipertensão pós-transplante. EAER = estenose da artéria do enxerto renal; RFG = ritmo de filtração glomerular; SRA = sistema renina angiotensina; SNS = sistema nervoso simpático[34].

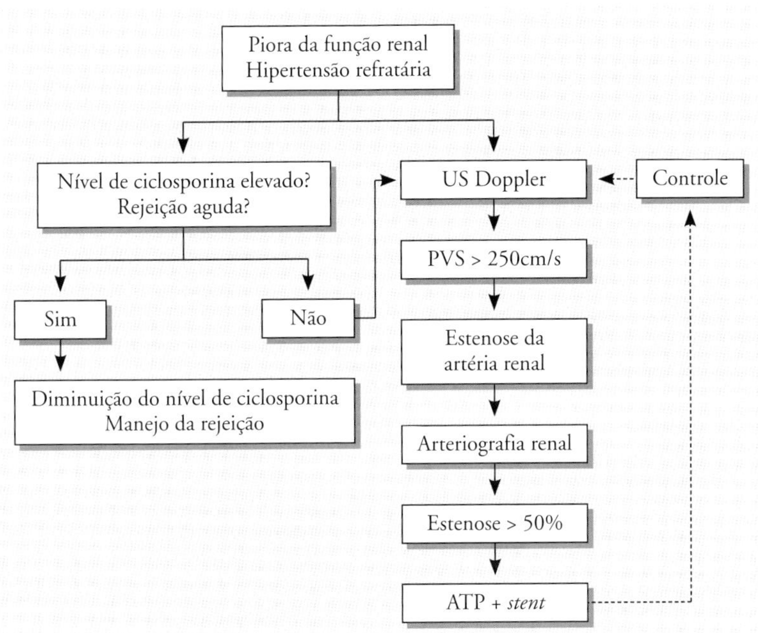

Figura 67.4 – Manejo da estenose da artéria do enxerto renal. US = ultrassonografia; PVS = pico de velocidade sistólico da artéria do enxerto renal. ATP = angioplastia percutânea transluminal; PVC = pico de velocidade sistólica[15].

ainda favorecem a angioplastia como o tratamento de primeira linha por causa da técnica da cirurgia vascular, risco de perda do enxerto, lesão ureteral e mortalidade cirúrgica[13,39-41].

O estudo de Ruggenenti *et al*[29] mostrou que a angioplastia com implantação de *stent* é uma forma eficaz e segura para a correção de EAR do enxerto renal hemodinamicamente significativa. Além disso, a resposta hemodinâmica à reperfusão renal pode ser monitorizada de forma confiável por meio da US com Doppler[5,30,38,42,43].

CONCLUSÃO

A estenose da artéria do enxerto renal constitui se na principal complicação vascular pós- transplante. Seu tratamento implica diminuição significativa da pressão arterial (sistólica e diastólica), assim como do nível médio de creatinina sérica. Dessa forma, caso não seja diagnosticada e corrigida prontamente, poderá levar à disfunção renal contínua, hipertensão resistente e eventual deterioração do enxerto renal.

Agradecimentos

À Dra. Elizabeth de Francesco Daher, pela valiosa contribuição e participação no trabalho.

REFERÊNCIAS BIBLIOGRÁFICAS

1. Louvison PMC, Cecilio MAM, Osiano VLLR *et al.* Prevalência de pacientes em terapia renal substitutiva no Estado de São Paulo. *Bepa* 2011; **8**: 23-42. Disponível em: http://portal.saude.sp.gov.br/resources/ses/perfil/profissional-da-saude/destaques//bepa_95_gais_trs.pdf
2. Canziani EF, Kirsztajn GM. *Doença Renal Crônica: Manual Prático*. Balieiro: São Paulo, 2013.
3. Sociedade Brasileira de Nefrologia. Censo de diálise 2014. Disponível em: http://www.censo-sbn.org.br/inicio
4. Mendes WDS, Silva LF, Espinosa G *et al.* Estenose arterial nos transplantes renais. *Rev Col Bras Cir* 2005; **32**: 237-243.
5. Dimitroulis D, Bokos J, Zavos G *et al.* Vascular complications in renal transplantation: A single-center experience in 1367 renal transplantations and review of the literature. *Transplant Proc* 2009; **41**: 1609-1614.
6. Aktas S, Boyvat F, Sevmis S *et al.* Analysis of vascular complications after renal transplantation. *Transplant Proc* 2011; **43**: 557-561.
7. Pillot P, Bardonnaud N, Lillaz J *et al.* Risk factors for surgical complications after renal transplantation and impact on patient and graft survival. *Transplant Proc* 2012; **44**: 2803-2808.
8. Pereira WA, *Manual de Transplante de Órgãos e Tecidos*, 4ª ed. Belo Horizonte, 2012, pp 285-314
9. Leonardou P, Gioldasi S, Pappas P. Transluminal angioplasty of transplanted renal artery stenosis: a review of the literature for its safety and efficacy. *J Transplant* 2011; 1-5.
10. Etemadi J, Rahbar K, Haghighi AN *et al.* Renal artery stenosis in kidney transplants: assessment of the risk factors. *Vasc Health Risk Manag* 2011; 7: 503-507.
11. Sharma S, Potdar A, Kulkarni A. Percutaneous transluminal renal stenting for transplant renal artery stenosis. *Catheter Cardiovas Interv* 2011; 77: 287-293.
12. Agroyannis B, Mourikis D, Tzanatos H *et al.* Transplant renal artery stenosis: hypertension and graft function before and after angioplasty. *J Hum Hypertens* 2001; **15**: 741-743.
13. Patel NH, Jindal RM, Wilkin W *et al.* Renal arterial stenosis in renal allografts: Retrospective Study of Predisposing Factors and Outcome after Percutaneous Transluminal Angioplasty. *Radiology* 2001; **219**: 663-667.

14. Buturovic-Ponikvar J. Renal transplant artery stenosis. *Nephrol Dial Transplant* 2003; **18**(Suppl 5): 74-77.
15. Bruno S, Remuzzi G, Ruggenenti P. Transplant renal artery stenosis. *J Am Soc Nephrol* 2004; **15**: 134-141.
16. Wong W, Fynn SP, Higgins RM *et al.* Transplant renal artery stenosis in 77 patients-does it have an immunological cause? *Transplantation* 1996; **61**: 215-219.
17. Lopes JA, de Almeida CRJ, Hachul M *et al.* [Frequency of stenosis of renal the artery in 676 renal transplantation]. *Rev Assoc Med Brasil* 1998; **44**: 210-213.
18. Eufrásio P, Parada B, Moreira P *et al.* Surgical complications in 2000 renal transplants. *Transplant Proc* 2011; **43**: 142-144.
19. Sanz YV, Lorente RRM, Berrocal FT *et al.* [Vascular complications in pediatric renal transplant: echographic diagnosis]. *An Esp Pediatr* 1999; **50**: 263-268.
20. Rengel M, Gomes-da-Silva G, Inch´austegui L *et al.* Renal artery stenosis after kidney transplantation: diagnostic andtherapeutic approach. *Kidney Int* 1998; **54**(Suppl 68): 99-106.
21. Rajan DK, Stavropoulos SW, Shlansky-Goldberg RD. Management of transplant renal artery stenosis. *Semin Intervent Radiol* 2004; **21**: 259-269.
22. Marini M, Fernandez-Rivera C, Gulias ICD *et al.* Treatment of transplant renal artery stenosis by percutaneous transluminal angioplasty and/or stenting: Study in 63 patients in a single institution. *Transplant Proc* 2011; **43**: 2205-2207.
23. Yildirim M, Kucuk HF. Outcomes of renal transplantations with multiple vessels. *Transplant Proc* 2011; **43**: 816-818.
24. Mendoza JM, Melcher ML, Daniel B, Tan JC. Multiple renal arteries and non-contrast magnetic resonance angiografy in transplant renal artery stenosis. *Clin Kidney J* 2012; **5**: 272-275.
25. Van Epps HL. Harry Goldblatt and the discovery of renin. *Exp Med* 2005; **201**: 1351.
26. Lee L, Gunaratnam L, Sener A. Transplant renal artery stenosis secondary to mechanical compression from polycystic kidney disease: a case report. *Can Urol Assoc J* 2013; 7: E251-E253.
27. Willicombe M, Sandhu B, Brookes P *et al.* Postanastomotic transplant renal artery stenosis: association with de novo class II donor-specific antibodies. *Am J Trasnplant* 2014; **14**: 133-143.
28. Pouria S, State OI, Wong W, Hendry BM. CMV infection is associated with transplant renal artery stenosis. *QJM* 1998; **91**: 185-189.
29. Weir MR, Burgess ED, Cooper JE *et al.* Assessment and management of hipertension in transplant patients. *J Am Soc Nephrol* 2015; **26**: 1248-1260.
30. Ruggenenti P, Mosconi L, Bruno S *et al.* Post-transplant renal artery stenosis: the hemodynamic response to revascularization. *Kidney Int* 2001; **60**: 309-318.
31. Iwami D, Harada H, Usubuchi H *et al.* Regional secondary focal segmental glomerulosclerosis in a transplanted kidney – resolution with treatment of a segmental renal artery stenosis. *BMC Nephrology* 2012; **13**: 38.
32. Sun IO, Hong YA, Kim HG *et al.* Clinical usefulness of 3-dimensional computerized tomographic renal angiography to detect transplant renal artery stenosis. *Transplant Proc* 2012; **44**: 691-693.
33. Al-Harbi A, Chaudry T, Linjawi T *et al.* Renal artery stenosis in renal transplantation presentation and manegement. *Saudi J Kidney Dis Transplant* 1998; **9**: 22-26.
34. Mangray M, Vella JP. Hypertension after kidney transplant. *Am J Kidney Dis* 2011; **57**: 331-341.
35. Macia M, Paez A, Tornero F *et al.* Post-transplant renal arterystenosis: a possible immunological phenomenon. *J Urol* 1991; **145**: 251-252.
36. Beecroft JR, Rajan DK, Clark TWI *et al.* Transplant renal artery stenosis: outcome after percutaneous intervention. *J Vasc Intervent Radiol* 2004; **15**: 1407-1413.
37. Peregrin JH, Stríbrná J, Lácha J *et al.* Long-term follow-up of renal transplant patients with renal artery stenosis treated by percutaneous angioplasty. *Eur J Radiol* 2008; **66**: 512.
38. Srinivas TR, Shoskes DA. Surgical complications after kidney transplantation. *Curr Clin Urol* 2001: **15**: 288-289.
39. Henning BF, Kuchlbauer S, Böger CA *et al.* Percutaneous transluminal angioplasty as first-line treatment of transplant renal artery stenosis. *Clin Nephrol* 2009; **71**: 543-549.
40. Fernández-Nájera JE, Beltrán S, Aparicio M *et al.* Transplant renal artery stenosis: Association With Acute Vascular Rejection. *Transplant Proc* 2006; **38**: 2404-2405.
41. Becker BN, Odorico JS, Becker YT *et al.* Peripheral vascular disease and renal transplant artery stenosis: a reappraisal of transplant renovascular disease. *Clin Transplant* 1999: **13**: 349-355.
42. Audard V, Matignona M, Hemeryb F *et al.* Risk factors and long-term outcome of transplant renal artery stenosis in adult recipients after treatment by percutaneous transluminal angioplasty. *Am J Transplant* 2006; **6**: 95-99.
43. Polak WG, Jezior D, Garcarek J *et al.* Incidence and outcome of transplant renal artery stenosis: single center experience. *Transplant Proc* 2006; **38**: 131-132.

68

CONTRIBUIÇÕES DA PESQUISA QUALITATIVA NO CONTEXTO DA DOAÇÃO RENAL EM VIDA

Juliana Gomes Ramalho de Oliveira
Geraldo Bezerra da Silva Junior

◆

INTRODUÇÃO

Devido às crescentes taxas de incidência e prevalência da doença renal crônica (DRC) em todo o mundo, suas modalidades de tratamento precisam de contínuo aperfeiçoamento e garantias de segurança e bons resultados para os pacientes. O transplante renal destaca-se como opção viável, com ganhos clínicos e em qualidade de vida (QV). Entretanto, a demanda por órgãos para transplante supera em muito a oferta. A grande escassez de órgãos é um problema mundial[1].

No Brasil, apesar de se observar aumento na oferta de órgãos, o número de transplantes realizados ainda está distante da necessidade estimada. Esse crescimento na oferta de órgãos parece estar associado ao aperfeiçoamento do Sistema Nacional de Transplantes (SNT) e à evolução da mortalidade violenta. Segundo os registros do Sistema de Informações de Mortalidade, entre 1980 e 2012, o aumento das taxas de mortalidade foi impulsionado fundamentalmente pelos homicídios, que cresceram 148,5%, e em segundo lugar pelos suicídios, com crescimento de 62,5%. Além desses, os óbitos em acidentes de trânsito também aumentaram 38,7%. Em conjunto, essas três causas são responsáveis por quase 2/3 (63,4%) das mortes dos jovens brasileiros[2].

De acordo com dados do Ministério da Saúde, de 2008 a 2014, o País registrou redução de 41,7% das pessoas que estão na fila de espera, o que está associado ao aumento de doadores efetivos no País, que subiu de 1.350, em 2008, para 2.562, em 2013, representando crescimento de 89,7%[3].

Os resultados quantitativos dos transplantes poderiam ser melhorados se fatores como a disparidade regional nos serviços transplantadores e a barreira da recusa familiar à doação fossem vencidas, pois esta ainda é responsável por cerca de 43% da não efetivação das doações[4].

De acordo com os dados do Ministério da Saúde, em 2014, havia 24.297 pacientes ativos em fila de espera de transplante renal no Brasil[5]. É importante ressaltar que esse número não é maior devido à baixa procura dos pacientes em diálise, aproximadamente 100.397 ainda em 2013, pelos serviços de transplantes[6].

Em países com ampla escassez de órgãos para transplante, a doação de rim em vida tem sido uma alternativa bastante utilizada. Essa modalidade apresenta uma série de vantagens para o paciente e para o sistema de saúde, como: maior sobrevivência do enxerto em longo prazo, ambiente cirúrgico eletivo, condições ideais para a recuperação do enxerto, melhor compatibilidade, tempo de isquemia fria mais curto, doses menores de imunossupressores e oportunidade de poder ser programado antes de a diálise ser instituída (transplante preemptivo), o que poupa o receptor e o sistema de saúde dos custos e das complicações da cirurgia para a confecção de acesso vascular e da diálise em longo prazo[7,8].

Porém, no Brasil, a doação em vida apresenta tendência descendente. Dados do primeiro trimestre de 2015 apontam queda de 20,3% nos transplantes renais com doadores vivos (DV). Essa taxa (5,4 por milhão de população) é a menor dos últimos 20 anos[4].

Esses resultados podem estar relacionados maior oferta de órgãos para transplantes de doadores falecidos (DF), rigidez nas leis brasileiras para doação de órgãos em vida e demora na preparação para o transplante relacionada à disponibilidade de consultas e exames no Sistema Único de Saúde (SUS), visto que dois pacientes serão preparados. Considerando-se que pacientes em preparação para transplante com DV também são listados para transplante com DF, essa espera pode ser decisiva.

A comunidade internacional reconhece que o transplante renal com DV precisa ser realizado de maneira que minimize os riscos físicos, psicológicos e sociais ao doador e não deve pôr em perigo a confiança da população nos profissionais ou órgãos de saúde[9].

Há necessidade urgente de colaboração e coordenação internacional para garantir que as orientações para a doação em vida sejam consistentes, baseadas em evidências, e abrangentes para promover melhores resultados tanto para doadores como para a sociedade[10].

Por se tratar de excelente opção terapêutica, o transplante renal com DV necessita continuamente de estudos aprofundados sobre as repercussões para os doadores, tanto nas dimensões físicas quanto psicológicas. Acredita-se que a pesquisa qualitativa tem muito a contribuir para o entendimento das motivações e expectativas que envolvem a doação e para o conhecimento sobre o contexto social no qual se desenvolve todo esse processo.

DOAÇÃO DE RIM EM VIDA

O transplante renal com DV é considerado uma alternativa superior à diálise para os portadores de DRC em estágio terminal, pois está associado à melhor QV e à maior sobrevida[11].

Enquanto o Brasil apresenta tendência decrescente no número de transplantes com DV, no Japão, mais de 80% dos transplantes ocorre entre vivos devido à escassez de órgãos provenientes de DF[12,13].

A seleção criteriosa dos doadores com rigor na detecção de fatores que possam representar riscos tanto para o doador quanto para o receptor é mandatória. Em pesquisa recente, foi detectado que enxertos renais provenientes de doadores obesos têm maior risco de deterioração da função devido à progressão dos danos histológicos tardios da obesidade[14]. Além disso, dados apontam que a estimativa do ritmo de filtração glomerular pré-operatória inferior a 82mL/min/1,73m^2 prevê o desenvolvimento de DRC pós-doação nos doadores[15]. Os critérios de seleção dos DV de transplante renal são amplamente discutidos pela comunidade científica[16,17].

Diversos estudos já foram realizados ao redor do mundo para investigar os efeitos da doação renal em vida com ênfase nas consequências clínicas[15,18-28]. Esses estudos, em geral, tratam da repercussão das alterações fisiológicas causadas pela nefrectomia em longo prazo, os fatores de risco que envolvem a doação, tanto para doadores quanto para receptores, e o seguimento clínico.

Trata-se de um compromisso ético para com a sociedade a garantia de riscos mínimos para os doadores. Os resultados desses estudos são amplos, mas, em geral, a doação de rim em vida afirma-se como opção viável, pois os riscos aos quais os DV estão expostos em longo prazo equivalem aos da população geral.

Os efeitos psicológicos, sociais e o impacto da doação na QV dos doadores também são muito estudados[8,11,29-35]. Chama a atenção, entretanto, o fato de serem escassos os estudos com base qualitativa. A maioria dos estudos sobre QV utiliza protocolos quantitativos, como o SF-36 (*Medical Outcomes Study 36 – Item Short-Form Health Survey*)[36], para investigar essas dimensões que poderiam ser aprofundadas e mais bem compreendidas à luz das abordagens qualitativas ou mistas. Enquanto a abordagem quantitativa busca dados, indicadores e tendências observáveis, a qualitativa procura aprofundar a complexidade de fenômenos, fatos e processos particulares de grupos mais ou menos delimitados. Entre as duas abordagens, pode-se pensar em uma complementaridade, fazendo com que um estudo quantitativo possa produzir questões para serem aprofundadas qualitativamente e vice-versa[37].

O declínio na QV dos doadores geralmente é vivenciado nos primeiros 3 meses após o transplante, nos quais o doador ainda encontra certas limitações em suas atividades cotidianas, devido ao procedimento cirúrgico, e enfrenta, na prática, as incertezas sobre seu estado de saúde[32]. Observa-se também maior suscetibilidade dos doadores jovens ao impacto negativo da doação de rim[38].

A seleção da amostra para a aplicação dos instrumentos de QV na doação de rim intervivos precisa ser bastante criteriosa, pois, caso contrário, as respostas podem sofrer inúmeras interferências e gerar conclusões inconsistentes. Acredita-se que investigar as motivações, as expectativas e as experiências dos doadores diante da doação poderá elucidar questões que norteiam inúmeros aspectos, inclusive o impacto da doação na QV. Essa análise, sob a óptica do doador, é promissora, visto que o conceito de QV pode ser considerado extremamente subjetivo.

Os instrumentos para a investigação da QV em DV precisam incluir domínios relevantes que não podem ser captados nos instrumentos existentes. A QV dos doadores pode ser prejudicada por questões bastante específicas, como conflitos na execução de múltiplos papéis, sentimento de abandono, frustração das expectativas, sensação de vulnerabilidade a problemas de saúde, sensação de posse sobre o receptor e tendência de tentar controlar suas escolhas por estilos de vida[39].

Alguns estudos realizados no seguimento após a doação renal em vida evidenciam alterações como sobrepeso e obesidade, desgaste na relação com o receptor, fadiga[30] e abalos psicológicos, além de prejuízos na função renal no seguimento de longo prazo[40,41]. No entanto, a fadiga, por exemplo, pode ser resultado do envelhecimento e não estar diretamente relacionada à doação. Portanto, durante a avaliação da QV e dos aspectos relacionados aos doadores, deve ser feita a adequação em relação à idade da população com a qual serão comparados[30].

O predomínio do sexo feminino nas pesquisas sobre DV de transplante renal é um fato interessante que, entre outros, pode estar relacionado a maior envolvimento emocional com os receptores, independente de serem parentes ou não, visto que, em estudos com doadores não aparentados, as mulheres também foram a maioria[11,30,31,42-44]. Os dados dessas pesquisas comprovam que as mães e as irmãs são as doadoras mais frequentes. A experiência internacional apresentada no Fórum de Amsterdam revelou que aproximadamente 65% dos doadores renais são do sexo feminino e aproximadamente 65% dos receptores são homens[45].

Na doação de órgãos em vida, as questões éticas devem sempre permear as ações das especialidades envolvidas para garantir o consentimento informado consciente e o permanente acompanhamento médico e psicológico para todos os doadores[36].

A doação entre não parentes tem gerado muitas discussões éticas[44,46-48]. Embora muitos adultos saudáveis estejam dispostos a aceitar o risco em potencial da nefrectomia em favor dos seus entes queridos, a responsabilidade recai sobre a comunidade científica para quantificar esses riscos e disponibilizar essas informações aos interessados[49].

Há uma grande variação entre os países em matéria de requisitos para o relacionamento entre o doador e o receptor antes da doação, para que essa seja autorizada[50]. No Brasil, a prática da doação está de acordo com os princípios éticos e legais previstos na legislação vigente, a Lei número 9.434/1997, que expressamente autoriza, no artigo 9º, cuja redação foi dada pela Lei número 10.211/2001, a doação entre pessoas vivas, com a única ressalva da necessidade de autorização judicial quando não se tratar de cônjuge ou parente de até 4º grau de consanguinidade[51,52].

Os temas que envolvem ajudas de custo aos doadores são bastante abordados e questionados[53-56]. A ajuda de custo aos doadores vivos tem caráter de auxílio ou de reembolso? Questões como essa precisam ser bem definidas e respaldadas. Porém, na contramão dessa corrente, o governo australiano instituiu, em 2013, um programa de licença remunerada, por até nove semanas, aos DV, visando reduzir o ônus econômico que o afastamento do trabalho pode trazer e, consequentemente, incentivar os doadores[57].

No Brasil, os doadores celetistas recebem auxílio-doença pelo Instituto Nacional do Seguro Social (INSS) no período de recuperação cirúrgica e têm direito a afastamento do trabalho para fins de tratamento de saúde, que inclui a doação renal. Os doadores com vínculo empregatício estatutário podem afastar-se do trabalho para o transplante por tempo determinado, a critério médico, e recebem seus vencimentos normalmente.

A contrapartida do sistema de saúde aos doadores precisa essencialmente envolver a garantia de atendimento prioritário, visto que esse abriu mão de um órgão em favor de outro e, consequentemente, da sociedade. Ações como essa visam à valorização dos doadores e ao incentivo a novas doações. Estudos reforçam a importância de protocolos de seguimento contínuo do doador para garantir uma condição de saúde estável após o procedimento, buscando aliviar suas ansiedades[32,43].

O Ministério da Saúde brasileiro, por meio da portaria 257/09, regulamentou o acompanhamento anual dos doadores de órgãos, determinando remuneração equivalente a uma consulta ambulatorial do receptor de transplante[58,59]. A avaliação psicológica cuidadosa antes da doação, bem como o acompanhamento e o apoio após o transplante, podem ajudar a assegurar a estabilidade da QV pós-operatória[32,33].

As intervenções para melhor envolver a comunidade, suscitar a confiança e fornecer informações representam oportunidades promissoras de promover a doação de órgãos no futuro[56]. Ações como o Dia Mundial do Rim, realizada no Brasil pela Sociedade Brasileira de Nefrologia, e a campanha Doe de Coração, realizada no Estado do Ceará pela Universidade de Fortaleza, são exemplos de integração das instituições e dos profissionais de saúde com a população.

A DOAÇÃO RENAL E A PESQUISA QUALITATIVA

Métodos de pesquisa qualitativa têm sido cada vez mais utilizados em estudos internacionais para avaliar sistematicamente os fenômenos sociais em transplantes de órgãos[31,53,60-64]. A abordagem qualitativa é promissora para a compreensão mais ampla das realidades clínicas e pode produzir respostas para perguntas importantes sobre o transplante, como, por exemplo, nas dimensões pessoais, sociais e éticas[65]. Porém, esse método possui limitações para responder às perguntas do tipo "quantos?", sendo muito eficaz em produzir respostas significativas a perguntas do tipo "como?" e em gerar hipóteses[65], as quais também se denominam pressupostos. Na fase exploratória da pesquisa, as interrogações sobre o objeto, os pressupostos, as teorias pertinentes, a metodologia apropriada e as questões operacionais ajudam a compor o projeto de investigação[66]. Ressalta-se, ainda, que a análise dos dados qualitativos requer estratégias específicas, uma vez que necessita do respaldo de abordagens teórico-metodológicas que deem conta da subjetividade envolvida nas informações coletadas.

Considerando-se que as decisões e os comportamentos individuais são moldados por preferências e valores, os fenômenos sociais e seus cenários podem contribuir para os resultados de saúde[65]. A doação de órgãos em vida perpassa por princípios imensuráveis e contextos múltiplos, cuja compreensão por parte dos profissionais envolvidos na assistência é fundamental para o direcionamento das ações, inclusive no consentimento do transplante. Esses profissionais devem estar conscientes de que o conhecimento científico nem sempre é o tipo mais importante ou relevante de informação quando se lida com seres humanos[67].

Nesse contexto de valorização do indivíduo e suas experiências, foi criado nos Estados Unidos, em 2010, o *The Patient-Centered Outcomes Research Institute* (PCORI), cujo objetivo principal é financiar pesquisas com resultados centrados no paciente que avaliem as questões e os resultados significativos para pacientes e cuidadores. O PCORI baseia-se na premissa de que os pacientes têm perspectivas únicas que podem mudar e melhorar a busca de respostas às questões clínicas[68].

A pesquisa qualitativa consegue buscar a profundidade das respostas e traz à tona sentimentos, expectativas e frustrações pouco explorados. Por meio dela, o pesquisador realiza uma imersão no âmbito das ideias, conceitos e motivações para, então, compreender melhor a ação da doação e suas possíveis repercussões. Essas experiências, quando amplificadas, podem auxiliar tanto os membros das equipes de saúde a direcionar melhor suas ações, como podem ir de encontro a vivências semelhantes e inspirar soluções e alternativas para um cenário em comum.

É importante ressaltar que a pesquisa qualitativa exige em sua concepção rigor e técnica, o que garante a qualidade científica e a fidedignidade dos dados. É necessário, nesse caminho metodológico, que seja elaborado um projeto consistente, o qual especifique as técnicas de coleta e análise dos dados, além do marco ou marcos teóricos que fundamentarão o estudo. Dessa forma, preza-se pela autenticidade dos achados e suas contribuições científicas e sociais.

DADOS PRELIMINARES DE ESTUDO QUALITATIVO REALIZADO COM DOADORES VIVOS DE TRANSPLANTE RENAL

Atualmente, encontra-se em andamento um estudo qualitativo com DV de transplante renal acompanhados em ambulatório após a doação, no Hospital Geral de Fortaleza, situado na capital do Estado do Ceará. Esse estudo tem como objetivo conhecer a percepção dos doadores sobre a doação de rim em vida. A fase inicial dessa pesquisa contou com 29 DV, dos quais 75,8% eram do sexo feminino (22), 68,9% eram católicos (20), a idade variou entre 30 e 65 anos e 41,3% tinham o ensino fundamental incompleto (12). As doações haviam sido realizadas entre 1993 e 2013 e os parentescos predominantes foram 24,1% mães (7), 24,1% irmãs (7) e 13,7% esposas (4).

As falas dos doadores foram colhidas por meio de entrevistas semiestruturadas, transcritas e organizadas com base na análise de conteúdo na modalidade temática. A Análise de Conteúdo, sistematizada por Bardin, corresponde a um conjunto de técnicas que permitem ao pesquisador analisar diversos tipos de comunicações (escritas, faladas, iconográficas, entre outras) para obter indicadores (quantitativos ou qualitativos) que viabilizam a inferência de conhecimentos sobre o assunto estudado, em um cenário específico. Já o "tema", segundo a mesma autora, constitui a unidade de significação que emerge das falas analisadas e estabelece relações com o referencial teórico adotado, norteando a compreensão do objeto da pesquisa[69].

Em seguida, as falas foram interpretadas à luz do interacionismo simbólico, e de outros referenciais teóricos ligados à temática, na busca de compreender em profundidade os significados e aspectos que envolvem a doação de um rim em vida. Blumer explica que o interacionismo simbólico repousa sobre três premissas: a primeira diz que os seres humanos atuam com relação às coisas, com base nos significados que as coisas têm para eles; a segunda postura defende que o significado de tais coisas é derivado, ou surge da interação social que se tem com os semelhantes, e a terceira, que esses significados são manipulados e modificados por meio de um processo interpretativo usado pela pessoa ao lidar com as coisas que ela encontra[70].

Identificou-se, inicialmente, a partir das falas dos participantes, uma temática principal definida como "motivação para a doação – sentidos e significados", associada a cinco núcleos de sentido (NS) acompanhados de ideias associadas (IA). O primeiro NS refere-se ao "alívio do sofrimento do outro", o qual traz duas IAs: "livrar da hemodiálise" e "livrar do sofrimento como um todo". O segundo NS corresponde a "amor ao próximo". O terceiro NS refere-se à "conveniência", o qual traz as seguintes IAs: "compatibilidade" e "ausência de outro doador". O quarto NS é "influência religiosa", tendo como IAs os seguintes tópicos: "Deus como inspirador da doação", "Deus como mediador da doação" e "Deus como recompensador da doação". O quinto NS corresponde à "falta de conhecimento".

Para preservar a identidade dos doadores, eles foram identificados com a letra D e numerados de 1 a 29.

PRIMEIRO NÚCLEO DE SENTIDO: ALÍVIO DO SOFRIMENTO DO OUTRO

Nesse núcleo de sentido, percebe-se que os DV relatam suas sensações de consternação e profunda tristeza ao presenciarem o sofrimento vivenciado pelos receptores.

Alguns doadores associam diretamente esse sofrimento às sessões de hemodiálise, enquanto outros o relacionam a uma visão mais ampla do contexto da DRC, como se pode perceber nos relatos a seguir:

> *"Eu via o sofrimento dela, ela sofreu muito na hemodiálise durante11 anos (...) eu disse: eu quero tirar minha filha daquele sofrimento".* (D26)
>
> *"Quando se complicou mesmo, que eu o via naquelas máquinas, eu tinha muita pena dele, então eu disse: não tem jeito, é agora mesmo que eu vou doar (...)"* (D13)
>
> *"Eu fiquei com muita pena de vê-la doente, estou dizendo que meu coração chorava por dentro, toda vida vez??? que eu a via, ficava com um mal-estar horrível porque ela chorava (...)"* (D12)
>
> *"(...)Eu tomei a decisão porque eu queria tirá-la daquele sofrimento de qualquer forma, porque quando a gente vê um ente querido da gente sofrendo, eu acredito assim, a gente quer dar um alívio, fazer alguma coisa (...)"* (D9)

Em uma meta-análise realizada por Ummel, Achille e Mekkelholt, destaca-se que, em 53,3% dos estudos revisados, a consciência do sofrimento do receptor constitui uma motivação consensual para a doação. O grau de intimidade no relacionamento com o receptor melhor prediz a decisão de doar do que simplesmente o tipo de relacionamento (por exemplo, pais, irmãos etc.). A decisão é descrita como altruísta e vista como natural, para melhorar a saúde do receptor em 46,7% dos estudos revisados[71].

Em outro estudo, o processo da doação e o gesto de doar um rim foram associados a um senso de autorrealização, bem como à satisfação de testemunhar a melhoria da saúde e da QV do receptor. Segundo uma irmã que se propôs a doar, ver seu irmão em diálise foi como vê-lo se afogar, ela teve que mergulhar e salvá-lo[72].

Essa sensação de autorrealização também foi percebida em um dos relatos desse estudo:

> *"Se ela morresse da doença eu morreria também. Não estou arrependida. Eu pensei. a partir de hoje, eu sou uma salva-vidas!"* (D5)

SEGUNDO NÚCLEO DE SENTIDO: AMOR AO PRÓXIMO

Nesse tema, os doadores vinculam a doação ao despertar de um dos seus sentimentos mais nobres, o amor, como pode ser verificado a seguir:

> *"Foi por amor. Eu sou capaz de doar até o coração por ela. Foi muito amor mesmo".* (D16)
>
> *"Foi mais uma questão de caridade e amor que eu tive pelo meu irmão que necessitava e eu acho que resumindo tudo (...) foi só a questão do amor para com o próximo, para com ele (...)"* (D10)

Os doadores podem ser classificados em três categorias clássicas: o tipo voluntário, que tem uma vontade intensa de doar, seu processo de tomada de decisão é simples e tem forte intimidade com o receptor; o tipo comprometido, possui uma vontade moderada de doar que resulta em um processo de tomada de decisão mais complicado e uma participação passiva nos testes de compatibilidade. Esse doador, quando os resultados dos testes são positivos, passa a sensação de que ele não tem outra escolha. Há, ainda, o tipo passivo, o qual manifesta uma vontade de doar baixa e reluta em fazer os testes de compatibilidade. Sua intimidade com o receptor é a menor e, em geral, é persuadido por familiares[73].

Os DV, cuja motivação foi relacionada ao amor ao próximo, são considerados do tipo voluntário. Em geral, são indivíduos que estão tão interessados na doação que suprimem seus próprios interesses em favor do outro. Esses doadores sentem profunda realização em doar e demonstram satisfação, mesmo com o óbito do receptor alguns anos depois, pois relatam que, a partir da sua ação, permitiram a esse alguns anos a mais de vida[73].

Sob a óptica do interacionismo simbólico, o ser humano age com base nos sentidos que as coisas têm para ele[70]. Nesse caso, especificamente, o amor foi o sentido propulsor da ação positiva em benefício do outro.

TERCEIRO NÚCLEO DE SENTIDO: CONVENIÊNCIA

Alguns doadores eximem a doação do campo dos sentimentos e sensações e a remetem a aspectos racionais. Nesses casos, o ato de doar pode estar relacionado unicamente à compatibilidade, como também ser atribuído à ausência de outra pessoa interessada na doação, de acordo com as seguintes falas:

> *"Ele colocou meu nome. Deu 100% compatível, aí eu não tinha nem o que dizer".* (D2)
>
> *"É por que ela morava no Piauí na época e lá não souberam exatamente o que ela tinha e quando chegou aqui descobriram. E aqui em Fortaleza de parente próximo só tinha eu".* (D18)

Em uma revisão sistemática sobre estudos qualitativos na doação renal em vida, constatou-se que alguns doadores se sentiram obrigados a doar devido às expectativas da família. Esse fato foi particularmente evidente na doação entre irmãos. Quando os resultados dos testes de compatibilidade o elegeram, o doador considerou "impossível" recusar, mesmo que, pessoalmente, não queria doar. Eles o fizeram para evitar conflitos familiares[39].

Os indivíduos que doaram por questões de conveniência podem ser classificados como doadores do tipo comprometido, visto que não manifestam interesse genuíno e relacionam diretamente a doação à falta de outra alternativa[73].

QUARTO NÚCLEO DE SENTIDO: INFLUÊNCIA RELIGIOSA

Devido à presença marcante da religiosidade na cultura brasileira, em muitas falas dos doadores percebe-se a figura divina como um dos pilares da decisão de doar. Deus é mencionado como inspirador, mediador e recompensador da doação, conforme os relatos a seguir:

> *"Eu acho que algo me tocou para eu poder ajudá-lo. Esse 'algo' que eu falo, eu creio em Deus, e eu acho que Deus me tocou para eu poder ajudá-lo e eu pude ter essa experiência que pra mim foi uma experiência muito boa. Eu agradeço muito por ter tido essa oportunidade de poder ajudar".* (D10)
>
> *"Deus me mostrou as pessoas certas para eu perguntar e eu tomei a decisão porque eu queria tirá-la daquele sofrimento de qualquer forma (...) Mas eu, graças a Deus, coloquei nas mãos de Deus, deu tudo certo e me sinto feliz por ter feito isso, eu não pensaria outra vez, se fosse pra fazer de novo eu faria de novo, entendeu?"* (D9)
>
> *"Quando eu doei, muitos amigos falaram que 'ah você vai ganhar alguma coisa do seu irmão, sei lá, alguma coisa' e eu disse que não ia ganhar nada não, a única coisa que poderia ganhar, o crédito que eu poderia ganhar, era o crédito com Deus, né, e eu acho que esse crédito eu ganhei com ele".* (D10)

Estudos constataram que alguns DV acreditavam que a doação era a vocação maior das suas vidas, sendo vista como uma maneira de ajudar as pessoas que estavam sofrendo. A compatibilidade foi percebida por alguns como uma "confirmação" de Deus que eles deveriam ser doadores[39].

As questões que envolvem as crenças religiosas e a doação de órgãos podem suscitar inúmeros questionamentos e interpretações. A maioria das religiões considera que a doação é uma decisão pessoal e é vista como positiva por beneficiar o próximo[74]. Na perspectiva interacionista, essas interpretações são produtos dos significados que os indivíduos estabelecem por meio da sua interação social com seus semelhantes[70], como nos círculos religiosos.

QUINTO NÚCLEO DE SENTIDO: FALTA DE CONHECIMENTO

Nota-se, em alguns relatos, que os doadores atribuem a doação à falta de conhecimento sobre o tema, como demonstra o seguinte depoimento:

> *"Eu achei que, na época, era mais rápido eu doar do que ele ir pra fila, eu entendi isso aí, se eu doar seria mais rápido, eu acho que eu não fui muito orientada, né? Creio que sim. Eu acho que eu não fui muito orientada porque se alguém tivesse me orientado que se ele fosse pra fila não demoraria tanto(...)"* (D14)

Os indivíduos que consentem doar um órgão em vida devem estar dispostos a fazê-lo, livres de coerção, saudáveis, em termos físicos e psicológicos econscientes dos riscos em potencial da doação. Os doadores devem ser plenamente informados sobre os riscos, benefícios e alternativas de tratamento existentes à disposição do receptor[75]. No Estado do Ceará, por exemplo, o transplante com DV tem reduzido vertiginosamente devido, principalmente, ao aumento da oferta de órgãos de DF e, consequentemente, menor tempo em fila de espera, o que exime, de certo modo, os familiares da doação.

Nesse contexto, o interacionismo simbólico ressalta a importância da interligação entre o conhecimento, as interpretações e as ações dos indivíduos. A perspectiva interacionista possibilita, por meio da interação social e da mediação de um profissional da saúde, a interpretação, a ressignificação de contextos, a mudança de condutas e atitudes[76]. Portanto, ampliar o conhecimento da população poderá fortalecer e ampliar a doação em vida em determinadas regiões com escassez de órgãos.

Os resultados ainda apontam que a frustração da expectativa de melhorar o relacionamento com o receptor a partir da doação, por exemplo, pode gerar fragilidade psíquica e ser necessário o encaminhamento à atenção especializada, evidenciando a importância do acompanhamento multiprofissional desses DV após a doação.

A riqueza contida nas falas dos doadores reforça a importância de um cuidado individualizado para atender às necessidades intrínsecas em cada vivência. A lupa do interacionismo simbólico possibilitou adentrar mais a fundo nessas percepções e verificar os sentidos dos DV em relação à doação, os quais podem potencializar ou fragilizar esse ato tão nobre.

Nas próximas fases deste estudo, serão realizados grupos focais[77] nos quais será possível investigar, sob a óptica do DV, o impacto e as repercussões da doação na sua QV e no seguimento pós-transplante.

CONSIDERAÇÕES FINAIS

A partir dos resultados preliminares desse estudo, observou-se que são várias as motivações para um indivíduo doar um rim. A análise dos dados apresentados possibilitou perceber que, na decisão de doar, os indivíduos sofrem inúmeras influências que perpassam pela compaixão, amor, crenças religiosas, ausência de outra opção e pela falta de conhecimento. As motivações que conduziram à doação poderão refletir de forma direta na QV e no seguimento do DV em longo prazo.

Ressalta-se o importante papel do interacionismo simbólico para essas percepções, uma vez que ao considerar sentidos, ações e interpretações cria-se um cenário favorável à compreensão das falas dos participantes.

A pesquisa qualitativa possibilitou um entendimento da doação renal em vida que vai muito além da quantificação dos dados, pois valoriza as narrativas dos seus protagonistas, as quais são repletas de traços subjetivos, históricos, culturais e religiosos.

Reforça-se a importância do acompanhamento multiprofissional após a doação e a necessidade de ações de apoio aos doadores, como educação em saúde e reconhecimento público da nobreza da sua dádiva. São necessários estudos posteriores com a abordagem do doador antes da doação e o seguimento longitudinal para aprofundar essas análises.

Agradecimentos

Agradecemos à Profa. Dra. Christina César Praça Brasil e ao Dr. Marcel Rodrigo Barros de Oliveira pelas suas valiosas contribuições como coautores desta pesquisa.

REFERÊNCIAS BIBLIOGRÁFICAS

1. Ferreira GF, Marques IDB, Park CHL *et al.* Análise de 10 anos de seguimento de transplantes renais com doador vivo não aparentado. *J Bras Nefrol* 2011; **33**: 345-350.
2. Secretaria-Geral da Presidência da República, Secretaria Nacional da Juventude. Homicídios e Juventude no Brasil. Mapa da violência 2013. Brasília: Secretaria-Geral da Presidência da República, 2013.
3. Ministério da Saúde (Brasil). Portal da Saúde [Homepage na Internet]. Sistema Nacional de Transplantes. Disponível em: http://portalsaude.saude.gov.br/. Acessadp em fevereiro 2015.
4. Associação Brasileira de Transplantes de Órgãos. Registro brasileiro de transplantes. Dados numéricos da doação de órgãos e transplantes realizados por estado e instituição no período de janeiro a março de 2015. Disponível em: http://www.abto.org.br/. Acessado em fevereiro 2015.
5. Ministério da Saúde (Brasil). Portal da saúde[Homepage na Internet]. Disponível em: http://portalsaude.saude.gov.br/images/pdf/2015/marco/02/Lista-de-espera-por-CATEGORIA-RIM.pdf. Acessado em maio 2015.
6. Sociedade Brasileira de Nefrologia. Censo de Diálise, 2013. Disponível em: http://www.sbn.org.br/pdf/censo_2013-14-05.pdf. Acessado em maio 2015.
7. Matas AJ, Payne WD, Sutherland DER *et al.* 2,500 Living donor kidney transplants: a single-center experience. *Ann Surg* 2001; **234**: 149-164.
8. Garcia MFFM, Andrade LGM, Carvalho MFC. Living kidney donors – a prospective study of quality of life before and after kidney donation. *Clin Transplant* 2013; **27**: 9-14.
9. The Ethics Committee of the Transplantation Society. The Consensus Statement of the Amsterdam Forum on the Care of the Live Kidney Donor. *Transplantation* 2004; **78**: 491-492.
10. Tong A, Chapman JR, Wong G *et al.* Screening and follow-up of living kidney donors: a systematic review of clinical practice guidelines. *Transplantation* 2011; **92**: 962-972.
11. Glotzer OS, SinghTP, Gallichio MH *et al.* Long-term quality of life after living kidney donation. *Transplant Proc* 2013; **45**: 3225-3228.
12. Associação Brasileira de Transplantes de Órgãos. Dimensionamento dos Transplantes no Brasil e em cada estado (2007-2014). Registro Brasileiro de Transplantes 2014. Disponível em: http://www.abto.org.br/abtov03/Upload/file/RBT/2014/rbt2014-lib.pdf. Acessado em junho 2015.
13. Takagi M. Ethical Comparison of living donor kidney transplantation and restored kidney transplantation. *IPEDR* 2012; **54**: 140-144.
14. Yoshikawa M. Body composition, metabolic syndrome and kidney function; consideration from kidney transplant donors. *Nephrol Dial Transplant* 2015; **30**(Suppl 3): 348-376.
15. Tan L, Tai BC, Wu F *et al.* Impact of kidney disease outcomes quality initiative guidelines on the prevalence of chronic kidney disease after living donor nephrectomy. *J Urol* 2011; **185**: 1820-1825.
16. Dols LF, Kok NF, Roodnat JI *et al.* Living kidney donors: impact of age on long-term safety. *Am J Transplant* 2011; **11**: 737-742.
17. Thys K, Assche KV, Nobile H *et al.* Could minors be living kidney donors? A systematic review of guidelines, position papers and reports. *Transplant Int* 2013; **26**: 949-960.
18. Morgan BR, Ibrahim HN. Long-term outcomes of kidney donors. *Arab J Urol* 2011; **9**: 79-84.
19. Foley RN, Ibrahim HN. Long-term outcomes of kidney donors. *Curt Opin Nephrol Hypertens* 2010; **19**: 129-133.
20. Wolters HH, Vowinkel T. Risks in life after living kidney donation. *Nephrol Dial Transplant* 2012; **27**: 3021-3023.
21. Budisavljevic MN, Nietert PJ, Zhai Y *et al.* Long-Term effects of kidney donation on renal function and blood pressure in african americans. *Clin J Am Soc Nephrol* 2011; **6**: 1474-1480.
22. Lam N, Huang A, Feldman LS *et al.* Acute dialysis risk in living kidney donors. *Nephrol Dial Transplant* 2012; **27**: 3291-3295.
23. Okamoto M. Long-term renal function, complications and life expectancy in living kidney donors. *World J Transplant* 2012; **2**: 5-8.
24. Garg AX, Meirambayeva A, Huang A *et al.* Cardiovascular disease in kidney donors: matched cohort study. *BMJ* 2012; **344**: 1-10.
25. Kiberd BA. Estimating the long term impact of kidney donation on life expectancy and end stage renal disease. *Transplant Res* 2013; **2**: 1-6.
26. Ibrahim HN, Foley R, Tan L *et al.* Long-term consequences of kidney donation. *N Engl J Med* 2009; **360**: 459-469.
27. Trevitt R. Living kidney donors: the need to minimise long term risk. *J Ren Care* 2011; **37**: 134-147.
28. Cherif M, Ounissi M, Karoui C *et al.* Short- and long-term outcomes of living donors in Tunisia: a retrospective study. *Transplant Proc* 2010; **42**: 4311-4313.
29. Zheng XY, Han S, Wang LM *et al.* Quality of life and psychology after living-related kidney transplantation from donors and recipients in China. *Transplant Proc* 2014; **46**: 3426-3430.
30. De Groot IB, Stiggelbout AM, van der Boog PJM *et al.* Reduced quality of life in living kidney donors: association with fatigue, societal participation and pre-donation variables. *Transplant Int* 2012; **25**: 967-975.
31. Frade IC, Lopes A, Teixeira L *et al.* Perceptions in living kidney donation: what protagonists think and feel. *Transplant Proc* 2011; **43**: 39-42.
32. Kroencke S, Fischer L, Nashan B *et al.* A prospective study on living related kidney donors' quality of life in the first year: choosing appropriate reference data. *Clin Transplant* 2012; **26**: 418-427.
33. Clemens K, Boudville N, Dew MA *et al.* The long-term quality of life of living kidney donors: amulticenter cohort study. *Am J Transplant* 2011; **11**: 463-469.
34. Gross CR, Messersmith EE, Hong BA *et al.* Health-related quality of life in kidney donors from the last five decades: results from the RELIVE study. *Am J Transplant* 2013; **13**: 2924-2934.
35. Shrestha A, Shrestha A, Vallance C *et al.* Quality of life of living kidney donors: a single-center experience. *Transplant Proc* 2008; **40**: 1375-1377.
36. Ware JE, Sherbourne CD. The MOS 36-item short-form health survey (SF-36). I. Conceptual framework and item selection. *Med Care* 1992; **30**: 473-483.
37. Gomes R (Ed). *Pesquisa Qualitativa em Saúde.* Instituto Sírio-Libanês de Ensino e Pesquisa: São Paulo, 2014, pp 8-14.

38. Giessing M. Living donor nephrectomy-quantifying the risk for the donor. *Transplant Proc* 2012; **44**: 1786-1789.
39. Tong A, Chapman JR, Wong G *et al.* The motivations and experiences of living kidney donors: athematic synthesis. *Am J Kidney Dis* 2012; **60**: 15-26.
40. Tsai SF, Shu KH, Ho HC *et al.* Long-term outcomes of living kidney donors over the past 28 years in a single center in Taiwan. *Transplant Proc* 2012; **44**: 39-42.
41. Fehrman-Ekholm I, Kvarnström N, Söfteland JM *et al.* Post-nephrectomy development of renal function in living kidney donors: a cross-sectional retrospective study. *Nephrol Dial Transplant* 2011; **26**: 2377-2381.
42. Lima DX, Petroianu A, Hauter HL. Quality of life and surgical complications of kidney donors in the late post-operative period in Brazil. *Nephrol Dial Transplant* 2006; **21**: 3238-3242.
43. Lin MH, Tasi MK, Lin HY *et al.* Analysis of the factors influencing living kidney donation: the experience in National Taiwan University Hospital. *Transplant Proc* 2010; **42**: 689-691.
44. Tong A, Craig JC, Wong G *et al.* "It was just an unconditional gift". Self reflections of non-directed living kidney donors. *Clin Transplant* 2012; **26**: 589-599.
45. Delmonico FL. A report of the Amsterdam Forum on the care of the live kidney donor: data and medical guidelines. *Transplantation* 2005; **79**: S53-S66.
46. Massey EK, Kranenburg LW, Zuidema WC *et al.* Encouraging psychological outcomes after altruistic donation to a stranger. *Am J Transplant* 2010; **10**: 1445-1452.
47. Challenor J, Watts J. 'It seemed churlish not to': how living non-directed kidney donors construct their altruism. *Health* 2014; **18**: 388-405.
48. Maple H, Chilcot J, Burnapp L *et al.* Motivations, outcomes and characteristics of unspecified (nondirected altruistic) kidney donors in the United Kingdom. *Transplantation* 2014; **98**: 1182-1189.
49. Segev DL, Muzaale AD, Caffo BS *et al.* Perioperative mortality and long-term survival following live kidney donation. *JAMA* 2010; **303**: 959-966.
50. Matas AJ, Delmonico FL. Living donation: the global perspective. *Adv Chronic Kidney Dis* 2012; **19**: 269-275.
51. Brasil. Lei nº 9.434, de 4 de fevereiro de 1997. Dispõe sobre a remoção de órgãos, tecidos e partes do corpo humano para fins de transplante e tratamento e dá outras providências. Brasília, DF; 1997. Disponível em: http://www.planalto.gov.br/ccivil_03/LEIS/L9434.htm. Acessado em outubro 2015.
52. Brasil. Lei nº 10.211, de 23 de março de 2001. Altera dispositivos da Lei nº 9.434, de 4 de fevereiro de 1997, que "dispõe sobre a remoção de órgãos, tecidos e partes do corpo humano para fins de transplante e tratamento". Brasília, DF; 2001. Disponível em: http://www.planalto.gov.br/ccivil_03/leis/LEIS_2001/L10211.htm. Acessado em outubro 2015.
53. Shaw RM, Bell LJ. 'Because you can't live on love': living kidney donors' perspectives on compensation and payment for organ donation. *Health Expect* 2015; **18**: 3201-3212.
54. Tong A, Chapman JR, Wong G, Craig JC. Perspectives of transplant physicians and surgeons on reimbursement, compensation, and incentives for living kidney donors. *Am J Kidney Dis* 2014; **64**: 622-632.
55. Briançon S, Germain L, Baudelot C *et al.* Quality of life of living kidney donor: a national report. *Nephrol Ther* 2011; 7: S1-S39.
56. Hoeyer K, Schicktanz S, Deleuran I. Public attitudes to financial incentive models for organs: a literature review suggests that it is time to shift the focus from 'financial incentives' to 'reciprocity'. *Transplant Int* 2013; **26**: 350-357.
57. Australian Government Department of Health and Ageing. Leave for living organ donors. Disponível em: http://www.health.gov.au/internet/ main/publishing.nsf/Content/Leave-for-living-organ-donors. Acessado em março 2015.
58. Ministério da Saúde (Brasil). Portaria nº 257, de 28 de julho de 2009. Anexo PT/SAS/MS no 257, de 28 de julho de 2009, compt. agosto, procedimento 0506010031. 2009; Disponível em: http://bvsms.saude.gov.br/bvs/ saudelegis/sas/2009/prt0257_28_07_2009.html. Acessado em outubro 2015.
59. Irving MJ, Tong A, Jan S *et al.* Factors that influence the decision to be an organ donor: a systematic review of the qualitative literature. *Nephrol Dial Transplant* 2012; **27**: 2526-2533.
60. Tong A, Howell M, Wong G *et al.* The perspectives of kidney transplant recipients on medicine taking: a systematic review of qualitative studies. *Nephrol Dial Transplant* 2011; **26**: 344-354.
61. De Groot IB, Schipper K, van Dijk S *et al.* Decision making around living and deceased donor kidney transplantation: a qualitative study exploring the importance of expected relationship changes. *BMC Nephrol* 2012; **13**: 1-12.
62. Schipper K, Abma TA, Koops C *et al.* Sweet and sour after renal transplantation: a qualitative study about the positive and negative consequences of renal transplantation. *Br J Health Psychol* 2014; **19**: 580-591.
63. Langenbach M, Stippel A, Stippel D. Kidney donors' quality of life and subjective evaluation at 2 years after donation. *Transplant Proc* 2009; **41**: 2512-2514.
64. Caiuby AV, Lefèvre F, Silva AP. Análise do discurso dos doadores renais – abordagem da psicologia social. *J Bras Nefrol* 2004; **26**: 137-144.
65. Tong A, Chapman JR, Israni A *et al.* Qualitative research in organ transplantation: recent contributions to clinical care and policy. *Am J Transplant* 2013; **13**: 1390-1399.
66. Minayo MCS (ed). *Pesquisa Social. Teoria, Método e Criatividade.* 18ª ed. Vozes: Petrópolis, 2001, pp 9-31.
67. Malterud K. Qualitative research: standards, challenges, and guidelines. *Lancet* 2001; **358**: 483-488.
68. Frank L, Basch E, Selby JV. The PCORI perspective on patient-centered outcomes research. *JAMA* 2014; **312**: 1513-1514.
69. Bardin L. *Análise de Conteúdo.* Edições 70: Lisboa, 1979.
70. Blumer H. *Symbolic Interacionism: Perspective and Method.* University of California Press: Los Angeles, 1969.
71. Ummel D, Achille M, Mekkelholt J. Donors and recipients of living kidney donation: a qualitative metasummary of their experiences. *J Transplant* 2011; **2011**: 626501.
72. Ummel D, Achille M. Transplant Trajectory and Relational Experience Within Living Kidney Dyads. *Qual Health Res* 2016; **26**: 194-202.
73. Yi M. Decision-making process for living kidney donors. *J Nurs Scholarsh* 2003; **35**: 61-66.
74. http://www.organtransplants.org/understanding/religion/
75. Live Organ Donor Consensus Group. Consensus statement on the live organ donor. *JAMA* 2000; **284**: 2919-2926.
76. Brasil CCP. *A Voz da Professora Não Pode Calar: Sentidos, Ações e Interpretações no Contexto da Integralidade em Saúde.* Tese de Doutorado. Ceará/UECE/UFC/UNIFOR, 2015.
77. Trad LAB. Grupos focais: conceitos, procedimentos e reflexões baseadas em experiências com o uso da técnica em pesquisas de saúde. *Physis* 2009; **19**: 777-796.

69

REJEIÇÃO NO TRANSPLANTE DE PÂNCREAS-RIM: DIAGNÓSTICO E TRATAMENTO

Erika Bevilaqua Rangel

◆

INTRODUÇÃO

Estima-se que mais de 30 mil transplantes de pâncreas já foram realizados ao redor do mundo[1]. Existem três modalidades de transplante de pâncreas para os pacientes com doença renal crônica e *diabetes mellitus* tipo 1: a) transplante simultâneo de pâncreas-rim (TSPR); b) transplante de rim isolado com doador vivo ou falecido; e c) transplante de pâncreas após o transplante de rim (TPAR). Análise recente do Registro Internacional de Transplante de Pâncreas (IPTR – *International Pancreas Transplant Registry*), com 25 mil casos de transplante de pâncreas e um tempo de seguimento de 24 anos, mostrou que o número de transplantes de pâncreas aumentou até 2004, mas após esse período vem declinando[1]. A maior redução ocorreu no TPAR, sendo observada uma queda de 50% no período de 2004 a 2010, seguida da redução de 7% no TSPR.

No TSPR, as sobrevidas do paciente em 1, 10 e 20 anos encontram-se em 97%, 80% e 58%; do enxerto renal 91%, 63% e 38%; e do enxerto pancreático, 88%, 63% e 36%, respectivamente[2]. No transplante isolado de rim com doador vivo ou doador falecido, a sobrevida do paciente em 1 ano é comparável à do TSPR; no entanto, em longo prazo, a sobrevida do paciente é inferior: em 10 anos, é descrita em torno de 60% e 40% e 20 anos em torno de 35% e 15%, respectivamente, para os casos de transplante renal com doador vivo e doador falecido[2].

No TPAR, o transplante de rim é geralmente realizado com rim de doador vivo (70% *versus* 30% com doador falecido)[3]. A sobrevida em 1 ano do enxerto pancreático varia de 81%[3] a 95%[4], enquanto a sobrevida do paciente em 1 ano encontra-se em 98%[3,4]. Em 4 anos, a sobrevida do enxerto pancreático e a do paciente encontram-se em 60% e mais de 90%, respectivamente[3]. Alguns fatores preditores da perda do enxerto renal após o TPAR foram recentemente analisados e incluem o intervalo entre o transplante de rim e pâncreas superior a 1 ano, valores dos ritmos de filtração glomerular 3 meses após o TPAR, rejeição renal pré-TPAR, rejeição do rim ou do pâncreas pós-TPAR e presença de proteinúria[5]. Apenas 143 dias após o TPAR o risco de perda do enxerto renal se equipara ao transplante renal isolado no paciente diabético e após 366 dias passa a ser significativamente menor em comparação ao transplante renal isolado[6]. O TPAR está associado à melhor sobrevida do enxerto renal quando o ritmo de filtração glomerular pré-TPAR se encontra superior a 40mL/min/1,73m², mas não quando se encontra em 30-39mL/min/1,73m², embora nesse grupo a sobrevida do enxerto renal em 10 anos tenha atingido 69%[6].

Em relação ao tipo de drenagem exócrina pancreática entérica ou vesical, não há diferença na sobrevida do enxerto pancreático nas duas modalidades de transplante de pâncreas (TSPR e TPAR)[2,7] nem na sobrevida do paciente e do enxerto renal[2].

O refinamento das técnicas cirúrgicas e o desenvolvimento de esquemas imunossupressores mais eficazes contribuíram para o aumento da sobrevida do paciente e do enxerto pancreático no primeiro ano após o transplante. As causas de perdas do enxerto pancreático estão relacionadas ao tempo após o transplante: nos primeiros 7 dias são atribuídas principalmente à rejeição aguda e à trombose vascular, e após 30 dias, tanto a infecção quanto a rejeição aguda contribuem para a perda do enxerto pancreático, sendo que as alterações crônicas são a principal causa de perda após 6 meses[8].

No entanto, de acordo com os dados do UNOS (*United Network for Organ Sharing*), com mais de 14 mil pacientes submetidos ao TSPR de 1987-2007, a sobrevida em 5 anos dos enxertos pancreáticos que estiveram funcionantes após o primeiro ano aumentou apenas de 80 para 84%, apesar da dramática redução das perdas técnicas e das perdas precoces por rejeição aguda[9]. Dessa forma, a investigação mais detalhada do diagnóstico de rejeição aguda tanto em curto quanto em longo prazo pode influenciar positivamente o aumento da sobrevida do enxerto pancreático, uma vez que o tratamento será direcionado de acordo com o tipo de rejeição, isto é, rejeição aguda celular ou mediada por anticorpos.

REJEIÇÃO AGUDA APÓS O TRANSPLANTE DE PÂNCREAS

INCIDÊNCIA

Os dados do UNOS referentes a1988-1997, com mais de 4.000 pacientes submetidos ao TSPR, demonstraram que no primeiro ano 45% dos pacientes não apresentaram rejeição aguda, 36% apresentaram rejeição apenas do enxerto renal; 3%, apenas rejeição do enxerto pancreático; e 16%, rejeição de ambos os enxertos[10]. Nos casos sem rejeição, a sobrevida em 5 anos dos enxertos renal e pancreático foi descrita em 91% e 85%; nos casos de rejeição isolada do enxerto renal, em 88% (risco relativo de perda do enxerto renal de 1,32) e 84%; nos casos de rejeição isolada do enxerto pancreático, em 94% e 83%; e nos casos de rejeição de ambos os enxertos, em 86% (risco relativo de perda do enxerto renal de 1,53) e 78%, respectivamente[10].

No entanto, análise posterior da OPTN (*Organ Procurement and Transplant Network*), com 6.575 pacientes (1995-2006), relatou incidência menor de rejeição aguda no primeiro ano após o TSPR (28%), ocorrendo rejeição isolada de pâncreas em 14%, rejeição isolada de rim em 29% e rejeição em ambos os órgãos em 57% dos casos[11]. E mais recentemente os dados da OPTN de 2002-2013 reportaram incidência de rejeição aguda no primeiro e segundo anos de 16% e 20,4% no TSPR e 17,4% e 22,5% no TPAR[12].

A ocorrência de rejeição isolada do pâncreas teve impacto significativamente negativo na sobrevida do enxerto renal em um tempo de seguimento relativamente longo de 12 anos (~ 45% *versus* ~ 55% em comparação aos casos sem rejeição). Entre os fatores associados à perda do enxerto renal no TSPR, destacam-se idade do receptor (> 40 anos), idade do doador (> 45 anos), raça negra do doador e do receptor, receptor do sexo feminino, diálise pré-transplante, transplante prévio, função retardada do enxerto renal, rejeição aguda (riscos relativos de 2,46, 4,03 e 1,01 para os casos de rejeição isolada do pâncreas, rejeição isolada do rim e rejeição de ambos os órgãos, respectivamente)[11]. Uma conclusão importante deste trabalho é que a rejeição aguda no TSPR envolve geralmente os dois órgãos e deve, portanto, ter alto índice de suspeição diagnóstica. Sugere-se, portanto, que o aumento da creatinina pode ser usado como um marcador da rejeição do pâncreas.

Embora as sobrevidas do paciente e dos enxertos renal e pancreático sejam comparáveis após o TSPR e o TPAR, a sobrevida livre de rejeição após o TSPR foi significativamente menor do que no TPAR em 1 ano (88,5% *versus* 100%), 3 anos (78,1% *versus* 97,6%) e 5 anos (73,7% *versus* 88,5%)[13]. Da mesma forma, após a exclusão dos casos sem indução e dos casos que receberam basiliximabe, o uso da timoglobulina mostrou superioridade significativa para a sobrevida livre de rejeição após o TSPR em comparação ao TPAR em 1 ano (91,5% *versus* 100%), 3 anos (82,4% *versus* 97,5%) e 5 anos (75,4% *versus* 88%)[13].

DIAGNÓSTICO DA REJEIÇÃO AGUDA

O diagnóstico laboratorial da rejeição aguda pancreática baseia-se no aumento da amilase e da lipase séricas[14-17]. Há correlação significativa entre esses dois valores e o diagnóstico de rejeição aguda; no entanto, não foi descrita correlação com valores da glicemia[15]. O aumento da lipase de 322 ± 107UI/L para 634 ± 247UI/L tem especificidade de 71% para o diagnóstico de rejeição aguda após o TSPR com derivação entérica[16]. Em nossa experiência, os valores séricos da lipase foram os que melhor se correlacionaram com o diagnóstico da rejeição aguda[17], o que foi confirmado pelo grupo de Wisconsin posteriormente[18].

No caso da derivação vesical, o aumento igual ou superior a duas vezes da amilase e lipase (valores médios de 3,6 e 8,3 vezes, respectivamente) ou um decréscimo de 40-50% da amilasúria apresentam especificidade de 80% para o diagnóstico de rejeição aguda[14]. Os valores reduzidos da amilasúria após o tratamento são fatores prognósticos para a perda do enxerto pancreático[17].

No entanto, os valores da amilase e lipase séricos e os valores da amilasúria não diferenciam a rejeição aguda mediada por células daquela mediada por anticorpos, sendo necessária a biópsia percutânea para diferenciá-las, além da investigação do C4d e dos anticorpos circulantes específicos contra o doador[17].

A presença de eosinofilia pode preceder em um mês o aumento das enzimas séricas pancreáticas e o diagnóstico de rejeição aguda celular do enxerto pancreático[19], embora estudos envolvendo um grande número de pacientes sejam necessários para estabelecer essa correlação. Por outro lado, a presença de eosinófilos no enxerto pancreático sugere o diagnóstico de rejeição aguda celular[20].

Outras situações que podem estar associadas à ocorrência de rejeição aguda do enxerto pancreático incluem a infecção pelo citomegalovírus (CMV) e a função retardada do enxerto pancreático.

Em relação à infecção pelo citomegalovírus (CMV) após o transplante de pâncreas, estudo europeu multicêntrico com mais de 200 pacientes submetidos ao TSPR e que receberam indução com anticorpo policlonal associada a tacrolimus, micofenolato e uso por curto tempo de corticosteroides demonstrou que a profilaxia reduz significativamente a infecção pelo CMV de 42% para 22%[21]. No entanto, a taxa de infecção pelo CMV depende do *status* imunológico do doador e do receptor: D–/R– 11%, D–/R+ 40%, D+/R+ 37%, D+/R– 52%[21]. Além disso, a ocorrência de infecção pelo CMV teve associação significativa com rejeição aguda do enxerto pancreático (66% *versus* 41%), embora a taxa de rejeição aguda pancreática em 3 anos tenha reduzido significativamente de 61,4% para 42,2% quando a profilaxia foi utilizada[21]. No entanto, a infecção pelo CMV não teve impacto na sobrevida do paciente ou dos enxertos renal e pancreático[21,22].

Função retardada do enxerto pancreático (FREP) após o transplante é definida como uso de insulina no momento da alta hospitalar[23]. A análise de 531 transplantes de pâncreas demonstrou a ocorrência de FREP em 31% dos casos, mas sem preferência pela modalidade (TSPR 36%, TPAR 32% e transplante de pâncreas isolado 31%)[23]. Após 3 meses, apenas 3,5% dos pacientes continuaram usando insulina, sendo o principal fator de risco para a ocorrência de FREP a idade do doador (35,1 anos *versus* 28,8 anos, na análise univariada, e a idade superior a 45 anos na análise multivariada)[23]. No entanto, a FREP não afetou significativamente a sobrevida em 1 ano (87% *versus* 94% sem FREP) e 3 anos (82% *versus* 87% sem FREP) do enxerto pancreático. Além disso, não foi demonstrada associação entre FREP e rejeição aguda[23]. A análise da FREP na UNIFESP-EPM mostrou incidência menor (11%), confirmou que a idade do doador acima de 45 anos foi o principal fator de risco para sua ocorrência e, ao contrário, do trabalho supracitado mostrou correlação significativa com rejeição aguda (47% *versus* 24%)[24]. Consequentemente, após 1 ano a FREP esteve significativamente associada à glicemia de jejum alterada (25% *versus* 5%) e a valores mais elevados da hemoglobina glicada (5,8% *versus* 5,4%)[24]. No entanto, as sobrevidas em 1 ano do paciente (FREP 95% *versus* não FREP 88,7%), do enxerto pancreático (FREP 90% *versus* não FREP 85,6%) e do enxerto renal (FREP 90% *versus* não FREP 87,2%) foram similares[24].

Entre os diagnósticos diferenciais de rejeição aguda, destacam-se complicações cirúrgicas, toxicidade dos imunossupressores, *diabetes mellitus* pós-transplante e recorrência autoimune do *diabetes mellitus*.

As complicações cirúrgicas apresentam quadro clínico exuberante e ocorrem precocemente após o transplante de pâncreas[25]. A perda técnica do enxerto pancreático ocorre em cerca de 10% dos transplantes de pâncreas e estão relacionadas à presença de 2 ou mais fatores de risco: índice de massa corpórea do doador ≥ 30kg/m², creatinina do doador ≥ 2,5mg/dL, idade do doador > 50 anos e tempo de isquemia fria > 20 horas[26].

As principais complicações cirúrgicas são[25,27]:

Trombose do enxerto pancreático

Incidência de 3-10% caracteriza-se por hiperglicemia inexplicada (trombose arterial e/ou venosa), dor e aumento do enxerto (trombose venosa), hematúria massiva e com urina de cor negra, além de redução da amilasúria (trombose venosa nos casos com derivação vesical). Tem etiologia multifatorial, incluindo dados do doador (idade, causa cardiovascular do óbito, variações vasculares anatômicas) e do receptor (instabilidade hemodinâmica, hipercoagulabilidade, transplante de pâncreas na fossa ilíaca esquerda, tipo de transplante – TPAR – e transplante de pâncreas isolado, diálise peritoneal prévia e drenagem exócrina entérica). A rejeição aguda é causa de trombose do enxerto pancreático em até um terço dos casos. A modalidade de transplante de pâncreas, como o TPAR e o transplante de pâncreas isolado, está associada ao maior risco de rejeição/trombose, talvez pela ausência do transplante de rim simultâneo, de modo que a ausência do aumento da creatinina poderia reduzir a possibilidade daquele diagnóstico ser corretamente realizado. Da mesma forma, a drenagem entérica poderia associar-se ao maior risco de rejeição/trombose, já que a amilasúria não estaria disponível.

Fístula da anastomose do enxerto pancreático

Sintomas incluem dor, peritonite, íleo, febre, leucocitose e hiperamilasemia. Nos casos de drenagem entérica, as fístulas costumam ser mais graves, devido ao risco de sepse. Na drenagem vesical, o quadro clínico é menos grave, havendo queda do débito urinário e aumento da creatinina sérica. Quando ocorre em menos de 4 semanas, envolve geralmente a anastomose duodenovesical, e após 4 semanas, o enxerto duodenal.

Pancreatite do enxerto pancreático

Os sintomas incluem dor abdominal, principalmente na loja do enxerto pancreático, náuseas, vômitos e íleo. A amilase e a lipase séricas podem estar aumentadas, enquanto a função endócrina é geralmente normal. Vários fatores de risco estão envolvidos, como a qualidade do doador (idade, obesidade, história de parada cardíaca, necessidade de inotrópicos em altas doses), uso da solução de perfusão HTK (*histidine tryptophan-ketoglutarate*; especialmente quando o tempo de isquemia fria excede 12 horas) e drenagem vesical (pancreatite de refluxo). As complicações da pancreatite incluem abscessos peripancreáticos, necrose pancreática, fístula pancreática e pseudocistos pancreáticos.

Em resumo, a ocorrência de trombose vascular é a principal complicação após o transplante de pâncreas, seguida da pancreatite do enxerto, que se caracteriza por aumento das enzimas pancreáticas. Em termos didáticos, a pancreatite do enxerto pode ser dividida em duas categorias[27]:

Pancreatite aguda – é subdividida em 3 subtipos, incluindo a fisiológica, precoce e tardia. A pancreatite aguda fisiológica ocorre em 100% dos transplantes de pâncreas e é secundária à lesão de isquemia-reperfusão. Ocorre após 30 minutos a 72 horas após a reperfusão, é caracterizada macroscopicamente por edema do parênquima e histologicamente por endotelialite, arterite e infiltração granulocítica. No entanto, a pancreatite aguda fisiológica é autolimitada e pode ser prevenida pela administração de corticosteroides no intraoperatório, pelo uso de bloqueadores do canal de cálcio (induzem melhor perfusão do pâncreas e reduzem o cálcio intracelular, o qual geralmente leva à morte celular após a lesão de isquemia-reperfusão) e pelos cuidados no intraoperatório (hipotensão, hipovolemia e altas doses de catecolaminas no momento da reperfusão devem ser evitadas, ressaltando, portanto, o envolvimento do anestesiologista).

A pancreatite aguda precoce ocorre em 35-38% dos pacientes nos primeiros 3 meses, podendo ser espontânea (pós-infecciosa – CMV e infecção fúngica – em 10% e imunológica em 30%) ou secundária a complicações cirúrgicas (trombose vascular, 60-70% dos casos de pancreatite aguda precoce). Está relacionada a fatores de risco do doador (idade > 50 anos, causa cardiovascular de óbito, instabilidade hemodinâmica e ressuscitação volêmica importante), da captação do pâncreas (técnica cirúrgica para a retirada e preparo do enxerto no *back-table*), do receptor (diálise peritoneal prévia e hipercoagulabilidade), infecção (CMV e infecção fúngica) e imunossupressão (ciclosporina). Tem impacto na sobrevida do enxerto (perda de 78-91% no primeiro ano e infecção associada à SIRS em 10-20%). Manifesta-se clinicamente por dor abdominal e síndrome da resposta inflamatória sistêmica (SIRS), laboratorialmente por hiperglicemia e hiperamilasemia. Quadros histológicos mais graves cursam com necrose fibrinoide das artérias e veias e necrose do parênquima. O padrão-ouro para o diagnóstico é a tomografia computadorizada de abdome, que permite a avaliação da gravidade e da extensão do quadro, incluindo a detecção do borramento da gordura peripancreática e presença de coleções peripancreáticas. O tratamento inclui antibioticoterapia, interrupção do trânsito intestinal (nutrição parenteral) e cirurgia, se necessário (necrosectomia ou enxertectomia pancreática).

A pancreatite aguda tardia é definida pela pancreatite após 3 meses do transplante e ocorre em 14-25% dos casos. Vários fatores de risco são descritos: drenagem exócrina vesical, lesão traumática direta no pâncreas, estenose mecânica ou pressão mecânica direta no pâncreas, trombose microvascular intraparenquimatosa devido à agressão imunológica crônica que não induz rejeição aguda (pode cronicamente influenciar o fluxo venoso a partir do enxerto pancreático e lesão isquêmica consequente), infecção recorrente ao redor do pâncreas (como ocorre nos casos de microfístula tardia da drenagem exócrina), oclusão do esfíncter de Oddi secundário à rejeição aguda e infecção por CMV (está também associada à pancreatite aguda tardia e à recorrência crônica do *diabetes mellitus*). Caracteriza-se histologicamente por infiltrados inflamatórios envolvendo o ducto pancreático e seus ramos. Requer diagnóstico diferencial com rejeição aguda tardia, a qual apresenta as lesões vasculares patognomônicas de endotelialite ou vasculite. Manifesta-se clinicamente por dor abdominal (100%), irritação peritoneal (87%), febre (64%) e sintomas gerais, como vômitos, diarreia e distensão abdominal (48%). Laboratorialmente, cursa com hiperamilasemia, hiperglicemia e aumento da creatinina com elevação dos parâmetros inflamatórios. Os exames de imagem, como ultrassonografia ou tomografia computadorizada, permitem a diferenciação com a rejeição aguda, pois na pancreatite aguda tardia há edema, coleções peripancreáticas ou alteração do fluxo vascular. No entanto, a pancreatite aguda tardia raramente é causa de perda do enxerto. O tratamento inclui jejum, hidratação, antibióticos e drenagem percutânea ou cirúrgica das coleções.

Pancreatite crônica – a literatura é escassa quanto à fisiopatologia dessa entidade. Os fatores de risco incluem inflamação (pancreatite recorrente aguda), imunológica (rejeição crônica) e infecciosa (CMV e fúngica). É causa de perda do enxerto em 4-10% dos casos. Histologicamente, manifesta-se por insulite, fibrose intersticial extensa, atrofia acinar e arterite obliterativa. Caracteriza-se por mal-estar abdominal crônico, obstipação e recorrência do diabetes, podendo complicar com infecções. Manifesta-se por hiperglicemia e amilase normal. Os exames de imagem revelam fibrose do enxerto. O tratamento costuma ser conservador e a pancreatectomia é indicada quando há complicações locais e sistêmicas.

Os imunossupressores podem ser diabetogênicos por induzirem toxicidade direta ou indireta nas ilhotas pancreáticas[28,29]. Muito desses efeitos são dose-dependentes e exacerbados quando diferentes imunossupressores são associados. O quadro clínico envolve hiperglicemia e valores normais das enzimas pancreáticas. Os inibidores de calcineurina podem causar danos estruturais diretos nas ilhotas pancreáticas, incluindo edema citoplasmático, vacuolização, apoptose e redução dos grânulos secretórios de insulina, o que é mais pronunciado com o tacrolimus em comparação à ciclosporina[30]. Os corticosteróides podem potencializar os efeitos diabetogênicos dos inibidores de calcineurina[30,31], além de diminuírem a sensibilidade periférica à insulina, aumentarem a gluconeogênese hepática e influenciarem diretamente também a secreção de insulina[31]. O sirolimus pode aumentar a resistência periférica à insulina e reduzir a liberação de insulina pelas ilhotas pancreáticas[31].

A incidência de *diabetes mellitus* pós-transplante de pâncreas (definida pelo aumento da glicemia de jejum igual ou superior a 126mg/dL ou uso de insulina ou hipoglicemiantes por via oral durante 30 ou mais dias) varia com o tempo, sendo 14%, 17% e 25% após 3,5 e 10 anos, respectivamente[32]. A incidência do diabetes pós-transplante é maior no transplante de pâncreas isolado (31% em 7 anos), sendo o diagnóstico mais precoce (em média 2 anos após o transplante) em comparação ao TSPR (em média 3 anos)[32]. Os fatores de risco incluem idade do doador, índice de massa corpórea do receptor, ganho de peso maior que 20% após o transplante, rejeição do enxerto pancreático, sorologia para CMV (D+/R–) e valores elevados da glicemia de jejum, da hemoglobina glicada, da relação triglicérides/HDL-colesterol no sexto mês de pós-transplante[32].

A recorrência autoimune do *diabetes mellitus* pode ocorrer em 5-6% dos pacientes 2 anos e meio a 10 anos após o transplante de pâncreas[33]. Caracteriza-se por hiperglicemia na vigência de função renal normal e valores normais das enzimas pancreáticas. Geralmente o aumento dos níveis séricos dos autoanticorpos (anti-GAD, IA-2A e ZnT8) precede o aparecimento da hiperglicemia. A biópsia do enxerto pancreático revela insulite e/ou perda das ilhotas pancreáticas, infiltrados de linfócitos T (CD3, CD4 e CD8) e graus variados de detecção de insulina[33]. A investigação dos depósitos de amilina, também conhecida por polipeptídeo amiloide das ilhotas, pela coloração vermelho Congo, pode sugerir também recorrência autoimune do diabetes, além de rejeição aguda e pancreatite[20].

CLASSIFICAÇÃO DA REJEIÇÃO AGUDA NO TRANSPLANTE DE PÂNCREAS

A rejeição aguda pancreática pode ser dividida em rejeição aguda celular e rejeição aguda mediada por anticorpos. Pode ocorrer ainda rejeição mista, embora não seja frequente[20].

Rejeição aguda celular

A classificação da rejeição aguda celular no transplante pancreático foi descrita na reunião de Banff de 2007 (publicada em 2008)[34] e, posteriormente, atualizada na reunião de Banff de 2009 (publicada em 2011), quando a ênfase foi também dada à rejeição aguda mediada por anticorpos[20]. No quadro 69.1 está descrita a classificação da rejeição aguda celular, enquanto no quadro 69.2 estão descritas as alterações crônicas, que incluem a arteriopatia crônica do enxerto e a rejeição crônica do enxerto pancreático. A arteriopatia crônica do enxerto foi considerada inicialmente a expressão da rejeição aguda celular,

Quadro 69.1 – Classificação da rejeição aguda celular do enxerto pancreático de acordo com a classificação de Banff.

1. Normal	Inflamação septal ausente ou inativa; quando presente, a inflamação mononuclear não envolve ductos, veias, artérias ou ácinos. Ausência de esclerose no enxerto pancreático. O componente fibroso limita-se ao septo normal ou é proporcional ao tamanho das estruturas analisadas (ductos e vasos). Não há evidência de atrofia ou lesão acinar
2. Indeterminada	Inflamação septal ativa, mas sem preencher critérios para rejeição leve
3. Rejeição aguda mediada por linfócitos T	
Grau 1 ou leve	Inflamação septal ativa (linfócitos e eosinófilos) envolvendo estruturas septais: venulite (acúmulo subendotelial de células inflamatórias e dano endotelial nas veias septais), ductite (inflamação epitelial e lesão dos ductos) e/ou Inflamação acinar focal. Não mais de 2 focos inflamatórios por lóbulo e lesão acinar celular ausente ou mínima
Grau 2 ou moderada	Inflamação acinar multifocal (não confluente ou difusa) envolvendo mais de 3 focos inflamatórios por lóbulo e lesão acinar celular não uniforme (individual) com destrabeculamento e/ou Arterite intimal mínima (< 25% do lúmen comprometido)
Grau 3 ou grave (requer diferenciação em relação à rejeição mediada por anticorpos)	Inflamação acinar difusa e extensa com necrose acinar celular (multicelular/confluente) focal ou difusa e/ou Arterite intimal moderada ou grave (> 25% do lúmen comprometido) e /ou Inflamação transmural – arterite necrotizante

Quadro 69.2 – Alterações crônicas do enxerto pancreático.

Arteriopatia crônica do enxerto: fibrose intimal arterial com infiltrado celular mononuclear na área de fibrose, formação de neoíntima
Rejeição crônica do enxerto/esclerose do enxerto pancreático **Estágio 1 (esclerose leve do enxerto)** Expansão do septo fibroso; a fibrose ocupa menos de 30% da área, mas os lóbulos estão alterados e com contornos irregulares. As áreas centrais lobulares estão normais **Estágio 2 (esclerose moderada do enxerto)** A fibrose ocupa 30-60% da área. A atrofia exócrina afeta a maioria dos lóbulos na periferia (contorno irregular) e nas áreas centrais (estrias fibrosas finas entre os ácinos individuais) **Estágio 3 (esclerose grave do enxerto)** As áreas de fibrose predominam e ocupam mais de 60% da superfície e apenas isoladas de tecido acinar residual e/ou ilhotas são encontrados

mas hoje se sabe que as alterações arteriais agudas e crônicas podem estar associadas à presença de anticorpos específicos contra o doador e à rejeição aguda mediada por anticorpos[20]. Por esse motivo, a arteriopatia crônica do enxerto é listada separadamente daqueles dois tipos de rejeição e representa, em última análise, uma lesão aloimune crônica que está associada à trombose tardia do enxerto pancreático[8].

A incidência de rejeição aguda celular varia com a modalidade de transplante, sendo no primeiro ano 25% para o TSPR, 44% para o TPAR e 56% para o transplante de pâncreas isolado[3]. Em 4 anos, a incidência de rejeição aguda celular encontra-se em 36%, 54% e 77%, respectivamente, o que reforça a necessidade de monitorização frequente do enxerto pancreático mesmo em longo prazo e, principalmente, nos casos de transplante de pâncreas isolado. Uma abordagem promissora tanto no diagnóstico quanto no seguimento do tratamento da rejeição aguda inclui a realização de biópsia enteroscópica do duodeno do doador[35], uma vez que é descrita correlação entre o diagnóstico de rejeição do enxerto pancreático e rejeição do segmento do duodeno do doador[36].

Os dados do IPTR com 25 mil transplantes de pâncreas relataram redução da perda imunológica no primeiro ano no TSPR (1,8%), no TPAR (3,7%) e no transplante isolado de pâncreas (6%)[1]. Na universidade de Wisconsin, o estudo com 1.000 pacientes submetidos ao TSPR e com tempo de seguimento maior (22 anos) demonstrou que a perda do enxerto pancreático por rejeição aguda ocorreu em 12,1% dos casos com drenagem vesical e em 5,4% nos casos com drenagem entérica, o que não foi estatisticamente diferente[2].

Entre os fatores de risco para a ocorrência de rejeição aguda celular destacam-se a modalidade de transplante de pâncreas isolado (risco relativo 2,28) e a idade do doador (para cada 10 anos, risco relativo de 1,34)[37]. O tempo pós-transplante em que ocorre a rejeição aguda tem impacto na sobrevida, de modo que após o 3º mês o risco de perda total é de 3,79 e de perda parcial varia de 2,84 (3-12 meses pós-transplante) a 6,25 (12-24 meses pós-transplante)[37].

No entanto, os dados do IPTR, das Universidades de Minnesota e Wisconsin, não reportam investigação minuciosa sobre incidência, diagnóstico, tratamento e impacto da rejeição mediada por anticorpos na sobrevida do transplante pancreático, nem tampouco a importância da rejeição subclínica.

Rejeição aguda mediada por anticorpos (RAMA)

A rejeição aguda mediada por anticorpos (RAMA) é definida por três critérios: presença de anticorpos circulantes específicos contra o doador, evidência morfológica de lesão tecidual (inflamação interacinar/capilarite; necrose/lesão das células acinares; vasculite/trombose) e positividade do C4d em capilares interacinares (≥ 5%)[20]. Sua classificação está descrita no quadro 69.3. Além dos anticorpos circulantes e do C4d, a RAMA diferencia-se da rejeição aguda celular por algumas características descritas no quadro 69.4. Dessa forma, na RAMA a presença de neutrófilos e macrófagos é mais freqüente, a lesão acinar é mais grave e vasculite necrotizante/trom-

Quadro 69.3 – Classificação histológica da rejeição aguda mediada por anticorpo.

Critérios diagnósticos para rejeição aguda mediada por anticorpos
– Presença de anticorpos circulantes específicos contra o doador – Evidência morfológica de lesão tecidual (inflamação interacinar/capilarite; necrose/lesão das células acinares; vasculite/trombose) – Positividade do C4d em capilares interacinares (≥ 5%)
Interpretação dos critérios da rejeição aguda mediada por anticorpos – Confirmada rejeição aguda mediada por anticorpos: presença dos 3 critérios – Consistente com rejeição aguda mediada por anticorpos: presença de 2 dos 3 critérios – Requer exclusão de rejeição aguda mediada por anticorpos: presença de 1 dos 3 critérios
Graus da rejeição aguda mediada por anticorpos – **Grau 1/leve**: arquitetura preservada, infiltrados mononucleares ou mistos (mononuclear/neutrofílico) leves com áreas raras de lesão de células acinares – **Grau 2/moderada**: infiltrados mononucleares ou mistos (mononuclear/neutrofílico) interacinares, dilatação capilar, capilarite, congestão, destrabeculamento multicelular acinar, extravasamento de hemácias – **Grau 3/grave**: desarranjo arquitetural, infiltrados inflamatórios esparsos em *background* de hemorragia intersticial, necrose multifocal e confluente do parênquima pancreático, trombose e necrose das paredes arterial e venosa

Quadro 69.4 – Características histológicas das rejeições agudas celulares e mediadas por anticorpos do enxerto pancreático.

	Rejeição aguda celular	Rejeição aguda mediada por anticorpos
Infiltrado septal	+++	a +
Eosinófilos	+ a +++	a +
Neutrófilos	a ++	+/–a +++
Linfócitos T	++ a +++	+/–a +
Macrófagos	++	++++
Venulite	++	–
Ductite	++	–
Lesão acinar	+/–a +	+++
Inflamação acinar	a +++	+ a +++
Acinite*	+ a +++	a +/–
Capilarite acinar	a +/–	+
Arterite intimal	+	+
Vasculite necrotizante/ trombose	a +/–	+++
Necrose hemorrágica confluente	a +	+++
Arterite ativa do transplante	+	+

*Infiltrado mononuclear na membrana basal de ácinos individuais.

bose e necrose hemorrágica confluente, quando presentes, são mais graves[20]. Na rejeição aguda celular, o infiltrado septal é mais exuberante, os linfócitos T e eosinófilos são predominantes e as presenças de venulite, ductite e acinite são mais frequentes[20].

A ocorrência de RAMA é relatada em 10% dos transplantes de pâncreas no primeiro ano, sendo os fatores de risco o retransplante (risco relativo 4,35 para qualquer rejeição e 9,3 para RAMA), o transplante de pâncreas solitário (risco relativo 4,42 para qualquer rejeição) e a incompatibilidade de raças (risco relativo 2,96 para qualquer rejeição e 4,67 para RAMA)[10]. No entanto, a sobrevida do enxerto pancreático após episódio de rejeição aguda celular, RAMA ou rejeição mista foi similar.

Aspectos históricos

O primeiro relato de RAMA após o TSPR foi sugerido em 2006 em um caso com C4d detectado no pâncreas e no rim e associado à presença de anticorpos antidoador (contra o *locus* DR do sistema HLA, *Human Leukocyte Antigens*)[38]. No ano seguinte, outro caso de RAMA no enxerto pancreático foi relatado no TPAR a partir da detecção do C4d, o que culminou com a perda do pâncreas, embora o enxerto renal continuasse funcionante por se tratar de doadores diferentes[39]. Outro caso de RAMA foi relatado em biópsia protocolar de pâncreas em um paciente previamente sensibilizado por dois transplantes de ilhotas, incluindo a detecção de C4d e de anticorpos anti-HLA específicos contra o doador[40]. Em análise de 136 casos de TSPR com seguimento de 3 anos, 21 episódios de RAMA no enxerto renal (8 episódios antes de 90 dias e 13 após 90 dias) foram relatados e 13 desses episódios estiveram também asssociados à rejeição aguda do enxerto pancreático, mas apenas dois casos com C4d positivo[41]. Na análise multivariada, o sexo feminino foi o principal fator de risco para a ocorrência de RAMA.

Em 2008, Torrealba *et al* analisaram 27 biópsias em 18 pacientes e demonstraram correlação entre C4d e anticorpos anti-HLA específicos contra o doador e disfunção do enxerto pancreático[42]. Quando analisados separadamente, tanto os anticorpos anti-HLA classe I quanto de classe II foram significativamente associados com a detecção difusa do C4d. No entanto, quando analisados em conjunto, houve correlação tanto com a detecção focal quanto difusa do C4d em capilares interacinares.

C4d no transplante de pâncreas

No transplante de pâncreas, foi demonstrada a correlação entre a detecção do C4d em capilares interacinares e anticorpos anti-HLA específicos contra o doador com a disfunção do enxerto pancreático[42]. No entanto, do ponto de vista técnico, não existe correlação entre o desenvolvimento de anticorpos anti-HLA e disfunção do enxerto pancreático com a detecção do C4d em outras áreas além dos capilares interacinares, como na íntima ou média das artérias, no interstício ou nos capilares peri-ilhotas pancreáticas[42]. Tanto a investigação do C4d por imuno-histoquímica na parafina[42] quanto em amostras congeladas por imunofluorescência[17] podem ser utilizadas, embora a imunofluorescência mostre maior positividade em 10-50% em áreas lobulares (manuscrito em preparação e apresentações na reunião de Banff em 2011).

Em 2010, de Kort *et al* relataram que, em coorte de 257 pacientes, 27 pacientes submetidos ao transplante de pâncreas (28 biópsias) apresentaram C4d positivo em capilares pancreáticos interacinares[43]. Quando analisados em subgrupos (grupo 1: detecção de C4d < 5% ou ausência de C4d e de anticorpos anti-HLA; grupo 2: presença de anticorpos anti-HLA e ausência de C4d ou ausência de anticorpos anti-HLA e C4ddifuso ou ausência de anticorpos anti-HLA e C4d focal; grupo 3: presença de anticorpos anti-HLA e C4d difuso), a inflamação septal ativa, a inflamação acinar e a necrose/lesão acinar celular foram mais abundantes quando ambos os anticorpos anti-HLA e C4d com padrão difuso estavam presentes (grupo 3). Nessa situação, houve também impacto negativo e significante na sobrevida do enxerto pancreático, de modo que, após uma mediana de seguimento de 51 meses, a sobrevida nos grupos 1, 2 e 3 foi descrita em 53,3%, 66,7% e 34,6%, respectivamente[43].

Nossa experiência no Hospital Israelita Albert Einstein (HIAE) foi o primeiro estudo prospectivo com investigação do C4d em capilares interacinares e anticorpos específicos contra o doador e tratamento de acordo com o diagnóstico[17]. Estudamos 35 biópsias pancreáticas em 27 pacientes que apresentavam aumento das enzimas pancreáticas e/ou redução da amilasúria em torno de 50% ou mais e/ou disfunção endócrina do enxerto pancreático. A disfunção exócrina isolada foi indicação da biópsia em 54,3% dos casos, seguida das disfunções exócrina e endócrina em 37,1% dos casos e disfunção endócrina isolada em 8,6% dos casos. Interessantemente, não houve diferença entre os parâmetros laboratoriais (amilase e lipase séricas pré e pós-tratamento, amilasúria pré e pós-tratamento, glicemia capilar de jejum e 2 horas pós-prandial) nos casos de rejeição aguda celular e RAMA. O grupo de Wisconsin reportou uma experiência semelhante para indicação de biópsia do enxerto pancreático: disfunção exócrina isolada 74,8% e disfunção endócrina isolada 2,2%[18].

Ainda em relação à experiência no HIAE, o diagnóstico de rejeição aguda do enxerto pancreático foi realizado em 71,4% dos casos, sendo que 68% desses foram RAMAs, e 32%, rejeições agudas celulares. O C4d apresentou padrão difuso em 53,3% dos casos. Uma limitação do nosso estudo foi a indisponibilidade da dosagem dos anticorpos anti-HLA em quase 70% dos casos submetidos à biópsia pancreática; no entanto, quando disponível, observamos que 30% dos casos de RAMA apresentaram anticorpo anti-MICA (*major-histocompatibility-complex class I-related chain A*). Após tratamento específico, 74,3% dos pacientes com rejeição aguda normalizaram a amilasúria, enquanto 25,7% permaneceram com valores reduzidos (cerca de 70% desses pacientes mantiveram valores elevados das enzimas pancreáticas séricas). Além disso, houve recuperação da função endócrina em 74,3% dos casos, recuperação parcial em 11,4% e perda do enxerto em 14,3% dos casos de rejeição aguda. Conforme esperado, 65% dos casos de RAMA ocorreram no TPAR, no transplante de pâncreas isolado e no TSPR com doadores diferentes do rim e do pâncreas. Em 14,3% dos casos, houve rejeição simultânea do rim e do pâncreas, o que pode ter sido subestimado pela indisponibilidade da biópsia do enxerto renal em todos os casos.

Na experiência da Universidade de Wisconsin, a distribuição da imuno-histoquímica para C4d foi a seguinte: 28% (negativa), 11% (C4d < 5%), 41% (C4d focal 5-50%) e 20% (C4d difuso > 50%)[18]. Além disso, em 27,8% dos casos em que os anticorpos anti-HLA específicos contra o doador classe I ou II foram positivos, o C4d foi negativo, mas em 72,2% o C4d foi positivo. No entanto, o C4d > 5% teve correlação significativa apenas com os casos com maiores valores de MFI (*mean fluorescence intensity*; > 500) para os anticorpos anti-HLA classe I (80%) e não para os anticorpos HLA classe II[18].

Em análise retrospectiva sobre a incidência de RAMA no período de 1 mês a 1 ano após o transplante de pâncreas, nos quais o pâncreas foi perdido por trombose, foi documentado que em 67% dos casos houve lesão similar no enxerto renal, o que culminou com a perda do enxerto renal < 1 ano após o transplante[44]. Essa observação é importante, pois alguns casos que foram atribuídos à perda técnica podem ter sido secundários à ocorrência de RAMA não diagnosticada e não tratada.

Anticorpos anti-HLA (human leukocytes antigens) no transplante de pâncreas

No tecido pancreático, a expressão dos anticorpos HLA classes I e II é variável quando comparamos o tecido pancreático normal, o tecido pancreático inflamado e a presença de *diabetes mellitus* (Quadro 69.5).

Ao contrário do que é descrito para o transplante de rim, o número de compatibilidades no sistema HLA não demonstrou impacto na sobrevida do paciente e dos enxertos renal e pancreático após o TSPR[2]. No entanto, a compatibilidade no *locus* B do sistema HLA influenciou a sobrevida do enxerto pancreático apenas na modalidade de transplante de pâncreas isolado, mas sem impacto no TSPR e no TPAR[3].

A presença de anticorpos circulantes anti-HLA após o transplante de pâncreas, em 167 casos (152 TSPR, 3 TPAR e 11 transplantes de pâncreas isolado), foi relatada em 24%em seguimento de 9 anos[45]. Sessenta e cinco por cento desses anticorpos anti-HLA foram específicos contra o doador (61% anticlasse II e 39% anticlasse I), enquanto 35% foram não específicos contra o doador (21,4% anticlasse II e 78,6% anticlasse I). Mais episódios de rejeição aguda foram relatados nos pacientes com anticorpos anti-HLA positivos (42,5% *versus* 11%), sendo a maior incidência quando os anticorpos anti-HLA eram específicos contra o doador (53,8%). Além disso, os episódios de rejeição aguda foram mais graves (baseados no tratamento de resgate, ou seja, uso de plasmaférese e/ou imunoglobulina e/ou anticorpo anti-CD20) nos pacientes com anticorpos anti-HLA específicos contra o doador (50%), quando comparados com anticorpos anti-HLA não específicos contra o doador (14%) ou anticorpos negativos (0%)[45].

A sobrevida em 9 anos do enxerto pancreático não foi diferente nos pacientes com ou sem anticorpos, anti-HLA específicos ou inespecíficos contra o doador (83% *versus* 91%, respectivamente), embora para o enxerto renal tenha sido menor quando os anticorpos anti-HLA específicos ou inespecíficos contra o doador estavam presentes (53% *versus* 89% quando ausentes)[45]. No entanto, quando as taxas de sobrevidas dos enxertos renal e pancreática foram analisadas quanto à presença da especificidade dos anticorpos anti-HLA contra o doador, houve redução significativa dessas taxas de sobrevida quando os anticorpos eram positivos para ambos os enxertos (75%), em comparação aos grupos com anticorpos

Quadro 69.5 – Expressão dos anticorpos HLA das classes I e II no tecido pancreático normal e em situações patológicas.

	Pâncreas	**Normal**	**Cultura do Perfil (β-IFN,**	**Tecido inflamatório gama-IFN, IL-2)**	***Diabetes mellitus* (DM)**	
Tipo celular	Classe I	Classe II	Classe I	Classe II	Classe I	Classe II
Células acinares	–	–	+ (expressão aberrante)	+ (expressão aberrante)	ND	ND
Células ductais	++	–	++	+ (expressão aberrante)	ND	ND
Ilhotas	+/– (fraco)	–	++ Hiperexpressão	++ (expressão aberrante)	++ Hiperexpressão em todas as ilhotas (insulite presente no DM diagnosticado recentemente)	+ Expressão aberrante nas células β (+/–insulite)
Endotélio capilar	++	++	ND	ND	ND	ND
Endotélio de grandes vasos	++	Variável	ND	ND	ND	ND

*IFN = interferon; IL = interleucina; ND = não disponível.

anti-HLA não específicos contra o doador (91% para o pâncreas e 92% para o rim) ou com anticorpos negativos (100% para o pâncreas e 89% para o rim)[45]. Mais recentemente, estudo prospectivo com um número pequeno de pacientes demonstrou a presença de anticorpos anti-HLA específicos contra o doador em 26% dos pacientes, com a mediana de aparecimento de 76 dias (26-119), sendo a maioria *de novo* e incluindo tanto a classe I (22%) quanto a II (78%)[46]. No entanto, a presença desses anticorpos não teve impacto na sobrevida do enxerto pancreático após seguimento de 23 meses, o que pode ser explicado pelo fato de não haver disfunção clínica ou histológica associada ao aparecimento dos anticorpos anti-HLA específicos contra o doador e, portanto, não preencher os critérios para RAMA.

Outro estudo retrospectivo com maior número de pacientes demonstrou incidência mais elevada de anticorpos anti-HLA específicos contra o doador após o TPSR e o transplante de pâncreas isolado (39,8%), o que esteve associado a um risco de 4,66 de perda do enxerto pancreático[47]. Dessa forma, a presença dos anticorpos anti-HLA específicos contra o doador está associada à menor sobrevida do enxerto pancreático após o TSPR em 1 ano (85,2% *versus* 93,5%) e 3 anos (71,8% *versus* 90,3%) e tem impacto mais dramático na sobrevida do enxerto pancreático após o transplante de pâncreas isolado em 1 ano (50% *versus* 82,9%) e 3 anos (16,7% *versus* 79,4%). A detecção de anticorpos anti-HLA específicos contra o doador após o TPSR também influenciou a ocorrência de rejeição do enxerto renal (32,4% *versus* 7,5%) e a sobrevida do enxerto renal (70% *versus* 90%), além da perda de ambos os enxertos (23,5% *versus* 3,5%)[47]. A distribuição dos anticorpos anti-HLA específicos contra o doador foi a seguinte[47]:

Perda do pâncreas – apenas classe I (8,3%), apenas classe II (12,5%), classes I e II (79,2%). HLA-A (66,6%), HLA-B (62,5%), HLA-C (12,5%), HLA-DR (50%), HLA-DQ (54,2%) e HLA-DP (0%).

Perda de ambos os enxertos – classe I (18,2%), classe II (18,2%), classes I e II (63,6%). HLA-A (63,6%), HLA-B (45,5%), HLA-C (18,2%), HLA-DR (36,4%), HLA-DQ (45,5%) e HLA-DP (0%).

Um aspecto interessante é que a incompatibilidade nos *loci* HLA (*mismatches*) não foi descrita como um fator de impacto na sobrevida dos enxertos após o transplante de pâncreas[12,47].

O estudo dos anticorpos não HLA pré e pós-transplante de pâncreas ainda requer mais investigação e é um tema desconhecido.

TRATAMENTO DA REJEIÇÃO AGUDA

REJEIÇÃO AGUDA CELULAR

O esquema imunossupressor mais eficaz após o transplante de pâncreas inclui indução com timoglobulina, tacrolimus, prednisona e micofenolato[2,3,48]. Recentemente, tem-se discutido sobre a não utilização da prednisona ou esquemas com doses mínimas de prednisona após o transplante de pâncreas, mas até o momento não há conclusões definitivas e seguras quanto a esse tema.

No TSPR, a indução com anticorpo mono ou policlonal é ainda um assunto em debate. Um estudo recente com 128 pacientes mostrou que a indução com timoglobulina *versus* basiliximabe reduziu significativamente a taxa de rejeição aguda em 3 meses (6% e 21%, respectivamente) e em 1 ano (14% e 27%, respectivamente)[48]. Além disso, a taxa de rejeição aguda corticorresistente foi significativamente menor no grupo que recebeu timoglobulina (3%) em relação ao grupo que recebeu basiliximabe (14%), embora a taxa de complicações e a sobrevida em 5 anos dos enxertos não tenham sido diferentes. Dessa forma, no grupo timoglobulina *versus* basiliximabe, a sobrevida do enxerto pancreático em 1 ano (90% *versus* 93%), 3 anos (87% *versus* 89%) e 5 anos (78% *versus* 83%) foi similar, bem como a sobrevida do enxerto renal em 1 ano (99% *versus* 98%), 3 anos (97% *versus* 98%) e 5 anos (95% *versus* 95%), respectivamente[48].

O uso do Campath-1 como indução no TSPR é ainda assunto em debate, mas parece não ter benefício em relação aos bloqueadores dos receptores da IL (interleucina)-2[2].

O tratamento atual da rejeição aguda celular para o grau 1 inclui pulso com corticosteroides e para os graus 2 e 3 requer timoglobulina (1,5mg/kg 5-7 doses e 1,5mg/kg 7 doses, respectivamente), a qual pode ser utilizada também para os casos de rejeição aguda grau 1 corticorresistente[49].

REJEIÇÃO AGUDA MEDIADA POR ANTICORPO (RAMA)

A RAMA requer tratamento específico e inclui timoglobulina, plasmaférese, imunoglobulina e anticorpo anti-CD20, além de otimização do esquema imunossupressor vigente[17,45,49].

Em nossa experiência no HIAE, tratamos os casos de RAMA com plasmaférese (média de 6,8 sessões, variação de 3 a 11 sessões) e imunoglobulina por via intravenosa 1g/kg (média de 2,2 doses, variação de 1 a 4 doses), além da timoglobulina[17]. Os efeitos anti-inflamatórios da imunoglobulina são mediados pelo fragmento IgG que se liga ao antígeno (Fab), incluindo a supressão de citocinas, a neutralização do complemento e a redução das células dendríticas. Além disso, a imunoglobulina induz o receptor inibitório de baixa afinidade Fc RIIB nos macrófagos e, dessa forma, modula a resposta efetora[50].

CONCLUSÕES

A ocorrência de rejeição aguda após o transplante de pâncreas pode variar desde infiltrados inflamatórios leves a alterações vasculares graves. O diagnóstico correto da rejeição inclui a análise histológica, a investigação dos depósitos do C4d em capilares interacinares e dos anticorpos anti-HLA específicos contra o doador. Dessa forma, o tratamento da rejeição aguda varia de acordo com sua classificação e pode ter impacto no desfecho clínico e na sobrevida do enxerto pancreático.

REFERÊNCIAS BIBLIOGRÁFICAS

1. Gruessner AC. 2011 update on pancreas transplantation: comprehensive trend analysis of 25,000 cases followed up over the course of twenty-four years at the International Pancreas Transplant Registry (IPTR). *Rev Diabet Stud* 2011; **8**: 6-16.
2. Sollinger HW, Odorico JS, Becker YT *et al.* One thousand simultaneous pancreas-kidney transplants at a single center with 22-year follow-up. *Ann Surg* 2009; **250**: 618-630.
3. Sutherland DE, Gruessner RW, Dunn DL *et al.* Lessons learned from more than 1,000 pancreas transplants at a single institution. *Ann Surg* 2001; **233**: 463-501.
4. Fridell JA, Mangus RS, Hollinger EF *et al.* The case for pancreas after kidney transplantation. *Clin Transplant* 2009; **23**: 447-453.
5. Pavlakis M, Khwaja K, Mandelbrot D *et al.* Renal allograft failure predictors after PAK transplantation: results from the New England Collaborative Association of Pancreas Programs. *Transplantation* 2010; **89**: 1347-1353.
6. Browne S, Gill J, Dong J *et al.* The impact of pancreas transplantation on kidney allograft survival. *Am J Transplant* 2011; **11**: 1951-1958.
7. Han DJ, Sutherland DE. Pancreas transplantation. *Gut Liver* 2010; **4**: 450-465.
8. Drachenberg CB, Papadimitriou JC, Farney A *et al.* Pancreas transplantation: the histologic morphology of graft loss and clinical correlations. *Transplantation* 2001; **71**: 1784-1791.
9. Waki K, Terasaki PI, Kadowaki T. Long-term pancreas allograft survival in simultaneous pancreas-kidney transplantation by era: UNOS registry analysis. *Diabetes Care* 2010; **33**: 1789-1791.
10. Reddy KS, Davies D, Ormond D *et al.* Impact of acute rejection episodes on long-term graft survival following simultaneous kidney-pancreas transplantation. *Am J Transplant* 2003; **3**: 439-444.
11. Kaplan B, West-Thielke P, Herren H *et al.* Reported isolated pancreas rejection is associated with poor kidney outcomes in recipients of a simultaneous pancreas kidney transplant. *Transplantation* 2008; **86**: 1229-1233.
12. Kandaswamy R, Skeans MA, Gustafson SK *et al.* OPTN/SRTR 2013 Annual Data Report: pancreas. *Am J Transplant* 2015; **15** Suppl 2: 1-20.
13. Bazerbachi F, Selzner M, Marquez MA *et al.* Pancreas-after-kidney versus synchronous pancreas-kidney transplantation: comparison of intermediate-term results. *Transplantation* 2013; **95**: 489-494.
14. Klassen DK, Hoen-Saric EW, Weir MR *et al.* Isolated pancreas rejection in combined kidney pancreas transplantation. *Transplantation* 1996; **61**: 974-977.
15. Papadimitriou JC, Drachenberg CB, Klassen DK *et al.* Histologic grading scheme for pancreas allograft rejection: application in the differential diagnosis from other pathologic entities. *Transplant Proc* 1998; **30**: 267.
16. Sugitani A, Egidi MF, Gritsch HA *et al.* Serum lipase as a marker for pancreatic allograft rejection. *Transplant Proc* 1998; **30**: 645.
17. Rangel EB, Malheiros DM, de Castro MC *et al.* Antibody-mediated rejection (AMR) after pancreas and pancreas-kidney transplantation. *Transpl Int* 2010; **23**: 602-610.
18. Niederhaus SV, Leverson GE, Lorentzen DF *et al.* Acute cellular and antibody-mediated rejection of the pancreas allograft: incidence, risk factors and outcomes. *Am J Transplant* 2013; **13**: 2945-2955.
19. Weir MR, Bartlett ST, Drachenberg CB. Eosinophilia as an early indicator of pancreatic allograft rejection. *Clin Transplant* 2012; **26**: 238-241.
20. Drachenberg CB, Torrealba JR, Nankivell BJ *et al.* Guidelines for the diagnosis of antibody-mediated rejection in pancreas allografts-updated Banff grading schema. *Am J Transplant* 2011; **11**: 1792-1802.

21. Ricart MJ, Malaise J, Moreno A *et al.* Cytomegalovirus: occurrence, severity, and effect on graft survival in simultaneous pancreas-kidney transplantation. *Nephrol Dial Transplant* 2005; **20** Suppl 2: ii25-ii32, ii62.
22. Parsaik AK, Bhalla T, Dong M *et al.* Epidemiology of cytomegalovirus infection after pancreas transplantation. *Transplantation* 2011; **92**: 1044-1050.
23. Tan M, Kandaswamy R, Sutherland DE *et al.* Risk factors and impact of delayed graft function after pancreas transplants. *Am J Transplant* 2004; **4**: 758-762.
24. Baitello M, Galante NZ, Coutinho LS *et al.* Impact of delayed pancreatic graft function in simultaneous pancreas-kidney transplantation. *J Bras Nefrol* 2011; **33**: 180-188.
25. Troppmann C. Complications after pancreas transplantation. *Curr Opin Organ Transplant* 2010; **15**: 112-118.
26. Finger EB, Radosevich DM, Dunn TB *et al.* A composite risk model for predicting technical failure in pancreas transplantation. *Am J Transplant* 2013; **13**: 1840-1849.
27. Nadalin S, Girotti P, Konigsrainer A. Risk factors for and management of graft pancreatitis. *Curr Opin Organ Transplant* 2013; **18**: 89-96.
28. Rangel EB. The metabolic and toxicological considerations for immunosuppressive drugs used during pancreas transplantation. *Expert Opin Drug Metab Toxicol* 2012; **8**: 1531-1548.
29. Rangel EB. Tacrolimus in pancreas transplant: a focus on toxicity, diabetogenic effect and drug-drug interactions. *Expert Opin Drug Metab Toxicol* 2014; **10**: 1585-1605.
30. Drachenberg CB, Klassen DK, Weir MR *et al.* Islet cell damage associated with tacrolimus and cyclosporine: morphological features in pancreas allograft biopsies and clinical correlation. *Transplantation* 1999; **68**: 396-402.
31. Pham PT, Pham PM, Pham SV *et al.* New onset diabetes after transplantation (NODAT): an overview. *Diabetes Metab Syndr Obes* 2011; **4**: 175-186.
32. Neidlinger N, Singh N, Klein C *et al.* Incidence of and risk factors for posttransplant diabetes mellitus after pancreas transplantation. *Am J Transplant* 2010; **10**: 398-406.
33. Vendrame F, Pileggi A, Laughlin E *et al.* Recurrence of type 1 diabetes after simultaneous pancreas-kidney transplantation, despite immunosuppression, is associated with autoantibodies and pathogenic autoreactive CD4 T-cells. *Diabetes* 2010; **59**: 947-957.
34. Drachenberg CB, Odorico J, Demetris AJ *et al.* Banff schema for grading pancreas allograft rejection: working proposal by a multidisciplinary international consensus panel. *Am J Transplant* 2008; **8**: 1237-1249.
35. Margreiter C, Aigner F, Resch T *et al.* Enteroscopic biopsies in the management of pancreas transplants: a proof of concept study for a novel monitoring tool. *Transplantation* 2012; **93**: 207-213.
36. Mark W, Hechenleitner P, Dietze O *et al.* Duodenal histology for monitoring treatment of acute rejection in pancreaticoduodenal allografts in rats. *Transplantation* 2002; **73**: 198-203.
37. Dong M, Parsaik AK, Kremers W *et al.* Acute pancreas allograft rejection is associated with increased risk of graft failure in pancreas transplantation. *Am J Transplant* 2013; **13**: 1019-1025.
38. Melcher ML, Olson JL, Baxter-Lowe LA *et al.* Antibody-mediated rejection of a pancreas allograft. *Am J Transplant* 2006; **6**: 423-428.
39. Carbajal R, Karam G, Renaudin K *et al.* Specific humoral rejection of a pancreas allograft in a recipient of pancreas after kidney transplantation. *Nephrol Dial Transplant* 2007; **22**: 942-944.
40. Gaber LW. Pancreas allograft biopsies in the management of pancreas transplant recipients: histopathologic review and clinical correlations. *Arch Pathol Lab Med* 2007; **131**: 1192-1199.
41. Pascual J, Samaniego MD, Torrealba JR *et al.* Antibody-mediated rejection of the kidney after simultaneous pancreas-kidney transplantation. *J Am Soc Nephrol* 2008; **19**: 812-824.
42. Torrealba JR, Samaniego M, Pascual J *et al.* C4d-positive interacinar capillaries correlates with donor-specific antibody-mediated rejection in pancreas allografts. *Transplantation* 2008; **86**: 1849-1856.
43. de KH, Munivenkatappa RB, Berger SP *et al.* Pancreas allograft biopsies with positive c4d staining and anti-donor antibodies related to worse outcome for patients. *Am J Transplant* 2010; **10**: 1660-1667.
44. de KH, Mallat MJ, van KC *et al.* Diagnosis of early pancreas graft failure via antibody-mediated rejection: single-center experience with 256 pancreas transplantations. *Am J Transplant* 2014; **14**: 936-942.
45. Cantarovich D, De AS, Akl A *et al.* Posttransplant donor-specific anti-HLA antibodies negatively impact pancreas transplantation outcome. *Am J Transplant* 2011; **11**: 2737-2746.
46. Mujtaba MA, Fridell JA, Higgins N *et al.* Early findings of prospective anti-HLA donor specific antibodies monitoring study in pancreas transplantation: Indiana University Health Experience. *Clin Transplant* 2012; **26**: E492-E499.
47. Mittal S, Page SL, Friend PJ *et al.* De novo donor-specific HLA antibodies: biomarkers of pancreas transplant failure. *Am J Transplant* 2014; **14**: 1664-1671.
48. Bazerbachi F, Selzner M, Boehnert MU *et al.* Thymoglobulin versus basiliximab induction therapy for simultaneous kidney-pancreas transplantation: impact on rejection, graft function, and long-term outcome. *Transplantation* 2011; **92**: 1039-1043.
49. Redfield RR, Scalea JR, Odorico JS. Simultaneous pancreas and kidney transplantation: current trends and future directions. *Curr Opin Organ Transplant* 2015; **20**: 94-102.
50. Gelfand EW. Intravenous immune globulin in autoimmune and inflammatory diseases. *N Engl J Med* 2012; **367**: 2015-2025.

70

MICROANGIOPATIA TROMBÓTICA NO ENXERTO RENAL: UM DESAFIO CLÍNICO

Cínthia Montenegro Teixeira
Gianna Mastroianni Kirsztajn

◆

INTRODUÇÃO

O transplante renal é a opção terapêutica que garante maior sobrevida aos portadores de doença renal crônica em estágio terminal (DRET). Com o progresso do desenvolvimento dos fármacos imunossupressores e do manejo das rejeições agudas e das infecções, houve aumento significativo da sobrevida dos enxertos renais[1]. Dessa forma, mais recentemente, outras complicações, como as glomerulopatias *de novo* ou recorrentes, surgiram como determinantes importantes da sobrevida do enxerto renal.

As glomerulopatias são responsáveis por até um terço das perdas de função do enxerto renal[2] e incluem: glomerulopatias do transplante – secundárias a um processo de imunoativação crônica; glomerulites – associadas à rejeição aguda mediada por anticorpos; glomerulonefrites *de novo* – recorrentes ou oriundas do doador; e as microangiopatias trombóticas (MATs)[3].

As MATs, por sua vez, compreendem um conjunto de entidades que compartilham o mesmo sítio de lesão – o endotélio vascular – e se apresentam com trombose arteriolar e/ou glomerular. Podem determinar falência do enxerto em cerca de 40% dos casos[4] e, quando ocorre hemólise microangiopática grave e/ou lesão neurológica associada, eventualmente levam ao óbito.

Embora o diagnóstico histológico de MAT na maioria dos casos seja óbvio, essa doença constitui-se em um desafio clínico, visto que pode ser a expressão histológica de inúmeras situações potencialmente presentes no cenário do transplante, tais como rejeição, infecção, toxicidade medicamentosa e condições sistêmicas como gestação, lúpus eritematoso sistêmico (LES) e síndrome do anticorpo antifosfolipídio (SAAF).

EPIDEMIOLOGIA

A incidência de MAT no enxerto renal varia na literatura de 4 a 15%[5]. Sreedharanunni *et al*[3] descreveram prevalência de 6,4% de MAT entre biópsias de enxerto renal realizadas por disfunção. É possível que tal prevalência seja subestimada, já que alguns casos de MAT crônica com duplicação de membrana basal e/ou esclerose segmentar são erroneamente rotulados como glomerulopatia do transplante ou glomerulosclerose segmentar e focal, respectivamente[3].

MAT no pós-transplante pode ocorrer sob a forma de síndrome hemolítico-urêmica (SHU) *recorrente* ou *de novo*. A taxa de recorrência da SHU no enxerto renal varia de acordo com o mecanismo que deflagrou a doença original, sendo menor que 1% nos casos de SHU típica aquela associada à infecção por *Escherichia coli* ou por pneumococos, e 15 a 100% nos casos de SHU atípica, causada por anormalidades geneticamente determinadas da via alternativa do sistema do complemento[6].

Por ser uma etiologia rara de DRET, a SHU recorrente não é a causa mais frequente de MAT no pós-transplante. Em contrapartida, a MAT *de novo* representa a forma clínica mais comum, ocorrendo, em geral, nos primeiros meses após o transplante, quando as drogas imunossupressoras são administradas em doses maiores e quando há maior incidência de agressão à célula endotelial, como rejeição e infecção.

MAT *de novo* no enxerto geralmente acomete receptores de transplante renal na quarta década de vida, do sexo feminino e que receberam rins de doadores mais velhos (com mais de 55 anos de idade)[5].

PATOGÊNESE

A alteração da função endotelial é o elemento primordial para a ocorrência de todos os eventos de MAT. Após a exposição a um fator desencadeador, o endotélio lesado se destaca da membrana basal e libera fatores de von Willebrand (vWF), que, juntamente com a presença do fator ativador de plaquetas (PAF), promovem a adesão e a agregação plaquetárias, culminando em aumento da permeabilidade vascular, microinflamação e formação de trombos com obstrução do lúmen vascular.

Dados clínicos e experimentais demonstram o papel essencial do sistema do complemento na manutenção da função endotelial e homeostase do microambiente vascular[7]. Ativação inadequada ou inibição insuficiente dos componentes do sistema do complemento, principalmente da sua via alternativa, podem induzir trombose da microvasculatura glomerular[8].

O fator H, o fator I e a proteína cofator de membrana (MCP) são as proteínas reguladoras do complemento (Fig. 70.1) que, quando inativadas em consequência de deficiência, mutação ou autoimunidade, podem desencadear a MAT. Mutações com ganhos de função do C3 ou da proteína B têm efeitos semelhantes[9].

A ativação da via alternativa do complemento inicia-se com a hidrólise do C3 em C3a e C3b. O C3b gerado se liga ao fator Bb, formando a C5 convertase, que é capaz de clivar o C5. Então, o C5b produzido inicia a formação do complexo de ataque à membrana (MAC), que será o efetor final da lesão endotelial. A ativação dessa via do complemento ocorre de forma adequada, seja constitutivamente, em baixos níveis, seja de forma amplificada, em resposta à agressão ambiental. Uma amplificação inadequada dessa atividade pode ocorrer por mutação genética com ganho de função de um dos seus componentes (por exemplo, C3 e fator B) e/ou por inativação de suas proteínas inibitórias (por exemplo, fatores H e I, MCP). Os principais fatores reguladores da ativação da via alternativa do complemento estão destacados em *itálico*.

Levantou-se a hipótese de que, para que haja expressão clínica da MAT, é necessária a exposição de um indivíduo predisposto geneticamente a um fator deflagrador de lesão endotelial[10]. No âmbito do pós-transplante, vários agentes agressores podem deflagrar a MAT *de novo* em pacientes com suscetibilidade genética leve por mutações no sistema do complemento (Fig. 70.2).

A MAT ocorre como resultado de uma complexa interação de predisposição genética (leve, moderada ou grave) e fatores ambientais desencadeadores (oriundos do doador, receptor ou do próprio processo do transplante). A presença de múltiplos fatores que agridem o endotélio no cenário pós-transplante renal pode revelar suscetibilidade genética de baixa penetrância para a ocorrência de MAT. A inibição do C5 aumenta o limiar para o início de MAT (indicado pela seta).

A contribuição da suscetibilidade genética é menor nos pacientes com MAT *de novo* em relação àqueles com SHU recorrente. Todavia, mutações nos genes que codificam o fator H, o fator I e a MCP foram identificados em até 30% dos pacientes com MAT *de novo* no enxerto renal[8]. A recorrência da SHU atípica no enxerto renal varia de 15 a 100%[8], de acordo com a proteína da via alternativa do complemento que sofreu mutação genética (Tabela 70.1).

MANIFESTAÇÕES CLÍNICAS E DIAGNÓSTICO HISTOPATOLÓGICO

A apresentação clínica da MAT após o transplante renal é variável. Pode ocorrer na forma de SHU quando associada à tríade de anemia hemolítica microangiopática, trombocitopenia e disfunção do enxerto, ou sob a forma localizada, apenas com disfunção aguda do enxerto, caracterizada por alteração do ritmo de filtração glomerular e/ou proteinúria. A forma localizada representa cerca

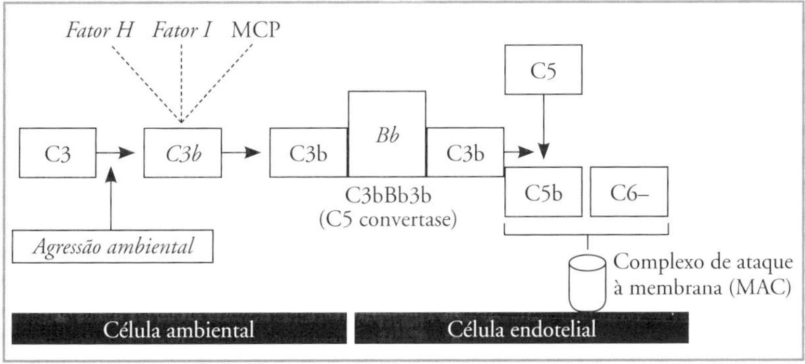

Figura 70.1 – Fatores reguladores da via alternativa do complemento.

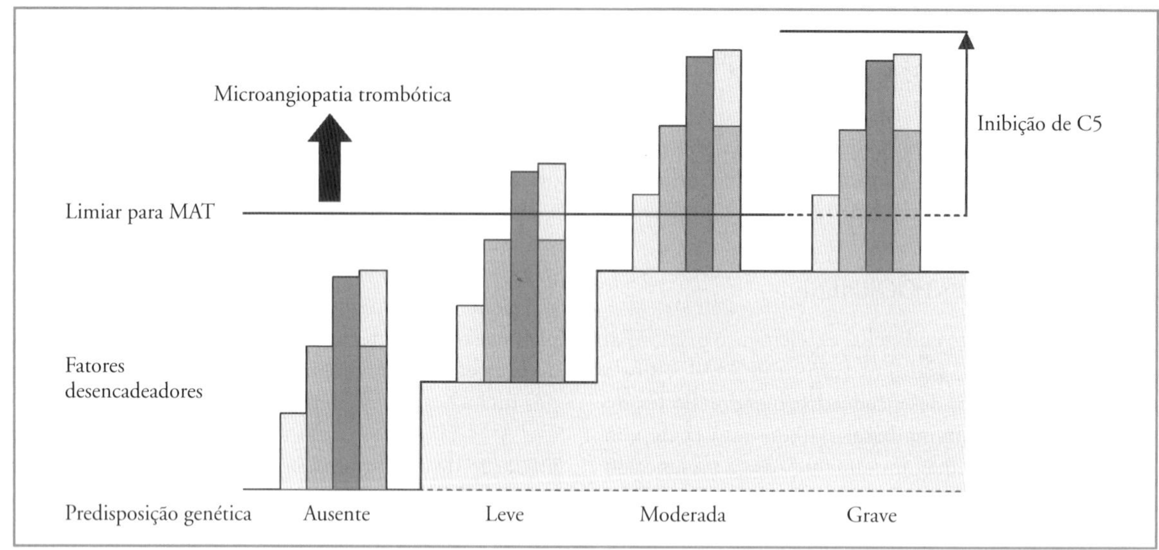

Figura 70.2 – Teoria dos múltiplos ataques. Paradigma da MAT. Modificada de Fremeaux *et al*[7].

Tabela 70.1 – Risco de recorrência de SHUa de acordo com a mutação genética[10].

Gene	Localização da proteína	Impacto na função	Frequência da mutação na SHUa (%)	Frequência de recorrência após o transplante (%)
CFH	Plasma	Perda	20-30	75-90
CFI	Plasma	Perda	2-12	45-80
CFB	Plasma	Ganho	1-2	100
MCP	Membrana	Perda	10-15	15-20
C3	Plasma	Ganho	5-10	40-70
THBD	Membrana	Perda	5	1 caso

SHUa = síndrome hemolítico-urêmica atípica, CFB/H/I = fatores B/H/I; MCP = proteína cofator de membrana; THBD = trombomodulina.

de um terço dos casos e, embora possa ser diagnosticada mais tardiamente, está associada a menores taxas de necessidade de diálise e de perda do enxerto[4].

O diagnóstico da MAT é feito por meio de biópsia do enxerto e a precocidade na sua identificação é essencial para garantir a eliminação do elemento causal e modificar o prognóstico do rim transplantado.

Três tipos de lesões, não mutuamente exclusivas, podem ser observadas na MAT (Fig. 70.3): lesões glomerulares – trombos nas arteríolas aferentes ou intraglomerulares, associados a edema endotelial; lesões arteriolares – trombos nas arteríolas e artérias interlobulares, acompanhados de edema intimal e necrose de parede arterial; e necrose cortical – isquemia cortical aguda de caráter multifocal devida à obstrução da microcirculação local. Estudos em rins nativos demonstraram que os acometimentos arteriolares e a necrose cortical estão mais associados à falência renal terminal[11].

A biópsia do enxerto renal também pode revelar à fase do processo em que se encontra a MAT. Na fase aguda, por exemplo, predominam os trombos fibrinoides glomerulares e/ou arteriolares e edema endotelial, enquanto na fase crônica pode haver aspecto membranoproliferativo, esclerose segmentar ou hialinose arteriolar, fibrose intimal e hipertrofia em "casca de cebola" nas paredes dos vasos arteriolares.

A imunofluorescência revela depósito de fibrina/fibrinogênio arteriolar e glomerular, podendo haver depósitos inespecíficos de IgM e C3. À microscopia eletrônica, a alteração ultraestrutural característica é a presença de depósito eletrolucente floculado no espaço subendotelial, formado por produtos de degradação do fibrinogênio e matriz.

FATORES DESENCADEANTES

O transplante renal combina vários fatores que podem agir sinergicamente como deflagradores de dano à célula endotelial e culminar na ocorrência de MAT.

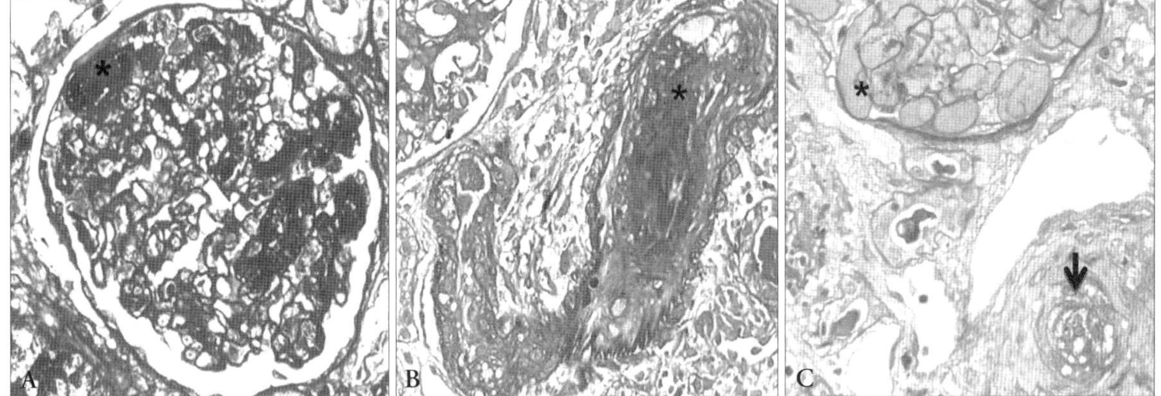

Figura 70.3 – Características histológicas de MAT em enxertos renais. A) Glomérulo com alguns capilares contendo material hialino. Tricrômico de Masson – 400×. B) Ramo arteriolar com oclusão por material fibrinoide. PAS – 400×. C) Arteríola com necrose fibrinoide, em "casca-de-cebola". PAS – 400×. *Material fibrinoide; seta = necrose fibrinoide. Imagens gentilmente cedidas pelo Prof. Dr. Luiz A. Moura (Patologista Renal da Disciplina da Nefrologia da UNIFESP).

Conforme o fator desencadeante principal, a MAT *de novo* pós-transplante renal pode ser classificada como: 1. **isquêmica**, associada a lesões de isquemia e reperfusão; 2. **relacionada a infecções**, quando desencadeada por agentes virais ou bacterianos; 3. **tóxica**, quando associada a fármacos; 4. **relacionada à imunoativação**, como elemento integrante do espectro de lesões da rejeição humoral e celular; ou 5. **secundária a outras condições sistêmicas**, como gravidez, lúpus eritematoso sistêmico (LES)/síndrome do anticorpo antifosfolipídio (SAAF).

ISQUEMIA

A isquemia é um fator pró-apoptótico para a célula endotelial e favorece sua atividade pró-coagulante. Após reperfusão, o contato entre as células endoteliais apoptóticas e os componentes sanguíneos na microcirculação renal provoca a ativação de plaquetas e trombose da microvasculaturarenal[12].

Rins de doadores com idade avançada, vasculopatas e que tenham sido submetidos a um tempo de isquemia fria prolongado são mais propensos à ocorrência de MAT por esse mecanismo.

INFECÇÕES

Agentes infecciosos que geralmente são implicados na ocorrência de MAT em rins nativos (por exemplo, *E. coli*, pneumococo, HIV – vírus da imunodeficiência humana e HCV – vírus da hepatite C) também podem acometer o portador de transplante renal[13].

Há casos descritos de MAT no enxerto renal em associação com infecções que surgem apenas em um contexto de imunossupressão, como aquelas causadas por citomegalovírus (CMV), parvovírus B19 e poliomavírus[14-16].

O CMV pode causar dano endotelial direto e induzir a expressão de moléculas de adesão e a liberação de fator vWF, causando adesão plaquetária à parede microvascular. Em geral, o acometimento microvascular ocorre dentro de poucos dias após o aparecimento da doença por CMV, e o desaparecimento da hemólise após a negativação da DNAemia do CMV é altamente sugestivo de um papel causal desse vírus no desenvolvimento de MAT pós-transplante[14].

FÁRMACOS

Os inibidores de calcineurina (ICN) são os fármacos mais implicados na indução de MAT pós-transplante. Relata-se MAT *de novo* em cerca de 4-15% dos pacientes com regimes imunossupressores baseados em ciclosporina e em 1% daqueles em uso de tacrolimus[6].

Os ICN podem provocar lesão à célula endotelial, através de disfunção mitocondrial e formação de espécies reativas de oxigênio, levando à ativação da via alternativa do complemento. Em geral, a MAT induzida por ICN não está associada a manifestações sistêmicas[17].

Outros indícios histológicos de nefrotoxicidade por ICN, tais como hialinose arteriolar, fibrose intersticial em faixa e vacuolização tubular isométrica, podem estar presentes à biópsia do enxerto renal. A ausência de qualquer outra pista histológica de nefrotoxicidade, entretanto, não exclui a hipótese de que o ICN seja o desencadeador principal da MAT. Nessas situações, o diagnóstico é feito, retrospectivamente, quando a pesquisa de outros fatores causais (como rejeição e infecção) é negativa e há regressão da MAT após a suspensão do ICN.

Outras medicações potencialmente causadoras de MAT são: ticlopidina, clopidogrel, cisplatina, bussulfano, gencitabina, quinina e agentes biológicos como o bevacizumabe (inibidor do fator de crescimento derivado do endotélio vascular –VEGF).

REJEIÇÃO

Lesões típicas de MAT podem coexistir com lesões de rejeição aguda celular ou rejeição aguda mediada por anticorpos (RAMA). Tais diagnósticos, portanto, devem ser pesquisados no contexto da MAT, já que requerem terapia adicional específica.

Em particular, deve-se atentar para o diagnóstico da RAMA, principalmente em pacientes com alto risco imunológico (transplante prévio, alto percentual de reatividade contra o painel de antígenos, ou aqueles submetidos a protocolos de dessensibilização pré-transplante), já que a MAT no enxerto pode ser a única evidência histológica de RAMA aguda/ativa[18].

A distinção entre MAT e RAMA pode ser difícil quando se utilizam apenas dados clínicos e microscopia óptica na análise da biópsia renal. Portanto, quando há MAT no enxerto renal e suspeita clínica de RAMA, deve ser feita a pesquisa de C4d na biópsia do enxerto renal e a pesquisa sérica de anticorpo específico contra o doador (DSA)[19].

SAAF

A SAAF (primária ou secundária a LES) pode manifestar-se no período pós-transplante renal como MAT. A presença de anticorpos antifosfolipídios (AFL) em pacientes com LES determina risco de desfecho ruim para o enxerto renal, por aumento do risco de trombose[20].

Em portadores de LES e com histórico de trombose e/ou perdas gestacionais, devem ser pesquisados no período pré-transplante os AFL: anticardiolipina, anticoagulante lúpico e antibeta-2-glicoproteína I. Caso se confirme o diagnóstico de SAAF, o paciente deve ser mantido anticoagulado durante todo o período pós-transplante para prevenir eventos trombóticos micro ou macrovasculares.

GESTAÇÃO

A MAT pode ser uma das etiologias de disfunção do enxerto no contexto da gestação patológica e do puerpério. Duas condições patológicas, em especial, podem determinar a ocorrência de MAT em enxertos renais de pacientes grávidas: a pré-eclâmpsia (PE) e a SHUa.

A pré-eclâmpsia (PE) ocorre em decorrência do aumento de fatores antiangiogênicos, como a endoglina e o receptor solúvel do VEGF (sFlt-1)[21], o que favorece o surgimento de disfunção endotelial sistêmica capaz de deflagrar a MAT.

Na SHUa desencadeada pela gestação, há um desequilíbrio entre as proteínas reguladoras do complemento produzidas pelos trofoblastos (MCP, fator acelerador de decaimento – DAF e CD59)[22] e a resposta amplificada da atividade do complemento determinada por mutação genética materna. Por conseguinte, acontece um ataque imune à interface materno-fetal – a placenta – e MAT.

O diagnóstico diferencial entre SHUa e PE, principalmente na sua forma mais grave, a síndrome HELLP (PE com hemólise, lesão hepática e plaquetopenia), pode ser difícil, já que essas entidades compartilham os mesmos mecanismos fisiopatológicos (disfunção endotelial) e manifestações clínicas (hipertensão arterial, disfunção renal, proteinúria). A idade gestacional do início dos sintomas maior que 20 semanas, o aumento das transaminases, a hiperuricemia e a insuficiência placentária podem sugerir o diagnóstico de PE, enquanto o surgimento dos sintomas no período do puerpério favorece o diagnóstico de SHUa[23,24].

Na prática clínica, pode haver coexistência de várias condições deflagradoras de lesão endotelial no contexto do pós-transplante renal. Apesar de ser uma tarefa complexa, a identificação do(s) fator(es) desencadeador(es) principal(is) deve ser perseguida para que se possa planejar uma estratégia terapêutica adequada.

TRATAMENTO E PROFILAXIA

Não há consenso a respeito do manejo dos casos de MAT no enxerto renal. Nos casos em que se identifica um agente desencadeante principal, tais como infecção por CMV, gestação ou rejeição, o tratamento deve ser baseado na reversão da condição subjacente. Já quando se suspeita de nefrotoxicidade associada ao ICN, a suspensão temporária ou definitiva dessa medicação é o tratamento mais comumente utilizado.

O uso de regimes de imunossupressão livres de inibidores de calcineurina para esses casos de MAT pós-transplante é motivo de controvérsias. A alternativa de imunossupressão descrita para os casos com MAT *de novo* é o uso de inibidores de mTOR ou do belatacept (bloqueador da coestimulação dos linfócitos T mediada pelo CD28)[25,26].

A plasmaférese é um tratamento eficaz nos casos de MAT *de novo* pós-transplante. Sua utilização associada com a suspensão do ICN atinge uma taxa de remissão de 80% das MAT nesse subgrupo de pacientes[27]. Nos casos em que a causa da DRET é a SHUa, deve ser realizada plasmaférese logo antes do transplante, continuada diariamente com redução progressiva de acordo com a evolução da doença[28].O racional para o uso de plasmaterapia é a reposição de fatores deficientes regulatórios do complemento, eliminação de fatores agregadores de plaquetas e o histórico de sucesso terapêutico nos casos de PTT.

Eculizumabe, um anticorpo monoclonal humanizado dirigido contra o componente do complemento C5, tem sido eficaz tanto nos casos de SHUa em rins nativos quanto no tratamento e prevenção da recorrência de SHUa no enxerto renal[29-31]. Quanto mais precoce for instituído o tratamento, maior a chance de recuperação da função renal. O custo da medicação (estimado em mais de R$28.000/frasco)[32], a necessidade de tratamento prolongado e o risco de infecções graves, como, por exemplo, meningococcemia, são fatores limitantes dessa terapia.

Uma opção para os casos de SHUa com mutação nos fatores H e B do sistema do complemento e histórico pessoal ou familiar de recorrência de SHUa no enxerto renal é o transplante combinado fígado-rim. Nessas situações, há que se avaliar o risco-benefício do procedimento, visto que há risco de óbito alto por falência hepática[33].

EXPERIÊNCIA DO SERVIÇO

Foram revistos os registros de 54 pacientes do Hospital do Rim – Universidade Federal de São Paulo (UNIFESP) – com MAT no enxerto renal, diagnosticada por biópsia entre 2011 e 2015.

A mediana de idade desses pacientes foi de 37 anos (13-70 anos), sendo 33 (61%) mulheres. Três (6%) pacientes eram receptores de transplante pâncreas-rim, e, entre os receptores de transplante de rim isolado, 33 (65%) receberam rins de doadores falecidos. As etiologias da DRET foram: indeterminada (41%), glomerulonefrite crônica (31%), uropatias obstrutivas (9%), diabetes (9%), síndrome hemolítico-urêmica (2%) e outras (7%). Terapia imunossupressora de indução com basiliximabe ou timoglobulina foi realizada em 36 (66%) pacientes. A imunossupressão de manutenção baseou-se no uso de: prednisona, tacrolimus e azatioprina em 20 (37%); prednisona, tacrolimus e micofenolato de sódio em 17 (31%); prednisona, tacrolimus e everolimus em 7 (13%); e prednisona e tacrolimus em 7 (13%) pacientes.

O diagnóstico de MAT no enxerto ocorreu em uma mediana de 117 dias após o transplante (5-1.645 dias), sendo que 30% dos pacientes desenvolveram MAT em 1 mês após o transplante e 35% após um ano. No momento do diagnóstico, a creatinina sérica média foi de 4,5 ± 3,2mg/dL e 20 (38%) pacientes necessitaram de terapia renal substitutiva. A MAT foi limitada ao enxerto em 37 (69%) pacientes. Rejeição aguda concomitante esteve presente em 20 (37%) casos e rejeição celular foi a tipo mais frequente (85% dos episódios de rejeição). A infecção por citomegalovírus ocorreu em 9 (17%) e outras infecções estavam presentes em 22 (41%) pacientes. A gravidez ou o puerpério foram associados com 6 (11%) casos. A concomitância de vários fatores desencadeadores ocorreu em 12 (22%) pacientes.

Após o diagnóstico de MAT, a retirada do inibidor da calcineurina foi o primeiro passo no tratamento de 36 (67%) pacientes e 12 (22%) também receberam plasma fresco congelado e/ou plasmaférese. A mediana de tempo de seguimento foi de 72 dias (1-1452). Quanto à evolução após o diagnóstico de MAT, 26 (48%) pacientes apresentaram melhora da função do enxerto, enquanto 18 (33%) apresentaram falência do enxerto.

Em conclusão, em nossa casuística, MAT no período pós-transplante renal foi diagnosticada predominantemente em mulheres jovens com etiologia da doença renal original indeterminada e que usavam regime imunossupressor contendo um ICN.

As infecções estavam presentes em quase metade dos casos de MAT e a combinação de vários fatores desencadeantes ocorreu em quase um quarto dos casos. Esses achados corroboram a hipótese de que é necessária a conjunção de um ou mais fatores ambientais e genéticos para a ocorrência de MAT.

A retirada do ICN foi o tratamento principal para MAT, com exceção para os casos leves e em alguns casos associados à rejeição. Após o diagnóstico de MAT, a taxa de sobrevida do enxerto foi baixa.

Agradecimentos

Aos Professores Luiz A. Moura, José O. Medina Pestana e Marina P. Cristelli, pela colaboração e disponibilização de informações neste capítulo.

REFERÊNCIAS BIBLIOGRÁFICAS

1. Matas AJ, Smith JM, Skeans MA *et al.* OPTN/SRTR 2013 annual data report: kidney. *Am J Transplant* 2015; **15**(Suppl): 1-34.
2. El-Zoghby ZM, Stegall MD, Lager DJ *et al.* Identifying specific causes of kidney allograft loss. *Am J Transplant* 2009; **9**: 527-535.
3. Sreedharanunni S, Joshi K, Duggal R *et al.* An analysis of transplant glomerulopathy and thrombotic microangiopathy in kidney transplant biopsies. *Transpl Int* 2014; **27**: 784-792.
4. Schwimmer J, Nadasdy TA, Spitalnik PF *et al.* De novo thrombotic microangiopathy in renal transplant recipients: a comparison of hemolytic uremic syndrome with localized renal thrombotic microangiopathy. *Am J Kidney Dis* 2003; **41**: 471-479.
5. Reynolds JC, Agodoa LY, Yuan CM *et al.* Thrombotic microangiopathy after renal transplantation in the United States. *Am J Kidney Dis* 2003; **42**: 1058-1068.
6. Noris M, Remuzzi G. Thrombotic microangiopathy after kidney transplantation. *Am J Transplant* 2010; **10**: 1517-1523.
7. Riedl M, Fakhouri F, Le Quintrec M *et al.* Spectrum of complement-mediated thrombotic microangiopathies: pathogenetic insights identifying novel treatment approaches. *Semin Thromb Hemost* 2014; **40**: 444-464.
8. Le Quintrec M, Lionet A, Kamarc N *et al.* Complement mutation-associated de novo thrombotic microangiopathy following kidney transplantation. *Am J Transplant* 2008; **8**: 1694-1701.
9. Chiang C, Inagi R. Glomerular diseases: genetic causes and future therapeutics. *Rev Nephrol* 2010; **6**: 539-554.
10. Zuber J, Le Quintrec M, Sberro-Soussan R *et al.* New insights into postrenal transplant hemolytic uremic syndrome. *Nat Rev Nephrol* 2011; 7: 23-35.
11. Kamioka I, Nozu K, Fujita T *et al.* Prognosis and pathological characteristics of five children with non-Shiga toxin-mediated hemolytic uremic syndrome. *Pediatr Int* 2007; **49**: 196-201.
12. Cailhier JF, Nolin L, Hébert MJ. Thrombotic microangiopathy following renal ischaemia and revascularization: apoptosis of endothelial cells in action. *Nephrol Dial Transplant* 2001; **16**: 1725-1726.
13. Frem GJ, Rennke HG, Sayegh MH. Late renal allograft failure secondary to thrombotic microangiopathy-human immunodeficiency virus nephropathy. *J Am Soc Nephrol* 1994; **4**: 1643-1648.
14. Keyzer K, Laecke S, Peeters P, Vanholder R *et al.* De novo thrombotic microangiopathy induced by cytomegalovirus infection leading to renal allograft loss. *Am J Nephrol* 2010; **32**: 491-496.
15. Ardalan MR, Shoja MM, Tubbs RS *et al.* Parvovirus B19 microepidemic in renal transplant recipients with thrombotic microangiopathy and allograft vasculitis. *Exp Clin Transplant* 2008; **6**: 137-143.
16. Petrogiannis-Haliotis T, Sakoulas G, Kirby J *et al.* BK-related polyomavirus vasculopathy in a renal-transplant recipient. *N Engl J Med* 2001; **345**: 1250-1255.

17. Said T, Al-Otaibi T, Al-Wahaib S *et al.* Posttransplantation calcineurin inhibitor–induced hemolytic uremic syndrome: single-center experience. *Transplant Proc* 2010; **42**: 814-816.
18. Haas M, Sis B, Racusen LC *et al.* Banff 2013 meeting report: inclusion of c4d-negative antibody-mediated rejection and antibody-associated arterial lesions. *Am J Transplant* 2014; **14**: 272-283.
19. Wu K, Budde K, Schmidt D *et al.* The inferior impact of antibody-mediated rejection on the clinical outcome of kidney allografts which develop de novo thrombotic microangiopathy. *Clin Transplant* 2016; **30**: 105-117.
20. Stone JH, Amend WJ, Criswell LA. Antiphospholipid antibody syndrome in renal transplantation: occurrence of clinical events in 96 consecutive patients with systemic lupus erythematosus. *Am J Kidney Dis* 1999; **34**: 1040-1047.
21. Karumanchi SA, Epstein, FH. Placental ischemia and soluble fms-like tyrosine kinase 1: cause or consequence of preeclampsia? *Kidney Int* 2007; **71**: 959-961.
22. Fakhouri F, Roumenina L, Provot F *et al.* Pregnancy-associated hemolytic uremic syndrome revisited in the era of complement gene mutations. *J Am Soc Nephrol* 2010; **21**: 859-867.
23. Fakhouri F, Vercel C, Frémeaux-Bacchi V. Obstetric nephrology: AKI and thrombotic microangiopathies in pregnancy. *Clin J Am Soc Nephrol* 2012; 7: 2100-2106.
24. Stella CL, Dacus J, Guzman E *et al.* The diagnostic dilemma of thrombotic thrombocytopenic purpura/hemolytic uremic syndrome in the obstetric triage and emergency department: lessons from 4 tertiary hospitals. *Am J Obstet Gynecol* 2009; **200**: 381.
25. Cortina G, Trojer R, Waldegger S *et al.* De novo tacrolimus-induced thrombotic microangiopathy in the early stage after renal transplantation successfully treated with conversion to everolimus. *Pediatr Nephrol* 2015; **30**: 693-697.
26. Cicora F, Paz M, Mos F *et al.* Use of belatacept as alternative immunosuppression in three renal transplant patients with de novo drug-induced thrombotic microangiopathy. *Case Rep Med* 2013; **2013**: 1-4.
27. Karthikeyan V, Parasuraman R, Shah V *et al.* Outcome of plasma exchange therapy in thrombotic microangiopathy after renal transplantation. *Am J Transplant* 2003; **3**: 1289-1294.
28. Davin JC, Strain L, Goodship THJ. Plasma therapy in atypical haemolytic uremic syndrome: lessons from a family with a factor H mutation. *Pediatr Nephrol* 2008; **23**: 1517-1521.
29. Fakhouri F, Delmas Y, Provot F *et al.* Insights from the use in clinical practice of eculizumab in adult patients with atypical hemolytic uremic syndrome affecting the native kidneys: an analysis of 19 cases. *Am J Kidney Dis* 2014; **63**: 40-48.
30. Dhakal P, Giri S, Pathak R *et al.* Eculizumab in Transplant-Associated Thrombotic Microangiopathy. *Clin Appl Thromb Hemost* [Epub ahead of print] 2015.
31. Nester C, Stewart Z, Myers D *et al.* Pre-emptive eculizumab and plasmapheresis for renal transplant in atypical hemolytic uremic syndrome. *Clin. J Am Soc Nephrol* 2011; **6**: 1488-1494.
32. http://www.uptodate.com/contents/eculizumab-drug-information?source=search_result&search=ECULIZUMAB&selectedTitle=1~35#F16324130
33. Remuzzi G, Ruggenenti P, Colledan M *et al.* Hemolytic uremic syndrome: a fatal outcome after kidney and liver transplantation performed to correct factor h gene mutation. *Am J Transplant* 2005; **5**: 1146-1150.

Seção 10

Hipertensão Arterial

◆

71

EFICÁCIA E SEGURANÇA DO USO DA ESPIRONOLACTONA NO PACIENTE HEMODIALÍTICO

Greicy Mara Mengue Feniman De Stefano
Luis Cuadrado Martin

◆

A fisiopatologia da falência renal e cardíaca é complexa e envolve múltiplas vias de interação entre o coração e os rins, que conduzem à disfunção miocárdica. O conjunto dessas interações compreende síndromes distintas, que coletivamente têm sido denominadas de síndromes cardiorrenais[1].

Os mecanismos da insuficiência renal subjacente e o mau prognóstico na insuficiência cardíaca são complexos e incertos, já que o agravamento da função renal tanto pode contribuir para um pior resultado cardíaco, como ser simplesmente um marcador hemodinâmico e um indicador de avançado prejuízo neuro-hormonal. Essas interações cardiorrenais podem envolver várias vias, incluindo hipoperfusão renal, desarranjos neuro-hormonais, alterações hemodinâmicas intraglomerulares, *feedback* tubuloglomerular alterado, diminuição do fluxo sanguíneo renal e do ritmo de filtração glomerular, além de processos inflamatórios[2].

A lesão renal aguda ocorre em aproximadamente 15% dos pacientes hospitalizados e essa incidência aumenta para 40 a 60% dos pacientes internados em unidades de terapia intensiva[3-5]. Pacientes que sobrevivem à ocorrência de um episódio de lesão renal aguda têm considerável risco de evoluir para estágios avançados de doença renal crônica (DRC)[6], provavelmente em decorrência dos mecanismos fisiológicos alterados para a manutenção do equilíbrio homeostático. Apesar de a lesão renal aguda poder evoluir para DRC, a nefrosclerose hipertensiva, a nefropatia diabética e as glomerulonefrites são as mais frequentes causas de DRC[7].

Independentemente da doença renal primária, a progressão da lesão renal para a doença renal crônica é um ponto comum, sendo que a taxa de declínio da função renal varia entre as nefropatias e para a mesma doença em indivíduos diferentes[8].

Ao evoluir para estágios avançados de DRC, particularmente para o estágio 5 em diálise, fatores como excesso de sal e sobrecarga de volume[9], aumento do hormônio da paratireoide[10], anemia[11], fístula arteriovenosa[12], hiperatividade simpática[13] e aumento da atividade do sistema renina-angiotensina-aldosterona (SRAA)[14], entre outros fatores não identificados, podem ser os responsáveis pelo desenvolvimento de hipertrofia ventricular esquerda (HVE) em pacientes com DRC em estágios finais[15].

Entre esses, a aldosterona não apenas estimula o crescimento hipertrófico dos cardiomiócitos, mas também aumenta a produção da matriz extracelular conduzindo a fibrose miocárdica em pacientes com aldosteronismo primário[16]. Além desses efeitos, a aldosterona também aumenta a reabsorção de sódio, a retenção hídrica e a excreção de potássio e magnésio, conduzindo a progressivas lesões no coração, vasos e rins, uma vez que ela pode mediar e exacerbar os efeitos da angiotensina II[17].

A aldosterona é uma das principais vias de sinalização molecular envolvida no desenvolvimento de HVE[18,19]. A aldosterona estimula a remodelação cardíaca, mas também pode estimular a produção de espécies reativas de oxigênio e fator de crescimento transformador-beta (TGF-β), via receptor mineralocorticoide (RM)[20]. A resposta ao RM em vários órgãos (coração, vasos sanguíneos, fígado, células pancreáticas e células mesangiais glomerulares) tem sido considerada a responsável por efeitos não genômicos da aldosterona. O fator de transcrição NF-κB (fator nuclear kappa β) pode estar envolvido em tais efeitos, levando a inflamação, estresse oxidativo, apoptose e fibrose[21,22].

Em estudo que revisou ecocardiogramas de 20 portadores de adenoma produtor de aldosterona (APA) e 26 pacientes com hiperaldosteronismo idiopático (HI), o diagnóstico de APA foi um preditor independente de maior volume e dimensões do átrio esquerdo e excesso de massa ventricular esquerda[23]. Em diabéticos do tipo 2, a aldosterona tem sido associada com o início da remodelação cardíaca[24] e, em estudo recente de nosso grupo, níveis elevados de aldosterona correlacionaram-se com a massa ventricular para pacientes com DRC em tratamento hemodialítico (Fig. 71.1 e Tabela 71.1). Essa associação permaneceu mesmo quando ajustada para fatores de confusão, o que corrobora, entre os portadores de DRC, os dados da literatura na população geral apresentados acima.

O impacto da HVE na piora progressiva do paciente com DRC está bem estabelecido[25,26]. Recentemente, estudo que avaliou 31 pacientes com DRC em estágio 3 e teve por objetivo primário observar o desenvolvimento da HVE nesses pacientes e, secundariamente, observar mudanças na pressão arterial, velocidade de onda de pulso, funções sistólica/diastólica do ventrículo esquerdo, fator de crescimento de fibroblastos-23 (FGF-23), expressão da proteína *klotho* e função renal concluiu que os pacientes com DRC no estágio 3 exibiram aumento da massa do ventrículo esquerdo, disfunção diastólica

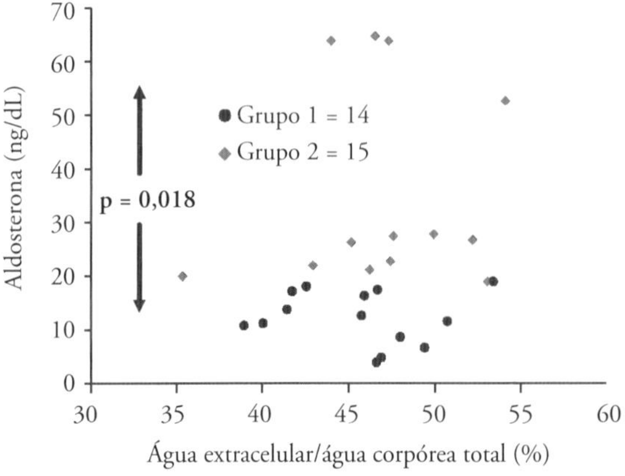

Figura 71.1 – Relação entre aldosterona e estado hipervolêmico em pacientes com DRC em hemodiálise.

persistente e rigidez vascular, apesar de manterem estáveis a função renal, a função sistólica do ventrículo esquerdo e a pressão arterial. Os autores ainda sugeriram que a sinalização anormal do FGF-23 (devido à redução na expressão da proteína *klotho*) poderia estar associada com o aumento da massa ventricular esquerda[27].

O paciente com DRC que inicia tratamento dialítico enfrenta um período crítico de adaptação terapêutica devido a fatores relacionados à mortalidade precoce após o início da diálise, tais como sobrecarga de volume, hipertensão, alterações na estrutura e função cardíacas (alta prevalência de HVE), rigidez arterial, calcificação vascular, estado nutricional, inflamação sistêmica, diminuição de atividade física e desempenho funcional[28]. Intervir nesses fatores para diminuir a massa ventricular pode ser extremamente benéfico. Nesse cenário, a despeito da ausência de clareza dos mecanismos envolvidos nos efeitos prejudiciais do excesso de aldosterona na patogênese da HVE, antagonizar seus efeitos com a utilização de um antagonista do RM é uma estratégia farmacológica promissora.

Tradicionalmente, o uso de antagonistas do RM, tal como a espironolactona, tem sido evitado em pacientes com DRC, uma vez que essa também é classificada como um diurético poupador de potássio e, por conseguinte, sua utilização pode causar hipercalemia[29]. Contudo, desde que seja possível monitorizar os níveis calêmicos do paciente e, eventualmente, agir titulando a dose de espironolactona e adequando a dieta, o bloqueio do RM pode ter importância clínica única, já que os resultados benéficos desse bloqueio são independentes do efeito hipertensivo da aldosterona[30].

Quando utilizada em pacientes com DRC em estágio 2, a dose diária de 25mg de espironolactona foi capaz de reduzir o índice de massa ventricular esquerda (IMVE) no grupo que recebeu o fármaco, em comparação ao grupo controle (ambos compostos por 56 pacientes)[31].

Estudo com 18 pacientes com DRC em diálise peritoneal e insuficiência cardíaca em classes funcionais III e IV, que utilizaram espironolactona na dose de 25mg em dias alternados, durante seis meses, ainda que sem significância estatística, verificou que no grupo que recebeu espironolactona não ocorreram mortes, enquanto no grupo que recebeu placebo ocorreram três mortes, todas em decorrência de causas cardiovasculares[32]. Entretanto, em outro estudo, ao ser utilizada a espironolactona na dose de 25mg/dia, com 16 pacientes, também com insuficiência cardíaca, em tratamento hemodialítico, o grupo tratado, apesar do número extremamente reduzido de casos, teve redução estatisticamente significativa nas internações por eventos cardiovasculares[33-35].

Além da sua capacidade de atuar diretamente antagonizando o RM, e consequentemente agir de forma direta impedindo a ação fibrótica da aldosterona nos cardiomiócitos[36], a espironolactona possui um metabólito ativo, a canrenona, que desloca a ligação da ouabaí-

Tabela 71.1 – Características clínicas dos pacientes com doença renal crônica.

	Grupo 1 (n = 14)	Grupo 2 (n = 13)	p
Idade (anos)	50 ± 16,3	55 ± 16,2	0,445
Sexo			
Homens	6	8	0,351
Mulheres	8	5	
Altura (cm)	160 ± 7,2	161 ± 8,7	0,745
Peso corpóreo (kg)	61,3 ± 9,7	71,6 ± 12,5	0,024
Índice de massa corpórea (IMC)	23,9 ± 3,7	27,7 ± 5,62	0,039
Tempo de diálise (meses)	30 ± 21,6	32,8 ± 57,2	0,967
Diabetes mellitus	4	6	0,196
Água corpórea total (ACT) (L)	30,5 ± 4,7	35,8 ± 5,0*	0,010
Água extracelular corpórea (AEC) (L)	13,9 ± 2,6	16,9 ± 3,3*	0,017
AEC/ACT (%)	0,455 ± 0,042	0,47 ± 0,05	0,407
IMVE ($g/cm^{2,7}$)	61,64 ± 14,7	73,9 ± 12,2*	0,026
MVE (g)	218 ± 45,8	268 ± 45,7*	0,009
MAPA			
24h PAS (mmHg)	126,7 ± 14,2	140,0 ± 19,1*	0,065
24h PAD (mmHg)	77,5 ± 8,9	83,0 ± 12,3	0,224
PASV (mmHg)	125,4 ± 15,3	141,0 ± 19,4*	0,046
PADV (mmHg)	78,0 ± 9,8	84,0 ± 11,7	0,191
PASN (mmHg)	125,5 ± 18,8	138,0 ± 22,7	0,161
PADN (mmHg)	73,0 ± 10,3	70,3 ± 18,7	0,650
Descenso sistólico (mmHg)	0,38 ± 11,0	−1,87 ± 7,5	0,565
Descenso diastólico (mmHg)	−5,85 ± 11,8	−14,10 ± 23,3	0,282
Uso de			
BRA	4	5	0,128
IECA	4	4	0,603
Betabloqueador	7	7	0,849
BRA/IECA/betabloqueador	12	9	0,322

AEC = água extracelular; ACT = água corpórea total; AEC/ACT = água extracelular/água corpórea total; BRA = bloqueador do receptor de angiotensina; IECA = inibidores da enzima conversora da angiotensina; IMVE = índice de massa ventricular esquerda; MAPA = monitorização ambulatorial de pressão arterial; PAS = pressão arterial sistólica; PAD = pressão arterial diastólica; PASV = pressão arterial sistólica de vigília; PADV = pressão arterial diastólica de vigília.

na endógena (um esteroide cardioativo) à Na^+-K^+-ATPase, antagonizando, dessa forma, os efeitos deletérios relacionados aos esteroides cardioativos[37-40]. A canrenona, também foi capaz, *in vitro*, de antagonizar a síntese de colágeno e o comprometimento do relaxamento endotelial, além de reduzir a rigidez arterial em pacientes com hipertensão resistente e restaurar a atividade das enzimas Na^+-K^+-ATPase em pacientes que possuíam níveis séricos elevados de marinobufagenina (inibidor endógeno da Na^+-K^+-ATPase)[41].

A aldosterona é um hormônio importante nas situações em que há necessidade de retenção de Na^+. Paradoxalmente, quando concentrações de aldosterona elevadas são administradas a indivíduos saudáveis, não há formação de edema, pois, após retenção sódica inicial, a excreção desse íon aumenta, equilibrando o organismo, o que previne o quadro edematoso: esse fenômeno é denominado escape da aldosterona[42]. A aldosterona está elevada em pacientes com DRC de forma inapropriada para um mesmo volume extracelular quando comparada a voluntários não portadores de DRC[43], fenômeno esse também denominado erroneamente como escape da aldosterona e mais bem descrito como rompimento do bloqueio da aldosterona[42]. Esse rompimento de bloqueio ocorre mesmo em pacientes que utilizam medicações que bloqueiam o sistema renina-angiotensina-aldosterona[44] e esse aldosteronismo inapropriado, por suas ações deletérias, contribui para a perpetuação de lesões em órgãos-alvo na DRC.

Entre as ações deletérias da aldosterona, o papel que ela exerce sobre os canais de Na^+ pode envolver tanto o aumento na expressão desses canais, modulação de canais de Na^+ epiteliais sensíveis à amilorida, expressos seletivamente em tecidos sensíveis à ação da aldosterona[45], quanto os canais de Na^+/Ca^{++} da região sarcoplasmática endotelial[46,47]. A aldosterona também afeta a resposta da Na^+-K^+-ATPase, por meio de mecanismos indiretos que envolvem alterações na relação dos canais Na^+/Ca^{++} voltagem-dependentes pelas vias sinalizadoras envolvendo ligantes endógenos, tais como a ouabaína e a marinobufagenina[38,46,48].

Com base no respaldo do conhecimento científico até então estabelecido para o papel prejudicial do excesso da aldosterona, sua concentração sérica elevada em pacientes com DRC e sua atuação no desenvolvimento de HVE, poderoso preditor de mortalidade nesses pacientes, a utilização desse medicamento apresenta-se como potencial e poderosa ferramenta farmacológica.

Claramente, o risco de hipercalemia envolvido em sua utilização não deverá ser menosprezado, mas a literatura tem mostrado que o percentual de ocorrência de reações hipercalêmicas ligadas ao uso da espironolactona está relacionado a doses elevadas, acima de 50mg/dia[49], sendo que seu efeito benéfico pode ser conseguido com metade dessa dose[31,34].

Revisão sistemática que incluiu seis estudos realizados com antagonistas dos RMs em pacientes em hemodiálise, considerando a segurança do uso dessa classe de medicamentos em relação à hipercalemia, sugere que pacientes renais crônicos em hemodiálise podem tolerar melhor os níveis mais elevados de potássio, com base em respostas adaptativas, além do próprio processo de hemodiálise em si, que atua como fator de segurança na manutenção dos níveis calêmicos. Essa revisão aventa que o uso de espironolactona é seguro em pacientes com DRC em hemodiálise, embora seja considerado prematuro extrapolar esses dados para toda a população hemodialítica, enfatizando a necessidade de mais estudos que comprovem a segurança da espironolactona em pacientes com DRC[50].

Há que se considerar também que o medo de ocorrência de hipercalemia na gestão terapêutica da DRC pode ter sido superestimado na clínica. Isto é o que sugere o estudo de coorte que indica precisamente que na DRC não dialítica há maior risco de morte, com os níveis de potássio sérico inferiores a 4mEq/L, do que manter uma hipercalemia moderada com níveis séricos de potássio entre 5 e 5,9mEq/L[51].

A utilização da espironolactona, que representa um grande potencial na regressão da HVE em pacientes com DRC, não pode ser barrada unicamente pela possibilidade de ocorrência de hipercalemia. Estudos com sua utilização em pacientes com DRC em estágios iniciais têm mostrado a ocorrência de hipercalemia tanto em pacientes do grupo que recebeu a droga ativa quanto do grupo placebo[52]. Assim, o risco da hipercalemia é real, mas pode ser minimizado por meio da identificação e indicação do tratamento médico e dietoterápico adequado em pacientes submetidos à monitorização farmacoterapêutica apropriada[53].

Nosso grupo de trabalho realizou estudo randomizado, controlado, duplo-cego, que avaliou 17 pacientes em hemodiálise, os quais receberam espironolactona na dose de 12,5mg titulados, na segunda semana de tratamento, a 25mg de espironolactona ou placebo; os pacientes foram tratados durante seis meses. O objetivo era reduzir a HVE, uma vez que essa é um poderoso preditor de mortalidade em pacientes com DRC[26] e sua regressão teve efeito positivo na sobrevivência de pacientes submetidos à hemodiálise[25].

Foram incluídos pacientes com DRC estágio 5 em tratamento dialítico com idade mínima de 18 anos de idade e que apresentaram índice de massa ventricular esquerda, indexado para a altura elevada à potência de 2,7 superior a $51g/m^{2,7}$. Como critérios de exclusão, foram utilizados: dose de diálise medida pelo Kt/V menor que 1,2; história ou evidência de angina ou infarto do miocárdio, insuficiência cardíaca, doença vascular periférica, hipercalemia anterior, doença cardíaca valvular, fibrilação atrial, anemia (hemoglobina < 10g/dL), pacientes em tratamento com espironolactona ou que interromperam ou iniciaram o uso nos últimos seis meses de inibidores da enzima conversora da angiotensina (ECA), bloqueadores do receptor da angiotensina (BRA), bloqueadores da renina ou ainda o uso de fármacos que bloqueiam o sistema renina-angiotensina-aldosterona (que não a espironolactona).

Foram realizadas avaliações clínicas, ecocardiográficas, monitorização ambulatorial da pressão arterial, mensuração da velocidade de onda de pulso, determinação do índice de amplificação, medida da pressão central e bioimpedância elétrica.

As características gerais dos pacientes são apresentadas na tabela 71.2. Os grupos não diferiram em relação a idade, sexo, altura e peso corpóreo. Os grupos foram homogêneos em relação à duração do tempo de diálise,

Tabela 71.2 – Características clínicas dos pacientes com doença renal crônica em hemodiálise submetidos ao tratamento com espironolactona ou placebo por seis meses.

	Espironolactona (n = 8)		**Placebo (n = 9)**		**P**
	Pré-intervenção	**Pós-intervenção**	**Pré-intervenção**	**Pós-intervenção**	
Idade (anos)	52 ± 19,2 52.3 ± 9.2		56 ± 10,9 56.3 ± 10.9		0,644
Sexo masculino	4		5		1,000
Diabetes mellitus	4		5		1,000
Uso de					
BRA	1		2		1,000
IECA	2		6		0,153
β-bloqueador	5		5		1,000
BRA/IECA/β-bloqueador	6		8		0,576
Tempo de diálise (meses)	26,4 ± 21,5		48,3 ± 78,3		0,810
Altura (cm)	158 ± 6,0		162 ± 8,3		0,269
Peso corpóreo (kg)	64,3 ±14,4	63,8 ± 14,5	73,4 ± 11,4	74,9 ± 11,7	0,089
IMC (kg/m^2)	25,7 ± 5,9	25,5 ± 5,9	28,0 ± 4,8	28,6 ± 4,7	0,092
ACT (L)	32,7 ± 5,9	30,4 ± 4,2	35,5 ± 5,2	35,5 ± 4,8	0,456
AEC (L)	15,8 ± 4,0	13,7 ± 2,4	17,5 ± 5,1	16,2 ± 2,7	0,337
AEC/ACT (%)	47,8 ± 4,4	45,6 ± 8,9	48,9 ± 11,4	45,5 ± 4,4	0,296

BRA = bloqueador do receptor de angiotensina; IECA = inibidores da enzima conversora de angiotensina; IMC = índice de massa corpórea; AEC = água extracelular; ACT = água corpórea total.

água corpórea total, uso de inibidores da enzima conversora de angiotensina e/ou betabloqueadores, hormônio da paratireoide (PTH), proteína C-reativa, cálcio, fósforo, ureia e creatinina, transaminase glutamicopirúvica/alanina aminotrnsferase (TGP/ALT), proteína total, globulina, albumina, colesterol total e frações, glóbulos vermelhos, plaquetas, contagem de células brancas do sangue e hemoglobina (Tabela 71.3).

Os resultados dos exames de ecocardiografia, monitorização ambulatorial da pressão arterial, velocidade da onda de pulso, índice de amplificação e pressão arterial central são apresentados na tabela 71.4. O grupo que recebeu espironolactona na dose de 12,5 ou 25mg/dia teve redução em seu IMVE de 76,6 para 68,6g/m^{2,7} e redução da MVE de 263,6 para 235,8g. No grupo placebo ocorreu comportamento oposto, pois houve au-

Tabela 71.3 – Variáveis laboratoriais dos pacientes com doença renal crônica em hemodiálise submetidos ao tratamento com espironolactona ou placebo durante seis meses.

	Espironolactona (n = 8)		**Placebo (n = 9)**		**P**
	Basal	**Posterior**	**Basal**	**Posterior**	
Aldosterona (ng/dL)	25 ± 22,2^a	21 ± 13,7^a	23 ± 17,4^a	16 ± 6,7^b	0,043
Paratormônio (pg/L)	344 ± 280,2	577 ± 421,9	538±240,5	496±341,9	0,096
Proteína C-reativa (mg/dL)	1,0 ± 0,9	0,7 ± 0,3	0,8 ± 0,6	0,7 ± 0,3	0,840
Cálcio (mg/dL)	8,7 ± 0,8	8,8 ± 0,7	8,4 ± 0,6	8,8 ± 0,6	0,564
Fósforo (mg/dL)	4,5 ± 0,9	5,1 ± 0,7	5,0 ± 0,9	5,4 ± 1,3	0,628
Magnésio (mEq/dL)	2,4 ± 0,5	2,4 ± 0,6	2,3 ± 0,4	2,3 ± 0,4	0,490
Potássio (mEq/dL)	4,5 ± 0,62	5,0 ± 0,31	4,6 ± 0,37	4,9 ± 0,24	0,244

(*Continua*)

Tabela 71.3 – Variáveis laboratoriais dos pacientes com doença renal crônica em hemodiálise submetidos ao tratamento com espironolactona ou placebo durante seis meses. (*Continuação*).

	Espironolactona (n = 8)		Placebo (n = 9)		p
	Basal	Posterior	Basal	Posterior	
HCO_3^- (mEq/dL)	21,9 ± 2,30	21,6 ± 1,80	21,6 ± 2,20	21,4 ± 1,60	0,761
Glicose (mg/dL)	124 ± 46,4	121 ± 49,7	127 ± 49,7	118 ± 57,3	0,810
Hematócrito (%)	34,4 ± 7,1	36,6 ± 5,4	34,3 ± 4,3	36,8 ± 5,2	0,825
Hemoglobina (g/%)	11,4 ± 2,1	11,9 ± 1,4	11,5 ± 1,4	12,3 ± 1,7	0,913
Ureia pré (mg/dL)	112,2 ± 26,9	114,8 ± 19,2	108,2 ± 28,1	108,7 ± 20,6	0,845
Ureia pós (mg/dL)	32,4 ± 8,4	29,2 ± 10,2	36,4 ± 9,4	34,4 ± 2,5	0,673
Creatinina (mg/dL)	9,2 ± 1,5	9,8 ± 1,8	9,3 ± 2,5	9,8 ± 2,4	0,813
ALT/TGP (mL/min/1,73m^2)	17,9 ± 6,1	24,5 ± 7,0	25,4 ± 14,0	20,3 ± 6,2	0,069
Albumina (g/dL)	3,9 ± 0,6	4,2 ± 0,6	3,7 ± 0,4	3,9 ± 0,4	0,363
Colesterol (mg/dL)	136,8 ± 38,8	130,6 ± 31,3	151,4 ± 28,3	156,7 ± 38,0	0,436
VLDL-colesterol (mg/dL)	35,3 ± 12,0	33,3 ± 7,4	40,2 ± 26,0	46,4 ± 27,2	0,337
HDL-colesterol (mg/dL)	36,5 ± 10,1	37,8 ± 11,0	36,9 ± 8,1	34,1 ± 7,1	0,386
LDL-colesterol (mg/dL)	64,2 ± 33,3	59,6 ± 30,2	74,3 ± 21,6	77,6 ± 34,1	0,700
Triglicérides (mg/dL)	176,4 ± 60,2	166,3 ± 36,9	203,3 ± 127,7	232,1 ± 135,8	0,337

Letras diferentes significam $p < 0,05$ nas comparações múltiplas.

Tabela 71.4 – Dados ecocardiográficos e da monitorização ambulatorial da pressão arterial de pacientes com doença renal crônica em hemodiálise submetidos ao tratamento com espironolactona ou placebo durante seis meses.

	Espironolactona (n = 8)		Placebo (n = 9)		p
	Basal	Posterior	Basal	Posterior	
MVE (g)	263 ± 48,0[a]	236 ± 36,1[b]	261 ± 59,5[a]	273 ± 65,5[a]	0,046
IMVE (g/cm^{2,7})	76,6 ± 14,6[a]	68,6 ± 10,5[b]	70,6 ± 14,2[a]	74,3 ± 17,4[a]	0,039
DDVE (mm)	47,5 ± 3,5	46,6 ± 3,8	47,6 ± 4,4	47,7 ± 4,7	0,217
DSVE (mm)	28,3 ± 2,8	27,9 ± 3,4	28,8 ± 4,1	30,7 ± 10,1	0,353
FE (%)	70,3 ± 3,0	70,9 ± 4,2	68,9 ± 4,9	69,7 ± 5,2	0,893
EPP (mm)	12,5 ± 0,9[a]	11,9 ± 0,8[b]	12,3 ± 1,0[a]	12,7 ± 1,0[a]	0,043
ESI (mm)	12,9 ± 1,6	12,3 ± 1,0	12,8 ± 1,2	13,1 ± 0,8	0,123
DA (mm)	42,6 ± 2,4	41,9 ± 2,7	42,0 ± 4,8	42,1 ± 2,9	0,481
MAPA 24h					
PAS (mmHg)	134 ± 10,8	126 ± 14,0	139 ± 22,2	134 ± 16,0	0,701
DBP(mmHg)	79 ± 9,5	75 ± 9,5	79 ± 8,8	79 ± 10,3	0,346
PP (mmHg)	54 ± 13,2[a]	51 ± 12,2[b]	60 ± 15,5[a]	55 ± 12,0[b]	0,049
MAPA vigília					
PAS (mmHg)	133 ± 11,4	123 ± 13,3	139 ± 21,9	135 ± 14,7	0,457
DBP(mmHg)	80 ± 9,4	74 ± 7,8	80 ± 8,3	81 ± 10,1	0,145
PP (mmHg)	53 ± 12,0[a]	49 ± 12,1[b]	59 ± 16,1[a]	54 ± 11,1[b]	0,038

	Espironolactona (n = 8)		Placebo (n = 9)		p
	Basal	**Posterior**	**Basal**	**Posterior**	
MAPA sono					
PAS (mmHg)	130 ± 13,5	131 ± 19,9	138 ± 25,4	134 ± 21,0	0,520
DBP(mmHg)	73 ± 8,2	77 ± 16,4	75 ± 10,2	76 ± 11,5	0,631
PP (mmHg)	57 ± 17,0	53 ± 13,7	63 ± 17,8	58 ± 15,6	0,075
Descenso					
PAS (%)	- 2,4 ± 8,8	6,3 ± 11,5	- 0,5 ± 9,1	- 0,6 ± 8,6	0,108
PAD (%)	- 8,8 ± 9,5	4,8 ± 17,4	- 6,2 ± 9,5	- 5,3 ± 7,9	0,081
Pressão central					
PAS (mmHg)	133,9 ± 26,5	124,6 ± 16,6	121,8 ± 40,3	118,1 ± 29,8	0,756
DBP(mmHg)	85,3 ± 19,4	81,9 ± 13,2	78,7 ± 15,4	77,4 ± 16,0	0,837
PP (mmHg)	48,6 ± 16,0	42,8 ± 10,9	43,1 ± 26,6	40,7 ± 21,2	0,703
VOP (m/s)	9,9 ± 2,9	10,1 ± 4,5	11,0 ± 4,9	11,7 ± 4,6	0,560
IA (%)	37,3 ± 10,3[a]	33,0 ± 10,0[a]	19,8 ± 15,5[b]	26,0 ± 12,3[b]	0.019

IMVE = índice de massa ventricular esquerda; DDVE = dimensões diastólicas do ventrículo esquerdo; DSVE = dimensões sistólicas do ventrículo esquerdo; FE = fração de ejeção; EPP = espessura da parede posterior; ESI = espessura do septo interventricular; DA = dimensões do átrio; MAPA = monitorização ambulatorial da pressão arterial; PAS = pressão arterial sistólica; PAD = pressão arterial diastólica; PP = pressão de pulso; VOP = velocidade de onda de pulso; IA = índice de amplificação. Letras diferentes significam $p < 0,05$ nas comparações múltiplas.

mento de 70,4 para 74,3g/m^{2,7} do IMVE, e para a MVE o aumento foi de 261,6 para 273,4g. O comportamento dos dados individuais do índice de massa do ventrículo esquerdo, entre os momentos inicial e final do estudo, está representado na figura 71.2.

Os níveis séricos de potássio nas 24 semanas de tratamento com espironolactona ou placebo, nas doses 12,5 ou 25mg, são mostrados na figura 71.2. Dos 10 pacientes que inicialmente foram incluídos no grupo de droga ativa, um deles não aderiu ao tratamento, sem que apresentasse reações adversas ao medicamento (RAM). Um segundo paciente do grupo ativo apresentou hipercalemia e teve a medicação suspensa. Reações adversas a medicamentos são comuns, porém seu diagnóstico, em geral, é realizado com base em julgamento clínico embasado em senso comum[54], o que dificulta a detecção padronizada para melhor caracterização objetiva dessas reações. Para contornar esse viés subjetivo e se estabelecer uma metodologia eficaz para a classificação de reações adversas a medicamentos, são utilizados algoritmos de decisão. Para o paciente que apresentou hipercalemia foi aplicado o algoritmo de Naranjo *et al*[55] (Tabela 71.5),

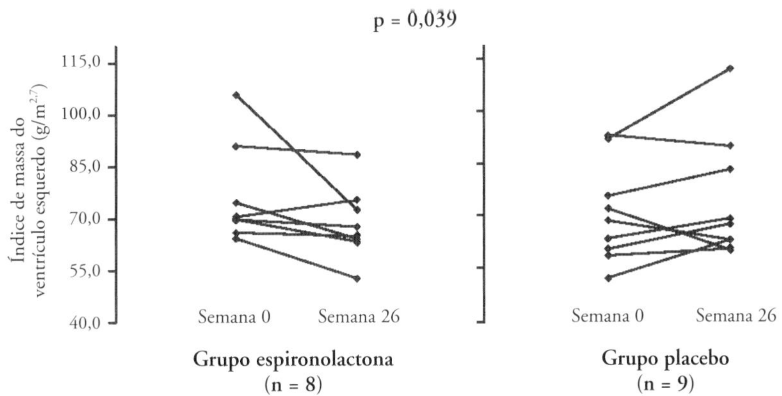

Figura 71.2 – Índice de massa do ventrículo esquerdo (g/m^{2,7}) durante as 26 semanas de tratamento com espironolactona ou placebo.

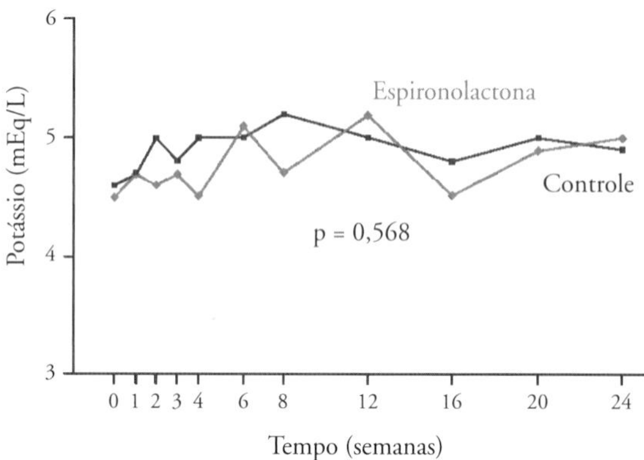

Figura 71.3 – Níveis séricos de potássio em 24 semanas de tratamento com espironolactona ou placebo nas doses de 12,5 ou 25mg/dia.

Tabela 71.5 – Algoritmo de Naranjo *et al*[55].

	Sim	Não	Não sabe
Existem relatos conclusivos sobre essa reação?	1	0	0
A reação apareceu após a administração do fármaco suspeito?	2	–1	0
A reação desapareceu quando o fármaco suspeito foi suspenso ou quando um antagonista específico foi administrado?	1	0	0
A reação reapareceu quando o fármaco foi readministrado?	2	–1	0
Existem causas alternativas que poderiam ter causado essa reação (até mesmo outros fármacos)?	–1	2	0
A reação reapareceu com a introdução de placebo?	–1	1	0
O fármaco foi detectado no sangue ou outros fluidos biológicos em concentrações tóxicas?	1	0	0
A reação aumentou com dose maior ou diminuiu quando foi reduzida a dose?	1	0	0
O paciente tem história de reação semelhante com o mesmo fármaco ou similar em agluma exposição prévia?	1	0	0
Existem relatos conclusivos sobre essa reação?	1	0	0

que classifica as reações adversas em definidas, prováveis, possíveis e duvidosas (Tabela 71.6), e o resultado dessa aplicação, nesse caso, foi escore 1, sendo, portanto, a reação classificada apenas como possível. Os resultados apresentados não incluíram os valores correspondentes a esses pacientes, bem como a análise estatística realizada também não os incluiu. Contudo, refazendo-se a análise estatística, com a inclusão desses pacientes até o momento em que eles foram seguidos, não houve alteração quanto aos resultados e à conclusão.

Tabela 71.6 – Tipo de relação de causalidade de acordo com a pontuação obtida após a aplicação do algoritmo de Naranjo[55].

Causalidade	Pontuação obtida
Definida	9 ou +
Provável	5 a 8
Possível	1 a 4
Duvidosa	0 ou menos

A segurança do uso da espironolactona nos pacientes de nosso estudo é condizente com os dados da literatura[31,32], porém, sem dúvida, o uso dessa droga deve ser racional. O acompanhamento farmacoterapêutico regular é uma ferramenta eficaz para a detecção de quaisquer alterações nos níveis séricos calêmicos e a tomada de decisão correta e oportuna.

Esses dados não são capazes de estabelecer a utilidade dessa droga em prevenir "desfechos duros" na DRC, porém, o fato de se conseguir a redução da HVE com a utilização da espironolactona, representa potencial desfecho substitutivo nesses pacientes, o que pode, indiretamente, significar melhor qualidade de vida e maior sobrevida para eles. Essa premissa é corroborada pelo estudo recente realizado por Matsumoto *et al*[34], que demonstrou melhor sobrevida com espironolactona em pacientes em diálise, e também por Lin *et al*[35].

Claramente, até o momento tanto nossos resultados quanto os da literatura têm sido obtidos com um número pequeno de pacientes. Sem dúvida alguma, há necessidade de ampliarmos esses dados com estudos multicêntricos e que possam vir, inclusive, revelar novas informações sobre mecanismos de proteção de lesões de órgãos-alvo na DRC e consolidar sua utilização nesses pacientes.

REFERÊNCIAS BIBLIOGRÁFICAS

1. François K, Ronco C, Bargman JM. Peritoneal dialysis for chronic congestive heart failure. *Blood Purif* 2015; **40**: 45-52.
2. Palazzuoli A, Ronco C. Cardio-renal syndrome an entity cardiologists and nephrologists should be dealing with collegially. *Heart Fail Rev* 2011; **16**: 503-508.
3. Mehta RL, Pascual MT, Soroko. Spectrum of acute renal failure in the intensive care unit: the PICARD experience. *Kidney Int* 2004; **66**: 1613-1621.
4. Xue JL, Daniels F, Star RA *et al.* Incidence and mortality of acute renal failure in Medicare beneficiaries, 1992 to 2001. *J Am Soc Nephrol* 2006; **17**: 1135-1142.
5. Ali T, Khan I, Simpson W *et al.* Incidence and outcomes in acute kidney injury: a comprehensive population-based study. *J Am Soc Nephrol* 2007; **18**: 1292-1298.

6. Chawla LS, Amdur RL, Amodeo S *et al.* The severity of acute kidney injury predicts progression to chronic kidney disease. *Kidney Int* 2011; 79: 1361-1369.
7. Brasil. Ministério da Saúde. Secretaria de Atenção à Saúde. Departamento de Atenção Especializada e Temática. Diretrizes Clínicas para o Cuidado ao paciente com Doença Renal Crônica – DRC no Sistema Único de Saúde/Ministério da Saúde. Secretaria de Atenção à Saúde. Departamento de Atenção Especializada e Temática. Brasília: Ministério da Saúde, 2014, 37p.
8. Macconi D, Remuzzi G, Benigni A. Key fibrogenic mediators: old players. Renin-angiotensin system. *Kidney Int Supll* 2014; **4**: 58-64.
9. du Cailar G, Fesler P, Ribstein J *et al.* Dietary sodium, aldosterone, and left ventricular mass changes during long-term inhibition of the renin-angiotensin system. *Hypertension* 2010; **56**: 865-870.
10. Custódio MR, Koike MK, Neves KR *et al.* Parathyroid hormone and phosphorus overload in uremia: impact on cardiovascular system. *Nephrol Dial Transplant* 2011; **0**: 1-9.
11. Levin A, Thompson CR, Ethier J *et al.* Left ventricular mass index increase in early renal disease: impact of decline in hemoglobin. *Am J Kidney Dis* 1999; **34**: 125-134.
12. Covic A, Voroneanu L, Goldsmith D. The effects of vitamin D therapy on left ventricular structure and function - are these the underlying explanations for improved CKD patient survival? *Nephron Clin Pract* 2010; **116**: 187-195.
13. Rump LC, Amann K, Orth S *et al.* Sympathetic overactivity in renal disease: a window to understand progression and cardiovascular complications of uraemia? *Nephrol Dial Transplant* 2000; **15**: 1735-1738.
14. Bhattacharya SK, Gandhi, MS, Kamalov G *et al.* Myocardial remodeling in low-renin hupertension. Molecular pathways to cellular injury in relative aldosteronism. *Curr Hypertens Rep* 2009; **11**: 412-420.
15. Zoccali C, Benedetto FA, Mallamaci F *et al.* Left ventricular mass monitoring in the follow-up of dialysis patients: prognostic value of left ventricular hypertrophy progression. *Kidney Int* 2004; **65**: 1492-1498.
16. Hung CS, Ho YL, Chang YY *et al.* Twenty-four-hour urinary aldosterone predicts inappropriate left ventricular mass index in patients with primary aldosteronism. *Scientific World Journal* 2013; **2013**: 294594.
17. Zhao W, Ahokas RA, Weber KT *et al.* ANG II-induced cardiac molecular and cellular events: role of aldosterone. *Am J Physiol Heart Circ Physiol* 2006; **291**: 336-343.
18. Weber KT. Cardioreparation in hypertensive heart disease. *Hypertension* 2001; **38**: 588-591.
19. Cacciapuoti F. Molecular mechanisms of left ventricular hypertrophy (LVH) in systemic hypertension (SH) – possible therapeutic perspectives. *J Am Soc Hypertens* 2011; **5**: 449-455.
20. Calhoun DA, Sharma, K. The role of aldosteronism in causing obesity-related cardiovascular risk. *Clin Cardiol* 2010; **28**: 517-527.
21. Leroy V, De Seigneux S, Agassiz V *et al.* Aldosterone activates NF-kappa B in the collecting duct. *J Am Soc Nephrol* 2009; **20**: 131-144.
22. Schrier RW, Masoumi A, Elhassan E. Aldosterone: role in edematous disorders, hypertension, chronic renal failure, and metabolic syndrome. *Clin J Am Soc Nephrol* 2010; **5**: 1132-1140.
23. Hidaka T, Shiwa T, Fujii Y *et al.* Impact os aldosterone-producing adenoma on cardiac structures in echocardiography. *J Echocardiogr* 2013, **11**: 123-129.
24. Rao AD, Shah RV, Garg R *et al.* Aldosterone and myocardial extracellular matrix expansion in type 2 diabetes mellitus. *Am J Cardiol* 2013, **112**: 73-78.
25. London GM, Pannier B, Guerin AP *et al.* Alterations of left ventricular hypertrophy in and survival of patients receiving hemodialysis: follow-up of an interventional study. *J Am Soc Nephrol* 2001; **12**: 2759-2767.
26. Martin LC, Franco RJ, Gavras I *et al.* Association between hypervolemia and ventricular hypertrophy in hemodialysis patients. *Am J Hypertens* 2004; **17**: 1163-1169.
27. Seifert ME, de Las Fuentes L, Ginsberg C *et al.* Left ventricular mass progression despite stable blood pressure and kidney function in stage 3 chronic kidney disease. *Am J Nephrol* 2014; **295**: 392-399.
28. Broers NJ, Cujipers AC, van der Sande FM *et al.* The first year on haemodialysis: a critical transition. *Clin Kidney J* 2015; **8**: 271-277.
29. Jakson EK. Diuréticos. In Hardman JG, Goodman LS, Gilman A *et al* (eds). *As Bases Farmacológicas da Terapêutica.* (Goodman & Gilman's The Pharmacological Basis of Therapeutics). New York: McGraw-Hill, 2005, pp 569-592.
30. Bertocchio JP, Warmock DG, Jaisser F. Mineralocorticoid receptor activation and blockade: an emerging paradigm in chronic kidney disease. *Kidney Int* 2011; **79**: 1051-1060.
31. Edwards NC, Steeds RP, Stewart PM *et al.* Effect of spironolactone on left ventricular mass and aortic stiffness in early-stage chronic kidney disease: a randomized controlled trial. *J Am Coll Cardiol* 2009; **54**: 505-512.
32. Taheri S, Mortazavi M, Pourmoghadas A *et al.* A prospective double-blind randomized placebo-controlled clinical trial to evaluate the safety and efficacy of spironolactone in patients with advanced congestive heart failure on continuous ambulatory peritoneal dialysis. *Saudi J Kidney Dis Transpl* 2012; **23**: 507-512.
33. Taheri S, Mortazavi M, Shahidi S *et al.* Spironolactone in chronic hemodialysis patients improves cardiac function. *Saudi J Kidney Dis Transpl* 2009; **20**: 392-397.
34. Matsumoto Y, Mori Y, Kageyama S *et al.* Spironolactone reduces cardiovascular and cerebrovascular morbidity and mortality in hemodialysis patients. *J Am Coll Cardiol* 2014; **63**: 528-536.
35. Lin C, Zhang Q, Zhang H, Lin A. Long-term effects of low-dose spironolactone on chronic dialysis patients: a randomized placebo-controlled study. *J Clin Hypertens* 2016; **18**: 121-128.
36. Ferrario CM, Schiffrin EL. Role of mineralocorticoid receptor antagonists in cardiovascular disease. *Circ Res* 2015; **116**: 206-213.
37. Hamlyn JM, Hamilton BP, Manunta P. Endogenous ouabain, sodium balance and blood pressure: a reviews and a hypothesis. *J Hypertens* 1996; **14**: 151-167.
38. Bagrov AY, Shapiro JI. Endogenous digitalis: pathophysiologic roles and therapeutic applications. *Nat Clin Pract Nephrol* 2008; **4**: 378-392.
39. Schoner W, Scheiner-Bobis G. Role of endogenous cardiotonic steroids in sodium homeostasis. *Nephrol Dial Transplant* 2008; **23**: 2723-2729.
40. Stella P, Manunta P, Mallamaci F *et al.* Endogenous ouabain and cardiomyopathy in dialysis patients. *J Intern Med* 2008; **263**: 274-280.
41. Fedorova OV, Emelianov IV, Bagrov KA *et al.* Marinobufagenin-induced vascular fibrosis is a likely target for mineralocorticoid antagonists. *J Hypertens* 2015; **33**: 1602-1610.
42. Schrier RW. Aldosterone 'escape' *vs.* 'breakthrough'. *Nat Rev Nephrol* 2010; **6**: 61.
43. Bomback AS, Kshirsagar AV, Ferris ME *et al.* Disordered aldosterone-volume relationship in end-stage kidney disease. *J Renin Angiotensin Aldosterone Syst* 2009; **10**: 230-236.
44. Schjoedt KJ, Andersen S, Rossing P *et al.* Aldosterone escape during blockade of the rennin-angiotensin-aldosterone system in diabetic nephropathy is associated with enhanced decline in glomerular filtration rate. *Diabetologia* 2004; **47**: 1936-1939.
45. Rossier BC. 1996 Homer Smith Award Lecture. Cum grano salis: the epithelial sodium channel and the control of glood pressure. *J Am Soc Nephrol* 1997; **8**: 980-992.
46. Blaustein MP, Zhang J, Cheng L *et al.* The pump, the exchanger, and endogenous ouabain – signaling mechanisms that link salt retention to hypertension. *Hypertension* 2009; **53**: 291-298.

47. Deinum J, Riksen NP, Lender JWM. Pharmacological treatment of aldosterone excess. *Pharmacol Ther* 2015; **154**: 120-133.
48. Fedorova OV, Shapiro JI, Bagrov AY. Endogenous cardiotonic steroids and salt-sensitive hypertension. *Biochim Biophys Acta* 2010; **1802**: 1230-1236.
49. Ezekowitz JA, McAlister, FA. Aldosterone blockade and left ventricular dysfunction: a systematic review of randomized clinical trials. *Eur Heart J* 2009; **30**: 469-477.
50. Chua D, Lo A, Lo C. Spironolactone use in heart failure patients with end-stage renal disease on hemodialysis: is it safe? *Clin Cardiol* 2010; **33**: 604-608.
51. Korgaonkar S, Tilea A, Gillespie BW *et al.* Serum potassium and outcomes in CKD: insights from the RRI-CKD cohort study. *Clin J Am Soc Nephrol* 2010; **5**: 762-769.
52. Bianchi S, Bigazzi R, Campese VM. Intensive versus conventional therapy to slow the progression of idiopathic glomerular diseases. *Am J Kidney Dis* 2011; **55**: 671-681.
53. Maron BA, Leopold JA. Aldosterone receptor antagonists: effective but often forgotten. *Circulation* 2010; **121**: 934-939.
54. Busto U, Naranjo CA, Seller EM. Comparison of two recently published algorithms for assessing the probability of adverse drug reactions. *Br J Clin Pharmacol* 1982; **13**: 223-227.
55. Naranjo CA, Busto U, Sellers EM *et al.* A method for estimating the probability of adverse drug reactions. *Clin Pharmacol Ther* 1981; **30**: 239-245.

72

QUAL A PRESSÃO ARTERIAL IDEAL?

Jenner Cruz
Helga Maria Mazzarolo Cruz

◆

HISTÓRICO

Não foi um médico e sim um artista medieval, Giovanni di Paolo[1] (1403-1483), o primeiro a notar a diferença de pressão entre vários vasos sanguíneos quando pintava a decapitação de São João Baptista. Cerca de 300 anos após, o reverendo Stephen Hales[2], em 1733, mediu pela primeira vez a pressão arterial sistêmica, em um cavalo, de maneira quantitativa. Aproximadamente 100 anos após, Poiseuille[3], em 1828, conectou um tubo em U, cheio de mercúrio, em uma cânula colocada em uma artéria. Desde essa época milímetros de mercúrio, ou mmHg, foram considerados a unidade padrão para a medida de pressão arterial.

Segundo Arthur Fishberg[4], Richard Bright[5] foi, em 1827, o primeiro a observar o grande envolvimento do sistema cardiovascular com as doenças renais, observando a hipertrofia do ventrículo esquerdo e um pulso forte, firme e latejante em decorrência da resistência oferecida pelas artérias.

Coube a Huchard[6], professor de medicina em Paris, em 1889, verificar que a hipertensão arterial deveria ser a causa da aterosclerose.

Frederick Henry Horatio Akhbar Mahomed[7], em 1894, notou que a hipertensão arterial poderia preceder à albuminúria, sendo que também deve ter sido o primeiro a descrever o que atualmente consideramos hipertensão essencial[8].

Hirsch[9], na Alemanha, em 1900, foi o primeiro a demonstrar que a ação da hipertensão arterial no coração poderia ocasionar apenas hipertrofia ventricular esquerda.

Somente nos fins da década de 1940[10,11], investigações epidemiológicas prospectivas evidenciaram que a hipertensão arterial sistêmica seria responsável pelas doenças das artérias coronárias e pelos acidentes vasculares cerebrais.

Finalmente coube a Freis[12,13] demonstrar que o tratamento da pressão arterial poderia diminuir lesões nos vasos, no coração e nos rins. Edward Freis[14] foi, na qualidade de médico, na Guerra da Coreia, quem iniciou o tratamento farmacológico da hipertensão arterial no mundo ocidental ao descobrir que a pentaquina, droga utilizada contra a malária, também era capaz de diminuir a pressão arterial em hipertensos. Por essa sua brilhante e engenhosa contribuição e posterior ensaio com todos hipotensores até então descobertos, na qualidade de médico chefe do *Veterans Administration Cooperative Study Group on Antihypertensive Agents*, o Dr. Freis receberia, 25 anos após, o título de "pai do moderno tratamento hipotensor" "*1971 Albert Lasker Basic Medical Research Award*"[15].

PRESSÃO SISTÓLICA, PRESSÃO DIASTÓLICA E HIPERTENSÃO ARTERIAL

Quando medimos a pressão arterial temos dois números: o primeiro, ou a pressão sistólica depende do volume de pulso e da complacência ou a diminuição da elasticidade da aorta e dos grandes vasos decorrentes de aterosclerose; e o segundo, ou a pressão diastólica depende da resistência vascular periférica de pequenas artérias e arteríolas à passagem do sangue circulante[16]. A hipertensão arterial sistêmica é decorrente do aumento total da resistência vascular periférica com débito cardíaco normal[17]. Portanto, a pressão diastólica é à base da hipertensão arterial e a hipertensão sistólica é sua consequência.

Sabe-se há muitos anos que a pressão arterial aumenta com a idade[18], porém existem algumas regiões, como na Oceânia[19] e na África Oriental[20], onde esse aumento é pequeno ou inexistente. Pela minha experiência, a maior parte dos portadores de hipotensão essencial, inata ou adquirida à custa de hipotensores, com hipotensão arterial assintomática, geralmente ao redor de 90/60mmHg, chega à idade avançada sem hipertensão sistólica.

Com a idade, principalmente avançada, é comum que a pressão sistólica aumente muito, constituindo o que denominamos hipertensão sistólica isolada. Define-se hipertensão sistólica isolada aquela igual ou superior a 140mmHg, enquanto a pressão diastólica mantém-se abaixo de 90mmHg[21].

Segundo o estudo NHANES III[22], após a idade de 50 anos 80% dos pacientes apresentam hipertensão arterial sistólica isolada, e 65%, hipertensão arterial sistêmica. Hipertensão arterial sistólica isolada está associada a aumento da morbidade e da mortalidade até os 94 anos de idade[23].

VALORES NORMAIS DA PRESSÃO ARTERIAL

Desde o início, houve duas correntes contrárias advogando ora o limite de 120/80mmHg, ora o limite de 140/90mmHg.

Em 1913, Janeway[24] já afirmava que a pressão arterial sistólica acima de 150mmHg deveria ser considerada anormal em qualquer idade.

Em 1923, Alvarez[25], após extensivas investigações em estudantes e pacientes, concluiu que a pressão arterial sistólica acima de 130mmHg em jovens do sexo masculino e acima de 127mmHg em jovens do sexo feminino era indicativa de diátese hipertensiva.

Em 1939, Robinson e Brucer[26], após estudarem 11.383 indivíduos considerados normais, definiram pressão arterial normal aquela dentro dos limites de 90/60 a 120/80mmHg.

Em 1954, Fishberg[4] também ensinava que "indivíduos com pressão arterial de 120/80mmHg seriam os mais normais".

Em oposição, Perera[27] escreveria que o limite de 140/90mmHg, entre hipertensão e normotensão, fora proposto na década de 1920 e consolidado na década de 1930.

Penso que o trabalho de Master *et al*[28], em 1950, foi essencial para a consolidação desses limites mais altos. Esses autores, em trabalho estatístico tido como muito moderno para sua época, examinando 74.000 civis, que trabalhavam em 16 fábricas das forças aéreas dos Estados Unidos, separaram, tabularam e analisaram 7.984 mulheres e 7.722 homens, com idade entre 16 e 64 anos. Segundo esses dados, eles concluíram que a pressão arterial normal se situava entre os limites de 140-150/90-95mmHg. Eles notaram também que a pressão arterial ia se elevando com a idade, em ambos os sexos, mais nas mulheres que nos homens. **O que eles não enfatizaram, nem analisaram, é que até os 64 anos de idade um número não informado, de ambos os sexos, tinham sempre, no máximo, pressão arterial de 115/70mmHg.**

Em 1958[29], a Organização Mundial da Saúde (*World Health Organization*) definiu hipertensão arterial como uma única medida da pressão arterial, em posição sentada ou em repouso, superior a 160/95mmHg. Pressão arterial normal seria aquela inferior a 140/90mmHg, sem especificação da idade. Em 1962[30], em novo relatório, considerou que essas medidas obtidas em idade inferior a 30 anos deveriam ser encaradas como suspeitas.

Nas décadas de 1950 e 1960, frequentávamos as reuniões médicas noturnas da Associação Paulista de Medicina, onde, comandados pelo Prof. Emílio Mattar, apresentávamos nossos trabalhos sobre o tratamento da hipertensão arterial, com os primeiros hipotensores realmente ativos, realizados pelo Grupo de Doenças Renais Clínicas e Hipertensão Arterial, da 1ª Clínica Médica do Hospital das Clínicas da Faculdade de Medicina da Universidade de São Paulo. Nessas reuniões, vários professores ilustres, de outras clínicas e da Escola Paulista de Medicina, criticavam muito nossos trabalhos, pois eles acreditavam que a pressão arterial de idosos não deveria ser tratada, o que infelizmente ocorre até hoje em nosso meio e que continuam provocando discussões. Naquela época, aceitávamos os limites de 140/90mmHg, mas já observávamos que os portadores de hipotensão essencial podiam chegar aos 90 anos de idade ou mais sem hipertensão sistólica.

Stevo Julius[31], em 1977, escrevia que desde 1965 maior atenção foi dada a três modelos de hipertensão essencial: atividade plasmática de renina alta ou baixa, volume plasmático diminuído ou expandido e débito cardíaco alto ou normal. Em sua classificação de hipertensão arterial ele levou em conta não só os níveis de pressão arterial, como também o exame de fundo de olho, eletrocardiograma (ECG), presença de albuminúria e função renal (Quadro 72.1).

Sua classificação para pessoas adultas:

Normotensão – a) idade entre 17 e 40 anos, pressão arterial menor de 140/90mmHg; b) idade entre 41 e 60 anos, pressão arterial menor de 150/90mmHg; c) idade superior a 60 anos, pressão arterial inferior a 160/90mmHg.

Hipertensão – a) idade entre 17 a 60 anos, pressão arterial superior a 160/100mmHg; b) pressão arterial acima de 175/100mmHg após a idade de 60 anos.

Hipertensão limite – pressão arterial encontrada entre os limites acima.

Nesse mesmo ano, 1977[32], vários clínicos especialistas em tratamento da hipertensão arterial passaram a se

Quadro 72.1 – Classificação da hipertensão arterial conforme sua gravidade[31].

Classe	Nível da PA	Fundo de olho (K-W)	ECG	Albuminúria	Função renal
Hipertensão limite	140-160/90 variam com a idade	Normal	Normal	Normal	Normal
Hipertensão leve	161/101-180/120	Normal ou graus I a II	SVE	Normal	Normal
Hipertensão moderada	161/101-180/120	Normal ou graus I a II	SVE	+	<
Hipertensão grave	181/121-190/130	Grau III	SVE +	+	<
Hipertensão maligna	> 191/131	Grau IV	SVE +	+	<

KW = Keith e Wagener; ECG = eletrocardiograma; SVE = sobrecarga ventricular esquerda; PA = pressão arterial.

reunir para estabelece as bases do tratamento da hipertensão arterial, criando os famosos *Joints* (*Joint National Committee on Prevention, Detection, Evaluation, and Treatment of High Blood Pressure*).

Esses *Joints* foram evoluindo, ficando cada vez mais de acordo com as nossas ideias, até *The JNC 7 Report*[33].

THE SEVENTH REPORT

Segundo o 7º *Joint*[33], em 2003, a hipertensão arterial afetava 50 milhões de indivíduos nos Estados Unidos e aproximadamente um bilhão em todo o mundo. A relação entre pressão arterial e eventos cardiovasculares é contínua, consistente e independente de outros riscos. Quanto mais alta a pressão arterial, maior o risco de ataque cardíaco, insuficiência cardíaca, acidente vascular cerebral e doença renal. No quadro 72.2 apresentamos a classificação de pressão arterial do *Joint*, modificada.

Nele, em 2003, no *abstract* foram citadas as seguintes mensagens-chave:

a) Em indivíduos com mais de 50 anos de idade, a pressão arterial sistólica acima de 140mmHg é causa de risco cardíaco mais importante que a pressão sanguínea diastólica.
b) O risco de doença cardiovascular começa com a pressão 115/75mmHg, dobrando a cada aumento de 20/10mmHg; indivíduos que são normotensos aos 55 anos de idade não desenvolverão hipertensão arterial em 90% dos casos.
c) Indivíduos com pressão arterial sistólica 120-139mmHg ou com pressão arterial diastólica de 80-89mmHg devem ser considerados pré-hipertensos e requerer modificações em seu estilo de vida para prevenir doenças cardiovasculares.
d) Diuréticos tiazídicos devem ser usados no tratamento hipotensor na maior parte dos portadores de hipertensão não complicada, sozinhos ou combinados com outros hipotensores de diferentes classes. Em certas condições de alto risco, anti-hipertensivos de outras classes devem ser utilizados desde o início (inibidores da enzima conversora da angiotensina, bloqueadores dos receptores de angiotensina, betabloqueadores, bloqueadores dos canais de cálcio).
e) Muitos pacientes com hipertensão devem requerer dois ou mais hipotensores para atingir a meta de pressão arterial inferior a 140/90mmHg, ou inferior a 130/80mmHg se tiverem diabetes ou doença renal crônica.
f) Se a pressão estiver 20/10mmHg acima da pressão-alvo, deve-se iniciar o tratamento com dois hipotensores, sendo um deles um diurético tiazídico.
g) Os clínicos devem conseguir controlar a hipertensão somente se os pacientes estiverem motivados. A motivação aumenta quando os pacientes têm experiências positivas e confiam em seu médico. Identificação afetiva e confiança entre as partes são motivadores fundamentais.
h) Ao apresentar essas diretrizes, o comitê reconhece que a atuação responsável dos médicos é fundamental.

Quadro 72.2 – Classificação e manejo da pressão arterial em adultos[33].

Pressão arterial	PAS em mmHg	PAD em mmHg	Modificação do estilo de vida	Tratamento sem indicação forçada	Tratamento com indicação forçada
Normal	< 120	E < 80	Encorajar	Não indicado	Anti-hipertensivos
Pré-hipertensão	120-139	ou 80-89	Sim	Não indicado	Anti-hipertensivos
Hipertensão estágio 1	140-159	ou 90-99	Sim	Tiazídicos para a maioria + outros ou combinação	Depende da complicação: DRC, diabetes
Hipertensão estágio 2	≥ 160	≥ 100	Sim	Duas ou mais drogas sendo um tiazídico	Depende da complicação: DRC, diabetes

PAS = pressão arterial sistólica; PSD = pressão arterial diastólica; DRC = doença renal crônica.

O que esse relatório não mostrou é que o tratamento hipotensor, mesmo quando não for muito obedecido pelo paciente, é capaz de retardar muito a evolução de hipertensão essencial benigna para doença renal crônica avançada, mas se ele for muito eficaz, mantendo a pressão arterial sempre abaixo de 120/80mmHg, em qualquer hora do dia, junto com o controle de outros parâmetros, como a glicemia, a lipidemia, a função tireoidiana, o fumo e o ácido úrico, citando apenas os mais importantes, a maior parte desses pacientes atingirá idade avançada com proteinúria negativa e creatinina sérica pouco elevada, contrariando as equações de Cockcroft-Gault[34] e de MDRD (*Modification of Diet in Renal Disease*)[35], por apresentarem pouca diminuição do ritmo de filtração glomerular incompatível com sua idade cronológica.

MODIFICAÇÕES DO ESTILO DE VIDA DO 7º *JOINT*

Estilos de vida saudáveis são importantes para a prevenção de pressão arterial alta, sendo indispensáveis para o tratamento de pessoas que ficaram hipertensas. Essas modificações incluem perda de peso para portadores de obesidade ou sobrepeso, adoção da dieta DASH (*Dietary Approaches to Stop Hypertension*)[36], que é rica em potássio e cálcio, redução do sódio na dieta para 100mmol por dia (2,4g de sódio ou 6g de cloreto de sódio), atividade física e consumo moderado de álcool.

A dieta DASH é rica em frutas, vegetais e produtos pobres em gordura, com teor reduzido de gordura saturada e total[36].

Não fazemos diminuição do sal da dieta, usamos dieta livre para não reduzir a qualidade de vida de nossos pacientes. Para isso existem os diuréticos. Nossos pacientes mantêm sua pressão arterial sempre inferior a 120/80mmHg sem reduzir o sal da dieta. Voltaremos ao assunto na parte final.

EIGHT JOINT NATIONAL COMMITTEE

Porém, em 2014, Paul A. James e Suzanne Oparil conseguiram reunir alguns especialistas que continuam considerando que 140/90mmHg de pressão arterial seria o limite ideal para tratamento e não 120/80mmHg como acreditamos, publicando o *Eight Joint National Committee (JNC 8)*[37]. Note-se que a Dra. Suzanne Oparil foi do comitê executivo do JNC 7 e que, nessa publicação, o nome completo dos primeiros sete *Joints* não foi incluído.

Eles informaram que os membros desse painel, utilizando métodos rigorosos fundamentados na medicina baseada em evidências, reuniram nove recomendações para o tratamento da hipertensão arterial, vários incompatíveis com nossas ideias.

1ª **Recomendação** – pessoas com 60 anos de idade ou mais devem iniciar o tratamento quando a pressão arterial estiver ≥ 150/90mmHg, reduzindo-a para níveis < 150/90mmHg. Recomendação forte, grau A. Colorário, se a pressão sistólica dessas pessoas cair abaixo de 140mmHg, mas se essa redução for bem tolerada, sem efeitos colaterais para a saúde ou qualidade de vida, o tratamento não precisa ser modificado.

2ª **Recomendação** – naqueles com menos de 60 anos de idade o tratamento deve ser iniciado quando a pressão diastólica estiver ≥ 90mmHg, visando reduzi-la para < 90mmHg (recomendação forte, grau A, para idades entre 30 e 59 anos e opinião de especialistas, grau E, para idades entre 18 e 29 anos).

3ª **Recomendação** – em indivíduos com menos de 60 anos idade o tratamento deve ser iniciado quando a pressão sistólica estiver ≥ 140mmHg, visando reduzi-la para < 140mmHg (opinião de especialistas, grau E).

4ª Recomendação – em pessoas com idade ≥ 18 anos, com doença renal crônica, o tratamento farmacológico deve ser iniciado para reduzir a pressão arterial de ≥ 140/90 para < 140/90mmHg (opinião de especialistas, grau E).

5ª **Recomendação** – em diabéticos, com idade ≥ 18 anos, o tratamento farmacológico deve ser iniciado para baixar a pressão arterial de ≥ 140/90 para< 140/90mmHg (opinião de especialistas, grau E).

6ª **Recomendação** – em pessoas não da raça negra, incluindo aqueles com diabetes, o tratamento deve ser iniciado com diuréticos tiazídico, bloqueadores de canais de cálcio, inibidores da enzima conversora da angiotensina ou bloqueadores dos receptores da angiotensina (recomendação moderada, grau B).

7ª **Recomendação** – nos da raça negra, incluindo aqueles com diabetes, o tratamento farmacológico deve ser iniciado com diuréticos tiazídico ou bloqueadores dos canais de cálcio (recomendação moderada, grau B para diabéticos e fraca, grau C, para não diabéticos).

8ª **Recomendação** – em pessoas com idade ≥ 18 anos, com doença renal crônica, o tratamento deve incluir um inibidor da enzima conversora da angiotensina ou um bloqueador do receptor da angiotensina para retardar a progressão da doença. Isso se aplica a todos os renais crônicos hipertensos, independentemente da raça e da presença de diabetes (recomendação moderada grau B).

9ª **Recomendação** – o principal objetivo do tratamento da hipertensão arterial é atingir a meta e, se não é atingida em um mês de tratamento, deve-se aumentar a dose da droga inicial ou adicionar outra droga de outra classe entre as recomendadas, diurético tiazídico, bloqueador dos canais de cálcio, inibidor da enzima conversora da angiotensina ou bloqueador dos receptores da angiotensina. Se a meta ainda não for atingida com duas drogas, adicionar uma terceira da lista. Não use um inibidor da enzima conversora da angiotensina junto com um bloqueador dos receptores da angiotensina em um mesmo paciente. Se a meta não for atingida com três drogas, utilizar outra de outra classe (opinião de especialistas, grau E).

Eu aprovo uma conduta. Eles não tocam na hipertensão do avental branco. O fato de um paciente começar a ter elevação de sua pressão arterial, em algumas ocasiões, significa que ele já está ficando hipertenso e, por esse motivo, já deve começar a ser medicado[38,39].

Porém não estou de acordo com várias dessas recomendações.

Para mim, a meta a ser atingida é <120/80mmHg em qualquer idade, a menos que o início do tratamento fosse tardio, a ateroarteriosclerose já estivesse avançada e por esse motivo desencadearem efeitos colaterais: hipotensão postural e isquemias cardíacas ou cerebrais. O primeiro medicamento deve ser um diurético tiazídico, na maior parte dos casos. O sal da dieta é a principal causa da hipertensão arterial. Empregando-se um tiazídico não há necessidade de se utilizar dietas com restrição de sal. Em doença renal crônica avançada, costumo empregar a furosemida em vez de um tiazídico, com o mesmo resultado. Para Teles *et al*[40], os tiazídicos funcionam muito bem em DRC, não havendo necessidade de trocá-los pela furosemida. Entre os tiazídicos prefiro a clortalidona, 12,5mg, uma vez ao dia, por agir sempre por mais de 24 horas. Em consultas, uso frequentemente 25mg de hidroclorotiazida, por ser fornecido gratuitamente. Em casos de hipertensão muito elevada ou resistente, sou obrigado a usá-la duas vezes ao dia, sendo a segunda dose próxima da hora do jantar, para eliminar o sal ingerido após terminar o efeito da primeira dose. O tempo de ação de 25mg de hidroclorotiazida é em média de 6 a 12 horas[41].

Um médico só deve utilizar medicamentos dos quais conhece bem a farmacologia. Recebemos muitas vezes pacientes tomando hidralazina, e no momento mais raramente menteminoxidil, sem um diurético e um bradicardizante associados. Esses medicamentos são vasodilatadores e, por produzirem aumento da volemia, promovem taquicardia e edema a longo prazo[42]. Por esse motivo, a hidralazina já foi vendida no Brasil associada a um diurético (hidroclorotiazida) e um bradicardizante (reserpina) com o nome de Adelfan-Esidrex®. O minoxidil, por ser mais potente, deve ser utilizado associado à furosemida e um betabloqueador[42].

DIRETRIZES BRASILEIRAS

O Brasil já fez 6 diretrizes sobre condutas diagnósticas e terapêuticas em hipertensão arterial[43-48], patrocinadas por várias sociedades médicas e com apoio de vários laboratórios farmacêuticos. Na última, VI Diretrizes, ela considerou pressão arterial ótima < 120/80mmHg, normal < 130/85mmHg, limítrofe 130-139/85-89mmHg, considerando hipertensão arterial aquela ≥ 140/90mmHg.

CONCLUSÕES

Consideramos pressão arterial ideal ou normal aquela localizada entre os limites de 90/60 a 120/80mmHg.

Ainda não sabemos qual é o nível de pressão arterial, a partir do qual, inicia-se a agressão vascular. Provavelmente, por ele depender também de outros fatores, deve variar de pessoa a pessoa, estando ao redor de 115/75mmHg.

O tratamento da hipertensão arterial deve ser precoce, constando sempre de um diurético e de um inibidor da angiotensina II: inibidor da enzima conversora da angiotensina ou bloqueador dos receptores de angiotensina. Ambos são eficazes, não sei qual é o melhor, o importante é normalizar a pressão arterial. Alguns preferem os terminados em pril, mas como eles podem liberar a bradicinina, principalmente no pulmão, podem produzir tosse[49], o que não ocorre com os terminados em sartana, nossos preferidos. O tratamento deve ser individualizado e, havendo taquicardia, um betabloqueador deve ser considerado. Um bloqueador dos canais de cálcio costuma ser ótimo hipotensor, porém pode causar edema de membros inferiores[50]. Os vasodilatadores devem ser sempre associados a um diurético e um bradicardizante. Uso outros hipotensores somente quando tenho dificuldade em normalizar uma hipertensão arterial.

Finalizando, o tratamento da hipertensão arterial costuma ser para toda vida.

REFERÊNCIAS BIBLIOGRÁFICAS

1. Pickering G. Systemic arterial blood pressure. In Fishman AP, Richards DW (eds). *Circulation of the Blood Pressure*. Oxford: New York, 1964, pp 487-541.
2. Hales S. Statical essays: containing haemastics: or, anaccount of some hydraulic and hydrostatical experiments made on the blood and blood-vessels of animals. *As reprinted*. In Willius FA, Keys TA (eds). *Cardiac Classics*, Dover: New York, 1941, pp 129-133.
3. Poiseuille JLM. Recherches sur la force du Coeur aortique. Extraits dês Theses soutennues dans les Trois Facultes de Medicine de France. *Arch Gen Med* 1828; **18**: 550-555.
4. Fishberg A (ed). *Hypertension and Nephritis*, 5th ed. Febiger: Philadelphia, 1954, pp 252-275.
5. Bright R (ed). *Reports of Medical Cases*, London, 1827, pp 14.
6. Huchard H. *Traité des Malades du Coeur et des Vaisseaux. Arterio-scleros, Aortites, Cardiopathies Arterielles, Angines de Poitrin*e. Paris: Doin, 1889, pp. 466.
7. Mahomed FA. The etiology of Bright´s disease and the pré-albuminuric stage. *Med Chir Trans* 1874; **57**: 197-228.
8. Mahomed FA. Some clinical aspects of chronic Bright´s diseases. *Guys Hosp Ref* (3rd Ser) 1879; **24**: 363-440.
9. Hirch K. Ueber die Beziehungen zwischen dem Herzmuskel und der Korper. *Arch f klin Med* 1900; **68**: 55-86.
10. Kannel WB, Dawber TR, Kagen A *et al.* Factors of risk in the development of coronary heart disease – six-year follow-up experience. The Framingham Study. *Ann Intern Med* 1961; **55**: 33-50.
11. Kannel WB, Schwartz MJ, McNamara PM. Blood pressure and risk of coronary heart disease: the Framingham Study. *Chest* 1969; **56**: 43-52.
12. Freis ED, and the Veterans Administration Cooperative Study on Antihypertensive Agents. Effects of treatment on morbidity in

hypertension. Results in patients with diastolic blood pressure averaging 115 through 129 mm Hg. *J Am Med Assoc* 1967; **202**: 1028-1034.

13. Freis ED, and the Veterans Administration Cooperative Study on Antihypertensive Agents. Effects of treatment on morbidity in hypertension. Results in patients with diastolic blood pressure averaging 90 through 114 mm Hg. *J Am Med Assoc* 1970; **213**: 1143-1152.
14. Freis ED, Wilkins RW. Effect of pentaquine in patients with hypertension. *Proc Soc Exp Biol Med* 1947; **64**: 455-458.
15. Lasker Awards. Citations. *J Am Med Assoc* 1971; **218**: 1008.
16. Freis ED. Hemodynamics of hypertension. *Physiol Rev* 1960; **40**: 27-54.
17. Kim KE. Etiologic classification o fhypertension. In Onesti G, Kim KE, Moyer JH (eds). *Hypertension: Mechanism and Management, The Twenty-sixth Hahnemann Symposium*. Grune & Stratton: New York, 1973, pp 21-24.
18. Miall WE, Lovell HG. Relation between change of blood pressure and age. *Br Med J* 1967; **2**: 660-664.
19. Lovel RR. Race and blood pressure with special reference to Oceania. In Stamler J, Stanler R, Pulman TH (eds). *The Epidemiology of Hypertension*, Grune & Stratton: New York, 1967, pp 122.
20. Shaper AG. Blood pressure studies in East Africa. In Stamler J, Stamler R, Pulman TH (eds). *The Epidemiology of Hypertension*, Grune & Stratton: New York, 1967, pp 139.
21. Izzo J, Levy D, Black HR. Importance of systolic blood pressure in older Americans. *Hypertension* 2000; **35**: 1021-1024.
22. Franklin SS, Jacobs MJ, Wong ND *et al.* Predominance of isolated systolic hypertension among middle-agedand elderly US hypertension: analysis basedon National Health and Nutrition Examination Survey (NHANES) III. *Hypertension* 2001; **37**: 869-874.
23. Kannel WB. Elevated systolic blood pressure as a cardiovascular risk factor. *Am J Cardiol* 2000; **15**: 251-255.
24. JanewayTC. Clinical study of hipertensive cardiovascular disease. *Arch Intern Med* 1913: **12**: 755-789.
25. Alvarez WC. Blood pressures in fifteen thousand University freshmen. *Arch Intern Med* 1923; **32**: 17-30.
26. Robinson SC, Brucer M. Range of normal blood pressure a statistical and clinical study of 11,383 persons. *Arch Intern Med* 1939; **64**: 409-444.
27. Perera GA. Diagnosis and natural history of hypertensive vascular disease. *Am J Med* 1948; **4**: 416-422.
28. Master AM, Dublin LI, Marks HH. The normal blood pressure range and its clinical implications. *J Am Med Assoc* 1950; **143**: 1464-1470.
29. World Health Organization. *Tech Rep* 168, World Health Organization: Genève, 1958.
30. World Health Organization. *Tech Rep* 231, World Health Organization: Genève, 1962.
31. Julius S. Classification of hypertension. In Genest J, Koiw E, Kuchel D (eds). *Hypertension*. McGraw-Hill: New York, 1977, pp 9-12.
32. Cressman MD, Gifford RW Jr. Pharmacologic management of hypertension. New guidelines based on latest studies. *Postgrade Med* 1989; **64**: 267-268.
33. The Seventh Reportof the Joint National Committee on Prevention, Detection, Evaluation, and Treatmentof High Blood Pressure. The JCN 7 Report. *J Am Med Assoc* 2003; **289**: 2560-2572.
34. Cockcroft DW, Gault MH. Prediction of creatinine clearance from serum creatinine. *Nephron* 1976; **16**: 31-41.
35. Levey AS, Bosch JP, Lewis JB *et al.* A more accurate method to estimate glomerular filtration rate from serum creatinine: a new prediction equation. Modification of Diet in Renal Disease Study Group. *Ann Intern Med* 1999; **130**: 461-460.
36. Sacks FM, Svetkey LP, Vollmer WM et al. Effects on blood pressure of reduced dietary sodium and the Dietary Approaches to Stop Hypertention (DASH) diet. Dash-Sodium Collaborative Research Group. *N Engl J Med* 2001; 344: 3-10.
37. 2014 Evidence-based guideline for the management of high blood pressure in adults. Report from the Panel Members Appointed to the Eight Joint National Committee (JNC 8). *J Am Med Assoc* 2014; **311**: 507-520.
38. Pickering JG. Should white-coat be treated?*J Clin Hypertens* 2005; 7: 550-553.
39. Spence JD. White-coa thypertension is hypertension? *Hypertension* 2008; **51**: 1272.
40. Teles F, Fujihara CK, Zatz R. Diuréticos tiazídicos e doença renal crônica avançada: hora de rever antigos conceitos. Em Cruz J, Cruz HMM, Kirsztajn GM, de Oliveira RB, Barros RT. *Atualidades em Nefrologia 13*. São Paulo: Sarvier, 2014, pp 192-197.
41. www.medicinanet.com.br/bula/hidroclorotiazida.
42. Cruz J, Cruz HMM, Cintra ABU. Efeito hipotensor do minoxidil. *I Jornada de Hipertensão Arterial. Programa de Resumos.* Salvador: Sociedade Brasileira de Nefrologia, 1977, pp 36-37.
43. I Consenso Brasileiro de Hipertensão Arterial. *Arq Bras Cardiol* 1991; **56**(Suppl A): A1-A16.
44. II Consenso Brasileiro de Hipertensão Arterial. *Arq Bras Cardiol* 1994; **63**: 333-347.
45. III Consenso Brasileiro de Hipertensão Arterial. *Ver Bras Clin Terap* 1998; **24**: 231-272.
46. IV Brazilian Guidelines in Arterial Hypertension. *Arq Bras Cardiol* 2004; **82**(Suppl 4): 7-22.
47. Esteves JP, dos Santos RAS, Gordan P. *V Diretrizes Brasileiras de Hipertensão Arterial.* Sociedade Brasileira de Cardiologia, Sociedade Brasileira de Hipertensão, Sociedade Brasileira de Nefrologia: São Paulo, 2006, pp 1-48.
48. VI Diretrizes Brasileiras de Hipertensão Arterial. *Arq Bras Cardiol* 2010; **95**(1 Supl 1): 1-51.
49. Oparil S, Haber E. The renin-angiotensin system. *N Engl J Med* 1974; **291**: 381-401; 446-457.
50. Stem R, Khalsa JH. Cutaneous adverse reactions associated with calcium channel blockers. *Arch Intern Med* 1989; **149**: 829-832.

ÍNDICE REMISSIVO

A

Abelhas, 292
Acantócito, 172, 175
Acesso vascular, 402-408
Acetazolamida, 41, 43
Acidente vascular cerebral, 115
Ácido úrico, 377-381
ADAMTS 13, 59, 62
Aditivos, 335-339
Água, 411-415
AIDS, 158
AKIN, 11, 268, 270, 275, 282, 292
Aldosterona, 41, 43, 514 517
Alfa2-microglobulina, 12
Animais peçonhentos, 287, 290, 294
Anti-CD20, 464
Anticoagulante, 328-333
Antidiabéticos, 307
Aranhas, 292, 293
Amiloidose, 71, 95
AMPc, 122
ANCA, 192
Anemia hemolítica, 56
Angiotensina, 123, 124, 126, 128
Angiotensinogênio, 123
Anti-HLA, 470-477
Anti-inflamatórios não esteroides, 258-260
AT1, 129

B

Bioética, 152-155
Biomarcadores, 72
Biópsia
  óssea, 86
  renal, 163, 164
Bloqueador de receptor de angiotensina, 53, 129, 229

C

Calcifilaxia, 353
Calcificação vascular, 348-352
Cálculo renal, 162
Câncer renal, 301-305
Cardiomiopatia urêmica, 443-447
CD20, 192, 464
Células-tronco, 199-208, 253-257
Cirrose hepática, 98
Cistatina C, 12, 144
Cisto renal, 162
Citomegalovírus, 495, 507
CKD-EPI, 144, 301
Coagulação intravascular disseminada, 57, 59, 288
Cockcroft-Gault, 144
Codócito, 172, 175
Colecalciferol, 84, 188
Controle glicêmico, 307
COX-2, 127
Creatinina, 142-146
Crioglobulinemia, 96, 195

D

Daclizumabe, 196
Deficiência de alfa-1-antitripsina, 97
Densidade urinária, 29
Desdiferenciação, 200
Dialisato, 414
Diálise, 148-151, 231, 233, 318
  peritoneal, 148-151, 233
Dieta, 335-339, 360, 366
  DASH, 366
Dismorfismo eritrocitário, 167-176
Distúrbios do metabolismo
  mineral, 322-326
  ósseo, 322-326
Diuréticos, 39-47
  de alça, 41
  mecanismos de ação, 39, 43
  resistência, 42
Doação renal, 432-434, 485-491
Doador, 107, 432-435
  falecido, 107
Doença
  de Alport, 81
  de Chagas, 108, 109
  de Fabry, 114-117
  de Wilson, 97

linfoproliferativa, 429-431, 449-456
óssea, 85, 322
renal crônica, 107, 112, 114, 146, 161, 185, 186, 266-272, 301, 322, 328-333, 335, 348-351, 359, 377-381, 402, 432-435, 443-447-513-516

E

Educação em nefrologia, 3
Enurese, 215-223
Enxerto
pancreático, 495
renal, 478-483, 504-509
Eventos tromboembólicos, 245-249
Ergocalciferol, 188
Esclerose peritoneal encapsulante, 148-151
Espironolactona, 513-520
Esquistossomose, 68, 94
Estenose, 477-482

F

FGF-23, 183-186, 514
Fístula arteriovenosa, 402-408, 422
Função tardia do enxerto, 437-441

G

Gasto energético, 278-284
Glicosilação, 315
Gliptinas, 309
Glomerulosclerose segmentar e focal, 78-82, 90, 92, 101, 102, 193, 228
colapsante, 79
familiar, 79
peri-hilar, 79
Glomerulonefrite
membranoproliferativa, 71, 95, 96
Glomerulopatia, 70, 71, 88, 90, 94, 95, 171
esquistossomótica, 70, 95
membranosa, 71, 96, 102, 103, 193-195
pós-transplante, 101-104
Globotriaosilceramida, 114

H

HAART, 225, 229
Hematúria, 157, 167-176
Hemocromatose, 97
Hemodiafiltração, 235, 417-421
Hemofiltração, 235
Hemodiálise, 17, 135-140, 233-235, 412, 413, 417-421
Hepatite,
B, 95, 109
C, 96
E, 97
Hepatopatia, 94
Hidronefrose, 161
Hiperatividade simpática, 370
Hipercalemia, 232
Hiperuricemia, 378
Hipertrofia ventricular, 443-447, 513, 514, 516, 520
Hiponatremia, 232
Hipostenúria, 25, 26
Hipovitaminose D, 84, 88
HIV, 225-229
nefropatia associada, 227, 228
Humanização, 136

I

Idoso, 110
INF-2, 81
Infarto agudo do miocárdio, 115
Infecção de corrente sanguínea, 422-425
Inibidor
de calcineurina, 255
de enzima conversora de angiotensina, 53, 129, 228, 229
de SGLT2, 311-313
Isostenúria, 25, 26, 29
Isquemia fria, 111

K

KDIGO, 11, 268
KIM-1, 12
Kt/V, 414

L

Lesão renal aguda, 11-13, 73, 109, 146, 231, 253-257, 266-272, 274-284, 287-295
neonatal, 274-277
Leucocitúria, 157
Levosimendan, 46
Linfoma, 196
Litíase renal, 161
Lúpus eritematoso sistêmico, 87, 194, 195

M

Manitol, 43
MCP-1, 72, 87
MDRD, 144, 226, 526
Microangiopatia trombótica, 56-66, 228, 504-509
Miocardiopatia, 442-446
Monofosfato cíclico de adenosina, 122
Mutações, 81, 114, 238, 239

N

Necrose
cortical,
tubular aguda, 261
Nefrectomia, 301-305
Nefrina, 80
Nefrite tubulointersticial aguda, 258-263
Nefrolitíase, 228
Nefrologia, 152, 153, 155
Nefrologista, 153, 154
Nefropatia
diabética, 73
por IgA, 51-53, 71
Nefrotoxicidade, 255, 289
Nesiritide, 46
NGAL, 12

O

Osmolalidade, 27
Osmolaridade, 27
Osteogênese, 350

P

Pancreatite, 495, 496
Paratireoidectomia, 323, 356-358
Peritonite, 233, 234
Pesquisa translacional, 9, 10
Plasmaférese, 464, 465, 508
Podocina, 80
Podócitos, 114
Poliarterite nodosa, 96
Pré-eclâmpsia, 90-92
Pressão arterial, 523-527
Produtos finais de glicosilação, 315-319, 324, 341-345
Proteína quimiotática de monócitos, 72
Proteinúria, 91, 267
Prova
de concentração urinária, 28
de diluição urinária, 28
PTH, 184, 324, 354
Púrpura trombocitopênica trombótica, 56, 59

R

Reabsorção óssea, 352
Receptor
AT1, 123, 124, 126
AT2, 124, 126

Regeneração renal, 204
Rejeição
  aguda, 462-468, 474, 475, 494, 497-502
  crônica, 498
Renina, 129
RIFLE, 11, 232, 268, 274,275
Risco cardiovascular, 185
Ritmo de filtração glomerular, 142-144
Rituximabe, 192-196, 464, 465
Rolofilina, 46

S

Sal, 361
Sepse, 283
Serpentes, 290, 291
Sífilis, 110
Síndrome
  cardiorrenal, 44, 45
  de anticorpo antifosfolipídio, 504, 507, 508
  de Bartter, 236-242
  enxerto contra hospedeiro, 256, 257
  HELLP, 90
  hemolítico-urêmica, 60-62, 228, 504
  metabólica, 25
  nefrótica, 85, 180, 245-249, 256
Sistema
  nervoso, 371-375
  renina-angiotensina, 120, 122, 125, 127, 129, 185-187, 513
SLEDAI, 88
Soluções biocompatíveis, 150
Soro antiofídico, 294

T

TARV, 229
Tecnologia educacional, 15
Terapia
  celular, 199
  renal substitutiva, 116, 135
Tiazídicos, 41, 43
TNF, 87
Tolvaptan, 46
Toxinas, 341
Transplante
  de pâncreas, 493-502
  renal, 18, 51-53, 108, 164, 196, 319, 429-431, 449-456, 459-460
Tratamento
  adesão, 16, 17
  doença renal crônica, 16
Tromboembolismo pulmonar, 180, 247, 248
Trombose, 180, 495
  de veia renal, 180
TRPC6, 81
Tuberculose, 157, 158
  renal, 157, 158
Tumores renais, 163

U

Ultrafiltração, 43, 45, 148
Ultrassonografia, 160-165, 179

V

Vasculite, 57, 194, 195
Vasculopatia, 57
Vasoconstrição, 124, 288
Vasodilatação, 124
Venenos, 288
Vitamina D, 84, 88, 183-189
  deficiência, 187

Pré-impressão, impressão e acabamento

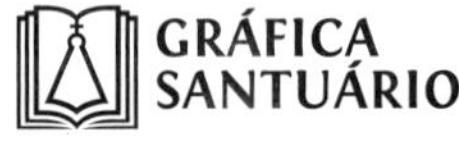

grafica@editorasantuario.com.br
www.editorasantuario.com.br
Aparecida-SP